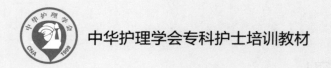
中华护理学会专科护士培训教材

儿科专科护理

总主编　吴欣娟

主　审　陈建军

主　编　朱丽辉　陈朔晖

副主编　张大华　郑显兰　范　玲　谢鑑辉

人民卫生出版社
·北　京·

图书在版编目（CIP）数据

儿科专科护理 / 朱丽辉，陈朔晖主编 . —北京：
人民卫生出版社，2021.5（2022.2 重印）
中华护理学会专科护士培训教材
ISBN 978-7-117-31618-7

Ⅰ.①儿…　Ⅱ.①朱…　②陈…　Ⅲ.①儿科学–护理
学–技术培训–教材　Ⅳ.①R473.72

中国版本图书馆 CIP 数据核字（2021）第 090344 号

人卫智网	www.ipmph.com	医学教育、学术、考试、健康， 购书智慧智能综合服务平台
人卫官网	www.pmph.com	人卫官方资讯发布平台

中华护理学会专科护士培训教材
——儿科专科护理
Zhonghuahulixuehui Zhuanke Hushi Peixun Jiaocai
——Erke Zhuanke Huli

主　　编：朱丽辉　陈朔晖
出版发行：人民卫生出版社（中继线 010-59780011）
地　　址：北京市朝阳区潘家园南里 19 号
邮　　编：100021
E - mail：pmph @ pmph.com
购书热线：010-59787592　010-59787584　010-65264830
印　　刷：三河市国英印务有限公司
经　　销：新华书店
开　　本：787 × 1092　1/16　印张：44　插页：2
字　　数：1071 千字
版　　次：2021 年 5 月第 1 版
印　　次：2022 年 2 月第 2 次印刷
标准书号：ISBN 978-7-117-31618-7
定　　价：118.00 元

打击盗版举报电话：**010-59787491**　**E-mail：WQ @ pmph.com**
质量问题联系电话：**010-59787234**　**E-mail：zhiliang @ pmph.com**

编者名单

（以姓氏笔画为序）

朱丽辉（湖南省儿童医院）

孙　静（中国医学科学院北京协和医院）

杜柯凝（长春市儿童医院）

李　荣（西安市儿童医院）

杨　颖（首都儿科研究所附属儿童医院）

张大华（北京中医药大学第三附属医院）

张琳琪（首都医科大学附属北京儿童医院）

陆　红（上海交通大学医学院附属上海儿童医学中心）

陈建军（北京大学第一医院）

陈朔晖（浙江大学医学院附属儿童医院）

范　玲（中国医科大学附属盛京医院）

林　艳（广州市妇女儿童医疗中心）

郑显兰（重庆医科大学附属儿童医院）

顾　莺（复旦大学附属儿科医院）

徐宏宇（南华大学儿科学院）

高建娣（浙江大学医学院附属儿童医院）

彭文涛（四川大学华西第二医院）

谢鑑辉（湖南省儿童医院）

蒙景雯（北京大学第一医院）

魏乾伟（首都医科大学附属北京妇幼保健院）

序 言

　　健康是促进人类全面发展的必然要求，是社会经济发展的基础条件。2016年中共中央、国务院印发了《"健康中国2030"规划纲要》，要把健康融入所有政策，全方位、全周期保障人民健康，大幅提高健康水平。近年来，我国健康领域成就显著，人民健康水平不断提高，在"共建共享、全民健康"的背景下，护理学科发展面临着前所未有的机遇与挑战。

　　护理工作是医疗卫生事业的重要组成部分。护士作为呵护人民群众全生命周期健康的主力军，在协助诊疗、救治生命、减轻痛苦、促进康复等方面都发挥着不可替代的作用。《全国护理事业发展规划（2016—2020年）》中明确指出，要加强护士队伍建设，建立护士培训机制，发展专科护士队伍，提高专科护理水平，提升专业素质能力。随着医药卫生体制改革的不断深化和人民群众对健康服务需求的日益提高，护理专科化已成为临床护理实践发展的必然方向，专科护士在适应医学发展、满足人民健康需求等方面起到举足轻重的作用。

　　中华护理学会在国家卫生健康委员会的领导下，致力于推进中国护理领域知识的传播与实践，加强和推动护理学科发展，为国家和人民群众培养各专科护理人才，提升护理人员专业水平和服务能力。专科护士培训教材体系建设，是专科护理人才同质化培养的重要保证。本套教材由我国护理专业领域多位知名专家共同编写，内容紧密结合护理专业发展的需要，涵盖了各专科护理领域的新理念、新知识、新技能，突出实用性、系统性和可操作性。教材编写过程中得到了各级领导和专家的高度重视和鼎力支持，在此表示诚挚的感谢！

　　功以才成，业由才广。我们衷心期望本套教材能为我国专科护士培养提供有力的指导，为切实加强护理人才队伍建设和提升专科护理质量作出积极的贡献。

中华护理学会理事长　吴欣娟

2020年3月

前　言

随着社会的进步和科学技术的快速发展,人类对医学的认知不断创新,临床医疗和护理实践发生着巨大的革命性变革。临床管理、患儿安全、专科知识等对传统的护理观念、护理操作和护理质量带来了前所未有的挑战。儿科一些常见疾病,如先天性心脏病、白血病、呼吸系统疾病等在治疗上都发生了巨大的变化;一些技术、设备,如体外膜氧合器(ECMO)也不断更新换代。

中华护理学会于 2000 年开始筹划和实施专科护士培训方案,专科护士队伍的建设得到飞速发展。儿科护理专业委员会于 2017 年提出儿科专科护士培训申请并得到中华护理学会的批准,于当年制订并实施儿科专科护士的培训方案,招收学员,组织专家授课。由此,中华护理学会开启了我国儿科专科护士的培训工作。

我们组织全国临床儿科护理专家,以《护士条例》《"健康中国 2030"规划纲要》《全国护理事业发展规划(2016—2020 年)》等相关文件为指导,根据《专科护理领域护士培训大纲》的要求,结合国内外先进的儿科护理临床工作实践经验,经专家多次开会讨论与认证,组织编写了本教材。

本教材共分为六个章节,包括总论、儿内科护理、儿外科护理、危重症患儿的护理、新生儿专科护理、儿科常用量表。本教材内容新颖、丰富,将儿科护理新理论、新知识、新技术贯穿于教材中;注重理论联系实际,在相关疾病的编写中,每种疾病纳入临床典型案例的诊疗护理过程、疾病相关知识、常见专科护理操作流程等内容,并且将人文护理理念融入其中;通过对临床典型案例的发生、发展、转归,引导儿科专科护士学会分析案例、病情观察、实践操作、医护配合等;训练临床护士对疾病诊疗护理的分析能力,提升护士的整体思维、发散性思维和评判性思维的能力,促进救治水平的提升、专科护士的成长和儿科护理专业化发展。

为促进专科护士巩固知识点,每章配有复习题(部分选择题为多选题,其余为单项选择题),希望能加深护士对儿科基础理论知识的掌握,深化临床护理技能的应用。

承担本教材撰写的作者均为儿科护理领域的知名专家和学科带头人,在此对她们辛勤劳动及严谨工作表示衷心感谢。受编者水平所限,书中难免存在不足之处,恳请读者不吝赐教,提出宝贵意见,以期再版时及时改正。

本教材中所列药物及给药剂量仅供参考。

朱丽辉　陈朔晖

2021 年 5 月

目 录

第一章 总 论

第一节 绪 论

一、儿科专科护士能力培养的思考与展望

专科护士（clinical nurse specialist or nurse specialist）是指在某一特殊或者专门的护理领域具有较高水平和专长的专家型临床护士。20世纪初期，美国护理界首先提出并实施专科护士培养与使用制度；20世纪60年代，加拿大、英国等也开始实施专科护士培养与使用制度；20世纪末期专科护士培养与使用制度在新加坡、日本等亚洲国家开始实施。中国香港、中国台湾也在20世纪末期开始实施专科护士培养与使用制度。随着医学诊疗技术的发展和医疗学科的分科的不断细化，培养与建设专科护士队伍是护理工作发展的趋势之一，使高素质的护理人才投身于护理实践并在专业领域发挥带头人作用已成为新时期护理面临的重要问题。借鉴国外经验，结合我国护理实际现状，建立和发展专科护士培训与使用制度是提高护理专业技术水平和促进护理专业发展的重要方略之一。中华护理学会从2000年开始筹划和实施了专科护士的培养方案，近年来，专科护士培训工作发展迅速。目前已开设了重症监护、血液净化、肿瘤、手术室、急诊急救、儿科、新生儿等专业领域的专科护士资格认证培训工作。

随着二孩政策实施，高龄孕产妇增多，使早产儿、高危儿在婴儿死亡中所占的比例呈上升趋势，儿科医疗及护理水平面临着极大挑战。《"健康中国2030"规划纲要》对儿科的医疗护理水平提出具体要求：对婴儿死亡率要求由2015年的8.1‰，降至2020年的7.5‰、2030年的5.0‰；5岁以下儿童死亡率由2015年的10.7‰降低至2020年的9.5‰、2030年的6.0‰，2030年消除新生儿及5岁以下儿童可预防的死亡等。为不断提高儿科护士的护理与技术水平，切实提高护理专业素质和服务能力的规划，2017年在中华护理学会儿科专业委员的积极呼吁下，经中华护理学会批准，我国儿科专科护士的培训工作正式开始。根据儿科为二级学科的要求，儿科专科护士培训，以常见病和多发病为主，总时间为4个月，包含1个月的理论，3个月的临床实践，其中2个月的临床实践须轮转新生儿、门诊、呼吸等儿童常见疾病的6个专业；另外1个月的临床实践可根据学员的工作需求选择临床实践单元。虽然已经开始儿科专科护士培训工作，但在开展专科护理培训的层次、培训专业领域、培训内容、课程设置、再认证等方面都还处于探索阶段。

根据国内的专科护士需求情况和国外专科护士发展的状态，还有一些方面需要进行思考。

1. 建立统一、规范的儿科专科护士培训体系　根据目前我国人民对健康需求日益提高、全面二孩政策及对儿童健康的关注等情况，都表明急需培养一批高素质的儿科临床专科护士，解决临床中遇到的实际护理问题与难题。但现在我国对儿科专科护士培训工作

尚处于初始阶段,虽然,全国各省级护理学会也在开展专科护士的培训工作,但在专科护士起点要求、课程设置、专业领域等多项内容尚不明确,没有统一教育大纲、教学内容、操作标准,不能保证专科护士的培训效果和能力一致性,不利于儿科专科护士的发展。因此,建立统一、规范的儿科专科护士培训课程迫在眉睫。建立全国儿科专科护士培训体系,可以委托给学术团体如中华护理学会儿科护理专业委员会制订全国统一专科护理培训总纲职责,各地护理学会依据总纲扩展制订适合地区发展的更为具体详细的大纲,使儿科专科发展具有相对的统一性。这是儿科专科护士规范化的培养的第一步,也是一个有效可行的途径。

2. 分层、分领域进行儿科专科护士培养　儿童是一个特殊的群体,涉及急救、专科、静脉治疗等多个领域,但同时又具有其独特的生理特点,如何界定开展专科的领域,是一个亟待考虑的问题。随着医学科学的分科越来越细化,研究越来越深入,护理的专科化已成为许多国家临床护理实践发展的策略和方向。专科护士已经在适应医学发展、满足人们对健康的需求及提高专科专病护理质量等方面起着越来越重要的作用。

近年来,随着医疗分科的细化,不但需要高水平的专业领域的技术过硬的儿科专科护士,而且还需要一批专业领域的专科护士,如新生儿、急救、重症等。随着我国整体护理水平的提高,以及世界范围内的护理交流日益扩大,我国也亟需一批高水平的儿科临床护理专家,不仅在儿科临床护理实践领域具有高度的知识和技术,是护理实践的专家;还应在儿科护理科研,教育方面起到带头作用,具备阅读外文文献的能力,并能在儿科医护关系,护患关系以及和各职种的协调方面发挥积极的作用及影响。

为满足临床工作和专业发展的需求,儿科专科护士培养应分层级、分专业领域开展。在日本,专科护士培养分为认定护士和专门护士两个层级。认定护士相当于国内的专科护士,重点开展新生儿和急救护理两个领域临床实践;而专门护士相当于临床护理专家,除临床实践工作,还有研究和教育的职能。因此,结合我国护士学历层次现状,分层次和分专业培养可以解决目前我国在儿科护士培养方面的困惑,既满足日益分化的专科需求,又能满足临床工作需求,对我国进一步开展儿科护士培训工作给予很好的启示。

3. 完善再认证工作　从 2000 年开始中国已经开展专科护士培训工作,但在更新认证方面没有明确的规定。目前美国、日本等一些国家专科护士已经开展了更新认证工作,更新认证周期 3~5 年,更新认证申请包括基础理论学习、临床实践等诸多要求。现代医学发展飞速,只有不断学习新知识、新理论、新技术才能保证所从事的护理工作的先进性。因此,为了保持并不断提高专科护士的知识水平,在借鉴其他国家的有效经验基础上,建立适合我国国情的儿科专科护士资格更新认证体系,可以结合目前我国护士再注册及护理职称晋升要求,进一步论证护理继续教育的科目,努力培养高素质的儿科专科护理人才。

二、以家庭为中心的护理模式在儿科护理中的应用

以家庭为中心的护理(family-centered care,FCC)是适用于住院患儿的理想的护理模式,20 世纪 70 年代由美国专家提出,如今 FCC 已被美国、加拿大及欧美国家的一些医疗组织一致认同为儿科护理的理想模式,各项研究已取得长足进展,其优势也得到了广大研究者的认可。目前,该护理模式亦逐渐被国内儿童专科医院及综合医院的儿科所接受及应用,并

被列入教育目标和实践标准。

（一）以家庭为中心的护理模式概述

1. 定义 以家庭为中心的护理是指在护理患儿的同时关注整个家庭的重要作用,应像关注每个儿童生理需要一样地照顾到其独特的情感需要、生长发育需要、社会交往及学校教育方面的需要。FCC 在内涵上秉承了整体护理的概念,但它更强调了家庭在患儿疾病康复过程中的重要作用和地位。FCC 的护理理念包括 8 个核心概念,即尊重、支持、灵活性、选择、合作、信息、授权及力量,都是儿童照顾上不可缺少的要素。护士与家庭建立信任、尊重的合作关系,共享信息,支持家庭参与护理,给予选择权,尊重他们的文化和信仰,培养他们的独立性,让患儿和家庭参与到医疗护理的计划、实施和评价的各个过程。

2. 以家庭为中心护理的重要性 FCC 综合考虑了患儿的生理、心理、社会等各方面的需要,是适合儿科临床护理的良好模式。家庭在儿童疾病治疗康复中扮演着重要角色,儿童的疾病可影响家庭的支持系统及生活质量,因此,开展以家庭为中心护理是儿科护理的重要方向。FCC 的护理理念是儿科护理专业发展的趋势,FCC 的开展为提高医疗护理质量、缓解医患矛盾起了重大作用。建立以家庭为中心的护理需要树立理念、设立标准及建立制度来维持,而这一切的实现需要时间和耐心。这一崭新的护理模式如能得以推广,将会更好地为患儿及其家庭服务,真正全面提升护理服务质量和水平。

3. FCC 的特征与基本原则 FCC 是以建立患儿、家庭和照顾者之间的良好关系为基础,传递健康信念,尊重患儿和家庭的选择权,并强调三者间的协作。FCC 包括下列 8 条基本原则。

（1）家庭与患儿存在基本的情感联系,对其影响是基本恒定的;家庭成员之间的联系纽带远远超过家庭之外,而为人们提供健康服务的体制或人员却是短暂和不定的。

（2）无论是单个患儿还是医疗计划或政策层面,家庭与医务人员的合作都应该是全方位的。

（3）制订护理计划和决策时考虑到他们的知识、价值观、信仰、文化背景和社会背景等。

（4）患儿家庭的力量和个体性应被承认,不同的家庭应采用不同的处理方式。

（5）鼓励患儿及其家庭成员参与医疗护理方案的制订,尊重患儿及其家庭对医疗护理方案的选择权利。

（6）患儿家庭与家庭之间的相互支持应得到鼓励和支持。

（7）整个健康维护的计划应是灵活、可行、综合性的,能满足家庭的需求。

（8）政府应贯彻给予家庭情感和经济上支持的政策或计划。

4. FCC 在国内儿科医院的实施与发展 FCC 的概念于 2001 年引入我国,引起了儿科、产科等护理界的研究热潮,在儿科护理领域实施以"家庭为中心的护理",其结果得到了家长的认同,满足了家长及患儿的基本需求。陆续的研究显示,将 FCC 应用在先天性心脏病、哮喘、肾病综合征、脑瘫、癫痫、肺炎等患儿,以及新生儿的护理中,都起到了促进康复、提高生存质量等作用。2010 年,卫生部在全国范围内开展"优质护理服务示范工程"活动,以家庭为中心的护理正是符合了优质护理的要求。2010 年全国儿科护理学术交流大会上,儿科专业委员会首次提出在儿科医院开展以家庭为中心的优质护理服务,努力为患儿提供安全、优质、满意的护理服务,保障其医疗安全,此建议的提出得到了与会专家学者的一致赞成,并迅速在各大医院得到贯彻与落实。2013 年 1 月,中华护理学会儿科专业委员会提出了在全国儿科医院开展以家庭为中心的优质护理服务模式,并将其纳入专委会工作规划中,计划将以家庭为中心的优质护理服务模式在全国儿科医院以及综合医院的儿科全面铺开。目前,在中华护理学会儿科专委会的大力推进下,以家庭为中心的护理模式在全国儿科医院以及综合医院的儿科的开展已取得了显著成效。

（二）以家庭为中心的护理模式在儿科护理中的应用

1. 在重症监护室(intensive care unit,ICU)护理中的应用 在国外,FCC 已经是ICU 重要且必不可少的元素之一。由于 ICU 的特殊性且有严格的探视制度,护士不能满足患儿家长对护理的一些要求,导致了护患矛盾的增加和满意率的降低。

FCC 具体的干预措施:成立 FCC 医疗护理小组;了解家庭成员的心理、探视等需求;加强对医护人员有关 FCC 的培训;实行更加开放和弹性的探视政策等。然而由于医疗环境、家庭文化背景及社会背景的差异,FCC 开展依然受到很多的限制。Lee 通过综合性文献回顾及访谈调查,了解到新生儿重症监护室(neonatal intensive care unit,NICU)开展 FCC 尚存在的问题,随之通过采取增加探视时间、改善重症监护室环境、改变沟通与教育方式、缓解患儿家长紧张感和压力感、更好地实施个性化家庭护理等干预方法,改进了 NICU 中以家庭为中心的护理方式。

国内报道显示,复旦大学附属儿科医院新生儿重症监护病房,遵照 FCC 原则,允许患儿父母到病房内陪伴护理,尤其是那些住院时间 12 个月的早产儿。多年来的结果充分证明了父母的参与,特别是母亲的参与,有利于新生儿的康复。如母亲采用袋鼠式护理可以明显缩短插管患儿脱离呼吸机的时间。

2. 在围手术期护理中的应用 当患儿父母得知患儿因某种原因需要手术时,无论手术风险如何,其父母都会经历恐惧、焦虑、悲伤和不接受事实等一系列的情绪变化。以往的护理模式只单纯地强调对患儿生理方面的照顾而忽略了整个家庭在患儿围手术期的重要性。通过 FCC 在围手术期的应用,可以有效地缓解患儿及其家长的焦虑和抑郁情绪;有利于麻醉和手术的顺利进行;帮助患儿家长积极参与患儿术后疼痛管理;加快患儿术后康复的进度。如允许患儿在实施麻醉过程中由一名家长陪伴;允许患儿根据自己的喜好选择合适的衣服进入手术室;医务人员及时告知患儿家长手术进程等。国内学者顾莺等通过以家庭为中心的护理对先天性心脏病患儿父母围手术期心理影响的研究表明,实施 FCC 的患儿父母在患儿入院后、手术前、手术等待过程中、重症监护病房护理治疗过程中,以及术后病房康复整个阶段的焦虑程度明显降低。

3. 在疼痛护理中的应用 FCC 强调,患儿的疼痛管理应由其父母参与。父母对患儿在疼痛上的安慰比护士的教育更容易让患儿接受,父母也比医务人员更了解患儿的疼痛暗示,这提示父母参与患儿的疼痛评价与护理将增强疼痛管理的效果。

Watt-Watson 等通过调查,描述了 71 名父母对患儿在遭遇急性疼痛时的感觉和观点,其中 86% 的父母选择愿意在患儿遭遇疼痛时留在其身边,但他们不知道可以为患儿做些什么。Garland 等指出,通过 FCC 可以提高儿童及其家长对疼痛的管理能力,降低使用镇痛剂或镇静剂的比例。

护士可以采用措施来帮助父母掌握处理患儿疼痛的方法。如通过玩玩具、阅读书籍来分散疼痛的感觉;运用儿童的想象力,让儿童把想象中美好的东西大声描述出来以转移疼痛;控制家长本身的负面情绪,以免影响孩子等。

4. 在儿科疾病护理中的应用

（1）在儿童哮喘病护理及防治中的应用：支气管哮喘是儿童期最常见的慢性呼吸道疾病，可在各种诱因作用下引起反复发作性喘息、气促、胸闷或咳嗽等症状，多数患儿可经治疗缓解或自行缓解，但也有部分患儿及家长对此病不重视，不按正规治疗方案进行医治，造成反复发作和肺功能下降，因此进行良好的临床护理、家庭护理与健康教育极其重要。

早在 2005 年，Kumar 就认识到 FCC 是儿童哮喘康复的关键。Payrovee 的研究认为接受 FCC 护理模式的父母及家庭会给哮喘患儿带来正面影响，改善哮喘患儿的生存质量。唐利华等认识到实施 FCC 及延续性护理，可以缩短住院时间、减少住院费用、缓解家长焦虑心理、提高患儿生命质量。国内一些学者采用 FCC 对哮喘患儿进行健康教育，成立专门的健康教育小组，进行疾病管理、父母情绪管理、优化家庭环境和教养方式、儿童行为矫正等方式，提高了患儿生活质量，能做提早发现儿童哮喘，减少急性发作对儿童的损害，使家庭成员能应急处理哮喘急性发作，做好预防工作，提升了家庭生活能力，有效促进了儿童哮喘的治疗与管理。由此，可以看出实施 FCC 对儿童哮喘的治疗与管理可起到积极作用。

（2）在肾病综合征护理中的应用：据国内统计，在泌尿系统疾病住院的患儿中，肾病综合征仅次于急性肾炎，患病率约为 16/10 万。肾病综合征病程迁延，治疗困难，并发症多且家庭经济压力大，患儿容易产生持久且严重的心理问题。以往的调查显示，肾病综合征患儿较正常的儿童行为问题检出率高，其行为特征主要表现为抑郁、情绪不稳定、注意力不集中、活动过度、社会退缩等。通过 FCC 的应用，可以矫正儿童行为、促进儿童认知情感和适应能力的发展，同时增进家庭成员间的亲密程度，改善患儿的心理问题。有文献显示，FCC 可以通过改善肾病综合征家庭低情感表达、高矛盾性、缺乏集体娱乐活动的现状来促进患儿的心理健康恢复。

（3）在 1 型糖尿病患儿中的应用：1 型糖尿病（type 1 diabetes mellitus，T1DM）是严重威胁儿童和青少年健康的重要疾病，其发病率在全球范围内呈上升趋势。由于患儿年龄特点，对疾病认知不足，部分家长未给予重视；加上注射治疗带来的疼痛等各方面的因素，导致很多 T1DM 患儿血糖控制不理想，疾病自我管理状况不容乐观，生活质量状况较差，这给儿童和青少年正常的生理和心理健康造成了严重影响。

在洪颜等的研究中，将 FCC 理念与个体化管理相结合应用于 T1DM 患儿，取得了良好效果。注重患儿和家长共同管理疾病，医护人员结合患儿家庭实际情况，多途径地帮助家长和患儿共同掌握疾病健康教育知识，提高患儿和家长对疾病的认知、判断和处理能力。信息平台定期推送的多样化的健康教育知识和视频宣教，进一步强化了患儿和家长对糖尿病知识和胰岛素笔操作的记忆，提高了健康教育知识的掌握率。而且 FCC 和个体化管理可以有效控制糖化血红蛋白，改善 T1DM 患儿生活质量。T1DM 患儿需要终身使用胰岛素替代治疗，仅仅依赖住院期间的治疗和护理无法达到长期控制疾病的目的。因此，让家庭成员参与到对患儿疾病的护理当中，对控制患儿血糖、防治并发症、延缓病情的发展及提高患儿的生活质量显得尤为重要。

（4）在脑瘫康复护理中的应用：目前，脑瘫仍为难治之症，国内外均采用综合性康复治疗，尚无特效的药物。FCC 模式可以保证脑瘫患儿在康复治疗中的长期性、广泛性和实用性，但需要整个家庭，特别是母亲与康复人员的全面配合。患儿父母在家庭康复护理全过程中的积极参与将对患儿的治疗产生良好的效果。

如由康复医师根据患儿的智能发育筛查测评情况制订出适当的家庭训练项目和计划；教会家长制作简易的康复训练器材如滚筒等；通过日常生活中看图说话、走楼梯、拼拼图等游戏方式帮助患儿达到协调语言、平衡动作和开发智能的目的。这些措施对促进脑瘫患儿康复，最大程度回归社会具有积极的意义。赵群风等指出，实施以家庭为中心的康复训练，经济方便、切实可行，可以显著提高脑瘫患儿的生活质量。

5. 在社区或出院后儿童护理中的应用 随着医疗水平和人民生活水平的提高，患儿对护理的要求也提高，目前国内外护理界提出在院外或出院后对患儿继续实行护理照顾，可有效降低再次入院率、并发症等情况，节约大量的医疗资源。如何在院外及出院后对患儿实施有效的护理，FCC强调进行出院相关指导及健康教育，责任护士通过电话随访或建立微信联系，设计专科疾病的延续护理计划，规范家长的护理行为，使他们出院后能更好地护理好患儿，让家长积极参与在家庭中的康复治疗，使患儿早日康复，提高患儿的生存质量。

6. 在儿童临终关怀中的应用 目前一些发达国家儿童医院有儿童疾病晚期舒缓护理团队，目的是与医院及社区其他治疗团队成员合作，为即将病死或预计存活期不超过5年的患儿和家庭提供支持，帮助家庭选择合适的治疗方式，提高患儿的生活质量和做好症状管理。如在患儿临终前医生会与家长沟通并征求意见，可以选择继续进行哪些治疗，是否需要进行痛苦的生命支持；医院的牧师或社会工作者会帮助家长如何面对患儿的死亡，减轻伤痛；在患儿病死后，在病房门上贴上一只紫色的蝴蝶标志，提示其他人员不要过多打扰家长，让家长有时间处理善后事情，同时提供必要的人文关怀；如果家长同意，医院会帮助做手印、脚印、手模、脚模和纪念册，这些纪念品会保存至家长准备接纳取走时，在之后1年的患儿的生日、母亲节、父亲节、圣诞节，医院给家长寄去贺卡，并进行电话随访。

家庭在儿童疾病治疗中扮演着重要角色，儿童的疾病可影响家庭支持系统及生活质量。因此，实施以家庭为中心护理模式是儿科护理发展的重要方向。建立以家庭为中心护理模式应在学习先进护理理念的基础上结合实际情况，逐步让其制度化、规范化、标准化，达到能真正地为患儿提供优质护理服务。

三、儿科循证护理实践

循证护理（evidence-based nursing, EBN）由加拿大麦克马斯特大学 Alba Diconso 教授于1991年首次提出，意为"遵循证据的护理学"。目前，国内学者较普遍认可的循证护理的概念为护士在计划其护理活动过程中，审慎地、明确地、明智地（conscientious, explicit, and judicious）将科研结论、临床经验以及患儿愿望相结合，获取证据，作为临床护理决策依据的过程。循证护理实践（evidence-based nursing practice, EBNP）被定义为一种促进证据在护理实践过程中转化的概念性的指导框架。2012年国际护士会（International Council of Nurses, ICN）发布《循证护理实践：缩短证据与实践之间的差距》的白皮书，提出鼓励临床护士将循证护理的理念运用于实践，从深刻认识循证实践、证据来源、从证据到实践、开展基于循证的护理变革、护理专业组织在促进循证护理实践中的作用这5个方面强调了循证护理实践的重要性和迫切性。由此可见，循证护理实践强调证据应用于临床实践的过程。

（一）开展循证护理实践的意义

1. 循证护理实践促进护理学科的发展

（1）促进科学的临床护理实践活动：护理研究是提高护理服务质量的途径。寻找证据，作出科学的临床护理决策是循证护理的关键。尽管目前世界上许多护理研究成果在不同期刊上发表，但临床一线的护士往往觉得很难将科学研究的结果运用到临床实践中，其原因包括护士缺乏寻找及评价这些研究结论的能力，而且现行的护理常规或制度中也未纳入最新、最佳的研究结论。而循证护理实践则通过系统查询、严格评价、统计分析等规范的过程，对科研结论进行综合后形成系统评价，再将系统评价结果制作成"摘要"或"临床实践指南（clinical practice guideline，CPG）"，帮助临床护士迅速地获取最佳、最新的科学证据，结合自身的专业知识和经验、患儿的意愿和需求，形成科学、有效、实用、可行的临床干预手段。从这一过程看出，循证护理实践充分利用科学研究成果，同时促进了科研成果的推广和应用。通过这一过程，促使护士建立严谨的、科学的专业态度和运用评判性思维，促进科学的护理实践活动。

循证护理实践强调护士的知识和经验在寻求科学证据过程中的价值，并与临床实际问题相结合，因此，循证护理促进理论和实践的有效结合，弥补理论与实践之间的"鸿沟"。这对护理学科的发展有良好的促进作用。

（2）循证护理实践促进有效的护理实践活动：有效的护理活动是指能够提高或保持患儿的健康水平，并保证最大限度地运用现有卫生资源的护理实践活动。循证护理实践改变了护士以往习惯或经验开展护理实践活动的方式，强调护士在作出临床判断和护理决策时，需要遵循来自研究结论的、有效的、科学的证据，并且结合专业实践经验和患儿的意愿和需求。可见，通过循证护理实践可提高护理行为的专业性和科学性，是护理专业向高标准发展的途径。

2. 循证护理实践促进卫生资源的有效利用　Archie Cochrane 指出，在卫生资源有限的情况下，应该对现有的卫生资源进行综合评价、有效利用。在卫生资源有限、护理人力资源短缺、社会人口老龄化问题日益突出以及疾病谱转变的当今社会，消费者对卫生保健的需求日益增加，有限的卫生资源与昂贵的医疗消费之间的矛盾使人们更期望高质量、高效率的卫生保健服务。尽管在卫生保健领域有海量的研究结果，但临床护士往往因工作繁忙或其他原因无法及时获取最新研究成果和学科进展信息；同时部分研究质量不高，需要进行筛选、评价和分析。"循证实践"从临床问题出发，通过对现有所有相关研究进行系统评价、归纳总结、指导临床变革并进行监测和评价。因此，循证护理实践可以充分利用现有的研究资源，避免重复研究，减少资源浪费，并加快研究成果的临床转化，推进新技术和新知识的临床应用，以满足人们的卫生保健需求。

3. 循证护理实践帮助临床护士科学决策　卫生保健决策包括关于群体的宏观决策和基于个体的微观决策。决策的科学与否是卫生保健服务质量和效益的关键。宏观决策如国务院卫生行政部门的政策制定，微观决策如护士对住院新生儿喂养策略的制订，包括喂养的制剂、途径及方法的选择等。从循证护理的概念上分析，应属于一种决策程序和工作方法。随着医疗卫生资源紧缺压力的增加，全球的卫生决策模式正在由传统的经验式决策向新的循证决策模式转变。社会呼吁和期待卫生决策的透明度和科学性。因此，无论宏观或是微观决策者，都必须依据研究证据才能作出决策。可见，循证护理实践有助于形成科学的临床护理决策。

（二）循证护理实践的概念框架及模式

循证护理实践的概念框架或理论模式被用于指导临床开展循证护理。国外主要的循证实践模式有循证卫生保健中心（Joanna Briggs Institute，JBI）的"证据的临床应用"模式、知识-行动转化模式（KTA）、渥太华证据转化模式（OMRU）、健康服务领域研究成果应用的行动促进框架（PARIHS）。其他涉及证据应用的概念框架还有 Stetler 研究应用模式及 Lowa的循证实践模式。国内复旦大学 JBI 循证护理中心在 2015 年提出了本土化的证据应用流程图，即"循证护理实践路径图"。

1. JBI"证据的临床应用"模式 在 JBI Alan Pearson 教授 2005 年提出的 JBI 循证卫生保健模式（JBI model of evidence-based healthcare）中，在"证据应用阶段"提出了"证据的临床应用模式"。其主要包括 3 个环节：引入证据、应用证据和效果评价。

（1）引入证据：应充分考虑所在医院、病房的特点，评估证据的有效性、可行性、适宜性和临床意义，将证据引入系统中，有针对性地筛选出适合于该情景的、有用的证据，制订循证的护理措施、护理流程、护理计划。

（2）应用证据：依据证据制订护理措施、流程、计划，开展护理实践，进行护理质量管理。JBI 的临床证据实践应用系统（practical application of clinical evidence system，PACES）是一种在线临床质量管理工具，可协助卫生保健人员和卫生保健机构将最佳证据应用到实践中指导实践活动，有利于患儿获得最佳效果。

（3）效果评价：通过动态评审的方法，评价应用证据对卫生保健系统、护理过程、护理效果的作用，并在持续质量改进过程中巩固应用，且不断更新证据，进入新的循环。

2. 知识-行动转化模式（knowledge-to-action process framework，KTA）2006 年加拿大 Iran Graham 教授团队提出 KTA，该模式由两个部分组成，即知识创造（knowledge creation）和实践循环（action）。二者没有明确的界限，相互影响，是一个动态发展的过程。

（1）知识创造：主要包括知识检索、知识整合及知识工具。知识创造的过程被形象地比喻为一个倒置的漏斗，是一个筛选最佳证据的过程。

（2）实践循环：是指证据应用一个动态循环的过程。该循环主要包括了确定问题、调整知识以适应环境、评估证据应用的障碍因素、选择干预措施、监测实施过程、评估结局指标、维持证据应用，如此循环往复，使证据应用过程成为一个随环境的变化不断调整以达到质量的持续改进的过程。该模式融合了知识创造的过程，但并没有提供在证据应用过程中的其他详细信息。

3. 渥太华证据转化模式（the Ottawa model of research use，OMRU） 由 Logan和 Graham 于 1998 年，在后期对其核心内容进行了发展。该模式将研究成果的应用分为评价阻碍和支持的因素（assessment）、监测干预措施和成果使用（monitoring）、运用研究成果功效的评价（evaluation）三个环节，这三个部分相互关联、相互反馈，并处于动态变化中。渥太华模式最初是为政策制定者、进行卫生研究的实践者及将研究整合于实践的研究人员使用，后期随着该模式的发展，研究者、政策制定者、管理者、教育者、知识转化的实践者也属于该模式证据转化过程中促进者角色的范畴。渥太华证据转化模式主要侧重于研究成果的使用，其在评价环节提出的 12 个阻碍或促成研究成果利用的潜在影响因素对促进知识成果转化有重要的指导意义。

4. **健康服务领域研究成果应用行动促进框架**（promoting action on research implementation in health services framework，PARIHS） 1998 年由伦敦皇家护理学院研究所的 Kitson 教授及其核心团队提出。该模式中整体框架为 SI=f（E，C，F）的等式。SI（successful implementation）为研究结果的成功应用，E（evidence）指证据，C（context）指证据实施时的组织环境，F（facilitation）指证据应用过程中的促进因素，f（function of）指证据、组织环境及促进因素三者之间关系的功能状态。该理论框架核心观点为循证实践行动的成功与否取决于证据水平及性质、证据应用的组织环境和证据转化为实践的保障促进措施三大元素，且强调三者均处于同等重要的地位。PARIHS 模式没有具体的流程图，但详细阐释了各元素在实践中相互促进或阻碍的复杂关系，前瞻性地预测了证据应用过程中各元素的作用。2016 年该模式重新进行了修订，将所有在证据应用过程中需要思考、评估、计划的问题考虑在内，并在其结构图外围标注了每一层分别包含哪些因素，以及促进者需要具备怎样的技术和能力等，使得变革促进者能够在整体上对于需要解决的问题有较为清晰的概念。

5. **循证护理实践路径图**（pathway for evidence-base nursing practice） 复旦大学 JBI 循证护理合作中心根据历年来开展的证据综合、证据传播、证据应用的研究与实践，形成了"循证护理实践路径图"。该路径图提出循证护理实践包括证据生成、证据综合、证据传播、证据应用四个环节，同时循证护理实践与开展原始研究密切关联，相互促进。在证据综合环节中，首先从临床情景分析出发，结构化地提出护理问题，再通过检索、质量评价、系统评价等判定研究结果是否是严谨的证据。在证据传播环节中，通过有效的方法在机构层面和个人层面传播证据，证据传播的对象是临床实践中的利益关联人群。证据应用环节包括在证据应用的场所，由利益关联人在证据应用前对证据、情景因素、促进因素进行综合评价，该阶段应充分结合临床情景、患儿意愿、专业判断以及成本考量。对具备应用条件的证据，应推荐开展转化，应进一步构建本土化的试点方案，分析在制度建设、流程优化、人力物力财力资源配套上的要求，正式应用该证据，并进行试点的后效评价。该阶段尤其重要的是，在强有力的领导力促进和激励下，通过系统的培训、流程化、构建评估和评价工具等方式，才能真正实现证据的转化，并通过后效评价，分析该证据对患儿结局及护士的知识、态度、行为带来的改变，评价护理系统发生的变革，并可最终将证据植入护理系统中实现系统的良性运转和可持续发展。

以上众多的模式都以自己独特的方式促进循证护理实践的实施，强调了研究的应用与循证实践的结合。如 KTA 模式包含了从知识创造到知识推广、使用及效果评价的全过程，其描述较系统全面，但在行动环节，并未提供更多详细的内容；PARIHS 模式考虑了证据应用过程多因素的作用，强调团队决策，对医疗机构推进循证护理的开展较为适合。

（三）国内儿科循证护理实践现状

循证护理问题源于临床实践活动，要求护士熟练掌握专科护理理论知识和技能，从患儿的实际需要和临床需求出发；善于观察，勤于思考，具有评判性思维能力。目前儿科循证护理实践已涉及了专科疾病护理、常见症状护理、专科护理技术、护理管理及临床护理教学等几乎所有的领域。

1. 专科专病护理

（1）以疾病的系统护理或症状护理为主题的循证护理实践：如哮喘患儿的护理管理一直以来为国内外学者所关注。2020 年 7 月，日本变态反应学会（JSA）发布了儿童时期哮喘的管理指南，指出应对儿童时期哮喘的管理提供最佳实践指导建议，包括急性加重期的管理及药物和非药物治疗。国内在该领域的循证实践内容包括哮喘患儿吸入治疗、患儿情绪管理及照顾者的管理。

肺炎是儿科的常见病和多发病，国内学者关注循证护理对改善治疗效果、生活质量及体质的效果，尤其在肺炎合并心力衰竭以及难治性肺炎的患儿中开展循证护理实践较多。

2007—2008 年，手足口病在儿科患儿中出现流行高峰，重症患儿的护理、合并脑炎患儿的护理、并发症观察、早期预警及医院感染防控等护理问题受到临床儿科护士的关注。

循证护理问题源自临床工作实践活动，往往是该疾病最特征、最关键的护理问题。如儿科外科疾病如发育性髋关节脱位、寰枢椎骨骨折、腺样体肥大、先天性心脏病等的围手术期护理；肾脏疾病如肾病综合征、急性肾炎等的健康教育；血液系统疾病的症状护理，如口腔溃疡、化疗呕吐、化疗性静脉炎及心理问题；神经系统疾病，如癫痫和脑炎治疗依从性问题；糖尿病患儿的血糖控制等。这些是临床护士开展循证护理实践的常见主题。流行性乙型脑炎（简称乙脑）高热、病毒性肠炎的饮食护理是专科疾病护理过程中更为聚焦的护理问题。

（2）以罕见或疑难护理问题为主题的个案循证护理实践：护士在面临无法解决的疑难护理问题，或者很少或从未接触过的罕见病例的护理时，能秉承着循证护理理念，运用循证护理的方法，寻找相关科研结果作为制订临床护理计划的依据。如临床护士在大疱性表皮松解症、血友病 B 椎管内出血、重症脓疱型银屑病等疾病的护理过程中，遭遇诸多难点、疑点甚至未知，在无法获得常规依赖的规范或流程的指导时，反而较常见病的护理更容易促使临床护士遵循循证的方法学进行实践活动。

2. 儿科护理技术 血管通路的建立及护理历来是最受关注的儿科临床护理技术之一。临床护士关注外周静脉穿刺技术、外周静脉留置针封管技术、日常维护技术，经外周静脉穿刺的中心静脉导管（PICC）维护技术、静脉外渗的处理方法等。此外，压疮的循证护理亦偶有报道。

3. 儿科护理管理领域 儿科领域的循证护理实践同样也涉及护理管理领域。如通过循证资源的查询，获取关于整体护理模式、传染病预检流程、手术安全管理、门诊输液安全管理、院内感染防控、儿科病房的健康教育等方面的证据，结合护理人员临床经验、患儿及其家庭的意愿，制订循证护理计划。

4. 儿科护理教学领域 儿科护理教学活动的循证实践对象包括护生及在职护士。教学活动包括理论教学、临床实践带教、护理教学查房、联合基于问题的学习等教学方法。循证实践过程可概括为提出教学问题和查询研究结果，主动获取相关知识并在实践中应用。学者们认为基于循证护理实践的教学活动可增强受训人员的循证实践意识、主动参与能力、获取信息能力、评判性思维能力。

（四）循证护理实践的步骤

1. 寻找临床实践中的问题，并将其特定化和结构化 临床护士在日常工作中会遇到很多问题。简明、准确、具体的临床问题可帮助检索者获得明确的检索目标。在构建循证问题时,可采用国际上常用的 PICO 格式。P 为特定的人群(population),I 为干预或暴露(intervention/exposure),C 为对照组或另一种可用于比较的干预措施(control/comparator),O 为结局(outcome)。

2. 根据所提出的问题进行系统的文献查询,以寻求科学实证 收集研究证据是循证护理实践不可缺少的重要组成部分,往往十分耗时。其目的是通过系统的文献检索,获取最新、最佳证据。为了更有效地获取所需信息并应用于临床实践,应首先检索经过评价的证据资源,包括临床实践指南、最佳实践推荐、证据总结、系统评价;如果不能找到证据资源,则检索原始研究,但必须进行严格的文献质量评价。

3. 对科研实证的科学性、有效性、实用性进行严格评价 该环节是循证护理实践过程中至关重要的环节,要求对文献检索所获得的研究结论进行筛选和严格的质量评价。该环节往往是临床护士开展循证实践最大的障碍。其原因在于该过程需要耗费大量的精力和时间,并要求具备全面系统的临床流行病学、医学统计学等理论知识。因此,容易导致临床护士将该过程简化或省略或进入误区。

4. 将所获得的实证与临床专业知识和经验、患儿需求结合作出护理计划 该过程中需要考虑:

(1)循证护理实践人群是否与证据所指人群一致,如患儿的生物学特征、病情的严重程度等。

(2)应用证据所带来的利弊风险,权衡对个体造成的益处和弊端。

(3)考虑并尊重患儿的意愿。因不同的个体有不同的价值观,如有些注重生存质量,有些注重生存时间。

(4)权衡成本效益,考虑循证实践过程所需要花费的人、财、物。

5. 实施该护理计划,并通过动态评审的方法检测效果 循证护理实践的后效评价即评价应用证据后对卫生保健系统、护理过程、护理效果的作用。与干预性的实验研究所不同的是,循证护理实践的效果评价更多地关注护理过程及护理行为的改变及局部卫生保健系统的改变。成功的循证护理实践是以实践活动或系统发生变革为标志。目前儿科领域的循证护理实践活动大多仍以实验性研究设计的方法,以研究对象如患儿疾病相关结局指标或医疗服务满意度作为后效评价。今后应更多考虑将护士循证行为依从性、制度及流程改变作为评价指标来评价循证护理实践活动的效果。

(五)促进儿科循证护理实践的策略

缺乏科学、规范的循证护理实践过程,不但可能增加护理不良结局发生的风险、危害患儿,而且会将不正确的结论传递给读者。因此,正确的方法学很重要。目前,已有遵循澳大利亚 JBI 循证护理中心临床证据实践应用系统(practical application of clinical evidence system, PACES)的标准程序,将证据应用于临床实践的项目已在儿科疼痛管理、跌倒 / 坠床预防、外周静脉留置针维护中开展,可为儿科临床循证实践者提供正确的方法学;同时,应采取有效的策略,推动儿科领域循证护理实践的发展。

1. 普及循证护理知识 由于临床护士对循证护理了解不深,遵循证据的科学观念尚未被广大护士接受。首先有必要在各级护理院校中增设循证护理课程,使护生在成为临床护士之前就掌握有关循证护理的概念及相关知识。在职的临床护士缺乏循证护理相关的理论知识是普遍的现象,可以通过专项的继续教育项目、讲座或书面的阅读资料,普及循证护理的相关知识,使其熟悉更多循证护理知识及实践方法。

不同学历、职称及职务的临床护士对循证护理的知晓度和接受度不同,建议针对不同的对象进行循证护理知识的普及性教育、实践性操作技能培训及开展循证实践所必备的领导力的培训。

2. 循证护理核心团队的培养　我国的护理队伍人力资源的基数大,不便全面开展循证护理的研究。应先挑选并培养循证护理实践的先行者,组建循证护理核心团队,帮助、支持在不同医疗机构的环境中,带领有教育背景的临床护士开展循证护理实践。

3. 院校研究机构与临床联合　从儿科护理领域开展的循证实践案例中可以看出:临床一线护士开展循证实践的能力仍然有较大的不足;护理研究及相关学科如流行病学的理论、方法与技能、批判性思维能力无法通过短期的培训快速提高。这些不足集中表现为循证护理实践过程中的证据生成或证据综合环节发生问题,如文献检索的不全面、研究结果的评价缺乏或不规范、没有形成明确的推荐意见等,直接导致循证护理实践的重大缺陷甚至错误。

解决该问题的关键:擅长循证实践的三个环节(证据生成、证据综合、证据传播)的研究机构如大学院系、循证资源中心应与循证护理的最终实践者即临床护士进行积极联合,实现"上游"证据输出,"下游"证据应用的有效衔接,各司其职,共同推动循证护理实践。

4. 全面客观地评估循证护理实践过程　目前最佳实践推荐的传播和最佳证据的应用较零星。其原因在于循证实践是复杂、多方面的过程。循证实践行动的成功与否取决于证据水平及性质、证据应用的组织环境、证据转化为实践的保障促进措施。临床护士缺乏对循证实践过程中涉及的多元素的正确理解,缺乏对循证实践过程全面、客观、有效的评估。

组织变革准备度的评估和测量不仅可在资源投入之前预测成功变革的可能性,而且可以通过发现并克服变革面临的障碍而促使循证实践的成功。国外已有学者发展了组织变革准备度评价工具(organizational readiness to change assessment, ORCA),国内亦有学者研制了循证护理实践准备度评估量表(clinic readiness to evidence-based nursing assessment, CREBNA),均可用于衡量临床循证变革实施前组织准备度并诊断性识别证据应用的需求或条件,促进循证实践变革的成功。

5. 将证据植入护理决策系统　循证护理实践的主要目标是护理过程能持续改善,循证行为能够持续维持。在循证实践过程中,系统发生的改变包括制度建设、流程再造、评估或评价工具研发或引入、人力配置优化、资源配套重组等,其目的是促进护士的实践行为的改善。当这些基于证据的改变植入护理系统时,才能从决策层面保证循证护理行为的可持续性。

临床护理系统可包括护理人力资源调配系统、护理质量管理系统、护理教育培训系统、护理信息系统、医院后勤保障系统等。在医疗机构大力推进多学科团队医疗模式的当今,证据植入的过程需要联合医疗、护理、保健、康复等专业人员,以及行政、信息、后勤等职能部门的共同参与。

(陈建军　杜柯凝　顾莺)

第二节 生长发育与健康评估

与成人不同,儿童处于不断生长发育的动态变化过程中,各系统组织器官逐渐长大和发育完善,功能亦越趋成熟。从受精卵到成人的成熟过程,是儿童特有的生理现象。生长发育不良意味着身体健康状况不佳,这可能使得儿童有较高的患病风险,并可能影响大脑发育使得智力发育受损,同时也有可能延续为成年期的健康问题。因此,监测和促进儿童生长发育是一项非常重要的工作。

生长发育的过程既包括身体的变化也包括心理的变化,呈现出特有的规律性与相应的阶段性。掌握这些规律,同时了解儿童的生长发育指标与评价,对于监测儿童的生长发育至关重要。

一、儿童年龄分期及各期特点

儿童的生长发育是一个连续渐进的过程。在这个过程中,随着年龄的增长,儿童的解剖结构、生理功能和心理行为等在不同阶段表现出与年龄相关的规律性。根据儿童生长发育不同阶段的特点,将儿童年龄划分为 7 个时期,各期之间既有区别,又有联系。

（一）胎儿期

胚胎发育期指妊娠前 8 周,从受精卵分化至大体成形。胎儿期指从妊娠 8 周直至出生为止。胚胎发育期和胎儿期是新生命的开始,此期在母体子宫内约经过 40 周,其周龄称胎龄或妊娠龄。

胚胎发育期及胎儿早期是组织细胞形成和分化的关键时期,母亲妊娠期间若受到各种生物及理化因素的影响都可能会导致胎儿发育异常,如流产、宫内发育不良等。因此,在妊娠期的前 3~4 个月应避免接触病毒、药物、放射线等不良因素。

（二）新生儿期

从胎儿娩出脐带结扎至生后 28d 内称为新生儿期。胎龄满 28 周至出生后 7d 为围生期。此期包括了妊娠后期、分娩过程和新生儿早期 3 个阶段,是儿童经历巨大变化的时期。新生儿期按年龄划分,实际包含在婴儿期内,由于此期在生长发育和疾病方面具有非常明显的特殊性,且发病率高,死亡率也高,因此单独列为一个特殊时期。

新生儿为适应宫外新环境,全身各系统需进一步调整以完善功能,由于其生理调节和适应能力尚不完善,易发生体温不升、体重下降、窒息、感染等各种疾病。新生儿期应特别强调护理,如保暖、清洁卫生、消毒隔离、合理喂养,最好选用母乳喂养,定期进行访视,做好疾病的预防和治疗,以降低新生儿的发病率和死亡率。

（三）婴儿期

出生后至满 1 周岁前称为婴儿期。此期儿童生长发育极其旺盛,对营养的需求量也较高,如所需蛋白质、能量均比成人相对要高,由于其消化功能不足,而此时婴儿体内来自母体的抗体逐渐减少,自身免疫功能尚不成熟,易发生消化功能紊乱、营养不良、各种感染及传染性疾病。此期应大力提倡母乳喂养,合理添加辅食,做好计划免疫接种,定期进行体格监测。

（四）幼儿期

1 周岁到满 3 周岁前称为幼儿期。该期生长发育速度减慢,智能发育加快,语言、思维、动作、社交能力发育较快,同时活动范围渐广,接触社会事物渐多,但缺乏对危险的识别能力,易发生意外创伤和中毒。此阶段消化系统功能仍不完善,营养的需求量仍然相对较高,而断乳和转乳期食物添加须在此期进行,因此适宜的喂养仍然是保持正常生长发育的重要环节。该期自身免疫力尚不够健全,故感染性疾病及传染病多见。同时,此期儿童对危险的识别和自我保护能力有限,意外伤害发生率较高。因此此期应特别注意安全护理,预防感染及传染病。

（五）学龄前期

3 周岁到 6~7 岁入小学前为学龄前期。此期儿童的体格发育处于稳步增长阶段,智力发育更趋完善,求知欲强,好奇心强,能做较复杂的动作,语言和思维进一步发展,与同龄和社会事物有了广泛的接触,知识面能够得以扩大,自理能力和初步社交能力能够得到锻炼。此期儿童与外界环境的接触日益增多,仍可发生传染病及各种意外事故;免疫性疾病,如急性肾炎、风湿热也可发生。

（六）学龄期

从 6~7 岁入小学起到进入青春期前为学龄期。此期体格发育平稳增长,除生殖系统以外的大部分器官都已发育成熟,大脑皮质功能更加发达,理解、分析、综合能力逐步增强,是接受系统科学文化教育的关键时期,也是儿童心理发展上的重大转折时期,同伴、学校及社会环境对其影响较大。此期是儿童骨骼生长发育的重要阶段,其骨骼的可塑性很大,若保持不良姿势,可导致歪肩、驼背、影响胸廓正常发育,造成骨骼畸形等。因此此期应重视儿童的不良姿势纠正,同时注意预防学习过度、课业负担过重及竞争造成的心理损害。

（七）青春期

青春期是儿童到成人的过渡期,此期体重、身高大幅增长,体格生长出现第二个高峰,有明显的性别差异。青春期一般年龄范围为 10~20 岁,女孩的青春期开始年龄和结束年龄一般比男孩早 2 年左右。青春期的进入和结束年龄存在较大的个体差异,可相差 2~4 岁。此期生殖器官迅速发育并趋向成熟,第二性征逐渐明显,女孩出现月经,男孩出现遗精现象。此期患病率和死亡率相对较低,但神经内分泌调节不够稳定,女孩可出现月经不规则、痛经、贫血、良性甲状腺肿等疾病,也可引起心理、行为、精神方面的不稳定。此期除了供给足够营养以满足生长发育加速所需,加强体格锻炼之外,应根据其心理、精神上的特点加强教育和引导,保证身心健康。

二、儿童体格生长发育及评价

（一）生长发育的一般规律

1. 生长发育的连续性与阶段性　生长发育是一个连续的过程,但各年龄阶段生长发育的速度不同,具有阶段性。一般年龄越小,体格增长越快。1 岁前体重、身长增长速度最快,为生长发育的第一个高峰,尤其是最初 3 个月增长最快。2 岁后的生长速度逐渐减慢,至青春期又迅速加快,出现第二个生长高峰(图 1-1)。

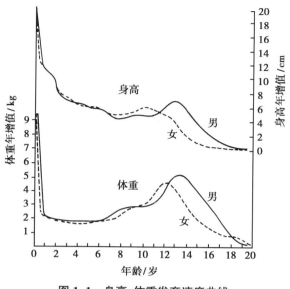

图 1-1 身高、体重发育速度曲线

2. **生长发育速度的不平衡性** 人体的生长发育快慢交替,呈波浪式的速度曲线。同时,人体各器官、系统发育顺序遵循一定规律,且发育速度不同,有各自特点。神经系统发育较早,大脑在生后 2 年发育较快;生殖系统发育较晚,在青春期前处于幼稚期,青春期迅速发展达到成熟;淋巴系统先快后慢,在儿童期生长迅速,于青春期前达到高峰,以后逐渐下降;皮下脂肪在年幼时较发达,而肌肉组织则至学龄期才生长加速,其他如呼吸、循环、消化、泌尿等系统的生长基本与体格生长平行。各系统发育速度的不同与儿童不同年龄阶段的生理功能有关(图 1-2)。

3. **生长发育的顺序性** 儿童生长发育通常遵循由上到下、由近到远、由粗到细、由低级到高级、由简单到复杂的规律。

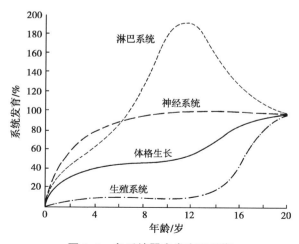

图 1-2 各系统器官发育不平衡

如出生后运动发育的规律：先抬头，后抬胸，再会坐、立、行（由上到下）；先抬肩、伸臂，再双手握物；先会控制腿，再会控制脚的活动（由近到远）；先会用全手掌抓握物品，再发展到能以手指摘取（从粗到细）；先会画直线，进而能画圆、图形（由简单到复杂）。认识事物的过程是：先会看、听和感觉事物，再发展到记忆、思维、分析、判断（由低级到高级）。

4. 生长发育的个体差异性 儿童生长发育虽按上述一般规律发展，但在一定范围内由于受遗传、环境的影响而存在着较大的个体差异。体格上的个体差异一般随年龄增长而越来越显著，青春期差异更大。因此儿童生长发育水平有一定的正常范围，所谓"正常值"不是绝对的，必须考虑各种因素对个体的影响，并做连续动态的观察，才能作出正确的判断。

（二）影响生长发育的因素

遗传因素和环境因素是影响儿童生长发育的最基本因素。遗传决定了生长发育的潜力，这种潜力从受精卵开始就受到环境因素的作用与调节，两方面因素相互作用，决定了每个儿童的生长发育水平。

1. 遗传因素 儿童生长发育受父母双方遗传基因的影响，如皮肤和头发的颜色、面部特征、身材高矮等外貌特征方面，也表现在心理与性格特征、气质类型等方面。儿童对某些疾病的易感性多与遗传因素有关。严重影响生长的遗传代谢性疾病、内分泌障碍、染色体畸形等，更与遗传直接相关。

2. 环境因素 自然、社会、家庭环境直接或间接地影响着儿童各个阶段的生长发育与健康。在胎儿期更多的受孕母生活环境、营养、情绪、健康状况等各种因素的影响。出生后，不仅受母亲、家庭成员的影响，同时受社会文化等的影响。

（1）孕母情况：胎儿在宫内的生长发育与孕母的生活环境、营养状况、情绪、疾病等关系密切。母亲早期感染风疹、带状疱疹等病毒，易致胎儿先天畸形；妊娠期严重营养不良可引起流产、早产及生长发育的迟缓；妊娠早期某些药物、放射线照射、环境毒物等均可影响胎儿的发育。

（2）营养：合理的营养是儿童生长发育的物质基础，年龄越小受营养的影响越大。当各种营养素供给比例恰当，加上适宜的生活环境，可使儿童的生长潜力得到最好的发展。宫内营养不良不仅使胎儿体格生长落后，严重时还影响大脑的发育。生后营养不良，特别是第1~2年的严重营养不良，可引起身高、体重不增，甚至下降，并可能影响机体的免疫、内分泌和神经调节功能。儿童摄入过多导致肥胖也会对其生长发育造成很大的影响。

（3）疾病与药物因素：疾病对儿童生长发育的阻挠作用十分明显。急性感染常使体重减轻；长期慢性疾病则同时影响体重和身高的增长；内分泌疾病常引起骨骼生长减慢和神经系统发育迟缓；先天性疾病如先天性心脏病、唐氏综合征等，对体格和神经心理发育的影响更为明显；药物也可影响儿童的生长发育，如较大剂量或较长时期给予链霉素、庆大霉素可致听力减退，甚至耳聋；长期使用糖皮质激素的肾病、血液病患儿，会出现体脂向心性分布，甚至可导致身高增长的速度减慢，骨质疏松等改变。

通常2岁以内的儿童疾病痊愈后，如营养充足，会出现"追赶生长"现象，即儿童身高、体重等短期内加快增长，以弥补患病期间造成的损失；但持续的生长延迟或发生在敏感期的不良事件所造成的影响有时是无法弥补的，如脑组织的生长损害发生在其生长发育的关键时期则会产生永久性的障碍。

（4）生活和社会环境：随着年龄的增长，儿童越来越多地受到环境的影响。良好的生活环境,如阳光充足、空气新鲜、水源清洁、居住条件舒适等是促进儿童生长发育达到最佳状态的重要因素。

另外,社会环境对儿童健康的影响受到高度关注。外界的刺激能够开阔视野,活跃思维,丰富知识。同时,由于儿童缺乏辨别、分析能力,社会环境中的某些不健康因素难免带来一些消极的影响。对于某些不健康因素,首先应该是物理性的隔离,其次是发挥家庭的屏障作用。同时,应大力发展社区健康文化事业,为儿童提供安全的游戏场所及健康的精神食粮。另外,来自学业与生存的压力也会直接或间接地对儿童身心健康产生影响,应发挥关键人物的影响力,家长、教师、儿童住院期间医护人员对压力的应对方式与稳定的情绪是儿童学习和模仿的对象。

（三）健康评估

体格生长应选择易于测量、有较大人群代表性的指标。常用的指标有体重、身高（长）、坐高（顶臀长）、头围、胸围、上臂围等。

1. **体重** 为各器官、组织及体液的总重量,是反映儿童体格生长,尤其是评价营养状况最易获得的敏感指标,也是儿科临床计算药量、静脉输液量等的重要依据。

新生儿出生体重与胎次、胎龄、性别及宫内营养状况有关。我国 2015 年 9 个城市的 7 岁以下儿童体格发育调查结果显示:平均男婴出生体重为 3.38kg、女婴为 3.26kg,与世界卫生组织（WHO）的参考值（男婴 3.3kg,女婴 3.2kg）相近。出生后第 1 周内由于奶水摄入不足、水分丧失及排出胎粪,体重可暂时性下降 5%~10%,在生后 3~4d 达到最低点,以后逐渐回升,常于 7~10d 恢复到出生时的水平,这一过程称为生理性体重下降。如果下降幅度超过 10%,或者第十天后体重继续下降,则为病理状态,应及时寻找原因。出生后如及时、合理喂哺可减轻或避免生理性体重下降的发生。

儿童年龄越小,体重增长越快。正常足月儿生后第 1 个月体重增长可达 1~1.7kg,出生后第 1 年是体重增长速度最快的时期,称为第 1 个生长高峰;3 个月时达出生时的 2 倍;1 岁时体重约为出生时的 3 倍（10kg）,2 岁时平均体重为 12~13kg;2 岁后到青春前期体重每年稳步增长约 2kg。进入青春期后,体格生长再次加快,每年增长 4~5kg,持续 2~3 年,呈现第 2 个生长高峰。

儿童体重的增长为非等速增加,进行评价时应该以个体儿童自己体重的变化为依据。当无条件测量体重时,为便于医护人员计算儿童用药量和液体量,可用公式估算体重（表 1-1）。

表 1-1 正常儿童身高、身高估算公式

年龄	体重 /kg	身高 /cm
12 个月	10	75
1~12 岁	年龄（岁）×2+8	—
2~12 岁	—	年龄（岁）×7+75

根据儿童年龄,体重测量可选用不同精度的测量工具。婴儿体重计最大载重量 10~15kg,幼儿体重计最大载重量 50kg,学龄期儿童体重计最大载重量 100kg。测量前,被测者应先排大小便,然后脱去鞋袜、外衣等,仅穿内衣;或者设法减去衣服的重量。婴儿除去尿布,卧于

体重计秤盘中;1~3岁幼儿取坐位或站位;年长儿取站位进行体重测量。

2. **身高（长）**　指从头顶到足底的全身长度。3岁以下儿童站立时测量不准确,一般取仰卧位测量,称身长。3岁以后立位测量,称身高。

身高（长）的增长规律与体重增长相似,年龄越小,增长越快,也呈现婴儿期和青春期两个生长高峰。新生儿出生时身长平均为50cm,出生后前3个月身长增长11~13cm,满3个月时平均身长约为62cm,6个月时约为68cm,12个月时约为75cm,年身长平均增长约25cm,呈现第1个高峰。第2年身长增长速度减慢,为10~12cm。2岁后身长（高）稳步增长,平均每年增加6~7cm。进入青春早期出现第2个身高增长加速期,其增长速度可达幼儿期的2倍。女童进入青春期较男童约早2年,故10~13岁的女童平均身高较男童高,到达青春期后男童身高加速增长,且持续时间较长,故最终身高超过女童。

身高（长）包括头、躯干（脊柱）和下肢的长度。这三部分的长度并不相同,头部发育较早,下肢较晚。某些疾病可使身体各部分比例失常。因此,有时临床上需要测量上部量（从头顶到耻骨联合上缘）和下部量（从耻骨联合上缘至足底）,以进行比较,帮助判断。第1年,头部生长最快,躯干次之;而青春期身高增长则以下肢为主。故各年龄期儿童头、躯干和下肢所占身高（长）的比例各有不同。出生时上部量 > 下部量,中点在脐上;随着下肢长骨增长,中点下移;2岁时在脐下;6岁时在脐与耻骨联合上缘之间;12岁时恰位于耻骨联合上缘,此时上部量与下部量相等。年龄越小,上部量所占的比例越大,这也是婴幼儿容易摔跤及发生坠落的原因之一（图1-3）。

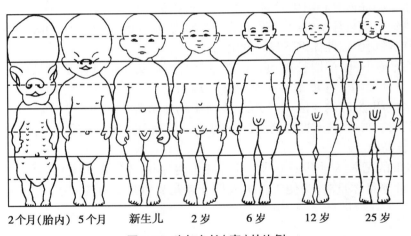

2个月(胎内) 5个月　新生儿　2岁　6岁　12岁　25岁

图1-3 头与身长（高）的比例

身长用标准的量床测量,身高用身高计、立尺或软尺测量。3岁以下儿童量卧位的身长。儿童脱去鞋袜,仅穿单裤,仰卧于量床中线,固定头部使其接触头板。测量者位于儿童右侧,左手握住两膝,使双下肢互相接触且贴近底板,右手移足板,使其接触足跟,读刻度,记录到0.1cm。3岁以上取立位测量身高。儿童保持立正姿势,目视前方,挺胸收腹,脚跟并拢,脚跟、臀部和两肩胛角间同时接触立柱,头部正直,读刻度,记录至0.1cm。

3. **坐高（顶臀长）**　由头顶至坐骨结节的长度称坐高。3岁以下取仰卧位测量,称顶臀长。坐高增长代表头颅与脊柱的发育,其增长规律与上部量增长相同。由于下肢增长速度随年龄增加而加快,坐高占身高的百分数则随年龄增加而下降,由出生时的67%降至14岁时的53%。此百分数显示了身躯上、下部比例的改变,比坐高绝对值更有意义。

3岁以下儿童量顶臀长,使用量床测量,取卧位。测量者左手提起儿童小腿,膝关节屈曲,同时骶骨紧贴底板,大腿与底板垂直,移动足板使其压紧臀部,读刻度至0.1cm。3岁以上量坐高。被测者坐于坐高计的坐盘或一矮凳上,身体前倾,骶部紧贴立柱,大腿紧贴凳面,膝关节屈曲成直角,挺身读刻度,记录至0.1cm。

4. 头围 经眉弓上缘,枕骨结节左右对称绕头一周的长度为头围。头围增长反映脑和颅骨的发育。胎儿期脑生长居全身各系统的领先地位,出生时平均为33~34cm,在1岁以内增长较快,前3个月和后9个月各增长约6cm,故1岁时约为46cm。1岁以后头围增长明显减慢,2岁时为48cm,5岁时为50cm,15岁时54~58cm(接近成人头围)。头围测量在2岁前最有参考价值。婴幼儿期连续追踪测量头围比一次测量更重要。较小的头围常提示脑发育不良。头围增长过快往往提示有脑积水。

头围使用软尺测量。被测者取仰卧位、坐位或立位,测量者立或坐于被测者前方或右方,左手拇指将软尺零点固定于头部右侧齐眉弓上缘处,软尺从头部右侧经过枕骨粗隆最高处而回至零点,读数记录至0.1cm。测量时软尺一定紧贴皮肤,长发者应将头发在软尺经过处上下分开。

5. 胸围 平乳头下缘经肩胛角下缘平绕胸1周的长度为胸围。胸围增长代表肺与胸廓的发育。出生时胸围比头围小1~2cm,约32cm。1岁时头围与胸围几乎相等,以后则胸围超过头围。1岁至青春前期胸围超过头围的厘米数约等于儿童岁数减1。1岁左右头围与胸围的增长在生长曲线上形成头、胸围的交叉,此交叉时间与儿童营养、胸廓的发育有关,肥胖儿由于胸部皮下脂肪厚,胸围可于3~4个月时暂时超过头围;营养较差、佝偻病、缺少锻炼的儿童胸围超过头围的时间可推迟到1.5岁以后。

胸围测量同样使用软尺。3岁以下儿童取卧位或立位,3岁以上取立位。被测者应处于平静状态,两手自然平放或下垂,两眼平视,测量者立于儿童前方或右方,用左手拇指将软尺零点固定于被测者胸前乳头下缘,注意乳腺凸起的女孩,可以胸骨中线第4肋间高度为固定点,右手拉软尺使其绕经右侧后背以两肩胛下角下缘为准,经左侧回至零点,各处软尺轻轻接触皮肤(1岁以下皮下脂肪松厚,儿童要稍紧),取平静呼、吸气时的中间读数至0.1cm。

6. 上臂围 经肩峰与鹰嘴连线中点绕臂1周即为上臂围。上臂围代表肌肉、骨骼、皮下脂肪和皮肤的生长。1岁以内上臂围增长迅速,1~5岁增长缓慢,为1~2cm。因此,有研究报道在无条件测量体重和身高的场合,可用测量左上臂围来筛查1~5岁儿童的营养状况。即>13.5cm为营养良好,12.5~13.5cm为营养中等,<12.5cm为营养不良。

上臂围测量使用软尺。测量上臂围时,儿童取平卧位。测量时取肩峰与尺骨鹰嘴连线的中点,水平绕上臂1周的长度,读数精确至0.1cm。

(四)体格生长发育的评价

儿童处于生长发育的快速发展阶段,身体形态等变化较大。充分了解儿童各年龄期生长发育的规律和特点,正确评价其生长发育状况,给予适当的指导和干预,对促进儿童的健康成长十分重要。为客观和正确评价个体或群体儿童生长发育现状及今后发展趋势,必须选择一个合适的正常儿童体格生长标准参照值作为比较,并采用适当的体格生长评价方法。

1. 体格生长评价的常用方法

(1)均值离差法:又称标准差法。正常儿童生长发育状况呈正态分布,常用均值离差法,以平均值(μ)加减标准差(σ)来表示。如 $\mu \pm 1\sigma$ 包含 68.3% 的受检总体,$\mu \pm 2\sigma$ 含 95.4% 的受检总体,$\mu \pm 3\sigma$ 包含的 99.7% 的受检总体。通常以均值 $\pm 2\sigma$(包含 95% 的总体)为正常范围。可按离差范围不同将儿童体格发育分成五等级评价标准。通常用儿童生长指标的实测值与均值比较,根据实测值在均数上下的位置,确定和评价儿童发育等级。

(2)中位数、百分位数法:适用于正态和非正态分布状况。将一组变量值按大小顺序排列,求出某个百分位的数值,然后将百分位数列表。以第 50 百分位(P_{50})为中位数,其余百分位数位离散距,常用 P_3、P_{10}、P_{25}、P_{50}、P_{75}、P_{90}、P_{97}。一般以 $P_3 \sim P_{97}$ 为正常范围。当测量值呈偏正态分布时,百分位数法能更准确地反映所测数值的分布情况。当变量成正态分布时,百分位数与均值离差法二者相应数相当接近。由于样本常成偏正态分布,二者的相应数值略有差别。

儿童体格发育五等级评价标准见表 1-2。

表 1-2 五等级评价标准

等级	均值离差法	百分位法
上	$>\mu+2\sigma$	$>P_{97}$
中上	$\mu+(1\sigma \sim 2\sigma)$	$P_{75} \sim P_{97}$
中	$\mu \pm 1\sigma$	$P_{25} \sim P_{75}$
中下	$\mu-(1\sigma \sim 2\sigma)$	$P_3 \sim P_{25}$
下	$\mu-2\sigma$	$<P_3$

(3)指数法:用两项指标间相互关系做比较。如 Kaup 指数,即体重指数 = 体重 / 身高 ^{2}(kg/m^2)。其含义为单位面积的体重值,主要反映体格发育水平及营养状况,15~18 为正常,<15 表示有偏瘦倾向,>18 表示有肥胖倾向。

(4)生长曲线图:将同性别、各年龄组儿童的某项体格生长指标(身高、体重等)的各百分位数值或离差法的均数和标准差画成曲线,制成生长发育曲线图(图 1-4);将定期连续测量的数据每月或每年绘于图上做比较,可直观描述该儿童目前所处的发育水平;比较前后数次数据,可看出其发育趋势和生长速度为向下(下降)、向上(增长)或平坦(不增)。这种连续动态测量较单次测量更能说明问题。

生长曲线图的种类可根据不同工作需要和使用人群进行选择。通常,3 岁以下婴幼儿的生长监测选用对应体重、身长、头围作为监测指标;3~18 岁常规监测身高、体重。对营养不良和超重肥胖的监测和筛查,建议采用 2~18 岁的身体质量指数(BMI)生长曲线进行监测。

2. 体格生长发育评价的内容 体格生长评价须包括发育水平、生长速度和匀称程度。

(1)发育水平:横断面测量某一年龄段的某项体格生长指标值,与同年龄同性别的参考人群值进行横向比较,以此来评价该儿童某项体格生长指标在该年龄段的生长水平,一般以等级表示。早产儿的体格生长有允许的"落后"年龄范围。进行早产儿生长水平评价时应矫正胎龄至 40 周胎龄(足月)后再评价,身长至 40 月龄、头围至 18 月龄、体重至 24 月龄后不再矫正。发育水平评价简单且易于掌握。对于群体而言,发育水平可反映该群体儿童的

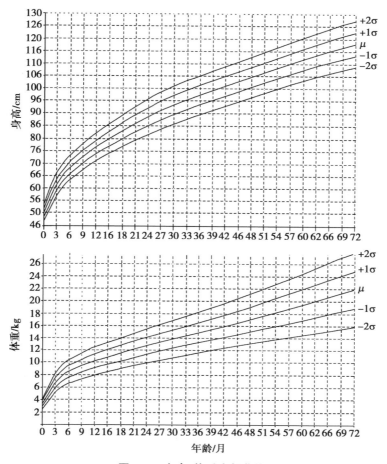

图 1-4　身高、体重生长曲线

体格状态;对于个体而言,发育水平仅表示该儿童已达到的水平,不能说明过去存在的问题,也不能预测其生长趋势。

（2）生长速度:定期连续测量儿童某项体格生长发育指标,如体重、身长,即可得到儿童该项指标的生长速度。这种动态纵向观察,可以发现该儿童某一指标的"生长轨迹",预示其该项指标的生长趋势,将其与参考人群比较,可以及时发现生长偏离状况。因此生长速度的比较比发育水平更能反映儿童的生长情况。同时应该注意,生长存在明显的个体差异,因此生长参照标准的中位数、均值或 P_{50} 不是每个儿童应达到的"目标"。在临床实践中,体格生长发育的评价仅是一种筛查工具,用以发现健康或营养状况不佳的高危儿童,而不是用以诊断"营养不良"或"生长异常"的指标。

（3）匀称程度:对儿童体格生长发育各项指标间的关系的评价,包括体型匀称度和身材匀称与否。体型匀称度表示体型生长的比例关系,以身高（长）与体重的比值来评价,间接反映身体的密度与充实度。将实际测量值与参照人群值进行比较,结果常以等级表示,可采用三分或五分法。以三分法为例,可分为上等（异常）、中等、下等（异常）。身材匀称与否用坐高（顶臀长）与身高（长）的比值来反映儿童下肢发育情况。按实际测量计算结果与参照人群值计算结果比较。结果以匀称、不匀称表示。

三、神经、心理行为发展

（一）儿童神经心理发展概述

儿童神经心理发展的生理基础是神经系统的生长发育，核心是大脑的发育。大脑发育在胚胎早期即已开始，主要包括神经元的形成和细胞的迁移过程。出生后，大脑发育主要包括神经纤维髓鞘化、神经联结（突触）的建立及突触的修剪过程。儿童出生时脑重约 390g，为成人脑重的 1/4，1 岁时脑重约 660g，2~3 岁时脑重约 1 000g，6~7 岁时脑重约 1 280g，达到成人脑重的 90%。大脑快速增重和发育为大脑的可塑性奠定了基础。

儿童早期阶段神经系统发育最为迅速、可塑性最强、代偿能力最好，是大脑发育的关键期。如果能为儿童提供丰富均衡的营养、适宜的环境和刺激，则能促进儿童发挥其最大的发展潜能。同时，早期阶段的大脑也非常脆弱，容易受到不利因素（如环境毒素、营养不良、依恋缺乏、长期压力等）的影响而产生长久或终身的损害。

因此，国际上提出儿童早期综合发展（integrated early childhood development，IECD）的概念，强调以儿童为中心，涵盖 0~8 岁儿童在健康、营养、教育、环境、保护等多个方面的内容，从而保障儿童的生存，促进儿童的发展。儿童的神经心理发展主要包括感知觉、运动、认知 - 语言、社交 - 情绪的发展。

1. 感知觉发展（sensation and perception development） 感觉是对事物个别属性的反映，如视觉、听觉、嗅觉、味觉、皮肤感觉等。知觉是以感觉为基础，对事物整体属性的综合反映，如视知觉、听知觉、空间知觉、时间知觉等。

2. 运动发展（motor development） 运动分为粗大运动和精细动作。粗大运动是指躯干和四肢的活动，如抬头、翻身、坐、爬、站、走、跑、跳等。精细动作主要指手及手指的活动，涉及手眼协调的能力，如抓、捏、握笔、使用剪刀等。

3. 认知 - 语言发展（cognitive and linguistic development） 认知能力包括注意和记忆、思维和想象、分析和解决问题的能力。语言能力包括认识数字和字母，识别语言和符号的能力，听懂并进行表达的能力，以及基本的读写能力。

4. 社交 - 情绪发展（social-emotional development） 包括社交能力、责任感、尊重、探索新事物的意愿，亲社会性和助人的行为，遵循指令的能力，自己玩耍或与其他儿童玩耍的能力，参与个人或集体工作的能力，行为管理及自我调节能力，社交感知和态度体验。

（二）儿童神经心理的发展规律

儿童神经心理发展受遗传和环境的共同影响。在运动、语言、认知、情绪等发展领域均遵循一定的发展规律，同时又存在个体差异。

1. 感知觉发展

（1）视觉发展：新生儿出生时已有视觉，但视觉不敏感，在 15~20cm 的距离能短暂注视和追随缓慢移动的物体。对光刺激有反应，表现为眨眼或躲避强光。出生时屈光状态为生理性远视，随着发育远视程度减轻。视力在出生后逐渐发育，1 岁为 0.2~0.25，2 岁为 0.5，3 岁为 0.6，4 岁为 0.8，5~6 岁达到 1.0，并建立完好的立体视觉功能。

（2）听觉发展：胎儿后期即有听力，足月新生儿听觉已较为灵敏，大的声响能引起呼吸改变、惊吓反射、眨眼或啼哭。3~4 个月能感受发声的不同方位，头可转向声源。7~9 个月能确定声源,能分辨不同声音和语调,开始懂得一些词语的意义。1 岁时能听懂自己的名字,2 岁时能听懂简单的指令,4 岁时听觉发育完善。

（3）嗅觉和味觉发展:新生儿出生时味觉和嗅觉已发育完善。新生儿闻到乳汁的气味会积极地寻找乳头,对不同的味觉如甜、酸、苦等产生不同的反应,4~5 个月时对食物味道的轻微改变已很敏感。

（4）皮肤感觉发展:皮肤感觉包括触觉、痛觉、温度觉及深感觉。新生儿触觉很灵敏,尤其在眼、口周、手掌、足底等部位,而前臂、大腿、躯干部触觉较迟钝。新生儿已有痛觉,但较迟钝,疼痛刺激后出现泛化现象。新生儿对温度较敏感,冷刺激比热刺激更能引起明显反应。儿童 2~3 岁能通过接触区分物体的软、硬、冷、热等属性,5 岁时能分辨体积相同而重量不同的物体。

（5）知觉发展:与视、听、触等感觉的发展密切相关。随着儿童各项能力的发展,复杂知觉如空间知觉和时间知觉也发展起来。儿童 2~3 岁能辨别"远近和上下";4 岁能辨别"前后",5 岁能辨别"以自身为中心的左右";2~3 岁已懂得"现在、马上、很久"的不同;4~5 岁已有时间知觉,能区别"今天、明天、昨天、早上、晚上",5~6 岁时能区别"前天、后天、大后天"。

2. **运动发展**　运动的发展顺序和发展进程遵循以下规律:

（1）从头到尾:首先表现为头的控制,然后是躯干,最后是下肢。如 1 岁内的婴儿会经历"二抬、四翻、六会坐,七滚、八爬、周会走"的粗大运动发展。

（2）从近到远:躯干近端的肌群先发育,躯干远端的肌群后发育。如婴儿首先能动肩、上臂和大腿,其次是肘、腕、小腿,最后为手指、脚和脚趾。

（3）从泛化到集中:婴儿最初的动作是全身性的、泛化的,逐渐发展到局部的、精确的。如小婴儿看到感兴趣的玩具会全身乱动,到 6 个月左右就能用一只手去准确抓握那件玩具。

（4）先正后反:正面的动作发育要先于反面的动作。如先会抓后会放,先会向前走后会倒走。

3. **语言发展**　基础是听力器官、大脑和发音器官健全。发展阶段可分为三个阶段。

（1）语言产生阶段:新生儿最早的语音是啼哭,此时发音器官已为今后的口语表达做好了准备。2~3 个月已具有语音感知能力,能分辨语音与其他物体声音的不同,能在逗引下发出一些元音。4~5 个月能分辨不同的音调,能感知不同的语调和态度,能发出更多的单音节。6~7 个月能发出连续、重复的不同音节,如 baba、dada、mama 等,但还没有明确的指向和意义。

（2）语言理解阶段:8~9 个月开始对生活中常见的物品、简单的动作有了一定的理解,学会了一些简单的手势及动作语,如拍手表示"欢迎"、挥手表示"再见"。10~11 个月能有意识地叫爸爸妈妈,理解的词汇增加,甚至开始会说几个单字,开始进入语言表达阶段。

（3）语言表达阶段:在理解的基础上逐渐学会表达自己的需求。最初在 9~10 个月用手势语表达,11~12 个月说出有意义的单字词,1 岁半 ~2 岁能说两三个字组成的短句,如"妈妈抱"等。2~3 岁会用代词"你、我、他",会说不完整的儿歌,词汇量快速增加。3 岁后开始说完整句,4~5 岁会说复合句。

4. 认知发展

（1）注意的发展：新生儿已有无意注意。3个月能保持清醒状态达1h，能较集中地注意人脸和声音，但时间短暂，偏好注意曲线、不规则图形、轮廓密度大的图形、对称的刺激物。6个月以后注意不仅在视觉方面，而且更多地将注意力集中在抓取、倾听、操作和运动上。1岁以后注意将集中到用词表达的对象及听故事、歌曲、看书、看电视的活动上，开始出现有意注意。随着年龄增长，有意注意时间逐渐延长，注意的事物逐渐增多，范围广。5~6岁时能独立控制自己的注意，以后注意力逐渐提高，7~10岁能集中注意20min左右，12岁以后为30min。

（2）记忆的发展：新生儿期条件反射的出现标志着记忆的开始。3个月开始出现对人和物的认知，具有在一定线索提示下产生记忆的能力。1岁左右具有主动提取眼前不存在客体信息的能力，产生了客体永存性概念，如能找到藏起的物品，能区分熟人和生人。2~3岁具有明显的回忆能力，有稳定的延迟模仿能力，能复述几个月前发生的事情。3岁以后有意记忆逐渐代替无意记忆。儿童记忆的特点是记得快、忘得快，记忆的精确性差，记忆的内容和效果很大程度上依赖于事物外部的特点。

（3）模仿的发展：新生儿已能模仿一些动作，如伸舌、张口、噘嘴，5~6个月的婴儿出现有意识的模仿，8~12个月会模仿指定的动作，如把积木放进盒子里，10~22个月对理解的动作及有意义的姿势作出模仿。

（4）问题解决能力的发展：0~3个月尚未出现问题解决行为，4~7个月能将手中的玩具举到面前观察，8~12个月出现随意行为，10~20个月开始在活动中体现因果关系，18~36个月开始出现思维活动，能想象视觉以外的物体或对不同物体进行想象中的类比，如能利用工具够到远离自己的物品。

5. 情绪－社交发展　情绪是个体对外在刺激或内在身体状况作用而引起的主观体验。儿童的基本情绪主要包括微笑、哭泣、恐惧、兴趣、惊奇、厌恶等。复合情绪主要包括自我意识情绪和移情等。从出生到6个月陆续出现人类的基本情绪，并通过情绪表达机体状态和生理需要。婴儿将情绪情感的变化作为人际交往的重要手段，3个月左右见到任何人都微笑，6个月只对熟悉和喜爱的人微笑，对陌生人表现出怯生的情绪，并产生了与亲人相互依恋的情感。12个月会对其他的儿童感兴趣，对陌生人和家人、熟人的反应不同，会模仿他人的声音、行为和表情等。18个月喜欢表达情感，可能会表现出不同的情绪，如害怕、同情、拘谨、内疚或尴尬等。30个月开始识别他人的情绪，逐渐注意和理解别人的感受，喜欢和其他儿童一起玩耍，有丰富的想象力来玩各种假扮游戏。36个月开始学习控制自己的情绪，会用现有的词汇表达自己的感受。

（三）儿童神经心理的评估

儿童的大脑发育和心理状态处于不断变化中，并且这种变化遵循一定的规律和趋势，能够按照一定的程序，通过一定的方法对心理发育状态作出评价。体格测量可以直接获得事物的属性，如身高、体重；而心理测量需要根据一些现象或结果来推测事物的属性，如智力、情绪等，因此属于间接测量。测量方法包括实验、观察和测验。其中心理测验是儿童心理评估最常用的方法，根据测验的临床应用可以分为筛查性测验、诊断性测验和治疗性测验。

筛查性测验的目的是筛查出发育偏离的儿童，特点是简单、快速、经济。诊断性测验是对个人的能力、个性或某种行为问题进行诊断，一般标准化程度高、内容复杂、程序严格、耗时较长。治疗性测验是以评定治疗效果、指导制订发育障碍儿童的治疗方案或训练策略为目的,测验项目的指向性较强,主要考察一些具体功能状态是否达到一定标准。

1. 常用的儿童发育筛查工具

（1）儿童心理行为发育预警征象筛查问卷：根据我国儿童心理保健技术规范制订要求,为基层儿童保健服务人员编制一个简单、快速的儿童心理行为发育常规监测工具。它适用于 0~6 岁儿童,包括 3 个月、6 个月、8 个月、12 个月、1 岁半、2 岁、2 岁半、3 岁、4 岁、5 岁、6 岁共 11 个年龄监测点。每个年龄点包含 4 个条目,反映大运动、精细运动、语言、认知、社会等方面的能力。方法为家长询问式,需要 2~3min,测评时出现相应年龄段一项不通过即为可疑异常,建议转诊。

（2）新生儿 20 项行为神经测查方法（neonatal behavioral neurological assessment, NBNA）：是鲍秀兰教授吸取国外相关测查的优点,结合自身的经验建立的我国新生儿 20 项行为神经测查方法。20 项测查分为行为能力、被动肌张力、主动肌张力、原始反射、一般估计共 5 个部分。它适用于足月新生儿,早产儿满胎龄 40 周后测查。由经过培训合格的测查者进行测查,大约需要 10min。每项评分为 0、1、2 分,满分 40 分,35 分以下为异常。

（3）丹佛发育筛查测验（Denver developmental screening test, DDST）：是美国丹佛市儿科医师编制的简明发育筛查工具,20 世纪 80 年代引入并标准化,目前在国内基层儿童保健服务机构广泛应用。DDST 有 104 个项目,包括个人 – 社会、精细动作 – 适应性、言语、大动作 4 个能区,适用于 0~6 岁儿童。测查方法为经过培训的测查者进行现场测试,需要 10~20min。测试结果分为正常、可疑、异常及无法判断。如果第一次为异常、可疑或无法判断,应 2~3 周后复查,复查结果仍不正常者,应及时转诊做进一步检查。

（4）年龄与发育进程问卷（ages&stages questionnaires, ASQ）：是卞晓燕教授从美国引进并标准化的儿童早期发育筛查和监测工具。它适用于 1~66 个月儿童,包括 21 个年龄监测点。每份问卷分为沟通、粗大动作、精细动作、解决问题,个人 – 社会 2 个能区。测试方法为儿童父母在专业人员的指导下完成评估,大约需要 20min。测试分数低于界值需要进一步发育诊断评估。

（5）0~6 岁儿童发育筛查测验（developmental screening test, DST）：是我国自主编制的儿童智能发育筛查工具,适用于 0~6 岁儿童。测查内容分为运动、社会适应、智力 3 个能区,共有 120 个项目。测查方法为经过培训的测查者进行现场测试,大约需要 15min。原始分数转化为发育商（development quotient, DQ）和智力指数（mental index, MI）,测查结果分为正常、可疑和异常。

2. 常用的儿童发育诊断工具

（1）Gesell 发育诊断量表（Gesell developmental scale, GDS）：是评估诊断 0~6 岁儿童发育水平的经典测量工具,我国目前引入并标准化修订的应用版本是 20 世纪 70 年代（0~3 岁部分）和 90 年代（3.5~6 岁部分）。它在儿科、儿保科、康复、科研等领域应用广泛。量表分为 5 个能区,即适应性行为、大运动行为、精细动作行为、语言行为和个人 – 社交行为。测评需要受过培训的专业人员进行现场测试,需要 40~60min。结果用发育商进行评价,分为轻度、中度、重度和极重度发育迟缓。

（2）Bayley 婴幼儿发育量表（Bayley scales of infant development, BSID）：是国内外广泛应用的婴幼儿发育评估诊断量表之一。美国学者分别于 1969 年、1993 年和 2006 年发布了

Ⅰ、Ⅱ、Ⅲ版。我国于 20 世纪 90 年代引入 BSID-Ⅱ,修订了智力量表和运动量表两部分,适用于 2~30 个月婴幼儿。BSID-Ⅲ适用于 0~42 个月婴幼儿,在 BSID-Ⅱ的基础上拓展为认知、语言、运动、社会 – 情绪及适应行为 5 个领域,由专业人员进行测评,需要 50~90min。目前我国尚未标准化和推广应用 BSID-Ⅲ。

（3）0~6 岁儿童神经心理发育量表:是我国自主编制的儿童发育诊断量表,适用于 0~6 岁儿童,分为大运动、精细运动、适应能力、语言及社交行为 5 个能区,分为 28 个年龄组,每个年龄组有 6~8 个项目,共计 211 个项目。结果用发育商和智龄评价,发育商大于 85 分为正常,小于 70 分为智能低下。

（4）Griffiths 发育评估量表:该量表是英国学者 Ruth Griffith 最初研制,后陆续进行重新标准化,是广泛应用于欧洲、澳洲的儿童发育诊断工具。我国儿科学者于 2009—2010 年开始建立试点研究并进行标准化,2016 年开始在国内推广应用。该量表适用于 0~8 岁儿童,分为 6 个领域,即粗大运动、个人社会、听力语言、手眼协调、视觉表现和实际推理。该量表需由专业人员进行现场测试,需要 60~90min。结果用百分位数和发育月龄进行评价。

3. 其他常用的儿童心理评估工具

（1）认知能力类评估:韦氏（Wechsler）智力测验是国际公认的最权威、使用最广泛的诊断性智力测验,包括幼儿智力量表（适用于 4~6 岁）、儿童智力量表（适用于 6~16 岁）和成人智力量表（适用于 16 岁以上）。测试需经严格培训的测试者进行标准化测试,时间 60~80min。其他认知类评估工具还有中国比内测验（第三版）、华文认知能力量表（CCAS）、多维记忆评估量表（MMAS）等。

（2）运动能力类评估:Peabody 运动发育量表Ⅱ（PDMS-Ⅱ）可评价 0~5 岁儿童粗大运动、精细运动和总体运动能力。测试需由接受过培训的专业人员进行标准化测评,时间 45~60min。该量表配有运动发育干预训练方案,具有评估及干预治疗双重作用,应用较广泛。其他运动类评估工具还有 0~1 岁神经运动检查 20 项（INMA）、全身运动评估（GMs）、Alberta 婴儿运动量表（AIMS）、儿童运动协调能力评估量表（MABC）等。

（3）语言能力类评估:早期语言发育进程量表（上海标准化版）是从美国引入编制的语言发育筛查量表。该量表有 59 个项目,分为语音和语言表达、听觉感受和理解、与视觉相关的感受和理解 3 部分。结果用百分位数进行评价,分为正常、可疑和异常。其他语言类评估工具还有汉语沟通发展量表（CCDI）、图片词汇测试（PPVT）、语言发育迟缓检查法（S–S 法）等。

（4）情绪与社会性评估:中国城市幼儿情绪及社会性评估量表（ITSEA）是从美国引入并修订标准化,用于评估 12~36 月龄儿童早期情绪和社会性发展的筛查量表。它包括外显行为、内隐行为、失调及能力 4 个领域,共 146 个条目。该量表以问卷方式询问儿童养育者,用时约 30min。其他情绪与社会性评估工具还有婴儿社会性反应问卷、婴幼儿社会认知发展筛查量表等。

（5）社会生活适应类评估:婴儿 – 初中学生社会生活能力量表（S–M）是从日本引入并修订标准化的适应行为评定量表,因简便、可靠、操作性强,广泛应用于临床和科研工作。它包括独立生活能力、运动能力、作业、交往、参加集体活动、自我管理 6 个领域。测查由评定者严格按照每项具体要求询问儿童看护者并进行评定,大约需要 15min。此类评估量表还有儿童适应性行为评定量表（CASR）等。

（四）儿童常见的心理行为问题及干预

儿童心理健康状况可分为三种情况：心理健康、心理行为偏异和心理行为障碍。这三者是一个量变到质变的过程，没有截然的分界线，多数情况下是可逆的连续变化谱。

心理行为偏异有以下特点：问题突出发生在某一年龄阶段；表现单一，不存在明显的综合征；与父母的管教方式或生活环境有关。

心理行为障碍有以下特点：具有比较严重的、广泛的生活和社会功能损害；持续时间久，随年龄增长症状表现可有所不同；许多问题有家族遗传性。

1. 一般行为问题　是指儿童发育过程中，出现某些偏离正常的习惯和行为。大多具有重复刻板的行为特点，可表现为一些反复的、无目的、无意识的动作或行为，可伴有相应的心理问题。生物和环境因素在这类行为问题的发生发展和转化中起着重要的作用。随着年龄的增长、教育和环境的改变会逐渐消除。

一般行为问题可分为三类。如挑食、偏食、遗尿、遗粪、多梦、梦魇、睡眠不安等生理功能方面问题；如吸吮手指、咬指甲、说谎、攻击行为、逃学、退缩行为等社会行为方面问题；如过分敏感、过分害羞、情绪波动大、好发脾气、嫉妒心强等个性相关方面问题。

（1）儿童偏食：指儿童对食物种类的偏好，对自己喜爱的食物无节制，而对自己不喜欢的食物一概拒绝，是一种不良进食习惯。

病因常见于家庭饮食习惯不良、家长影响、微量元素缺乏（铁、锌）等。干预：可进行营养评价及指导，创造良好的进食环境，进食行为指导，行为疗法等。

（2）非器质性遗尿：指5岁后仍出现白天或黑夜不自主的排尿失控现象，但无明显的器质性病因。

病因常见于遗传因素，排尿训练不当，强烈的精神应激创伤，白天精神过度紧张或情绪过于激动等。干预：可帮助其养成良好的排尿习惯，如晨起排尿、不憋尿、晚餐后少饮水、多运动；心理支持和健康教育；行为治疗；药物治疗等。

（3）夜醒：指儿童在夜间睡眠时常常醒来，不能持续地整夜睡眠，好发于1~2岁儿童，无明显性别差异。

病因常见于护理方式不当，如怀抱哄睡、摇晃哄睡、含奶头入睡等；父母感情不和，母亲焦虑或抑郁等家庭因素；睡眠环境嘈杂、居室温度过高或过低等环境因素。干预：可对其父母进行支持性心理治疗；建立良好的睡眠环境；行为治疗。

（4）吸吮手指：指儿童自主或不自主地反复吸吮拇指或其他手指的行为。2岁前，90%的正常儿童吸吮拇指随时都可发生，尤其睡前明显；2~3岁以后吸吮拇指行为会逐渐消退；4~5岁以后，儿童依然通过吸吮手指来获取自我安慰，则提示儿童行为上的偏差。

病因常见于养育过程中被忽视，睡眠习惯不良，周围环境单调，儿童情绪紧张。干预：找出原因，进行对症处理；正确诱导，切忌粗暴，行为治疗等。

（5）咬指甲：儿童期常见的不良行为习惯。男女均可发生，一般随着年龄增长，咬指甲行为会自行消失，但也有少数儿童咬指甲行为可形成顽固性习惯，可持续至青春期。咬指甲的程度轻重不一，多数情况不严重，但常因咬指甲而使其指甲顶端凹凸不平，不能覆盖指端。一些儿童因反复咬指甲致使手指受伤或感染。

病因常见于该行为的发生与心理紧张和情绪不稳定有关，患儿常常在焦虑紧张时咬指甲以缓解紧张情绪，长久形成习惯性行为。去除原因：及时解除可能引起儿童情绪紧张和焦虑的诱因。干预：可进行行为疗法，如厌恶疗法和习惯矫正训练。

（6）习惯性擦腿综合征：指儿童摩擦会阴部的习惯性行为。6个月左右的婴儿即可出现，但多数发生在2岁以后；学龄前比较明显，上学后大多数会消失；青春期后又有明显增加。会阴部的局部刺激往往是该病起病的诱因，如外阴部的湿疹、炎症、蛲虫病、包皮过长、衣裤过紧等；儿童局部发痒而摩擦，在此基础上发展为习惯性动作；也有病例无明确诱因。

干预：注意会阴部清洁卫生；不穿紧身衣裤；及时治疗局部疾病，去除引起局部不适的原因；偶尔发生属于发育过程中的正常现象，告知家长采取忽视态度，切忌责备、打骂、羞辱，应分散儿童注意力，给予更多关爱；减少清醒时在床上的时间等。

（7）发脾气和暴怒发作：指儿童在受挫折后，出现频繁、不恰当的愤怒暴发，如哭闹、喊叫、哭泣、打滚、扔东西或毁坏物品，甚至用头撞墙、拍打脑袋，短时间内无法通过劝说而终止的行为。在幼儿期尤为常见，男女均可发生，无明显性别差异。与儿童本身的气质特点、发育水平以及外界环境尤其是抚养人的不正确应答密切相关。由于发育年龄小而出现的发脾气现象如果没有给予正确的应答，则会得到不断强化，甚至导致暴怒发作。

干预：可给予暂时隔离法，注意不能在脾气爆发的一定阶段放弃并满足儿童的需求，这样会进一步强化其行为；症状减少时采用正性强化的方法，如奖赏、赞扬等巩固良好的行为，反馈应及时；此外进行家长宣教，提倡民主的家庭作风，以身作则为儿童树立良好榜样。

（8）分离性焦虑：指儿童与其依恋对象分离时所表现出来的焦虑情绪。一般情况下，6~9个月的婴儿就会对陌生人产生警觉并拒绝接近。当幼儿刚入幼儿园、生病住院，要与依恋对象分离时，表现为哭闹、发脾气、抓住亲人不放；年龄大的儿童表现为社交性焦虑，惧怕与人交往或在交往时退缩、紧张不安。

病因见于遗传因素，家庭因素，父母过度控制或过度溺爱，不安全的依恋关系等。干预：进行支持性心理治疗，如帮助适应新环境、多给予抚摸拥抱、行为治疗、家庭治疗等。

一般问题行为的背后常常隐藏着情绪问题，家庭环境和父母养育方式是影响儿童心理行为发展的重要环境因素。对于行为问题儿童的干预，不仅要针对行为问题本身来分析，更重要的是分析和寻找行为问题背后的原因，针对原因进行干预，同时借助于学校老师、同学同伴、社区等环境的力量共同帮助患儿。

2. 常见心理行为发育障碍

（1）精神发育迟滞（mental retardation, MR）：是指18岁前在个体发育时期智力明显低于同龄正常水平，并伴有社会适应行为的显著缺陷。MR的发生是大脑在出生前、出生时和出生后的发育过程中受到单个或多个因素损害、干扰、阻滞的结果。

MR根据严重程度分为轻度、中度、重度和极重度。轻度MR占75%~80%，IQ为50~70，心理年龄为9~12岁，适应行为轻度缺陷。中度MR约占12%，智商（IQ为35~49），心理年龄为6~9岁，适应行为中度缺陷。重度MR占7%~8%，IQ为20~34，心理年龄为3~6岁，适应行为重度缺陷，各方面发育均落后，出生后不久即可显现出来。极重度MR占1%~2%，IQ低于20，心理年龄在3岁之下，适应行为极度缺陷，不能学会说话，运动功能显著障碍，生活完全不能自理。

MR的治疗原则是早发现、早诊断和早干预，干预包括医学干预和教育干预。

（2）学习障碍（learning disabilities, LD）：是指智力发育正常儿童在阅读、书写、计算、推理、交流等方面表现出特殊性的学习困难状态，多见于学龄期，男多于女，患病率在

2%~10%。

病因较复杂,通常与中枢神经功能异常及某些环境因素有关。早期表现为自幼好动和哭闹,对外界刺激敏感和过激反应,建立母子情感关系困难和养育困难。学龄前表现为认知偏异,如视觉认知不良、协调运动困难、精细动作笨拙、沟通和书写困难等。学校表现有语言理解困难、语言表达障碍、阅读障碍、视空间障碍、社会认知困难、人际关系和沟通方面理解困难、常伴有情绪和行为问题等。

LD通常需要教育指导和康复训练进行干预治疗。

(3)注意缺陷多动障碍(attention deficit hyperactivity disorder, ADHD):是儿童最常见的神经行为障碍之一,患病率3%~5%,男女比例为4∶1~9∶1。临床上以持续存在且与年龄不相称的注意力不集中、多动、冲动为核心症状,可造成儿童的学业成就、职业表现、情感、认知功能、社交等多方面的损害。

ADHD病因复杂,大多数学者认为与遗传、神经生物及社会心理等多种因素有关。ADHD分为三个表型。注意缺陷为主型,主要表现为难以保持注意力集中、容易分心、做事有始无终、日常生活杂乱无章等;多动冲动型,主要表现为过度活动、喧闹和急躁;混合型,注意缺陷症状及多动冲动症状均较突出。

ADHD的干预治疗需要老师、家长和医师共同参与,采用心理支持、行为矫正、家庭和药物治疗的综合措施可收到较好的效果。

(4)孤独症谱系障碍(autism spectrum disorder, ASD):指一类以不同程度的社会交往障碍、交流障碍、狭隘刻板、行为兴趣以及感觉异常为主要特征的发育行为障碍性疾病。ASD患病率逐年升高,美国2018年最新数据显示ASD患病率为1/59。

ASD病因未明,可能与基因以及基因调控异常有关。交往障碍是ASD的核心症状,缺乏与人的交往兴趣及正常的交往技能,表现为喜欢独自玩耍,对多数指令充耳不闻,缺乏目光对视,缺乏共同注意,不懂得与小朋友一起玩,不能参与合作性游戏,与父母缺乏安全性依恋,存在不同程度的语言障碍等。狭隘的兴趣和重复刻板的行为主要体现在身体运动的刻板和对物件玩具的不同寻常的喜好和方式,如反复转圈、双手舞动、玩弄开关键盘、特别依恋某一种东西(如车轮、电扇和其他圆形物体)等。

ASD儿童存在多方面的发展障碍,在治疗中应根据患儿个体情况,采用行为矫正、教育训练、结构化教学等相应课程与药物治疗等综合干预治疗手段。教育训练的目的在于改善核心症状,促进社会交往能力、言语和非言语交流能力的发展,减少刻板重复行为;同时促进智力发展,培养生活自理和独立生活能力,减轻残疾程度,改善生活质量。

(5)抽动障碍(tic disorder, TD):是一种以不自主、无目的、快速、刻板肌肉收缩为主要临床表现的神经精神疾病,常伴有其他心理行为障碍,如ADHD、强迫障碍、学习困难等。起病年龄在2~21岁,以5~10岁最多见。男女之比为3∶1~5∶1。TD发病机制尚不明确,与遗传、生物、心理和环境等因素相互作用有关。抽动的表现复杂多样,患儿可有眨眼、皱眉、张口、伸舌、噘嘴、摇头、耸肩、扮鬼脸、甩手、扭动躯干等运动性抽动,也可有单音、吸鼻音、清嗓子、咳嗽声、吐唾液、吹口哨声、重复单词或短语、模仿言语、秽语等发声性抽动。临床分为短暂性TD、慢性TD和抽动秽语综合征(Gilles de la Tourette syndrome)三种类型。治疗前应确定对患儿日常生活、学习或社交活动影响最大的症状,治疗原则是药物治疗和心理行为治疗并重。

（6）情绪障碍（emotional disorders）：是发生在儿童少年时期以焦虑、恐怖、抑郁或躯体功能障碍为主要临床表现的一组疾病。焦虑障碍（anxiety disorders）最常见，是一组以不安和恐惧为主的情绪障碍，其出现无明显原因的或是不现实的、先占型的情绪反应，伴有恐惧、不安的认知和自主神经活动亢进的焦虑性躯体症状。

病因包括生物学、家族史、环境因素。家庭和环境因素如不恰当的教养方式（溺爱、忽视、虐待）、不安全性依恋、应激生活事件、创伤经历。临床表现有行为症状，如回避行为、烦躁、哭泣、胆小、缄默、茫然、发呆、退缩性行为、神经或紧张性行为等；躯体症状，如气促、心慌、多汗、口干、头晕、恶心、呕吐、遗尿、睡眠不安、噩梦、肌肉紧张、身体颤抖等；认知症状，如注意减退、过分担心、害怕、感到现实不真实、思维空白等。不同年龄阶段的儿童表现有较大差异。焦虑障碍的总体治疗原则，一般以心理行为治疗为主，药物治疗为辅。家长参与治疗过程很重要，对儿童的治疗应与家长教育结合起来。

四、儿童保健与疾病预防

儿童保健是研究儿童生长发育规律及其影响因素，采取有效措施保护和促进儿童身心健康及社会能力发展的学科。儿童保健应以预防为主，防治结合，群体保健干预和个体保健服务相结合，包括一、二、三级预防内容。

（一）儿童保健

1. 胎儿期保健 胎儿的发育与孕母的健康、营养状况、生活环境和情绪等密切相关。胎儿期保健应以孕母保健为重点，即产前保健。

（1）环境：给予孕母良好的生活环境，孕母应注意生活规律，保持心情轻松愉快，注意劳逸结合。

（2）营养：胎儿早期注意补充叶酸和碘，晚期注意合理摄入能量和各种营养素。孕后3个月的营养对保证胎儿加速生长和储存产后泌乳所需能量非常重要。因此，孕母要注意膳食搭配，保证各种营养物质的摄入，尤其是铁、锌、钙、维生素 D 等营养素的补充。与此同时，孕母也要防止营养物质摄入过多而导致胎儿过大，影响分娩。

2. 新生儿期保健 新生儿各组织器官功能发育尚不成熟，对外界环境变化的适应性和调节性差，抵抗力弱，易患各种疾病，且病情变化快，发病率和死亡率较高。新生儿期保健应以生后第 1 周为重点。

（1）产后保健

1）新生儿娩出后迅速清除口、鼻腔内黏液，保证呼吸道通畅；用柔软的包被包裹；严格消毒、结扎脐带；记录出生 Apgar 评分、体温、呼吸、心率、体重与身长。

2）新生儿出生后送入母婴室或新生儿室，需密切观察、加强护理；早产儿、低出生体重儿、宫内感染、产时异常等高危儿送入 NICU，给予特殊监护和积极处理。

3）提倡母婴同室，尽早母乳喂养，向每位孕母进行有关新生儿喂养、保暖和预防疾病等方面的健康宣教，使每名新生儿在出生后就能得到恰当的护理。

（2）家庭访视：开展新生儿访视，访视次数不少于 2 次，首次访视应在出院 7d 之内进行，对高危新生儿酌情增加访视次数。访视内容包括：

1）新生儿出生情况、出生后生活状态、预防接种、喂养与护理等。

2）观察居住环境及新生儿一般情况：重点注意有无产伤、黄疸、畸形、皮肤与脐部感染等。

3）体格检查：包括头颅、前囟、心肺腹、四肢、外生殖器；测量头围、体重等；视、听觉筛查。

4）指导及咨询：如喂养、日常护理等。

（3）合理喂养

1）母乳是新生儿的最佳食品，应鼓励和支持母亲母乳喂养，宣传母乳的优点，教授哺乳的方法和技巧，并指导母亲观察乳汁是否充足，新生儿吸吮是否有力。

2）若母乳充足，新生儿哺乳后可安静入睡，大小便正常，体重正常增长；母亲可有乳房胀痛感或乳汁溢出浸湿胸前衣服等现象。

3）低出生体重儿吸吮力强者可按正常新生儿的喂养方法进行，按需哺乳；吸吮力弱者可将母乳挤出，用滴管哺喂，一次量不宜过大，以免吸入气管。

4）新生儿进食后应右侧卧位，床头略抬高，避免溢奶引起窒息。同时，注意乳母应在医师指导下用药。

5）母乳不足或无法进行母乳喂养者，指导母亲人工喂养。

（4）保暖

1）环境：阳光充足，通风良好，温湿度适宜。室内温度保持在 22~24℃，湿度 55%。

2）冬季：环境温度过低可使新生儿体温不升，影响代谢和血液循环，甚至发生新生儿寒冷损伤综合征，但也不可包裹过严，导致捂热综合征。

3）夏季：环境温度过高、衣被过厚或包裹过严，而引起新生儿体温偏高。

（5）日常护理

1）指导家长观察新生儿的精神状态、面色、呼吸、体温、哭声和大小便等情况，发现异常及时处理。

2）指导家长正确的眼睛、口腔黏膜、鼻腔、外耳道、臀部和脐部的护理方法。脐带未脱落前，每天用 75% 的酒精擦拭脐部一次，保持脐部干燥清洁。

3）新生儿衣着宽松，质地柔软，保持皮肤清洁，每天沐浴。

4）生理性黄疸、生理性体重下降、"马牙""螳螂嘴"、乳房肿胀、假月经等现象无须特殊处理。

5）存放新生儿衣物的衣柜不宜放置樟脑丸，以免引发新生儿溶血。

（6）促进母婴交流：新生儿的视、听、触觉已初步发展，母亲及家人应多与新生儿说话、微笑并进行皮肤接触，促进新生儿感知觉发育。

3. 婴儿期保健 婴儿期的生长发育是出生后最迅速的，因此，保证充足的能量摄入是关注的重点。

（1）合理喂养

1）4~6 个月以内的婴儿提倡纯母乳喂养；部分母乳喂养或人工喂养儿首选配方奶粉。

2）6 个月以上的婴儿及时科学地添加辅食。

3）断奶渐进进行，以春秋两季为宜。

（2）日常护理

1）睡眠：婴儿应有固定的睡眠场所和睡眠时间。婴儿所需的睡眠时间个体差异较大，随年龄增长睡眠时间逐渐减少,且两次睡眠的间隔时间延长。3~4 个月后逐渐停止夜间哺乳。睡眠环境无须过分安静,白天光线柔和,夜间熄灯睡觉。睡前避免过度兴奋。

2)牙齿:婴儿 4~10 个月乳牙开始萌出,可出现吸手指、咬东西等现象,严重者烦躁不安、无法入睡、拒食等。指导家长用软布帮助婴儿清洁萌出的乳牙,为较大婴儿提供硬质饼干、烤面包片等食物。婴儿不宜含着奶嘴入睡,注意吸吮奶嘴的正确姿势。

3)活动:家长应每天带婴儿进行户外活动,呼吸新鲜空气和晒太阳。

(3)早期教育

1)大小便训练:婴儿大便次数逐渐减少至 1~2 次/d 时,即可开始训练定时排便。婴儿会坐后可以练习坐位排便,3~5min/次。

2)视听能力训练:3 个月内的婴儿,可在床上悬吊颜色鲜艳、能发声及转动的玩具;每天定时播放音乐;家长多与婴儿说话唱歌。3~6 个月的婴儿注意培养其分辨声调和好坏的能力,如用温柔的声音表示赞许、鼓励,用严厉的声音表示禁止、批评。6~12 个月的婴儿注意培养其注意力,引导其观察周围事物。

3)动作训练:2 个月时,婴儿可开始练习空腹俯卧;3~6 个月,练习抓握细小的玩具,训练翻身;7~9 个月,训练婴儿爬行、站立、迈步等;10~12 个月,鼓励婴儿走路。

4)语言训练:出生后,多与婴儿讲话并逗引其"咿呀"学语;5~6 个月,培养其对简单语言作出动作反应;9 个月,训练婴儿模仿发音。

4. **幼儿期保健** 幼儿期生长发育速度较前减慢,但神经心理发育迅速,行走和语言能力增强,活动范围增加,与外界环境接触机会增多。但因其免疫功能仍不健全,且对危险事物的识别能力差,故感染性和传染性疾病发病率仍较高,意外伤害发生率增加。

(1)合理安排膳食

1)供给足够的能量和优质蛋白,保证各种营养素充足且均衡。

2)乳类供应不低于总能量的 1/3,每天 5~6 餐为宜。

3)18 个月左右可能出现生理性厌食,应帮助家长了解幼儿进食特点,指导其掌握合理的喂养方法和技巧。

4)2~2.5 岁以前,幼儿乳牙未出齐,食物应细、软、烂,种类多样。

5)注意培养幼儿良好的进食习惯,避免就餐前过度兴奋或疲劳。

(2)日常护理

1)衣着:幼儿衣着应颜色鲜艳便于识别,穿脱简便便于自理。3 岁左右应学习穿脱衣服、整理用物。

2)睡眠:幼儿每晚可睡 10~12h,白天小睡 1~2 次。睡前常需有人陪伴,可讲故事帮助其入睡。

3)口腔:2~3 岁后,幼儿应在父母指导下自己刷牙,早晚各一次。定期进行口腔检查。

(3)早期教育

1)大小便训练:1~2 岁幼儿开始能够控制肛门和尿道括约肌,可进行排便训练;2~3 岁多可自行控制膀胱排尿;5 岁后仍不能随意控制排尿应就诊。

2)动作训练:1~2 岁幼儿注意训练其走、跳、投掷、攀登、肌肉活动等;2~3 岁幼儿注意训练其动作、注意、想象、思维等能力。

3)语言训练:鼓励幼儿多说话,通过多种方式促进幼儿语言发育,可借助动画片等电视节目扩大其词汇量,纠正发音。

4）卫生习惯培养:培养幼儿定时洗澡,勤换衣裤,勤剪指甲,饭前便后洗手等卫生习惯。

5）品德教育:幼儿应学习互助友爱、尊老爱幼、使用礼貌用语等。

5. 学龄前期保健　学龄前儿童体格发育较前减慢,但语言、思维、动作、神经精神发育仍较快,具有好奇、多问的特点。学龄前期是儿童性格形成的关键时期,此期儿童具有较大的可塑性,应加强早期教育,培养其良好的道德品质和生活自理能力。

（1）合理营养

1）学龄前儿童饮食接近成人,食品制作要多样化,并做到粗、细、荤、素食品搭配,保证能量和蛋白质的摄入。

2）每天 4~5 餐。

3）注意培养儿童的健康饮食习惯和良好进餐礼仪。

（2）日常护理

1）自理能力:学龄前儿童已有部分自理能力,如进食、洗脸、刷牙、如厕等,但动作缓慢,常需协助,应加以鼓励。

2）睡眠:学龄前儿童常怕黑、做噩梦等,需父母陪伴,可在睡前进行轻松愉快的活动,以减轻紧张情绪。

（3）早期教育

1）品德教育:在游戏中培养儿童关心集体、遵守规则、团结协作、互相谦让、热爱劳动等品质;在日常生活、游戏或学习中,有意识地培养儿童克服困难的意志,增强其自觉、坚持、果断和自制的能力;通过多种活动,培养儿童多方面的兴趣和想象。

2）智力发展:引导儿童进行较复杂的智力游戏,增强其思维能力和动手能力。

3）社会交往能力发展:为儿童创造一定的社会交往,教给儿童适宜的交往方式和基本的社会规则。

6. 学龄期保健　学龄儿童大脑皮质功能发育更加成熟,对事物具有一定的分析、理解能力,认知和社会心理发展非常迅速,同时也是儿童心理发展的重大转折时期。

（1）合理营养

1）学龄儿童的膳食要求营养充分而均衡,重视早餐和课间加餐。

2）注意补充强化铁食品。

（2）体格锻炼

1）运动:每天进行户外活动,加强体育锻炼。

2）劳动:适当劳动可增强体质,促进生长发育。

（3）培养良好习惯:帮助儿童养成热爱学习、快乐学习、独立学习的良好习惯,加强素质教育,促进儿童自信心、自尊心的发展。

7. 青春期保健　青春期是个体由儿童过渡到成人的时期,是儿童生长发育的最后阶段,也是人的一生中决定体格、体质、心理和智力发育发展的关键时期。

（1）供给充足营养

1）青少年体格生长迅速,脑力劳动和体力运动消耗增加,需供给充足的能量、蛋白质、维生素及矿物质等。

2）指导青少年选择营养适当的食物和保持良好的饮食习惯。

（2）健康教育

1）培养良好的卫生习惯：重点加强少女的经期卫生指导，如保持生活规律，避免受凉、剧烈运动及重体力劳动，注意会阴部卫生，避免坐浴等。

2）保证充足睡眠：养成早睡早起的睡眠习惯。

3）养成健康的生活方式：宣传吸烟、酗酒、吸毒、滥用药物等危害，加强青少年生活方式的教育。

4）进行性教育：通过宣传手册、讲座等方式进行性教育，普及相关知识，解除青少年的困惑，进行正向引导。

（3）法制和品德教育：青少年思想尚未稳定，易受外界一些错误的或不健康的因素影响。因此需要接受系统的法制教育，学习助人为乐、勇于上进的道德风尚，自觉抵制腐化堕落思想的影响。

（二）疾病预防

1. 胎儿期疾病预防

（1）产前疾病预防

1）预防遗传性疾病：婚前遗传咨询，禁止近亲结婚。

2）预防先天畸形：胎儿期是致畸敏感期，尤其是前3个月，应采取有效措施，预防和减少先天畸形的发生。如避免接触放射线和铅、苯、汞等，预防孕期感染，特别是妊娠早期，孕母如感染风疹病毒、巨细胞病毒、肠道病毒以及弓形虫可引起流产或儿童畸形等。一旦出现异常，及时就诊，必要时终止妊娠。

3）预防妊娠期并发症：加强高危孕妇的随访，预防流产、早产、异常产的发生。

（2）产时疾病预防

1）预防产伤：帮助孕母选择正确的分娩方式，权衡各种助产方式的利弊，合理使用器械助产。

2）预防产时感染：凡有胎膜早破、羊水污染、宫内窒息、胎粪吸入、脐带脱垂，以及产程延长、难产等情况，胎儿感染机会明显增加，预防性使用抗菌药物，以预防感染的发生。

2. 新生儿期疾病预防

（1）产后疾病预防：预防并及时处理新生儿缺氧、窒息、低体温、低血糖、低血钙和颅内出血等情况。

（2）按时接种疫苗并进行先天性遗传代谢疾病的筛查。

（3）预防感染：注意并保持家庭卫生，接触新生儿前要洗手，减少探视，家人患有呼吸道感染时要戴口罩，以避免交叉感染。

（4）预防佝偻病：生后数天开始补充维生素D，足月儿每天口服400IU，早产儿每天口服800IU。

（5）有吸氧治疗史的早产儿，在生后4~6周或矫正胎龄32周时进行眼底病变筛查。

3. 婴儿期疾病预防

（1）防止意外：常见的意外事故有异物吸入、窒息、中毒、跌伤、触电、溺水和烫伤等。

（2）预防传染病：完成计划免疫程序的基础免疫，传染病流行期间避免到人多场所。

（3）定期进行体格检查，及早发现问题，及时干预。

4. 幼儿期疾病预防

（1）体格检查：每 3~6 个月健康检查 1 次，注意预防营养不良、单纯性肥胖、缺铁性贫血、龋病、视力异常等；持续监测生长发育状况。

（2）防止意外：异物吸入、烫伤、跌伤、中毒、电击伤等。

（3）防治心理行为问题：包括违抗、发脾气和破坏性行为等，家长应针对原因采取有效措施。

5. 学龄前期疾病预防

（1）体格检查：每年进行 1~2 次体格检查；3 岁后每年测视力、血压 1 次，定期筛查近视、龋病、缺铁性贫血、肾脏疾病、寄生虫感染等疾病；持续监测生长发育状况。

（2）防止意外：加强安全教育，预防外伤、溺水、中毒、交通事故等意外发生。

（3）防治心理行为问题：包括吮拇指和咬指甲、遗尿、手淫、攻击性或破坏性行为等。家长应针对原因采取有效措施。

6. 学龄期疾病预防

（1）注意口腔卫生：培养儿童早晚刷牙、饭后漱口的习惯，预防龋病。

（2）预防近视：应特别注意保护视力，教育儿童写字、读书时书本和眼睛保持 30~35cm 的距离，保持正确的姿势；避免在较弱的光线下看书写字，进行远眺缓解视力疲劳；积极开展眼保健操活动；一旦发生近视，及时就医并治疗。

（3）培养正确的坐、立、行等姿势：学龄期是骨骼生长发育的重要阶段，如果儿童经常保持某些不良姿势，如听课、看书、写字时弯腰、歪头、扭身、站立和行走时歪肩、驼背等，可影响胸廓的正常发育，造成骨骼畸形。

（4）防止意外：包括车祸、溺水，活动时擦伤、割伤、挫伤或骨折等。

（5）防治心理行为问题：常见问题为对学校不适应，表现为焦虑、恐惧或拒绝上学。家长要查明原因，采取相应措施，帮助儿童适应学校生活。

7. 青春期疾病预防

（1）预防疾病：青少年应重点防治结核病、风湿病、沙眼、屈光不正、龋病、肥胖、缺铁性贫血、营养不良、神经性厌食和脊柱弯曲等疾病，可通过定期检查早期发现、早期治疗。由于青少年神经内分泌调节不够稳定，还可出现良性甲状腺肿、痤疮、高血压、自主神经功能紊乱等，女孩易出现月经不规则、痛经等。

（2）防止意外：意外创伤和事故是青少年，尤其是男孩常见的问题，包括运动创伤、车祸、溺水、打架斗殴所致损伤等，应进行安全教育。

（3）防治心理行为问题：青少年常见的心理行为问题为多种原因引起的出走、自杀及对自我形象不满等。家庭及社会应给予重视，并采取积极的措施解决此类问题。

五、传染病管理与计划免疫

（一）传染病管理

传染病的护理管理应重点抓好控制传染源、切断传播途径、保护易感人群三个环节。

1. 控制传染源　对传染病患儿管理必须做到五早，即早发现、早诊断、早报告、早隔离、早治疗。

（1）早发现、早诊断：建立健全城乡三级医疗卫生防疫网。各医疗机构在门急诊实行传染病预检、分诊制度,对疑似传染病患儿,引导至相对隔离的分诊点进行初诊;不能确诊的疑似传染病患儿组织医院专家会诊确认。病房加强医务人员的传染病知识储备,提高防病意识,及时识别患儿异常征象,疑似传染病者隔离于单独病房,完善检查尽快确诊。

（2）早报告：疫情报告和登记制度是控制传染病流行的重要措施,必须严格遵守。疾病预防控制机构、医疗机构和采供血机构及其工作人员发现传染病暴发、流行时,应当遵循疫情报告所属地管理原则,逐级上报。

《中华人民共和国传染病防治法》规定要报告的传染病分为甲、乙、丙三类。

甲类传染病：为强制管理传染病,要求一旦发现立即报告,城镇 6h 内上报,农村不超过 12h。包括鼠疫、霍乱。

乙类传染病：为严格管理传染病,要求城镇 12h 内上报,农村不超过 24h。包括新生儿破伤风、麻疹、布鲁氏菌病、百日咳、钩端螺旋体病;人感染高致病性禽流感、人感染 H7N9 禽流感、流脑脊髓膜炎、肺结核、血吸虫病、流行性乙型脑炎、病毒性肝炎;脊髓灰质炎、狂犬病、流行性出血热、猩红热、梅毒、伤寒和副伤寒;白喉、细菌性和阿米巴性痢疾、登革热、淋病、艾滋病、疟疾、炭疽;新型冠状病毒肺炎、传染性非典型肺炎。

丙类传染病：为监测管理传染病,在监测点内按乙类传染病方法报告。流行性感冒（含甲型 H1N1 流感）、流行性腮腺炎、流行性和地方性斑疹伤寒;包虫病、丝虫病,除霍乱、细菌性和阿米巴性痢疾、伤寒和副伤寒以外的感染性腹泻病;麻风病、风疹、急性出血性结膜炎、手足口病;黑热病。

甲类及按甲类管理的乙类传染病：新型冠状病毒肺炎、传染性非典型肺炎、炭疽中的肺炭疽和脊髓灰质炎。甲类及按甲类管理的乙类传染病其确诊后 2h 内上报。乙类、丙类传染病 24h 上报。

（3）早隔离

1）传染病患儿或疑似者的管理：将他们隔离于隔离病房或特定场所,与其他患儿及健康人分开,便于集中管理、消毒和治疗,以防传染病蔓延。

2）接触者的管理：接触者采取的防疫措施叫检疫。检疫期限是从最后接触之日算起,相当于该病的最长潜伏期。检疫期间根据情况可预防性服药或预防接种。

（4）早治疗：根据病情的轻重及传染病的种类安排患儿居家隔离、治疗或转入传染病院住院治疗。隔离或治疗期间应做好日常护理（休息、饮食、皮肤黏膜等）、对症护理和心理护理等。

2. 切断传播途径

（1）了解各种传染病的传播途径

1）呼吸道传播

①飞沫传播：流行性脑脊髓膜炎、流行性感冒、百日咳等。

②尘埃传播：结核病、炭疽病等。

2）消化道传播：结核病、霍乱、伤寒、细菌性痢疾、甲型肝炎、血吸虫病、钩端螺旋体病等。

3）接触传播：狂犬病、痢疾、伤寒、霍乱、甲型肝炎、白喉、猩红热等。

4）虫媒传播：鼠疫、疟疾、丝虫病、流行性乙型脑炎、登革热等。

5）土壤传播：破伤风、炭疽、气性坏疽等。

6）医源性传播：乙型肝炎、丙型肝炎、艾滋病等。

7）垂直传播：风疹、乙型肝炎、腮腺炎、麻疹、水痘、先天性巨细胞病毒感染、梅毒等。

（2）采取相应预防措施

1）呼吸道传染病：保持室内空气新鲜，定时通风换气；必要时空气消毒；疾病高发时避免去人群密集的地方，外出戴好口罩。

2）消化道传染病：采取"三管两灭"（即管理水源、饮食、粪便，灭蚊蝇、蟑螂等）；加强卫生意识。

3）接触传播传染病：切实改善公共卫生条件及个人卫生习惯。

4）虫媒传播传染病：保持室内卫生良好；做好防蚊灭蚊工作。

5）土壤传播传染病：注意个人卫生习惯；避免赤脚下地劳作。

6）医源性传播传染病：医疗器械严格消毒；操作严格无菌。

7）垂直传播传染病：完善孕前体检；加强孕期保健。

3. **保护易感人群** 疫苗接种是控制传染病发生和流行的最有效措施。

（1）主动免疫：给易感儿童特异性抗原，刺激机体产生特异性抗体，从而产生免疫力。这是预防接种的主要内容，产生抗体的保护作用持续 1~5 年。为巩固免疫效果，还要适时加强免疫。

（2）被动免疫：给易感儿童相应的抗体，而立即获得免疫力，但抗体的保护作用时间较短（约 3 周），故主要用于应急预防和治疗。

（二）计划免疫

1. **基本概念** 计划免疫是根据对传染病疫情监测和人群免疫水平分析，按照科学的免疫程序，有计划地进行疫苗接种，以提高人群的免疫水平，达到控制和消灭传染病的目的。儿童计划免疫是根据免疫学原理、儿童免疫特点和传染病疫情的监测情况制订的免疫程序，是有计划、有目的地将生物制品接种到婴幼儿体中，以确保儿童获得可靠的抵抗疾病的能力，从而达到预防、控制乃至消灭相应传染病的目的。预防接种是计划免疫的核心。

2. **免疫方式及常用制剂**

（1）主动免疫及常用制剂：主动免疫是指给易感者接种特异性抗原，刺激机体产生特异性的免疫力。这是预防接种的主要内容。但主动免疫制剂在接种后经过一定期限产生的抗体，在持续 1~5 年后逐渐减少，故需要适时地安排加强免疫，以巩固免疫效果。

主动免疫制剂统称为疫苗。按其生物性质可分为灭活疫苗、减毒活疫苗、类毒素疫苗、组分疫苗（亚单位疫苗）及基因工程疫苗。

（2）被动免疫及常用制剂：被动免疫指未接受主动免疫的易感者在接触传染源后，被给予相应的抗体，而立即获得免疫力。由于抗体留在机体中的时间短暂（一般约为 3 周），故主要用于应急预防和治疗。如给未注射麻疹疫苗的麻疹易感儿童注射丙种球蛋白以预防麻疹；受伤时注射破伤风抗毒素以预防破伤风。

被动免疫制剂包括特异性免疫球蛋白、抗毒素、抗血清。此类制剂来源于动物血清，对人体是一种异型蛋白，注射后容易引起过敏反应或血清病，特别是重复使用时，更应注意。

3. **计划免疫程序** 按照国家卫生健康委员会的规定，婴儿必须在 1 岁内完成的基础免疫包括卡介苗、乙型肝炎病毒疫苗、脊髓灰质炎三价混合疫苗、百白破混合制剂、麻疹减毒疫苗。根据流行季节和地区或家长的意愿，还可进行乙脑疫苗、流行性脑脊髓膜炎疫苗、甲型肝炎病毒疫苗、水痘疫苗、腮腺炎疫苗、风疹疫苗、流感疫苗、流感嗜血杆菌疫苗、肺炎疫苗、轮状病毒疫苗等的接种。我国儿童计划免疫程序表见表 1-3。

表1-3 我国儿童计划免疫程序表

疾病	疫苗	英文缩写	出生时	1月龄	2月龄	3月龄	4月龄	5月龄	6月龄	8月龄	9月龄	18月龄	2岁	3岁	4岁	5岁	6岁
乙型病毒性肝炎	乙肝疫苗	HepB	1	2					3								
结核病	卡介苗	BCG	1														
脊髓灰质炎	脊髓灰质炎灭活疫苗	IPV			1	2											
	脊髓灰质炎减毒活疫苗	OPV					1								2		
百日咳、白喉、破伤风	百白破疫苗	DTaP				1	2	3				4					
	白破疫苗	DT															5
麻疹、风疹、流行性腮腺炎	麻腮风疫苗	MMR								1		2					
流行性乙型脑炎[1]	乙脑减毒活疫苗	JE-L								1			2				
	乙脑灭活疫苗	JE-I								1、2			3				4
流行性脑脊髓膜炎	A群流脑多糖疫苗	MPSV-A							1		2						
	A群C群流脑多糖疫苗	MPSV-AC												3			4
甲型病毒性肝炎[2]	甲肝减毒活疫苗	HepA-L										1					
	甲肝灭活疫苗	HepA-I										1	2				

注:
1. 选择乙脑减毒活疫苗接种时,采用2剂次接种程序。选择乙脑灭活疫苗接种时,采用4剂次接种程序;乙脑灭活疫苗第1、2剂次接种程序同隔7~10d。
2. 选择甲肝减毒活疫苗接种时,采用1剂次接种程序。选择甲肝灭活疫苗接种时,采用2剂次接种程序。

（1）卡介苗（BCG）

1）免疫程序与接种方法

①接种对象及剂次出生时接种1剂。

②接种部位和接种途径：上臂外侧三角肌中部略下处，皮内注射。

③接种剂量：0.1ml。

2）其他事项：严禁皮下或肌内注射。

3）补种原则

①未接种卡介苗的 <3 月龄儿童可直接补种。

②3 月龄~3 岁儿童对结核菌素纯蛋白衍生物（TB-PPD）或卡介菌蛋白衍生物（BCG-PPD）试验阴性者，应给予补种。

③≥4 岁儿童不给予补种。

④已接种卡介苗的儿童，即使卡痕未形成也不再给予补种。

（2）乙肝疫苗（HepB）

1）免疫程序与接种方法

①接种对象及剂次，第 1 剂在新生儿出生后 24h 内接种，第 2 剂在 1 月龄时接种，第 3 剂在 6 月龄时接种，共接种 3 剂次。

②接种部位和接种途径上臂外侧三角肌或大腿前外侧中部，肌内注射。

③接种剂量

A. 重组（酵母）HepB 每剂次 10μg，不论产妇 HBsAg 阳性或阴性，新生儿均接种 10μg 的 HepB；

B. 重组（CHO 细胞）HepB 每剂次 10μg 或 20μg，HBsAg 阴性产妇的新生儿接种 10μg 的 HepB，HBsAg 阳性产妇的新生儿接种 20μg 的 HepB。

2）其他事项

①在医院分娩的新生儿，由出生的医疗机构接种第 1 剂乙肝疫苗，由辖区预防接种单位完成后续剂次接种。未在医疗机构出生儿童由辖区预防接种单位全程接种乙肝疫苗。

②HBsAg 阳性或不详的母亲所生新生儿应在出生后 24h 内尽早接种第 1 剂乙肝疫苗；HBsAg 阳性或不详的母亲所生早产儿、低体重儿也应在出生后 24h 内尽早接种第 1 剂乙肝疫苗，但在该早产儿或低体重儿满 1 月龄后，再按 0、1、6 个月程序完成 3 剂次乙肝疫苗免疫。

③HBsAg 阴性的母亲所生新生儿也应在出生后 24h 内接种第 1 剂乙肝疫苗，最迟应在出院前完成。

④危重症新生儿，如极低出生体重儿、严重出生缺陷、重度窒息、呼吸窘迫综合征等，应在生命体征平稳后尽早接种第 1 剂乙肝疫苗。

⑤HBsAg 阳性母亲所生新生儿，可按医嘱在出生后接种第 1 剂乙肝疫苗的同时，在不同（肢体）部位肌内注射 100IU 乙肝免疫球蛋白（HBIG）。

⑥建议对 HBsAg 阳性母亲所生儿童接种第 3 剂乙肝疫苗 1~2 个月后进行 HBsAg 和抗 -HBs 检测。若发现 HBsAg 阴性、抗 -HBs<10mIU/ml，可按照 0、1、6 个月免疫程序再接种 3 剂乙肝疫苗。

3）补种原则

①若出生 24h 内未及时接种,应尽早接种。

②对于未完成全程免疫程序者,需尽早补种,补齐未接种剂次即可。

③第 1 剂与第 2 剂间隔应≥28d,第 2 剂与第 3 剂间隔应≥60d。

（3）脊髓灰质炎减毒活疫苗（OPV）、脊髓灰质炎灭活疫苗（IPV）

1）免疫程序与接种方法

①接种对象及剂次:我国自 2019 年 12 月起,实施 2 剂次脊髓灰质炎灭活疫苗（IPV）和 2 剂次脊髓灰质炎减毒活疫苗（OPV）的免疫程序,2 月龄和 3 月龄各接种 1 剂次脊髓灰质炎灭活疫苗（IPV）,4 月龄和 4 周岁各接种 1 剂次 2 价脊髓灰质炎减毒活疫苗（OPV）。

②接种部位和接种途径:IPV 上臂外侧三角肌或大腿前外侧中部,肌内注射;OPV 口服接种。

③接种剂量:IPV 0.5ml,OPV 糖丸剂型每次 1 粒,液体剂型每次 2 滴,约 0.1ml。

2）其他事项

①以下人群建议按照说明书全程使用 IPV:原发性免疫缺陷、胸腺疾病、有症状的 HIV 感染或 CD_4 T 细胞计数低、正在接受化疗的恶性肿瘤、近期接受造血干细胞移植、正在使用具有免疫抑制或免疫调节作用的药物（如大剂量全身皮质类固醇激素、烷化剂、抗代谢药物、TNF-α 抑制剂、IL-1 阻滞剂或其他免疫细胞靶向单克隆抗体治疗）、目前或近期曾接受免疫细胞靶向放射治疗。

②如果儿童已按疫苗说明书接种过 IPV 或含脊髓灰质炎疫苗成分的联合疫苗,可视为完成相应剂次的脊髓灰质炎疫苗接种。

3）补种原则

①对于脊髓灰质炎疫苗迟种、漏种儿童,补种相应剂次即可,无须重新开始全程接种。<4 岁儿童未达到 3 剂（含补充免疫等）,应补种完成 3 剂;≥4 岁儿童未达到 4 剂（含补充免疫等）,应补种完成 4 剂。补种时 2 剂次脊髓灰质炎疫苗之间间隔≥28d。

②IPV 疫苗纳入国家免疫规划以后,无论在补充免疫、查漏补种或者常规免疫中发现脊髓灰质炎疫苗为 0 剂次的目标儿童,首剂接种 IPV。

（4）百白破疫苗（DTaP）

1）免疫程序与接种方法

①接种对象及剂次:分别于 3 月龄、4 月龄、5 月龄、18 月龄各接种 1 剂,共接种 4 剂次。

②接种部位和接种途径:上臂外侧三角肌或臀部,肌内注射。

③接种剂量:0.5ml。

2）其他事项:如儿童已按疫苗说明书接种含百白破疫苗成分的其他联合疫苗,可视为完成相应剂次的 DTaP 接种。

3）补种原则

①3 月龄 ~5 岁未完成 DTaP 规定剂次的儿童,需补种未完成的剂次,前 3 剂每剂间隔≥28d,第 4 剂与第 3 剂间隔≥6 个月。

②≥6 岁接种 DTaP 和白破疫苗累计 <3 剂的儿童,用白破疫苗补齐 3 剂,第 2 剂与第 1 剂间隔 1~2 月,第 3 剂与第 2 剂间隔 6~12 个月。

③根据补种时的年龄选择疫苗种类,3 月龄 ~5 岁使用 DTaP,6~11 岁使用吸附白喉破伤风联合疫苗（儿童用）,≥12 岁使用吸附白喉破伤风联合疫苗（成人及青少年用）。

（5）麻腮风疫苗（MMR）

1）免疫程序与接种方法

①接种对象及剂次：我国自 2020 年 6 月起，实施 2 剂次 MMR 的免疫程序，8 月龄和 18 月龄各接种 1 剂次。

②接种部位和接种途径：上臂外侧三角肌下缘，皮下注射。

③接种剂量：0.5ml。

2）其他事项

①满 18 月龄儿童应尽早接种 MMR。

②MMR 可与其他的国家免疫规划疫苗同时、不同部位接种，特别是免疫月龄有交叉的甲肝疫苗、百白破疫苗等。

③如需接种多种疫苗但无法同时完成接种时，则优先接种 MMR，若未能与其他注射类减毒活疫苗同时接种，则需间隔≥28d。

④注射免疫球蛋白者应间隔≥3 个月接种 MMR，接种 MMR 后 2 周内避免使用免疫球蛋白。

3）补种原则

①扩大免疫前出生的≤14 岁儿童，如果未完成 2 剂含麻疹成分疫苗接种，使用 MR（麻风疫苗）或 MMR 补齐。

②扩大免疫后出生的≤14 岁适龄儿童，应至少接种 2 剂含麻疹成分疫苗、1 剂含风疹成分疫苗和 1 剂含腮腺炎成分疫苗，对未完成上述接种剂次者，使用 MR 或 MMR 补齐。

③如果需补种 2 剂次含麻疹成分疫苗，接种间隔≥28d。

4. 预防接种的注意事项

（1）免疫接种的禁忌证

1）患自身免疫性疾病、免疫缺陷病者。

2）有明确过敏史者禁接种白喉类毒素、破伤风类毒素、麻疹疫苗（特别是鸡蛋过敏者）、脊髓灰质炎糖丸疫苗（牛奶或奶制品过敏）、乙型肝炎疫苗（酵母过敏或疫苗中任何成分过敏）。

3）患有结核病、急性传染病、肾炎、心脏病、湿疹及其他皮肤病者不给予接种卡介苗。

4）在接受免疫抑制药治疗期间、发热或 1 周内每天腹泻 4 次以上和急性传染病期间，忌服脊髓灰质炎糖丸。

5）因百日咳菌苗偶可造成神经系统严重并发症，故本人及家庭成员患癫痫、神经系统疾病、有惊厥史者禁用百日咳疫苗。

（2）严格执行免疫程序：严格执行规定的接种剂量、途径和接种次数，并按使用说明完成全程和加强免疫。注意各种制品接种的间隔时间，一般接种活疫苗后需隔 4 周，接种死疫苗后需隔 2 周才可再接种其他疫苗。

（3）严格执行查对制度：仔细核对儿童姓名、年龄。核对疫苗名称、批号、有效期及生产单位，若发现药液异常（发霉、异物、凝块、变色或冻结等）应停止使用。

（4）严格遵守无菌操作：抽吸后安瓿内如有剩余药液，需用无菌干纱布覆盖安瓿口，在空气中放置不得超过 2h。接种时用 2% 碘酊及 75% 酒精或 0.5% 碘伏消毒皮肤，待干后注射；接种活疫苗时，只用 75% 酒精消毒，以免活疫苗被碘酊杀死，影响接种效果。接种后废弃剩余药液,活菌苗应烧毁。

（5）其他

①2 个月以上婴儿接种卡介苗前应做 PPD 试验,阴性者才能接种。

②脊髓灰质炎疫苗冷开水送服,且服用 1h 内禁热饮。

③接种麻疹疫苗前 1 个月及接种后 2 周避免使用胎盘球蛋白、丙种球蛋白制剂。

5. 预防接种后的反应及处理

（1）一般反应:是指由疫苗本身所引起的反应。

1）局部反应:接种后数小时至 24h 左右,注射部位出现红、肿、热、痛,有时伴局部淋巴结肿大。红晕直径在 2.5cm 为弱反应,2.6~5cm 为中等反应,>5cm 为强反应。局部反应持续 2~3d,接种活疫苗后局部反应出现较晚、持续时间长。

2）全身反应:多在接种后 24h 内出现低、中度发热。体温 37.5℃左右为弱反应,37.6~38.5℃为中等反应,38.6℃以上为强反应。同时,常伴头晕、恶心、呕吐、腹泻、全身不适等反应。

局部和 / 或轻微全身反应者,一般持续 2~3d 自行消退,无须特殊处理,适当休息,多饮水即可。反应较重时,可对症处理,如物理降温、局部热敷等;反应严重者,如局部红肿继续扩大,高热持续不退,应到医院就诊。

（2）异常反应:发生于少数人,临床症状较重。

1）过敏性休克:于注射后数秒或数分钟发生。表现为烦躁不安、面色苍白、口周青紫、四肢湿冷、呼吸困难、脉细数、恶心呕吐、惊厥、大小便失禁以至昏迷。如不及时抢救,可在短期内危及生命。此时应立即使患儿平卧,头稍低,注意保暖,吸氧,用药。

儿童使用肾上腺素方法:1∶1 000 肾上腺素 0.01mg/kg,肌内注射;如为静脉注射,1∶10 000肾上腺素 0.01mg/kg。

2）晕针:个别儿童可因空腹、疲劳、室内闷热、紧张或恐惧等原因,在接种时或几分钟内,出现头晕、心慌、面色苍白、出冷汗、手足冰凉、心率加快等症状,重者呼吸减慢,意识丧失。此时应置患儿平卧,头稍低,保持安静,饮温开水或糖水,必要时可针刺人中、合谷穴,仍不恢复正常者,使用肾上腺素。

3）过敏性皮疹:荨麻疹最为多见,一般于接种后几小时至几天内出现,经服用抗组胺药物后即可痊愈。

4）全身感染:有原发性免疫缺陷或继发性免疫功能受损者,接种活菌（疫）苗后可扩散为全身感染,应积极抗感染及对症处理。

（3）偶合症:指受种者正处于某种疾病的潜伏期,或者存在尚未发现的基础疾病,接种后巧合发病。因此,偶合症的发生与疫苗接种无关,仅是时间上的巧合,如冬季偶合流感,夏季偶合腹泻等。

六、儿童用药特点及护理

（一）儿童用药特点

从新生儿到青春期,机体各器官处于不断发育和成熟的过程,无论是在解剖、生理、对药物的反应及耐受性等方面,都与成人存在很大的差异,而且儿童的成长具有动态性和渐进性,同一患儿不同生长阶段对药物的清除和代谢能力不同。同时儿童新陈代谢旺盛,代谢产物排泄快,但对水、电解质调节能力较差,对药物的敏感性高于成人,而且儿童有时病情变化快,所以用药更需要及时、准确。

由于药物在体内的分布受体液 pH、细胞膜的通透性、药物与血浆蛋白的结合程度、药物在肝脏内的代谢和肾脏排泄等因素的影响,儿童药物的使用具有以下特点:

1. 胎儿、乳儿可因母亲用药而受到影响　弱酸、弱碱性药物及脂溶性大的药易通过胎盘屏障进入胎儿体内,用药剂量越大、时间越长、越易通过屏障的药物,到达胎儿血液浓度就越高、越持久。哺乳期母亲用药后,某些药物在乳汁中浓度很高,可引发乳儿毒性反应。

2. 药物在体内的分布因年龄而异　儿童的神经系统发育十分不完善,其胆碱能神经与肾上腺素能神经调节不平衡,同时血脑屏障不成熟,通透性较大,导致药物易进入中枢神经系统。如巴比妥类药物脑内浓度明显高于年长儿。

3. 药物吸收率受到影响　新生儿和婴儿胃液的 pH 较成人偏高,这与其胃黏膜发育不完全,胃液分泌功能不成熟有关。由于胃液分泌量很少,因此新生儿及婴幼儿的肠蠕动较慢,且不规则,胃排空时间明显延长,为 6~8h,大大地增加了某些药物在胃内的吸收率。同时,新生儿及婴幼儿皮下脂肪少,肌肉未充分发育,皮下及肌肉组织的血流速度也相对缓慢,会影响药物的吸收。此外,新生儿、婴幼儿的血浆蛋白浓度明显低于成人,在血药浓度相同的情况下,游离型的药物浓度相对偏高,如成人血浆中游离型苯妥英钠的浓度一般为6%~7%,而新生儿血浆中其浓度可达 10%,药物作用明显增强,容易发生药物过量中毒。

4. 药物代谢及解毒功能较差　新生儿,特别是早产儿的肾功能尚不成熟,药物及其分解产物在体内滞留的时间延长,增加了药物的毒副作用,使得一些以肾排泄为主的药物如磺胺类、氨基糖苷类等排泄过程显著延长,容易引起体内蓄积中毒。儿童的肝脏体积小,肝功能发育不完善,代谢、解毒能力差,同时体内缺乏完善的酶系统,某些酶分泌严重不足,甚至完全缺乏,对某些药物的代谢延长,药物的半衰期延长,增加了药物的血药浓度和毒性,一些需经氧化代谢的药物如苯妥英钠、利多卡因等,或者需与葡萄糖醛酸结合代谢的药物如水杨酸盐等,可因在新生儿体内代谢不完全,半衰期延长,在治疗剂量时即出现药物蓄积中毒。

5. 先天遗传因素　儿童用药前应先考虑家族中是否有遗传性疾病史,是否对某些药物有先天性异常反应;对家族中有药物过敏史者要慎用某些药物。

（二）儿童药物的选择

儿童用药应慎重选择,主要依据儿童的年龄、病种、病情,同时要考虑儿童对药物的特殊反应和药物的远期影响。

1. 新生儿、早产儿用药　新生儿、早产儿的肝、肾等代谢功能均不成熟,不少药物易引起毒副作用,如磺胺类药、维生素 K_3 可引起高胆红素血症,氯霉素可引起灰婴综合征等,故应慎重。

2. 乳母用药　阿托品、苯巴比妥、水杨酸盐等药物可经母乳影响婴幼儿,应慎用。

3. 抗菌药物　对个体而言,除抗菌药物本身的毒副作用外,广泛、长期地使用抗菌药物还容易引起肠道菌群失衡,使体内微生态系统紊乱,进而引起真菌或耐药菌感染;同时滥用广谱抗菌药物,容易产生微生物对药物的耐受性。临床应用某些抗菌药物时,必须注意其毒副作用,如链霉素、卡那霉素等,应注意其听力及肾损害,权衡利弊,如果确实需要使用,应注意用量和疗程,协助做好相关检查。

4. **退热药** 目前 WHO 推荐儿童使用的退烧药为对乙酰氨基酚和布洛芬,但长期或过量使用对乙酰氨基酚会引发肾小球坏死或急性肾炎,故使用时剂量不宜过大,1d 内使用不宜超过 4 次。婴儿不宜使用阿司匹林和地塞米松等激素退热,阿司匹林可能引起瑞氏综合征,激素退热易掩盖患儿病情造成误诊。

5. **肾上腺皮质激素** 短疗程常用于过敏性疾病、重症感染性疾病;长疗程则用于治疗肾病综合征、某些白血病、自身免疫性疾病等。哮喘、某些皮肤病则提倡局部用药。在使用过程中必须重视其副作用:短期大量使用可掩盖病情,故诊断未明确时一般不用;长期使用可抑制骨骼生长,影响水、电解质、蛋白质、脂肪代谢,也可引起血压增高和库欣综合征;长期使用除以上副作用外,尚可导致肾上腺皮质萎缩,降低免疫力,使病灶扩散;水痘患儿禁用糖皮质激素,以防加重病情。

6. **止泻药与泻药** 腹泻患儿慎用止泻药,除用口服补液疗法防止脱水和电解质紊乱外,可适当给予肠黏膜保护剂,或者辅以含双歧杆菌或乳酸杆菌的制剂以调节肠道的微生态环境。儿童便秘一般不用泻药,多采用调整饮食和松软大便的通便方法。

7. **止咳平喘药** 儿童一般不用止咳药,通常口服祛痰药或雾化吸入,使分泌物稀释、易于咳出。哮喘儿童提倡局部吸入 β_2 受体激动剂类药物,必要时也可使用氨茶碱类,但因其治疗量与中毒量接近,儿童使用时应慎之又慎,必要时应监测血药浓度。

8. **镇静药** 在儿童高热、烦躁不安、剧咳不止等情况下可考虑给予镇静药。发生惊厥时可用苯巴比妥、水合氯醛、地西泮等镇静药,使用中应特别注意观察呼吸情况,以免发生呼吸抑制。

(三)儿童药物剂量的计算

儿童不是成人的缩小版,用药的剂量要求比成人更准确。儿童用药应根据每天、每次或每千克体重来计算用药剂量,有些药物按照体表面积计算更为科学,且每次的剂量还应根据其生理及病理状况进行适量调整。临床使用时应综合考虑儿童的具体情况,选用合适的方法,计算出比较确切的药物用量。目前常用方法:

1. **按体重计算** 是临床应用最为普遍的方法,多数药物说明书中会给出每千克体重、每天或每次用药量,实际测量出最准确的体重。

每天(次)剂量 = 患儿体重(kg)× 每天(次)每千克体重所需药量。

若不知实际体重,可按下列公式估算:

1~6 月龄婴儿体重:出生体重(kg)+ 月龄 ×0.7

7~12 月龄婴儿体重:6kg+ 月龄 ×0.25

1 岁以上儿童体重:年龄 ×2+8

需连续应用数天的药,如抗菌药物、维生素等,都按每天剂量计算,再分 2~3 次服用;临时对症治疗用药,如退热药等,常按每次剂量计算。年长儿按体重计算如已超过成人量,则应以成人量为上限。

2. **按年龄计算** 儿童个体差异较大,故给药剂量不一定准确。那些剂量幅度大、不需十分精确的药物,如营养类药物等可按年龄计算。

3. **按体表面积计算** 此计算方法较按年龄、体重计算更为准确,因其与基础代谢、肾小球滤过率等生理活动的关系更为密切。

儿童体表面积计算公式:

如体重≤30kg,儿童的体表面积（m²）= 体重（kg）× 0.035（m²/kg）+0.1（m²）。

如体重 >30kg,儿童的体表面积（m²）=［体重（kg）–30］× 0.02+1.05。

4. 从成人剂量折算（表1-4） 此法仅用于未提供儿童剂量的药物,按此法计算出的药量偏差在各年龄较其他方法小,故不常使用。

表1-4 成人剂量折算

儿童年（月）龄	相当于成人用药比例	儿童年龄	相当于成人用药比例
出生~1月龄	1/18~1/14	2~4岁	1/4~1/3
1月龄~6月龄	1/1~41/7	4~6岁	1/3~2/5
6月龄~1岁	1/7~1/5	6~9岁	2/5~1/2
1~2岁	1/5~1/4	9~14岁	1/2~2/3

不论采用何种方法,剂量必须与患儿具体情况相结合,才能得出最准确的药物用量。如新生儿或小婴儿肾功能较差,一般药物剂量宜偏小;但对新生儿耐受较强的药物,如苯巴比妥,则可适当增大剂量;重症儿童用药剂量宜比轻症儿童大;需通过血脑屏障发挥作用的药物,如治疗化脓性脑膜炎的磺胺类药物或青霉素类药物剂量也应相应增大。用药目的不同,剂量也不同。

（四）儿童给药方法

根据儿童年龄、疾病及病情选择给药途径、药物剂型和用药频次,以保证药效和尽量减少对儿童的不良影响。在选择给药途径时,应尽量选用儿童和儿童家长可以接受的方式给药。

1. 口服法 是最常用的给药方法,只要条件允许,尽量采用口服给药的方式。用药前应仔细阅读药品说明书。

（1）婴幼儿给药:在给婴幼儿喂药前需清洁双手,准备带刻度和柔软吸嘴的滴管或去掉针头的注射器或喂辅食用的硅胶软勺并清洁干净。环抱姿势可更好地稳定婴幼儿情绪,避免哭闹时喂药,使婴幼儿身体保持坐位、半卧位或者侧卧位。对于6个月以内的婴幼儿,可利用新生儿的觅食反射使用药勺喂药,可将药勺边缘轻触婴儿下唇边,待婴儿低头张嘴时,将药勺柄微向上提,婴儿自然会将药液吮吸进口中。使用滴管或注射器喂药时,可用手指轻抚婴幼儿一侧脸颊,利用婴儿的吮吸反射直接将滴管头或针乳头或奶嘴放入婴儿口中即可。喂药后少量饮水,同时保持婴儿坐位、半卧位或者侧卧位5min左右,避免药物吐出而呛入气管。

（2）学龄前期及以上儿童给药:可使用糖浆剂、水剂、冲剂等较合适,也可将片剂捣碎后加少量糖水吞服。喂药时,最好将其抱起,头部略高,以免呛咳时将药吐出。可用喂药器或去掉针头的注射器给药。若用小药匙喂药,则从儿童的口角处,顺着口颊方向慢慢倒入口中,待药液咽下后方可将药匙拿开,以防患儿将药液吐出,每次喂药量最多不超过1ml。此外,用拇指和示指轻捏双颊,使之吞咽。注意不可将儿童完全平卧或在其哽咽时给药,更不可捏住鼻子强行灌药,以防呛咳。因而喂药时间应选择在餐前或两餐之间,以免因喂药时呕吐而引起误吸。病情需要时可采用鼻饲给药。年长儿可用药杯给药,一般大于2岁的儿童可给予片剂或药丸。

2. 注射法　相对于口服给药奏效快,但对儿童刺激大,易造成儿童的心理阴影。且肌内注射次数过多还可能造成臀肌挛缩,影响下肢功能,故非病情必需,否则不宜采用。

(1)肌内注射:股外侧肌是年龄小于 2 岁患儿首选的注射部位;腹臀肌是 2 岁至学龄期儿童首选的注射部位,因年幼儿肌肉未完全发育而且坐骨神经占该区比例大而容易误伤,所以 5 岁以上患儿才考虑选用背臀肌。上臂三角肌则适用于 3 岁以上的儿童,用作小剂量药物注射。

(2)静脉注射:可分为静脉推注和静脉输液。静脉注射作用迅速,为避免反复多次肌内注射造成的疼痛,静脉留置针常用于住院患儿,静脉滴注应根据年龄大小、病情严重程度控制滴速。静脉推注多在抢救时应用。

3. 外用法　以软膏为多,也可使用水剂、混悬剂、粉剂、膏剂等。根据不同的用药部位,可对儿童的手进行适当约束,避免因儿童用手触及药物,误入眼、口。

4. 其他方法　雾化吸入适用于化痰、平喘等治疗,需要有人照顾。灌肠给药采用的不多,可用缓释栓剂,如常用开塞露润肠通便、采用布洛芬栓剂以退热。含剂、漱剂很少用于儿童。经耳道给药常用于治疗中耳炎等疾病,需注意正确的给药方法,3 岁以下,将耳垂往后往下拉,而 3 岁以上的儿童,则应将耳垂往后往上轻拉。

七、儿童意外伤害的预防

意外伤害是指突然发生的事件对人体造成的损伤,包括物理、化学和生物因素,分为非致命伤和意外死亡。WHO 报告,意外伤害是世界各国 0~14 岁儿童死亡的首位原因。2008年 WHO 与联合国儿童基金会(UNICEF)报告表明:世界范围内,每天有 2 000 多名儿童死于意外伤害,还有数千万儿童受伤住院,许多儿童因此留下终身残疾。常见的意外伤害包括道路交通伤害、溺水、跌倒、烫伤、触电与雷击、动物咬伤、暴力等。由于儿童意外伤害具有的严重性、广泛性和复杂性,因此预防意外伤害事件的发生应成为儿童预防保健中一个重要的组成部分。

(一)儿童意外伤害的危险因素

1. 内在因素　儿童作为一个特殊群体,从生理到心理都处于尚未成熟阶段,对周围的事物好奇,缺乏生活经验,对外界致伤因素缺乏警惕性,防范意识差,注意力不易集中,自控能力不强,是意外伤害发生的高危人群。

(1)儿童自身因素:我国大量的研究表明,年龄、地区、性别不同造成伤害的危险因素也有不同。如小于 3 岁组儿童意外伤害的前 3 位危险因素是坠落、学步跌伤与车祸;北京住院儿童受伤的危险因素以烧伤和烫伤为主;上海住院儿童以跌倒、坠落为主。男孩生性好动,活动频率高、范围广,更喜欢刺激性游戏;而女孩更倾向于安静的活动,因此男孩受伤的概率较高,应作为预防伤害的重点人群。了解了儿童意外伤害的年龄、性别、地域特点,家庭、社会应做好防范,以减少儿童意外伤害的发生。

(2)疾病因素:儿童本身的一些疾病,如癫痫、残疾也影响儿童的行动和生活,导致伤害的高发生率,应引起关注。

2. 外在因素

(1)监护人因素:监护人的工作不到位是导致儿童意外伤害发生的最主要因素。若监护人在日常监护工作中，未对儿童进行有效教育，或者是由于工作等因素无法随时监护，可能会导致儿童发生意外伤害。

（2）家庭环境因素：家庭地位、单亲家庭、家庭人际关系、父母感情是儿童意外伤害的主要家庭因素，其次家庭的经济收入水平与意外伤害之间也有着一定的联系。家庭环境因素的改变，对预防儿童意外伤害起着重要的作用。

（3）社会因素：社会制度、社会群体、社会交往、道德规范、国家法律、社会舆论、风俗习惯等社会因素与儿童意外伤害的发生也有着密切的关系。

（二）儿童意外伤害的预防

1. 针对高发意外伤害进行预防

（1）窒息与异物进入机体

1）窒息的原因：窒息是初生 1~3 个月的婴儿较常见的意外伤害，多发生在严冬季节。如婴儿包裹过严，床上的大毛巾等物品不慎盖在婴儿的脸上，或者因母亲与婴儿同床，熟睡后误将手臂或被子捂住婴儿的脸部而导致婴儿窒息等。另外，婴儿因易发生溢奶，如家长未及时发现，婴儿可将奶液或奶块呛入气管引起窒息。

2）异物进入机体的可能：由于小婴儿天性活泼好动，好奇心强。在玩耍时，他们可能会将小物品，如糖豆、塑料小玩具、硬币纽扣等塞入鼻腔或外耳道及口腔中，从而引起鼻腔、外耳道或消化道异物，多见于 1~5 岁婴幼儿；呼吸道异物多见于学龄前儿童，儿童进食时哭闹、嬉笑或将异物含入口中，当哭闹、惊恐而深吸气时，将异物吸入呼吸道，如果冻、瓜子、花生等，也有因成人给儿童强迫喂药引起的；在意外事故中，气管异物是比较多见的，3 岁以前的气管异物约占 2/3，主要发生在 1 岁左右的婴幼儿。

3）预防措施

①看护婴幼儿时，必须做到放手不放眼，对容易发生意外事故的情况应有预见性。

②婴儿应与母亲分床睡，婴儿床上不要放杂物。

③不要让儿童在跑、跳、玩耍的时候吃东西，尽量也不要在吃饭时看视频，尤其是特别搞笑、惊吓的。儿童在进餐的时候成人勿惊吓、逗乐，责骂儿童，以免儿童大笑、大哭而将食物吸入气管。

④培养儿童良好的饮食习惯，细嚼慢咽，以免将鱼刺、骨头和果核吞入。

⑤不要给 4 岁内婴幼儿吃果冻、爆米花、整粒的瓜子、花生米、豆子及带刺、带骨、带核的食品，吃带核的水果时，把果核取出再吃。

⑥不要给婴幼儿玩体积小、锐利，带有毒性物质的玩具及物品，如小珠子、纽扣、棋子等。

（2）中毒：儿童中毒多发生在婴幼儿期至学龄前期。婴幼儿期主要为医疗药物中毒，学龄前期主要为有毒植物中毒。儿童中毒与周围环境相关，常为急性中毒。儿童接触的许多方面，如食物、环境中的有毒动植物，儿童接触的工业和农业性毒物（如氰化物、重金属、有机磷、百草枯、灭鼠药等或吸入一氧化碳等有毒气体），医疗药物，生活中使用的消毒防腐剂、杀虫剂和去污剂等，都可以发生中毒或意外事故。随着工农业的迅速发展，各种化学物品中毒将成为医疗中的主要问题，应预先防范。

1）家庭中使用的口服药物、外用药物，以及日常使用的消毒剂、灭虫剂等化学物品应放置到儿童拿取不到的地方，使用时要充分考虑到儿童的安全。家长喂药前要认真核对药品标签、用量及用法，对过期、变质及标签不清药物切勿服用。处方药一定在医生的医嘱建议下服药,不私自滥用药物。

2）保证儿童的食物清洁和新鲜,防止食物在制作、储备、运输、出售过程中处理不当所致的细菌性食物中毒;腐败变质和过期的食品不能使用;生吃蔬菜瓜果要洗净。

3）教育儿童勿随便采集野生植物及野果,避免食用有毒的食物如蘑菇,苦杏仁、白果仁等。

4）冬季室内使用煤炭或炭火烤炉时应注意室内通风,并定期清扫管道,避免管道阻塞或经常检查煤气是否漏气,以免一氧化碳中毒。

（3）外伤:常见的外伤有骨折、脱位、灼伤及电击伤等。儿童外伤预防措施如下:

1）婴幼儿居室的窗户、楼梯、阳台、睡床等都应置有栏杆,防止发生坠床和跌伤,家具边缘最好以圆角为宜,以免发生碰伤。

2）儿童最好远离厨房,避免开水、油、汤等烫伤;热水瓶、热锅应放置在儿童不能触及的地方;给儿童洗脸、洗澡时应先倒冷水后加热水;暖气片应加罩;正确指导使用热水袋防止烫伤。

3）妥善存放易燃、易爆,易损品,如鞭炮、烟火、玻璃器皿等,教育年长儿不可随意玩火柴、打火机、煤气等危险用品。

4）室内电器、电源应有防止触电的安全装置;雷雨时,勿在大树下、电线杆旁或高层的墙檐下避雨,以免触电。

5）大型玩具如滑梯、跷跷板、攀登架等,应定期检查,及时维修;儿童玩耍时,应有成人在旁照顾。

6）户外活动场地应平整无碎石、泥沙,最好有草坪;室内地面宜用地板或铺有地毯。

（4）溺水:是婴儿期常见的意外伤害,可能导致儿童窒息,严重会导致儿童死亡。患儿经抢救脱险后存活 24h 以上称溺水。水淹后当即死亡者称溺死。0~4 岁儿童主要溺死在室内脸盆水缸及浴池,5~9 岁儿童多在水渠,池塘水库中嬉水落水而死,而游泳死者多 10~14 岁。因此儿童溺水也是夏秋季儿童常见的意外伤害。

针对溺水的原因,加强对儿童看护管理是预防溺水的根本措施。家长绝对不可以将婴幼儿单独留在澡盆中,即使是片刻的接听电话或收取快递。教育儿童不可独自或结伴去无安全措施的池塘、江河玩水或游泳。托幼机构应远离河塘、水渠,以免发生溺水。在农村房前屋后的水缸、粪缸应加盖,以免儿童失足跌入。

（5）交通事故

1）保证儿童的行车安全:车祸导致的儿童伤害非常严重。因车祸导致的死亡是儿童意外伤害死亡的重要因素之一。为了保证儿童的行车安全,除了家人做好安全驾驶外,更重要的是正确给儿童使用安全座椅和安全带,坐在安全的位置。建议小于 13 岁的儿童不要坐副驾驶座,因为安全气囊冲开的力量太大,儿童承受不了,会直接损伤儿童头颅;不要将面向后方的安全座椅安置在副驾驶座上,因为副驾驶有安全气囊,车祸时安全气囊弹开,会击中安全座椅后部,导致儿童头部损伤。

2）托幼机构应远离公路,教育儿童遵守交通规则,识别红绿灯;勿在马路上进行玩耍;对学龄前儿童做好交接工作。

3）通过宣传教育及立法教育行人及驾驶员遵守交通规则,如禁止酒后驾车等,以减少和杜绝交通事故的发生。

2. 健康教育

（1）针对一些年龄较大，并且可以对自身行为进行规范的儿童而言，可通过健康教育的方法对意外伤害进行预防。如可以对 4~6 岁，已经有着完整表达理解能力的儿童进行相应的健康教育。通过健康教育的方法，能够让儿童了解到生活中常见的意外伤害及其对自身造成的影响，从而可以让儿童自觉自愿的对意外伤害进行规避。学校、幼儿园要对学生进行安全常识和安全技能的培养和训练，通过健康教育的方式，能够较好地让儿童了解到当前意外伤害的各种类型，这对儿童的生活安全而言有着相当重要的意义。也能够对其起到较好的预防效果。

（2）对家长及监护人进行儿童伤害预防教育也不容忽视。针对监护人不注意导致的意外伤害，则需要加强其照护作用。通过开展多种形式的健康教育和安全教育宣传活动，提高家长、学校教师、社会公众对意外伤害的认识和保护意识。如通过社区宣传提高儿童家长的家庭安全意识，杜绝家庭不安全隐患；帮助家长掌握必要的安全知识和技能，通过提高监护人的照护能力，从而提升对儿童的保护效果，避免意外伤害的发生。

3. 其他　降低儿童伤害是一项社会性、综合性的系统工程。创造安全的生活环境、完善相关的法律法规、建立多部门合作机制乃至建立儿童意外伤害的监测和报告系统均能有效地减低儿童意外伤害带来的不良伤害。

儿童意外伤害已经成为国际社会普遍关注的问题。我们应在借鉴国外研究成果的同时，努力探索适合中国国情的有效干预模式，减少儿童意外伤害的发生。

（孟　静　连冬梅　张　臻）

第三节　住院儿童的护理

儿童时期是人生发展的关键时期，儿科护理的目的是保障儿童健康，提高生活质量，为儿童一生的发展奠定重要基础。但儿童与成人相比，有其不同的特点，其处于不断生长发育的阶段，个体差异、年龄差异、性别差异非常大，不同年龄阶段的儿童，由于身体发育、认知、社会心理的不同水平，以及性别、个性、家庭和文化背景、所患疾病种类以及严重程度各异，对疾病、住院和诊疗以及护理活动的理解与接受程度不同，住院时对压力的反应及应对方式也有所差异。儿科护士应充分认识到不同年龄段患儿的生长发育特点和差异，以及儿童对患病、住院等身心反应的差异，同时认识到家庭支持在诊疗和护理活动过程以及帮助患儿应对住院压力方面的重要作用，运用专业知识、技能，对患儿进行详细的评估，作出全面的护理计划，为患儿及其家庭提供优质、专业的护理。

一、儿童医疗机构的设置及护理管理

目前，我国儿童医疗机构可以分为综合医院的儿科专科、妇幼保健院及儿童专科医院。不同的医疗机构的规模和等级不同，其设置布局也有所不同，通常根据地区的医疗需求和医院规模等设置门诊、急诊和病房。

（一）儿科门诊

1. 儿科门诊设置　二级、三级医院必须设立儿科，作为医院独立的一级临床科室。儿科应为独立区域，布局合理、分区明确，提供适合患儿的就诊环境。儿科门诊设置有预诊处、挂号处、候诊处、检查室、治疗室、采血中心、化验室、配液中心和输液室等，根据医疗机构的规模，儿科门诊的设置可缩减合并，但儿科由于就诊对象的特殊性，部分场所的设置应具有儿科的独特性。

（1）预诊处：由于儿童病情变化快，年龄跨度大，预诊处护士通过简单扼要的病史询问及必要的体格检查，将待诊的患儿分诊到正确的科室就诊，帮助儿童和家长节约就诊时间，提高就诊效率。重要的是，预诊处护士能在较短的时间内正确识别患儿的病情及危重程度，根据患儿的病情危重程度尽快安排急诊就诊并启动绿色就诊通道，赢得抢救时机；另外正确识别儿童传染病，检出传染病患儿，及时隔离并分诊到传染病区就诊，减少交叉感染。预诊处应设在医院内距大门最近处或儿科门诊的入口处，具有明确的标识，与急诊、门诊、传染病隔离室相通，方便转运。

（2）候诊处：由于儿科就诊患儿陪伴就诊人员多，流动量大，候诊处应宽敞、明亮、备有足够的候诊椅，保证候诊区空气流通，并设有换尿布、包裹之用的台面，哺乳室等具有儿科特点的设施和区域。儿科门诊需结合儿童特点进行环境布置，但又要考虑儿童安全，使用儿童保护用具进行装饰，如锐利的桌角、墙角可使用保护角、防撞条进行防护；如有条件可以设置儿童娱乐的场地，播放儿童影视节目、健康教育宣传片等，以减轻患儿的陌生感和恐惧感，缓解等候的家长的焦虑心情，同时起到疾病健康教育的目的。

2. 儿科门诊的护理管理　儿科门诊具有流动量大，病情变化快、传染病发病率高等特点，陪同人员多、关注度高且焦急程度往往大于其他科别的就诊人员。因此，儿科门诊在护理管理上应做好以下工作：

（1）完善、顺畅的就诊流程：经验丰富的护士进行分诊，做好每位就诊家长及患儿的沟通协调工作，必要时根据患儿的病情及需求专人陪同到相应的科室就诊，同时保证危重症患儿顺利就诊。门诊护士做好就诊前的准备、诊查中的协助及就诊后的解释工作，合理安排、组织及管理，缩短就诊等待时间，提高就诊速度和质量。

（2）密切观察病情：儿童病情变化快，在预诊及门诊整个诊治过程中，护士应经常巡视观察患儿，发现问题及时处理同时联系医生。

（3）建立科学、有效的管理制度：科学、有效的管理制度是保障医疗护理工作安全进行的有力保障。不断完善管理制度，急救制度、危重患儿转运流程、消毒隔离制度、护理岗位职责等，定期培训、演练、检查和督导，保障医疗护理安全。

（4）提供健康宣教：儿科门诊是进行健康宣教的重要场所，可设置宣传栏、摆放宣教手册，播放健康教育节目；门诊护士也可以开展形式多样的健康教育，提供促进儿童生长发育、合理喂养以及常见病的预防和早期发现等护理知识。对慢性病患儿要进行用药、营养、饮食、作息、生长发育等疾病相关知识的宣教，给予正确的保健指导。

（5）院内感染控制：应根据儿科门诊患儿特点、疾病特点制订切实可行的感染管理规范，加强预检分诊、监测与报告、采取有效的预防和控制感染的措施、切断传播途径的预防措施、做好医疗废物处置等控制医院感染，并做好患儿及家长和医务人员的宣教和培训。具体内容见本章第二节。

（6）门诊信息化建设门诊：信息化建设有助于优化门诊服务流程，提供多种便捷服务，提高工作效率，且有助于保障门诊医疗质量与安全，但在完善信息化建设同时，需关注信息安全。

（二）儿科急诊

儿科疾病具有起病急、来势猛、变化快等特点，致急诊量大、病情变化快、病情重，因此与成人急诊相比，就诊条件、抢救流程、技术措施等有许多不同，应结合儿科特点，制订儿科急诊室的建设与管理方案。

1. 儿科急诊的设置

（1）儿科急诊室必须设立急诊候诊区、预诊分诊处、诊察室、留观室和抢救室，配备适于儿童抢救的基本设备，建筑格局和设施应当符合医院感染管理的要求。急诊区域警示标识、导向标识、识别标识和登记标识应清晰，分区明确，急救绿色通道标志醒目。

1）独立的儿童急诊科应设有挂号收费处、预诊分诊台、候诊区、诊室、留观室、抢救室、治疗室。有条件的儿童专科医院可设置急诊重症监护室（emergency intensive care unit，EICU），也可与儿童重症监护室（pediatric intensive care unit，PICU）一体化管理。急诊病房、隔离室、清创手术室等，三级综合医院可根据医院儿科规模决定设置。二级医院至少具备规范的儿科急诊诊室、留观室和抢救室。辅助区域包括办公室、值班室、更衣室、储存室、家长等候区、饮用水间、污物清洗室及卫生间，有条件医院可设医患沟通室、母婴室或哺乳室、教室等。

2）与儿科急诊依赖较强的医疗部门包括影像科、超声室、心电图室、化验检查室、急诊药房等，要尽量靠近或较方便，形成急诊绿色通道。

3）积极推行急诊患儿病情分级与分区，将候诊区分为红、黄、绿三个区域，有效分流患儿。

4）诊室通风透光，有洗手设备。留观床位每张净使用面积 $6m^2$，床距不得少于 $1m$，床位数量各医院可酌情而定。抢救室每床单位净使用面积 $12m^2$（监护室 $15m^2$）左右，床单位应有各级抢救人员站位标识。

5）抢救室：每床配备完善的功能设备带或吊塔，提供电、气、负压吸引等功能支持，有调温设备、急救药品车，以及存放各种抢救设备的抢救柜、各种急救设备如监护仪、儿童复苏设备等。三级儿童专科医院可按照 PICU 的要求建立 EICU 或 ICU，配备 B 超、纤维支气管镜、血液净化装置、体外膜肺氧合等设备。三级综合医院应当配备除颤仪、呼吸机（与 PICU 统一管理者可以共享），创造条件配备床边监测设备，血气和血生化检测仪等设备可与成人急诊室或医院中心实验室共享。二级医院至少配备无创通气设备。急救物品、药品专人保管，摆放位置固定，处于备用状态。

6）备用儿科急救转运设备：可移动转运床（暖箱）、氧气、抢救车、抢救插管包、抢救药品等。

（2）儿科急诊需实施 24h 接诊制，承担来院急诊患儿的紧急诊疗服务。医护人员配备必须充足，结构合理，根据就诊人数安排好医护人员。根据各医院的实际情况配置适当数量的保洁人员、护理员、保安人员等，有条件者可设置社会工作者。

（3）预诊与分诊：预检护士要求经验丰富，原则上主管护师以上。根据预检评估的情况,判断患儿病情严重程度,合理安排就诊,对可能危及生命的患儿应立即送至抢救室实施抢救(表1-5)。

表1-5 病情严重程度分级及处理

病情严重程度分级	病情严重程度	分级标准	分区	处理
A（1级）	濒危患儿	病情可能随时危及生命。其包括气管插管患儿,无呼吸、无脉搏患儿,急性意识改变患儿,无反应患儿,需立即采取挽救生命的干预措施	红区	立即进行支持、抢救和诊疗。住院转运时应由急诊医护人员护送至PICU或相应专科,并完成床旁交接。转运途中配备便携式抢救设备,包括便携式多参数监护仪、氧气供应装置、简易呼吸器,必要时配备转运呼吸机、负压吸引装置等
B（2级）	危重患儿	病情有进展至生命危险和致残危险者,应尽快安排接诊		
C（3级）	急症患儿	患儿有急性症状和急诊问题,但目前明确没有危及生命或致残危险,应在一定时间段内安排患儿就诊	黄区	根据来诊时间顺序安排就诊,特殊患儿安排提前就诊。候诊时间不宜超过30min。住院时应安排专门工作人员护送至病房
D（4级）	非急症患儿	轻症患儿或非急症患儿,目前没有急性发病情况,无或很少不适主诉	绿区	注意巡视病情,或者建议门诊就诊

注:生命体征异常者,病情严重程度分级上调一级。

2. 儿科急诊的护理管理

（1）制订各项规章制度:制订急诊工作制度、急诊首诊负责制、急诊绿色通道制度、急危重症抢救制度、急诊交接班制度、急诊会诊及转诊制度、死亡病例讨论制度、急诊护士急救技术培训制度、急诊/急救仪器设备管理制度等,并不断完善、修订、培训督导。

（2）制订相关应急预案:制订危重患儿抢救流程(心肺复苏、休克、中毒、创伤等)、医疗意外或突发事件应急预案。在实施重大抢救时,特别是在应对儿童突发公共卫生事件或群体灾害事件时,应当按规定及时报告医院相关部门,医院根据情况启动相应的处置程序。应急演练每年不少于2次。

（3）护理质量要求:成立专门的急诊护理质控小组,定期讨论发生的护理事故、差错、不良事件和隐患,制订相应的质量改进措施。有明确的质量控制指标,如预检分诊正确率≥90%、危重患儿抢救成功率≥85%等。可与医疗共同召开工作质量会议配合以"零缺陷"为最高目标,按制度管理,提高护理服务和急救质量。

（4）安全管理

1）识别患儿身份(同时使用两种方法核对),严格执行查对制度,确保对患儿实施正确操作。对传染病、药物过敏等特殊患儿有识别标志(腕带与床头卡)。

2）建立谈话与告知制度,病情须与家长沟通,有创诊疗需签署知情同意书后方可实行。

3）诊疗活动中应书面下达医嘱,紧急抢救可口头下达临时医嘱,护士应当完整重述确认,执行时双人核查,事后及时补记。

4）执行手卫生,落实医院感染控制的各项要求。

5）防范与减少患儿跌倒、坠床等意外事件发生。

（5）技能与培训:熟练掌握基本生命支持技术,熟悉呼吸衰竭、心力衰竭、休克和昏迷的抢救程序,并能熟练与医生配合急救。定期接受儿科急救技能的再培训。

（三）儿科病房

儿科病房可分为普通病房、新生儿病房和重症监护室,重症监护室还可分为新生儿监护室（NICU）、儿童重症监护室（PICU）。

1. 儿科病房的设置

（1）普通病房设置:儿科普通病房设置与一般成人病房类似,设有病室、护士站、治疗室、值班室、配膳（奶）室、厕所等,可配置负压和正压病室。为帮助儿童尽快适应医院环境,环境装饰方面可考虑儿童特点,如墙壁粉刷为柔和的颜色并装饰患儿喜爱的卡通图案,同时在环境和病房设施方面需考虑到安全问题,防止患儿磕碰、坠床、烫伤等意外情况的发生,如病床应适合各年龄患儿并装有床栏、厕所可有门但不加锁、浴室设有防滑装置、开水间设有安全锁等,以保障住院患儿的安全,防止意外伤害。有条件的儿科病房还可以设置游戏室或游戏区,提供适合不同年龄患儿的玩具和书籍,帮助患儿尽快适应住院生活,人力许可下可配备专门医护人员负责管理。此外,病室的设置也应为陪护考虑,如设置陪护病房、家庭化病房等。

（2）新生儿病房设置

1）新生儿病室应当设置在相对独立的区域,接近新生儿重症监护病房。新生儿科病房分医疗区和辅助区,医疗区包括普通病室、隔离病室和治疗室等,有条件的可设置早产儿病室。辅助区包括清洗消毒间、接待室、配奶间、新生儿洗澡间（区）等,有条件的可以设置哺乳室。

2）新生儿病房的建筑布局应符合医院感染预防与控制的有关规定,做到洁污区域分开,功能流程合理。新生儿病房应当配备必要的清洁和消毒设施,每个房间内至少设置1套洗手设施、干手设施或干手物品,洗手设施应当为非手触式。

3）新生儿病房床位数应当满足患儿医疗救治的需要,无陪护病室每床净使用面积不少于 $3m^2$,床间距不小于 $1m$。有陪护病房应当一患一室,净使用面积不低于 $12m^2$。

4）新生儿病房应当配备负压吸引装置、新生儿监护仪、吸氧装置、氧浓度监护仪、暖箱、辐射式抢救台、蓝光治疗仪、输液泵、静脉推注泵、微量血糖仪、新生儿专用复苏囊与面罩、喉镜和气管导管等基本设备。有条件的可配备吸氧浓度监测仪和供新生儿使用的无创呼吸机。

（3）重症监护病房设置

1）重症监护病房主要收治病情危重、需要观察及抢救者。重症监护病房应位于方便患儿转运、检查和治疗的区域,并接近手术室、医学影像学科、检验科和输血科（血库）等。重症监护病房的整体布局应该是放置病床的医疗区域、医疗辅助用房区域、污物处理区域和医务人员生活辅助用房区域等有相对的独立性,以减少彼此之间的干扰和控制医院感染。同时应具备良好的通风、采光条件。

2）重症监护病房须配置必要的监测和治疗设备,以保证危重症患儿的救治需求,监护室应与普通病房、产房或手术室邻近,方便转运和抢救,室内备有各种抢救设备和监护设备。

具备足够的非接触性洗手设施和手部消毒装置。

　　3）从人文角度,病房设计考虑患儿家长的探视需求,如监护病房的一面可设置为透明玻璃墙,或者在监护病房内设置摄像器材,家长可通过监护病房外的电视屏幕看到患儿的情况,以促进医患沟通,体现人文关怀。

　　2. 儿科病房的护理管理

　　（1）环境管理:病房环境应适合儿童生理、心理特点,病室内设计应颜色活泼,富有童趣,同时需考虑安全,如防外伤、摔倒、坠床、烫伤等意外事件的发生。

　　儿科因其特殊性,陪同人员比较多,人流量比较大,但由于儿童疾病和年龄原因,机体抵抗力弱,需要严格控制环境,建立安静、避免交叉感染的舒适病房环境,加强探视人员管理等是儿科病房管理的重要方面之一。

　　此外,儿科病房内温度、湿度、光线、声音应依患儿年龄大小而定,尤其对于早产儿、新生儿而言,过度的光照和噪声,对早产儿、新生儿发育不利,可影响听力和情感发展等。

　　病房对紧急事件应有应急预案,每个病室明显位置张贴紧急疏散标识,发生紧急情况时根据病房所在方位按图中指示疏散,病房中的消防、照明器材应专人管理,工作人员应熟练掌握器材位置和使用方法,安全出口要保持通畅。

　　（2）生活管理:根据患儿的年龄特点、疾病种类及病情制订适合患儿的活动与作息时间,帮助患儿尽快恢复健康。注意不同年龄阶段患儿对住院压力的不同反应,如对长期住院的学龄期患儿要适当安排学习时间,形成规律的作息,减轻或消除离开学校后的焦虑,并为出院后回归正常生活做好准备。

　　（3）质量管理:病房质量管理涉及患儿身份识别、用药安全、预防院内感染等很多方面,需护理管理者重点关注,建立完善的制度保障患儿的安全。病房应有各种应急事件预案、规章制度、抢救流程等,保障住院患儿的医疗安全。病房所有医疗设备、急救物品应处于备用状态,并定期培训和演练。对医护人员的资质、急救技能等有明确规定,并定期进行培训、督导、考核,保障有效、安全的开展医疗护理工作。

　　（4）人员管理:护士应具备耐心、细心等优良素质,同时具备扎实的理论知识和技术操作能力,并定期进行专业理论和技术培训并考核合格。由于儿科患儿的年龄特殊性,还需儿科护士具有良好的沟通技巧。重症监护室护士需经过急救技能培训和考核合格后方可开展工作,并定期进行培训、考核。

　　（5）建立和完善信息系统:为保证有效管理住院患儿,及时获得患儿相关检查结果,以及质量管理与医院感染监控等信息,需建立和完善信息系统。完善的信息系统可以保证患儿的全程管理,提高患儿的疾病管理效果,有效管理患儿的健康。

　　（6）感染控制:见感染控制章节,新生儿病房、重症监护病房是医院感染控制的重点关注科室。

二、儿童医疗机构医院感染的防控策略

　　医院感染（nosocomial infection, hospital infection, hospital acquired infection）是指住院患儿在医院内获得的感染,包括在住院期间发生的感染和在医院内获得出院后发生的感染,但不包括入院前已开始或入院时已存在的感染。医院工作人员在医院内获得的感染也属医院

感染。儿童医疗机构收治 0~18 周岁的儿童,儿童由于其生理发育功能不健全,尤其是消化、免疫系统发育不成熟,易发生医院感染。医院感染会增加患儿的痛苦,影响患儿本身疾病救治,严重时可危及患儿的生命,新生儿、病情危重的患儿因自身抵抗力低更是医院感染的高危人群,因此有效防控医院感染对提高医院管理水平,改善患儿预后至关重要。

（一）儿童医疗机构医院感染的防控策略

1. **完善布局及流程**　诊疗区域布局设施符合 2017 年国家卫生和计划生育委员会组织编写的《儿童医院建设标准》要求,布局流程要遵守从洁到污,无交叉反复,清洁区、潜在污染区及污染区严格区分,标识明显。配备必要的清洁、消毒设备。

2. **建立健全的医院感染防控制度**　完善各项感染防控制度及标准操作流程,并保证措施和制度落实。依据循证原则及时更新修订制度及流程,以降低医院感染的发生率。此外,防控医院感染,需要多学科、多部门的合作,推动全方位专业化、规范化诊治策略与合理化医疗资源整合配置。

3. **采取有效的清洁、消毒隔离措施**　针对不同年龄的患儿和科室,结合发生医院感染的高危因素,对环境和医疗器械进行有效的清洁消毒灭菌处理,并依据疾病的传播途径（接触传播、空气传播、飞沫传播和其他传播途径）,在标准预防的基础上,结合医院实际情况采取相应的隔离措施。需要指出的是,对免疫低下或缺陷患儿应采取保护性隔离措施,避免院内感染的发生。

4. **耐药菌隔离**　多重耐药菌（multidrug-resistant organism, MDRO）,主要是指对临床使用的三类或三类以上抗菌药物同时呈现耐药的细菌。常见多重耐药菌包括耐甲氧西林金黄色葡萄球菌（MRSA）、耐万古霉素肠球菌（VRE）、产超广谱 β- 内酰胺酶（ESBLs）细菌、耐碳青霉烯类抗菌药物肠杆菌科细菌（CRE）（如产 I 型新德里金属 β- 内酰胺酶［NDM-1］）、耐碳青霉烯类抗菌药物鲍曼不动杆菌（CR-AB）、多重耐药 / 泛耐药铜绿假单胞菌（MDR/PDR-PA）和多重耐药结核分枝杆菌等。控制 MDRO 感染的主要措施包括早发现、早诊断、早报告和早控制。发生 MDRO 感染的暴发时应及时报告。预防和控制 MDRO 的传播包括加强医务人员手卫生,严格实施隔离措施,遵守无菌技术操作规程,加强诊疗环境和设施设备的清洁与消毒,加强临床诊疗技术的合理应用,加强抗菌药物的合理使用等。

5. **提高手卫生依从性**　手卫生是预防和控制医院感染最基本、最简单、最经济、也是最有效的方法,但也是最难做好、依从性低的感染控制措施,应配备合理手卫生设施、配备速干手消毒剂,加强培训,加强医务人员手卫生监测。

6. **合理使用抗菌药物,加强耐药菌株的监测**　临床使用抗菌药物是“双刃剑”。合理应用可有效治疗感染,使感染患儿早日康复;但不合理使用会造成患儿菌群失调、产生内源性感染,甚至导致细菌产生耐药性,给临床治疗带来困难。因此须掌握抗菌药物应用策略,依据指征,做到合理使用,通过控制抗菌药物滥用可减少耐药菌的产生。

7. **定期监测,积极发挥医院感染管理三级网络作用**　配合医院感染管理部门加强目标性监测,加强对新生儿、危重患儿的前瞻性监控,做到早发现、早报告、早治疗和早采取控制措施,将医院感染暴发控制在萌芽阶段,这对新生儿感染暴发的控制尤为重要。如果同类感染发生 3 例以上,医院应组织与协调有关部门开展调查,采取相应的控制措施;如同类感染达到 5 例以上,则应按照 2006 年卫生部颁布的《医院感染管理办法》的要求进行报告与控制。新生儿感染的临床表现常不典型,而病情的进展、变化又非常快,因此,临床只要发现

1例新生儿医院感染或有院外感染的转入,就应尽快报告感染管理部门。

8. **加强培训**　定期组织感染知识教育,组织医护人员学习各项规章制度并要求严格执行,重点加强新进人员、护理员及清洁员培训;定期进行感染知识及消毒隔离制度的学习;组织无菌技术操作及正确洗手方法等的考核。

9. **建立患儿探视制度**　应限制和规范非医务人员的探访,重症监护病区原则上严格控制探视,如需要探视,应限制人数,探视者应更衣、换鞋、戴帽子及口罩,与患儿接触前后应进行手卫生处理。遇可传播的感染性疾病暴发流行期间应谢绝探视。

（二）儿童医疗机构门急诊的感染防控措施

儿童医疗机构门诊除需落实上述医院感染防控制度外,还应注意由门诊挂号室或分诊台承担患儿的预检分诊工作。询问患儿及家长,发热的患儿分流至发热门诊就诊,腹泻患儿到肠道门诊就诊,并根据传染病的流行季节、周期和流行趋势做好特定传染病的预检、分诊工作。急诊室与普通门诊分开自成体系,设单独出入口和隔离诊室,建立预检分诊制度,发现传染患儿或疑似传染病者,应到指定隔离诊室诊治,同时对接诊处采取必要的消毒措施。各诊室要有流动水洗手设备,非手触式开关;急诊室各诊室内、抢救室内诊查床、桌、椅、门、窗及平车、轮椅等每天用含有效氯500mg/L的消毒液擦拭;遇污染随时清洁与消毒。医务人员的个人防护应采取标准预防,并在此基础上,根据接触疾病的不同采取相应的防护措施,如戴外科口罩、做好手卫生,必要时穿隔离衣、戴防护镜或防护面屏。

（三）儿童医疗机构重症监护病区的感染防控措施

重症监护病区的感染防控措施应在落实常规医院感染管理措施,同时做好以下措施:

1. 配备充足的医护人员是保证医疗护理质量的基本条件,在重症监护病区工作的人员要求衣帽整齐、着工作服和工作鞋,操作前一律要求洗手、戴口罩及帽子,必要时戴手套。

2. 物体表面应保持清洁,被患儿血液、体液、排泄物、分泌物等污染时,应随时清洁并消毒。医疗区域的物体表面及地面应每天清洁消毒1~2次,达到中水平消毒。

3. 一般性诊疗器械(如听诊器、叩诊锤、手电筒、软尺等)宜专床专用,否则应一用一消毒。普通患儿持续使用的医疗设备(如监护仪、输液泵、氧气流量表等)表面,应每天清洁消毒1~2次。

4. 应配备足够的非手触式洗手设施和速干手消毒剂,洗手设施与床位数比例应不低于1:2,单间病房应每床1套。应使用一次性包装的皂液。每床应配备速干手消毒剂,干手用品宜使用一次性干手纸巾。

5. 应每季度对物体表面、医务人员手和空气进行消毒效果监测,当怀疑医院感染暴发、ICU新建或改建以及病室环境的消毒方法改变时,应随时进行监测。

6. 提高对多重耐药菌认识的敏感度与防控意识,一经接收检验科多重耐药菌阳性结果时,应立即上报并按相应的防控措施进行隔离,并督促及检查各项措施的落实情况,严密关注其他患儿有无同种病原体感染的倾向,并及时给予控制。

7. 应常规监测监护病房患儿医院感染发病率、感染部位、病原微生物等,做好医院感染监测相关信息的记录。应积极开展目标性监测,包括呼吸机相关肺炎(ventilator associated pneumonia, VAP)、血管导管相关血流感染(catheter related blood stream infection, CLABSI)、导尿管相关泌尿道感染(catheter-associated urinary tract infection, CAUTI)及多重耐药菌感染监测,对于疑似感染患儿,应采集相应标本进行微生物检验和药敏试验。

8. 监测呼吸机相关肺炎并采取相应预防措施　落实口腔护理；如无禁忌证，应将床头抬高 30°~45°；鼓励手术后患儿早期下床活动；指导患儿正确咳嗽，必要时给予胸部物理治疗；气管插管患儿应每天唤醒，尽早撤机和拔管；呼吸机螺纹管及零件每周更换 1 次，有污染时应随时更换；合理气道湿化；预防深静脉血栓；尽早停用应激性溃疡预防药物；宜使用气囊上方带侧腔的气管插管，及时清除声门下分泌物；气囊放气或拔出气管插管前应确认气囊上方的分泌物已被清除；应保持气管切开部位的清洁、干燥。

9. 监测导管相关血流感染，并采取相应预防与控制措施。置管时应遵守最大限度地无菌屏障要求，严格无菌操作；置管后应保持穿刺点清洁，纱布敷料每 2d 更换一次，透明的半透膜敷料每 5~7d 更换一次，但敷料出现潮湿、松动或存在可见污渍应立即更换；怀疑导管相关感染时，应考虑拔除导管，但不要为预防感染而定期更换导管；应每天评价留置导管的必要性，尽早拔除导管。

10. 监测导尿管相关泌尿道感染，并采取相应的预防措施。严格掌握留置导尿的指征；插管时应严格无菌操作，动作轻柔，减少黏膜损伤；留置导尿管患儿，采用密闭式引流系统，保持尿液引流通畅，集尿袋不可高于膀胱水平；应做好导尿管的日常维护，防止滑脱，保持尿道口及会阴部清洁；长期留置导尿管宜定期更换，普通导尿管 7~10d 更换，特殊类型导尿管按说明书更换；更换导尿管时应将集尿袋同时更换；采集尿标本进行微生物检测时，应在导尿管侧面以无菌操作方法针刺抽取尿液，其他目的采集尿标本时应从集尿袋开口采集。

（四）儿童医疗机构新生儿病区的感染防控措施

新生儿的免疫系统尚未发育完善，正常菌群尚未建立，抵御微生物侵袭的能力较低，尤其是早产儿、低体重儿，他们对外来病原体的抵抗力更低，对一般细菌具有易感性，甚至一些条件致病菌或一些在成人为隐性感染的病原体，在新生儿会发生感染，甚至引起暴发，同时新生儿疾病严重程度、侵袭性操作以及各种药物的应用和 NICU 的环境，均会增加新生儿感染的机会，因此加强新生儿病区人员、环境、设备等日常管理至关重要。新生儿监护室医院感染管理应参照重症监护病区管理，同时进行新生儿医院感染目标监测。具体措施如下：

1. 规范分娩室、母婴同室、新生儿病室的管理，制订严格的保洁措施、消毒隔离制度，如室内空气、物表定期消毒，新生儿保育箱定期清洁，必要时消毒。

2. 加强新生儿脐部的管理，1 次 /d 或沐浴后常规护理脐部，禁止尿布覆盖脐部。强调工作人员、新生儿家长洗手，所有人员接触新生儿前必须进行手卫生。注重新生儿眼部、皮肤、口腔护理，病情准许时应每天沐浴，沐浴用物应一人一用一消毒。

3. 严格管理感染患儿，建立 NICU 感染患儿登记制度，床头悬挂明显隔离标识，特殊感染或传染病患儿，如轮状病毒感染的患儿、不明原因发热的新生儿要住在隔离观察室，同类感染患儿可同住一室，不同感染患儿宜单间隔离，有潜在感染的患儿相对集中收治，采取严密的隔离制度，各区域间标志要明显。感染患儿必须有专人负责，与其他患儿不交叉，不相通，不重叠，防止医源性交叉感染。患儿所用物品专人专用，一用一消毒。严格掌握侵入性操作的适应证，执行侵入性操作前要经过慎重考虑并尽可能缩短置管时间，严格执行无菌技术，减少医源性操作。静脉穿刺宜使用留置针，并尽可能选用外周静脉。做好呼吸机相关性肺炎、导管相关性血流感染、导管相关性泌尿道感染的预防。

三、住院患儿的心理反应与护理

患病住院改变了儿童的健康状态,打乱了他们的日常生活,对儿童及其家庭造成很大的压力,而且儿童的应对机制以及能力有限,因此易引发患儿的各种生理和心理问题。由于陌生的环境,与父母亲人的分离,治疗限制了自由活动,疾病本身及各项操作和治疗带来的痛苦和疼痛,中断学习,父母的负性情绪等,患儿可表现为沉默、哭泣,抵触各种治疗和护理程序,甚至剧烈反抗,拒绝配合治疗等。由于发育水平的差异,不同年龄段的患儿对疾病的成因和后果、住院和各种治疗的理解有很大差异,了解各种年龄段的患儿对疾病和住院的心理反应,有助于帮助患儿尽快适应疾病和住院导致的变化,尽量避免患儿产生负性的心理反应。

（一）儿童心理反应的相关知识

1. 皮亚杰的认知发展理论　皮亚杰（Jean Piaget）,瑞士心理学家,基于对儿童行为的长期观察,提出了儿童认知发展理论（theory of cognitive development）。皮亚杰认为儿童的智力起源于他们的动作或行为,智力的发展就是儿童经常变化着的、要求与其不断作出新反应的外部环境相互作用的结果。皮亚杰把认知过程分为 4 个原则阶段,各个阶段的发展与年龄有一定的关系。

（1）感觉运动期（sensorimotor stage,0~2 岁）:儿童通过与周围事物的感觉运动性接触,如吸吮、咬、抓握、触摸、敲打等行动来认识世界。感觉运动期包括 6 个亚阶段,主要特征是形成自主协调运动,能区分自我及周围的环境,构成自我概念的雏形,形成心理表征;能将事物具体化,对空间有一定的概念,并具有简单的思考能力;形成客体永久概念,即意识到事物是永远存在的而不会神秘消失。

（2）前运动期（preoperational stage,2~7 岁）:此期儿童能用语言符号、象征性游戏等手段来表达外部事物。思维特点是以自我为中心、单维、不可逆,即从自己的角度去考虑和看待事物,不能理解他人的观点;只注意事物的一个方面,不理解事物的转化或逆向运动;能将事物依次连接起来,但缺乏正确的逻辑推理能力。

（3）具体运思期（concrete operational stage,7~11 岁）:此期儿童能比较客观地看待周围事物,不再以自我为中心,学会从别人的观点看问题,能理解事物的转化;能凭借具体形象的支持,进行逻辑推理活动,形成守恒概念,即能认识到客体外形变化,其特有的属性可以不变;能进行可逆性思维。

（4）形式运思期（formal operational stage,12 岁以上）:此期儿童的思维能力开始接近成人水平。他们不仅思考具体的（现存的）事物,也能思考抽象的（可能发生的）情境,并具有综合性的思维能力、逻辑推理能力及决策能力。

认知发展理论可以帮助护士了解不同发展阶段儿童的思维和行为方式,设计出刺激和促进儿童发展的活动,并能采取儿童能够接受的语言和方式与之沟通。根据不同时期儿童智力发展水平,为他们选择治疗性的玩具、游戏、图书或阅读材料,向他们有效的解释治疗和护理过程,以及传授健康保健的方法,提高护理质量。

2. 住院患儿的心理反应　住院患儿离开了熟悉的生活环境,由于医院规章制度的限制和各种诊疗、护理措施,患儿常出现各种心理反应,常见的有焦虑、恐惧、分离性焦虑,失控感。

分离性焦虑（separation anxiety）指由现实的或预期的与家庭、日常接触的人、事物分离

时引起的情绪低落,甚至功能损伤。分离焦虑一般分为 3 个阶段:

（1）反抗期（protest）:患儿常表现为哭叫、认生、咒骂、愤怒和极度悲伤,拒绝医护人员的照顾和安慰等。

（2）失望期（despair）:患儿被发现有分离现状,经过自身的努力不能改变,表现为沉默、沮丧、顺从、退缩,以及对游戏和食物缺乏兴趣。

（3）去依恋期（detachment）或否认期（denial）:患儿长期与父母或亲密者分离可进入此阶段。患儿克制自己的情感,能与周围人交往,配合医护人员的各种诊疗程序,以满不在乎的态度对待父母或者亲密者的探视或离去。

（二）不同年龄阶段患儿的特点及对疾病的认识

1. 幼儿及学龄期患儿　此期患儿知道自己身体各部位的名称,但不知道其功能;开始知道疾病,但认为疾病是外在的事物,可以使身体感到不适;常认为疾病所致的疼痛是对自己不良行为的惩罚。

2. 学龄期患儿　此期患儿具有一定的抽象思维能力,开始了解身体各部位的功能;对疾病的病因有一定的认识,开始恐惧身体伤残和死亡。

3. 青少年　此期患儿具有较强的抽象思维能力,能够认识到疾病的原因;对疾病的发生和治疗与一定的了解,有较好的自控能力。

（三）不同年龄阶段住院患儿对疾病的反应及护理要点

1. 婴儿对住院的反应及护理

（1）对住院的反应:6 个月以内的婴儿如生理需要获得满足,较少哭闹。6 个月以上的婴儿开始认生,对母亲或主要照顾者的依恋越来越强,对住院的主要反应是分离性焦虑,可表现为哭闹不止、寻找父母、避开和拒绝陌生人等表现。

（2）护理要点

1）减少患儿与父母的分离。

2）多给予抚摸、拥抱、微笑。

3）尽可能多的与患儿接触并呼唤其乳名。

4）提供适当的颜色和声音刺激。

5）协助患儿进行全身、局部训练。

6）把患儿喜爱的玩具放在其床头。

2. 幼儿对住院的反应及护理

（1）对住院的反应:幼儿对父母或照顾者的依恋强烈,对住院误认为是惩罚,因对医院环境不熟悉、生活不习惯,而缺乏安全感,并且害怕被父母抛弃,产生强烈的分离性焦虑。另外,此期患儿处于自主性发展的高峰期,住院的规章制度和诊疗活动带来的失控感使得患儿感受强烈的挫折,患儿常有剧烈反抗。

（2）护理要点

1）鼓励父母陪伴及照顾患儿。

2）固定护士给予连续的护理。

3）以患儿能够理解的语言进行沟通。

4）了解患儿表达需要的特殊方式。

5）接受患儿的情绪和退化行为。

6）留下患儿心爱的玩具和物品。

3. 学龄前期患儿对住院的反应及护理

（1）对住院的反应：此期患儿若因住院与父母分离,同幼儿一样会产生分离性焦虑,常表现为悄悄哭泣、难以入睡,把情感和注意力更多地转移到游戏和绘画等活动中。另外,此期患儿会对侵入性操作、陌生的环境及害怕身体完整性受损等产生焦虑或恐惧。

（2）护理要点

1）鼓励患儿家长参与治疗和护理计划。

2）介绍病区环境及其他患儿,减少陌生感。

3）通过参与愉快的游戏活动,鼓励患儿克服恐惧心理。

4）鼓励参与自我照顾,以帮助树立信心。

4. 学龄期患儿对住院的反应及护理

（1）对住院的反应此期患儿对疾病有一定的了解,能够较好地处理住院和诊疗活动导致的限制和挫折,但对死亡、残疾和失去同学朋友的恐惧会产生失控感。

（2）护理要点

1）提供有关疾病及住院的知识,接触患儿疑虑。

2）取得患儿信任,增强患儿关系。

3）鼓励患儿尽快恢复学习,协助患儿与同学保持联系。

4）检查及操作时,采取必要措施以保护患儿隐私,维护患儿自尊。

5. 青少年对住院的反应及护理

（1）对住院的反应：此期患儿独立意识增强,很难接受诊疗引起的外表和生活方式的改变,从而导致对治疗的抵触和不依从。

（2）护理要点

1）运用沟通交流技巧建立良好的护患关系。

2）增加患儿安全感,使患儿充分表达其情绪反应。

3）与患儿及家长共同制订治疗、学习、生活时间表。

4）执行治疗护理措施时,提供患儿部分选择权,强化患儿自我管理能力。

四、安宁疗护

（一）安宁疗护的定义

针对预计生存期只有半年甚至更短时间的疾病终末期患儿提供的一项服务,以多学科照护团队形式,以患儿和家长为照护对象,提供包括躯体、心理、社会、灵性的全面照护,从而提高生命末期生存质量,使患儿能够安宁有尊严的度过余生,并使家长的身心健康得以维护。

（二）安宁疗护起源

安宁疗护起源于英国的临终关怀(hospice care)。国际临终关怀学术界普遍认为1967年桑德斯博士在英国伦敦创造的圣克里斯托弗临终关怀院为现代临终关怀事业的开始,使无法治愈的临终患儿能够实现安宁、有尊严的走向死亡,被誉为"点燃了临终关怀运动的灯塔",1982年,英国设立了儿童安宁院。

（三）安宁疗护发展与现状

继圣克里斯托弗临终关怀院之后,临终关怀在英国得到了快速发展。截至2016年,英国临终关怀院约 220 家。继英国之后,60 多个国家和地区相继开展了临终关怀服务,截至 2015 年,全球 136 个国家和地区建立了安宁疗护机构。

中国率先开展安宁疗护的是香港和台湾。自 1988 年天津医学院临终关怀研究中心成立以来,内地临终关怀工作蓬勃发展。2006 年 4 月,中国第一个关注人的生命晚期生存状态的临终关怀社会团体——中国生命关怀协会成立,标志着中国安宁疗护事业的发展迈出了历史性的一步。近 20 年,对肿瘤患儿救治全程生活质量的关注逐渐增多,安宁疗护也成为综合肿瘤照护中不可缺的重要组成部分,虽然近几十年来在政府和各学术组织共同努力下我国安宁疗护取得显著成效,但中国内地对于儿童的安宁疗护机构却少有建立。

（四）安宁疗护服务对象

1. 患儿 发展初期是终末期癌症患儿,现在范围已扩展到晚期慢性阻塞性肺疾病、心力衰竭、肾病、老年痴呆、AIDS 等患儿。儿科安宁疗护的对象包括新生儿,以及小于 18 岁各年龄阶段儿童,尽管在名称上简称为安宁疗护,但无论在定义、照顾的方式甚至生命的周期都有很大的区别。相对于成人是在生命被宣判限期,药物已无法帮助恢复病情时,采用安宁疗护维护生命最后的品质和尊严,儿童即一开始被诊断时就进入了安宁疗护。如病情严重以致生命受威胁,医生诊断很可能入院后无法出院,或者随时有可能死亡,或者是患有脑退化、脑神经肌肉退化、先天性疾病。

2. 家长 安宁疗护中的"家长"指的是和患儿有密切关系并为患儿提供照护的人。

（五）服务团队

以团队为导向的照护方式,安宁疗护多学科照护团队通常包括医生、护士、护工、社工、心理咨询师、药理师、营养师、理疗师和接受过相应培训的志愿者等。不同团队成员为患儿提供不同专业服务。安宁疗护多学科团队除了提供躯体、心理、社会和灵性等专业照护外,还提供满足患儿实际需求、如厕等。家长也是安宁疗护照护者之一。

（六）服务内容

1. 医疗服务 安宁疗护医生提供疾病终末期症状缓和和管理,如疼痛、呼吸困难等症状的控制。

2. 护理服务 注册护士满足患儿评估中所需的护理需求。

3. 医疗社会服务 由医生指导,社会工作者提供的,基于患儿心理社会评估以及患儿和家长的需求支持。

4. 咨询服务 协助患儿和家长减轻末期疾病和死亡引起的压力和痛苦。一般包括丧亲辅导、饮食咨询和灵性咨询。丧亲指导一般持续到患儿去世后至少 1 年。安宁居家疗护团队会针对过度悲伤的家长定期追踪,包括寄问候卡、电话访谈、家庭访视、小组支持等方式,直到家庭恢复正常生活为止。

（七）安宁疗护模式

安宁疗护模式包括居家安宁疗护、持续居家疗护、住院安宁疗护、临时住院疗护。

（八）安宁疗护护士发挥的作用

1. 了解信息 解决基本需求,为患儿解决疾病引起的各种不适,如疼痛、呼吸困难、营养不良等自体不适症状外,还要了解到患儿心理、社会、家庭、经济状况、灵性需求等其他方面需求。

2. 心理支持 安抚患儿及家长。

3. **缓解症状**　改善临终各种不适。

4. **尊重权利**　有尊严的经历死亡过程。

安宁疗护是多学科协作性实践,护士是团队中的重要成员,专业的护理实践标准可以为护士履行职责提供指引和帮助。2004年美国国家共识项目(National consensus Project,NCP)制订了姑息照顾的临床实践指南,旨在通过指南指导各健康照顾机构发展姑息照护项目,并促进现有的项目达到更高质量的标准。

(九)安宁疗护的护理教育

2010年,美国医学研究所(Institute of Medicine,IOM)在健康卫生报告中提出,未来的护理将引领变革,需要适时的重新评估和转换护理职能,护士应作为医生和其他健康照顾者的全程协作者参与规划健康照顾体系,并强调护士应获得高水平的教育和培训以促进临床实践和学术发展。

国外,终末期护理分为初期护理和专科护理。以美国为例,美国临终关怀与姑息护理学会(Hospice and Palliative Nursing Association,HPNA)附设的培训认证机构(National Board for Certificated of Hospice and Palliative Nurse,NBCHPN)为不同水平的姑息照护小组成员和管理者提供培训和认证。目前有高级临终怀与姑息护士认证、临终怀与姑息护士认证、儿童临终怀与姑息护士认证、临终关怀和姑息照护职业护士认证、姑息护士助理等。我国自2009年将姑息护理包含安宁疗护内容纳入肿瘤护士专科培训教程中,在全国范围内推广普及。各地护理学会也相继开展了疼痛护理等专科护士的培训认证。

(十)儿科安宁疗护展望

我国近几十年,在安宁疗护方面取得了一些进步,但儿科安宁疗护却处于刚刚起步阶段。相对于我们人口众多、癌症发病率升高的现状来说,安宁疗护需求增加,我们应从提高环境支持、探索实践标准、加强护理教育、积极开展安宁疗护相关护理研究等方面,使安宁疗护发展、成熟。

(十一)安宁疗护案例

上海儿童医学中心是中国内地最早设置安宁病房的儿科医院之一,也是内地3家提供安宁舒缓疗护的儿科医院之一。在这个安宁疗护病房有一个蔚蓝色的星空病房,一名叫豆子的男孩被诊断为急性白血病,那年他2岁。当治愈的希望日渐渺茫,豆子的父母将处于临终状态的豆子送到这里。在这间蓝色小屋里,医生为豆子使用吗啡镇痛。通过对症治疗,为他降体温,专业的安宁疗护医生、护士陪伴着他,指导其父母通过给他放音乐、给他唱歌、陪他说话来缓解恐惧及焦虑。护士及社工帮助父母照顾豆子生活。营养师、药理师为豆子调配肠内营养及静脉营养支持。专业心理咨询师为即将丧亲的豆子父母进行悲伤护理、心理安慰。在最后的时光里,豆子已经神志不清,但听力是人最后消失的感官功能,豆子听得见。豆子的父母在为他讲故事、唱歌,和他聊天,豆子的人生平静地谢幕。这对豆子是最大的安慰,对于豆子的父母也是。通过医生、护士的延续心理治疗,豆子的父母也会过好他们的人生。

五、儿童游戏治疗

(一)游戏治疗概述

广义,从沟通媒介的角度定义,凡是以游戏为主要沟通媒介者都可称为游戏治疗;狭义,即通过游戏的方式对患儿进行干预指导,消除负面情绪,保障心理健康。

从发展的眼光看,我们应该多接触并且多了解儿童,而不应该把他们看做成人的缩小版。他们的世界与成人世界不同,有着自己独特、具体的现实内容。儿童们的体验往往通过游戏来与人进行交流。为了减轻儿童们在语言表达上的负担,同时探索他们的情感世界,治疗师们必须放松对客观现实以及言语表达的把握和重视,而转向儿童们的"真实情感体验"。在成年人的世界中,最普遍的沟通媒介是语言表达,但是在儿童世界中,他们的媒介是游戏活动。

弗兰克认为:通过游戏,儿童可以学到从别人的教育中所不能学到的知识,他们通过游戏来探索并适应现实世界中的各种概念——时空、事物、动物、结构及人。在游戏的过程中,儿童学会理解我们用象征性概念表达的含义和价值,与此同时他们以自己的方式来探索、验证和学习这个世界。

沃特曼认为:儿童本能和自发的活动使他们获得了形成概念化、结构化能力的机会,同时也把他们带到了日常行为活动中可以直观触及的层面。儿童可以凭借自己已有的经验和感受来对直观界进行探索。也就是说,游戏为儿童提供了一个让其"体验"那些令他们困扰、冲突、疑惑的社会场景的机会,尤其对于那些不具备流畅语义表达的幼儿。由于幼儿的感觉统合能力还处在发展中,所以那些不断变化的、种类繁多的游戏工具和材料是他们表达自己情感和态度的理想方式。

（二）游戏治疗的起源

游戏治疗起源于 20 世纪 20 年代,游戏治疗的概念最早由 Levy 提出,后来由 Frend 的女儿 Annd 和 Frend 的学生 Klein 将这种方法用于心理障碍儿童的实际治疗。

（三）游戏治疗的功能

游戏作为儿童普遍享有的、不可剥夺的权利,对儿童的成长以及各方面的发展都具有普遍而重要的意义,这在联合国关于游戏的报告中已经得到了肯定。儿童们做游戏是本能的、自发的、感兴趣的、没有目的的。他们不需要他人教导,也不需要他们强迫,自己就能做游戏。

在 10~11 岁以下的儿童中,大多数儿童都难以在较长的时间被保持乖乖不动。对于这样的幼儿来说,他们必须有意识地努力才能保持坐好,这些努力会导致将创造性的能量消耗在做无用功上。而游戏治疗满足了孩子们身体上自由活动的需要。

在游戏活动中儿童们可以做的事情有释放积攒的能量,为承担生活责任做好准备;实现有难度的目标;摆脱沮丧的情绪等。儿童们可以通过游戏获得身体上的接触,以此来缓解对竞争的本能需求,在社会认可的范围内表现攻击性,学会与他人和谐相处。游戏还能帮助儿童们发挥自己的想象力,理解他们文化中的象征性符号,以及获得一些社会技能。当儿童做游戏的时候,他们表达的是自己的个性,而支撑他们行为的是那些有可能在日后融入他们个性的内在能量。

（四）医院游戏治疗发展经历及我国现状

早在 1922 年,游戏治疗项目已经出现在美国密歇根州,经过近一个世纪的发展,在美国、加拿大、澳大利亚等国家得到普及,甚至很多地方将有无游戏治疗直接作为评估医院儿科水平的标准之一。

但是在我国,游戏治疗仍处于起步阶段,2018 年 2 月 6 日复旦大学附属儿科医院携手儿童乐益会共同启动了全国首个儿童游戏辅导项目基地。

（五）医院游戏治疗的必要性

游戏是儿童在社会生活中为了满足自身身心发展需要而反映现实生活的活动，不但可以帮助儿童认识世界、观察生活、积累知识和经验，还可以促进儿童知识情感行为及人格的积极发展，使主体更好地适应现实。住院可使儿童产生多方面的心理压力。恐惧反应是住院患儿突出的心理现象。许多患儿在治疗过程中往往拒绝配合，表现为紧张、恐惧、易激惹、哭闹等不良反应。而这些情绪会阻碍器官功能活动，抑制其免疫机制，使抗病能力下降。

医院游戏活动可以将压力环境下的体验常态化，预防渐进性发展的退缩行为，减少父母和儿童的压力及焦虑，促进医务工作者和患儿之间的交流，带动患儿积极参与治疗过程。

（六）游戏治疗的方法

1. 精神分析游戏治疗（psychoanalytic play therapy）　借助游戏这个媒介分析潜意识，将这些尚未解决的潜意识内容提升到意识层次，从而彻底解决问题。

2. 儿童中心游戏治疗（child-centre play therapy）　目前该疗法在一些发达国家已广泛用于有情绪和行为障碍的儿童，主要包括社会适应障碍、不良行为、学校恐惧症、孤独症、多动症、抑郁、神经性厌食等。

3. 认知行为游戏治疗（cognitive behavior play therapy，CBPT）　治疗师向儿童提供结构性的目标活动，同时允许儿童将即兴的材料带进治疗中来。儿童通过角色扮演和"假装"实践练习来学会对特定情况的应对技能，目前多用于治疗儿童恐惧症、选择性缄默、儿童排泄障碍及儿童经历了创伤性生活事件（如父母离婚等）之后的心理反应等多种儿童心理或行为障碍。

4. 格式塔游戏治疗（gestalt play therapy）　目前在格式塔游戏治疗中，较多采用的是一些创造性、表达性以及投射性的技术，包括绘画、捏黏土、拼贴图、陶艺、饲养小动物、多种形式的音乐、木偶剧、讲故事。该疗法对受到丧失与悲伤问题困扰的儿童有较好的疗效。

5. 亲子游戏治疗（filial play therapy）　这种方法适用于多种情况，尤其对于那些由于病态的家庭系统而造成的心理障碍或行为异常的情况，亲子游戏治疗是最有效的方法。

6. 集体游戏治疗（group play therapy）　是一种低成本、高效，且便于推广的心理治疗法。

（七）游戏治疗的实施

1. 游戏治疗的选择　临床应用时，不但要明确各种游戏的不同临床意义，还需考虑到患儿的年龄、性别、文化程度、病情、经历及既有的精神障碍，甚至生活习惯、宗教信仰等多方面的因素。只有正确选择游戏项目，游戏才能起到应有的作用。

2. 游戏治疗的条件工具　温暖、开阔、具有安全感的环境，是医院内游戏不可少的条件之一。目前中国已经有很多家医院都为患儿设置了专门的游戏活动。这既有助于患儿及其家长调节焦虑情绪，同时也为医务人员的工作减少了麻烦；对将要进行手术的住院患儿，则可以让其预先模拟在手术室玩耍，以消除患儿在手术中对注射和麻醉的恐惧，一般要求是空间足够大，最少两间房子，互相贯通，面积约 $30m^2$，备有桌椅数个，以备不同年龄段使用，具有黑板、儿童读物、画板、球类，如有可能，应备有水池、沙盘、攀爬工具等。

3. 游戏治疗的发展与展望　目前游戏治疗广泛应用于儿童心理治疗，在中国中小学、幼儿园及医院患儿对心理健康需求逐渐增加，特别是受到疾病和医院有创和无创治疗的患儿来说,心理康复就越为迫切,相信心理治疗在解决肿瘤患儿疼痛问题上会有远大的前景及巨大的发展空间。

事实上,游戏治疗还附有另一种属性——预防性,被人们认识并推广。游戏治疗使用的范围的扩大,使游戏治疗的临床治疗属性发展为预防性,预示着这种治疗方法将更加深入人们的生活。

(八)游戏治疗案例

某住院患儿害怕静脉留置针穿刺:护士运用戏剧扮演性游戏给患儿通过游戏表达恐惧的机会,入院后护士评估患儿的参与能力,确保患儿做好心理准备,自愿参与游戏,并取得家长的配合与支持。护士找来"小医生"玩具箱,通过模拟医疗护理程序方法,让患儿扮演责任护士角色,洋娃娃扮演患儿角色。通过患儿给躺在病床上的洋娃娃模拟穿刺留置针,让他们亲身感知医疗护理的环境,让患儿尽可能把他们对留置针穿刺过程中的恐惧心理表现在扮演患儿的玩具身上。家长全程陪同,护理人员再加以引导,使患儿尽可能地感受并表达出他们对留置针穿刺的经历及感受,缓解其恐惧、紧张的情绪,提高患儿的心理应对能力,运用游戏方法提高患儿依从性,减轻患儿恐惧,避免为患儿造成不良疼痛记忆。该患儿配合穿刺良好,他和妈妈说:"我给娃娃打针她不哭,我也不哭,护士阿姨说有一点疼,真是就疼一点。"

游戏治疗在患儿身上具有一定临床效果,便于实施,希望临床儿科护士应通过专业学习将游戏治疗融入工作中,减少患儿心理伤害。

(张 萌 李 变 胡美华)

复 习 题

1. 儿童生长发育的规律是
A. 生长发育的连续性和阶段性
B. 各系统器官发育的不平衡性,神经系统发育较晚
C. 生长发育的顺序性,遵循自上而下
D. 同年龄儿童发育指标相等
E. 生长发育水平是遗传与环境共同作用的结果

2. 影响儿童生长的因素是
A. 遗传   B. 饮食
C. 性别   D. 疾病
E. 环境

3. 按计划免疫程序 4 个月儿童应接种
A. 脊髓灰质炎疫苗   B. 卡介苗
C. 百白破三联疫苗   D. 麻疹疫苗
E. 乙肝疫苗

4. 儿童药物剂量计算可依靠
A. 体重   B. 体表面积
C. 年龄   D. 成人剂量折算
E. 疾病种类

5. 符合 1 岁儿童正常生长发育的情况是

A. 体重 9kg
B. 身高 75cm
C. 乳牙 6 颗
D. 胸围 44cm
E. 头围 38cm

6. 测量婴幼儿身长,下列正确的方法是

A. 将清洁布平铺在测量床上
B. 婴儿脱去帽子和鞋袜
C. 婴儿头顶轻贴量板的顶端
D. 推板与婴儿身体长轴成 90°
E. 2 岁幼儿可以测量站位身高

7. 5 岁男孩,护士为其测量身高时,下列正确的是

A. 脱去鞋、帽

B. 足跟靠拢,足尖分开,脚跟、臀部和两肩胛角间同时接触立柱

C. 两臂自然下垂,两眼平视

D. 推板与量杆成 90°

E. 读刻度,记录至 1cm

8. 儿童口服给药时,需要评估

A. 评估年龄、体重、意识状态、合作程度
B. 疾病状况、合作程度及用药情况
C. 评估吞咽能力
D. 有无口腔或食管疾患
E. 用药情况

（9~11 题共用题干）

小文,男,6 月龄,计划明天去社区卫生中心接种疫苗

9. 小文不能去接种疫苗的情况是

A. 患自身免疫性疾病、免疫缺陷者
B. 患有先天性心脏病
C. 使用糖皮质激素治疗期间
D. 患有湿疹
E. 腹泻

10. 如小文之前疫苗正常接种,按计划可能接种的疫苗是

A. 乙脑疫苗
B. 脊髓灰质炎减毒疫苗糖丸
C. 百白破混合制剂
D. 麻疹疫苗
E. 乙肝疫苗

11. 预防接种时护理要点有

A. 严格查对

B. 询问父母是否有相关禁忌证

C. 严格无菌操作,在空气中放置不能超过 2h

D. 健康教育,消除恐惧

E. 接种最好在饭后进行,避免晕针

（12~14 题共用题干）

豆豆,男,10 个月,体重 7kg,身高 65cm。足月顺产儿。因出生后母亲急于工作,故出生后一直人工喂养,食欲差,进食速度慢,200ml 牛奶约花 1h 才能喝完。平时胃口不好。

12. 请问豆豆发育情况为

A. 正常
B. 营养不良

C. 中度营养不良　　　　　　　　D. 严重营养不良

E. 营养过剩

13. 豆豆行为发育情况为

A. 粗动作发育正常,细动作发育落后,听觉正常,视觉落后

B. 粗动作发育落后,细动作发育落后,听觉正常,视觉正常

C. 粗动作发育落后,细动作发育落后,听觉落后,视觉落后

D. 粗动作发育落后,细动作发育落后,听觉落后,视觉正常

E. 粗动作发育正常,细动作发育正常,听觉正常,视觉正常

14. 根据以上信息进行分析,豆豆的认知和社会发展、家庭照顾等可能存在的问题有

A. 豆豆与母亲的依恋关系没有很好地建立

B. 豆豆属于多人照顾,对其信任感的建立不利

C. 在依恋关系上属于回避依恋

D. 气质类型上属于难养育型

E. 需要照顾者有极大的耐性照顾

参 考 答 案

1. ABCE　2. ABCDE　3. AC　4. ABCD　5. ABCD　6. ABCD　7. ABCD　8. ABCDE
9. ABCDE　10. E　11. ABCD　12. B　13. B　14. ABCDE

主要参考文献

［1］胡雁. 循证护理学［M］. 北京:人民卫生出版社,2012.

［2］楼建华. 儿科护理［M］. 北京:人民卫生出版社,2012.

［3］胡亚美. 诸福棠实用儿科学［M］. 9 版. 北京:人民卫生出版社,2015.

［4］中华医学会儿科学分会. 儿童保健与发育行为诊疗规范［M］. 北京:人民卫生出版社,
2015.

［5］杨玉凤. 儿童发育行为心理评定量表［M］. 北京:人民卫生出版社,2016.

［6］崔焱. 儿科护理学［M］. 6 版. 北京:人民卫生出版社,2017.

［7］王卫平,孙锟,常立文. 儿科学［M］. 9 版. 北京:人民卫生出版社,2018.

［8］肖艾青,张春花. 新生儿病房的建设与管理［M］. 汕头:汕头大学出版社,2018.

［9］陈建军,张大华,马秀芝,等. "以家庭为中心"护理模式在儿科临床护理中的应用［J］.
中国护理管理,2012,12(8):12-14.

［10］首都儿科研究所九市儿童体格发育调查写作组. 2015 年中国九市七岁以下儿童体格
发育调察［J］. 中华儿科杂志,2018,56(3):192-199.

［11］祝益民,钱素云. 儿科急诊室建设与管理专家建议［J］. 中国儿童急救医学,2018,3
(25):190-192.

［12］王粲霏,贾会英,吴珂,等,多学科协作模式在安宁疗护中的应用研究进展［J］. 中华护
理杂志,2018,53(7):866-872.

第二章　儿内科护理

第一节　儿内科床边综合评估

随着医疗的发展,对护理提出了更高的要求,熟练而规范的床边综合评估对培养护士沟通能力、评估能力、临床实践能力、应急能力、理论知识的综合应用能力十分重要。而且儿童时期其解剖结构、生理改变和心理特点等在不同的生长阶段具有特殊性。对儿内科患儿进行床边综合评估时,护士需运用多方面知识及技能,根据儿童特点来获得全面、正确、可靠的主、客观资料,确立护理计划,发现潜在的并发症并及时处理,防止意外情况的发生,促进疾病的康复。

一、病史的采集

（一）入院评估

1. **一般情况**　包括姓名、性别、年龄等。患儿的年龄记录要准确,采用实际年龄,注明出生日期。

2. **现病史**　详细描述此次患病的情况,发病时间、起病过程、主要症状、病情发展、诊治经过等。

3. **入院时的病情**　包括主诉、入院诊断、症状、体征、辅助检查、疾病的诊治计划。内容要简洁、准确,并与医疗诊断一致。

4. **个人史**　包括出生史、喂养史、生长发育史、生活史情况,青少年还应询问月经史（女孩）、性行为史。询问时根据不同年龄及不同疾病各有侧重详略。

5. **既往史**　包括一般健康状况、既往疾病史、预防接种史、食物药物过敏史等。

6. **家族史**　家族是否有遗传性疾病、过敏性疾病、急性或慢性传染病,家庭其他成员的健康状况等。

7. **心理－社会状况**　包括患儿的性格特点,患儿及其家庭对住院的反应,对治疗护理能否配合,对医护人员是否信任,家庭经济状况等。

8. **家庭支持系统**　包括家庭结构和家庭功能评估,主要包括家庭组成,家庭成员职业、教育、家庭成员的关系、家庭中的权威决策者等。

（二）住院期间评估

1. **治疗评估**　评估疾病相关的治疗实施、效果和不良反应,突出重点、特殊治疗的情况。

2. **辅助检查评估**　重点评估异常检验检查结果、重要的检验检查结果,强调与疾病相关性。

3. **护理干预** 护理干预应有针对性,体现个体差异。

4. **病情转归评估** 疾病的恢复可按系统进行评估。要有干预前后的对比,突出护理干预后系统恢复,经过治疗后目前的情况。简明扼要、重点突出异常症状、体征、实验室报告,以及这些阳性资料的动态变化过程。

（三）病史采集的注意事项

1. 病史采集全面,重要的实验室资料和辅助检查,即使阴性也要描述。

2. 收集临床资料需系统性、针对性,资料层次分明、重点突出。

3. 要有敏锐的观察力,良好的沟通技巧,语言应通俗易懂。

二、体格检查

（一）体格检查的内容

1. **生命体征评估**

（1）体温:根据患儿的年龄和病情选择测量方法。电子体温计是替代水银体温计测量体温的理想工具之一。红外线测量耳温,与水银或电子体温计所测肛温差值不大（0.2℃）。对于体温升高的患儿应观察伴随症状和体征,可提示病变的部位和性质。如循环系统疾病,发热患儿出现周围循环衰竭时,警惕休克的发生;神经系统疾病,发热常伴头痛、惊厥、昏迷等表现。

（2）呼吸:应在安静时评估患儿呼吸频率及节律。呼吸频率增快是婴儿呼吸困难的第一征象,年龄越小越明显。任何年龄段患儿呼吸频率 >60 次 /min,或者频率大于同龄正常儿童 20 次 /min,说明存在呼吸窘迫的情况;呼吸频率小于正常范围 5 次 /min,并同时伴有吸气凹陷或呻吟,提示有呼吸衰竭的存在。

（3）脉搏:可通过测量桡动脉、颈动脉或股动脉搏动,也可通过听诊心率测得,并注意脉搏的速率、节律、强弱及紧张度。休克早期脉搏快而有力,中期常出现脉搏细速,晚期常细弱不清。

（4）血压:保持患儿安静,根据上臂围情况选择合适的袖带,是准确测量儿童血压的重要前提。测量部位首选上臂,如存在心脏血液分流异常应测四肢血压;如下肢血压低于上臂血压,可能存在主动脉狭窄;如脉压大于 50mmHg 或小于 10mmHg,可能存在先天性心脏病。在休克早期,血压正常或轻度升高,休克失代偿期,血压下降。

（5）疼痛评估:选用适合儿童年龄和发育水平的评估方式及量表,通过结合患儿的病史资料,询问、观察和测定患儿的各项反应进行评估。评估疼痛的原因、部位、时间、性质、程度、伴随症状、影响因素,还需注意患儿疼痛的表达方式和行为表现,患儿既往疼痛的经历和行为表现,以及患儿父母对疼痛的反应。要通过自我报告、行为观察法和生理学参数测定 3 种方式进行疼痛评估。

2. **血糖评估** 一般选择四肢末梢进行测量,测量时应保证血糖值的准确性。糖代谢紊乱是危重患儿常见的代谢紊乱之一,在应激状态下,血糖水平越高,提示病情越严重,预后越差,病死率越高,需严密监测、及时处理。

3. **头面部评估** 评估患儿头颅形状、大小,必要时测量头围;观察有无特殊面容;注意有无眼睑水肿,结膜充血,巩膜黄染;注意外耳道有无分泌物,局部红肿;评估口唇有无苍白、疱疹;口腔内有无溃疡、鹅口疮及出血,牙齿有无缺失;咽喉部有无充血、疼痛等。

4. 系统评估

（1）神经系统

1）一般评估:婴儿应评估反应、哭声、注意前囟大小和紧张度,是否有隆起或凹陷。较大患儿评估其精神状态、面部表情、语言应答、活动能力、对周围事物反应、体位、行走姿势等。评估患儿瞳孔大小、外形、对光反射,眼球有无运动障碍。评估四肢的活动、肌力、肌张力。

2）神经反射评估:评估患儿的病理及生理反射,婴儿评估原始反射是否存在;有些神经反射有其年龄特点,如婴儿腹壁反射、提睾反射较弱或不能引出,但跟腱反射亢进,并可出现踝阵挛;18个月以下患儿巴宾斯基征（Babinski sign）可呈阳性,18个月以后出现或单侧阳性有临床意义,提示锥体束损伤;评估患儿有无脑膜刺激征;使用改良格拉斯哥昏迷评分量表（Glasgow coma scale, GCS）进行昏迷评分,对于GCS评分迅速下降或者分值≤8的患儿并处于呼吸骤停、严重低氧血症、高碳酸血症的高危症状,需做好人工气道的准备。

3）危重症状体征评估

①头痛:颅内的血管神经和脑膜以及颅外的骨膜、头皮、韧带等敏感结构受到挤压、牵拉、炎症、痉挛及肌肉的收缩等均可引起头痛。但小婴儿表现没有特异性,只表现为激惹、吐奶、尖叫等,需特别关注;颅内压增高可诱发脑疝,应及早处理。

②惊厥:婴儿因大脑发育未成熟及免疫力低下,惊厥的发生率很高,常表现突发瞪眼、呼吸暂停、发绀等不典型发作。惊厥反复发作或持续发作,可致脑组织缺氧性损害,造成智力低下、癫痫、轻微脑功能障碍综合征。婴幼儿出现惊厥首先排除低血糖、低钠血症等情况。

③生命体征改变:患儿病情严重时出现呼吸节律深而慢或不规则,心率减慢,血压升高,瞳孔忽大忽小或者两侧不等大,对光反射迟钝等应警惕脑疝及呼吸衰竭的发生。

（2）呼吸系统

1）一般评估:评估胸廓是否对称,脊柱有无畸形;评估有无三凹征（胸骨上、下及肋间凹陷）;触诊语颤;注意呼吸的形态,叩诊有无浊音、鼓音等;听诊呼吸音是否正常、对称,有无啰音等;有无吸气喘鸣、呼气呻吟。有咳嗽、咳痰的患儿应评估咳嗽的性质、持续时间、音色及其与体位、睡眠的关系,痰液的性质、颜色、痰量、气味、黏稠度及咳痰与体位的关系。

2）危重症状体征评估

①呼吸做功:鼻翼扇动、呻吟、吸气凹陷是呼吸做功增加的征象。鼻翼扇动是一种补偿机制,吸气时增加鼻孔半径,降低吸气阻力;呻吟是呼气时部分声门紧闭,以提高呼气末正压,防止肺泡塌陷而产生的呼气噪声,是婴幼儿患有严重肺部疾病的特征。

②发绀:是血氧不足的重要表现。中心性发绀（如舌、黏膜）较末梢性发绀（如肢端）发生晚,临床意义更大,所有代偿功能失效时会出现发绀,提示呼吸衰竭,需要积极处理。

（3）循环系统

1）一般评估:评估心前区是否隆起,心尖搏动强弱、是否移位;叩诊心界大小;听诊心率、节律、心音,注意有无杂音等,先天性心脏病患儿听诊时应特别注意心脏杂音的强度等;

评估患儿的皮肤颜色、温度、毛细血管充盈时间、下肢有无水肿。病情危重者监测有创血压及中心静脉压。

2）危重症状体征评估

①心率：不明原因的心率增快是早期休克的表现，心动过缓预示病情危重；严重心动过缓，婴儿<90次/min，或者严重心动过速，婴儿>180次/min；较大儿童>140次/min是全身状态差的标志，可能进展为循环衰竭。

②血压：儿童在心排血量降低的初始阶段有提升全身血管阻力的能力，所以儿童休克时低血压是较晚出现的临床表现，在休克的早期患儿血压可能正常，部分甚至升高，但这些患儿的血压会迅速下降。

（4）消化系统

1）一般评估：注意有无肠型、脐疝；触诊腹壁紧张度，有无压痛、反跳痛、肿块等；评估肝脾的大小、质地；叩诊有无移动性浊音；听诊肠鸣音是否亢进；腹胀或有腹水患儿应测腹围；消化道出血患儿观察呕血或便血的次数、量、颜色、性状及其变化；评估有无腹部压痛、反跳痛，触诊应从不痛的区域开始，最后检查疼痛部位。

2）危重症状体征评估

①腹胀：在全身感染、败血症、休克、呼吸衰竭等病理状态下，微循环障碍及血液再分配，使胃肠道缺血以致扩张无力而发生腹胀；腹膜炎、腹部损伤时也可产生肠麻痹气体吸收障碍导致腹胀。

②柏油便、呕吐咖啡样液体：在严重创伤、烧伤、休克及全身感染等的早期，临床表现往往不十分明显，常以出现黑便（柏油便）、突然发生呕血或吐"咖啡样"胃内容物为早期表现。

（5）泌尿系统：年长儿评估有无尿频、尿急、尿痛情况，评估尿量及出入量情况，有无肾区叩击痛；观察有无畸形，女孩阴道有无分泌物、出血，男孩有无包皮过长、鞘膜积液、隐睾、腹股沟疝等。

（6）皮肤系统：观察皮肤颜色，注意有无苍白、黄染、皮疹、出血点、紫癜等；触摸皮肤温度、湿润度、弹性，有无脱水、水肿等；检查枕后、颈部、耳后、腋窝、腹股沟等处的淋巴结，注意大小、活动度、有无粘连和/或压痛等。有约束者应评估约束带的松紧度，约束肢体颜色、温度、循环情况。

5. 导管评估　评估各类导管的置管标记，置管处皮肤、敷贴固定情况和置管时间。中心静脉导管按要求评估外露长度、臂围或腿围。有机械通气患儿，评估气管插管外露、导管头端位置、固定情况，检查呼吸机管路情况，查看呼吸机参数。导管有引流液者评估引流液的量、色、性状等。

（二）体格检查的注意事项

1. 评估前消除患儿紧张、恐惧心理，取得信任与合作。在评估过程中要有良好的交流、沟通技巧。

2. 检查时注意隐私保护，应尽量让患儿与家人在一起。婴幼儿可坐或躺在家长的怀里检查，或者由父母抱着检查，检查者顺应患儿的体位。

3. 评估检查的顺序可根据患儿当时的情况灵活掌握。心肺听诊，呼吸、脉搏、血压的监测易受患儿哭闹的影响，需在患儿安静时进行。

4. 在急诊和重症监护室,首先检查重要生命体征以及疾病损伤相关的部位。

5. 护理体检方法恰当、熟练,检查动作快速、轻柔,有敏锐的观察力,注意观察病情的变化。

三、安全评估

护理过程中应遵循安全、有效、及时的原则,解除病痛的同时,更要保障患儿的安全。临床护理中,要借助科学的测量工具和儿科适宜的敏感指标,不断发现问题、改善工作、提升质量、防患于未然。

1. **压力性损伤风险评估** 依据不同年龄所归属的压力性损伤评分量表,正确评估患儿,识别压力性损伤的危险因素,辨别高危患儿,严格执行相应的防护措施并记录,高危患儿填写压力性损伤高度风险申报表,每班复评,关注皮肤的转归。

2. **跌倒风险评估** 依据跌倒危险因子评分表的不同评估时机,正确评估患儿及识别跌倒发生的高危因素,执行相应的防护措施,高危患儿每天复评。入住 ICU 患儿自动列入高危人群,无须进行风险评估,但每班应严格执行相关防护措施并记录。

3. **呕吐物吸入窒息风险评估** 识别呕吐物吸入窒息风险的高危因素,依据呕吐物吸入窒息风险评估量表正确评估患儿,辨别患儿不同风险程度,执行相应防护措施并记录;高危患儿除严格执行相关防护措施外须每天复评;新生儿及 ICU 患儿自动列入高危患儿,无须评估,入住后执行相应防护措施并记录。

4. **烫伤风险评估** 根据烫伤风险评估量表不同条目,正确评估并识别易发生烫伤的高危患儿,依据不同风险程度选择相应防护措施,高危患儿每周复评。新生儿及烫伤患儿自动列为高危,无须进行风险评估,只需执行相关防护措施并记录。

5. **营养风险评估** 在应激状态下,机体处于高代谢状态,基础代谢率、细胞组织缺氧与低底物利用率并存、代谢途径异常、能量消耗增多,因此,营养风险评估是住院患儿重要的评估内容之一。正确评估并识别营养风险评估的高危因素,辨别患儿不同风险程度,制订合理的营养策略,给予适合个体的营养支持治疗。

6. **安全评估注意事项**

(1)安全防范是团队协作的过程,有赖于医、护、技、工共同参与。护士借助工具评估的同时,有必要做好团队的教育工作。

(2)明确指标监测的意义:指标的监测不是进行好坏排序,而是为了自我前后对照,发现问题,进行持续质量改进。

(3)不能仅仅关注结果指标,还要分析导致该结果的相关因素(过程指标),制订个体化护理计划,从而进行过程改进。

附 2-1 临床综合能力评估记录

（一）病例汇报（附表 2-1）

附表 2-1 病例汇报表

科室_____ 姓名_____ 日期_____ 得分_____

项目	项目总分	内容	得分
一般资料	5	包含患儿的姓名、年龄、性别、入院日期、过敏史、既往史、家族史、生长发育情况	
主诉	5		
辅助检查	15	包含实验室检查、影像学检查及特殊检查的阳性结果	
疾病过程	20	入院诊断、入院时的病情、入院的治疗计划、特殊情况处置、护理干预及干预后的疾病恢复情况	
并发症观察	10	目前可能会出现的并发症及重点观察内容	
目前情况	20	按系统评估	
护理计划	20	包括护理诊断、相关因素及护理措施	
小结	5	病例报告结束	

（二）床边系统评估（附表 2-2）

附表 2-2 床边系统评估表

项目	操作步骤	解释和注意点
准备用物	治疗车、治疗盘（污物杯、酒精棉球）、电子血压计、血氧饱和度仪、耳温仪、听诊器、手电筒、压舌板、皮尺、手套、免洗手消毒液、笔和纸、各项评估单、病历	物品准备齐全
仪表	仪表整洁、态度和蔼；规范洗手、戴口罩	仪表整洁、态度镇定
操作程序	1. 携用物至患儿床旁。操作者在患儿右侧 2. 核对患儿身份，做自我介绍 3. 解释评估目的及程序，取得配合 4. 拉上床帘，用开放式提问的方法提问并观察患儿的精神状况（包括面色及毛发等） 5. 各系统评估按不同专科自行制订 6. 完成各项护理敏感指标评估（疼痛、跌倒、压力性损伤、呕吐物吸入窒息、烫伤） 7. 整理用物、洗手 8. 记录评估内容，如有异常及时汇报医生，并及时处理	1. 自我介绍。我是您的责任护士××。解释体格检查目的 2. 呼吸音听诊要在衣服内 3. 肠鸣音听诊以脐为中点，画十字，在四个象限听肠鸣音 4. 大便评估包括颜色、性质、量、有无腹泻、便秘情况 5. 根据各项护理敏感指标的评分量表评分 6. 毛细血管充盈以在 3s 内为正常 7. 双下肢水肿以胫骨前沿和 / 或内、外踝用大拇指用力下压为检查方法

注：

1. 向患儿及家长解释系统评估的意义及配合注意事项。

2. 做好疾病相关知识的宣教。

3. 表内的评估项目为最基本的评估，各专科病房的详细评估内容可按不同专科自行制订。

4. 宣教的语言应通俗易懂，评估过程中多与患儿及家长沟通交流。

（三）临床综合能力评估评分（附表2-3）

附表2-3　临床综合能力评估评分表

科室_____ 姓名_____ 日期_____ 得分_____

项目	项目总分	细则	评分等级				备注
			A	B	C	D	
护理评估	28	1. 病史采集全面（包括主诉、现病史、医疗诊断、治疗、辅助检查）	4	3	2	1	医疗诊断名称
		2. 系统地有针对性地收集相关的资料（包括学习需求）	4	3	2	1	
		3. 良好的交流技巧	4	3	2	1	
		4. 敏锐的观察力	4	3	2	1	
		5. 护理体检方法恰当、熟练	4	3	2	1	
		6. 资料组织层次分明、重点突出	4	3	2	1	
		7. 汇报病史语言使用恰当、有针对性	4	3	2	1	
护理问题	16	8. 护理问题符合病情	4	3	2	1	护理问题
		9. 护理问题相关因素明确	4	3	2	1	
		10. 护理问题排序合理	4	3	2	1	
		11. 体现个体差异、动态性和阶段性	4	3	2	1	
护理措施	16	12. 按患儿问题的轻重缓解排列护理措施的要点	4	3	2	1	专科护理、基础护理、危重患儿护理、级别护理综合考核
		13. 措施有针对、可操作性	4	3	2	1	
		14. 患儿教育符合患儿需要	4	3	2	1	
		15. 患儿教育恰当有效	4	3	2	1	
护理评价	8	16. 护理措施有效（包括平时）	4	3	2	1	
		17. 评价目标有针对性	4	3	2	1	
护理操作	20	18. 准备工作充分（用物及自身）	4	3	2	1	操作项目
		19. 操作规范，不违反无菌及操作原则	4	3	2	1	
		20. 操作熟练有效	4	3	2	1	
		21. 态度认真、关心爱护患儿，用物处理正确	4	3	2	1	
		22. 熟悉相关理论知识	4	3	2	1	
理论知识	12	23. 患儿突发变化时处理	4	3	2	1	提问内容
		24. 生理病理分析	4	3	2	1	
		25. 药物药理知识与使用注意事项	4	3	2	1	

注：

1. 整体综合考核等级　A：优秀（90分以上）；B：良好（80~89分）；C：合格（70~79分）；D：不合格（60~69分及以下）。

2. 操作项目一般以护士在患儿处实际操作为主，评分按照医院操作评分标准。

3. 根据评价表，评分总分为_____分，等级为_____。

（四）临床综合能力评估评价（附表2-4）

附表 2-4　临床综合能力评估评价表

科室_____　姓名_____　日期_____

项目	备注
优点	
缺点 （扣分原因）	
重点 （改进项目）	

（高建娣　周红琴）

第二节　呼吸系统疾病护理

一、呼吸系统疾病概述

人体的呼吸系统（respiratory system）是人体与外界空气进行气体交换的一系列器官的总称，是由呼吸道和肺组成，呼吸道由鼻、咽、咽鼓管、会厌、喉、气管、支气管组成，以环状软骨为界分为上呼吸道和下呼吸道。呼吸系统疾病是儿童常见病，各年龄段的发病情况各不相同，年龄越小，病情越重，并发症越多，死亡率也越高。

（一）儿童呼吸系统生理概述及特性

1. 生理概述　呼吸的全过程包括四个连续环节，即肺通气、肺泡内的气体交换（肺换气）、气体在血液中的运输、组织里的气体交换。空气经过鼻黏膜的加温加湿过滤，通过呼吸道进入肺泡与血液进行气体交换，氧气从肺泡顺着分压差扩散到静脉血，静脉血中的二氧化碳则向肺泡扩散，使静脉血中的氧分压逐渐升高，二氧化碳分压逐渐降低，最后接近于肺泡气的氧分压和二氧化碳分压，然后机体代谢利用后的二氧化碳通过呼吸道排出体外。

2. 儿童呼吸系统的特性　儿童年龄越小，呼吸频率越快，婴幼儿期由于呼吸中枢发育未成熟，易出现呼吸节律不规则。婴幼儿呼吸肌发育不全，呼吸时胸廓活动范围小而膈肌上下移动明显，呈腹式呼吸，随着年龄增长，呼吸肌发育逐渐成熟，膈肌和腹腔脏器下降，出现胸腹式呼吸。

婴幼儿无鼻毛，鼻黏膜柔弱且血管多，鼻部易感染，感染后鼻黏膜出血肿胀，出现鼻塞，甚至发生呼吸困难。年幼儿鼻窦发育较差，鼻窦炎发病率低，但上颌窦开口较大感染时易出现上颌窦炎。腺样体在6~12个月时发育，肥大时堵塞影响呼吸，严重时引起阻塞性睡眠呼吸暂停。咽扁桃体4~10岁发育达高峰，婴儿少见扁桃体炎。婴幼儿咽鼓管短而宽，咽部感染易逆行进入鼓室导致中耳炎；同时婴幼儿声门下组织疏松，炎症时易水肿导致喉梗阻；且气管、支气管较成人狭窄，软骨柔软，缺乏弹力组织，支撑作用弱，呼气时受压可出现气体滞留。儿童气道管径小，气道阻力大，肺炎时更易发生呼吸衰竭。由于右支气管较直，气管插管易滑入右侧，支气管异物也以右侧多见。出生时肺泡较少，出生到生后 18 个月快速发展，毛细血管容积的增长快于肺容积，2 岁前完成肺泡的发育，婴儿肺泡面积按千克体重计算与成人相似，但是代谢需求按千克体重算远较成人高，因此婴儿呼吸储备能力较小。

儿童呼吸道的非特异性和特异性免疫功能均较差，易出现呼吸道感染。

（二）呼吸系统疾病分类

1. 上呼吸道疾病

（1）鼻部：鼻出血、鼻疖、急性鼻炎、慢性鼻炎、反应性鼻炎、鼻窦炎等。

（2）咽部：咽炎、扁桃体炎、腺样体肥大等。

（3）喉部：喉炎、喉梗阻、喉软化等。

2. 下呼吸道疾病　支气管炎、闭塞性支气管炎、支气管哮喘、肺炎包括感染性肺炎和非感染性肺炎、胸膜炎、肺栓塞、肺不张、肺气肿、先天性肺发育不良、肺含铁血黄素沉着症等。

（三）呼吸系统疾病诊疗、护理新进展

1. 肺功能检查　能够确定并量化呼吸系统功能的缺陷和异常，对于早期检出肺、气道病变，鉴别呼吸困难原因、病变部位，评估疾病严重程度及其预后，评估药物或其他治疗效果，评估手术耐受力及监护危重患儿等必不可少，尤其在儿童哮喘及慢性咳嗽的诊断中具有重要价值。但需注意不同年龄儿童需采用不同的肺功能检测方式。

2. 基因诊断　随着导致呼吸道疾病的病原体不断变化及变异，目前基因检测在呼吸道疾病的诊断上有较大突破，如通过对呼吸道病原菌，包括支气管镜灌洗液的病原菌进行感染病原高通量基因检测，可检测基因序列已知的细菌、DNA 病毒、真菌、寄生虫和非典型病原体等；还可进行肺泡表面活性物质代谢相关的一系列基因检测。

3. 呼吸内镜　支气管镜已成为呼吸系统疾病重要的诊断和治疗方法。先进的支气管镜和胸膜腔镜技术应用从气管、支气管狭窄至恶性肿瘤所引起的胸腔积液等一系列胸部疾病的诊治称为介入肺病学，是肺病学的一个新领域。它包括两部分，一部分为经气道内镜介入技术；另外一部分为通过内科胸腔镜进行的诊断、治疗技术。儿科呼吸内镜开展以第一部分为主，麻醉方式主要包括局部麻醉、局部麻醉 + 监控麻醉、静脉麻醉。静脉诱导下的全身麻醉可消除或减轻患儿在接受内镜检查治疗过程中的主观痛苦和焦虑、恐惧感，减少术中气道创伤，已逐步在临床推广使用。

4. 过敏原特异性免疫治疗（specific immunotherapy，SIT）　是指用逐渐增加剂量的过敏原提取物（疫苗）对患儿进行反复接触，使机体免疫系统逐渐适应，最终对外界环境中的过敏原刺激产生无炎性的反应状态，即诱导免疫耐受，从而达到控制或减轻过敏症状的一种对因治疗方法。研究表明 SIT 是目前公认能通过调节免疫机制来改变变态反应性疾病自然进程的方法，可阻止过敏性鼻炎向哮喘发展，减少新过敏原的出现。常用的 SIT 是皮下免疫治疗（subcutaneous immunotherapy，SCIT）和舌下免疫治疗（sublingual immunotherapy，SLIT）。SCIT 是指通过皮下注射过敏原疫苗的方式进行免疫治疗，是免疫可治疗的经典方式。SLIT 指将过敏原疫苗（滴剂或片剂）含服在舌下 1~2min，然后吞入消化道进行免疫治疗的方法。

5. **呼吸睡眠检测** 多导睡眠图（polysomnography，PSG）监测是目前诊断睡眠呼吸系统疾病的标准方法，任何年龄的患儿均可实施，可以鉴别单纯鼾症与儿童阻塞型睡眠呼吸暂停低通气综合征（obstructive sleep apnea hypopnea syndrome，OSAHS），确定 OSAHS 的诊断，评价 OSAHS 的严重程度，评估手术效果，鉴别中枢性呼吸暂停及肺泡低通气，评估睡眠结构及非呼吸相关性睡眠障碍。

二、肺炎

案例分析

典 型 案 例

患儿，女，18 个月，因"发热、咳嗽 3d，伴喘息 1d"入院。患儿入院前 3d，因着凉后出现发热，体温波动在 38.5~39.5℃，咳嗽呈阵发性，有痰不易咳出，伴有流涕。家长给予感冒冲剂口服和退热处理。近 1d，患儿咳嗽渐加重，伴有喘憋，前来医院就诊，门诊拟"支气管肺炎"收入院。查体：T 38.8℃，P 140 次/min，R 40 次/min，面色略苍白，精神萎靡，咽部充血，口周发绀，有轻度三凹征，双肺呼吸音粗，听诊双肺可闻及较密集中细湿啰音，肠鸣音正常，四肢及神经系统查体未见异常。责任护士接待，患儿家长情绪焦虑。

（一）入院处置

1. 护理要点

（1）立即报告医生，并评估患儿，包括生命体征及一般反应情况。

（2）询问患儿家长是否有传染病接触史，有无异物吸入史。

（3）呼吸道管理：指导家长合理安置患儿体位，松解包被，保持气道通畅。

（4）向医生汇报患儿情况。如体温高，是否需要立即口服退热药；呼吸及心率、血氧情况，是否需要给予吸氧、心电监护，采集动脉血气分析、立即建立静脉通路。

（5）协助医生尽早、合理安排各项检验和检查。

2. 关键点

（1）询问患儿是否有高热惊厥史，如患儿有惊厥史，需密切监测体温变化，及时采取降温措施，同时密切观察瞳孔及意识，警惕发生脑水肿。

（2）潜在并发症的观察：当患儿出现烦躁不安、面色苍白、呼吸 >60 次/min，心率 >180 次/min、心音低钝、奔马律、肝脏短时间内急剧增大时，警惕心力衰竭发生，应及时报告医师，并减慢输液速度，准备强心剂、利尿剂，做好抢救准备。

（3）血培养标本采集宜在应用抗生素之前，阳性率高，对抗生素选用有指导意义。

（二）发热护理

1. 护理要点

（1）口服退热剂，1h 后复测体温。

（2）卧床休息，保持室内安静、温度适中、通风良好。

（3）衣被不可过厚，以免影响机体散热。

（4）病情观察：每4h测量体温一次，监测体温变化，观察热型及伴随症状。降温过程中注意观察患儿面色、出汗量的变化，如出现面色苍白、大量出汗应立即通知医生，防止虚脱。

2. 关键点

（1）如为超高热或有高热惊厥史者应每1~2h测量1次。

（2）退热药仍首推对乙酰氨基酚和布洛芬，建议每次疾病过程中选用一种。不推荐对乙酰氨基酚联合布洛芬用于儿童退热，也不推荐对乙酰氨基酚与布洛芬交替用于儿童退热。解热镇痛药不能有效地预防热性惊厥发生。

（3）物理降温（包括温水擦浴、冰敷或酒精擦浴等）不再推荐应用。虽然对乙酰氨基酚联合温水擦浴短时间内退热效果更好些，但会明显增加患儿不适感，因此不推荐退热药服用前使用温水擦浴退热，但是退热药服用后可配合温水擦浴使用。不推荐冰水或酒精擦浴方法退热。

（4）糖皮质激素不能作为退热剂用于儿童退热。

（三）呼吸道相关护理

1. 氧气疗法的护理

（1）护理要点

1）烦躁、口唇发绀等缺氧表现的患儿应及早给氧，以改善低氧血症。

2）告知家长氧疗的目的、方法、注意事项，取得配合。

3）吸氧装置选择：中心供氧装置，安全调试，采用鼻导管给氧，流量0.5~1L/min。

4）病情观察：缺氧程度判断（发绀程度、吸气三凹征、呼吸困难程度及血气分析结果等）。

（2）关键点

1）常规给氧方法仍难以纠正的低氧血症，可使用无创正压通气给氧。

2）经常变换体位，以减少肺部淤血，促进炎症吸收。

3）对氧疗患儿应至少每4h监测体温、脉搏、呼吸和脉搏血氧饱和度。

2. 雾化吸入的护理

（1）护理要点

1）体位：取坐位或半卧位接受雾化吸入治疗，及时清理呼吸道分泌物，保持呼吸道通畅。

2）雾化装置：检查雾化器各部件是否完好，有无松动、脱落、漏气等异常情况。

3）药物配制：药液量3~4ml。

4）雾化后护理：协助患儿擦干面部，清洁口腔，指导正确拍背方法，取舒适卧位。

5）病情观察：注意观察患儿痰液排出情况，如痰液仍未咳出，可给予拍背、吸痰等方法协助排痰；如患儿出现不适如呛咳、窒息等，予立即保持呼吸道通畅处理。

（2）关键点

1）患儿出现喘息，或者原有喘息症状加重，出现过敏性红斑，可伴有寒战提示患儿出现过敏反应。

2）舌头或口腔内壁出现黄色或白色斑点，患儿自觉疼痛，拒绝进食，提示发生口腔真菌感染。

3）氧气驱动雾化吸入常用于儿童支气管哮喘,在提供治疗药物的同时还可以纠正低氧血症,已成为常规治疗手段。

4）对于哭闹不配合的患儿可选择在安静或睡眠时进行雾化吸入治疗。

（四）用药护理

1. 护理要点

（1）详细询问患儿及家长有无药物过敏史,做药物过敏试验。

（2）认真检查药物质量,疑有变质或已超过有效期的药物,应立即停止使用。

（3）在执行药疗时,护士应做好"三查七对"。

（4）病情观察:严密观察患儿用药过程中的全身表现,如有无皮疹、发热、呼吸困难等,发现异常及时报告医生,并给予紧急处理。

2. 关键点

（1）抗菌药物初始治疗48h后应做病情和疗效评估,抗菌药物疗程一般用至热退且平稳、全身症状明显改善、呼吸道症状部分改善后 3~5d。

（2）在应用抗菌药物时,要注意药物的毒副作用;婴儿长时间滥用广谱抗生素,容易发生鹅口疮、肠道菌群失调和消化功能紊乱等副作用。

（3）儿童的给药方法应保证用药效果为原则,综合考虑患儿的年龄、疾病、病情,决定适当的剂型、给药途径,以排除不利因素,减少患儿的痛苦。

案例分析

病情和治疗

患儿肺 CT 检查示右肺上叶可见片状密度增高影,行电子支气管镜肺泡灌洗术。

（五）电子支气管镜肺泡灌洗术护理

1. 护理要点

（1）术前告知患儿家长电子支气管镜肺泡灌洗术治疗的目的,注意事项,操作流程,可能出现的不适。

（2）详细询问有无麻醉药过敏史。

（3）术前禁食禁饮 4~6h。

（4）术中严密监测患儿的生命体征、面色改变,如发生支气管痉挛,应立即停止操作,给予高浓度氧疗,待患儿缓解后再进行操作。

（5）术后禁食禁水 2~3h,第一餐以半流质饮食为宜,禁辛辣刺激性饮食。

（6）术后病情观察:是否有发热、支气管痉挛、咯血痰、喉咙不适。

2. 关键点

（1）术前应详细询问患儿病史及完善术前相关检验、检查项目,以排除检查的禁忌证。

（2）操作过程中若出现严重的低氧血症,则应暂停操作,退出支气管镜并加大氧流量。

（3）注意掌握灌注量、灌注液温度,避免过长过猛吸引。

（4）如术中患侧用药,术后取患侧卧位,确保药物疗效。

（5）少量鼻出血属正常现象,如咯血量大,时间长,应立即告知医生做紧急处理。

案例分析

出　　院

患儿精神状态良好,无发热,偶有咳嗽,无喘息,睡眠及饮食好,尿便正常,医嘱给予出院。

（六）出院护理
1. 护理要点
（1）注意天气变化,及时增减衣物,避免去公共场所,尽可能避免接触呼吸道感染患儿。

（2）多参加户外活动,增强体质,改善呼吸功能。

（3）定期健康检查,按时预防接种。

2. 关键点　评估家长是否掌握出院注意事项。

案例分析

疾病相关知识

（一）概述
肺炎(pneumonia)是指不同病原体或其他因素(如羊水吸入、过敏等)所致的肺部炎症,多见于婴幼儿,一年四季均可发生,以冬春寒冷季节多发,婴幼儿时期容易发生肺炎主要是由于呼吸系统生理解剖上的特点,如气管、支气管狭窄,黏液分泌少,纤毛运动差,肺弹力组织发育差,血管丰富,易于充血,间质发育旺盛,肺泡数少,肺含气量少,易被黏液阻塞等。

（二）分类
目前,儿童肺炎的分类尚未统一,常用的方法有三种。各肺炎可单独存在,也可两种同时存在(表2-1)。

临床上若病因明确,则按病因分类,否则按病理分类。

表2-1　小儿肺炎的分类

病理分类	病因分类		病程分类	病情分类
	感染性	非感染性		
支气管肺炎（图2-1）	病毒性、细菌性、支原体、衣原体、真菌性、原虫性	吸入性肺炎、坠积性肺炎	急性	轻症
大叶性肺炎（图2-2）			迁延性	重症（其他器官受累）
间质性肺炎（图2-3）			慢性	

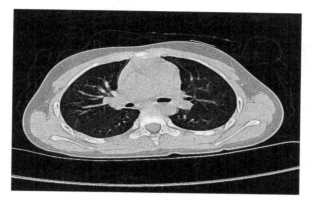

图 2-1　正常肺部 CT

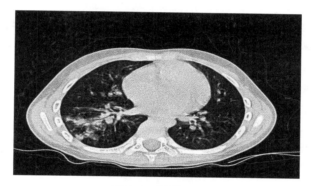

图 2-2　肺炎 CT

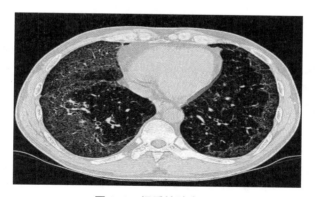

图 2-3　间质性肺炎 CT

（三）病理变化

肺炎的病理变化以肺组织充血、水肿、炎性浸润为主。肺泡内充满渗出物，经肺泡壁通道向周围肺组织蔓延，形成点片状炎症病灶。若病变融合成片，可累及多个肺小叶或更广泛。当小支气管，毛细支气管发生炎症时，可致管腔部分或完全阻塞、引起肺不张或肺气肿。不同病原体引起的肺炎病理改变亦不同：细菌性肺炎以肺实质受累为主；而病毒性肺炎则以间质受累为主，亦可累及肺泡。临床上支气管肺炎与间质性肺炎常并存。

（四）临床表现

1. 一般症状　起病急骤或迟缓。骤发的有发热、拒食或呕吐、嗜睡或烦躁、喘憋等症状。发病前可先有轻度上呼吸道感染数天。早期体温多在38~39℃，亦可高达40℃左右，大多为弛张热或不规则发热。婴幼儿大多起病迟缓，发热不高，咳嗽和肺部体征均不明显。常见拒食、呛奶、呕吐或呼吸困难。

2. 呼吸系统症状和体征咳嗽及咽部痰声，一般早期就很明显。

（1）呼吸增快，可达40~80次/min，呼吸和脉搏的比例自1:4上升为1:2左右，常见呼吸困难，严重者呼气时有呻吟声、鼻翼扇动、三凹征、口周或甲床发绀。

（2）胸部体征早期常不明显，或者仅有呼吸音变粗或稍减低。以后可听到中、粗湿啰音，数天后，可闻及细湿啰音或捻发音。

3. 其他系统症状及体征较多见于重症患儿。

（1）消化道症状：常伴发呕吐、腹泻、腹痛等消化道症状。

（2）循环系统症状：轻度缺氧可致心率增快；重症肺炎可合并心肌炎、心力衰竭。

1）心肌炎的主要表现：面色苍白、心动过速、心音低钝、心律失常及心电图ST段下移、T波平坦或倒置。

2）心力衰竭的主要表现

①呼吸困难加重，超过60次/min。

②心率突然增快，超过180次/min，与体温升高和呼吸困难不相称。

③心音低钝，奔马律。

④骤发极度烦躁不安，面色苍白或发灰，指（趾）甲微血管充盈时间延长。

⑤肝脏迅速增大。

⑥尿少或无尿。重症革兰氏阴性杆菌肺炎还可发生微循环衰竭，表现为面色灰白、四肢发凉、脉搏细弱。

（3）神经系统表现：轻度缺氧表现为精神萎靡、烦躁不安或嗜睡；幼婴易发生惊厥，多由于高热或缺钙所致。如惊厥同时有明显嗜睡或烦躁，意识障碍，甚至发生强直性肌痉挛、偏瘫或其他脑征，则可能并发中枢神经系统病变如脑膜脑炎、中毒性脑病。

（五）实验室检查

1. 外周血检查　病毒性肺炎白细胞大多正常或降低；细菌性肺炎白细胞总数及中性粒细胞常增高，并有核左移，胞浆中可见中毒颗粒。细菌感染时血清C反应蛋白（CRP）浓度增高，非细菌感染是CRP上升不明显。

2. 病原学检查　采集痰液、血液、气道分泌物、胸腔穿刺液、肺穿刺液等做细菌培养和鉴定；鼻咽拭子或气管分泌物做病毒分离鉴定；免疫学方法进行病原特异性抗原检测；冷凝集试验、病原特异性抗体测定、聚合酶链反应或特异性的基因探针检测病原体的DNA。

3. 胸部X线检查　早期可见肺纹理增粗，以后出现大小不等的斑片状阴影，可融合成片，以双肺下野、中内带多见。可有肺气肿及肺不张。

（六）治疗

采用综合的治疗措施，原则是控制炎症，改善通气功能，对症治疗，防止和治疗并发症。

1. 控制感染

（1）根据病原菌选择敏感的药物。

（2）早期治疗。

（3）联合用药。

（4）选用渗入下呼吸道浓度高的药物。

（5）足量、足疗程。

抗生素一般用至体温正常后5~7d,临床症状、体征消失后3d。葡萄球菌肺炎易复发及产生并发症,体温正常后继续用药2~3周,总疗程一般≥6周。支原体肺炎至少用药2~3周。病毒感染者,应选用利巴韦林口服或静脉滴注,或者干扰素等抗病毒药物。

2. 对症治疗　有缺氧症状时应及时吸氧;发热、咳嗽、咳痰者,给予退热、祛痰、止咳,保持呼吸道通畅;喘憋严重者可用支气管解痉剂;腹胀伴低钾者及时补钾,中毒性肠麻痹者,应禁食和胃肠减压,纠正水、电解质、酸碱平衡紊乱。

3. 其他　中毒症状明显或严重喘憋、脑水肿、感染性休克、呼吸衰竭者,可短期应用糖皮质激素。防治心力衰竭、中毒性肠麻痹、中毒性脑病、积极治疗脓胸、脓气胸等并发症。

（七）几种不同病原体所致肺炎特点

1. 呼吸道合胞病毒感染　由呼吸道合胞病毒感染引起,多见于婴幼儿,2~6个月婴儿多见。常见于上呼吸道感染后2~3d出现,干咳、低中度发热、喘憋为突出表现。以后病情逐渐加重,出现呼吸困难和缺氧症状。体温与病情无平行关系,喘憋严重时可合并心力衰竭、呼吸衰竭。

2. 腺病毒感染　由腺病毒感染所致,主要病理改变为支气管和肺泡间质炎;多见于6个月至2岁儿童;起病急,呈稽留热,全身中毒症状明显,咳嗽剧烈可出现喘憋、呼吸困难、发绀等。肺部体征出现较晚,常在发热4~5d后出现湿啰音,以后病变融合而呈现肺实变体征。胸部X线改变的出现较肺部体征早,可见大小不等的片状影或融合成大病灶;肺气肿多见。

3. 葡萄球菌肺炎　包括金黄色葡萄球菌及白色葡萄球菌所致的肺炎。冬春季发病较多,新生儿及婴幼儿多见。临床上起病急、病情重、发展快;多呈弛张热,中毒症状明显,面色苍白、咳嗽、呻吟、呼吸困难;皮肤可见一过性猩红热样或荨麻疹样皮疹,有时可找到化脓灶、如疖肿等。肺部体征出现早,双肺可闻及中、细湿啰音,易并发脓胸、脓气胸。

4. 流感嗜血杆菌肺炎　由流感嗜血杆菌感染引起;多见于4岁以下儿童,常并发于流感病毒或葡萄球菌感染的患儿。临床起病较缓,病情较重,全身中毒症状明显,有发热、痉挛性咳嗽、呼吸困难、鼻翼扇动、三凹征、发绀等,查体肺部有湿啰音或肺实变体征,易并发脓胸、脑膜炎、败血症、心包炎、中耳炎等。

5. 肺炎支原体肺炎　由肺炎支原体感染引起,起病缓慢,学龄期儿童多见,婴幼儿发病率也较高,以刺激性咳嗽为突出表现,有的酷似百日咳样咳嗽,咳出黏稠痰,甚至带血丝;常有发热、热程1~3周。年长儿可伴有咽痛、胸闷、胸痛等症状,肺部体征不明显,少数可听到干、湿啰音。胸部X线改变大体分为肺门阴影增浓为突出表现;支气管肺炎改变;间质性肺炎改变;均一的片状影,X线阴影消失缓慢,比症状消失晚2~3周。

6. 衣原体肺炎　衣原体是一种介于病毒和细菌之间的微生物,寄生于细胞内。沙眼衣原体肺炎多见于6个月以下的婴儿,可见于产时或产后感染,起病缓,先有鼻塞、流涕,后出现气促、频繁咳嗽,有的酷似"百日咳样"阵咳,但无回声,偶有呼吸暂停或呼气喘鸣,一般无发热。同时可患有结膜炎或有结膜炎病史。

附2-2 电子支气管镜检查

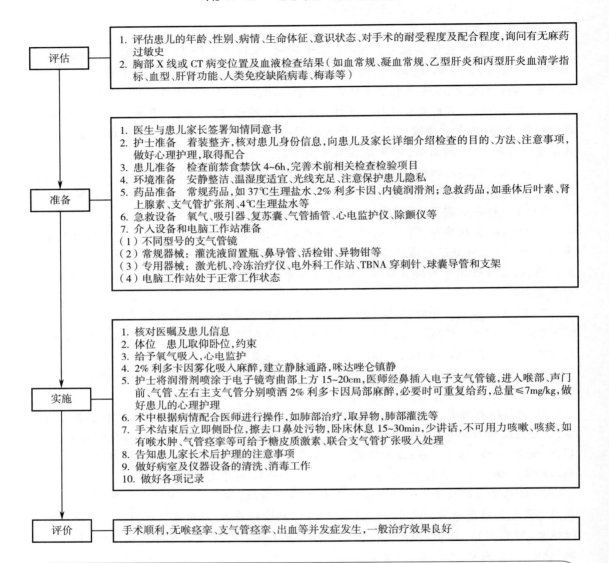

评估

1. 评估患儿的年龄、性别、病情、生命体征、意识状态、对手术的耐受程度及配合程度,询问有无麻药过敏史
2. 胸部X线或CT病变位置及血液检查结果(如血常规、凝血常规、乙型肝炎和丙型肝炎血清学指标、血型、肝肾功能、人类免疫缺陷病毒、梅毒等)

准备

1. 医生与患儿家长签署知情同意书
2. 护士准备 着装整齐,核对患儿身份信息,向患儿及家长详细介绍检查的目的、方法、注意事项,做好心理护理,取得配合
3. 患儿准备 检查前禁食禁饮4~6h,完善术前相关检查检验项目
4. 环境准备 安静整洁、温湿度适宜、光线充足、注意保护患儿隐私
5. 药品准备 常规药品,如37℃生理盐水、2%利多卡因、内镜润滑剂;急救药品,如垂体后叶素、肾上腺素、支气管扩张剂、4℃生理盐水等
6. 急救设备 氧气、吸引器、复苏囊、气管插管、心电监护仪、除颤仪等
7. 介入设备和电脑工作站准备
(1) 不同型号的支气管镜
(2) 常规器械:灌洗液留置瓶、鼻导管、活检钳、异物钳等
(3) 专用器械:激光机、冷冻治疗仪、电外科工作站、TBNA穿刺针、球囊导管和支架
(4) 电脑工作站处于正常工作状态

实施

1. 核对医嘱及患儿信息
2. 体位 患儿取仰卧位,约束
3. 给予氧气吸入,心电监护
4. 2%利多卡因雾化吸入麻醉,建立静脉通路,咪达唑仑镇静
5. 护士将润滑剂喷涂于电子镜弯曲部上方15~20cm,医师经鼻插入电子支气管镜,进入喉部、声门前、气管、左右主支气管分别喷洒2%利多卡因局部麻醉,必要时可重复给药,总量≤7mg/kg,做好患儿的心理护理
6. 术中根据病情配合医师进行操作,如肺部治疗,取异物,肺部灌洗等
7. 手术结束后立即侧卧位,擦去口鼻处污物,卧床休息15~30min,少讲话,不可用力咳嗽、咳痰,如有喉水肿、气管痉挛等可给予糖皮质激素、联合支气管扩张吸入处理
8. 告知患儿家长术后护理的注意事项
9. 做好病室及仪器设备的清洗、消毒工作
10. 做好各项记录

评价

手术顺利,无喉痉挛、支气管痉挛、出血等并发症发生,一般治疗效果良好

注意要点

1. 电子支气管镜的禁忌证 肺功能严重减退或呼吸衰竭者、心力衰竭者、高热患儿、正在大咯血者、严重营养不良患儿

2. 手术后2~3h方可进食水,24h内不可进过热及刺激性食物。如出现咽部不适、声嘶、胸闷、吞咽不畅,行支气管镜活检术后痰中带血或少量血痰属正常现象,可遵医嘱给予相应处理,若出现大量咯血不止,及时报告医生给予紧急处理

附 2-3　肺康复治疗

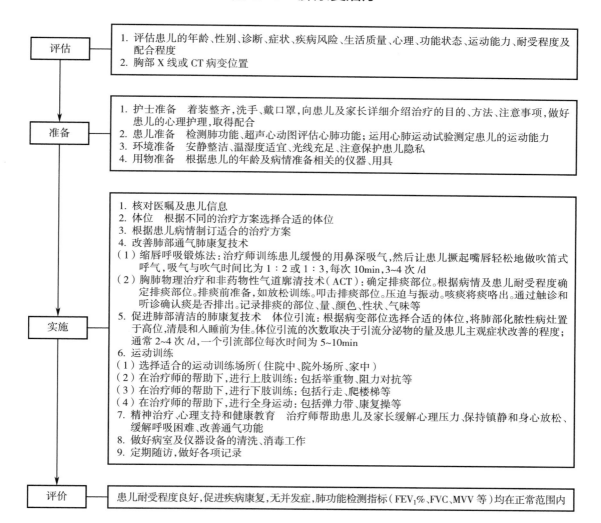

评估	1. 评估患儿的年龄、性别、诊断、症状、疾病风险、生活质量、心理、功能状态、运动能力、耐受程度及配合程度 2. 胸部 X 线或 CT 病变位置

准备	1. 护士准备　着装整齐,洗手、戴口罩,向患儿及家长详细介绍治疗的目的、方法、注意事项,做好患儿的心理护理,取得配合 2. 患儿准备　检测肺功能、超声心动图评估心肺功能;运用心肺运动试验测定患儿的运动能力 3. 环境准备　安静整洁、温湿度适宜、光线充足、注意保护患儿隐私 4. 用物准备　根据患儿的年龄及病情准备相关的仪器、用具

实施	1. 核对医嘱及患儿信息 2. 体位　根据不同的治疗方案选择合适的体位 3. 根据患儿病情制订适合的治疗方案 4. 改善肺部通气肺康复技术 （1）缩唇呼吸锻炼法:治疗师训练患儿缓慢的用鼻深吸气,然后让患儿撅起嘴唇轻松地做吹笛式呼气,吸气与吹气时间比为 1:2 或 1:3,每次 10min,3~4 次 /d （2）胸肺物理治疗和非药物性气道廓清技术（ACT）:确定排痰部位。根据病情及患儿耐受程度确定排痰部位。排痰前准备,如放松训练。叩击排痰部位。压迫与振动。咳嗽将痰咯出。通过触诊和听诊确认痰是否排出。记录排痰的部位、量、颜色、性状、气味等 5. 促进肺部清洁的肺康复技术　体位引流:根据病变部位选择合适的体位,将肺部化脓性病灶置于高位,清晨和入睡前为佳。体位引流的次数取决于引流分泌物的量及患儿主观症状改善的程度;通常 2~4 次 /d,一个引流部位每次时间为 5~10min 6. 运动训练 （1）选择适合的运动训练场所（住院中、院外场所、家中） （2）在治疗师的帮助下,进行上肢训练:包括举重物、阻力对抗等 （3）在治疗师的帮助下,进行下肢训练:包括行走、爬楼梯等 （4）在治疗师的帮助下,进行全身运动:包括弹力带、康复操等 7. 精神治疗、心理支持和健康教育　治疗师帮助患儿及家长缓解心理压力、保持镇静和身心放松、缓解呼吸困难、改善通气功能 8. 做好病室及仪器设备的清洗、消毒工作 9. 定期随访,做好各项记录

评价	患儿耐受程度良好,促进疾病康复,无并发症,肺功能检测指标（FEV_1%、FVC、MVV 等）均在正常范围内

注 意 要 点

1. 肺囊性纤维化的患儿　不推荐将胸肺物理治疗（chest physio therapy，CPT）作为无并发症肺炎的常规性治疗。ACT 可用于伴随症状性分泌物潴留的 COPD 的治疗,需根据患儿的意愿、耐受性和疗效反应来确定。若患儿不会主动咳嗽排痰,则不推荐 ACT

2. 神经肌肉病、呼吸肌无力或咳嗽障碍的儿童　神经肌肉病的患儿应该使用咳嗽辅助技术,特别是咳嗽峰流速（peak cough flow）<270L/min 时。由于证据不充分,不推荐使用 CPT、正性呼气压、肺内冲击性通气和高频率胸壁按压

3. 家庭肺康复患儿,治疗师必须进行 1 次家庭随访,帮助患儿树立运动目标,学习吸入装置,并监督第 1 次运动;以后每周 1 次电话随访,共 7 次

三、支气管哮喘

案例分析

典型案例

患儿,女,5 岁 5 个月,因"气喘 1d"急诊携氧入院。家长诉:患儿 1d 前在无明显诱因下出现气喘,伴呼吸稍促,无明显咳嗽,无发热,无发绀。既往有湿疹、鼻炎病史,有气喘 10 余次,曾给予沙美特罗替卡松粉吸入剂吸入,孟鲁司特钠口服,用药不规律。查体:T 37.8℃,P 150 次 /min,R 48 次 /min,BP 106/64mmHg,经皮动脉血氧饱和度(SpO₂)95%,神志清,精神尚好,咽稍红,扁桃体Ⅰ度肿大,呼吸促,可见吸气性三凹征,两肺呼吸音粗,可闻及明显喘鸣音,急诊已给予氧气雾化吸入。值班护士接待,家长非常焦急。

（一）入院处置

1. 护理要点

（1）立即报告医生,评估患儿,包括病史、生命体征、SpO₂、有无胸闷、喘息、鼻翼扇动、点头样呼吸及三凹征,听诊肺部有无哮鸣音、呼气相延长等。

（2）取坐位或半坐卧位利于呼吸,鼻导管吸氧,给予心肺监护和经脉搏氧饱和度监测。

（3）向医生汇报患儿病情,如 SpO₂,有无大汗淋漓、端坐呼吸、烦躁不安等,是否需要氧气雾化吸入。

（4）协助医生尽早、合理安排各项检验和检查,如动脉血气分析、X 线胸片、肺功能等检查。

2. 关键点

（1）湿疹、变应性鼻炎等其他过敏性疾病史或哮喘等过敏性疾病家族史可增加哮喘诊断的可能性;哮喘控制时应同时治疗并存疾病如变应性鼻炎、鼻窦炎、阻塞性睡眠呼吸障碍、胃食管反流和肥胖等,因此要详细了解健康史、过敏史及家族史。

（2）肺通气功能检查应在患儿停氧后病情稳定时进行。

案例分析

病情和治疗

入院后患儿 R 54 次 /min,气喘明显,可见三凹征,SpO₂ 92%~93%。血气分析示 pH 7.392,PCO₂ 36.9mmHg,PO₂ 52.7mmHg,无明显烦躁不安,改面罩吸氧,流量 5L/min,硫酸镁泵注,甲泼尼龙静脉滴注治疗。

（二）哮喘持续状态急救护理

1. 护理要点

（1）保持安静,减少不良刺激,面罩吸氧,合理调节氧流量,使 SpO₂>94%。

（2）吸入 β₂ 受体激动剂：首选氧气雾化吸入，第一个小时可 1 次 /20min，连用 3 次；以后根据治疗反应逐渐延长给药间隔时间，每 2~4h 重复吸入治疗。

（3）心肺监护，密切监测生命体征、SpO_2、血气分析等。

（4）开放静脉通路，遵医嘱静脉应用糖皮质激素和硫酸镁，并观察药物疗效。

（5）纠正水、电解质和酸碱平衡紊乱。

（6）经合理联合治疗，但症状持续加重，出现呼吸衰竭征象时及时给予机械通气辅助治疗。

2. 关键点

（1）哮喘持续状态时由于通气量减少，双肺几乎听不到呼吸音，称"沉默肺"，是支气管哮喘最危险的体征。

（2）以往所称哮喘持续状态指哮喘持续发作 24h 以上，药物治疗无效或进行性加重。目前已将这种过分强调时间因素的定义，更新为哮喘急性发作经合理使用支气管舒张剂和糖皮质激素等哮喘缓解药物治疗后，仍有严重或进行性呼吸困难加重，称为哮喘持续状态。

（3）在应用机械通气辅助治疗前禁用镇静剂。

（4）由于呼吸急促、张口呼吸，使呼吸道丢失大量水分；同时由于不能进食，机体处于轻度脱水状态，应注意补充液体。

案例分析

病情和治疗

入院第三天，患儿气促较前好转，R 36~44 次 /min，仍有气喘，可见轻度三凹征，给予改鼻导管吸氧，氧流量 2L/min。

（三）呼吸道护理

1. 护理要点

（1）保持环境安静舒适利于休息。

（2）监测血气分析，根据病情调节氧流量，注意呼吸道湿化。

（3）给予雾化吸入以促进分泌物的排出；对痰液多而无力咳出者，及时吸痰。

（4）使用支气管扩张剂和糖皮质激素，观察其疗效和副作用。

（5）补充足够水分，稀释痰液，防止痰栓形成。

（6）教会并鼓励患儿做深而慢的呼吸运动。

2. 关键点

（1）能沉积于气道和肺部的雾化颗粒直径应在 1~10μm，以 3~5μm 最佳，应据此选择合适的雾化装置。

（2）雾化吸入时最好选择坐位，不能采取坐位时应抬高头部并与胸部成 30°，以利于药物的沉降。雾化吸入后应及时漱口、清洁颜面部以减少药物在局部的残留。

病情和治疗

患儿气促、气喘好转,继续甲泼尼龙静脉滴注,布地奈德混悬液、特布他林、异丙托溴铵氧气雾化吸入,孟鲁司特钠、盐酸丙卡特罗口服。

（四）用药护理

1. 护理要点

（1）β_2 受体激动剂:是治疗儿童哮喘急性发作的一线药物。

1）短效 β_2 受体激动剂（SABA）:能迅速缓解支气管痉挛,通常在数分钟内起效,疗效可维持数小时,是缓解轻中度哮喘急性症状的首选药物,应按需使用,不宜长期、单一、过量应用。不良反应包括骨骼肌震颤、低血钾、心律失常等。

2）长效 β_2 受体激动剂（LABA）:舒张支气管平滑肌的作用可维持 12h 以上,长期单独使用 LABA 有增加哮喘死亡的风险,不推荐长期单独使用。

（2）糖皮质激素:吸入糖皮质激素（ICS）是哮喘长期控制的首选药物。其主要的不良反应有声音嘶哑、咽部不适和口腔念珠菌感染,通过吸药后清水漱口、加用储雾罐或选用干粉吸入可减少哮喘发病率。

（3）抗胆碱能药物:舒张支气管的作用比 β_2 受体激动剂弱,起效也较慢。雾化吸入异丙托溴铵,应观察患儿有无头痛、恶心等不良反应。

（4）硫酸镁:有助于缓解危重哮喘症状,安全性良好,应缓慢输注,不良反应包括一过性面色潮红、恶心等,过量时可静注 10% 葡萄糖酸钙拮抗。

（5）白三烯调节剂:非激素类抗炎药。耐受性好,副作用少,服用方便。目前临床常用的制剂为孟鲁司特片:≥15 岁,10mg,1 次 /d;6~14 岁,5mg,1 次 /d;2~5 岁,4mg,1 次 /d。孟鲁司特颗粒剂（4mg）可用于 1 岁以上儿童。

2. 关键点

（1）各种吸入装置都有一定的吸入技术要求,应根据患儿的年龄和认知程度选择合适的吸入装置,训练指导患儿正确掌握吸入技术,以确保临床疗效。雾化吸入和压力定量气雾剂（pMDI）加储雾罐无须患儿刻意配合适用于各年龄段的患儿,患儿 >5 岁可选用干粉吸入剂,患儿 >6 岁可选用 pMDI。

（2）循证依据表明,每天规律使用低剂量 ICS 作为 5 岁及以下儿童控制哮喘的首选初始治疗,该初始治疗应至少 3 个月,以达到哮喘良好控制的疗效。长期研究未显示低剂量 ICS 治疗对儿童生长发育、骨质代谢、下丘脑 – 垂体 – 肾上腺轴有明显抑制作用。

病情和治疗

过敏原测定 + 免疫球蛋白提示尘螨阳性,总免疫球蛋白 E（IgE）357.0IU/ml。

（五）健康教育

1. 护理要点

（1）尘螨非常小，肉眼不可见，应注意规避。

1）每周用热水清洗床单和毛毯，避免使用毛绒玩具。

2）不使用地毯和厚重的窗帘以及软椅坐垫。

3）最好用塑料、皮革或简单的木质家具，少用纤维填充家具。

4）最好用带滤网的吸尘器。

5）外出旅行选择无地毯的房间居住。

（2）变应原特异性免疫治疗（AIT）：是通过逐渐增加剂量的变应原提取物对过敏患儿进行反复接触，提高患儿对此类变应原的耐受性，从而控制或减轻过敏症状。AIT 治疗疗程3~5 年，可改善哮喘症状、减少缓解药物应用需求、降低 ICS 的每天需用剂量、减少急性哮喘发作。

2. 关键点

（1）吸入变应原致敏是儿童发展为持续性哮喘的主要危险因素，对反复喘息怀疑哮喘的儿童，均推荐进行变应原皮肤点刺试验或血清变应原特异性 IgE 测定，以了解患儿的过敏状态，协助哮喘诊断，也有助于制订环境干预措施和确定变应原特异性免疫治疗方案。

（2）应用 AIT 的前提是确定致敏变应原，必须使用与患儿临床症状有因果关联的变应原制剂，应通过皮肤试验、特异性 IgE 测定并结合临床病史来确定致敏变应原。目前我国儿童 AIT 所应用致敏变应原的类型主要为尘螨，治疗途径包括皮下注射和舌下含服。

（3）对符合适应证的哮喘患儿在 AIT 过程中，主张同时进行基础控制药物治疗，并做好变应原环境控制。

案例分析

出　　院

入院第六天，患儿精神好，大气吸入下呼吸平稳，无气喘，咳嗽少。患儿出院带药沙美特罗替卡松，每天 2 次吸入。患儿既往服药不规律，给予加强教育。

（六）出院指导

1. 护理要点

（1）饮食指导：尽量避免食入会激发哮喘发作的食物如蛋、牛奶、肉、鲜鱼、虾、蟹。但也不要过分小心谨慎，应少吃生痰的食物，如鸡蛋、肥肉、花生、油腻食品等。

（2）协助患儿及家长确认哮喘发作的因素，评估家庭及生活环境中的过敏原，避免接触过敏原，去除各种诱发因素，避免过敏原暴露是哮喘治疗的关键。如避免患儿暴露在寒冷空气中，避免与呼吸道感染的人接触，不养宠物，不种花草，不玩毛绒玩具，不接触烟尘、吸入过敏原、食物过敏原，被褥保持清洁干燥。

（3）指导患儿及家长辨认哮喘发作的早期征象（如鼻痒、咳嗽、打喷嚏等）、哮喘加重的先兆、发作规律及相应家庭自我处理方法,制订哮喘行动计划。哮喘行动计划以症状、峰流速或二者结合作为判断病情的标准,指导家长掌握呼气流量峰值(PEF)的测定方法,记录哮喘日记。

(4)提供出院后应用药物资料,如药名、剂量、用法、效果及副作用等,家长应备有足够的抗哮喘药物。

(5)教会患儿在运动前使用支气管扩张剂(预防性药物)预防哮喘发作。

(6)介绍呼吸治疗仪的使用和清洁。

(7)出院后适当参加体育锻炼,多晒太阳,增强机体抗病能力。

(8)指导保持良好的心境,正确对待疾病,不宜过分的轻视或重视,并积极与其交流沟通。避免过度劳累和情绪激动,消除不良刺激。

(9)定期随访,评估哮喘控制情况,并根据医嘱调整用药方案及监测肺功能。

2. 关键点

(1)哮喘控制治疗应尽早开始,坚持长期、持续、规范、个体化的治疗原则。

(2)指导患儿及家长了解各种长期控制及快速缓解药物的作用特点、药物吸入装置使用方法(特别是吸入技术)及不良反应的预防和处理对策。告诫家长及患儿必须严格遵守医嘱用药,循序渐进减药,不能自行突然停药,以免引起疾病复发。

案例分析

疾病相关知识

(一)概述

支气管哮喘是一种以慢性气道炎症和气道高反应性为特征的异质性疾病,以反复发作的喘息、咳嗽、气促、胸闷为主要临床表现,常在夜间和/或凌晨发作或加剧。呼吸道症状的具体表现形式和严重程度具有随时间而变化的特点,并常伴有可变的呼气气流受限。

(二)分期

1. 急性发作期 突然发生喘息、咳嗽、气促、胸闷等症状,或者原有症状急剧加重。

2. 慢性持续期 近3个月内不同频度和/或不同程度地出现过喘息、咳嗽、气促、胸闷等症状。

3. 临床缓解期 经过治疗或未经治疗症状、体征消失,肺功能恢复到急性发作前水平,并维持3个月以上。

(三)临床特点

1. 喘息、咳嗽、气促、胸闷为儿童期非特异性的呼吸道症状,可见于哮喘和非哮喘性疾病。典型哮喘的呼吸道症状具有以下特征:

(1)诱因多样性:常有上呼吸道感染、变应原暴露、剧烈运动、大笑、哭闹、气候变化等诱因。

(2)反复发作性:当遇到诱因时突然发作或呈发作性加重。

(3)时间节律性:常在夜间及凌晨发作或加重。

(4)季节性:常在秋冬季节或换季时发作或加重。

（5）可逆性：平喘药通常能够缓解症状，可有明显的缓解期。

2. 有湿疹、变应性鼻炎等其他过敏性疾病病史，或者哮喘等过敏性疾病家族史。

3. 哮喘患儿最常见异常体征为以呼气相为主的哮鸣音，但慢性持续期和临床缓解期患儿可能无异常体征。重症哮喘急性发作时，由于气道阻塞严重，呼吸音可明显减弱，哮鸣音反而减弱甚至消失（"沉默肺"），此时通常存在呼吸衰竭的其他相关体征，甚至危及生命。

4. 哮喘患儿肺功能变化具有明显的特征，即可变性呼气气流受限和气道反应性增加。前者主要表现在肺功能变化幅度超过正常人群，不同患儿的肺功能变异度很大，同一患儿的肺功能随时间变化亦不同。

（四）哮喘诊断和病情评估的相关检查

1. 肺通气功能检测　哮喘患儿主要表现为阻塞性通气功能障碍，且为可逆性。多数患儿，尤其在哮喘发作期间或有临床症状或体征时，常出现第 1 秒用力呼气容积（FEV_1）（正常≥80% 预计值）、FEV_1/用力肺活量（FVC）（正常≥80%）等参数的降低。对疑诊哮喘儿童，如出现肺通气功能降低，可考虑进行支气管舒张试验，评估气流受限的可逆性；如果肺通气功能未见异常，则可考虑进行支气管激发试验，评估其气道反应性；或者建议患儿用峰流量仪每天 2 次测定峰流量，连续监测 2 周。如患儿支气管舒张试验阳性、支气管激发试验阳性，或者 PEF 日间变异率≥13% 均有助于确诊。

2. 过敏状态检测　推荐进行变应原皮肤点刺试验或血清变应原特异性 IgE 测定。

3. 气道炎症指标检测　诱导痰嗜酸性粒细胞分类计数及呼出气一氧化氮（FeNO）检测增高。

4. 胸部影像学检查　哮喘诊断评估时，在没有相关临床指征的情况下，不建议进行常规胸部影像学检查。反复喘息或咳嗽儿童，怀疑哮喘以外其他疾病，如气道异物、结构性异常（如血管环、先天性气道狭窄等）、慢性感染（如结核）以及其他有影像学检查指征的疾病时，依据临床线索所提示的疾病选择进行胸部 X 线平片或 CT 检查。

5. 支气管镜检查　反复喘息或咳嗽儿童，经规范哮喘治疗无效，怀疑其他疾病，或者哮喘合并其他疾病，如气道异物、气道局灶性病变（如气道内膜结核、气道内肿物等）和先天性结构异常（如先天性气道狭窄、食管 - 气管瘘）等，应考虑给予支气管镜检查以进一步明确诊断。

6. 临床常用的哮喘评估工具　包括哮喘控制测试（asthma control test，ACT）、儿童哮喘控制测试（childhood asthma control test，C-ACT，适用于 4~11 岁儿童）、哮喘控制问卷（asthma control questionnaire，ACQ）和儿童呼吸和哮喘控制测试（test for respiratory and asthma control in kids，TRACK）等，应根据患儿年龄和就诊条件，选用合适的评估工具，定期评估。

（五）诊断

哮喘的诊断主要依据呼吸道症状、体征及肺功能检查，证实存在可变的呼气气流受限，并排除可引起相关症状的其他疾病。

1. 反复喘息、咳嗽、气促、胸闷，多与接触变应原、冷空气、物理、化学性刺激、呼吸道感染、运动以及过度通气（如大笑和哭闹）等有关，常在夜间和 / 或凌晨发作或加剧。

2. 发作时双肺可闻及散在或弥漫性，以呼气相为主的哮鸣音，呼气相延长。

3. 上述症状和体征经抗哮喘治疗有效,或者自行缓解。

4. 除外其他疾病所引起的喘息、咳嗽、气促和胸闷。

5. 临床表现不典型者(如无明显喘息或哮鸣音),应至少具备以下 1 项。

(1)证实存在可逆性气流受限

1)支气管舒张试验阳性:吸入速效 β_2 受体激动剂(如沙丁胺醇压力定量气雾剂 200~400μg)后 15min FEV_1 增加≥12%。

2)抗炎治疗后肺通气功能改善:给予吸入糖皮质激素和 / 或抗白三烯药物治疗 4~8 周,FEV_1 增加≥12%。

(2)支气管激发试验阳性。

(3)最大呼气峰流量(PEF)每天变异率(连续监测 2 周)≥13%。

符合第 1 条 ~4 条或第 4、5 条者,可诊断为哮喘。

(六)治疗

哮喘控制治疗应尽早开始,坚持长期、持续、规范、个体化治疗原则。

1. 急性发作期 快速缓解症状,如平喘、抗炎治疗。

2. 慢性持续期和临床缓解期 防止症状加重和预防复发,如避免触发因素、抗炎、降低气道高反应性、防止气道重塑,并做好自我管理。

强调基于症状控制的哮喘管理模式,避免治疗不足和治疗过度,治疗过程中遵循"评估—调整治疗—监测"的管理循环,直至停药观察。注重药物治疗和非药物治疗结合,不可忽视非药物治疗如哮喘防治教育、变应原回避、患儿心理问题的处理、生命质量的提高、药物经济学等诸方面在哮喘长期管理中的作用。

附 2-4 肺功能检查

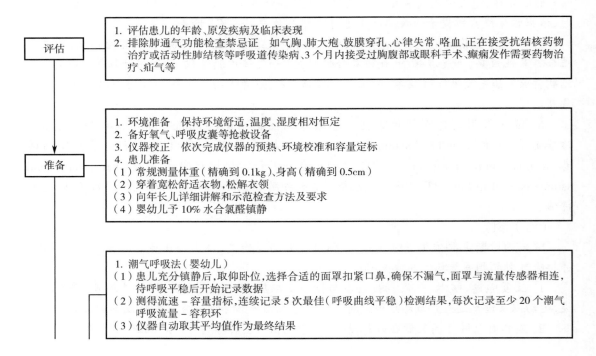

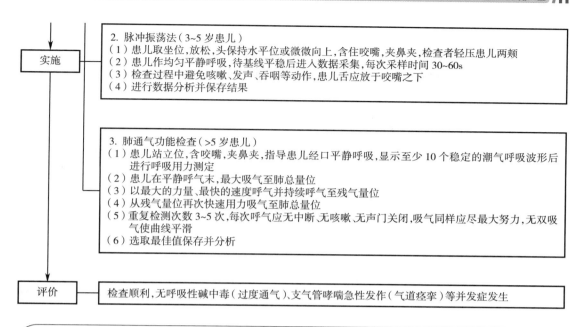

实施	2. 脉冲振荡法（3~5 岁患儿） （1）患儿取坐位,放松,头保持水平位或微微向上,含住咬嘴,夹鼻夹,检查者轻压患儿两颊 （2）患儿作均匀平静呼吸,待基线平稳后进入数据采集,每次采样时间 30~60s （3）检查过程中避免咳嗽、发声、吞咽等动作,患儿舌应放于咬嘴之下 （4）进行数据分析并保存结果
	3. 肺通气功能检查（>5 岁患儿） （1）患儿站立位,含咬嘴,夹鼻夹,指导患儿经口平静呼吸,显示至少 10 个稳定的潮气呼吸波形后进行呼吸用力测定 （2）患儿在平静呼气末,最大吸气至肺总量位 （3）以最大的力量、最快的速度呼气并持续呼气至残气量位 （4）从残气量位再次快速用力吸至肺总量位 （5）重复检测次数 3~5 次,每次呼气应无中断、无咳嗽、无声门关闭,吸气同样应尽最大努力,无双吸气使曲线平滑 （6）选取最佳值保存并分析
评价	检查顺利,无呼吸性碱中毒（过度通气）、支气管哮喘急性发作（气道痉挛）等并发症发生

注 意 要 点

1. 肺功能报告应由专门的医师结合患儿病史、年龄、基础疾病及肺功能参数、图谱进行综合评估

2. 检查前应停用干扰结果的药物,如支气管舒张剂、支气管收缩剂、激素类、抗过敏类、抗白三烯类药,停药时间参考药物半衰期;检查日应避免饮用茶、咖啡、碳酸饮料、巧克力等,避免剧烈运动、冷空气吸入

3. 婴幼儿检查宜在进食后 30min 进行,防止胃食道反流;保持鼻腔通畅,鼻塞患儿必要时用鼻腔血管收缩剂减少鼻腔阻力

4. 不同检查方法各有优点也有所限制,可结合原发疾病和年龄等同时做几种不同的肺功能检查互相弥补

（金国萍　杜柯凝　苏云鹤　邵菡清）

第三节　循环系统疾病护理

一、循环系统疾病概述

人体的循环系统（circulatory system）指人体内运送血液的器官和组织,主要包括心脏、血管（动脉、静脉、微血管）。循环系统疾病可以分为先天性疾病（如房间隔缺损、室间隔缺损、法洛四联症、主动脉缩窄等）及获得性疾病（心律失常、心肌病、心肌炎、川崎病等）。先

天性循环系统疾病与遗传、母体和环境因素有关。遗传因素既有单基因的遗传缺陷,也可表现为染色体畸变;母体因素主要为母体的感染和疾病,特别是母孕早期患病毒感染,其他如母体缺乏叶酸、接触放射线、服用药物(抗癌药、抗癫痫药等)、宫内缺氧等,均可能与发病有关;大多数先天性循环系统疾病的病因尚不清楚,可能是周围环境因素与遗传因素相互作用的结果。

（一）儿童循环系统生理概述及特性

1. 生理概述　心脏的生理特性:自律性、兴奋性、传导性和收缩性。自律性指心肌细胞在没有外来刺激的条件下,自动地产生节律性的兴奋。窦房结的 4 期自律性最高,所以窦房结为心脏的起搏点。兴奋性指心肌细胞具有对刺激发生反应的能力,包括有效不应期、相对不应期、超常期。心肌细胞的有效不应期特别长,保证心肌不发生强直收缩。传导性心肌细胞具有传导兴奋的能力。收缩性指心肌能够在电位触发下产生收缩反应。心肌的动作电位分为除极过程(0 期)和复极过程。复极过程包括快速复极初期(1 期)、平台期(2 期)、快速复极末期(3 期)和静息期(4 期)。正常的心脏周期包括收缩期(systole)和舒张期(diastole),心脏收缩时二尖瓣和三尖瓣关闭,主动脉瓣和肺动脉瓣开放;心脏舒张时二尖瓣和三尖瓣开放,主动脉瓣和肺动脉瓣关闭。

2. 儿童循环系统的特性　由于气体交换位置的不同,胎儿循环与成人循环相比存在明显差异:胎儿循环通过胎盘完成气体交换,体肺循环彼此联系;而成人循环在肺部进行气体交换,体肺循环完全分开,彼此独立。胎儿循环分为两条主路,一为自胎盘至躯体上部,血液氧合程度较高,即经由胎盘—脐静脉—下腔静脉—右房经卵圆孔—左房—左室—升主动脉—冠状动脉及头臂血管的通路;二为自上腔静脉至胎盘,血液氧合程度较低,即经由上腔静脉—右房—右室—肺动脉—动脉导管—降主动脉—脐动脉—胎盘的通路。胎儿循环通路中存在静脉导管、卵圆孔和动脉导管三处分流(图 2-4)。卵圆孔分流使胎儿循环左、右房压力几乎相等,血液通过卵圆孔充盈左侧房室,而动脉导管分流使胎儿循环左、右室压力基本一致,身体上、下部的血管床通过动脉导管联系在一起。出生后循环变化主要是血液气体交换部位由胎盘转至肺,胎盘循环终止而肺循环建立。

出生后,通过一系列复杂过程,肺循环和体循环逐渐分隔形成更加有效的氧摄取和运输,这种分隔是通过快速确立的肺循环和静脉导管、卵圆孔、动脉导管等胎儿通道的关闭来实现的。出生后脐带结扎导致体循环阻力下降、肺血流增加,肺动脉压力降低。肺血流增加使肺静脉回流增加,左房压力上升,左房压力超过右房压力引起卵圆孔功能上关闭。动脉血氧饱和度上升使动脉导管功能上关闭,随后逐渐出现解剖上关闭。在某些病理状态下,胎儿循环可重新开放。正常情况下,全身静脉血由上、下腔静脉流入右心房,经三尖瓣口流入右心室,

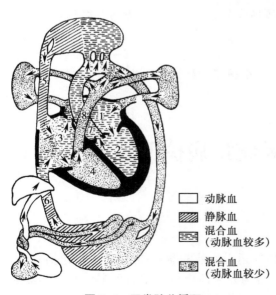

动脉血
静脉血
混合血
(动脉血较多)
混合血
(动脉血较少)

图 2-4　正常胎儿循环

再由右心室前上方的肺动脉瓣流入肺动脉,气体经肺氧合后形成动脉血,再经左、右各两个肺静脉口流入左心房,经二尖瓣口流入左心室,最后由左心室上方主动脉瓣射入主动脉(图2-5)。

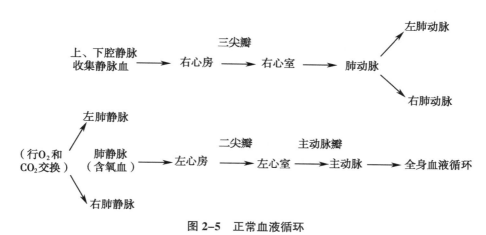

图 2-5 正常血液循环

（二）循环系统疾病分类

1. 先天性

（1）先天性心血管结构畸形:是最常见的先天性心脏病。

1）左向右分流型（潜伏青紫型）:正常情况下,由于体循环压力高于肺循环,故平时血液从左向右分流而不出现青紫。当剧烈哭吵、屏气或任何病理情况下致使肺动脉或右心室压力增高并超过左心压力时,则可使血液自右向左分流而出现暂时性青紫,如室间隔缺损、动脉导管未闭和房间隔缺损等。

2）右向左分流（青紫型）:某些原因（如右心室流出道狭窄）致使右心压力增高并超过左心,使血流经常从右向左分流时,或者因大动脉起源异常,使大量静脉血流入体循环,均可出现持续性青紫,如法洛四联症和大动脉转位等。

3）无分流型（无青紫型）:即心脏左、右两侧或动、静脉之间无异常通路或分流,如肺动脉狭窄和主动脉缩窄等。

（2）先天性心律失常:是另一大类常见的先天性心脏病,包括心律失常、心动过速（窦性心动过速、室上性心动过速、室性心动过速、心房扑动）、心动过缓（窦性心动过缓、传导阻滞）等。

（3）先天性心肌疾病:包括先天性扩张型心肌病、先天性肥厚型心肌病、先天性限制型心肌病、先天性心肌致密化不全和先天性心内膜弹性纤维增生症等。

（4）其他:包括心包疾病（心包积液）和心脏肿瘤（横纹肌瘤）等。

2. 获得性

（1）心律失常:是指心脏冲动的频率、节律、起源部位、传导速度与激动次序的异常。可分为窦性心律失常、房性心律失常、房室交界区性心律失常、室性心律失常以及心脏传导阻滞。

（2）心肌炎:是指因感染或其他原因引起的,弥漫性或局灶性心肌间质的炎性细胞浸润和邻近的心肌纤维坏死或退行性病变,导致不同程度的心功能障碍和其他系统损害。

（3）心肌病:是指在无冠状疾病、高血压、瓣膜疾病及足以引起心肌功能异常的先天性心脏病的情况下,心肌发生结构和功能障碍的一组疾病,是导致儿童心力衰竭和心脏移植最常见的原因之一。

(4)川崎病:是指一种以全身中、小动脉炎为主要病变的急性发热出疹性疾病。本病以婴幼儿多见,男孩多于女孩,四季皆可发病。

（三）循环系统疾病诊疗、护理进展

1. 3D打印(three-dimensional printing,3DP) 依据离散和堆积的原理,采用不同方法堆积材料完成零件的成形和制造。3D打印技术综合了数字建模、机电控制技术、信息技术、材料科学与化学及生命科学等诸多方面的前沿科技知识。通过3D打印技术的辅助,可以帮助医生减少心脏手术体外循环时间,缩短在ICU停留时间,提高总体治疗效果。目前,3D打印技术正转向仿造人体器官及组织,该研究仍处于初级阶段,仿造的组织功能有限,但有望打印出功能良好的器官,进行器官移植替代人体器官。3D打印技术在心血管外科手术制订、科研、教学等领域有着广阔的应用前景,有可能应用于更多疾病的诊治。

2. 胎儿超声心动图 是产前了解胎儿主要心血管结构及大体形态的最常用的无创医学影像检查方法,临床应用的主要目的是降低严重的、致命性的及现代治疗技术疗效不佳、预后不良的心血管畸形胎儿的出生率,减少围生期新生儿的死亡率,提高术后新生儿存活率。胎儿超声心动图检查是产前诊断的重点和难点,最佳的检查时间为孕18~24周,该时期胎儿的心脏结构、瓣膜、间隔以及心脏大血管结构等已清晰显示,且多数的心血管畸形已经形成。胎儿超声心动图的临床应用价值包括诊断内脏及心脏位置异常、先天性心血管畸形的产前诊断、胎儿心律失常的诊断及分型、胎儿心功能及血流动力学的评估、产前治疗疗效的检测与评估等。超声成像技术不断发展,包括实时三维超声心动图、时间 – 空间相关成像技术、胎儿心脏导航技术、胎儿心脏超声智能导航技术等新技术。随着超声影像技术的迅速发展,它在妊娠早期即能较准确诊断心脏结构畸形。

3. 基因诊断 随着对心脏发育分子机制的研究和基因测序技术的发展,学者对遗传基础的研究逐渐深入,发现了一系列参与心脏发育调节转录、信号传导和形态发生的关键基因。庞贝病亦称为糖原累积病Ⅱ型(GSDⅡ),是由于先天性酸性 α– 葡萄糖苷酶(GAA)基因突变所致,主要表现为进行性的心肌肥厚和肌无力。GAA基因位于17q25.2~q25.3,外周血GAA活性的检测和基因检测联合应用可更及时、有效地诊断庞贝病。基因检测包括Sanger测序和高通量测序两种方法。实验室也可进行产前诊断:一是孕15~18周抽取羊水分离胎儿细胞进行GAA活性测定;二是孕10~20周直接绒毛膜绒毛取样进行GAA基因突变分析以及GAA活性测定。基因诊断使更多儿童得到早期诊断和早期治疗。

4. 体外膜肺氧合(extracorporeal membrane oxygenation,ECMO) 技术是由泵提供动力,通过体外血液气体交换,为各种原因导致的心肺功能衰竭重症患儿,暂时性进行心肺支持,为疾病的恢复争取时间窗口。从体外生命支持组织统计数据来看,ECMO在心脏支持方面的应用呈现逐年增多的趋势,其中大部分应用在复杂先天性心脏病术后低心排血量综合征的心脏支持。另外,ECMO也用于急性暴发性心肌炎的心脏支持,稳定血流动力学,为有效内科治疗和患儿恢复争取时间;也为终末期心肌病患儿在得到供体行心脏移植前进行心脏支持。有报道显示婴幼儿ECMO心脏支持的生存率为45%。目前,随着心脏手术水平的不断提高,先天性心脏畸形手术年龄不断降低,手术难度也不断上升,部分病例虽然畸形的纠正治疗满意,但是术后仍会出现药物难以控制的心功能不全。这部分患儿术后可能需要 ECMO 进行心脏支持。ECMO 的护理非常重要,临床首先需要关注机器的管理,防止管道滑脱或扭曲,保证机器的正常运行;其次,需对患儿进行抗凝护理,根据医嘱监测活化凝血时间(activated clotting time,ACT)、活化部分凝血活酶时间(activated partial thromboplastin time,APTT)、抗活化 X 因子(Xa)等凝血指标,记录结果,并遵医嘱调节抗凝剂用量;与此同时,呼吸管理也十分重要,ECMO 应用期间患儿依靠呼吸机参与氧合,防止肺泡塌陷,通过调节氧合器的流量和浓度改善二氧化碳分压和氧分压。ECMO 联合连续性肾替代治疗是治疗先天性心脏病术后心、肺、肾功能衰竭的重要方法。

5. 连续性肾替代治疗(continuous renal replacement therapy,CRRT) 是一种血液净化方法,通过模拟肾脏对水和溶质的清除模式,持续清除体内水和溶质,替代受损的肾,具备可控性强、创伤小、对循环影响小等优点,特别是对于复杂先天性心脏病术后的患儿,因其病情危重、变化迅速,CRRT 的稳定、高效率对其更为合适,但同时也存在费用较高、需要检测抗凝、操作复杂等情况。临床护理过程中需要密切监测出凝血指标、肾功能及内环境稳定,细致观察患儿的出血情况,控制出入量,保证电解质平衡。对于管路的精心维护和病情变化的正确判断是应用 CRRT 的重要组成部分。

二、房间隔缺损

案例分析

典 型 案 例

患儿,男,2 岁,4 个月前因体检发现心脏有杂音,进一步完善超声心动图示房间隔缺损(图 2-6)。患儿平素无活动耐量明显下降,无活动后气促发绀,无胸闷心悸,无呼吸困难,无四肢肿胀,身高较同龄儿稍低。现患儿为进一步治疗,来医院就诊。再次完善超声心动图,提示房间隔缺损 0.45cm,择日行介入性心导管治疗。

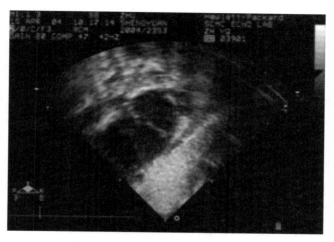

图 2-6 超声心动图——房间隔缺损

（一）入院处置

1. 护理要点

（1）通知医生，评估患儿意识、神志等一般状况及胸部情况，胸部对称，无畸形，胸壁无静脉怒张，心前区稍隆起。

（2）测量患儿体温：若体温升高提示有感染、炎症存在或散热不好；体温过低则提示循环功能不良或保温不够。

（3）测量患儿心率：心率 105 次 /min，心律齐，心音有力。听诊发现胸骨左缘第 2~3 肋间有收缩期杂音。若心率过快时应注意是否有发热或心力衰竭；过缓时则应注意心律失常、药物影响等；脉搏短绌提示心房颤动，注意有无血栓栓塞并发症。

（4）测量患儿呼吸：若呼吸加快时应注意是否有缺氧、心力衰竭或呼吸道感染；呼吸浅慢时应注意是否有呼吸抑制或呼吸衰竭。

2. 关键点　估计失血量，应查血型，备血，以供必要时用。

（二）房间隔缺损介入治疗前的护理

1. 护理要点

（1）术前 1d 清洁手术区皮肤。

（2）建立静脉通道，术前遵医嘱用药。

（3）术前禁食 8h，禁饮 2h，以免术中呕吐引起窒息。一般而言，根据"2468"原则可以用于患先天性心脏病的儿童术前禁饮食的时间，术前 2h 禁止摄入清亮液体，即单纯禁水 2h，术前 4h 禁止摄入母乳，术前 6h 禁止摄入配方奶，术前 8h 禁止摄入固体食物。

2. 关键点　确保患儿术前禁饮禁食。

案例分析

病情和治疗

如符合适应证，患儿将通过介入性心导管，用 Amplatzer 型双盘装置关闭缺损。

（三）房间隔缺损介入治疗后的护理

1. 护理要点

（1）观察病情变化，如每隔 15~30min 监测 1 次意识、血压、脉搏、呼吸和血氧饱和度以及足背动脉搏动情况。生命体征平稳后，改为 1~2h 监测 1 次，直至病情稳定。特殊情况或呼吸、循环不稳定者，应随时监测各项生命体征，以便发现异常，及早处理。

（2）患儿回病房后让其头偏向一侧去枕平卧 6h 或至麻醉完全清醒，股静脉穿刺者应卧床 12h，股动脉穿刺者需卧床 24h 以上，以防局部形成血肿。在敷料外点式压迫 2h 检查伤口有无渗血，如有渗血应请医师重新止血、包扎。

（3）术后禁食 6h 或麻醉完全清醒后才能进食。有文献表明，全身麻醉气管插管下儿童先天性心脏病介入封堵术后早进食是可行的，即根据患儿需要，清醒后给予少量饮水，无呛咳、恶心、呕吐后给予流质饮食。

（4）按医嘱输液给药

1）24h 输液总量的计算方式：正常生理需要量 =［第 1 个 10kg 按 4ml/（kg·h）+ 第 2 个 10kg 按 2ml/（kg·h）+ 以后按 1ml/（kg·h）×24］（表 2-2）。

表 2-2 儿童先天性心脏病 24h 输液总量计算表

体重（x）/kg	"421"原则 /［ml·（kg·h）$^{-1}$］	每小时正常生理需要量 /［ml·（kg·h）$^{-1}$］
$0<x<10$	4	$4x$
$10\leqslant x\leqslant 20$	2	$4\times 10+2\times（x-10）$
$x>20$	1	$4\times 10+2\times 10+1\times（x-20）$

2）补液顺序和速度应"先盐后糖、先晶后胶、匀速输入、见尿补钾"。

（5）术后开始口服阿司匹林，3~5mg/（kg·d），每天 1~2 次，疗程 6 个月。

（6）注意并发症的观察：并发症较少见，有残余分流、封堵器脱落、血栓或栓塞形成等。

2. 关键点

（1）心导管介入成功的评估：术后 24h 复查超声心动图、心电图及 X 线胸片（图 2-7），以评估封堵装置位置良好。

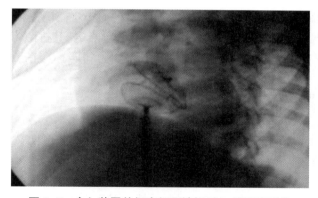

图 2-7 介入装置关闭房间隔缺损后 X 线观察影像

（2）伤口的按压：正确按压伤口，防止伤口渗血。

案例分析

病情和治疗

患儿介入手术后，哭吵、心率增快、头痛伴呕吐，呕吐物白色伴少量泡沫。右侧腹股沟伤口少量渗血，脑 CT 检查示缺血性病灶，脑电图异常。

（四）水杨酸类（阿司匹林）药物的护理

1. 护理要点

（1）熟悉阿司匹林的药理作用和特性，了解阿司匹林给药方法和途径。正确给药方法：

1）口服易吸收，小部分在胃中吸收，大部分在小肠中吸收，1~2h达到血药浓度峰值。

2）临床上按 3~5mg/（kg·d），用于防治血栓形成。

3）餐后服用可减轻胃肠道反应。

（2）观察及处理药物不良反应

1）胃肠道反应最为常见：口服可直接刺激胃黏膜引起上腹不适、恶心、呕吐。

2）加重出血倾向：阿司匹林抑制血小板凝集，使血液不易凝固导致出血时间延长。大剂量阿司匹林可抑制凝血酶原的形成引起凝血障碍，加重出血倾向，维生素 K 可以预防。

3）水杨酸反应：阿司匹林剂量过大（5g/d）时，可出现头痛、眩晕、恶心、呕吐、耳鸣、视、听力减退，总称为水杨酸反应，是水杨酸类中毒的表现。严重者可出现过度呼吸、高热、脱水、酸碱平衡失调，甚至精神错乱。严重中毒者应立即停药，静脉滴入碳酸氢钠溶液以碱化尿液，加速水杨酸盐自尿排泄。

4）过敏反应：少数患儿可出现荨麻疹、血管神经性水肿和过敏性休克。某些哮喘患儿服用阿司匹林或其他解热镇痛药后可诱发哮喘，称为"阿司匹林哮喘"。

5）瑞氏综合征：阿司匹林偶可引起脑病合并肝脂肪变性综合征（临床上更多的称为瑞氏综合征），以肝衰竭合并脑病为突出表现，虽少见，但预后恶劣，病毒感染患儿不宜服用阿司匹林。

6）对肾脏的影响：由于阿司匹林抑制前列腺素（PGs），取消了前列腺素的代偿机制，而出现水肿等症状。偶见间质性肾炎、肾病综合征，甚至肾衰竭，其机制未明。

2. 关键点 肠溶阿司匹林应在空腹时服用，普通阿司匹林应在餐后服用，注意观察有无全身散在出血点。

（五）伤口的护理

1. 护理要点

（1）伤口按压：同本节"房间隔缺损介入治疗后的护理"的护理要点（2）。

（2）双下肢护理

1）同时按摩伤口侧的下肢，以促进下肢的血液循环，防止血栓形成。

2）压迫时，每 15~30min 评估双侧足背动脉搏动及下肢的温度。

3）伤口渗血处理：伤口一旦渗血，应立即戴上无粉橡胶手套，给予无菌纱布立即按压伤口。重新计算按压时间，局部压迫时间为 2~4h，同时密切观察，防止再次出血，卧床休息 6~20h。

4）并发症观察：如发生局部血肿或动静脉瘘，根据严重程度不同，可给予超声引导下按压修复治疗或外科手术处理。

2. 关键点 预防并观察有无下肢血栓形成。

（六）异位栓塞的护理

1. 护理要点

（1）保持患儿平卧位，同时保持患儿情绪平稳，避免哭吵，必要时给予镇静剂。维持病室温度为 18~20℃、湿度为 50%~60%。

（2）生命体征的观察：密切监测体温、脉搏、呼吸、血压等生命体征，观察患儿的意识状态、面色、神志、瞳孔、囟门等变化，严密监测患儿的呕吐情况，评估呕吐的性质，观察呕吐物的颜色、性质、量。警惕血栓形成，避免与麻醉后复苏反应相混淆。

（3）高热患儿需每4h测量体温1次，密切观察患儿热型，当体温超过38.5℃时，及时给予物理降温或药物降温，以降低脑的耗氧量，防止发生惊厥。退热出汗时应及时更换汗湿的衣裤，注意保暖，保持皮肤、床单、被套的干燥清洁，及时记录降温效果。

（4）如发生栓塞，此时需加强抗凝及低分子右旋糖酐等治疗，尚需加用保护脑细胞的治疗，甚至适当用脱水剂消除脑水肿。

2. 关键点

（1）警惕脑疝形成：详细记录观察结果，早期预测病情变化。若患儿出现意识障碍、囟门隆起或紧张度增高、瞳孔改变、躁动不安、频繁呕吐、四肢肌张力增高为惊厥发作先兆；若呼吸节律深而慢或不规则，瞳孔忽大忽小或两侧不等大，对光反应迟钝，血压升高，应警惕脑疝及中枢性呼吸衰竭的发生。

（2）保持气道通畅：疑有脑疝时需进行气管插管保持呼吸道通畅，以气囊通气或呼吸机控制呼吸，使血中 $PaCO_2$ 控制在较低水平。

案例分析

出　　院

患儿生命体征平稳，复查超声心动图，封堵器位置良好，腹股沟伤口愈合完好，康复出院。

（七）出院指导

1. 护理要点

（1）避免上呼吸道感染，随气候变化及时增减衣服。

（2）饮食：饮食清淡、不要过饱，避免辛辣、煎炸、油腻食物。进食易消化的食物。

（3）病情观察：如出现生命体征异常、严重心律失常则考虑封堵器移位或脱落，应立即就医。

2. 关键点

（1）评估家长是否掌握出院注意事项。

（2）遵医嘱给患儿口服小剂量阿司匹林。

（3）出院后定期门诊复查，术后1、3、6及12个月复查超声心动图、心电图及X线胸片。

案例分析

疾病相关知识

（一）概述

房间隔缺损（atrial septal defect，ASD）是在胚胎发育过程中房间隔发育不良、吸收过度

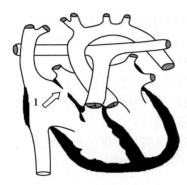

图 2-8　房间隔缺损示意图

或心内膜垫发育障碍,导致两心房之间存在通路(图 2-8)。ASD 占先天性心脏病发病总数的 7%~15%,女性较多见,男女比例约为 1:2。

(二)分类

根据解剖病变的不同分类:

(1)原发孔型缺损(占 5%~10%):实际上为房室隔缺损的一部分,其缺损使左右房室瓣相连,位置向心尖部偏移,构成两房间的交通。

(2)继发孔型缺损(约占 70%):卵圆孔的帘膜发育不全,未能将继发孔遮盖而致缺损,此为房间隔缺损最常见类型,缺口可单个,或者为多孔。

(3)静脉窦型缺损(较少见):缺口位于卵圆窝后方,其缺口仅在前下有间隔组织,后方为右房的游离壁,上方为骑跨左右房的上腔静脉开口,骑跨过度可引起青紫。

(三)临床表现

1. 房间隔缺损的症状,随着缺损的大小而不同　缺损小者可无症状,仅在体检时发现胸骨左缘第 2~3 肋间有收缩期杂音。缺损大者由于分流量大时体循环血量减少而表现为易感乏力,体型瘦长,面色苍白,由于肺循环血量增多使肺充血,患儿活动后气促、易患呼吸道感染,当哭闹、患肺炎或心力衰竭时右心房压力可超过左心房出现暂时性青紫。

2. 体格检查　心浊音界扩大,胸骨左缘 2~3 肋间可闻及 Ⅱ、Ⅲ 级收缩期喷射性杂音(肺动脉瓣相对狭窄),肺动脉瓣区第二心音增强或亢进,并呈不受呼吸影响的固定分裂(肺动脉瓣延迟关闭)。分流量大时,胸骨左缘下方可闻及舒张期隆隆样杂音(三尖瓣相对狭窄)。

(四)辅助检查

1. 心电图　典型心电图表现为电轴右偏和不完全性右束支传导阻滞。

2. 胸部 X 线检查　心脏外形呈轻、中度扩大,以右心房、右心室增大为主,肺动脉段突出,肺门血管影增粗,肺野充血,主动脉影缩小。透视下可见肺门、肺动脉总干及分支随心脏搏动而一明一暗的肺门舞蹈征。

3. 超声心动图　示右心房和右心室内径增大。

4. 心导管及心血管造影　由于接受了自左房分流的血氧饱和度高的血液,右房的血氧升高,与腔静脉之间的血氧饱和度差超过 10%,对诊断有意义。

(五)治疗

1. 介入性心导管术　是通过非开胸途径,将特种的导管及装置由外周血管插入到达所需治疗的心血管管腔内,以替代外科手术治疗。这种非手术治疗的优势是无须开胸,完全避免了体外循环的风险,不需要全身麻醉,缩短住院时间及康复时间、没有开胸的手术瘢痕。但与手术治疗相比,发生残余瘘的可能性比手术治疗稍大。

2. 手术治疗　缺损较大、影响生长发育者,宜于学龄前行房间隔缺损修补术。

(吴怡蓓　陆红)

三、病毒性心肌炎

典 型 案 例

患儿,男,4岁4个月,因"发热、乏力、呕吐1d"急诊送入院。家长诉:患儿1d前无明显诱因下出现发热,体温最高38.8℃,给予"对乙酰氨基酚混悬液"口服后体温可降至37.5℃,伴呕吐数次,呈非喷射状,为胃内容物,量少。2周前患儿有上呼吸道感染病史。查体:T 38.8℃,P 108次/min,R 27次/min,BP 96/60mmHg,SpO$_2$93%。患儿精神欠佳,食欲减退,稍气促,疲乏无力,胸闷,气短,口腔黏膜光滑,咽充血,扁桃体无肿大,心音低钝,律不齐,可闻及早搏,各瓣膜听诊区未闻及杂音,心前区无隆起,心尖搏动正常,心前区无震颤,无心包摩擦感。值班护士接待,家长非常焦急。

(一)入院处置

1. 护理要点

(1)报告医生,立即给予患儿心电、血氧监测及持续低流量氧气吸入(1~2L/min),建立静脉通路;评估患儿神志、面色、心率、心律、呼吸、血压及血氧饱和度,目前饮食架构及营养情况;有无意识障碍,抽搐、电解质紊乱、心律失常及急性心力衰竭的表现。

(2)密切观察体温的改变,给予物理降温,必要时口服降温药物。

(3)患儿卧床休息,保持病室安静,各项护理操作集中进行,减少不必要的刺激。

(4)协助医生安排检验和检查项目,宜先行心电图、超声心动图检查。

2. 关键点

(1)评估患儿活动耐力。急性期应卧床休息,至体温稳定3~4周,基本恢复正常时逐渐增加活动量。恢复期继续限制活动量,一般总休息时间不少于6个月。重症患儿心脏扩大者、有心力衰竭者,应延长卧床时间,待心力衰竭控制、心脏情况好转后再逐渐开始活动。

(2)指导患儿进食富含维生素和蛋白质的食物。如出现心功能不全者,需吸氧并限制钠盐摄入。

(3)患儿出现烦躁不安,不易安抚时需要给予镇静剂。出现心力衰竭时应置患儿半卧位,静脉给药速度不宜过快,以免加重心脏负担。

(4)准备好抢救仪器及药物,一旦发生严重心律失常或急性心力衰竭,立即告知医生,并配合急救处理。

病情和治疗

患儿精神欠佳,食欲减退、稍气促,疲乏无力、胸闷、气短,T 38.6℃,P 105次/min,R 27次/min

给予卧床休息,持续低流量吸氧,营养心肌治疗。

（二）发热护理

1. 护理要点

（1）口服退热剂,0.5~1h 后复测体温。

（2）松开衣被,躯干部位不宜覆盖过多的衣物或者拥抱过紧,可适当降低环境温度。

（3）病情观察:监测体温变化,观察热型及伴随症状。降温过程中注意观察患儿面色、出汗量的变化,如出现面色苍白、大量出汗应立即通知医生,防止虚脱。

2. 关键点　为使患儿感觉舒适,不再以 38.5℃ 为退热的界限。当患儿出现不舒适感时,建议退热药的使用。对乙酰氨基酚混悬液和布洛芬是推荐用于儿童的退热药物,但是不建议联合或交替使用。

（三）活动无耐力的护理

1. 护理要点

（1）保持病房安静、整洁,给患儿提供一个舒适的环境,指导患儿半卧位,并向其讲解休息可减轻心脏负荷,减少心肌耗氧的重要性,保证患儿充足的休息与睡眠。

（2）治疗、护理集中进行,减少对患儿不必要的刺激。向患儿及家长耐心解释保持情绪稳定的必要性,解释病情和治疗方案,告诉家长不良情绪会加重心脏负荷,给予心理安慰。

（3）给予富含维生素、蛋白质的易于消化吸收的饮食,以促进心肌细胞恢复。注意少量多餐,避免过饱,尤其注意补充富含维生素 C 的食物,如新鲜蔬菜和水果。如伴明显心功能不全者给予低盐饮食。

（4）吸氧:如患儿出现胸闷、气短、心悸时,遵医嘱给予持续低流量鼻导管吸氧（1~2L/min）。

2. 关键点

（1）卧床患儿做好生活护理及皮肤护理,指导患儿及家长做好主动或被动活动,以活动后不引起患儿呼吸困难、气急、乏力等为原则。防止肌肉萎缩,预防下肢静脉血栓的发生。评估双下肢足背动脉搏动,评估双侧足底颜色,观察有无肿胀,压之是否褪色、凹陷。

（2）严密监测活动时的心率、血压变化,若活动后出现胸闷、心悸、呼吸困难、心律失常等,应立即停止活动。

（3）评估患儿跌倒、坠床的危险因素,床头放置防跌落警示标识,指导拉好床栏,防止坠床。给予患儿穿防滑的鞋子,护士加强宣教及巡视。

案例分析

病情和治疗

患儿出现呕吐,非喷射状,为胃内容物,量少。给予维生素 B_6 静脉滴注。

（四）呕吐护理

1. 护理要点

（1）立即给予头偏向一侧，保持呼吸道通畅，以防呕吐物呛入气管。呕吐停止后给予患儿漱口，清理被污染的衣服及环境。

（2）注意饮食，宜定时定量，不宜过饱；食物宜新鲜、清洁；不宜辛辣刺激性食物。

（3）呕吐较轻者，可以进易消化的流质食物，宜少量多次进食；呕吐较重者，暂给予禁食。

（4）口服药物时药液不宜太热，服药宜缓。

（5）评估患儿生命体征、意识状态，观察患儿有无尿少、口渴、皮肤黏膜干燥等脱水表现。

（6）安抚患儿情绪。

2. 关键点

（1）剧烈呕吐而禁食者应及时补充丢失的水分和电解质。

（2）必要时准确记录入水量、进食量、尿量、排便量、呕吐量及出汗情况，以作输液参考。

（3）静脉补钾原则：见尿才能补钾（6h内有尿）；不宜过浓：静脉滴注液含钾浓度一般不超过 0.3%；不宜过快；不宜过多。

案例分析

病情和治疗

患儿心电图示频发室性期前收缩，呈二联律；给予口服普罗帕酮。

（五）心律失常——室性期前收缩护理

1. 护理要点

（1）给予心电监护并密切监测患儿心律、心率、血压、血氧饱和度的变化，发现频发、多形性的室性期前收缩应及时报告医生。每天更换电极片，观察电极片局部皮肤有无发红、过敏反应。

（2）遵医嘱定期监测患儿电解质和酸碱平衡情况，配合治疗，纠正诱因。

2. 关键点

（1）室性期前收缩的心电图典型特征为提前出现的宽大畸形的 QRS 波，时限多超过 0.12s，其前没有相关的 P 波，ST 段和 T 波常与 QRS 波群主波方向相反，代偿间歇完全（图 2-9）。

（2）开放静脉通路，备好急救车、除颤仪等抢救仪器及物品。

（3）对有重度房室传导阻滞者，必要时安置临时心脏起搏器，以帮助患儿度过危险期。

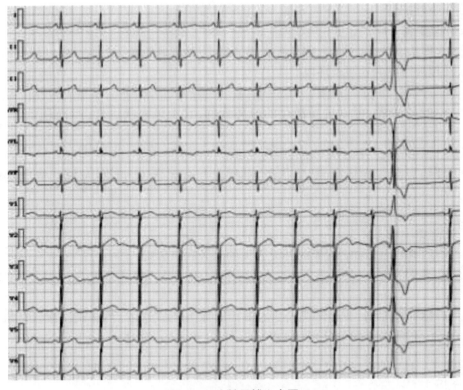

图 2-9　室性早搏心电图

案例分析

病情和治疗

患儿住院第三天,精神欠佳,食欲减退、稍气促、疲乏无力、胸闷、气短,心尖搏动弥散,可闻及舒张期奔马律。

(六)心力衰竭护理

1. 护理要点

(1)保持病室安静,集中护理操作,避免患儿剧烈运动。抬高床头 30°~45°,呼吸困难和发绀时给予氧气吸入。每 2~4h 或按需评估血压、心率、心律、心音、皮肤颜色、末梢循环等。每 2~4h 或按需评估呼吸状况、氧饱和度,呼吸音等。

(2)控制水和盐的摄入,给予低盐或无盐饮食,钠盐每天不超过 0.5~1g。每天水分摄入 50~60ml/kg。输液速度不超过 5ml/(kg·h)。遵医嘱使用利尿剂,观察药物疗效及副作用。详细记录 24h 出入量,每天晨起测体重。

(3)根据活动耐力限制日常活动量。心力衰竭严重者绝对卧床休息,心力衰竭控制后根据病情逐渐增加活动量。

(4)少量多餐,防止过饱。给予高能量、高蛋白、高维生素,易消化饮食。多吃蔬菜、水果等含粗纤维较多的食物,定时排便,每天行腹部环形按摩促进肠蠕动,避免因便秘用力排便,而加重心力衰竭,甚至猝死。

（5）遵医嘱给予洋地黄制剂和利尿剂。

2. **关键点** 向患儿讲解心力衰竭的基本症状和体征,使患儿了解可反映心力衰竭加重的一些临床表现,如疲乏加重、运动耐力降低、安静状态心率增加 15~20 次/min,活动后喘憋加重。

案例分析

病情和治疗

患儿精神食纳欠佳。血常规:白细胞总数轻度升高,以淋巴细胞比例升高为主;血沉增快,C 反应蛋白增加,肌钙蛋白 T、肌钙蛋白明显升高,血清柯萨奇病毒 IgM 抗体滴度明显增高。

（七）用药护理

1. 护理要点

（1）抗病毒治疗:干扰素能抑制病毒复制并调节免疫功能。观察有无发热、畏寒等流感样表现及消化道症状。

（2）心肌保护治疗:营养心肌常用药物有大剂量维生素 C、1,6-二磷酸果糖、磷酸肌酸钠、左卡尼汀;有助于心肌代谢的药物,辅酶 Q10 有保护心肌和清除自由基的作用,$1mg/(kg \cdot d)$,分两次口服,疗程 3 个月以上。注意辅酶 Q10 会引起胃部不适,导致食欲缺乏,嘱患儿餐后服用。

（3）强心药物:常用地高辛。由于心肌炎时对洋地黄制剂比较敏感,容易中毒,使用时需注意:

①双人核对,抽取准确剂量服药到口,避免呛咳。

②用药之前数患儿心率,婴儿心率低于 100 次/min,幼儿心率低于 80 次/min,儿童心率低于 60 次/min,通知值班医生,必要时暂停口服。

③询问近期使用洋地黄制剂的剂量、方法。

④如需使用钙剂,应间隔 6h。

（4）利尿剂:使用利尿剂时根据利尿药的作用时间安排给药,尽量安排在清晨或上午给药,以免夜间多次排尿影响睡眠。定时测量体重及记录尿量,观察有无水肿或脱水情况。

（5）抗心律失常:使用抗心律失常药物时应注意严格按医嘱给药,用药期间监测患儿心律、心率及血压变化,严密观察抗心律失常药物的致心律失常作用及其他不良反应。

2. 关键点

（1）选择合适的静脉通路:为减少不必要的刺激,建议尽早静脉置管。

（2）目前尚无直接针对心肌炎症的药物,主要是以针对左心功能不全的支持治疗为主,以维持足够的心排量。如有心力衰竭,小剂量的地高辛 0.03mg/kg 可作为洋地黄化总量的半量,即时口服;以后半量分 2 次、每 8h 1 次,维持量为总量的 1/5~1/10。

（3）监测患儿心率与心律、血压，有无黄视、绿视、腹泻、中枢神经系统反应，如精神抑郁或错乱等洋地黄类药物中毒的表现。疑似洋地黄类药物中毒患儿应检测地高辛血药浓度。一旦发生洋地黄类药物中毒，应立即停用洋地黄类药物和利尿剂，同时补充钾盐。轻者氯化钾0.075~0.1g/（kg·d），分次口服；重者0.03~0.04g/（kg·h）静脉滴注，总量不超过0.15g/kg，滴注时用10%葡萄糖稀释成0.3%的浓度。小剂量钾盐能控制洋地黄类药物引起的室性早搏和阵发性心动过速，但是肾功能不全和合并房室传导阻滞时忌用静脉补钾。

（4）应用扩血管药物时注意患儿血压变化，应用利尿剂时注意观察电解质情况。

案例分析

出　　院

入院后第十天，患儿精神食纳好，呼吸平稳，体温正常，未诉乏力、胸闷、气短不适，医嘱给予出院。

（八）出院指导

1. 护理要点

（1）注意休息，6个月内避免剧烈运动。

（2）居室每天开窗通风，保持室内空气清新，注意天气变化，及时增减衣物，少去公共场所，预防感染。

（3）保证充足的睡眠，保持患儿情绪稳定，避免情绪波动、劳累及寒冷等刺激。

（4）按医嘱定时、定量、正确服药，定期于专科门诊随诊。患儿如有不适及时就诊。

2. 关键点

（1）评估家长是否掌握出院注意事项。

（2）对于出院时仍有心律失常或仍需口服洋地黄类药物的患儿，需评估家长是否学会数患儿的心率。

案例分析

疾病相关知识

（一）概述

病毒性心肌炎是指嗜心肌病毒感染引起的以心肌非特异性间质性炎症为主要病变的心肌炎，有时病变也可累及心包或心内膜。其病理特征为心肌细胞的坏死或变性。在病毒流行感染期约有5%的患儿发生心肌炎，也可为散在发病。临床谱包括从心肌局灶炎症无症状到心肌弥漫性炎症所致的重症心肌炎。发病季节全年均可见，夏秋季较多。

（二）病因及发病机制

本病的发病机制尚不完全清楚，一般认为与病毒及其毒素早期经血液循环直接侵犯心肌细胞有关，另外病毒感染后的变态反应和自身免疫也与发病有关。很多病毒感染可引起心肌炎,主要以肠道病毒和呼吸道病毒感染为主,尤其是柯萨奇病毒 B 型最常见,约占半数以上,其次为埃可病毒。其他病毒如腺病毒、脊髓灰质炎病毒、流感和副流感病毒、单纯疱疹病毒、腮腺炎病毒等均可引起心肌炎。轮状病毒是婴幼儿秋季腹泻的病原体,也可引起心肌的损害。

(三)临床表现

临床表现轻重不一,取决于年龄和感染的急性或慢性过程。

1. 症状　轻症患儿一般会在病毒感染后的 1~3 周内发生,最常见的就是急性上呼吸道感和肠道感染而导致的心肌炎。一般无并发症状,只能通过心电图发现。重症患儿出现心悸、胸闷、胸痛或心前区隐痛、头晕、呼吸困难、水肿,甚至发生阿 – 斯综合征(Adams-Stokes syndrome);极少数患儿出现心力衰竭或心源性休克。新生儿患病时病情进展快,多在出生后 10d 内突然起病,常见反应低下、呼吸困难和发绀、高热、拒食、呕吐、嗜睡等,偶伴有神经、肝脏和肺的并发症,病情多危重,病死率极高。

2. 体征　心脏有轻度扩大,伴心动过速、心音低钝及奔马律,可导致心力衰竭及晕厥等。反复心力衰竭者,心脏明显扩大,肺部出现湿啰音及肝、脾大,呼吸急促和发绀,重症者可突然发生心源性休克,脉搏细弱,血压下降。

3. 临床分期

(1)急性期:新生儿、病程在 6 个月以内,临床症状明显而多变。

(2)迁延期:临床症状反复出现,客观临床指标迁延不愈,病程多在 1 年以上。

(3)慢性期:病情反复,时有加重,进行性心脏增大或反复心力衰竭,病程在 1 年以上。

(四)体格检查

1. 心脏增大　病情轻者通常无心脏增大,重者可出现心脏轻到中度增大。

2. 心率和心律的变化　与发热程度不平行的心动过速、心率异常缓慢和各种心律失常,其中以室性期前收缩最常见。

3. 心音变化　第一心音减弱或分裂。

4. 若同时有心包受累,则可闻及心包摩擦音。

5. 合并心力衰竭的其他体征　肺部湿性啰音、颈静脉怒张、肝脏增大和双下肢水肿等。

6. 病情严重者可出现心源性休克的体征。

(五)并发症

1. 心律失常　90% 的患儿以此为首发症状,严重者发生重度房室传导阻滞、室性心动过速、心室颤动,可给以异丙肾上腺素等。

2. 心力衰竭　心肌细胞受到严重病的损害,快速的心律失常导致心力衰竭,重者 10% 以上可致死。可给予强心利尿剂。

3. 扩张型心肌病　病毒长期侵入心脏,使毒素慢性迁延至左右心室扩大,心室收缩功能下降。

(六)辅助检查

1. 心电图　可见严重心律失常,包括各种期前收缩,室上性和室性心动过速,心房颤动和心室颤动,II度或III度房室传导阻滞。心肌受累明显时可见 T 波降低,ST-T 段的改变,但是心电图缺乏特异性,强调动态观察的重要性。各种心律失常,以室性心律失常和房室传导阻滞多见。

2. 胸部 X 线 病情轻者可正常；病情重者可有心影增大。

3. 心肌血生化指标

（1）血液生化检查：急性期白细胞计数增高、血沉增快、C 反应蛋白、血清肌酸磷酸激酶同工酶（CK-MB）、血清肌钙蛋白 T、血清肌钙蛋白增加。心肌肌钙蛋白（cTn），是评价心肌损害的特异性、敏感性指标。

（2）心肌酶学改变：肌酸激酶（CK）及其同工酶（CK-MB），心肌炎早期升高。乳酸脱氢酶（LDH）及其同工酶（LDH1、LDH2），病毒性心肌炎尤其以 LDH1 升高为明显。

4. 超声心动图检查 可显示心房、心室的扩大，心室收缩功能受损程度，探究有无心包积液以及瓣膜功能。

5. 放射性核素心肌显像 可显示心肌细胞坏死区的部位和范围，敏感性高，特异性低。

6. 心内膜心肌活检 为有创检查，主要用于病情危重、治疗反应差、病因不明的患儿。阳性结果是诊断心肌炎的可靠证据。

7. 病毒学检查 疾病早期可从咽拭子、粪便、心肌组织中分离出病毒或用 PCR 技术检测病毒 RNA；血清中检测特异性抗病毒抗体滴定度。恢复期血清抗体滴度比急性期有 4 倍以上增高，病程早期血中特异性 IgM 抗体滴度在 1∶128 以上，利用聚合酶链反应或病毒核酸探针原位杂交，自血液或心肌组织中查到病毒核酸，可作为某一型病毒存在的依据。

（七）病毒性心肌炎的诊断

1. 病毒性心肌炎的诊断主要为临床诊断 根据典型的前驱感染史、相应的临床表现及体征、心电图、心肌酶学检查或超声心动图、CMR 显示的心肌损伤证据，应考虑诊断本病。

2. 疑似心肌炎的诊断标准 有 ≥1 个临床表现，并有 ≥1 项辅助检查异常者；若无临床症状，则需符合 ≥2 项辅助检查异常；同时均应排除其他疾病。临床疑似心肌炎患儿建议入院进一步观察及检查，心内膜心肌组织活检确定诊断。

（八）治疗

1. 休息 在急性期至少休息到热退后 3~4 周。如有心功能不全及心脏扩大者应强调绝对卧床休息。一般总的休息时间不少于 3~6 个月，以后根据情况增加活动量。

2. 保护心肌及药物治疗

（1）大剂量维生素 C 和能量合剂：维生素 C 有清除自由基的作用，可改善心肌代谢及促进心肌恢复，对心肌炎有一定疗效。剂量为每天 100~200mg/kg，以葡萄糖稀释成 10%~25% 溶液静脉注射，1 次 /d，疗程 3~4 周。病情好转可改维生素 C 口服。能量合剂有加强心肌营养、改善心肌功能的作用，常用三磷酸腺苷 20mg、辅酶 A 50U、胰岛素 4~6U 及 10% 氯化钾 8ml 溶于 10% 葡萄糖液 250ml 中静脉滴注，每天或隔天 1 次。

（2）磷酸肌酸钠：可改善心肌细胞代谢，2g/d 静脉滴注，疗程为 1~3 周。

（3）辅酶 Q10：有保护心肌和清除自由基的作用，1mg/（kg·d），分 2 次口服，疗程 3 个月。

（4）机械辅助循环支持装置：体外膜氧合器（ECMO）在心脏不能维持全身灌注时提供体外心肺功能支持。急性心力衰竭时可替代心脏功能，使心脏有充分的时间恢复，还可作为心脏移植的过渡期治疗。

四、心律失常——阵发性室上性心动过速

典 型 案 例

患儿,女,1岁3个月,因"发现心率快"急诊抱送入院。2d前,患儿心率加快(200~250次/min),食纳欠佳,活动后可见乏力,活动较前减少,门诊完善心电图示阵发性室上性心动过速,未给予特殊处理,心率可自行降至130次/min左右,恢复窦性心律。半天前再次出现心动过速,不能自行降至正常。查体:T 36℃,P 259次/min,R 46次/min,BP 86/50mmHg,患儿精神反应好,面色红润,律齐,心音有力,未闻及早搏,各瓣膜听诊区未闻及杂音,心前区无隆起,心尖搏动正常,心前区无震颤,无心包摩擦感,SpO$_2$ 95%。值班护士接待,家长非常焦急。

(一)入院处置

1. 护理要点

(1)立即报告医生,给予患儿心电、血氧饱和度监护。评估患儿神志、面色、心率、心律、呼吸、血压及血氧饱和度情况,观察患儿有无面色苍白、烦躁不安、拒食、气促、发绀、手足冷、出汗等充血性心力衰竭等表现。

(2)指导家长置患儿于舒适卧位,并保持病房安静,避免刺激患儿,避免患儿剧烈哭闹。

(3)向医生汇报患儿情况,如心率及呼吸数值。立即建立静脉通路。

(4)协助医生尽早、合理安排各项检验和检查,尤其是心电图及心脏B超的检查。

2. 关键点

(1)对于无意识障碍、血压稳定、无休克表现的循环稳定型室上性心动过速者给予静脉推注三磷酸腺苷或普罗帕酮治疗;对于出现意识障碍、血压不稳定或有休克表现的循环不稳定型室上性心动过速者首选电复律治疗。

(2)如患儿出现面色苍白、烦躁不安、拒食、气促、发绀、四肢肌张力下降、手足冷、出汗、血压下降等表现,提示有充血性心力衰竭,应立即通知医生,配合进行急救。

(二)活动无耐力的护理

1. 护理要点

(1)患儿室上速发作时给予卧床休息,以减少心肌耗氧量,采取舒适的卧位,如高枕卧位,半卧位等,同时注意防止跌倒、坠床的发生,保持病房安静整洁,保证患儿充足的休息和睡眠。

(2)治疗、护理集中进行,减少对患儿不必要的刺激,指导家长保持患儿情绪稳定,剧烈哭闹不易安抚时应遵医嘱给予镇静剂。

(3)吸氧:若患儿出现呼吸困难,发绀等缺氧表现时,应遵医嘱给予持续低流量吸氧(1L/min)。

2. 关键点

(1)患儿尽量避免左侧卧位,因左侧卧位患儿能感觉到心脏的搏动而使不适感加重。

（2）评估患儿跌倒、坠床的危险因素，观察患儿有无头晕、晕厥发生。床头放置防跌落警示标识，指导家长拉起床护栏，给予患儿穿防滑的鞋子，护士加强巡视。

（三）家长心理护理

1. 护理要点

（1）此患儿病情易反复，先后住院3次，家长非常焦虑，尤其是患儿的母亲，因此，医护人员在查房、治疗、护理等时间段应多与家长进行沟通，以减轻其焦虑情绪。

（2）向家长讲解心律失常发生的常见原因、诱因和治疗护理知识，并列举预后较好的病例，帮助其树立战胜疾病的信心。

2. 关键点

（1）儿科病房相对较吵闹，因此每天应固定时间给予患儿家长进行相关知识的宣教，尽量避开患儿哭闹，输液时间段，以免影响宣教效果。

（2）根据患儿的病情进展情况，及时评估家长的心理动态，做到有目的、有针对性地进行宣教。

（四）潜在并发症——心室颤动的观察及护理

1. 病情观察

持续给予患儿心电监护，严密监测心率、心律，心电图、血氧饱和度的变化，发现异常应立即报告医生，安放监护电极前注意清洁皮肤，电极放置位置应避开胸骨右缘及心前区，以免影响做心电图和紧急电复律；每天更换电极片，观察有无皮肤发红、发痒等过敏反应。

2. 护理要点

（1）心室颤动为本病最常见并发症，因此，应密切观察患儿的心电图变化，准确识别心室颤动的发生，并及时给予电除颤，使用电除颤的时间是心肺复苏成功最重要的决定因素。并尽量缩短停止按压与开始电除颤之间的时间。

（2）备好抗心律失常药物及其他抢救药品、除颤仪等，一旦患儿发生心搏、呼吸骤停，应立即进行心肺复苏，并配合电除颤，并及时遵医嘱给予药物治疗。

3. 关键点

（1）主要观察患儿有无意识突然丧失、抽搐、大动脉搏动消失、呼吸停止等表现。

（2）心室颤动主要诊断标准：QRS波群与T波完全消失，代之以形态不同、大小各异、极不规则的颤动波。

案例分析

病情和治疗

入院后1h，患儿心率持续250次/min左右，无法自行降至正常，遵医嘱给予兴奋迷走神经终止发作。

（五）兴奋迷走神经终止发作的护理

1. 护理要点

（1）冰毛巾敷面法：适用于较小的患儿，尤其对6个月以下的婴儿效果较明显，每次

10~15s。

（2）刺激咽部：以压舌板或手指刺激患儿咽部使患儿产生恶心、呕吐。

（3）按摩颈动脉窦法：患儿取仰卧位，先右侧，无效再左侧，每次5~10s。

（4）Valsalva动作：深呼吸后屏气，再用力做呼气动作，适用于较大儿童。

2. 关键点

（1）按摩颈动脉窦时应先一侧，无效后再另一侧，切忌两侧同时按摩。

（2）兴奋迷走神经终止发作无效，或者当即有效但很快复发时，应遵医嘱给予药物治疗。

案例分析

病情和治疗

使用兴奋迷走神经终止发作后，患儿心率仍为240次/min左右，遵医嘱给予三磷酸腺苷原液快速弹丸式静脉推注。

（六）使用三磷酸腺苷（ATP）的护理

1. 护理要点

（1）用药前准备好抢救药品及除颤仪。

（2）用药前再次核对，确认无误后方可给药。

（3）弹丸式静脉推注。

（4）静脉推注时密切观察患儿心率、心律及血压的变化。

2. 关键点

（1）ATP的作用主要由其降解产物——腺苷所介导，腺苷进中入血浆很快转化为肌苷，并破坏红细胞摄取，参与再循环。因而，其疗效取决于给药途径和给药速度，快速弹丸注射直接由静脉进入心脏，药物起效快，可提高转复窦律的效果。

（2）本药对窦房结有明显抑制作用，因此对窦房结综合征、窦房结功能不全者及老年人慎用或不用。

（3）"弹丸"式静脉注射：指在一定压力和冲力下将高浓度药物像弹丸一样通过外周静脉被送至心脏，从而使药物快速起效。

案例分析

病情和治疗

使用ATP静脉推注后，患儿心率迅速降至124次/min左右，恢复窦性心律，持续1~2s后心率又升至248次/min，之后无明显降低趋势。遵医嘱给予胺碘酮片口服，抗心律失常治疗。

（七）使用胺碘酮片口服的护理

1. 护理要点

（1）使用过程中注意观察患儿心率、心律变化，是否转为窦性心律。

（2）观察患儿有无便秘、恶心、呕吐、食欲下降等不良反应。

（3）用药期间应定期检查血压、心电图、肝功能等。

2. 关键点

（1）胺碘酮可导致甲状腺功能亢进，可发生在用药期间或停药后，除突眼征以外可出现典型的甲亢征象，也可出现新的心律失常。发病率约2%，停药数周至数月可完全消失，少数需用抗甲状腺药。

（2）胺碘酮可增加血清地高辛浓度，亦可增高其他洋地黄制剂的浓度达中毒水平。当开始用本品时，洋地黄类药物应停药或减少50%，如合用应仔细监测其血清中药物浓度。

（3）与排钾利尿药合用，可增加低血钾所致的心律失常。

案例分析

病情和治疗

遵医嘱给予胺碘酮片口服后，患儿心率仍未见明显降低，波动于200~250次/min，遵医嘱给予普罗帕酮静脉推注。

（八）使用普罗帕酮护理

1. 护理要点

（1）使用过程中注意观察患儿心率、心律变化。

（2）严密监测患儿血压变化。更换体位时应缓慢，避免体位性低血压的发生。

（3）观察药物不良反应：口干、头痛、眩晕、胃肠道不适等。

2. 关键点

（1）心肌严重损害者慎用。

（2）严重的心动过缓，肝、肾功能不全，明显低血压患儿慎用。

（3）如出现窦房性或房室性传导高度阻滞时，可静注乳酸钠、阿托品、异丙肾上腺素或间羟肾上腺素等解救。

案例分析

病情和治疗

入院第二天，患儿口服胺碘酮片及普罗帕酮静脉推注后，心率仍波动于220~250次/min，无明显降低趋势，遵医嘱给予去乙酰毛花苷静脉推注。入院第三天凌晨1:00，达到饱和量后，患儿心率在80~120次/min波动，转为窦性心律，之后未再次升高。

（九）使用去乙酰毛花苷护理

1. 护理要点

（1）双人核对,用 1ml 注射器吸取,抽取准确剂量。

（2）用药之前数患儿心率,婴儿心率 <100 次 /min、幼儿心率 <80 次 /min、儿童心率 <60 次 /min 暂停服用。

（3）监测患儿心率、心律、血压,观察有无黄视、绿视、腹泻、中枢神经系统反应如精神抑郁或错乱等洋地黄类药物中毒的表现。

（4）给药速度宜缓慢。

2. 关键点

（1）使用洋地黄类药物,要注意观察有无洋地黄药物中毒表现。

（2）不可与钙剂同用,如需使用钙剂,应间隔 6h。

（3）禁忌证:任何洋地黄类制剂中毒者;室性心动过速;心室颤动;肥厚型梗阻性心肌病;预激综合征伴心房颤动或心房扑动者。

案例分析

病情和治疗

入院第四天,遵医嘱停用去乙酰毛花苷,同时遵医嘱给予患儿口服地高辛抗心律失常。

（十）使用地高辛护理

1. 护理要点

（1）双人核对,用 1ml 注射器吸取,抽取准确剂量,服药到口,避免呛咳。

（2）如果患儿将药物吐出,应及时告知医生,不可随意加服。

（3）按时服药,每 12h 服药 1 次。

（4）用药之前数患儿心率,婴儿心率 <100 次 /min、幼儿心率 <80 次 /min、儿童心率 <60 次 /min 暂停使用。

（5）检测患儿心率、心律、血压,有无黄视、绿视、腹泻、中枢神经系统反应如精神抑郁或错乱等洋地黄药物中毒的表现。

2. 关键点

（1）使用洋地黄类药物,要注意观察有无洋地黄类药物中毒表现,长期使用地高辛患儿或疑似洋地黄类药物中毒患儿应监测地高辛血药浓度。

（2）不可与钙剂同用,如需使用钙剂,应间隔 6h。

（3）禁忌证:任何洋地黄制剂中毒者;室性心动过速;心室颤动;肥厚型梗阻性心肌病;预激综合征伴心房颤动或心房扑动者。

案例分析

出　院

入院后第十天,患儿反应好,无乏力、多汗,无烦躁、哭闹。心电监护示窦性心律,心率在85~119 次 /min 波动,复查心电图正常,遵医嘱给予出院。

（十一）出院指导

1. 护理要点

（1）注意天气变化,及时增减衣物,少去公共场所,预防感染。

（2）抗心律失常药物应遵医嘱服用,勿自行减量、改量或停药,如患儿出现不适及时就诊。

（3）避免患儿剧烈活动及哭闹,保持充足的睡眠及休息,保持患儿情绪稳定,避免感冒、情绪波动和寒冷等刺激。

（4）教会患儿家长自测脉搏的方法。

2. 关键点　评估家长是否掌握出院注意事项;是否掌握药物的正确用法。

案例分析

疾病相关知识

（一）心律失常概述

心脏正常激动起源于窦房结,沿着传导系统下传,在一定时间范围内依次抵达心房和心室,使心脏收缩和舒张。如果窦房结激动异常或激动产生于窦房结以外,激动的传导缓慢、阻滞或经异常通道传导,就会出现心律失常。因此,心律失常是由于心脏活动的起源和 / 或传导障碍导致心脏搏动的频率和 / 或节律异常。

（二）心律失常病理病因

临床上引起心律失常的原因很多。

1. 各种器质性心脏病　如先天性心脏病、冠心病、心脏瓣膜病、心肌炎、心包炎、心肌病、心内膜炎等,由于心脏的窦房结和传导系统受病变的侵害,很容易发生心律失常,所以心律失常几乎见于各种类型的心脏病。

2. 神经、内分泌系统调节紊乱,水、电解质失衡　心脏的神经和内分泌系统调节紊乱、心脏的离子平衡失调等;除心脏因素外其他各种原因引起的低氧血症介导的心肌乏氧、全身及心脏局部酸碱平衡的调节障碍等,具备了心律失常的离子和代谢所必备的基础,形成心律失常的条件因素,因而常常诱发心律失常。

3. 药物的影响　多种药物可以引起心律失常,比如非保钾利尿药、洋地黄类药物、肾上腺素、去甲肾上腺素、异丙肾上腺素、多巴胺、多巴酚丁胺、氨力农和米力农等。尤其值得注意的是各种抗心律失常药物或者经过改变离子通道,或者稳定细胞膜,或者改变心脏的不应期,或者作用于心脏的受体,达到防止或终止心律失常的目的。但是,抗心律失常药物本身也有致心律失常的作用,如果应用不当,也能导致心律失常,甚至死亡。

4. 全身性或其他系统疾病 如神经系统疾病、内分泌系统疾病、代谢疾病、创伤、手术、心脏导管检查等都可以引起心律失常的发生。

5. 正常人在情绪激动、惊吓、忧郁、饮酒、饮浓咖啡等情况下会发生窦性心动过速或期前收缩。健康的老年人比青年人更容易发生心律失常。

（三）心律失常分类

心律失常按其发生原理可分为冲动起源异常和冲动传导异常两大类。

1. 冲动起源异常

（1）窦性心律失常：窦性心动过速、窦性心动过缓、窦性心律失常、窦性停搏、窦房传导阻滞。

（2）异位心律

1）被动性异位心律：逸搏（房性、房室交界性、室性），逸搏心律，游走心律。

2）主动性异位心律：过早搏动（房性、房室交界性、室性），阵发性心动过速（室上性、室性），心房扑动、心房颤动，心室扑动、心室颤动。

2. 冲动传导异常

（1）生理性干扰及房室分离。

（2）病理性：窦房传导阻滞、心房内传导阻滞、房室传导阻滞、心室内传导阻滞。

（3）房室间传导途径异常预激综合征。

另外，心律失常还可按发作时心率的快慢分为快速性心律失常和缓慢性心律失常两类。

（四）常见心律失常的心电图特点

1. 房性期前收缩的心电图特点 房性期前收缩的 P 波提前发生，与窦性 P 波形态不同。如发生在舒张早期，适逢房室结尚未脱离前次波动的不应期，可产生传导中断（称为被阻滞的或未下传的房性期前收缩）或缓慢传导（下传的 PR 间期延长）现象。多为不完全代偿间歇。房性期前收缩下传的 QRS 波群形态通常正常，亦可出现宽大畸形的 QRS 波群，称为室内差异性传导。

2. 心房颤动的心电图特点

（1）P 波消失，代之以形态、振幅、间距绝对不规则的心房颤动波（f 波），频率 350~600 次 /min。

（2）心室律绝对不规则。未接受药物治疗、房室传导正常者，心率通常在 100~160 次 /min。宽 QRS 波群伴极快速的心率（大于 200 次 /min）提示存在房室旁道。儿茶酚胺类药物、运动、发热、甲亢等均可缩短房室结不应期，使心率加速；相反，洋地黄制剂延长房室不应期，减慢房室传导，减慢心率。

（3）QRS 波群通常形态正常，但振幅并不一致；伴室内差异性传导、束支传导阻滞或预激综合征时，QRS 波群增宽、畸形。

3. 阵发性室上性心动过速的心电图特点

（1）心率 150~250 次 /min，节律规则。

（2）QRS 波群形态与时限正常，但发生室内差异性传导、原有束支传导阻滞或预激综合征时，QRS 波形可不正常。

（3）P 波为逆行性（Ⅱ、Ⅲ、aVF 导联倒置），并与 QRS 波保持恒定关系。

（4）起始突然，通常由一个房性期前收缩触发，其下传的 PR 间期显著延长，随之引起心动过速发作。

4. 室性期前收缩的心电图特点

（1）提前发生的 QRS 波群，时限 >0.12s、宽大畸形，ST 段与 T 波的方向与 QRS 主波方向相反。

（2）室性期前收缩与其前的窦性搏动之间期（称为配期）恒定。

5. 病态窦房结综合征的心电图特点

（1）持续而显著的窦性心动过缓（50 次 /min 以下）。

（2）窦性停搏或窦房传导阻滞。

（3）窦房传导阻滞与房室传导阻滞并存。

（4）心动过速 - 心动过缓综合征。

（5）在没有应用抗心律失常药物下心房颤动的心率缓慢，或者其发作前后窦性心动过缓和 / 或I度房室传导阻滞。

（6）房室交界性逸搏或逸搏性心律。

患儿可在不同时间出现一种以上的心律失常。

（五）治疗

心律失常的治疗是一个相对复杂的过程。主要有以下几项：

1. 去除诱因　消除各种能引起心律失常的因素，有心律失常者应避免吸烟、饮酒，不要饮浓茶和咖啡；如果心律失常是药物引起的，要停用该药物。

2. 治疗病因　是根治心律失常的主要方法。如甲状腺功能亢进患儿引起的窦性心动过速，甲状腺功能恢复正常后窦性心动过速也就得到了矫正；冠心病心肌缺血介导的心律失常，解除了动脉的狭窄，心肌得到正常的血液灌注，心律失常就会随之消失。房室折返或房室结折返性心动过速，阻断了引起折返的多余通道，心动过速就会得以终止。

3. 针对心律失常的治疗

（1）药物治疗：是心律失常的主要治疗方法。由于心律失常的复杂性，药物作用的方式和途径也不一样。一般药物的应用以口服为主，急性发作则采用静脉或气雾用药。外用药物应用较少。由于心律失常机制复杂而多样，许多因素还不很清楚，所以临床用药有一定难度。一般原则应根据心律失常的发生机制，选择作用针对性强、疗效明显而不良反应小的药物。

（2）电学治疗：心律失常的电学治疗近年来发展很快，既有紧急情况下的电复律，也有根治心律失常的导管消融。

1）电复律（同步或非同步）：包括最常用的体外电复律、外科应用的经胸心外膜电复律、经食管电复律、电生理检查时的心腔内电复律和植入型心律转复除颤器（ICD）等。

2）电刺激法：是一种经食管或心腔内快速刺激而终止心律失常的方法。

3）起搏治疗：已经从单纯治疗心动过缓，向治疗心动过速领域发展。

4）导管消融：该法发展较快，治疗的范畴和适应证不断扩展，治疗效果也越来越好。

（3）机械治疗：如刺激迷走神经、压迫眼球、刺激咽部等。

（4）手术治疗：包括旁路或慢通道切断、长 QT 时的交感神经节切断、室性心动过速的手术治疗等。

（六）阵发性室上性心动过速

阵发性室上性心动过速突然发生，突然停止。听诊第一心音强度完全一致，发作时心率固定而规律。由于心动过速后心肌氧耗量增加，心排血量减少，冠状动脉血供减少，婴幼儿常烦躁不安、拒食、呕吐、面色苍白、呼吸急促、听诊肺部有啰音，心率 230~300 次 /min。一次发作时间可为数秒或数小时。若时间长达 24h 以上可导致心力衰竭或休克，易误诊为重症肺炎。儿童发作时心率 160~200 次 /min，常自诉心悸、头晕疲乏、烦躁，伴有恶心、呕吐、腹痛，少数可有短暂晕厥，但较少发生心力衰竭或休克。

1. 心电图特点

（1）R-R 间期绝对匀齐，婴儿心率常为 230~300 次 /min。儿童心率常为 160~200 次 /min（图 2-10）。

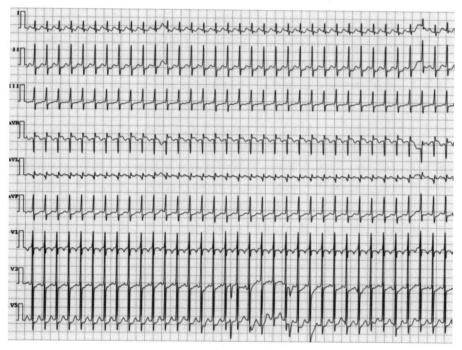

图 2-10 室上性心动过速心电图

（2）异位 P 波形态视激动起源部位而定。大部分 P 波可以辨认，当心率过快时，P 波与 T 波重叠，不易辨认。

（3）QRS 波群形态正常，少数合并室内差异传导或逆向型折返心动过速时，QRS 增宽。

（4）心率过快，持续时间久者，可出现继发性 ST 段压低和 / 或 T 波倒置。

（5）突发突止，刺激迷走神经可终止发作。

2. 治疗

（1）终止发作

1）兴奋迷走神经：对于无器质性心脏病或无明显心力衰竭者可用此法。如小婴儿用冰水毛巾敷面部，每次 10~15s。儿童可深呼吸气屏住呼吸或刺激咽后壁使作呕，或者压迫一侧颈动脉 10~20s 或压迫眼球。

2）抗心律失常药物：上述方法无效但很快复发者，可用药物。

ATP：0.1mg/（kg·次），原液快速静脉推注后立即推注 2~5ml 生理盐水。有时此药伴有严重不良反应，如心脏停搏，需做好心肺复苏准备，备好抢救药物。

普罗帕酮：对折返性心动过速和自律性增高均有效，剂量为 1~2mg/kg 加入 10% 葡萄糖注射液 10ml 缓慢推注，首剂未转复者，隔 10~20min 可重复，但不可超过 3 次，总量不超过

8mg/kg。有心力衰竭或传导阻滞者忌用。

盐酸胺碘酮片：

①负荷量：通常每天 600mg，可以连续应用 8~10d。

②维持量：宜应用最小有效剂量。根据个体反应，可给予每天 100~400mg。由于胺碘酮的延长治疗作用，可给予隔天 200mg 或每天 100mg。已有推荐每周停药 2d 的间隙性治疗方法。严重窦房结功能异常者、Ⅱ或Ⅲ度房室传导阻滞者、心动过缓引起晕厥者禁用。

地高辛：有心力衰竭者宜选用，用量与急性心力衰竭者相同。

3）同步直流电击复律：用于药物疗效不佳者。具体操作方法：

将患儿摆放为复苏体位；选择除颤模式为非同步；儿童，能量选择 2J/kg；确认电复律状态为非同步方式；迅速擦干患儿胸部皮肤，手持电极板时不能面向自己，将手控除颤电极板涂以专用导电糊，并均匀分布于两块电极板上；电极板位置安放正确（"STERNVM"电极板上缘放于胸骨右侧第二肋间，"APEX"电极板上缘置于左腋中线第四肋间），电极板与皮肤紧密接触；充电、口述"请旁人离开"；电极板压力适当；再次观察心电示波（报告仍为心室颤动）；观察患儿四周，确定周围人员无直接或间接与患儿接触；（操作者身体后退一小步，确认操作者身体离开床，不能与患儿接触）；双手拇指同时按压放电按钮电击除颤；（从启用手控除颤电极板至第一次除颤完毕，全过程不超过 20s）；除颤结束，报告"除颤成功，恢复窦性心律"；移开电极板；旋钮回位至监护；清洁除颤电极板及患儿皮肤；协助患儿取舒适卧位，密切观察生命体征变化；电极板正确回位、关机。

4）射频消融术：对上述药物难奏效或频繁复发者可用射频消融术治疗。

①射频消融术：是将电极导管经静脉或动脉血管送入心腔特定部位，释放射频电流导致局部心内膜及心内膜下心肌凝固性坏死，达到阻断快速心律失常异常传导束和起源点的介入技术。经导管向心腔内导入的射频电流损伤范围在 1~3mm，不会造成机体危害。射频消融术目前已经成为根治阵发性心动过速最有效的方法。基本设备包括 X 光机、射频消融仪及心内电生理检查仪器。

②射频消融具体操作方法：首先导管插入部位（腹股沟、手臂、肩膀或颈部）的皮肤消毒，局麻药进行局部麻醉；然后用穿刺针穿刺静脉/动脉血管，电生理检查导管通过血管插入心腔；心脏电生理检查所用的电极导管长而可弯的导管，能将电信号传入和传出心脏。电极导管记录心脏不同部位的电活动，并发放微弱的电刺激来刺激心脏，以便诱发心律失常，明确心动过速诊断；然后医生通过导管找到心脏异常电活动的确切部位（此过程称为"标测"），再通过消融仪发送射频电流消融治疗，从而根治心动过速。

（2）预防复发：在终止发作后继续口服药物，常用药物有地高辛、普罗帕酮、胺碘酮、普萘洛尔等，口服维持 6~12 个月。

3. 并发症

（1）心力衰竭：若不及时治疗易致心力衰竭，心力衰竭是各种心脏结构或功能性疾病导致心室充盈和/或射血能力受损而引起的一组综合征。由于心室收缩功能下降射血功能受损，心排血量不能满足机体代谢的需要，器官、组织血液灌注不足，同时出现肺循环和/或体循环淤血，临床表现主要是呼吸困难，无力而致体力活动受限和水肿。某些情况下心肌收缩力尚可使射血功能维持正常，但由于心肌舒张功能障碍左心室充盈压异常增高，使肺静脉回流受阻，而导致肺循环淤血。

（2）心室颤动：是严重的异位心律，心室丧失有效的整体收缩能力，而是被各部心肌快而不协调的颤动所代替。二者的血流动力学的影响均相当于心室停搏。心室扑动常为心室颤动的前奏，也常是临终前的一种致命性心律失常。

（3）阿－斯综合征：是心源性脑缺血综合征，指突然发作的、严重的、致命性、缓慢型或者快速型心律失常，心室排出量在短时间内锐减，从而产生严重的脑出血、神志丧失和晕厥等症状。阿－斯综合征是一组由心率突然变化而引起急性脑缺血发作的临床综合征，与体位变化无关，常由于心率突然严重过速或过缓引起晕厥。阿－斯综合征最突出的表现就是突然晕厥，轻者只有眩晕、意识障碍，重者意识完全丧失，常伴有抽搐及大小便失禁，面色苍白进而青紫，可有鼾声及喘息性呼吸；有时也可以见到潮式呼吸。潮式呼吸是一种由浅慢逐渐变成深快，然后再由深快转为浅慢，随之出现一段呼吸暂停后，又开始如上变化的周期性的呼吸。

（管咏梅　吴怡蓓　陆红　李荣）

第四节　消化系统疾病护理

一、消化系统疾病概述

人体的消化系统（digestive system）由消化道和消化腺组成，具有消化、吸收、排泄、解毒和内分泌等多种功能。消化系统疾病常见且种类繁多，既有炎症性疾病，也有肿瘤性疾病，还包括其他疾病如代谢性疾病、肝硬化、胆石症等。病变可局限于消化系统或累及其他系统，其他系统或全身性疾病也可引起消化系统疾病。

（一）儿童消化系统生理概述及特性

1. 生理概述　食物的消化过程从口腔开始，通过咀嚼和唾液酶的作用进行初步消化，在胃蠕动及胃液、胃酸的作用下形成食糜并将蛋白质初步分解，经过小肠运动以及胰液、胆汁和小肠液的化学作用下基本完成消化过程。小肠是吸收的主要部位，糖类、蛋白质和脂肪大部分在十二指肠和空肠吸收，回肠能主动吸收胆盐和维生素 B_{12}。血液中的有害及微生物抗原性物质通过肝脏的化学、分泌、蓄积及吞噬作用，转化成无毒或溶解度大的物质，随胆汁或尿液排出体外。消化道内的内分泌细胞可分泌具有生物活性的化学物质，称为胃肠激素，作用于消化器官的靶细胞，影响消化液的分泌速度和成分、平滑肌的运动和上皮生长。

2. 儿童消化系统的特性　胎儿在母体内已有吸吮与吞咽动作，正常足月新生儿出生后至 3 月龄大，吞咽为自动反射动作，约 6 月龄时，婴儿已能随意吞咽。婴儿胃呈水平位，开始行走后渐变为垂直位，贲门和胃底部肌张力低，幽门括约肌发育较好，易发生幽门痉挛而出现呕吐。胃排空时间随食物种类不同而异，早产儿胃排空慢，易发生胃潴留。婴儿的肠黏膜肌层发育差，肠系膜柔软而长，固定差，活动度大，容易发生肠扭转和肠套叠。肠壁薄，通透性高，屏障功能差，肠内毒素、消化不全产物及过敏原易通过肠黏膜吸收进入体内，易引起全身性感染和变态反应疾病。肠的增长分为两个快速期，第一个时期发生于 1~3 岁，是幼儿饮食改变的过渡时期,第二个时期是 10~15 岁,正值青春发育期。

（二）消化系统疾病的分类

1. **食管疾病**　如食管合并呼吸道畸形、单纯食管畸形、食管化学性烧伤、食管异物、胃食管反流和胃食管反流病、贲门失弛症等。

2. **消化功能紊乱症**　如厌食、呕吐、儿童腹泻、功能性消化不良等。

3. **胃部疾病**　先天性胃部疾病主要包括先天性肥厚性幽门狭窄、先天性胃壁肌层缺损、双胃、先天性小胃、先天性胃出口梗阻等。其他胃部疾病包括胃扭转、胃结块症、胃炎、消化性溃疡病等。

4. **肠道、腹腔、腹壁及相关的疾病**　如先天性肠旋转不良、消化道重复症、梅克尔憩室、肠梗阻、肠套叠、炎症性肠病、先天性巨结肠、肛门周围脓肿、急性腹膜炎、乳糜腹等。

5. **肝脏疾病**　如肝硬化、门静脉高压症、肝性脑病、先天性胆总管囊肿等。

6. **胰腺疾病**　如环状胰腺、急性胰腺炎等。这类疾病往往干扰营养物质的摄取、消化和吸收,造成慢性营养障碍而影响儿童的生长和发育。

（三）消化系统疾病诊疗、护理新进展

1. **消化道内镜**　内镜诊疗技术是消化道疾病最常用、最可靠的方法,可直接观察消化道腔内的各类病变,并可取活组织做病理学检查,根据不同部位检查的需要分为食管镜、胃镜、十二指肠镜、小肠镜、结肠镜、腹腔镜、胆道镜、胰管镜等。胶囊内镜检查为小肠疾病的重要诊断方法,专用食管胶囊内镜、专用结肠胶囊内镜和专用磁控胶囊胃镜亦已进入临床应用阶段。

镇静和 / 或麻醉下的消化内镜操作,可消除或减轻患儿在接受内镜检查治疗过程中的疼痛、腹胀、恶心呕吐等主观痛苦和焦虑、恐惧感,已逐步在临床推广使用。内镜检查和治疗是一种侵入性操作,内镜护士室应严格按照原卫生部《内镜清洗消毒技术操作规范（2004 版）》《内镜室消毒隔离制度》要求,强化医务人员清洗消毒操作规范,保障效果,为就诊患儿提供安全的内镜诊疗器具。

内镜检查前,护士耐心宣教,使其了解内镜检查的必要性与操作过程,以便更好地配合。镇静和麻醉后,护士应固定好患儿肢体以防坠床,同时备齐监测仪器和抢救药品,如氧气、多功能监护仪、面罩、简易呼吸囊、气管插管器械、各种抢救药品等;其间密切观察患儿的生命体征和反应,及时处理内镜过程中各种突发状况;检查结束后,向家长做好内镜检查后相关健康宣教,尤其强调儿童的安全护理,告知内镜后饮食注意事项以及可能引起的不适。

2. **经皮内镜引导下胃造口术**　1980 年,Gauderer 等首次报道经皮内镜引导下胃造口术（PEG）,已取代传统的胃造口术,成为中长期肠内营养的首选方法。经皮内镜下胃造瘘空肠置管术（JET-PEG）是在 PEG 的基础上,自胃造瘘管送入空肠营养管,在内镜辅助下将空肠营养管送入空肠上段,适用于存在胃或食管反流、幽门或十二指肠不全梗阻、胃或残胃有排空障碍患儿。腹腔镜引导下的 PEG 提供了足够的可视化,同时减少术中出血量,降低手术难度,具有更广的适应证。术前向患儿及家长交代有关知识,消除恐惧、忧虑心理,以配合手术。协助医生做好 PEG 禁忌证的筛查,如严重凝血障碍、血流动力学不稳定、腹膜炎、脓毒症等。

经皮内镜下胃造瘘最常见的并发症是造瘘口周围皮肤感染,发生率 5%~30%,其他可有导管移位,导管堵塞,肠麻痹,造口渗漏,后期造口管脱出、血肿等。良好的护理是减少术后并发症的关键。PEG 术后为防止粘连影响瘘管形成,严格按照无菌技术换药并旋转造瘘管,每次旋转 180°,每天 1~2 次,直至瘘管形成。观察造瘘口周围皮肤有无红、肿、热、痛及胃内容物渗漏,保持造瘘管口周围皮肤的清洁干燥。JET-PEG置管患儿区分小肠喂养管端及胃造瘘管端并做好标识。每班检查和记录造瘘管固定情况、外露长度及清洁度,每4h1次用等渗盐水冲洗管腔,防止堵管。为患儿翻身时动作轻柔,以防止造瘘管滑出,告知家长保护造瘘管的重要性,教会家长造瘘管意外脱出的应对方法。

3. **幽门螺杆菌(helicobacter pylori,HP)感染** 全球有超过半数的人口感染HP,儿童在生长发育、免疫反应和药物代谢等方面具有自身特点,感染后发生严重疾病的概率低,可选择的药物种类少,对药物不良反应耐受力低,根除后的再感染率高。此外不排除年幼儿童HP感染对其免疫平衡可能有潜在益处。基于以上儿童特点,指南强调,不推荐在儿童中实施"检测和治疗"策略,强调了基于胃镜检查的侵入性方法,推荐儿童HP感染的诊断主要基于胃黏膜活组织检查培养阳性,不推荐临床使用血清、全血、尿液或唾液HP抗体检测法。

4. **基因诊断** 随着我国疾病谱的变化,消化系统遗传代谢性疾病已日益引起人们重视。由于该类疾病的复杂性及常规诊断方法的局限性,早期的确切诊断往往难以实现,现代分子生物学使基因诊断成为可能。目前基因检测在遗传代谢性肝病的诊断及分型上有较大突破,尤其对于疾病早期生化改变不典型的患儿,基因检测将使其得到尽早的诊断和治疗,为开展新的治疗方法、改善患儿的预后及提高生活质量具有重大意义,同时为优生优育提供指导性建议。如糖原累积病Ⅰa型具有较高的突变检出率,通过临床症状结合基因检测的诊断方法有可能替代传统的肝脏穿刺活检,成为确诊的新方法。

5. **粪菌移植** 是指从健康人(供体)粪便中分离的菌群、病毒等多种微生物、食物分解消化后及微生物的各种代谢产物和天然抗菌物质等,通过鼻胃管、十二指肠管、胃镜和结肠镜等技术注入患儿(受体)肠道内,以重建肠道菌群平衡,修复肠黏膜屏障,控制炎症反应,调节机体免疫,治疗特定肠道内和肠道外疾病的一种特殊方法。2013年,美国食品药品监督管理局(FDA)批准粪菌移植应用于儿童,并将其纳入复发性艰难梭菌感染治疗指南,粪菌移植还用于抗生素相关性腹泻、慢性便秘、炎症性肠病(克罗恩病、溃疡性结肠炎)和肠外相关性疾病如严重的过敏性疾病等。移植途径主要包括口服、鼻胃管、鼻空肠管、胃十二指肠镜、结肠镜、保留灌肠及消化道造瘘口。移植过程中密切观察患儿可能出现各种不适症状,症状包括腹痛、恶心呕吐、发热、肠胀气等。护士要做好对患儿的病情观察及家长的宣教工作,一旦出现不适应,立即通知医生处理。

二、腹泻病

案例分析

典 型 案 例

患儿,男,13个月,因"呕吐、大便次数增多3d"由门诊入院。患儿3d前出现呕吐,为胃内容物,非喷射性,伴发热,最高T 38.5℃,每天解蛋花样便7~8次,无黏液,脓血。去社区卫生中心就诊,给予口服蒙脱石散和枯草杆菌二联活菌颗粒,病情略好转。昨起解黄色水样便10余次,低热,仍有呕吐数次,尿量减少,遂来院就诊。

（一）入院处置

1. 护理要点

（1）立即评估患儿，包括精神状态、生命体征；询问大便性状；评估患儿体重、前囟、眼窝、皮肤黏膜、循环状况和尿量等；评估脱水性质，有无低钾血症和代谢性酸中毒等症状；检查肛周皮肤有无发红、糜烂、破损。报告医生患儿的脱水程度，询问医生是否进行静脉置管及补液。

（2）评估患儿的健康史（病史）：询问患儿腹泻开始时间、次数、颜色、性状、量、气味，有无呕吐、腹胀、腹痛、里急后重等不适；评估喂养史，如喂养方式、喂何种乳品（配方奶类型）、冲调浓度（冲配方法）、哺喂次数及每次量（次数及奶量）、换乳期食物添加及断奶情况。了解是否有上呼吸道感染、肺炎等肠道外感染病史；既往有无腹泻史，有无其他疾病及长期使用抗生素史。

（3）向医生汇报患儿情况：如前囟和眼窝稍凹陷，哭时泪少，口唇黏膜干燥，皮肤弹性差，尿量偏少，是否需要立即建立静脉通路，补液治疗。

（4）协助医生尽早、合理安排各项检验和检查，考虑有酸碱失衡及电解质紊乱时，应立即行血气分析检查。

2. 关键点

（1）详细询问健康史可以了解引起该患儿腹泻的病因，排除喂养不当、肠道外的感染、抗生素相关性肠炎等因素。

（2）血气电解质的及时采集，对判断患儿是否出现酸碱失衡及电解质紊乱有指导作用。

案例分析

病情和治疗

患儿入院时 BP 71/35mmHg，烦躁，皮肤弹性差，前囟和眼窝稍凹陷，口腔黏膜干燥，哭时泪少，脉细弱，四肢凉，尿量少，为中度脱水，先给予扩容处理。医嘱给予 2∶1 液静脉泵注（0.5h 内），口服及静脉补液。

（二）扩容及补液护理

1. 护理要点

（1）保持呼吸道通畅，呕吐者头偏向一侧；注意患儿的一般状况、神志、面色肢体温度以及脉搏、呼吸等生命体征的变化。严密监测患儿的体温变化，对高热者给予多饮水、擦干汗液、及时更换汗湿的衣服，并给予头部冰敷等物理降温。

（2）立即开通静脉通路，遵医嘱给予扩容处理。告知家长应仔细观察、记录大便情况，出现异常及时报告医师治疗。观察脱水情况，注意患儿意识状态，有无口渴，皮肤弹性如何，黏膜干燥程度，眼窝及前囟凹陷程度，尿量多少等。如补液合理，一般在补液后 3~4h 内应排尿，此时说明血容量恢复。所以应注意观察和记录输液后首次排尿的时间、尿量。根据患儿情况随时调整补液的类型及速度。

（3）口服补液：口服补液盐（ORS）用于腹泻时预防脱水及纠正轻、中度脱水。从患儿腹泻开始,就给予口服足够的液体以预防脱水,给予 ORS 和其他清洁用水,在每次稀便后补充一定量的液体。轻至中度脱水,应用 ORS,用量(ml)= 体重(kg)×(50~75)(ml/kg),4h 内服完。4h 后评估脱水情况,然后选择适当方案。有明显腹胀、休克、心功能不全或其他严重并发症及新生儿不宜口服补液。

(4)静脉补液:用于中、重度脱水或吐泻严重或腹胀的患儿。根据不同的脱水程度和性质,结合患儿年龄、营养状况、自身调节功能,决定补给溶液的总量、种类和输液速度。

第一天补液:输液总量包括累积损失量、继续损失量和生理需要量;输液种类要根据脱水性质而定,若临床判断脱水性质有困难时,可先按等渗性脱水处理;输液速度主要取决于累积损失量(脱水程度)和继续损失量,遵循"先快后慢"的原则,若呕吐、腹泻缓解,可酌情减少补液量或改为口服补液。

第二天及以后补液:此时脱水和电解质紊乱已基本纠正,一般只补继续损失量和生理需要量,于 12~24h 内均匀输入,能口服者尽量口服。

2. 关键点

(1)密切观察患儿精神状态、大便情况及尿量,评估脱水有无纠正,根据医嘱及时调整补液的类型及速度。患儿为中度脱水,口服补液为防止脱水的首选方案,指导家长配制和使用 ORS,强调应少量多次饮用,呕吐不是禁忌证。鼓励少量多次给予 ORS,按 80~100ml/kg 补充,于 8~12h 内将累积损失量补足。目前循证医学的证据显示口服补液方法与静脉输液一样有效,口服补液是急性感染性腹泻有效及性价比最高的治疗方法,强烈推荐用于预防脱水和治疗轻度、中度脱水。

(2)鼻饲管补液:推荐应用于无静脉输液条件的中、重度脱水患儿,液体选择 ORS,以 20ml/(kg·h),总量不超过 80ml/kg 为宜。每 1~2h 评估脱水情况。

案例分析

病情和治疗

查血气 + 电解质:pH 7.32,K^+ 3.0mmol/L,Na^+ 140mmol/L,实际碱剩余(ABE)3.5,标准碱剩余(SBE)3.7。医嘱给予纠酸,补钾,2 份 0.9% 氯化钠溶液 +3 份 5% 或 10% 葡萄糖溶液 +1 份 1.4% 碳酸氢钠溶液(2∶3∶1 含钠液)静脉滴注。

(三)酸碱失衡、电解质紊乱的护理

1. 护理要点

(1)观察代谢性酸中毒的表现:精神萎靡、嗜睡或烦躁不安,呼吸深长,口唇呈樱桃红色;重症者呼气有酮味,心率加快,昏睡或昏迷。

(2)观察低钾血症的表现

1)神经、肌肉兴奋性降低:如精神萎靡、反应低下、全身无力、腱反射减弱或消失、腹胀、肠鸣音减弱或消失。

2)心脏损害:如心率增快、心肌收缩无力、心音低钝、血压降低、心脏扩大、心律失常、心力衰竭、猝死等,心电图显示 ST 段下降、T 波低平、QT 间期延长、出血 U 波等。

3）肾损伤：浓缩功能减低,出现多尿、夜尿、口渴、多饮等。

（3）钠是决定细胞外液渗透压的主要成分,根据血清钠的水平将脱水分为等渗、低渗、高渗性脱水,进而根据脱水的性质决定补液种类。可根据医嘱选取 1/2 张液体（即一整份溶液中只有一半溶液有张力）,如 2∶3∶1 含钠液,1∶1 含钠液。

2. 关键点

（1）注意补充碱性液体时保持静脉通畅,以免液体外渗引起局部组织坏死。

（2）静脉补钾时液体中钾的浓度不能超过 0.3%,切忌静脉推注,以免发生心肌抑制而导致死亡。原则为见尿补钾,补钾时监测血清钾水平,有条件时给予心电监护。

（3）及时复查血气电解质,查看患儿低钾血症、代谢性酸中毒是否得到纠正。

案例分析

病情和治疗

辅助检查：血常规示白细胞（WBC）计数为 8.7×10^9/L,中性粒细胞（N）占比 32.8%,淋巴细胞（L）占比 61.2%；血红蛋白（Hb）112g/L,血小板（PLT）计数 288×10^9/L,C 反应蛋白（CRP）<8mg/L。医嘱给予双歧杆菌、蒙脱石散、葡萄糖酸锌口服。

（四）用药护理

1. 护理要点

（1）向家长解释药物的作用和服药方法：肠道微生态疗法有助于恢复肠道正常菌群的生态平衡,抵御病原菌侵袭,是腹泻病的常用辅助治疗药物,常用如双歧杆菌、嗜酸乳杆菌等制剂。告知家长活菌（益生菌）应温水冲服,水温 <37℃,以免杀伤有关的活菌（以免影响药物效果）。蒙脱石治疗儿童急性水样腹泻可以缩短腹泻病程,减少腹泻排便次数和量,提高治愈率（缩短病程）。蒙脱石散剂宜在空腹时服用（尤其是小婴儿）,以免服用该药呕吐误吸入气道,每次至少 30~50ml 温水冲服,有利于药物更好地覆盖肠黏膜。补锌治疗：由于急性腹泻时大便丢失锌增加、负锌平衡、组织锌减少,补锌治疗有助于改善急性腹泻病和慢性腹泻病患儿的临床预后,减少腹泻病复发。

（2）查看患儿及家长的遵医嘱情况：患儿有无按时按量完成药物的口服,有无呕吐等情况发生。腹泻原因、潜在并发症以及相关的治疗措施；指导家长正确洗手并做好污染尿布及衣物的处理、出入量的监测以及脱水表现的观察；说明调整饮食的重要性。

2. 关键点　告知家长各类药物准确的口服方法及各类药物口服间隔时间,并注意口服药摄入情况,询问有无喂药困难或恶心呕吐等情况发生,观察药物的疗效。

案例分析

病情和治疗

大便检测：轮状病毒阳性。医嘱给予床边隔离。

（五）控制感染

1. 护理要点

（1）患儿为轮状病毒感染，应严格执行消毒隔离（接触隔离），感染性腹泻与非感染性腹泻分室收治。

（2）护理患儿前后认真洗手；腹泻患儿用过的尿布、纸巾等应分类丢弃，专门处理，以防交叉感染。

2. 关键点

（1）病毒性肠炎以饮食疗法和支持疗法为主，一般不用抗生素。其他肠炎对因选药。

（2）轮状病毒（rotavirus, RV）是引起婴幼儿胃肠炎的重要病原体，轮状病毒感染患儿发病初期其粪便可排出大量病毒。轮状病毒感染可以表现无临床症状（20%~40%），但可能成为传染源，其主要传播途径为粪 – 口传播，因此住院期间，应做好体液隔离（接触隔离），防止院内感染，医务人员及患儿家长接触患儿前后均洗手，患儿的奶具和餐具彻底消毒，一般要求煮沸 30min 消毒。衣物、尿布、便盆应彻底消毒专用，患儿的用具与大人分开。粪便及呕吐物妥善处理，保持病房空气流通，患儿的衣被及时清洗晾晒和消毒，防止交叉感染，教育儿童饭前便后洗手，勤剪指甲，培养良好的卫生习惯。应限制患儿的活动范围；应减少转运，如必须转运时，应采取有效措施，减少对其他患儿、医务人员和环境表面的污染。接触隔离患儿的血液、体液、分泌物、排泄物等物质时，应戴手套；离开隔离病室前，接触污染物品后摘除手套，洗手或手消毒。手上有伤口时应戴双层手套。

案例分析

病情和治疗

入院第二天，患儿每天仍解稀水便十余次。医嘱给予无乳糖奶粉喂养。

（六）饮食护理

1. 护理要点

（1）调整饮食：除呕吐严重者暂禁食 4~6h（不禁水）外，均应继续进食。指导家长合理喂食，根据患儿病情给予清洁卫生、清淡、易消化、营养丰富的饮食。母乳喂养者母亲少食油腻饮食，哺乳前 30min 喝适量温开水以稀释母乳。人工喂养者可喂腹泻专用奶粉，以减少对胃肠道的刺激。年长儿以面条、粥菜等半流质食物为主，之后逐步过渡到正常饮食。鼓励患儿多饮水，以补充多次腹泻流失的水分。重症呕吐患儿适当禁食，必要时给予静脉营养支持。

急性腹泻病期间，口服补液或静脉补液开始后尽早恢复进食。给予与年龄匹配的饮食，婴幼儿继续母乳喂养，配方奶喂养者可选择应用低乳糖或无乳糖配方。年龄较大的儿童，饮食不加以限制，包括谷类、肉类、酸奶、水果、蔬菜。尽可能地保证热量供应，在急性腹泻病治愈后，应该额外补充因疾病所致的营养素缺失。不推荐含高浓度单糖的食物，包括碳酸饮料、果冻、罐装果汁、甜点心和其他含糖饮料。不推荐进食脂肪含量高的食物。

（2）由于患儿大便次数多，容易发生臀红和臀部溃烂。在护理时要注意：

1）清洗用的水温要适宜，一般在 36~37℃。

2）要采用质地柔软的小毛巾或纱布清洁臀部，忌用力擦洗。每次清洁后毛巾要搓洗干净，并放在阳光下晾晒。

3）清洁时要从上向下洗，先洗尿道处，再洗肛门周围，以防止肛门部位的细菌污染尿道口，尤其是女婴尿道口离肛门近，应注意会阴部清洁，防止上行性泌尿道感染。

4）清洁完后用干毛巾或干棉布吸干水分。注意检查皮肤，如有发红应涂以 5% 鞣酸软膏或 40% 氧化锌油并按摩片刻，促进局部血液循环。

2. 关键点

（1）病毒性肠炎常有继发性乳糖酶缺乏，对疑似病例可暂时改为去乳糖配方奶，时间 1~2 周，腹泻好转后转为原有喂养方式。

（2）糖源性腹泻：以乳糖不耐受最多见。治疗宜采用去双糖饮食，可采用去（或低）乳糖配方奶，或者豆基蛋白配方奶。

（3）过敏性腹泻：以牛奶过敏较常见。避免食入过敏食物，或者采用口服脱敏喂养法，不限制已经耐受的食物。婴儿通常能耐受深度水解酪蛋白配方奶，如仍不耐受，可采用氨基酸为基础的配方奶或全要素饮食。

（4）要素饮食：适用于慢性腹泻、肠黏膜损伤、吸收不良综合征者。

（5）静脉营养：用于少数重症病例，不能耐受口服营养物质、伴有重度营养不良及低蛋白血症者。

案例分析

病情和治疗

入院第三天，患儿肛周皮肤红，可见散在红色皮疹，无破溃。医嘱给予呋锌油外涂，红外线照臀。

（七）皮肤护理

1. 护理要点

（1）选用吸水性强、柔软透气的尿布，每次便后及时更换，用温水清洗臀部并擦干，以保持皮肤清洁、干燥。

（2）局部皮肤发红处涂以 5% 鞣酸软膏或 40% 氧化锌油并按摩片刻，促进局部血液循环。

（3）严重的尿布疹给予红外线照射臀部，也可用 5% 聚维酮碘（PVP-I）溶液外涂。

2. 关键点

（1）局部皮肤糜烂或溃疡者，可采用暴露法，臀下仅垫尿布，不加包扎，使臀部皮肤暴露于空气中或阳光下。

（2）女婴尿道口接近肛门，应注意会阴部的清洁，预防上行性泌尿道感染。

案例分析

出　院

入院后第六天,患儿精神好,前囟平,腹软,胃纳好,无呕吐,解黄糊便,尿量中等,体温正常。复查血气电解质正常,医嘱给予出院。

（八）出院指导

1. 护理要点

（1）向家长解释腹泻原因、潜在并发症以及相关的治疗措施;指导家长正确洗手并做好污染尿布及衣物的处理、出入量的监测以及脱水表现的观察;说明调整饮食的重要性;指导家长配制和使用 ORS 溶液,强调应少量多次饮用,呕吐不是禁忌证。

（2）指导合理喂养:宣传母乳喂养的优点,避免夏季断奶;对人工喂养儿应掌握正确喂养方法;按时逐步添加换乳期食物,应遵循由少到多,由一种到多种,由稀到稠的原则,防止过食、偏食及饮食结构突然变动,患病期间不添加辅食。

（3）注意饮食卫生,食物要新鲜,食具要定时消毒。培养饭前、便后洗手,勤剪指甲的卫生习惯。

（4）增强体质,适当开展户外活动,进行体格锻炼,增强机体对气温变化的适应能力。根据气温变化增减衣物,避免受凉或过热。

（5）避免长期滥用广谱抗生素。

2. 关键点

（1）对病情未好转以及出现下列任何症状的患儿必须及时送医院。

1）腹泻剧烈,大便次数多或腹泻量大。

2）不能正常饮食。

3）频繁呕吐、无法口服给药。

4）高热（<3 月龄 38℃以上,>3 月龄 39℃以上）。

5）脱水体征明显:明显口渴、眼眶凹陷、烦躁、易激惹、萎靡。

6）便血。

7）年龄 <6 月龄、有慢性病史、有合并症状。

（2）接种轮状病毒疫苗,预防急性感染性腹泻的发生。

案例分析

疾病相关知识

（一）概述

腹泻病（diarrheal diseases）是指由多种病原、多种因素引起的,以大便次数增多和大便性状改变为特点的消化道综合征,严重者可引起水、电解质和酸碱平衡紊乱。发病年龄以 6 个月~2 岁多见,其中 1 岁以内者约占半数。一年四季均可发病,但夏秋季发病率最高。

（二）发病机制

导致腹泻发生的机制包括肠腔内存在大量不能吸收的具有渗透活性的物质（渗透性腹泻）、肠腔内电解质分泌过多（分泌性腹泻）、炎症所致的液体大量渗出（渗出性腹泻）及肠道运动功能异常（肠道功能异常性腹泻）等。但临床上腹泻并非由某种单一机制引起，而是多种机制共同作用的结果。

（三）临床表现

不同病因引起的腹泻常有相似的临床过程，同时各有其特点。病程在 2 周以内的腹泻为急性腹泻；病程在 2 周~2 个月的腹泻为迁延性腹泻；病程超过 2 个月的腹泻为慢性腹泻。

1. 轻型腹泻　多由饮食因素或肠道外感染引起。起病可急可缓，以胃肠道症状为主，主要表现为食欲缺乏，腹泻，偶有恶心或呕吐。一般无全身症状。一天大便可达 5~10 次，每次大便量少、呈黄色或黄绿色，粪质不多，水分略多时大便呈"蛋花汤"样。一般无脱水及全身中毒症状，多在数天内痊愈。

2. 重型腹泻　多为肠道内感染所致，起病常较急；也可由轻型逐渐加重而致。除有较重的胃肠道症状外，还有明显的脱水、电解质紊乱及全身中毒症状。具体表现：

（1）胃肠道症状：食欲低下，常伴有呕吐，严重者可吐咖啡样液体。腹泻频繁，每天 10 次至数十次。大便呈黄绿色水样、量多，可有少量黏液，少数患儿也可有少量血便。

（2）水、电解质和酸碱平衡紊乱症状

1）脱水：由于吐泻丢失体液和摄入量的不足，导致不同程度脱水（表 2-3），由于腹泻时水和电解质二者丧失的比例不同，从而引起体液渗透压的变化，即造成等渗、低渗或高渗性脱水。临床上以等渗性脱水最常见（表 2-4）。

2）代谢性酸中毒：表现精神萎靡、嗜睡、呼吸深快、口唇樱桃红色，严重者可意识不清，呼气有酮味。

3）低血钾：中、重度脱水患儿都有不同程度的低血钾。表现：神经、肌肉兴奋性降低，如精神萎靡、反应低下、全身无力、腱反射减弱或消失；心脏损害，如心率增快、心肌收缩无力、心音低钝、血压降低、心脏扩大、心律失常、心力衰竭、猝死等；肾损伤，如浓缩功能减低，出现多尿、夜尿、口渴、多饮等。

表 2-3　不同程度的脱水表现

项目	轻度	中度	重度
失水量占体重比例	<5%（50ml/kg）	5%~10%（50~100ml/kg）	>10%（100~120ml/kg）
精神状态	稍差，略烦躁	萎靡或烦躁	呈重病容，昏睡甚至昏迷
皮肤	弹性稍差	弹性差	弹性极差
眼窝和前囟	稍凹陷	明显凹陷	深凹陷，眼不能闭合
眼泪	有	少	无
口腔黏膜	略干燥	干燥	极干燥
尿量	稍减少	明显减少	极少或无尿
休克症状	无	无	有

表 2-4 不同性质脱水的临床表现

项目	低渗性	等渗性	高渗性
原因及诱因	失盐为主	水与电解质丢失大致相同	失水为主
血钠浓度	<130mmol/L	130~150mmol/L	>150mmol/L
口渴	不明显	明显	极明显
皮肤弹性	极差	稍差	尚可
血压	很低	低	正常或稍低
神志	嗜睡或昏迷	精神萎靡	烦躁易激惹

4）低钙、低镁、低磷血症：低血钙（低血镁）时表现为手足抽搐、惊厥；重症低血磷时出现嗜睡、精神错乱或昏迷，肌肉、心肌收缩无力等，应注意补充。大多数儿童腹泻缺磷一般不严重，故不需要另外补充磷盐即可恢复。

（四）实验室检查

1. 血常规 白细胞总数及中性粒细胞增多提示细菌感染，寄生虫感染或过敏性腹泻时嗜酸性粒细胞增多。

2. 大便检查 肉眼检查大便的性状如外观、颜色、是否有黏液脓血等。粪便常规无或偶见白细胞者多为侵袭性细菌以外的病因引起，大便内有较多的白细胞常由于各种侵袭性细菌感染引起。大便培养可检出致病菌。大便涂片发现念珠菌孢子及假菌丝有助于真菌性肠炎诊断。疑为病毒感染者应作病毒学检查。

3. 生化检查 血钠测定可了解脱水的性质；血钾测定可了解有无低钾血症；碳酸氢盐测定可了解体内酸碱平衡失调的性质和程度。

（五）治疗原则

1. 调整饮食 强调继续进食，根据疾病的特殊病理生理状况、个体消化吸收功能和平时的饮食习惯进行合理调整，以满足生理需要，补充疾病消耗，缩短腹泻后的康复时间。

2. 纠正水电解质及酸碱平衡紊乱

（1）口服补液：用于轻度脱水及无呕吐，能口服的患儿。

（2）静脉补液：用于中、重度脱水或吐泻频繁或腹胀的患儿。

3. 药物治疗

（1）控制感染：病毒性肠炎以饮食疗法和支持疗法为主，一般不用抗生素。其他肠炎应对因选药。

（2）肠道微生态疗法：有助于恢复肠道正常菌群的生态平衡，抵制病原菌侵袭，控制腹泻，常用双歧杆菌、嗜酸乳杆菌等制剂。

（3）肠黏膜保护剂：腹泻与肠黏膜屏障功能破坏有密切关系，因此维护和修复肠黏膜屏障功能是治疗腹泻的方法之一，常用蒙脱石散。

（4）补锌治疗：对于急性腹泻患儿补充锌剂可缩短病程。

（5）对症治疗：腹胀明显者用肛管排气或胃肠减压。

4. 预防并发症 迁延性、慢性腹泻常伴有营养不良或其他并发症，病情复杂，必须采取综合治疗措施。

三、炎症性肠病

典 型 案 例

患儿,男,14岁,1个半月前患儿无明显诱因出现发热,体温在 37.5~38.5℃波动,伴阵发性脐周痛,有时剧烈呈针刺样,疼痛无明显时间规律,每天数次,每次持续 10min~1h 不等,伴大便性状改变,呈糊样或水样,有时可出现黏液血丝便,每天 2~3 次。2 周前开始发热,体温在 39℃以上,腹痛较前频繁。发病后胃纳明显减退,体重减轻 4kg,口腔黏膜反复有小溃疡。查体:T 39℃,P 110 次/min,R 24 次/min,BP 90/50mmHg,体重 41.6kg,身高 175cm,口唇稍苍白,口腔黏膜散在阿弗他溃疡;腹软,脐周压痛,无反跳痛,肛周未见病变。

（一）入院处置

1. 护理要点

（1）通知医生,评估患儿,测量生命体征,尤其注意患儿体温及腹痛情况,包括疼痛的范围、性质、持续时间,查看肢端循环,询问有无乏力、尿量、体质量及生长发育情况,并进行营养风险筛查及营养评定。

（2）查看患儿肢端及衣着情况,给予退热贴贴额,询问医生是否需要口服退热药降温。

（3）告知医生患儿目前有腹痛,以脐周为主,疼痛评分,询问医生是否需要药物进行疼痛干预,告知缓解腹痛的非药物干预方法,查看效果,评估家长及患儿情绪,给予安抚。

（4）协助医生尽早、合理安排各项检验和检查,如腹部立位片、B超等,排除外科急腹症。

2. 关键点

（1）疼痛评估工具选择合理。腹部触诊时患儿采取屈膝仰卧位,主要确定患儿有无急性阑尾炎（右下腹固定性压痛）及急性腹膜炎（有无压痛、反跳痛、肌紧张）等,排除急腹症。如是急腹症,需外科干预,开通静脉通路,留取血标本等,做好术前准备。

（2）患儿腹痛,病情不明确时不可随意使用止痛药,以免掩盖病情。

（3）血培养标本采集在使用抗生素之前,阳性率高,对抗生素选用有指导意义。

病情和治疗

患儿 T 39℃、P 110 次/min、R 24 次/min、BP 90/50mmHg,肢端偏凉,无寒战,给予口服退热药。

（二）发热护理

1. 护理要点

（1）口服退热药前，如条件允许先喝温开水或者牛奶，减少退热药对胃黏膜的损伤。

（2）口服退热药，0.5~1h 后复测体温。

（3）手脚冰凉时注意保暖，出汗后及时更换湿衣物，预防着凉。

（4）病情观察监测体温变化，观察热型及伴随症状。降温过程中注意观察患儿面色，出汗量的变化，如出现面色苍白、大量出汗应立即通知医生，防止虚脱。

2. 关键点

（1）对于大部分发热的儿童，美国儿科学会建议首选口服退热药，不建议使用物理降温（温水擦浴、冰敷等），因其可能导致皮肤血管收缩、寒战、交感神经兴奋（如心跳加快、血压升高），也让患儿出现不舒适感。证据表明与单独服用退热药比较，温水擦浴＋退热药无法显著加快退热进程，反而会给患儿带来明显的不适感。

（2）根据指南推荐：发热患儿的护理目标是舒适和防脱水。口服退热药不再以 38.5℃ 为界限，当患儿出现不舒适感时，建议使用退热药。对乙酰氨基酚和布洛芬是唯一推荐用于儿童的退热药物，但是不建议联合或交替使用。

案例分析

病情和治疗

患儿阵发性脐周痛，有时剧烈呈针刺样，疼痛无明显时间规律，每天数次，每次持续 10min~1h 不等，腹部 B 超提示腹部右侧肠管呈节段性改变。腹部 X 线未见明显异常，给予奥美拉唑静脉滴注。

（三）腹痛护理

1. 护理要点

（1）病情观察：观察患儿精神状态，面色，腹痛的部位，持续时间，性质，腹痛有无进行性加重，有无呕吐、便血，大便次数及尿量情况。用疼痛评分表（数字评分表）做好疼痛评分，如 1~3 分需每班评估一次；4~6 分报告医生，并确认是否使用药物缓解，如使用药物 0.5h 后再评估一次；7 分以上需联系麻醉科，是否使用镇静止痛。疼痛护理需评估记录该患儿的疼痛评分，采取的措施，措施实施后的效果。

（2）该患儿住院期间，疼痛评分为 1~3 分，遵医嘱使用抑酸护胃，胃黏膜保护剂并观察疗效。

（3）心理护理：注意缓解患儿紧张情绪，多与患儿和家长沟通解释，可通过看电视、看书等分散注意力缓解腹痛。

（4）通过非药物干预疼痛，患儿疼痛可缓解。

2. 关键点

（1）不明确腹痛性质和类型之前禁止使用止痛药，以免掩盖病情，耽误治疗。

（2）腹痛需与外科急腹症鉴别，如是急腹症需配合医生做好术前准备。

案例分析

病情和治疗

患儿排便为糊状便,有黏液和血丝。给予酚磺乙胺注射液、维生素 K_1 对症治疗。

(四)便血护理

1. 护理要点

(1)病情观察注意观察患儿生命体征,询问有无头晕心慌,恶心呕吐,有无腹痛,观察大便次数,性状,颜色,注意有无继续出血征象,警惕消化道大出血。告知患儿及家长如何进行病情监测,并用手机留下每次血便照片,以助于后续病情的评估。如果发现患儿解血便后出现面色苍白,乏力等不适,应及时复测生命体征并通知医生,并给予吸氧及心电监护,按医嘱复查血常规,备好血型及交叉合血,做好输血前准备。

(2)遵医嘱用药:酚磺乙胺注射液及维生素 K_1,解释该药物的作用,观察疗效。

(3)饮食指导:原则是高热量,高蛋白,低渣,易消化的食物。观察胃纳情况,肠内营养摄入不足时询问医生是否给予静脉补液。如果继续排鲜血便应考虑禁食,给予全静脉营养。如大便性状好转改为流质饮食再过渡半流质饮食。

(4)心理护理:患儿对该疾病有一定的认知,看见自己排血丝便有焦虑,应该向患儿和家长解释病情和可能出现的并发症和预后,列举成功病例,增强治疗信心。

2. 关键点

(1)监测生命体征,做好出血量的评估;教会家长及患儿做好消化道出血的评估。粪便隐血试验(+):>5ml;黑便:50~100ml;呕血:胃内积血量在 250~300ml;周围循环障碍:出血量超过 1 000ml。

(2)根据大便的颜色和伴随症状判断消化道出血的部位,判断为上消化道出血或下消化道出血。上消化道出血大便颜色较暗沉,一般表现为柏油样便,可伴有呕血;而消化道出血大便颜色较鲜亮,为血丝便或鲜血便,可伴有血块或黏液。

(3)准备好急救用物,如发生消化道大出血和休克,应紧急处理。紧急处理如吸氧,心电监护,配合扩容及备血。

案例分析

病情和治疗

患儿食纳差,身高 175cm,体重 41.6kg,血红蛋白 103g/L,营养不良;给予肠内及肠外营养治疗,肠外营养(静脉营养液)22kcal/kg,肠内营养(口服深度水解奶粉)约 2 000ml/d。

(五)营养管理

1. 护理要点

(1)营养风险筛查(STRONGkids 评分):入院时根据患儿食欲、身高、体重、营养异常相关风险疾病进行初步筛查。该患儿食纳差；身高 175cm，大于同年龄同性别第 75 个百分位数（169cm）；体重 41.6kg，小于同年龄同性别第 25 个百分位数（45kg）；已确诊为克罗恩病。该患儿为营养高风险。

（2）该患儿血红蛋白为 103g/L，总蛋白和白蛋白暂无异常。患儿暂时没有贫血和低蛋白的营养问题。

（3）根据评估结果，该患儿存在营养异常高风险，对患儿提供个性化饮食方案。

计算患儿每天生理需要量：该年龄生理需要量为 70kcal/（kg·d）。据此，患儿每天生理需要量 =70kcal/（kg·d）×41.6kg=2 912kcal/d。

根据患儿病情来选择食物种类和配方奶：该患儿营养支持首选肠内营养，给予高蛋白，高能量，低渣，易消化的食物。患儿目前仍有腹痛、腹泻、黏液便等临床表现，宜选择半流质或流质饮食（如白粥）。但是患儿处于生长发育阶段，白粥无法满足生理需要量，因此，现阶段患儿宜加食特殊配方奶粉，如高能量、深度水解高能量配方奶（小百肽能）（100ml=100kcal），患儿每天需口服量达约 2 912ml 才达到生理需要量，但是患儿口服量达不到目标值，应给予部分肠外营养。同时，一周 2 次监测体重，查看营养治疗的疗效，根据医嘱复查血常规、生化等指标。准确记录出入量，记录奶量摄入和静脉营养液量，根据肠内营养摄入情况调整肠外营养摄入量。

2. 关键点

（1）有研究表明营养治疗应是炎症性肠病患儿的首选，不仅保证营养供给，同时是炎症性肠病患儿诱导缓解和维持缓解的有效方法。肠内营养开展后要及时评价方案的有效性，以便个性化调整。

（2）饮食方案应根据肠道耐受情况和生理需要量做调整，不同疾病阶段有不同饮食方案。原则是利于肠道吸收，减少对肠道刺激和过敏，满足生理需要量。

案例分析

病情和治疗

患儿体温正常，仍有腹痛，口腔有溃疡，肛周未见病变，考虑炎症性肠病，在全身麻醉下，做胃镜和结肠镜检查。

（六）胃肠镜护理

1. 护理要点

（1）做好无痛肠镜检查前肠道准备：术前 3d 无渣饮食，术前 1d 晚 18：00 至第二天 6：00 开始口服聚乙二醇电解质散［按 80ml/kg 剂量，20ml/（kg·h）速度口服］，最大量不超过 3 000ml，观察患儿的完成情况及大便性状，并警惕患儿因进食少，大便次数多致全身虚弱情况。如果患儿口服不能完成，随时更改方案，以免因肠道准备不充分而影响第二天肠镜的进行。

（2）胃肠镜术后禁食 4h，禁水 2h，监测生命体征，按医嘱给药，吸氧及心电监护 4h，按医嘱饮食，先试饮水，如无呛咳等其他不适，再进食其他东西。

（3）无痛胃肠镜术后注意观察大便次数、性状、颜色，有无剧烈腹痛等不适，警惕肠出血和肠穿孔。

2. 关键点

（1）解释行胃肠镜的原因和目的，做好胃肠镜前的准备工作及相关宣教，缓解焦虑情绪。

（2）随时跟进患儿肠道准备情况以及便血情况。

案例分析

出　　院

根据临床表现和无痛胃肠镜检查术，患儿被确诊为克罗恩病。感染控制，肠内营养肠道耐受，给予英夫利昔单抗（生物制剂）治疗后出院。

（七）出院护理

1. 护理要点

（1）用药护理

1）使用英夫利昔单抗前告知费用，药物作用和可能出现的并发症（轻度如皮疹，中度如高或低血压、胸闷、心悸、气促，重度如呼吸困难、喉水肿、高热、寒战），用药前评估患儿是否存在过敏体质或曾经发生过过敏、心脏病史。

2）配药后在3h内使用，输液时间不得少于2h，输注该药品前中后监测患儿体温、心率、血压；输注该药前30min为10ml/h的速度；30min后调至20ml/h；60min后调至40ml/h，直至输注结束。

3）定期监测患儿感染指标、血药浓度、英夫利昔单抗抗体、肿瘤坏死因子等，如存在感染现象应暂时避免使用生物制剂。

4）在进行生物制剂治疗期间，严禁使用活菌疫苗（如流感病毒活疫苗）注射。

（2）告知定期复查重要性，出院后随访：告知下次复查时间，英夫利昔单抗的治疗一般按0、2、6周/次，后每间隔8周1次治疗（按首次剂量给予本品治疗后，然后在首次给药后的第2周和第6周及以后每隔8周各给予一次相同剂量）。

（3）定期监测营养指标如身高，体重，血红蛋白，白蛋白和感染指标如血沉和白细胞。

（4）出院后避免接触上呼吸道感染者，避免到人多拥挤、空气浑浊的地方，必要时佩戴口罩。天气变化及时增添衣物，防止感染，如有不适，及时就诊。

（5）饮食原则：易消化，低纤维，高热量食物，以利于吸收，减轻肠黏膜刺激又可供给热量满足患儿生长发育的食物。

2. 关键点

（1）家长是否掌握出院注意事项。

（2）出院后定期复查。

案例分析

疾病相关知识

炎症性肠病（inflammatory bowel disease, IBD）是一种病因不明的慢性非特异性肠道炎性疾病，一般包括溃疡性结肠炎（ulcerative colitis, UC）和克罗恩病（Crohn's disease, CD）。一般认为，UC 和 CD 是同一疾病不同亚型，组织损伤的疾病的病理过程相似，但可能由于致病因素不同，发病的具体环节不同，最终导致组织损害的表现不同。

近年来文献报道，在北美洲和欧洲国家，儿童 UC 的发病率为（0.10~5.98）/10 万，儿童 CD 的发病率为（0.12~12.00）/10 万。在我国，儿童 IBD 发病率在近年显著增高，从 2001 年的 0.5/100 万上升至 2010 年的 6.0/100 万。目前尚无最新患病率和发病率的研究报道。

（一）病因和发病机制

IBD 病因和发病机制尚未完全明确，与肠道黏膜免疫系统异常反应所导致的炎症反应有关，可能是下列因素相互作用所致。

1. 环境因素　近几十年来，IBD 的发病率持续增加，并有明显的地域差异。发病率以社会经济高度发达的北美洲，北欧地区最早增长，继之为西欧、南欧地区，最近是日本。北美洲现状反映了环境因素在 IBD 发病中的作用，如围生期及产后因素、家庭卫生经济情况、被动吸烟、饮食、阑尾切除术等与儿童 IBD 发病密切相关。

2. 遗传因素　IBD 是一种多基因复杂疾病，其发病具有种族差异性、家族聚集性及同卵双生子高共患率的特点。

3. 感染因素　有研究认为，CD 可能与副结核分歧杆菌及荨麻病毒有关，虽然微生物对 IBD 发病中的作用一直备受关注，但迄今未检验出某一特异微生物病原与 IBD 有特定关系。但实验证明，IBD 特别是 CD 是针对自身肠道菌群的异常免疫反应引起的，IBD 可能存在对正常菌群的免疫耐受缺失。

4. 免疫因素　IBD 的发病机制被认为是一个复杂的相互作用的过程。遗传易感性和不恰当地激活黏膜免疫系统，导致肠道菌群失调和组织损伤。IBD 发病时，肠道上皮屏障被破坏，黏膜通透性增加，肠组织长期暴露在大量抗原中，这些均导致肠道免疫系统过度反应，使巨噬细胞和中性淋巴细胞等激活，释放一系列促炎性细胞因子和炎性反应介质，激活机体的免疫应答，使炎性反应不断被放大，最终导致组织损伤，出现 IBD 的病理变化和临床表现。

总而言之，IBD 是环境因素作用与遗传易感者，在肠道菌群的参与下，启动了肠道免疫及非免疫系统，最终导致免疫反应和炎症过程。可能由于抗原的持续刺激和 / 或免疫调节紊乱，这种免疫炎症反应表现为过度亢进和难于自限。

（二）病理、临床表现

1. 溃疡性结肠炎（UC）　是一种病因不明的直肠和结肠慢性非特异性炎症性疾病。病变主要位于大肠的黏膜与黏膜下层。其主要症状有腹泻，黏液脓血便和腹痛，病程漫长，病情轻重不一，常反复发作。

（1）病理病变：主要位于直肠和乙状结肠，可延伸到降结肠，甚至整个结肠。病变一般仅限于黏膜和黏膜下层，少数重症者可累及肌层。黏膜层可见水肿，黏膜充血与灶性出血，黏膜脆弱,触之易出血;或者会出现广泛的浅小溃疡,并可逐渐融合成不规则的大片溃疡,甚至新生肉芽组织增生。溃疡形成瘢痕后,黏膜肌层和肌层增厚,出现肠腔狭窄。少数患儿有结肠癌变,以恶性程度较高的未分化型多见。

（2）临床表现:起病多数缓慢,少数急性起病,偶见急性暴发起病。病程长,呈慢性过程,常用发作和缓解交替,少数症状持续并逐渐加重。

1）症状

①消化系统表现:主要是腹泻和腹痛,或者有腹胀,食欲缺乏,恶心,呕吐等其他症状。由于炎症渗出和溃疡,大便通常为黏液或黏液脓血便。而腹痛有疼痛—便意—便后缓解规律,与直肠炎症刺激有关。

②全身表现:中、重度患儿活动期有低热和中低热,高热多提示有并发症或急性爆发。

③肠外表现:包括口腔溃疡,结节性红斑,外周关节炎,坏疽性脓皮病等。

2）体征:慢性病容,重者体型消瘦,轻压痛。无反跳痛和腹壁紧张。

3）并发症:可并发消化道出血,急性肠穿孔,肠梗阻,中毒性巨结肠等。

4）临床分型:根据病期分:活动期和缓解期。

（3）预后:本病一般呈慢性过程,有多次缓解和复发,不易彻底治愈,但大部分患儿的预后良好,尤其是轻病例经治疗后病情可长期缓解。少数爆发型或有并发症的预后较差。

2. 克罗恩病（CD） 是一种病因不明的肠道慢性炎症性肉芽肿性疾病。病变多见于末端回肠和邻近结肠,呈跳跃式或阶段性分布。临床表现以腹痛,腹泻,瘘管形成和肠梗阻为特点。

（1）病理病变:主要累及回肠末端和邻近结肠,其次为小肠,主要在回肠,少数见于空肠。病变呈阶段性或跳跃性分布,早期黏膜呈鹅口疮样溃疡,随后溃疡增大,形成纵行溃疡和溃疡裂痕,呈鹅卵石样外观。当病变累及肠病全层,肠壁增厚变硬,肠腔狭窄,可发生肠梗阻。溃疡穿孔可致局部脓肿,形成瘘管。

（2）临床表现:消化系统表现,腹痛最常见,其次为腹泻。腹痛多表现为右下腹和脐周,多为痉挛性阵痛伴肠鸣音活跃。早期腹泻为间歇性,后期为持续性,大便一般无黏液和脓血。肠外表现可伴有杵状指,口腔溃疡,关节炎等。全身表现为发热,少数患儿以发热为首发主要症状,弛张高热多提示有脓毒血症。体型消瘦,贫血,低蛋白等营养不良表现。并发症以肠梗阻最常见,其次是腹腔内脓肿。

（3）预后:本病一般反复发作,迁延不愈,经治疗好转,但如果出现并发症需手术治疗,预后较差。

（三）辅助检查

1. 实验室检查

（1）血液检查:如果血红蛋白降低,炎症指标增高（血沉加快,C反应蛋白增高）,血小板计数增加,血清白蛋白降低,则提示IBD。但是某些患儿血沉,血红蛋白和血小板计数也可正常。如血小板计数升高,疾病可以排除以血便为主要表现的感染性腹泻。另外血清学标志物的检测有助于儿童IBD的鉴别诊断。如抗酿酒酵母抗体（ASCA）或抗中性粒细胞胞质抗体（pANCA）阳性有助于CD或UC的诊断,其敏感性为60%~80%;pANCA对UC的敏感性为92%,ASCA对CD的特异性为95%~100%。

（2）粪便检查：大便培养（沙门氏菌，志贺氏菌，耶尔森菌，空肠弯曲菌，难辨梭状芽孢杆菌），大便检测（难辨梭状芽孢杆菌 A 和 B，病毒四项联合）有助于排除感染性结肠炎。钙防卫蛋白（FC）：FC 表达水平与 IBD 患儿病情进展和变化密切相关。

2. 影像学检查

（1）X 线钡灌肠

1）UC 表现：结肠黏膜粗糙紊乱或成细颗粒样改变，病灶可出现小龛影或大小不等充盈缺损，结肠袋消失或肠管僵硬。

2）CD 特征表现：病损肠壁呈节段性分布，病变部位有结节增生呈鹅卵石表现（卵石征）；受损肠壁可能出现裂隙状溃疡，甚至管壁有瘘管形成或脓肿形成。

（2）B 超：腹部 B 超能提示小肠或结肠壁的厚度或浸润情况。

（3）CT：能较全面地反映炎症性肠病的病变情况，特别是肠外情况。

（4）磁共振成像（MRI）：软组织分辨率高，可多方位成像且无辐射，比较适合需要频繁复查的患儿和青少年患儿，但 MRI 质量影响因素较多。

3. 内镜检查　内镜下更直观。溃疡性结肠炎如图 2-11 和图 2-12 所示，克罗恩病如图 2-13 和图 2-14 所示，并且可取黏膜做活检，进一步诊断。

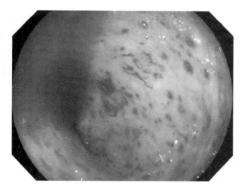

图 2-11　溃疡性结肠炎镜下图（1）

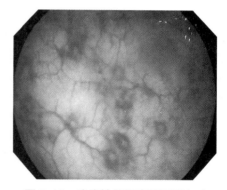

图 2-12　溃疡性结肠炎镜下图（2）

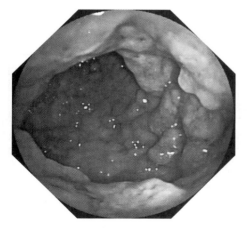

图 2-13　克罗恩病镜下图（1）

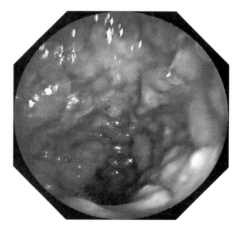

图 2-14　克罗恩病镜下图（2）

（四）治疗要点

治疗儿童克罗恩病的原则是尽早控制症状、维持缓解、促进组织黏膜的修复、促进儿童的生长发育、预防并发症。

（1）营养治疗：因儿童处于不断生长发育阶段，营养和热量的保障更具重要意义。有研究表明营养治疗应是儿童 IBD 患儿的首选，不仅保证营养供给，同时是 IBD 患儿诱导缓解和维持缓解的有效方法。营养疗法包括肠内营养和肠外营养。肠外营养主要是静脉营养，可以使得肠道休息，补充能量，避免食物抗原作用；适合于急性发作期或肠道不耐受。用于肠内营养的液体配方包括三大类：完全水解的蛋白配方（或称要素配方）、部分水解蛋白配方、完整的蛋白质配方（或称多聚体配方）。国外研究表明三种配方的随机对照研究 IBD 缓解没有区别。

（2）药物治疗

氨基水杨酸制剂：该病的常用药，用于轻中型或重型经糖皮质激素治疗已缓解者，如美沙拉嗪。

糖皮质激素：适用于对氨基水杨酸制剂效果不佳，或者重型活动期患儿。

免疫抑制剂：对糖皮质激素治疗效果不佳或对糖皮质激素依赖的慢性活动期患儿。

生物制剂：英夫利昔单抗适用于对激素和免疫抑制剂不敏感或不耐受的儿童中重度 CD 或 UC，瘘管型或肛周病变的 CD，中重度 IBD 患儿的维持治疗。有疾病高风险的患儿，如结肠深溃疡、病变广泛、生长发育明显迟缓（身高 Z 值 >-2.5）、严重肛周病变、严重骨质疏松、以狭窄或穿孔起病的 IBD 患儿，建议降阶梯治疗，早期应用生物制剂以促进黏膜愈合和改善临床环境。益生菌在 IBD 中的作用机制至今不明确，可能通过非特异性刺激宿主免疫系统，包括免疫细胞增生，增强巨噬细胞的活性，下调体内炎性介质表达、增强免疫屏障，改善肠道黏膜渗透性等来达到治病的目的。

沙利度胺治疗：可适用于难治性 UC 治疗方案之一。

（3）粪便移植：关于粪便移植治疗儿童 IBD 仅有个案报道或少数病例报道，虽然取得了一定的疗效，但尚不能得出粪便移植治疗儿童 IBD 有效和安全的结论。

（4）手术治疗：患儿一般不选择手术治疗，当有危及生命并发症的发生，如肠穿孔、反复消化道出血及中毒性巨结肠，药物治疗无效时需行急诊手术治疗。

附 2-5　胶囊内镜检查

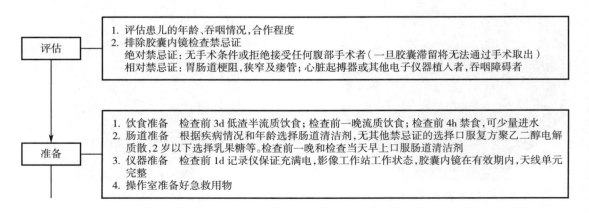

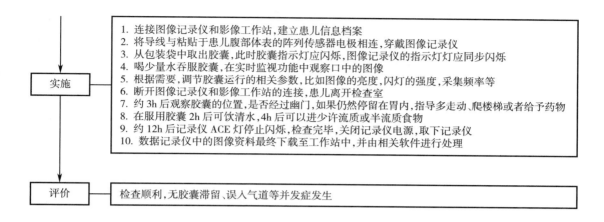

实施	1. 连接图像记录仪和影像工作站,建立患儿信息档案 2. 将导线与粘贴于患儿腹部体表的阵列传感器电极相连,穿戴图像记录仪 3. 从包装袋中取出胶囊,此时胶囊指示灯应闪烁,图像记录仪的指示灯灯应同步闪烁 4. 喝少量水吞服胶囊,在实时监视功能中观察口中的图像 5. 根据需要,调节胶囊运行的相关参数,比如图像的亮度,闪灯的强度,采集频率等 6. 断开图像记录仪和影像工作站的连接,患儿离开检查室 7. 约3h后观察胶囊的位置,是否经过幽门,如果仍然停留在胃内,指导多走动、爬楼梯或者给予药物 8. 在服用胶囊2h后可饮清水,4h后可以进少许流质或半流质食物 9. 约12h后记录仪ACE灯停止闪烁,检查完毕,关闭记录仪电源,取下记录仪 10. 数据记录仪中的图像资料最终下载至工作站中,并由相关软件进行处理

评价	检查顺利,无胶囊滞留、误入气道等并发症发生

注 意 要 点

1. 操作前评估患儿吞咽情况和配合程度,大多数学龄前后儿童均能顺利完成,少数不能咽入者可尝试喂食由小到大的不同体积的胶质软糖,作适应性吞服训练。若仍不能咽入或具有吞咽疾病(吞咽障碍、吞咽困难、胃轻瘫)的患儿可实施无痛胃镜下胶囊内镜置入术

2. 检查过程中要远离较强的磁场、电场环境,避免剧烈活动

3. 检查完成后留意胶囊排出情况,要观察大便是否含胶囊,确定已排出体外,如果超过2周未排出体外,则需要手术取出

（陈朔晖 陈晓飞 刘丽英 林 艳）

第五节 神经系统疾病护理

一、神经系统疾病概述

神经系统是人体内的一个重要系统,协调人体内部各器官的功能以适应外界环境变化。神经系统包括中枢神经系统、周围神经系统(自主神经包含在周围神经系统中),其相互协调作用完成对躯体、智力和情绪活动的控制。中枢神经系统由脑和脊髓组成,起控制枢纽的作用。周围神经系统包括12对脑神经、31对脊神经、躯体神经等。自主神经系统包括交感神经和副交感神经,自主神经调节无意识过程以控制表达不清楚的躯体功能。在儿童生长发育过程中,神经系统发育最早,速度亦快。各年龄段具有一定的解剖生理特点和正常的表现特征。

（一）儿童神经系统生理概述及特性

1. **大脑** 脑是中枢神经系统的核心,儿童脑的发育是一个连续动态的成熟过程。在胎儿期神经系统最先开始发育,新生儿出生时的大脑重量约370g,占体重的10%~12%,大脑表面已有较浅而宽的沟回,发育不完善,脑皮质较薄,细胞分化较差,髓鞘形成不全,灰质和白质的分界不明显。生后3个月时神经纤维髓鞘逐渐形成,但神经活动不稳定,皮质下中枢兴奋性较高,对外界刺激的反应较慢且易于泛化,常表现为肌肉张力较高,无意识的手足徐动。婴幼儿期遇到强刺激时易发生昏睡或惊厥。随着年龄的增长,脑发育逐渐成熟与复杂化。儿童1岁时完成脑发育的50%,3岁时完成脑发育的75%,6岁时完成90%。在基础代谢状态下,儿童脑耗氧量占机体总耗氧量的50%,而成人为20%,因此儿童对缺氧的耐受性较成人差。

2. 脊髓　是脑部神经冲动上传下递的通道。儿童出生时脊髓重2~6g,结构已经较完善,功能基本成熟,2岁时其结构接近于成人。脊髓的结构发育与脊柱的发育相对不平衡,胎儿3个月时二者等长,新生儿脊髓下端在第2腰椎下缘,4岁时达到第1~2腰椎。故婴幼儿期行腰椎穿刺的位置要低,以免损伤脊髓,常以第4~5腰椎间隙为宜,4岁以后应以第3~4腰椎间隙为宜。脊髓的功能发育与运动发展相平行,随着年龄的增长,脊髓的功能不断完善,运动功能更加成熟。

3. 脑脊液　正常儿童脑脊液(cerebral spinal fluid, CSF)的量和压力随着年龄的增长和脑室的发育逐渐增加,新生儿脑脊液的量少、压力低,故抽取脑脊液较困难(表2-5)。

表 2-5　小儿脑脊液测定正常值

项目	年龄	正常值
总量	新生儿	5ml
	儿童	100~150ml
压力	新生儿	0.29~0.78kPa
	儿童	0.69~1.96kPa
细胞数	新生儿	$(0~34) \times 10^6/L$
	婴儿	$(0~20) \times 10^6/L$
	儿童	$(0~10) \times 10^6/L$
蛋白质总量	新生儿	0.2~1.2g/L
	儿童	0.2~0.4g/L
糖	婴儿	3.9~5.0mmol/L
	儿童	2.8~4.5mmol/L
氯化物	婴儿	110~122mmol/L
	儿童	117~127mmol/L

4. 神经反射

(1)生理反射

1)出生时已存在终身不消失的反射:包括角膜反射、结膜反射、瞳孔对光反射及吞咽反射等。当神经系统发生病理改变时,这些反射可减弱或消失。

2)出生时已存在以后逐渐消失的反射:包括觅食反射、握持反射、拥抱反射、吸吮反射及颈肢反射等。吸吮反射于1岁左右完全消失,觅食反射、拥抱反射、握持反射于出生后3~4个月消失,颈肢反射于出生后5~6个月消失。当神经系统发生病理改变时,这些反射存在与消失的时间将发生变化。

3）出生时不存在以后逐渐出现并终身不消失的反射：包括提睾反射、腹壁反射及腱反射等。这些反射在新生儿期不易引出，婴儿期不明显，1岁后可引出并较稳定。提睾反射正常时可有轻度不对称。在某些病理情况下这些反射可减弱或消失。

（2）病理反射：包括巴宾斯基征、戈登征（Gordon sign）、奥本海姆征（Oppenheim sign）等。小于2岁的婴幼儿，由于神经系统发育不成熟，巴宾斯基征阳性可为生理现象；若大于2岁或单侧阳性为病理现象。小于3~4个月的婴儿因屈肌张力较高，克尼格征（Kernig sign）、布鲁辛斯基征（Brudzinski sign）可呈阳性。脑膜炎、蛛网膜下腔出血和颅内压增高时，可出现脑膜刺激征，即颈强直、克尼格征、布鲁辛斯基征阳性。但由于婴儿颅缝和囟门对颅内压力的缓解作用，脑膜刺激征表现通常不明显或出现较晚。

基于上述儿童神经系统生理解剖特征，对儿童神经系统采取的评估方法和评估结果的判断需结合其实际年龄。应根据儿童心理行为发育的特殊性，关注其情绪变化，尽量取得儿童的合作及其家庭成员的支持，减少其恐惧、不安情绪，安抚其家长的心理，消除误解。

（二）神经系统疾病的分类

1. **癫痫** 癫痫综合征、癫痫持续状态等。

2. **神经系统感染性疾病** 细菌性脑膜炎、结核性脑膜炎、中枢神经系统病毒感染、隐球菌脑膜炎等。

3. **神经系统自身免疫性疾病与脱髓鞘病** 急性播散性脑脊髓炎、多发性硬化、视神经脊髓炎谱系疾病、吉兰-巴雷综合征、重症肌无力等。

4. **脑血管疾病** 脑动脉缺血性脑卒中、脑静脉窦血栓、儿童出血性脑卒中等。

5. **神经皮肤综合征** 神经纤维瘤病、结节性硬化症、脑面部血管瘤病等。

6. **神经系统遗传性代谢病与变性病** 脂类代谢障碍、氨基酸代谢障碍、有机酸代谢障碍、线粒体脑肌病、肝豆状核变性、遗传性共济失调、锥体外系疾病、脊髓性肌萎缩等。

（三）神经系统疾病诊疗、护理新进展

1. **电生理检查**

（1）脑电图：是借助头皮电极（或颅内电极）对大脑皮质神经元电生理功能的检查。

（2）肌电图：帮助判断被测肌肉有无损害及损害性质（神经源性或肌源性）。

（3）诱发电位：分别经听觉、视觉和躯体感觉通路，刺激中枢神经诱发相应传导通路的反应电位。

2. **神经影像学检查** 电子计算机断层扫描（CT）、MRI、数字减影血管显影（DSA）、正电子发射断层扫描（PET）。

3. **基因学检测** 近年来癫痫基因的研究取得了较大的进展，至少有二十余种特发性癫痫或癫痫综合征的致病基因得到了克隆确定，其中大多数为单基因遗传，系病理基因致神经细胞膜的离子通道功能异常，降低了发作阈值而患病。

4. **手术治疗** 适用于有明确局部致病灶的症状部分性癫痫，常用手术方法如病灶切除术、迷走神经刺激术。

5. **生酮饮食** 为高脂肪、适量蛋白质、低碳水化合物的饮食方案，该饮食可使机体产生类似于饥饿状态下的生活改变，是目前治疗儿童难治性癫痫的重要方法之一。

二、化脓性脑膜炎

典　型　案　例

患儿,女,1个月18d,因"发热伴前囟隆起2d"急诊抱送入院。家长诉:患儿2d前无明显诱因下出现发热,体温最高39.8℃,口服对乙酰氨基酚混悬滴剂后体温可降至37.5℃,后多次复测体温在37.5~38.6℃,伴哭吵不安,无抽搐,吃奶减少,呕吐数次,为奶汁,非喷射性,量多少不等。查体:T 39.6℃,P 168次/min,R 56次/min,反应好,面色欠红润,易激惹,前囟饱满,2.5cm×2.5cm,双瞳孔等大等圆,对光反射灵敏,颈抵抗,四肢肌张力适中,克尼格征、巴宾斯基征阴性,无抽搐,SpO$_2$ 95%,肢端偏凉,无寒战。值班护士接待,家长非常焦急。

（一）入院处置

1. 护理要点

（1）立即报告医生,评估患儿,包括生命体征,尤其体温及呼吸状况;脑膜刺激征;颅内压增高症状（小婴儿有无吐奶,脑性尖叫,前囟饱满,易激惹）;有无意识障碍,抽搐,瘫痪,脑神经麻痹及精神异常等脑实质受损表现。

（2）指导家长松开包被,保持气道通畅,肢端适当保暖。

（3）向医生汇报患儿情况,如前囟饱满,颈抵抗,易激惹,体温高,是否需要立即口服退热药,建立静脉通路、应用降颅压药物。

（4）协助医生尽早、合理安排各项检验和检查,怀疑有颅内出血时,宜先行头颅CT检查。

2. 关键点

（1）前囟检查时患儿应取半坐卧位,大小应测量菱形囟门的对边中点的连线,确保对前囟评估的准确性。

（2）小婴儿查体时,如出现举颈啼哭,应考虑颈抵抗阳性。

（3）血培养标本采集宜在应用抗生素之前,阳性率高,对抗生素选用有指导意义。

病情和治疗

患儿T 39.6℃,肢端偏凉,无寒战,给予退热药口服。

（二）发热护理

1. 护理要点

（1）口服退热剂,0.5~1h后复测降温体温。

（2）松开衣被,躯干部位不宜覆盖过多的衣物或者拥抱过紧,可适当降低环境温度。

（3）病情观察:监测体温变化,观察热型及伴随症状。降温过程中注意观察患儿面色,出汗量的变化,如出现面色苍白、大量出汗应立即通知医生,防止虚脱。

2. 关键点

（1）对于大部分发热的儿童,建议首选口服退热药,不推荐温水擦浴、冰敷等物理降温方法,因其可能导致皮肤血管收缩、寒战、交感神经兴奋(如心跳加快、血压升高),也让患儿出现不舒适感。证据表明与单独服用退热药比较,温水擦浴＋退热药无法显著加快退热进程,反而会给患儿带来明显的不适感。

（2）让发热的患儿"舒服"是指南强调的目标,不再以38.5℃为退热的界限,当患儿出现不舒适感时,建议退热药的使用。对乙酰氨基酚和布洛芬是推荐用于儿童的退热药物,但是不建议联合或交替使用。

案例分析

病情和治疗

患儿前囟饱满,伴哭吵不安,有举颈啼哭现象。头颅CT检查:脑灰白质境界欠清楚,考虑颅内高压,给予20%甘露醇静脉泵注。

（三）颅内高压护理

1. 护理要点

（1）保持绝对安静、侧卧,抬高头肩部30°。

（2）遵医嘱给予甘露醇、呋塞米等降颅压处理。

（3）病情观察:颅内高压表现为头痛、喷射性呕吐、血压增高、心动过缓等;婴儿可出现前囟隆起、头围增大、骨缝分离、肌张力增高等;严重者可出现呼吸节律不规则、瞳孔不等大等脑疝体征。除对上述情况进行密切观察外,尤其要关注瞳孔的变化,警惕脑疝的发生。

2. 关键点

（1）库欣三联征:表现为意识障碍、瞳孔扩大、血压增高伴脉缓,为颅内高压危象。常为脑疝的先兆。

（2）婴幼儿颅内高压表现可不典型,在患儿出现躁动、用手打头或摇头时,应警惕颅内高压。

（3）颅内高压引发的呕吐与进食无关,不伴恶心,与头痛剧烈程度相关,需与其他原因引发呕吐相鉴别。

（4）如怀疑有颅内出血者慎用甘露醇,因为甘露醇为强脱水剂,用药后颅内压力下降明显,容易导致血管破裂,加重颅内出血,可用降压效果温和的甘油果糖代替。

案例分析

病情和治疗

患儿出现抽搐1次,表现为双眼凝视,口唇发绀,左侧肢体抽动,大约1min后缓解。给予鼻导管吸氧,按医嘱地西泮静脉推注。

（四）惊厥护理

1. 护理要点

（1）立即给予平卧位、头偏向一侧,吸氧,清除分泌物,保持呼吸道通畅。

（2）用药护理:地西泮使用剂量每次0.3~0.5mg/kg,应用时,推注速度不宜过快,1~2mg/min,注意观察有无呼吸抑制情况。

（3）安全护理:专人守护,不宜用力按压患儿肢体,以免发生骨折;移开患儿周围可能导致受伤的物品,避免抽搐碰撞造成皮肤破损;拉好床栏,防止坠床。

（4）病情观察:观察抽搐发作表现、持续时间、伴随症状,评估患儿生命体征、意识状态等。

（5）安抚家长情绪。

（6）及时行脑电图检查协助诊断。

2. 关键点

（1）循证证据表明,惊厥发作时,牙关通常是紧闭的,仅会引起一些轻微的舌尖和口腔黏膜损伤,极少会发生舌咬伤,但如果强行撬开或往口中塞物品,极易造成牙齿和软组织损伤,甚至引起气道阻塞导致窒息。没有证据表明掐人中、虎口能缩短发作时间。因此惊厥发作时不宜试图撬开紧闭的牙关,往口中塞任何物品,包括压舌板、毛巾、汤匙、手指等,无须按压人中、虎口。

（2）小婴儿化脓性脑膜炎的惊厥常不典型,仅见面部、肢体局灶性抽动、肌阵挛、眨眼等各种不显性发作。

（3）化脓性脑膜炎是否合并惊厥对预后有提示作用:在发病3~4d以后仍有惊厥发作,或者发作难以控制,常提示预后不良,可能需合理使用抗癫痫药物。

案例分析

病情和治疗

患儿前囟略隆,无抽搐,甘露醇使用完毕,行腰椎穿刺术。

（五）腰椎穿刺术护理

1. 护理要点

（1）术前,年长儿尽量排空大小便,小婴儿更换尿裤。

（2）告知家长腰椎穿刺术的重要性、术后常见的不良反应预防和处理方法等。

（3）术后一般建议去枕平卧4~6h,为了防止呛咳甚至误吸,平卧期间,建议不进食。

（4）保持敷料清洁干燥,避免尿液或粪便污染,24h 后可揭除敷料。

（5）病情观察:观察患儿有无出现头痛、腰背部疼痛等腰椎穿刺后不良反应。头痛时嘱患儿多卧床休息,遵医嘱补液。腰背部疼痛时患儿采取前弯腰体位、局部热敷、按摩等,必要时可使用地塞米松、甲钴胺片、布洛芬混悬液等药物。

2. 关键点

（1）根据临床特征高度怀疑颅内占位病变时,宜先行头颅 CT 检查;明显颅内高压者,宜适当降低颅内压后再行腰椎穿刺术,以防脑疝。

（2）目前国外有文献报道,腰穿后的体位及卧床休息持续时间与腰穿后头痛的发生率无统计学上意义。考虑到国内外穿刺技术、穿刺针粗细材质不同,国内对于术后卧床时间规定未统一。

（3）头痛是由于脑脊液外漏导致颅低压所致,主要表现为体位性,坐位或站立时出现,平卧时缓解,此特点可以与颅内高压头痛加以鉴别。腰背部疼痛有时以腹痛形式表现,文献报道在腰椎穿刺后 12~24h 出现概率最高。

案例分析

病情和治疗

患儿的脑脊液常规:微浑,潘氏球蛋白定性试验 ++,白细胞数 $1\,620 \times 10^6$/L,单个核细胞 25%,多核细胞 75%;脑脊液生化:总蛋白 1 624.8mg/L,葡萄糖 2.28mmol/L。血常规:白细胞 21.24×10^9/L,中性粒细胞 64.2%。超敏 C 反应蛋白:126mg/L。血培养阴性。医嘱给予万古霉素和美罗培南联合静脉治疗,甘露醇降颅压,地塞米松抗炎治疗。

（六）用药护理

1. 护理要点

（1）降颅内压药物:常用药物有甘露醇、甘油果糖、呋塞米等,甘露醇剂量为每次 0.25~1g/kg,需 30min 内快速输注。甘油果糖适用于疑有颅内出血或者心、肾功能不全者,输注时间一般控制在 1~1.5h。

（2）抗生素:选择对病原菌敏感且能较高浓度通过血脑屏障的药物,早期、足量、足疗程、联合、静脉途径给药。当抗生素每 6h1 次或每 8h1 次应用时,注意药物输注时间和顺序的合理安排,确保血液中的抗生素浓度。万古霉素输注速度 >1h,输注过程中观察有无出现红人综合征等类过敏反应,使用前行脑干听觉检查,动态监测耳毒性;利奈唑胺应避光保存,单独输注。

（3）肾上腺皮质激素:可抑制炎症因子产生,降低血管通透性,减轻脑水肿和颅内压。强烈推荐使用地塞米松辅助治疗化脓性脑膜炎,剂量为 0.6mg/(kg·d),分 4 次给药,连续 2~3d。

2. 关键点

（1）选择合适的静脉通路:该病治疗时间长,使用药物刺激性大,建议尽早中心静脉置管或经外周静脉穿刺的中心静脉导管（PICC）置管。

（2）头孢曲松类药物因与钙剂存在配伍禁忌,同时输注时易形成不溶性沉淀,如发生在心、脑、肾、肺等重要脏器时可致死,因此在选用该类抗生素时应避免和钙剂同时使用,必要时可间隔给药。

（3）肾上腺皮质激素一般在首剂抗菌药物应用时同时给予,最迟可延至首剂抗菌药物治疗后4h内使用。

案例分析

病情和治疗

患儿入院后第二天,查血钠为119mmol/L,考虑抗利尿激素异常分泌综合征。

（七）抗利尿激素异常分泌综合征处置

1. 护理要点

（1）补钠治疗:可选用0.9%氯化钠溶液、3%氯化钠溶液等。

（2）动态监测血钠变化。

（3）病情观察:观察患儿前囟变化,意识情况及生命体征的变化。警惕脑水肿致惊厥发作和意识障碍加重。

2. 关键点

（1）化脓性脑膜炎患儿由于抗利尿素的分泌增多,产生稀释性的低钠血症。因此,治疗重点为根据血钠浓度选择补钠溶液,血清钠浓度为120~130mmol/L,输注生理盐水,使血钠在24~48h内逐步纠正,生理盐水4ml/kg,输注可提高血钠1mmol/L;血清钠浓度<120mmol/L,输注3%氯化钠溶液。

输入量按下列公式计算:所需3%氯化钠量溶液（ml）=（130-实测值）×体重（kg）×0.6,4h内输入。

（2）缓慢纠正低钠血症,纠正过急、过快,液体快速进出脑组织可引起昏迷、渗透性桥脑脱髓鞘变和坏死。

案例分析

病情和治疗

患儿体温退后第五天,体温复升,T 38.5℃,考虑可能出现硬膜下积液,行MRI检查,结果提示硬膜下积液。医嘱行硬膜下穿刺术。

（八）硬膜下穿刺术护理

1. 护理要点

（1）做好硬膜下穿刺准备,剃净前囟及周围3cm范围内的毛发。

（2）穿刺中注意观察患儿的面色和呼吸情况。

（3）穿刺后局部按压 10min 以上，预防因积液外渗导致的头皮水肿。

（4）术后嘱去枕平卧、禁食禁饮 2h。

（5）积液较多需外科手术引流者，做好相关的术前准备。

2．关键点

（1）硬膜下穿刺术时，放液量每次每侧不超过 15ml。

（2）硬膜下穿刺后发生头皮水肿的具体位置应考虑到患儿的体位及重力作用，一般在后枕部，不能只关注到前囟位置。

案例分析

出　院

入院后第二十二天，患儿反应好，前囟平，四肢肌张力适中，无抽搐，吃奶好，无呕吐，体温正常，复查脑脊液常规和生化正常，脑脊液培养阴性，医嘱给予出院。

（九）出院指导

1．护理要点

（1）注意天气变化，及时增减衣物，少去公共场所，预防感染。

（2）肢体活动障碍者，教会家长肢体功能位的摆放，指导被动和主动运动，建议专业康复治疗。

（3）继发癫痫者应遵医嘱规律服药。

2．关键点　评估家长是否掌握出院注意事项。

案例分析

疾病相关知识

（一）概述

化脓性脑膜炎（purulent meningitis，PM）是儿童，尤其是婴幼儿时期常见的中枢神经系统感染性疾病，系由各种化脓性细菌感染所引起的急性脑膜炎症，部分患儿病变累及脑实质。临床上以急性发热、惊厥、意识障碍、颅内压增高、脑膜刺激征以及脑脊液脓性改变为特征。5 岁以下儿童多见，婴儿期是患病的高峰期。

（二）致病菌和入侵途径

多种化脓性细菌可引起本病，致病菌类型与年龄有密切关系。0~2 个月患儿以肠道革兰氏阴性杆菌（大肠杆菌、变形杆菌）和金黄色葡萄球菌感染为主；3 月~3 岁患儿以流感嗜血杆菌感染为主；5 岁以上患儿以脑膜炎双球菌、肺炎链球菌感染为主。

致病菌可通过多种途径侵入脑膜：

1．血行感染　最常见。菌血症抵达脑膜微血管。

2．邻近组织器官感染　婴幼儿中耳炎常诱发化脓性脑膜炎，其次是乳突炎。

3. 与颅腔存在直接通道　严重头部外伤或伴有复合性颅骨骨折所致的脑脊液鼻漏,脑脊膜膨出破损,椎管畸形等。

（三）临床表现

1. 前驱症状　多为急性起病,患病前多有上呼吸道或消化道感染症状。

2. 全身感染中毒症状　全身感染或菌血症,可出现发热、头痛、精神萎靡、皮疹等;小婴儿表现为拒食、嗜睡、易激惹等。

3. 神经系统表现

（1）脑膜刺激征:颈项强直最常见,其他 Kernig sign 和布氏征阳性,婴儿可表现为举颈啼哭。

（2）颅内压增高:头痛、喷射性呕吐、血压增高、心动过缓;婴儿可出现前囟增大、隆起、张力增高,颅骨缝增宽、头围增大等;严重可出现呼吸不规则、瞳孔不等大、对光反射减弱或消失等脑疝体征。颅内高压久时可伴有视神经乳头水肿。

（3）惊厥:发生率 20%~30%,以 B 型流感嗜血杆菌和肺炎链球菌脑膜炎多见,发生惊厥的原因有脑实质炎症、梗死或电解质紊乱。

（4）意识障碍:嗜睡、昏睡、昏迷。

（5）局灶体征:可出现脑神经受累的症状。

4. 新生儿及 3 个月内婴儿化脑表现

（1）体温可高可低或不发热,甚至体温不升。

（2）颅内压增高可不明显（前囟和颅缝的缓冲作用）:可能仅有吐奶,尖叫或颅缝开裂。

（3）惊厥可不典型:如仅见面部、肢体局灶或多灶性抽动、局部或全身性肌阵挛、或眨眼、屏气等各种不显性发作。

（4）脑膜刺激征不明显。

5. 并发症

（1）硬脑膜下积液:最常见（30%~60%）,常见于 1 岁以下,多发生于起病 7~10d 后。如治疗中体温不退,或者退后复升,或者治疗中症状、体征进行性加重,首先应怀疑本症的可能性。头颅透光检查或 CT 检查有助于确诊。对于临床高度怀疑而无条件做影像学检查者,可进行试验性硬膜下穿刺,如积液量 >2ml,蛋白质 >0.4g/L,即可确诊。

（2）脑室管膜炎:多见于诊断治疗不及时的革兰氏阴性杆菌感染。患儿发热持续不退,频繁惊厥,甚至呼吸衰竭以及 CT 示脑室扩大,需考虑本症。确诊标准:侧脑室穿刺,脑室内脑脊液培养有细菌生长;脑室内脑脊液的白细胞 $\geq 50 \times 10^6$/L,以多核细胞为主,糖 <1.6mmol/L,蛋白质 >0.4g/L。

（3）抗利尿激素异常分泌综合征:炎症刺激神经垂体致抗利尿激素过量分泌,引起低钠血症和血浆渗透压下降,加重脑水肿和颅内压力,临床出现低钠惊厥和意识障碍甚至昏迷。

（4）脑积水:常见于治疗延误或不恰当的患儿。分交通性脑积水和梗阻性脑积水两种。患儿头围进行性增大,骨缝分离,前囟扩大而饱满;叩颅呈破壶音;晚期出现落日眼,神经精神症状加重。

（5）各种神经功能障碍:神经性耳聋,癫痫,智力低下,视力障碍,行为异常。

（四）辅助检查

1. 脑脊液检查　表现为压力增高,外观浑浊,白细胞总数显著增多（$\geq 1\,000 \times 10^6$/L）,

但有 20% 的病例可能在 $250×10^6/L$ 以下,分类以中性粒细胞为主,蛋白增高,糖及氯化物降低。脑脊液培养可明确病原菌,脑脊液细菌学检查阳性为确诊依据。

2. 血常规 白细胞总数明显增高,以中性粒细胞增高为主,但感染严重或不规则治疗时白细胞总数可减少。

3. 血培养 可帮助确定致病菌。

4. 神经影像学检查 头颅 MRI 较 CT 更能清晰地反映脑实质病变,能及时发现并发症。

（五）症状鉴别

1. 病毒性脑膜炎 起病稍缓于化脓性脑膜炎,全身感染中毒症状较轻。病程自限,大多数不超过 2 周。脑脊液多清亮,白细胞数正常或轻度增高,分类计数早期可以中性粒细胞为主,之后逐渐转为淋巴细胞为主,糖含量正常,蛋白质轻度升高或正常。

2. 结核性脑膜炎 需与不规则治疗的化脓性脑膜炎鉴别。呈亚急性起病,部分有结核接触史和其他部位结核病灶。脑脊液外观呈毛玻璃样,细胞数多小于 $500×10^6/L$,分类以淋巴细胞为主,薄膜涂片抗酸染色和结核分枝杆菌培养可帮助确立诊断。

3. 隐球菌性脑膜炎 临床和脑脊液改变与结核性脑膜炎相似,病情进展更缓慢,头痛等颅压增高表现更持久和严重。脑脊液涂片墨汁染色和培养找到致病菌可确诊。

4. 其他 注意与脑脓肿、热性惊厥、颅内出血、肿瘤性脑膜炎鉴别。

（六）治疗

1. 抗生素治疗

（1）抗生素使用原则:对病原菌敏感、易透过血脑屏障、毒性低的抗生素,早期、联合、足量、足疗程静脉途径给药,力求用药 24h 内杀灭脑脊液中的致病菌。

（2）病原菌未明时:可选用对流感嗜血杆菌、肺炎链球菌、脑膜炎球菌均敏感的抗生素,目前主张选用渗透血脑屏障效果较好的第三代头孢菌素,疗效不理想者可联合使用万古霉素。

（3）病原菌明确后:应根据药敏结果选择抗生素。

1）肺炎链球菌:第三代头孢菌素,对青霉素敏感者可用青霉素。

2）流感嗜血杆菌:敏感菌株可用氨苄西林,耐药者可用第三代头孢菌素联合美罗培南。

3）脑膜炎双球菌:首选青霉素,少数耐药者选用第三代头孢菌素。

4）金黄色葡萄球菌:参照药物敏感试验选用萘夫西林、万古霉素或利福平等。

（4）抗生素疗程:针对不同病原菌有所不同:肺炎链球菌、流感嗜血杆菌用药 10~14d,脑膜炎双球菌者用药 7d,金黄色葡萄球菌和革兰氏阴性杆菌脑膜炎用药 21d 以上,若有并发症或不规则治疗者,要适当延长疗程。

2. 肾上腺皮质激素的应用 地塞米松 $0.6mg/(kg·d)$,分 4 次给药,连续用 2~3d。

3. 并发症治疗

（1）硬膜下积液:少量液体无症状者无须治疗;积液量较大引起颅内压增高者应行硬脑膜下穿刺放液;如反复穿刺多次无效者可选择外科手术引流。

（2）脑室管膜炎:可进行侧脑室穿刺引流,并注入抗生素。

（3）抗利尿激素异常分泌综合征:适当限制液体入量,酌情补充钠盐。

（4）脑积水:主要依赖手术治疗,包括正中孔松解、导水管扩张和脑脊液分流术。

4. 对症和支持治疗 监测生命体征,降温,降颅内压,控制惊厥发作,维持水、电解质和酸碱平衡等。

三、癫痫

典 型 案 例

患儿,男,5岁,因"频繁抽搐发作6h"由急诊入院。家长诉:入院前6h无明显诱因抽搐发作3次,表现为双眼凝视、四肢肢体屈曲强直抖动,口唇无发绀,不伴意识丧失,持续约2min缓解。查体:T 37.8℃,P 118次/min,R 30次/min,双侧瞳孔等大等圆,对光反射存在,精神差。值班护士接待,家长非常焦急。

(一)入院处置

1. 护理要点

(1)立即报告医生,评估患儿,包括意识状态及生命体征,尤其瞳孔及呼吸状况,测量体重。

(2)向医生汇报患儿情况,如抽搐发作形式、发作持续时间、发作频率以及发作后状态。

(3)备好吸氧及吸痰装置,准备建立静脉通路。

(4)协助医生尽早、合理安排各项检验和检查。

2. 关键点

(1)警惕患儿有无窒息的发生。

(2)保护患儿安全,预防发作时跌倒发生。

(3)准确测量患儿体重,以保证药物剂量的精确给予。

病情和治疗

患儿突然出现发作,表现为双眼凝视,口唇发绀,四肢肢体屈曲强直抖动,伴意识丧失,持续5min未缓解。静脉通路尚未建立,遵医嘱给予咪达唑仑肌内注射,5min后抽搐未缓解,静脉通路已建立,遵医嘱给予地西泮静脉推注,2min后抽搐缓解。给予20%甘露醇脱水降颅压治疗。

(二)惊厥护理

1. 护理要点

(1)发作时,迅速扶住患儿,顺势使其缓慢倒下,置患儿于床上,拉起床挡防止坠床。

(2)保持呼吸道通畅:取平卧位,解开衣领,头偏向一侧,清理口腔分泌物,必要时吸痰,防止误吸;给予鼻导管吸氧(1L/min)。

(3)病情观察:给予患儿心电、氧饱和度监护,观察患儿抽搐发作情况及伴随症状。

(4)遵医嘱给药:止惊药剂量准确,缓慢推注,同时观察有无出现呼吸抑制情况;脱水药物应用时,应在 30min 内给入,防止脑水肿引起脑疝。

（5）癫痫发作后患儿可有头痛、身体酸痛和疲乏等不适感,应让其充分休息。

2. 关键点

（1）发作时,不可强行按压肢体避免骨折,床栏周围可用被褥包裹,避免磕碰伤。

（2）惊厥发作时,不宜试图撬开紧闭的牙关、往口中塞任何物品,包括压舌板、毛巾、汤匙、手指等,无须按压人中、虎口。

（3）控制发作首选苯二氮䓬类快速止惊药,如地西泮,每次 0.3~0.5mg/kg,最大不超过 10mg（婴幼儿≤2mg）,静脉推注,速度不超过 1~2mg/min（新生儿 0.2mg/min）。如静脉建立困难可先咪达唑仑（0.2mg/kg）肌内注射,待静脉通路建立后,再给予地西泮静脉推注。

案例分析

病情和治疗

患儿入院后第二天,行腰椎穿刺术。

（三）腰椎穿刺术护理

1. 护理要点

（1）特殊检查需求患儿需术前禁食 4h。

（2）术前,年长儿尽量排空大小便,小婴儿更换尿裤。

（3）告知家长腰椎穿刺术的重要性、术后常见的不良反应预防和处理方法等。

（4）术后建议去枕平卧 4~6h。

（5）保持敷料清洁干燥,避免尿液或粪便污染,24h 后可揭除敷料。

（6）病情观察:观察患儿有无出现头痛、腰背部疼痛等腰椎穿刺后不良反应。头痛时嘱患儿平躺,多卧床休息,若考虑颅内低压引起头痛,则遵医嘱补液。腰背部疼痛时患儿采取前弯腰体位,可使用布洛芬混悬液等药物。

2. 关键点

（1）去枕平卧期间,建议不进食,避免呛咳。

（2）明显颅内高压者,应适当降低颅内压后再行腰椎穿刺术,以防脑疝。

（3）头痛是由于脑脊液外漏导致颅内低压所致,主要表现为体位性,坐位或站立时出现,平卧时缓解,此特点可以与颅内高压头痛加以鉴别。

（4）有文献报道,腰穿后无须去枕平卧,但目前尚无统一定论。

案例分析

病情和治疗

患儿入院后第三天,行视频脑电图监测。

（四）视频脑电图监测护理

内容详见附 2-7 视频脑电图监测。

案例分析

病情和治疗

患儿脑脊液结果汇报无异常。视频脑电图结果汇报：异常儿童脑电图，清醒期弥漫性慢波活动持续发放，醒睡各期双额极为广泛棘波、多棘波发放。诊断：癫痫，强直阵挛发作。医嘱：丙戊酸钠口服。

（五）用药护理

1. 护理要点

（1）抗癫痫药物：发放口服抗癫痫药应剂量准确，口服溶液应用注射器抽取，按时发放，并协助家长给患儿服药或看服到口；用药期间，定时监测血药浓度、血常规、肝功能；督促患儿按时服药，不可自行减量停药；观察患儿用药期间的不良反应，如有异常，立即通知医生。

（2）观察药物不良反应：丙戊酸钠主要不良反应为肝功能受损、消化道症状（恶心、胃痛）、血小板减少，少数可出现嗜睡、意识模糊，有时也伴有幻觉、食欲增加及显著的进行性体重增加等。

2. 关键点

（1）抗癫痫药物剂量应准确，根据药物半衰期尽量固定服用时间，以免影响体内血药浓度的维持。

（2）定期监测血药浓度，避免药物剂量不足导致发作控制不理想或过量引起中毒。应在晨起服药前抽取血样送检。

（3）不可擅自减药或停药，以免发作加重或发生癫痫持续状态。抗癫痫药停药要个体化考量，综合考虑各相关因素，脑电图表现是判断减药时机的重要辅助指标。青春期体格快速发育，心理及内分泌状况波动较大，减量与停药后复发风险增加，应尽量避免这一时期减停药。

案例分析

出　　院

入院后第九天，患儿无抽搐发作，查丙戊酸钠血药浓度在正常范围内。医嘱准予出院。

（六）出院指导

1. 护理要点

（1）合理安排患儿生活，培养良好的生活习惯，保证充足的睡眠和休息。避免过度兴奋和疲劳。适度参加体育活动，如慢跑、广播体操等；避免刺激、强度大的运动，如军训、搏击类运动等。外出旅游时应随身携带足量的抗癫痫药,并坚持服药。药物将尽时,需提前至医院开好药物。在癫痫未控制前,尽量避免去危险的场所,不要独自游泳、骑车、登高等。

(2)预防感染:不到人口密集的地方去,锻炼身体,增强免疫力。出现高热时应及时就诊,进行相应治疗。

(3)饮食均衡,定时定量。要避免暴饮暴食。忌辛辣刺激性食物。尽量不饮含兴奋剂的饮料,如茶、咖啡等。

(4)坚持按时服药,是癫痫病治愈和好转的关键。要做好家长及患儿的思想工作,使其对服药有正确的认识,自觉地坚持服用药物。同时,在服药期间,要定期监测血象、肝肾功能、血药浓度等,防止药物副作用的发生。同时需将药品的保管、切分方法、批号及厂家等情况向家长作具体介绍。

(5)讲解癫痫发作时的处理方法。

2. 关键点

(1)癫痫属于慢性病,需要长期正规的治疗与规律服药,家庭的支持和配合对患儿的康复有重要的作用。出院前应加强对患儿家长疾病知识、用药护理、日常照护等方面的宣教,使家长出院后能够有信心有针对性地照顾患儿。

(2)延续性护理可以提高家长对癫痫的认知水平,加强患儿的治疗依从性,增强战胜疾病的信心,从而提升患儿的生活质量及促进疾病的康复;可以通过电话随访,举办知识讲座及病友会,借助网络平台(如建立微信群或QQ群)等多种有效可行的形式实施延续性护理。

案例分析

疾病相关知识

(一)概述

癫痫(epilepsy)是神经系统常见疾病之一,是多种原因造成的慢性脑功能障碍,导致神经元过度放电,引起反复的、自发的、不可预测的癫痫发作,同时对躯体、认知、精神心理和社会功能等多方面产生不良影响。我国0~14岁儿童癫痫的发病率为151/10万,患病率为3.45‰。

(二)病因及发病机制

癫痫的病因可分为三大类。

特发性癫痫:指脑内未能找到相关的结构和代谢异常,而与遗传因素密切相关的癫痫。

症状性癫痫:指与脑内器质性病变或代谢异常密切关联的癫痫。

隐源性癫痫:指虽未能证实有肯定的脑内病变或代谢异常,但很可能为症状性者。

1. 遗传因素　癫痫患儿的家系调查、双生子研究、头颅影像学、脑电图分析等均已证实,遗传因素在癫痫发病中起重要作用。包括单基因遗传、多基因遗传、染色体异常、线粒体脑病等。

2. 脑内结构异常　先天或后天性脑损伤可产生异常放电的致病灶,或者降低了痫性发作阈值,如脑发育畸形、染色体病和先天性代谢病引起的脑发育障碍、脑变性和脱髓鞘性疾病、宫内感染、肿瘤以及颅内感染、中毒、产伤或脑外伤后遗症等。

3. 诱发因素 许多体内外因素可促发癫痫的临床发作,如遗传性癫痫常好发于某一特定年龄阶段,有的癫痫则主要发生在睡眠或初醒时,女性患儿青春期来临时易有癫痫发作加重等。此外,疲劳、睡眠不足、进食过量、饥饿、过度换气、预防接种等均可能成为某些癫痫的诱发因素。

（三）临床表现

癫痫发作的表现形式取决于其病灶起源的位置和定位于大脑的某一部位。2017年国际抗癫痫联盟（ILAE）发布了新的癫痫分类系统。第一次癫痫发作应考虑病因:遗传性、结构性、感染性、免疫性、代谢性、未知病因,关注病因以进行针对性治疗。癫痫诊断明确后,根据临床症状及脑电图,确定癫痫类型。

1. 局灶性起源 神经元过度放电始于一侧大脑半球内,临床发作和脑电图均于局部开始。

（1）单纯局灶性发作:发作中无意识和知觉损害。

1）运动性发作:多表现为一侧某部位的抽搐,如肢体、手、足、口角、眼睑等处。

2）感觉性发作:表现为发作性躯体感觉异常及特殊感觉异常,如针刺感、幻视、发作味觉异常等。

3）自主神经症状性发作:自主神经症状,如心悸、呕吐、腹部不适、面色苍白或潮红、大汗、竖毛、瞳孔散大或二便失禁等。

4）精神症状发作:可表现为幻觉、记忆障碍、语言障碍、认知障碍、情感障碍以及出现一些恐惧、暴怒等不良情绪。

（2）复杂局灶性发作:这类发作都有不同程度的意识障碍,往往有精神症状,常伴反复刻板的行为,如咀嚼、吞咽、舔唇、拍手、自言自语等;多见于颞叶和部分额叶的癫痫发作。

（3）局灶性发作继发全身性发作:由单纯局灶性或复杂局灶性发作泛化为全身性发作,也可由单纯局灶性发作发展为复杂局灶性发作,然后继发全身性发作。

2. 全身性起源 神经元过度放电起源于两侧大脑半球,临床发作和脑电图均呈双侧异常,大多数都伴有意识障碍。

（1）失神发作:典型失神发作表现为发作时突然停止正在进行的活动,两眼凝视,持续数秒钟恢复,发作后可继续原来的活动,对发作不能回忆。

（2）强直－阵挛发作:临床最常见,主要表现是意识障碍和全身抽搐。

1）强直期:发作时意识突然丧失,全身肌肉强直收缩,尖叫伴突然跌倒、呼吸暂停与发绀、双眼上翻、瞳孔散大。

2）阵挛期:强直症状持续数秒至数十秒后出现较长时间反复的阵挛,即全身反复、节律性抽搐,口吐白沫,持续约30s或更长时间逐渐停止。

3）昏睡期:发作后昏睡,醒后出现嗜睡、乏力、疼痛等现象。

（3）强直性发作:表现为持续而强烈的肌肉收缩,使身体固定于某种特殊体位,如头眼偏斜、双臂外旋、呼吸暂停、角弓反张等。

（4）阵挛性发作:发作时躯干、肢体或面部节律性抽动而无强直,伴意识丧失。

（5）肌阵挛发作:表现为全身或局部肌肉突然短暂收缩,如突然点头、身体前倾等,严重者可致跌倒。

（6）失张力发作：发作时肌肉张力突然短暂性丧失引起姿势改变，同时伴有意识障碍，表现为头下垂、双肩下垂、屈髋屈膝或跌倒。

3. 未知起源的发作　由于资料不足，无法归为全身性发作和部分性发作的。其中包括运动性、癫痫样痉挛发作、非运动性、行为终止等，无法分类。

4. 癫痫持续状态　癫痫发作30min以上，或者反复发作30min以上，发作期间意识不恢复者，称为癫痫持续状态。临床多见强直-阵挛持续状态。

5. 癫痫综合征　指由一组临床和脑电图特征所组成的特定的癫痫现象，每一种癫痫综合征具有特定的起病年龄、发作类型、脑电图特点、病因及预后。许多癫痫综合征是与年龄相关的，常见的有婴儿痉挛，多在1岁内起病，儿童良性癫痫伴中央颞区棘波，通常2~14岁发病，8~9岁为高峰，男略多于女。

（四）辅助检查

1. 脑电图检查　可以诊断癫痫和确定发作类型，为癫痫手术提供术前定位。

2. 头颅影像学检查　能清楚显示脑灰质、脑白质和基底节等脑实质结构。

3. 遗传代谢检查、基因分析等。

（五）症状鉴别

儿童时期存在多种形式的发作性疾病，应注意与癫痫鉴别。

1. 晕厥　是暂时性脑血流灌注不足引起的一过性意识障碍。年长儿多见，常发生在持久站立或从蹲位骤然起立以及剧痛、劳累、阵发性心律失常、家族性QT间期延长等情况。晕厥前，患儿常先有苍白、出汗、眼前发黑、头晕、无力等表现，继而出现短暂意识丧失，偶有肢体强直或抽动，清醒后对意识障碍不能回忆，并有疲乏感。与癫痫不同，晕厥患儿意识丧失和倒地均逐渐发生，发作中少有躯体损伤，脑电图（EEG）正常，直立倾斜试验呈阳性反应。

2. 癔症　可与多种癫痫发作类型混淆。但癔症发作并无真正的意识丧失，发作中缓慢倒下，不会有躯体受伤，无大小便失禁或舌咬伤。抽搐动作杂乱无规律，瞳孔无散大，深、浅反射存在，发作中面色正常，无神经系统阳性体征，无发作后嗜睡，常有夸张色彩。发作期与发作间期EEG正常，暗示治疗有效，与癫痫鉴别不难。

3. 睡眠障碍　儿童期常见的睡眠障碍，如梦魇、梦游、夜惊及发作性睡病等均需和癫痫鉴别。动态脑电检查发作期和发作间期均无癫痫性放电。

4. 偏头痛　典型偏头痛主要表现为视觉先兆、偏侧性头痛、呕吐、腹痛和嗜睡等。儿童以普通型偏头痛多见，无先兆，头痛部位也不固定。患儿常有偏头痛家族史，易伴恶心、呕吐等胃肠症状。实际上临床极少有单纯的头痛性或腹痛性癫痫患儿，偏头痛不会合并惊厥性发作或自动症，EEG中也不会有局灶性痫性波发放。

5. 抽动障碍　抽动是指突发性不规则肌群重复而间断的异常收缩。大多原因不明。情绪紧张时可致发作加剧，睡眠时消失。其临床上可表现为仅涉及一组肌肉的短暂抽动，如眨眼、耸肩等；或者突然发出含糊不清的声音，如清喉、吭吭声等；或者腹肌抽动、踢腿、跳跃等动作。

（六）治疗

1. 病因治疗　若有明确病因，应积极治疗，如脑瘤、某些可治疗的代谢病。

2. 抗癫痫药物治疗　合理使用抗癫痫药物治疗是当前治疗癫痫的最主要手段。先选择单种药物，从小剂量开始直至完全控制发作。如单种药物控制不理想，可多种药物联合治疗。根据患儿发作类型选取药物,常用抗癫痫药物如丙戊酸钠、托吡酯、卡马西平、氯硝西泮、左乙拉西坦等。

3. 手术治疗 适用于有明确局部致病灶的症状部分性癫痫,常用手术方法如颞叶病灶切除术、病变半球切除术、迷走神经刺激术等。

4. 生酮饮食 是高脂肪、适量蛋白质、低碳水化合物组成的饮食方案,该饮食可使机体产生类似于饥饿状态下的生活改变,是目前治疗儿童难治性癫痫的重要方法之一。

附 2-6 生 酮 饮 食

生酮饮食是一种高比例脂肪、低碳水化合物和适量蛋白质的饮食方案,机体主要依靠脂肪而不是碳水化合物来供应能量。在生酮饮食治疗中,机体每天 90% 的能量供应均来自脂肪,蛋白质和碳水化合物仅提供 10% 的能量。生酮饮食主要治疗两类疾病:难治性癫痫和葡萄糖利用障碍性疾病。

1921 年美国的 MAYO 医学中心设计出了生酮饮食疗法,是首次利用调整饮食结构来治疗癫痫疾病,随后在 20 世纪 30 年代生酮饮食得到了广泛的应用。1998 年约翰霍普金斯医院发表了生酮饮食治疗难治性癫痫成果的文章,使得生酮饮食得到大众的认知。

据 2015 年统计,目前全球已有 70 多个国家 200 多个中心可以提供生酮饮食治疗。由中国抗癫痫协会编著的《临床诊疗指南 癫痫病分册》(2015 年修订版)已将 "药物治疗""外科治疗"和 "生酮饮食" 一同列为我国常用的癫痫治疗方案。书中评价:生酮饮食在治疗儿童难治性癫痫的有效性和安全性已得到公认。对于已经完全控制发作的患儿,80% 在停止生酮饮食后保持无发作。因此,生酮饮食作为一种高效的非药物治疗手段,拥有非常广阔的临床应用前景。

生酮饮食的比例是质量比,是以克为单位的,即脂肪:(蛋白质 + 碳水化合物)。正常饮食中碳水化合物占 65%,蛋白质占 15%,脂肪占 20%,生酮饮食中碳水化合物占 5%,蛋白质占 10%,脂肪占 85%,经典比例是 4∶1,但临床中从低比例开始。生酮饮食的能量摄入是正常同龄人的 75%~85%,生酮饮食中蛋白质的摄入量是可以满足患儿的正常生长发育需求的。

脂肪酸在肝脏的分解代谢会产生中间产物酮体,来满足机体高血酮的状态,因为酮体具有保护脑神经,抑制异常放电,从而达到抗惊厥的作用。评定酮体主要有两种方法,血酮和尿酮。血酮的测量相对比较精确,生酮饮食初期基本需要每天测量血酮。尿酮作为一种经济又无创的检查,在生酮饮食的后期发挥巨大的作用。当尿中的酮体达到 3~4 个 "+" 的范围,癫痫的发作就可以得到比较好的控制。

生酮饮食是将主要能量代谢从利用葡萄糖转化为利用脂肪,使人体处于酮症状态,这种状态改变了大脑的代谢机制,大脑可以将脂肪燃烧产生的酮体作为能量来源。酮体的作用体现在抑制大脑异常放电,控制癫痫发作,保护中枢神经系统,减缓神经细胞凋亡,调节神经递质敏感性,减轻兴奋性毒物的神经损害,提高认知水平。

(一)生酮计算

生酮饮食计算的关键在于确定患儿的能量和蛋白质需要量,然后分别确定每天的脂肪、蛋白质和碳水化合物的需要量。患儿每天所需能量可以参考表 2-6,蛋白质需要量可参照WHO 蛋白质需要量指南(表 2-7)。

表 2-6 每天所需能量表

年龄	每天所需能量 /[kcal · (kg · d)⁻¹]
<12 个月	75~85
1~3 岁	70~75
4~6 岁	65~68
7~10 岁	55~60
11 岁以上	30~40

表 2-7 WHO 推荐蛋白质需要量指南

年龄	美国 /(g · kg⁻¹)	WHO/(g · kg⁻¹)
0~6 个月	2.2	1.38
6~12 个月	1.6	1.21
1~3 岁	1.2	0.97
4~6 岁	1.1	0.84
7~10 岁	1.0	0.80
男 11~14 岁	1.0	0.79
男 15~18 岁	0.9	0.69
女 11~14 岁	1.0	0.76
女 15~18 岁	0.8	0.64
成人	0.8	—

根据以上表格决定患儿的每天总能量和蛋白质推荐量,然后依据患儿的饮食配比选择生酮饮食单元。

1. 饮食单元组成 生酮饮食的组成单元是 4∶1 的饮食单元,由 4g 脂肪∶1g（蛋白质 + 碳水化合物）。

1 个饮食单元含能量 40kcal（ 9 × 4+4 × 1=40kcal ）。

2∶1 饮食 =22kcal；3∶1 饮食 =31kcal；4∶1 饮食 =40kcal；5∶1 饮食 =49kcal。

患儿脂肪（ g ）∶[（ 碳水化合物 + 蛋白质 ）（ g ）]=_____。

2. 患儿脂肪（ kcal ）∶[（ 碳水化合物 + 蛋白质 ）（ kcal ）]=_____。

3. 每天饮食单元的数量 总能量_____/ 饮食单元能量数_____= 每天饮食单元数。

4. 每天脂肪供应量 每天饮食单元数_____×1 个饮食单元中脂肪（ g ）数 =_____每天脂肪（ g ）数。

5. 每天蛋白质 + 碳水化合物供应量 每天饮食单元数_____×1 个饮食单元中蛋白及碳水化合物（ g ）数（ 通常 =1 ）=_____蛋白质（ g ）+ 每天碳水化合物。

6. 每天碳水化合物需求量（ 最后计算 ） 蛋白质 + 碳水化合物需求量_____g– 蛋白需求量_____g= 碳水化合物需求量_____g。

7. 根据《中国食物成分表》（ 标准版第 6 版 ）选择合适的食材,计算出每种食材的需要量。

（二）生酮饮食的护理措施

1. **生命体征监测**　因生酮饮食配比特殊，会造成许多不良反应，尤其在治疗初期，甚至会威胁到患儿生命，所以在治疗期间监测患儿的各项生命指标尤为重要。在治疗初期的第一至三天，患儿血压、心率、呼吸、血糖每 4h 监测 1 次，血酮每 8h 监测 1 次（血酮 >2mmol/L 以上为达到效果），以上指标正常的情况下可逐渐减少监测次数，直至出院前每天监测 1 次。另外，还需每天测量空腹体重，记录出入量。

2. **不良反应的护理**

（1）低血糖：患儿极易发生低血糖，尤其是在夜间或晨起时。患儿表现为嗜睡、烦躁、全身无力、恶心、出汗等现象。若血糖在 1.76~2.2mmol/L，患儿一般情况可，间隔 2h 复测血糖；血糖 <1.76mmol/L，立即口服橙汁 30ml；出现低血糖惊厥或血糖 <1.4mmol/L，给予 5% 葡萄糖注射液静脉输入。对于频繁低血糖发作的患儿需要调整配餐进食次数、时间，必要时调整配餐中的碳水化合物含量。

（2）胃肠道反应：由于饮食比例的突然改变，部分患儿不能耐受或消化不良，会出现恶心、呕吐、腹泻等症状。一般患儿会在进食的第二天出现。根据患儿呕吐腹泻的情况给予补液，同时调整饮食比例减少脂肪的摄入，待患儿适应后再逐渐调整到应有比例。

（3）电解质紊乱、酸中毒：由患儿拒食或饮食成分改变引起，密切观察患儿是否有精神萎靡、呼吸深大、口唇樱桃红、呼气中有烂苹果的味道等，及时查电解质，并给予补充电解质及纠酸处理。绝大部分患儿在给予纠酸及调整饮食比例（减少脂肪摄入）后会缓解。

（4）其他不良反应：矿物质及维生素缺乏，给予无糖的多种维生素及钙制剂；高血脂、肾结石，定期化验血脂及尿钙肌酐比，出现不良反应后可降低饮食中脂肪比例，适当增加饮水量，并增加运动量。

3. **健康教育**

（1）入院后了解家长的心理状况，针对不同家长采取不同形式进行个体化健康教育，让家长了解疾病的原因、治疗方案等。重点向家长讲解生酮饮食治疗的相关知识，向家长发放健康宣教手册，定期组织讲座及现场答疑，了解他们的心理需求，出现问题一起寻找原因，并及时与医生及营养师沟通，让家长参与其中以建立信心。出院前在营养师的指导下帮助家长制订 1 份配餐食谱。

（2）教会家长血糖、尿酮、血酮的测量以及不良反应的观察及处理，并告知家长定期复查的内容。

（3）告知家长尽量做到给予患儿每天按时进食，避免血酮波动。

（4）向家长交代尽量选用含碳水化合物少的药物。

（5）患儿进行生酮饮食治疗 7d 左右，若没有出现严重的不良反应即可出院。出院后每周测血糖、尿酮或血酮 2~3 次，体重 1 次，做好记录并观察不良反应。每月复查血尿常规、血生化、尿钙肌酐比，3 个月后每隔 3 个月复查腹部 B 超，心脏彩超、泌尿系 B 超。患儿如有不适的情况要及时就诊。

（6）患儿出院时会联系营养师一起为患儿进行出院指导。告知家长随访的时间点，制订出院随访及复诊时间表，登记生酮饮食患儿数据库资料以便后期追踪及随访（图 2-15）。

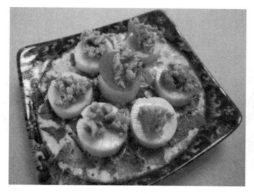

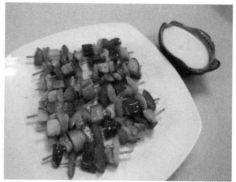

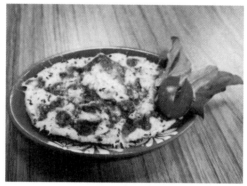

图 2-15 生酮配餐

附 2-7 视频脑电图监测

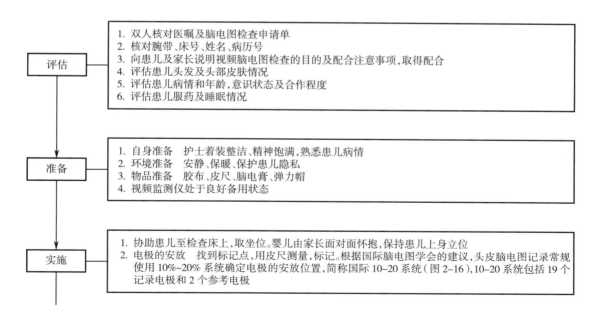

评估	1. 双人核对医嘱及脑电图检查申请单
	2. 核对腕带、床号、姓名、病历号
	3. 向患儿及家长说明视频脑电图检查的目的及配合注意事项,取得配合
	4. 评估患儿头发及头部皮肤情况
	5. 评估患儿病情和年龄,意识状态及合作程度
	6. 评估患儿服药及睡眠情况

准备	1. 自身准备 护士着装整洁、精神饱满、熟悉患儿病情
	2. 环境准备 安静、保暖、保护患儿隐私
	3. 物品准备 胶布、皮尺、脑电膏、弹力帽
	4. 视频监测仪处于良好备用状态

| 实施 | 1. 协助患儿至检查床上,取坐位。婴儿由家长面对面怀抱,保持患儿上身立位 |
| | 2. 电极的安放 找到标记点,用皮尺测量,标记。根据国际脑电图学会的建议,头皮脑电图记录常规使用 10%~20% 系统确定电极的安放位置,简称国际 10-20 系统(图 2-16),10-20 系统包括 19 个记录电极和 2 个参考电极 |

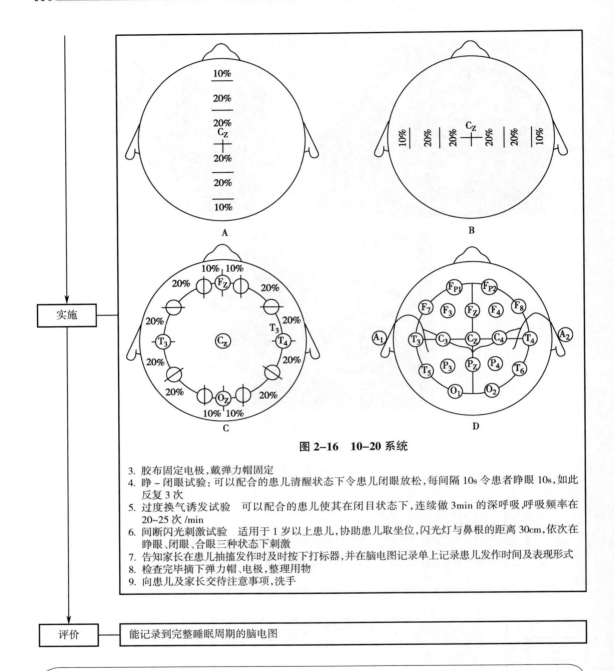

图 2-16　10-20 系统

3. 胶布固定电极,戴弹力帽固定
4. 睁-闭眼试验:可以配合的患儿清醒状态下令患儿闭眼放松,每间隔 10s 令患者睁眼 10s,如此反复 3 次
5. 过度换气诱发试验　可以配合的患儿使其在闭目状态下,连续做 3min 的深呼吸,呼吸频率在 20~25 次 /min
6. 间断闪光刺激试验　适用于 1 岁以上患儿,协助患儿取坐位,闪光灯与鼻根的距离 30cm,依次在睁眼、闭眼、合眼三种状态下刺激
7. 告知家长在患儿抽搐发作时及时按下打标器,并在脑电记录单上记录患儿发作时间及表现形式
8. 检查完毕摘下弹力帽、电极,整理用物
9. 向患儿及家长交待注意事项,洗手

评价　能记录到完整睡眠周期的脑电图

注 意 要 点

1. 检查前一晚清洗头发,减少头皮油脂造成的皮肤电阻增加,必要时剃头
2. 行脑电图前应视患儿年龄情况,适当剥夺睡眠
3. 避免使用镇静剂和中枢兴奋药物,以免影响脑电图结果
4. 服用抗癫痫药物患儿,除有特殊诊断需要,一般不予停药

5. 检查期间关掉一切电子设备,避免干扰

6. 患儿抽搐时,及时撤去遮盖患儿的被褥,以免影响视频监测

7. 告知摄像头位置,尽量避免家长遮挡镜头

8. 睁闭眼试验时光线不宜过暗,对闭眼不合作的婴幼儿,可由家长或检查者帮助其遮盖双眼

9. 过度换气诱发试验时,婴幼儿可逗引其吹纸条或吹纸风车

(陈建军　高建娣　章　毅　张　萌)

第六节　内分泌系统疾病护理

一、内分泌系统疾病概述

人体的内分泌系统(endocrine system)是由内分泌腺和其相对应组织器官中的内分泌细胞组成的信息传递系统(图 2-17)。具有促进和协调生长发育、生殖、代谢、性成熟、脏器功能等功能。并与神经系统、免疫系统相互配合,共同调控机体内各种脏器功能,维持人体内环境的相对稳定。激素是内分泌系统发挥调节功能的化学信使,当激素的合成、分泌、释放、调节及与靶细胞的反应等任一环节出现异常,均可引起内分泌疾病。内分泌系统疾病涉及内容广泛且机制较为复杂,既有内分泌腺疾病,也有非内分泌腺内分泌疾病;既包括产能物质代谢性疾病,也包括非产能物质代谢性疾病。

(一)儿童内分泌系统生理概述及特性

1. **生理概述**　内分泌系统通过激素发挥调节作用。激素(hormone)是由内分泌腺或内分泌细胞所合成与分泌的以体液或血液为媒介在细胞之间传递调节信息的高效能生物活性物质。通过血液将携带的调节信号传递到机体远处的靶细胞就称为远距分泌;由细胞分泌后直接弥散至邻近细胞的称为旁分泌方式;或者对分泌细胞本身产生效应的自分泌方式;或者由神经细胞分泌的、沿神经细胞轴突传递到末梢的神经分泌等短距细胞通信

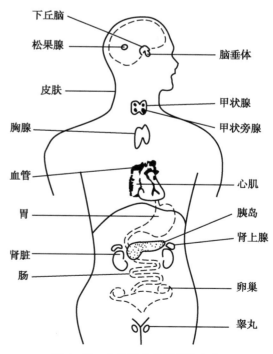

图 2-17　人体的内分泌腺和组织

方式。经典的内分泌腺如垂体等分泌的激素种类有限，而机体器官组织分泌的激素可达百余种，如胎盘、消化道黏膜等部位均有专职的内分泌细胞；心肌除了有泵血功能，也能生成心房钠尿肽等参与循环血量调节。机体的各种激素在下丘脑－垂体－靶腺轴的反馈调节作用维持机体内环境的相对平衡。下丘脑是机体神经－内分泌调节的高级中枢，参与机体摄食、生殖、免疫、行为、衰老等生命活动。

2. **儿童内分泌系统的特性** 在胎儿期，腺垂体源于口腔内胚层原基，在孕 11 周时源自嗅基板的促性腺激素释放激素（GnRH）神经元移行至下丘脑底部，约在孕 24 周时完成下丘脑和垂体的发育。起源于内胚层的甲状腺，于胚胎第 8~10 周胎儿甲状腺开始摄取碘和碘化酪氨酸，第 12 周合成及释放三碘甲腺原氨酸（T3）和甲状腺素（T4），但在 20 周前胎儿血清中的 T3、T4 等水平很低，孕中期开始建立下丘脑－垂体－甲状腺轴，至生后 3 个月反馈系统发育完善。肾上腺在胚胎的 3~4 周即可识别，之后迅速长大分化成胎儿带，至孕 9~12 周胎儿带能合成内固醇；出生后胎儿带逐渐退化，3 岁左右分化完成束状带和球状带，肾上腺的发育在胎儿早期不依赖促肾上腺皮质激素（ACTH），但在孕中后期直至分娩，ACTH 对肾上腺的发育至关重要。下丘脑－垂体－性腺轴功能启动的迟早，决定青春期开始的年龄。青春早期先有卵泡刺激素（FSH）分泌增多，随后有垂体黄体生成素（LH）分泌增高，逐渐建立内分泌－性腺轴的周期性变化，形成月经周期，标志性功能的完全成熟。青春期发育全程 1.5~6 年，平均 4 年。男孩首先表现为睾丸容积长大，女孩首先表现为乳房发育。出生后促进生长的主要激素为生长激素（GH），初生婴儿血清 GH 浓度较高，分泌尚未形成节律；生后 2~3 周浓度逐渐下降，出生后 2 个月开始出现节律分泌，儿童期 GH 每天分泌量大于成人水平，青春期达高峰。

（二）内分泌疾病的分类

1. **生长紊乱** 如生长障碍及儿童高身材。

2. **下丘脑－垂体疾病** 如生长激素缺乏症、垂体后叶疾病、下丘脑及垂体疾病、多种垂体激素缺乏症等。

3. **甲状腺疾病** 如甲状腺功能减退症、甲状腺功能亢进症、甲状腺炎、单纯性甲状腺肿、甲状腺癌等。

4. **肾上腺疾病** 如先天性肾上腺皮质增生症、肾上腺皮质功能亢进症、肾上腺皮质功能减退症、原发性醛固酮增多症、嗜铬细胞瘤、肾上腺皮质肿瘤等。

5. **性腺疾病** 青春期延迟或青春期缺乏、性早熟、两性畸形、性腺肿瘤、男性乳腺发育症等。

6. **维生素 D、甲状旁腺激素与钙磷代谢异常** 如佝偻病、甲状旁腺功能亢进症、甲状旁腺功能减低症、假性甲状旁腺功能减低等。

7. **儿童期糖尿病** 如儿童青少年 1 型糖尿病、儿童青少年 2 型糖尿病、继发性糖尿病、新生儿糖尿病等。

8. **肥胖症** 如单纯性肥胖、症状性肥胖。

9. **内分泌肾脏相关性疾病** 如巴特综合征（Bartter syndrome）、利德尔综合征（Liddle syndrome）、肾小管转运障碍等。

（三）内分泌疾病诊疗、护理新进展

1. **激素测定** 激素是内分泌学的核心研究内容，激素水平既是反映机体内分泌代谢功能的最直接指标,也是诊断内分泌疾病的重要依据。随着技术的进步,已实现 50 多种激素测定的全自动化。测定技术包括光谱分析激素测定、放射性核素标记免疫分析激素测定、酶免疫分析激素测定、荧光免疫激素测定、发光免疫分析激素测定、免疫聚合酶链反应激素测定、高效液相色谱法与毛细管电泳法测定。

2. **基因诊断** 是指运用分子生物学技术,直接检测患儿遗传基因的改变,对疾病作出诊断。避免了依靠临床症状、体征、生物检验等传统诊断方法缺乏特异性的弊端,尤其在产前诊断、疾病携带者鉴别等方面发挥诊断优势。对遗传性疾病而言,只有基因诊断才能真正明确疾病的分子诊断,从基因结构及功能上阐述根本病因。目前基因诊断在单基因遗传性疾病的诊断中运用广泛,如遗传性垂体功能减退症等疾病。对某种疾病做基因诊断前,首先须获取该疾病的遗传方式。

3. **放射性核素显影** 近年来,随着放射性核素药物和探测设备的迅猛发展,核素技术已能为内分泌疾病的诊断提供较全面、精确的信息。单光子发射计算机断层成像(SPECT)与正电子发射断层成像(PET)等放射性核素显像可显示和表达细胞功能、代谢等信息,对研究内分泌疾病的病因、疗效、预后有重要运用价值。如 ^{131}I 核素显像能用于了解甲状腺的位置、形态、大小及功能状态,判定甲状腺结节功能状态、诊断异位甲状腺,寻找甲状腺癌转移灶及疗效评价,^{131}I 治疗前推算甲状腺功能组织的重量,鉴别颈部包块与甲状腺的关系等。

4. **内分泌病理学检查** 内分泌病理在内分泌疾病病因、激素分泌功能诊断上有特殊价值。抗原 – 抗体结合、受体 – 配体结合、DNA 单链 – 配对链结合、激素 – 激素结合蛋白结合等结合原理的免疫组织化学法,提高了病理诊断水平,且敏感性强、特异性高且定位准确,应用日趋普遍。

5. **内分泌疾病相关试验法** 精氨酸 + 左旋多巴生长激素激发试验判断是否有生长激素缺乏;促性腺激素释放激素激发试验判断是否有性早熟;绒毛膜促性腺激素刺激试验判断性腺发育情况;禁水加压素试验判断中枢性尿崩、肾性尿崩、精神性多饮;口服葡萄糖耐量试验判断糖耐量水平;过夜地塞米松抑制试验、小剂量地塞米松抑制试验及大剂量地塞米松抑制试验判断肾上腺皮质功能。

6. **胰岛素泵及动态血糖监测系统** 1 型糖尿病患儿由于胰岛素分泌绝对不足,需要终生使用胰岛素以维持生命。胰岛素治疗方案包括每天多次胰岛素注射(MDI)及使用胰岛素泵持续皮下输注胰岛素的方法。胰岛素泵是使用人工智能控制的胰岛素输入装置,持续皮下输注胰岛素,可进行个体化的设置,精确释放基础及大剂量胰岛素,最大程度模拟胰岛素的生理性分泌模式,更利于血糖的控制,从而降低并发症的发生。实时动态血糖监测通过监测皮下组织间液的葡萄糖浓度提供患儿连续、全天的血糖信息,相对于传统的依据某个或数个"时刻"血糖值来判断糖代谢状况的"拍照"模式,动态血糖检测能详细反映出患儿全天糖代谢的"录像"模式,并对高低血糖进行报警。而目前最新的胰岛素泵亦同时具备持续胰岛素输注和实时动态血糖监测的功能。

二、儿童糖尿病

案例分析

典型案例

患儿,女,8岁,体重20kg,因"多饮多尿消瘦半个月余,呕吐腹痛1d",拟"糖尿病"收住入院。患儿半个月来每天饮水量约4 000ml,夜间小便4~5次,消瘦,体重下降5kg。患儿1d前出现呕吐数次,为胃内容物,呈非喷射性,量少,伴轻微腹痛。入院查体:患儿精神萎靡,呼吸深长,有酮味,口唇樱红;口唇、皮肤干,眼眶凹陷,皮肤弹性差,食欲减退,尿量偏多,会阴部红,肢端偏凉。

（一）入院处置

1. 护理要点

（1）病情观察:立即报告医生,评估生命体征,尤其呼吸、心率和血压;观察意识障碍,脱水程度、末梢循环等。向医生汇报查体结果,建立静脉通路、监测血糖和尿量。

（2）基础护理:平卧、保暖。

（3）采集标本:如血气分析 + 电解质、糖化血红蛋白、尿常规等。

2. 关键点

（1）尽快采集并送检血气分析 + 电解质标本、尿常规,为判断有无酮症酸中毒提供治疗依据。

（2）避免在输液侧肢体采集血标本,以免影响检验结果。

案例分析

病情和治疗

实验室检查:血糖33.2mmol/L。尿常规:尿糖 ++++,尿酮体 +++,每高倍镜（HP）视野下尿白细胞或脓细胞65个,血气分析示:pH 7.086;K^+ 3.2mmol/L;Na^+ 134mmol/L;HCO_3^- 4.3mmol/L;ABE –21.2mmol/L;SBE –21.02mmol/L;阴离子间隙（AG）–21mmol/L,提示糖尿病酮症酸中毒（DKA）。

（二）糖尿病酮症酸中毒护理

1. 护理要点

（1）饮食护理:遵医嘱禁食,告知禁食目的,取得配合。

（2）输液治疗:建立两条静脉通路。先在一条静脉通路中快速（30~60min 内）输注生理盐水 20ml/kg 扩容,扩容后一路静脉给予 0.45% 氯化钠含钾溶液按 48h 补液疗法匀速补液,另一路给予正规胰岛素 0.1U/（kg·h）微量输液泵输注,以保证胰岛素剂量持续精准输入,注意观察并记录每小时余量。

（3）病情观察:吸氧、心电监护;每小时评估和判断病情;1次/h监测血糖,1次/（4~8）h监测血气分析和电解质;观察出入量是否平衡,有无头痛、烦躁、呕吐等颅内高压症状。

（4）血糖管理:根据血糖变化调整液体类型和胰岛素用量,血糖<17.0mmol/L时,按医嘱将0.45%氯化钠溶液替换成葡萄糖含钾溶液输注,使血糖维持在8.0~12.0mmol/L。根据病情补液监护24~72h,酸中毒纠正、病情稳定后停止静脉用药,改皮下胰岛素注射。

（5）皮肤管理:重症酮症酸中毒患儿末梢循环差,警惕足跟、骶尾部、头部等受压部位皮肤出现压疮,给予合适体位,定期翻身查看,预防压疮的发生。

2. 关键点

（1）酮症酸中毒严重程度:根据静脉血气、酸中毒的程度分度。

1）轻度:pH<7.3,或者 HCO_3^-<15mmol/L

2）中度:pH<7.2,或者 HCO_3^-<10mmol/L

3）重度:pH<7.1,或者 HCO_3^-<5mmol/L

（2）48h补液疗法计算:液体总量 = 累计损失量 + 生理需要量 ×2d。

1）累计损失量:脱水程度（%）× 体重（kg）×1 000。

2）生理需要量:体重的第一个10kg（100ml/kg）、第二个10kg（50ml/kg）、第三个10kg及以上（20ml/kg）。

如轻度脱水（5%）、体重32kg的患儿,补液量计算如下:

第一步:累计损失量 =5%×32kg×1 000=1 600ml。

第二步:生理需要量 = 体重的第一个10kg（100ml/kg）=1 000ml;体重的第二个10kg（50ml/kg）=500ml;体重的第三个10kg及以上（20ml/kg）=240ml。因此,生理需要量 =1 000+500+240=1 740ml/d。

第三步:每小时维持液量 =（1 600+1 740×2）/48h=105ml。

（3）不建议常规使用碳酸氢钠纠酸,目前缺乏证据说明碳酸氢钠有任何明确的益处,而有证据表明碳酸氢钠可加重中枢神经系统酸中毒和组织缺氧,加重低钾血症和改变钙离子浓度而发生危险,还可增加血浆渗透压。当 pH<6.9,休克持续,心脏收缩力下降时可以考虑纠酸,通常用5%碳酸氢钠1.0~2.0ml/kg稀释后缓慢输注,输注时间 >1h。

案例分析

病情和治疗

扩容后8h患儿出现烦躁、哭闹不安、呕吐1次黄水样物,主诉"头痛",测血压为120/80mmHg。医生考虑颅内压增高,为预防脑水肿,给予20%甘露醇0.5g/kg静脉泵注。

（三）颅内高压护理

1. 护理要点

（1）体位管理:保持绝对安静,抬高头肩部30°。头偏向一侧,以防呕吐窒息。

（2）降低颅内压:遵医嘱给予甘露醇、呋塞米等降颅压处理。

（3）病情观察：观察瞳孔大小，尿量多少，有无意识障碍、头痛不适、呕吐、水肿、烦躁等表现。

2. 关键点

（1）预防脑水肿：糖尿病酮症酸中毒患儿症状性脑水肿发生率为 0.5%~0.9%，其中约21%~24% 死亡。脑水肿少数发生在治疗前，常发生在开始治疗的 4~12h，治疗后 24~48h 发生者更少见。

（2）脑水肿的高危因素：补液量 >4L/（m²·24h）、小年龄、新发患儿及糖尿病酮症酸中毒状态持续不缓解。脑水肿潜在危险因素包括：前 4h 补液量过大、重度 DKA、碳酸氢钠治疗、就诊时血尿素氮高及补液第一个小时内即使用胰岛素。治疗中应注意避免以上这些因素。

（3）血糖下降每小时不超过 5.0mmol/L，避免下降过快引起脑水肿。

案例分析

病情和治疗

扩容 8h 后复查血气分析＋电解质：pH 7.175；K^+ 2.6mmol/L；Na^+ 138mmol/L；HCO_3^- 9.3mmol/L；ABE –15.2mmol/L；SBE –15.2mmol/L，AG –17mmol/L。医嘱继续胰岛素泵注、补液治疗。

（四）静脉输注胰岛素

1. 护理要点

（1）静脉用胰岛素常规选择正规胰岛素，一般起始剂量 0.1U/（kg·h）。双人核对，保证剂量准确。

（2）静脉泵注胰岛素调整：当血糖下降至 8.0mmol/L 以下先提高糖浓度，当糖浓度增加至 12.5% 血糖仍低于 8.0mmol/L 时下调胰岛素速度，一般不低于 0.05U/（kg·h）。

（3）每小时 1 次监测血糖，血糖每小时下降 2.0~5.0mmol/L 为宜，使血糖维持在 8.0~12.0mmol/L，根据血糖值随时调整糖速或胰岛素速度，避免高低血糖波动。

2. 关键点

（1）胰岛素使用时机：胰岛素一般在补液 1h 后开始使用，休克患儿须在休克纠正、补钾液开始后方可使用胰岛素，避免钾突然从血浆进入细胞内导致心律失常。

（2）胰岛素剂量及速度：小婴儿胰岛素起始剂量为 0.05U/（kg·h）。双人核对胰岛素剂量和使用速度，确保剂量和速度的准确性，微量输注期间注意每小时进入剂量的准确性，做好每小时余量的观察和记录。

案例分析

病情和治疗

用药 24h 后，血气分析＋电解质：pH 7.302；K^+ 3.1mmol/L；Na^+ 139mmol/L；HCO_3^- 15.3mmol/L；ABE –5.2mmol/L；SBE –5.2mmol/L，AG –10mmol/L。患儿出现面色苍白，出汗多，血糖为 3.8mmol/L，

遵医嘱给予暂停胰岛素输注,给予 10% 葡萄糖 1ml/kg 静脉推注,15min 后血糖上升至 5.6mmol/L,调整进糖速度,下调胰岛输注速度为 0.05U/(kg·h)。

（五）低血糖处理

1. 护理要点

（1）血糖管理:立即给予口服含 15g 碳水化合物的食物,不能口服或神志不清者给予静脉推注 10% 葡萄糖 1.0~2.0ml/kg,速度 1.0ml/min。15min 复测,如血糖≤3.9mmol/L,继续上述步骤 1 次。

（2）病情观察:当酮症酸中毒纠正,胰岛素敏感性增加,应加强巡视观察,同时告知家长低血糖表现,及时发现并防止低血糖发生。

2. 关键点

（1）预防低血糖:是糖尿病患儿常见急性并发症,发生原因与胰岛素剂量过大、未按时进食、剧烈运动未及时补充糖分、疾病因素有关。

（2）识别低血糖:糖尿病患儿血糖≤3.9mmol/L 为低血糖。头晕、乏力、面色苍白、心慌手抖、视物模糊、饥饿感、出冷汗等;不典型表现:焦虑、哭吵、发脾气、情绪不稳等。小婴儿低血糖由于患儿不会表达,更应该注意观察,及时识别不典型表现。

（3）监测血糖:酮症酸中毒过程中需每小时一次监测血糖,血糖低于 8.0mmol/L 及时调整葡萄糖和胰岛素输入的速度,确保葡萄糖液体和胰岛素剂量的准确输注。

（4）酮症酸中毒时发生低血糖由于患儿伴有嗜睡、恶心呕吐、腹痛等表现,不宜口服升糖,一般给予葡萄糖静脉推注;酮症酸中毒纠正后,年龄 >4 岁的患儿,可口服含 15g 碳水化合物的食物,如 3~4 颗方糖、15g 葡萄糖片、150ml 果汁等;年龄 <4 岁的患儿,口服含 7~8g 碳水化合物的食物。

案例分析

病情和治疗

血常规:白细胞计数 18.03×10^9/L,淋巴细胞 32.1%,中性粒细胞 67.9%,血红蛋白 122g/L,血小板计数 216×10^9/L,超敏 C 反应蛋白 35mg/L。尿常规:尿糖 ++++,尿酮体 +++,每高倍镜(HP)视野下尿白细胞或脓细胞 65 个,提示泌尿道感染。医嘱给予抗生素治疗。

（六）控制感染

1. 护理要点

（1）遵医嘱在使用抗生素前及时采集血尿标本,明确感染部位。

（2）给予敏感抗生素治疗。

（3）保持会阴部清洁干燥,避免尿液或粪便污染,及时更换内裤,每天给予 1∶5 000 高锰酸钾溶液坐浴。

（4）病情观察观察患儿有无发热、尿频尿急尿痛等尿路刺激征表现。

（5）避免与感染患儿共住一室。

2. 关键点

（1）感染是诱发酮症酸中毒最常见的原因，及时采集血尿培养标本送检，合理使用抗生素。

（2）有文献报道：碘伏坐浴预防肛周会阴感染的效果优于高锰酸钾坐浴。

案例分析

病情和治疗

患儿用药后 48h，血气分析与电解质正常，血糖平稳，精神、胃纳好转，停吸氧、心电监护，停静脉用药，给予胰岛素泵持续皮下泵注治疗，糖尿病幼儿饮食能量 1 600kcal，三餐前后 +2AM 监测血糖，指导运动。

（七）专科护理

1. 护理要点

（1）饮食管理

1）能量需要量：根据患儿年龄、生长发育和日常生活需要来计算总能量，每天所需总热量为 1 000+ 年龄 ×（70~100）kcal。能量分配为早餐 1/5，中、晚餐各 2/5，或者各 1/3。

2）食物成分：碳水化合物占 50%~55%，脂肪占 30%，蛋白质占 15%~20%。全天食物要限制纯糖和饱和脂肪酸，富含蛋白质和膳食纤维；多饮水；加餐可选择当季水果。督促患儿吃完每餐所给食物，定时定量。

（2）血糖监测：每天监测三餐前后及凌晨 2：00—3：00 的血糖，采用专用表格详细记录。不建议足部采血，手指末端两侧神经分布少，宜选择此处采血减轻疼痛；采血前洗净双手，酒精消毒待干后采血，从手指离心方向挤血，以减少结果误差。血糖控制范围（表 2-8）。

表 2-8　血糖控制范围

血糖范围	时间	含义
≤3.9	—	低血糖
4.0~4.3	—	略低于控制目标范围
4.4~7.0	空腹	在控制目标范围内
	非空腹	在控制目标范围内
7.1~10.0	空腹	高于控制目标
	非空腹	在控制目标范围内
>10.0	—	高于控制目标

（3）运动管理：餐后 0.5~1h 为宜，时间 30~40min 为宜，不超过 1h。运动前后监测血糖，避免低血糖发生。2018 糖尿病运动指南建议：所有 6~18 岁的儿童和青少年糖尿病患儿每周应参加 60min 或更长时间的体育运动。运动项目可选择打球、慢跑、跳绳等，注意不要运

动过量。

（4）胰岛素注射：目前胰岛素注射方法最常用笔式注射和胰岛素泵注射。注射部位可选用上臂外侧、股前部、腹壁、臀部，轮流注射，注射点至少相隔 1cm，以免产生局部硬结和皮下脂肪萎缩。

（5）注射后依据胰岛素的种类不同，督促患儿按时进食，防止低血糖发生。胰岛素泵注射的患儿需注意观察胰岛素泵的工作状态及胰岛素余量，注意防范管路堵塞、打折、针头脱落或电量不足等各种风险引起的高低血糖波动。

2．关键点

（1）糖尿病饮食不是饥饿饮食，是健康平衡膳食，要满足患儿的营养需求和生长发育。

（2）中国已批准上市基因重组胰岛素的儿童使用方法（表2-9）。

（3）胰岛素副作用：低血糖、体重增加、屈光不正、水肿、过敏反应、注射部位皮下脂肪萎缩、胰岛素抵抗。

（4）文献报道：我国胰岛素泵联合动态血糖监测疗法对糖尿病血糖控制、糖化血红蛋白达标效果更好。

表 2-9　中国已批准上市基因重组胰岛素的儿童使用方法

胰岛素种类		适用年龄 / 岁	起效时间 /h	作用高峰 /h	作用时间 /h	使用方法
速效类似物	门冬胰岛素	≥2	0.15~0.35	1~3	3~5	可餐前即刻注射，但餐前 15min 注射效果更好，如不愿意进食，可在饭后使用，或在饭前和饭后分剂量使用
	赖脯胰岛素	≥12	0.15~0.35	1~3	3~5	
	谷赖胰岛素	<18[a]	0.15~0.35	1~3	3~5	
	常规胰岛素（RI）	无限制	0.5~1.0	2~4	5~8	餐前 20~30min 给药；紧急情况时静脉给药
	中性鱼精蛋白锌胰岛（NPH）	无限制	2~4	4~12	12~24	每天睡前 1 次或每天 2 次给药，使用前须充分摇匀
长效类似物	甘精胰岛素	≥6	2~4	8~12	22~24	建议每天睡前或早晨给药 1 次；也可分为早晨及睡前 2 次给药
	地特胰岛素	≥6	1~2	4~7	20~24	

注：RI 为短效胰岛素；NPH 为中效胰岛素；[a] 为安全性和有效性未定；资料来源于《中国儿童 1 型糖尿病标准化诊断与治疗专家共识（2020）》。

案例分析

出　　院

入院后第九天，患儿精神好，食纳好，无呕吐，复查血、尿常规均正常，评估家长已掌握糖尿病相关知识和技能，给予出院。

（八）出院指导

1. 护理要点

（1）做好饮食和运动管理,正确使用胰岛素,定时监测血糖,做好记录,学习糖尿病相关知识。

（2）自我监测与紧急处理:指导家长观察低血糖及酮症酸中毒的发生,随身携带糖尿病诊断卡及糖类食品,一旦患儿出现头晕、眼花等症状或血糖≤3.9mmol/L,需立即平卧,补充糖类食品,如出现恶心、呕吐、腹痛等酮症酸中毒表现应立即到医院救治。

（3）预防感染:做好口腔,尿路及皮肤黏膜清洁,防止各种感染,如有感染发生及时就诊。

（4）定期复查糖化血红蛋白、肝肾功能、血脂、甲状腺功能、尿常规、尿微量蛋白等。

2. 关键点

（1）评估家长和患儿是否掌握胰岛素注射及血糖监测技术,以确保家庭护理的安全性。

（2）家长能否正确识别低血糖及掌握紧急处理措施。

（3）行为改变需要家庭成员的支持和共同参与,遵循循序渐进的原则,不断学习新知识新技能。个案管理患儿及时与医生保持联系,积极参加各种糖尿病交流学习活动,获得同伴支持,维持良好的控制血糖的心态。

案例分析

疾病相关知识

（一）概述

糖尿病（diabetes mellitus, DM）是由于胰岛素分泌绝对缺乏和/或相对不足和胰岛素功能缺陷引起的糖、脂肪、蛋白质的代谢紊乱。儿童糖尿病主要以1型糖尿病为主,患儿常因并发酮症酸中毒而成为儿科常见急症之一。

（二）病因

1. 遗传易感性。

2. 环境因素。

3. 自身免疫因素。

（三）临床表现

1. **症状**　典型症状为"三多一少",即多尿、多饮、多食和体重下降。婴幼儿可表现为夜尿增多或遗尿,约40%以糖尿病酮症酸中毒为首发症状。表现为嗜睡、恶心、呕吐、腹痛、深长呼吸、尿有酮体味。

2. **体征**　除体重减轻、消瘦外,一般无阳性体征。酮症酸中毒时可出现呼吸深长,带有酮味,有脱水征和神志改变。病程较久,血糖控制不好的患儿可出现生长发育落后、智能发育迟缓、肝脏增大等症状。

（四）实验室检查

（1）血液:随机血糖≥11.1mmol/L或空腹血糖≥7.0mmol/L,血酮正常或升高。

（2）尿液:尿糖阳性。当糖尿病酮症或酮症酸中毒时尿酮体阳性。

（3）糖化血红蛋白:正常人<6.0%,未治疗患儿常大于正常的1.5~2倍。

（4）血气分析：血 pH<7.30，HCO_3^- <18.0mmol/L，证实有代谢性酸中毒。

（五）治疗

1. 治疗原则　合理应用胰岛素、饮食管理、运动治疗、自我血糖监测、糖尿病知识教育和心理支持，称为糖尿病治疗的"五驾马车"。

2. 治疗目标　控制血糖，使其维持基本正常水平，糖化血红蛋白<7.5%；保证患儿正常生长发育，提高生活质量，预防并发症。

附 2-8　胰岛素泵的护理

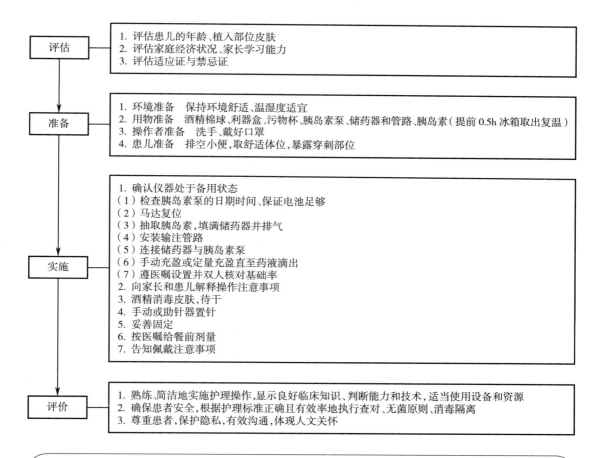

| 评估 | 1. 评估患儿的年龄、植入部位皮肤
2. 评估家庭经济状况、家长学习能力
3. 评估适应证与禁忌证 |

| 准备 | 1. 环境准备　保持环境舒适、温湿度适宜
2. 用物准备　酒精棉球、利器盒、污物杯、胰岛素泵、储药器和管路、胰岛素（提前 0.5h 冰箱取出复温）
3. 操作者准备　洗手、戴好口罩
4. 患儿准备　排空小便，取舒适体位，暴露穿刺部位 |

| 实施 | 1. 确认仪器处于备用状态
（1）检查胰岛素泵的日期时间、保证电池足够
（2）马达复位
（3）抽取胰岛素，填满储药器并排气
（4）安装输注管路
（5）连接储药器与胰岛素泵
（6）手动充盈或定量充盈直至药液滴出
（7）遵医嘱设置并双人核对基础率
2. 向家长和患儿解释操作注意事项
3. 酒精消毒皮肤，待干
4. 手动或助针器置针
5. 妥善固定
6. 按医嘱给餐前剂量
7. 告知佩戴注意事项 |

| 评价 | 1. 熟练、简洁地实施护理操作，显示良好临床知识、判断能力和技术，适当使用设备和资源
2. 确保患者安全，根据护理标准正确且有效率地执行查对、无菌原则、消毒隔离
3. 尊重患者，保护隐私，有效沟通，体现人文关怀 |

注 意 要 点

1. 避免管路打折、扭曲、针头滑脱，避免泵浸水、跌落等

2. 按医嘱调整基础率及注射餐前大剂量，双人核对

3. 对年幼儿使用安全锁屏功能，避免误按引起血糖波动

4. 避免接触特殊环境，如强磁场、强辐射、高压环境、极端温度等

5. 定期清洁并检测胰岛素泵功能

三、生长激素缺乏症

典型案例

患儿,女,8岁,因"发现身高偏矮5年余"入院。家长诉:5年前发现患儿身高较同龄儿偏矮,主要表现为身高增长缓慢,平均每年身高增长3~4cm,平素无挑食、蔬菜为主,大小便正常。父亲身高165cm,母亲身高155cm,家族中无特殊疾病史。查体:T 36.3℃,P 90次/min,R 20次/min,BP 90/60mmHg,体重24kg,身高112cm,身材矮小,营养中等,神志清,精神好,面色红润,女童外阴,大阴唇覆盖小阴唇,双侧乳房TannerI期,未见色素沉着,未见分泌物,阴毛TannerI期。门诊拟"生长迟缓"收住入院。

（一）入院处置

1. 护理要点

（1）评估患儿生命体征、测量身高、体重等,评价患儿智力发育是否正常。

（2）介绍入院环境及注意事项,介绍住院负责医生、护士。

（3）报告医生患儿情况,如生命体征、身高、体重等。

（4）协助医生尽早、合理安排各项检查,预约骨龄测定和头颅MRI的时间。

（5）告知入院检查流程,做好健康指导。

2. 关键点

（1）建议身高、体重的测量和录入双人核对,以便提供准确可靠的数据。

（2）测量身高必须使用专业测高仪器,患儿脱鞋,脚后跟并拢脚尖分开成45°角、背靠站立（头部、臀部和足跟紧贴测量仪立柱,挺胸收腹,双眼平视,下颌不能上翘）,头顶最高点与测量仪立柱垂直直线的交叉点即为身高读数,测量2次,取平均值,单位厘米计算。

（3）MRI检查注意事项:检查前取下金属物品,如体内有金属植入物、佩戴牙套或者有精神异常者及时告知医生。年幼患儿不能配合时需使用镇静剂镇静后检查。检查后注意做好跌倒坠床的评估和防护。

专科检查告知

入院后完善各项检查,当晚22:00后禁食禁水,第二天行生长激素激发试验。

（二）GH激发试验前的护理

1. 护理要点

（1）告知禁食禁水的目的,备好食物,以便试验结束后食用。

（2）告知激发试验流程及注意事项。

（3）准备好试验所用的各种物品、药品。

（4）试验当天晨起后，测量生命体征，评估患儿情况，如有不适，告知医生，视患儿情况决定是否需要暂停试验。

2. 关键点

（1）试验物品准备：除常规输液物品外，需要准备血糖仪、血压计、10% 葡萄糖液以及氧气等急救设备，以备试验过程中出现不良反应所需。

（2）用药前向家长告知激发试验过程中有可能出现的不良反应，如低血糖、体位性低血压、嗜睡、恶心、呕吐等不适，做好心理准备。

案例分析

生长激素激发试验

试验当天，患儿在安静状态下根据医嘱使用药物和采集血标本，试验过程中注意患儿的精神、面色、血压、血糖变化，仔细倾听患儿的主诉，如有不适，及时评估并告知医生，按医嘱处理。

（三）生长激素激发试验的护理

1. 护理要点

（1）试验过程专人负责，按照流程执行各项操作，以确保试验顺利进行。

（2）严格无菌操作，选择合适的静脉穿刺留置针。

（3）试验过程中加强病情观察，出现不适，及时告知医生对症处理。

（4）试验过程应做好患儿安全管理，避免剧烈运动，避免进食。

（5）严格查对，确保标本按照要求采集并及时送检。

2. 关键点

（1）信息核对：试验前除确认患儿的身份信息外，还需再次确认患儿体重、激发试验的种类、是否禁食禁水，以免出现信息错误而导致激发试验不准确。

（2）激发试验建议使用两条静脉通路，一路静脉采血，一路使用激发药物，使用药物的静脉通路保留至试验结束，患儿情况良好为止，以备患儿出现不适使用药物所需。

（3）各类激发试验不良反应的观察和处理

1）胰岛素激发试验：试验过程中密切监测血糖，每次采血后测定血糖，如血糖≥2.6mmol/L，需要根据医嘱追加胰岛素，标本采血时间不变；如血糖 <2.6mmol/L，按照原定时间继续采血。试验中密切观察患儿有无头晕、胸闷、四肢乏力、面色苍白、大汗淋漓等低血糖症状，或者血糖 <2.0mmol/L，根据医嘱静脉推注 10% 的葡萄糖 1ml/kg，报告医生，并做好生命体征的监测。试验结束及时进食。

2）左旋多巴激发试验可能出现恶心、呕吐等不适症状，嘱卧床休息，呕吐时头侧向一边，遵医嘱对症处理，同时做好后续的病情评估和观察。

3）可乐定激发试验的不良反应有乏力、低血压等症状，嘱卧床休息，注意观察和保暖，根据患儿情况给予适当的对症处理,注意监测血压变化。

4)部分患儿试验过程中会出现晕血晕针现象,如头晕、面色苍白、乏力、出汗、恶心、腹痛等,出现上述症状,应立即平卧,通知医生,测生命体征,注意保暖,吸氧,安慰家长及患儿,待好转后继续。

案例分析

常规检查及 GH 激发试验结果

血常规、尿常规、粪便常规正常。肝肾功能、血脂、血糖、甲状腺功能、性激素水平均正常。骨龄报告:相当于 6~7 岁。垂体 MRI 扫描未见异常。精氨酸、可乐定药物激发试验后,测定的生长激素 30min 0.50ng/ml,60min 0.34ng/ml,90min 4.68ng/ml,120min 3.357ng/ml。诊断:生长激素缺乏症。医嘱:生长激素 0.1IU/(kg·d),每晚睡前皮下注射。

（四）生长激素缺乏症的护理

1. 护理要点

（1）按医嘱准确使用药物,指导家长掌握正确的药物抽吸和注射技术。

（2）告知家长注射及药物贮存的注意事项。

（3）做好家长及患儿的心理护理。

（4）门诊定期随访。

2. 关键点

（1）生长激素使用注意事项

1)生长激素按照剂型分为水剂和粉剂两种,按照药效时间长短可分为长效和短效生长激素。不同剂型的药物严格按照药品说明贮存及使用。粉剂需要用注射用水溶解混匀后抽取药液进行注射;针剂直接抽吸所用剂量后注射,目前已有生长激素电子注射笔,可以准确方便地调节使用的剂量。

2)目前大部分生长激素需保存于 2~8℃冰箱内,不要贴于冰箱内壁或冰箱门上,严禁冻结、温度不稳定,影响药物疗效。注射前 15~20min 从冰箱内取出复温。

3)注射部位:腹部脐周、大腿中上外侧、上臂三角肌下缘,注意轮换,连续两次注射部位之间间隔 2~3cm,避免皮下脂肪增生、硬结,影响药液吸收。少数患儿出现注射局部红肿,与 r-hGH 制剂纯度不够以及个体反应有关,停药后可消失。

4)注射时分散患儿注意力,取合适体位(坐位或屈膝卧位)。"两快一慢"法注射,即进针快、拔针快、推药慢。

5)注射完毕后观察半小时,规范处理医疗垃圾。

6)治疗期间每月监测身高体重的变化。

（2）心理护理

1)长期注射生长激素给部分患儿带来焦虑与恐惧,护士应关注患儿的心理状态,与患儿及其家长建立良好信任关系,做好充分的沟通,缓解患儿及家长的焦虑恐惧心理。

2)帮助家长正确认识生长激素缺乏症以及生长激素治疗的相关知识,缓解家长对生长激素疗程、疗效、副作用及经济负担的担忧。

3）鼓励患儿表达自己的情感和想法，提供其与他人及社会交往的机会，帮助其正确地看待自我形象的改变，树立正向的自我概念。

案例分析

出　院

检查结束后给予出院，告知家长定期随访注意事项及办理出院手续流程。

（五）出院指导

1. 护理要点

（1）出院前对家长及患儿进行用药指导，包括药物剂量、使用方法和不良反应。

（2）强调治疗过程中定期随访以及规律用药的重要性。

（3）做好生长发育指标的监测。

（4）做好生活指导。

2. 关键点

（1）药物副作用的观察：偶见注射部位疼痛、发麻、发红及肿胀等，多能耐受；少数患儿在治疗中可能发生甲状腺功能低下，应及时纠正，以免影响生长激素的疗效，应定期检查T3、T4；偶见血糖升高、关节痛等症状，降低生长激素剂量可缓解或消除。

（2）告知家长用药后患儿生长加速、食欲增加，肌肉容量增加、脂肪减少、体能和认知能力会有所改善。开始治疗的1~2年身高增长明显，以后逐渐减速。

（3）身高测量定时间、定人、定仪器测量，以减少误差的出现，每月在生长曲线本上做好记录。

（4）每天保持愉悦的心情，平衡膳食，确保营养的供给。建议在22：00前入睡，确保充足睡眠时间，多做纵向运动如跳绳、投篮、跳高等。

案例分析

疾病相关知识

（一）概述

生长激素缺乏症（growth hormone deficiency，GHD）又称垂体侏儒症（pituitary dwarfism），是由于垂体前叶合成和分泌的生长激素（GH）部分或完全缺乏；或者由于结构异常/受体缺陷等所致的生长发育障碍，致使儿童身高低于同年龄、同性别、同地区、正常儿童平均身高2个标准差以上或低于正常儿童生长曲线第3百分位。GHD又称矮小症，是儿科临床常见的内分泌性疾病之一。其发生率为20/10万~25/10万，男女比例为3：1，大多为散发性，少部分为家族性遗传。

（二）病因

导致生长激素缺乏症的原因有原发性、获得性和暂时性3种。

1. 原发性　占绝大多数。

（1）遗传因素：按遗传方式不同可分为IGHD Ⅰ型（为常染色体隐性遗传）、IGHD Ⅱ型（为常染色体显性遗传）、IGHD Ⅲ型（为X连锁遗传）。

（2）特发性下丘脑、垂体功能障碍：下丘脑、垂体无明显病灶，但分泌功能不足，这是生长激素缺乏的主要原因。

（3）发育异常：垂体不发育、发育异常或空蝶鞍等均可引起生长激素合成和分泌障碍，其中有的伴有视中隔发育不全、唇裂、腭裂等畸形，合并有脑发育严重缺陷者常在早年夭折。

2. 获得性（继发性）　多为器质性、继发于下丘脑、垂体或其他颅内肿瘤、感染、放射性损伤和头部创伤等。

3. 暂时性　社会心理性生长抑制、原发性甲状腺功能低下等均可造成暂时性GH分泌功能低下，在外界不良因素消除或原发病治疗后可恢复正常。

（三）发病机制

人生长激素（hGH）由垂体前叶的生长素细胞分泌和储存，它的释放受下丘脑分泌的生长激素释放激素（GHRH）和生长激素释放抑制激素（GHIH）的调节。GHRH能刺激垂体释放hGH，GHIH对hGH的合成和分泌有抑制作用。垂体在这两种激素的交互作用下以脉冲方式释放hGH，而中枢神经系统则通过多巴胺、5-羟色胺和去甲肾上腺素等神经递质控制下丘脑GHRH和GHIH的分泌。儿童时期每天GH的分泌量超过成人，在青春发育期更为明显。生长激素的基本功能是促进生长，同时也是体内代谢途径的重要调节因子，调节多种物质代谢。

1. 促生长效应　促进人体各种组织细胞增大和增殖，使骨骼、肌肉和各系统器官生长发育，骨骼的增长即导致个体长高。

2. 促代谢效应　GH的促生长作用的基础是促合成代谢，可促进各种细胞摄取氨基酸，促进细胞核内mRNA的转录，最终使蛋白质合成增加；促进肝糖原分解，同时减少对葡萄糖的利用，降低细胞对胰岛素的敏感性，使血糖升高；促进脂肪组织分解和游离脂肪酸的氧化生酮过程；促进骨骺软骨细胞增殖并合成含有胶原及硫酸黏多糖的基质。当下丘脑、垂体功能障碍或靶细胞对生长激素无反应时均可造成生长落后。

（四）临床表现

1. 原发性生长激素缺乏症

（1）生长障碍：患儿出生时的身高和体重可正常，多数在1岁以后呈现生长缓慢，身高落后比体重落后更为显著，身高年增长速度<5cm。随着年龄增长，其外观明显小于实际年龄，面容幼稚（娃娃脸），手足较小，身高低于正常身高均数2个标准差以下，但上下部量比例正常，体型匀称。

（2）骨成熟延迟：出牙及囟门闭合延迟，由于下颌骨发育欠佳，恒齿排列不整。骨化中心发育迟缓，骨龄小于实际年龄2岁以上，但与其身高年龄相仿。

（3）青春发育期推迟。

（4）智力发育正常。

部分患儿同时伴有一种或多种其他垂体激素缺乏，患儿除有生长迟缓外还可伴有其他症状。如伴TSH缺乏，可有食欲缺乏、不爱活动等轻度甲状腺功能不足症状；伴有促肾上腺皮质激素缺乏者，易发生低血糖；伴有促性腺激素缺乏者性腺发育不全，至青春期仍无性器官和第二性征发育。

2. **继发性生长激素缺乏症** 可发生在任何年龄，并伴有原发疾病的相应症状，其中由于围生期异常情况导致的常伴有尿崩症。颅内肿瘤多有头痛、呕吐、视野缺失等颅内压增高和视神经受压迫等症状和体征。

（五）辅助检查

1. **生长激素激发试验** 生长激素缺乏症的诊断依靠 GH 水平的测定。正常人体 GH 呈脉冲性释放，故随机采血测生长激素无诊断价值。临床多采用 GH 刺激试验来判断垂体分泌 GH 的功能。GH 刺激试验包括生理性刺激试验和药物刺激试验。生理性刺激试验用于筛查可疑患儿，分为运动试验和睡眠试验两种。药物刺激试验用于确诊 GHD，包括胰岛素、精氨酸、可乐定、左旋多巴激发试验，至少有 2 种药物刺激结果不正常方可确诊。各种药物试验均需在用药前（0min）采血测定 GH 基础值。一般认为在试验过程中，GH 峰值 $<10\mu g/L$ 即为分泌功能不正常。GH 峰值 $<5ng/ml$ 为完全缺乏，$5ng/ml<GH$ 峰值 $<10ng/ml$ 为部分缺乏。生长激素刺激试验的具体方法见表 2-10。

表 2-10　不同药物生长激素激发试验

试验药物	方法	采血时间
胰岛素	0.05~0.1U/kg，静脉注射	0min、15min、30min、60min、90min 测血糖、GH
精氨酸	0.5g/kg，用注射用水配成 5%~10% 溶液，30min 静脉滴注完	0min、30min、60min、90min、120min 测 GH
可乐定	0.004mg/kg，1 次口服	0min、30min、60min、90min、120min 测 GH
左旋多巴	10mg/kg，1 次口服	0min、30min、60min、90min、120min 测 GH

2. **血清 IGF-1 和 IGFBP-3 测定** 血中胰岛素样生长因子（IGF-1）大多与胰岛素样生长因子结合蛋白（IGFBP-3）结合，二者分泌模式与 GH 不同，呈非脉冲分泌，血中浓度稳定，且与 GH 水平一致，一般可作为 5 岁到青春发育前儿童 GHD 筛查检测。

3. **CT 扫描、MRI 检查** 对确诊为 GHD 的儿童，根据需要作头颅侧位摄片、CT 扫描、MRI 检查，以了解下丘脑 - 垂体有无器质性病变，尤其对检测肿瘤有重要意义。

4. **骨骼 X 线检查及骨龄测定** 判断骨发育情况。

5. **染色体检查** 对女性矮小伴青春期发育迟缓者应常规做染色体检查，以排除染色体病，如 Turner 综合征等。

6. **其他检查** 根据临床表现可选择性地检测血 TSH、T3、T4、PRL、ACTH、皮质醇、LHRH 激发试验等，以判断有无甲状腺、性腺激素等缺乏。

（六）治疗要点

主要采用激素替代治疗。

1. **生长激素替代治疗** 基因重组人生长激素（recombinant human growth hoymone）已被广泛应用，目前大多采用 0.1U/kg，每晚临睡前皮下注射 1 次，6~7 次 / 周，治疗应持续至骨骺愈合为止。治疗过程中须监测甲状腺功能，若有缺乏，应适当加用甲状腺素同时治疗。血清 IGF-1 和 IGFBP-3 水平检测可作为 rhGH 疗效和安全性评估的指标。恶性肿瘤或有潜在肿瘤恶变者及严重糖尿病患儿禁用。

2. **生长激素释放激素（GHRH）治疗** 用于下丘脑功能缺陷、GHRH 释放不足的 GHD 患儿。

3. 性激素治疗 对于同时伴有性腺轴功能障碍的 GHD 患儿,在骨龄达 12 岁时即可开始用性激素治疗,以促使第二性征发育。男孩用长效庚酸睾酮,每月肌内注射一次,25mg,每 3 个月增加 25mg,直至 100mg。女孩用炔雌醇 1~2μg/d;或者妊马雌酮,剂量自 0.3mg/d 起,逐渐增加,同时监测骨龄。

四、性早熟

案例分析

典 型 案 例

患儿,女,6 岁 2 月,因"发现乳房发育 2 年"就诊,家长诉患儿 2 年前无明显诱因下出现双侧乳房发育,近半年身高增长约 5cm,无激素类药物使用史。查体:体重 22kg,身高 115.3cm,BMI 16.55,双乳 B2 期,均可扪及乳核,不伴腋毛、阴毛生长,无阴道流液及月经来潮,无外生殖器成人型发育,无皮肤咖啡斑。实验室及其他检查结果:手和腕部 X 线示骨龄为 8.2 岁。B 超显示右侧卵巢大小 2.8cm×1.2cm×1.5cm,内见 7~8 个卵泡,最大直径 4.7mm;左侧卵巢大小 2.6cm×1.1cm×1.6cm,内见 7~8 个卵泡,最大直径 5mm。MRI 检查颅内无异常。使用注射用戈那瑞林进行性激素激发试验,于上午 8:00 静脉注射,注射前(0min)和注射后(30min、60min、90min)各采静脉血 2ml,注射药物后患儿恶心感明显,其余无特殊。结果显示激发峰值 LH 6.5IU/L,LH/FSH 比值为 0.7。

(一)性激素激发试验的护理
1. 护理要点
(1)用药护理:对于静脉注射戈那瑞林患儿,需做好三查七对,且注意观察有无注射部位瘙痒、疼痛或肿胀及全身性或局部性过敏、腹部或胃部不适等症状,部分患儿甚至会发生过敏性休克症状,需严密观察病情。
(2)建议在肘部静脉放置留置针,便于后期采血,以及减轻患儿的痛苦。
2. 关键点 部分患儿用药后有头晕、恶心等症状,注意患儿用药及采血期间的安全防护,如预防跌倒、误吸等。
(二)用药护理
1. 护理要点
(1)指导患儿坚持定期用药,用药过程中注意观察有无皮疹、头痛、注射部位红肿等症状,如有问题及时就诊。
(2)饮食护理:均衡膳食,注意避免外源性雌激素类食物和药物的摄入,如豆制品、蜂王浆、保健品等。
2. 关键点
(1)长期应用促性腺激素释放激素类药物会引起雌激素水平下降,会导致轻度骨质丢失,因此需要常规补充维生素 D 以及钙剂。
(2)在首次用药后个别患儿会出现阴道出血,此现象为用药后激素撤退性出血,告知家长勿慌张,保持会阴清洁。如出现月经来潮,应及时就医。

案例分析

病情和治疗

定期随访。患儿因乳房发育较自卑与焦虑,不愿与周围同学玩耍,担心影响远期的身高。家长担心患儿的预后及经济负担。

（三）心理护理及健康宣教

1. 护理要点

（1）强调及时准确用药及定期随访的重要性。

（2）加强锻炼身体,注意体重的管理,以维持正常的生长速率。

（3）指导患儿注意保护自己的乳房、生殖器等隐私部位。

（4）加强心理护理,多与患儿及家长沟通,讲解疾病注意事项以及预后等相关知识,提高其战胜疾病的信心。

2. 关键点

（1）部分性早熟儿童对性概念会有模糊的认识,并且好奇心强,但其心理并没有早熟,应指导家长多关心和体贴患儿,对其进行适时、适当的性教育。

（2）性早熟可使患儿出现体型或生理变化,从而产生自卑、抑郁、恐惧和社交退缩等心理行为问题,家长也会存在焦虑、恐惧等情绪,应注意加强患儿及家长的心理护理。

案例分析

疾病相关知识

（一）概述

性早熟（precocious puberty）是指男童在9岁前,女童在8岁前呈现第二性征。按发病机制和临床表现分为中枢性（促性腺激素释放激素 GnRH 依赖性）性早熟和外周性（非促性腺激素释放激素 GnRH 依赖性）性早熟。本病女孩多于男孩。由于性发育过早,可引起女孩早初潮,骨龄超过实际年龄而骨骺提前愈合,影响患儿的终身高,可能带来相应的心理行为异常。

（二）病因和分类

按照下丘脑－垂体－性腺轴（HPGA）功能是否提前启动可将性早熟分为中枢性和外周性两大类。

1. 中枢性性早熟（central precocious puberty, CPP）　又称 GnRH 依赖性、真性、完全性性早熟。常见病因包括中枢神经系统器质性病变,如下丘脑、垂体肿瘤或其他中枢神经系统病变,亦可由外周性性早熟转化而来。部分呈现为不完全性性早熟,又称变异型青春期,其控制机制也在于下丘脑－垂体－性腺轴的发动,但其性发育呈自限性,包括单纯性乳房早发育、肾上腺功能早现、单纯性阴毛早现和单纯性早初潮等。

2. 外周性性早熟（peripheral precocious puberty）　又称非 GnRH 依赖性、假性性早熟。本类型按第二性征分为同性性早熟和异性性早熟两大类。

（1）女孩

1）同性性早熟：见于遗传性卵巢功能异常如 McCune-Albright 综合征、卵巢良性占位病变如自律性卵巢囊肿、分泌雌激素的肾上腺皮质肿瘤、外源性雌激素摄入等。

2）异性性早熟：见于先天性肾上腺皮质增生症、分泌雄激素的肾上腺皮质肿瘤或卵巢肿瘤，以及外源性雄激素摄入等。

（2）男孩

1）同性性早熟：见于先天性肾上腺皮质增生症（较常见）、肾上腺皮质肿瘤或睾丸间质细胞瘤、异位分泌 HCG 的肿瘤，以及外源性雄激素摄入等。

2）异性性早熟：见于产生雌激素的肾上腺皮质肿瘤或睾丸肿瘤、异位分泌 HCG 的肿瘤以及外源性雌激素摄入等。

（三）临床表现

1. 中枢性性早熟　第二性征提前出现（符合定义的年龄）。

（1）女孩：乳房发育，身高增长速度突增，阴毛发育，一般在乳房开始发育 2 年后初潮呈现。

（2）男孩：睾丸和阴茎增大，身高增长速度突增，阴毛发育，一般在睾丸开始增大后 2 年出现变声和遗精。发育过程中呈现身高增长突增。促性腺激素升高至青春期水平。有性腺发育依据，骨龄提前。不完全性中枢性性早熟最常见的表现为只有乳房早发育而不呈现其他第二性征，乳晕无着色，呈非进行性自限性病程，乳房多在数月后自然消退。

2. 外周性性早熟　第二性征提前出现（符合定义的年龄）。性征发育不按正常发育程序进展。性腺大小在青春前期水平。促性腺激素在青春前期水平。

（四）辅助检查

1. 促性腺激素释放激素（GnRH）激发试验　本试验是诊断 CPP 的"金标准"，也是鉴别 CPP 和外周性性早熟的重要依据。

（1）方法：以 GnRH2.5~3.0μg/（kg·次），最大剂量 100μg，皮下或静脉注射，于注射的 0min、30min、60min 和 90min 测定血清 LH 和 FSH 水平。

（2）判断：如用化学发光法测定，激发峰值 LH>5.0IU/L 是判断真性发育界点，同时 LH/FSH 比值 >0.6 时，考虑性腺轴功能启动。但部分病程较短的患儿，在乳房开始发育的早期、未出现明显的生长加速、骨龄未出现明显超前时，GnRH 激发试验可为假阴性。对此类患儿应密切随访性征发育情况、生长速率、骨龄等，必要时应重复进行 GnRH 激发试验。

2. 骨龄测定　主要依据手和腕部 X 线观察左手掌指骨、腕骨及桡尺骨下端的骨化中心的发育程度，来确定骨龄，若骨龄超过实际年龄 1 岁以上可视为提前。目前公认的评分标准为《中国青少年儿童手腕骨成熟度及评价方法》（TY/T 3001—2006）。

3. B 超检查　女孩盆腔 B 超：子宫长度 3.4~4.0cm，卵巢容积 1~3ml（卵巢容积 = 长 × 宽 × 厚 ×0.523 3），并可见多个直径 >4mm 的卵泡，提示青春期发育。

男孩睾丸：睾丸容积≥4ml（睾丸容积 = 长 × 宽 × 厚 ×0.71）或睾丸长径 >2.5cm，提示青春期发育。

4. CT 或 MRI 检查　中枢性性早熟病因诊断确诊为中枢性性早熟后，需做脑部 CT 或 MRI 检查（重点检查鞍区），尤其是以下情况：

（1）确诊为 CPP 的所有男孩。

（2）6 岁以下发病的女孩。

（3）性成熟过程迅速或有其他中枢病变表现者。

外周性性早熟病因诊断按照具体临床特征和内分泌激素初筛后，应行进一步内分泌检查，并按需做性腺、肾上腺或其他相关器官影像学检查。

（五）症状鉴别

CPP 应注意与外周性性早熟及不完全性性早熟相鉴别。女孩 CPP 尤应注意与单纯乳房早发育相鉴别。因单纯乳房早发育者中约 15% 左右的患儿会发展成 CPP，应注意对其进行追踪检查，常规随访性激素水平、生长速率、骨龄进展等。

（六）治疗

1. 病因治疗　对继发性 CPP 应强调同时进行病因治疗。有中枢神经系统病变的 CPP 可考虑手术或放疗，如鞍区肿瘤特别是出现神经系统症状的肿瘤多需手术；但对非进行性损害的颅内肿瘤或先天异常，如下丘脑错构瘤或蛛网膜囊肿等，则宜谨慎处理。

2. 中枢性性早熟　治疗目标包括：抑制过早或过快的性发育，改善因骨龄提前而减损的成年身高，防止或减少患儿或家长因性早熟所致的相关的社会或心理问题。

GnRH 类似物（GnRHa）是当前治疗 CPP 的首选方式，目前国内常用的制剂主要有曲普瑞林和亮丙瑞林的缓释剂，每四周肌内或皮下注射 1 次。但并非所有的 CPP 都需要 GnRHa 治疗，具体的指征：

（1）CPP（快进展型）：性早熟患儿骨骼成熟和第二性征发育加速显著（超过线性生长加快程度）。

（2）预测成人身高受损者：预测成人身高 < 第 3 百分位数或 < 遗传靶身高，骨龄身高 < 身高的 2 倍标准差。

（3）快进展型青春期：在性早熟界定年龄后开始出现性发育，但性发育进程及骨骼成熟迅速，可影响最终成人身高者。

（4）出现与性早熟直接相关的心理行为问题。

（彭文涛　黄红玉　郑　燕　李　荣）

第七节　泌尿系统疾病护理

一、泌尿系统疾病概述

泌尿系统疾病是儿童的常见病和多发病，包括各种原因引起的肾小球、肾小管、肾间质和肾血管疾病，其中以肾小球疾病多见，其次为泌尿系统感染。

（一）儿童泌尿系统生理概述及特点

肾的发育随胎龄的增长逐渐成熟，约在胎龄 36 周时肾单位数量已达成人水平（每个肾 85 万~100 万），但其生理功能尚不完善。新生儿出生时肾小球滤过率平均为每分钟

20mmol/1.73m²,为成人的 1/4；早产儿更低,3~6 个月为成人的 1/2,6~12 个月为成人的 3/4,故过量的水分和溶质不能有效排出。新生儿及婴幼儿肾小管的功能不够成熟,对水和钠的负荷调节较差,如输入钠过多,容易发生钠潴溜和水肿。新生儿及婴幼儿对尿的浓缩能力不及年长儿与成人,尿的最高渗透压仅达 700mmol/L(成人可达 1 400mmol/L)。新生儿对药物排泄功能差,用药种类及剂量均应慎重选择。儿童肾功能一般到 1~2 岁时始接近成人水平。

1. **儿童排尿特点**

(1)尿量及排尿次数:92% 新生儿在出生后 24h 内开始排尿,99% 在 48h 内排尿；正常尿量为每小时 1~3ml/kg；每小时 <1.0ml/kg 为少尿,<0.5ml/kg 为无尿。出生后最初几天每天排尿数次；一周后增至 20~25 次；1 岁时每天排尿 15~16 次,3 岁后减至每天 6~7 次。婴儿每天尿量为 400~500ml；幼儿 500~600ml；学龄前期 600~800ml；学龄期 800~1 400ml。正常每天尿量约为(年龄 −1)× 100+400ml。

(2)排尿控制:一般至 3 岁左右儿童已能控制排尿。在 1.5~3 岁,儿童主要通过控制尿道外括约肌和会阴肌而非逼尿肌来控制排尿；若 3 岁后仍保留这种排尿机制,不能控制膀胱逼尿肌收缩,则常表现为白天尿频、尿急,偶然尿失禁和夜间遗尿,被称为不稳定膀胱。

2. **儿童尿液特点**

(1)尿色及酸碱度:正常尿液黄色透明,pH 在 5~7。出生后最初几天尿色较深,稍浑浊,因含尿酸盐较多,冷却后有淡红色或红褐色尿酸盐结晶,加热后溶解。正常婴幼儿在寒冷季节尿排出后变为白色浑浊,是由于尿中盐类结晶所致。

(2)尿渗透压和尿比重:新生儿尿渗透压平均为 240mmol/L,比重为 1.006~1.008,1 岁以后接近成人水平,儿童通常为 500~800mmol/L,尿比重范围为 1.003~1.030,通常为 1.011~1.025。

(3)尿蛋白:正常儿童尿蛋白定性试验阴性,定量不超过 100mg/(m²·24h),随意尿(任何一次尿液)的尿蛋白(mg/dl)/肌酐(mg/dl)≤0.2。

(4)尿细胞和管型:正常儿童尿液中可有少量红细胞,每高倍视野红细胞 <3 个、白细胞 <5 个和偶见透明管型,12hAddis 计数红细胞 <50 万,白细胞 <100 万,管型 <5 000 个。

(二)泌尿系统常见疾病

1. **泌尿系统感染**　指病原体直接侵入尿路,在尿液中生长繁殖,并侵犯尿路黏膜或组织引起损伤。按病原体侵袭部位不同,分为肾盂肾炎、膀胱炎、尿道炎。可根据有无临床症状,分为症状性泌尿道感染和无症状性菌尿。

2. **肾小球疾病**　系指一组有相似的临床表现(如血尿、蛋白尿、高血压等),但病因、发病机制、病理改变、病程和预后不尽相同,病变主要累及双肾肾小球的疾病。可分为原发性、继发性和遗传性。原发性肾小球病常病因不明,继发性肾小球病指全身疾病中的肾小球损害,遗传性肾小球病为遗传基因变异所致的肾小球病。

原发性肾小球病分为五种临床类型:

(1)急性肾小球肾炎。

(2)急进性肾小球肾炎。

(3)慢性肾小球肾炎。

(4)隐匿型肾小球肾炎(无症状性血尿和 / 或蛋白尿)。

(5)肾病综合征。

3. **肾小管疾病**　是指以肾小管功能障碍为主要表现的一组疾病,可累及近端或远端肾小管而出现一种或多种肾小管功能缺陷。肾小管疾病的病因可分为先天性遗传和后天性获得性。先天遗传性者可在生后不久或延迟至数年后发病,包括肾性糖尿、近端肾小管多发性功能障碍、肾小管酸中毒等多种疾病。后天获得者可继发于药物、重金属中毒等。

（1）近端肾小管多发性功能障碍:是由于原发或继发性因素导致近端肾小管对葡萄糖、氨基酸、磷酸盐、碳酸氢盐等多种物质的重吸收功能障碍所表现的临床综合征。临床表现以生长发育停滞、抗维生素 D 佝偻病或骨软化,伴肾性糖尿、电解质紊乱及代谢性酸中毒等为主要特征。

（2）肾小管中毒:是由于近端肾小管对碳酸氢根重吸收障碍和 / 或远端肾小管排泄 H+ 障碍所致的一组临床综合征。其主要表现为:

1）慢性高氯性酸中毒。

2）电解质紊乱。

3）肾性骨病等。

特发者为先天缺陷,多有家族史;继发者可见于许多肾脏和全身疾病。肾小管酸中毒一般分为 4 个临床类型:远端肾小管酸中毒、近端肾小管酸中毒、混合型或Ⅲ型肾小管酸中毒、高钾型肾小管酸中毒。

4. 肾衰竭

（1）急性肾损伤:是由于多种原因引起的肾生理功能在短期内急剧下降或丧失的临床综合征,患儿体内代谢产物堆积,出现氮质血症、水及电解质紊乱和代谢性酸中毒等症状。

（2）慢性肾衰竭（chronic renal failure, CRF）:是慢性肾脏疾病（chronic renal disease, CRD）的严重阶段,也是儿科肾脏疾病中的危重表现。慢性肾衰竭是指由各种肾脏疾病引起的缓慢进行性肾功能减退,最后导致尿毒症和肾功能完全丧失,引起一系列临床症状和生化内分泌等代谢紊乱的临床综合征。儿童 CRF 起病隐匿,如果缺乏对 CRF 的早期认识,易于漏诊或误诊。当疾病逐渐发展出现 CRF 典型临床症状、甚至终末期肾病（end-stage renal disease, ESRD）,则失去最佳治疗时机。故提高 CRF 的早期诊断有重要意义。

（三）泌尿系统疾病诊疗、护理新进展

1. 肾脏替代治疗

（1）腹膜透析:是利用腹膜的生物半透膜性能,使积蓄于血液中的某些物质与灌入腹腔内的透析液进行相互扩散,以清除体内代谢废物或毒素,纠正水、电解质、酸碱平衡。儿童因其生理及腹膜功能强大特点,腹膜透析开展效果较好,尤其是新生儿急性肾功能衰竭,在先天性心脏病患儿术后急性肾功能恢复中起到了很重要的作用。

（2）血液透析:利用半透膜原理,使血液与透析液隔着半透膜密切接触,并向相反方向流动,将患儿血中有害物质、过多水分和电解质不断被清除,而患儿所需的某种物质又从透析液中得到不断补充,从而达到治疗目的。国内儿童维持性透析开展仍较少,透析患儿面临血管通路、抗凝、无专用机器和耗材等问题,很大程度上限制了儿童血液透析的开展,但随着儿童透析患儿数量日益增加,儿童透析的开展势必会打开一个新局面。

（3）肾移植:是终末期肾病的最佳治疗手段。儿童肾移植通常是指受者年龄在 16 岁以下的肾移植。既往由于儿童肾移植手术难度大、围手术期并发症的发生率高,导致儿童肾移植的人或肾存活率低于成人肾移植,近 20 多年来,随着新型免疫抑制剂的应用、手术技术的提高和围手术期治疗方案的改进,儿童肾移植的预后得到了显著改善,移植数量也显著增加。

2. 儿童遗尿 儿童到了能够控制膀胱排尿的年龄但仍不能从夜间睡眠中醒来所发生

的无意识排尿行为称之遗尿症。

患儿除夜间尿床外,日间常有尿频、尿急或排尿困难、尿流细等症状。原发性遗尿的主要病因可有下列几种:

(1)皮层发育延迟:不能抑制脊髓排尿中枢,在睡眠后逼尿肌出现无抑制性收缩,将尿液排出。

(2)睡眠过深:未能在入睡后膀胱膨胀时立即醒来。

(3)心理因素:如患儿心理上认为得不到父母的喜爱,失去照顾,患儿脾气常较古怪、怕羞、孤独、胆小、不合群。

(4)遗传因素:患儿的父母或兄弟姐妹中有较高的遗尿症发病率。

随着人们对疾病认识的加深,儿童夜遗尿得到了越来越多国内外专家的关注。目前,许多欧洲国家对于该疾病的管理有了多年经验,并出台了各自的诊疗指南和共识。

遗尿治疗在我国起步相对较晚,部分专家积累了丰富的临床经验,也进行了一些科研工作,为了在全国范围内统一、规范诊疗标准,在2014年发布了《中国儿童单症状性夜遗尿疾病管理专家共识》。

二、急性肾小球肾炎

案例分析

典 型 案 例

患儿,男,10岁,因"水肿、少尿3d,加重不能平卧1d"门诊收治入院。家长诉,入院前3d,患儿无明显诱因出现水肿,以眼睑为主,晨起明显,尿量减少,2~3次/d,每次100~200ml,尿色为"淡洗肉水"色,入院前1d,患儿水肿加重,不能平卧入睡。入院前2周,曾患上呼吸道感染。查体:T 36.8℃,P 102次/min,R 30次/min,BP 134/90mmHg,体重36kg,眼睑、颜面、双下肢非凹陷性水肿;咽部充血,扁桃体Ⅱ°肿大,未见明显渗出;双肺呼吸音清,可闻及少量细湿啰音。尿常规:红细胞(RBC)300个/HP,尿比重1.02,尿蛋白+,白细胞(WBC)3个/HP。血常规:WBC 9.0×10^9/L,N 73%,CRP 60mg/L,床位护士接待,家长非常焦急。

(一)入院处置

1. 护理要点

(1)立即报告医生,评估患儿,包括生命体征,尤其体温,呼吸及血压状况。观察患儿水肿、尿色及尿量的情况。

(2)向家长强调休息的重要性,立刻安排患儿卧床休息。

(3)向医生汇报患儿情况,建立静脉通路,遵医嘱给予口服利尿剂。

(4)协助医生尽早,合理安排各项检验和检查。

(5)给予患儿低盐饮食。

2. 关键点

(1)确保患儿绝对卧床休息。

（2）急性发病期,为了减轻水肿和循环充血,限制水、钠摄入。严重水肿,尿少应限制水的摄入,尿量增加,水肿消退,血压正常,可恢复正常饮食。

病情和治疗

患儿咽部充血,扁桃体Ⅱ°肿大。尿常规:RBC 300 个/HP,尿比重1.02,尿蛋白+,WBC 3 个/HP。红细胞信息:非均一性;血沉110mm/h,抗链球菌溶血素O增高;血清补体C3降低,肾功能正常。医嘱:青霉素静脉滴注。

（二）一般护理

1. 护理要点

（1）急性起病2周内以卧床休息为主,待肉眼血尿消失,水肿消退,血压正常,可下床轻微活动。

（2）使用青霉素药物前要做好过敏试验,阴性者方可使用。

（3）正确记录24h出入液量。

（4）注意尿液颜色、量的变化情况,尿液标本采集正确,确保检验结果的准确性。

2. 关键点

（1）休息能够减少心脏的负担,改善心功能,增加排出量,使血流量增加,从而增加肾的血流量,提高了肾小管的滤过率,减少水钠潴留,降低了潜在并发症的危险,同时由于静脉压降低,毛细血管血压下降,有利于水肿的减轻。

（2）做好患儿和家长的解释,告知休息的重要性,取得患儿的配合。

病情和治疗

患儿住院后,当晚出现心率增快136次/min,R34次/min,不能平卧,浮肿明显,偶有烦躁不安。遵医嘱给予吸氧,呋塞米静脉推注。

（三）严重循环充血的护理

1. 护理要点

（1）立即给予吸氧,端坐卧位,保持绝对安静。

（2）遵医嘱给予呋塞米静脉推注。

（3）严格限制水、钠摄入,静脉使用药物严格控速。

（4）密切观察患儿呼吸、心率、脉搏变化,警惕严重循环充血的发生。表现为气促,发绀,频咳,端坐呼吸,咳粉红色泡沫痰,两肺底布满湿啰音,心脏扩大,心率增快有时呈奔马律,肝大,颈静脉怒张等。

2. 关键点

（1）呋塞米静脉注射 5min 即可利尿,持续 2~4h。

（2）严重循环充血常发生在起病 1 周内,由于水钠潴留,血浆容量增加而出现循环充血。

（3）当患儿出现呼吸急促,肺部湿啰音时应警惕循环充血可能性,及时处理,避免恶化。少数可突然发生病情急剧恶化。

案例分析

病情和治疗

患儿住院后第三天,BP 148/112mmHg,伴剧烈头痛,偶有视物模糊。遵医嘱给予硝普钠降压,甘露醇降颅内压。

（四）高血压脑病的护理

1. 护理要点

（1）保持周围环境安静,消除患儿紧张情绪,避免躁动。

（2）给予平卧位,头偏向一侧,氧气吸入,持续心电监护。

（3）开放静脉通路,遵医嘱使用药物,硝普钠使用时应使用微泵调节速度,避光使用,以免药物遇光分解。甘露醇给予 30min 内快速输注。

（4）病情观察:密切观察患儿血压变化,头痛表现,持续时间,伴随症状,做好记录。

（5）安抚家长情绪。

2. 关键点

（1）高血压脑病:由于脑血管痉挛或脑血管高度充血扩张而致脑水肿。表现为头痛,呕吐,复视或一过性失明,严重者出现惊厥,昏迷。若能有效控制血压,上述症状可迅速消失。

（2）原则上选用降血压效力强而迅速的药物,首选硝普钠,有惊厥者及时止惊。

案例分析

病情和治疗

患儿双眼睑面部浮肿,尿少,晨起 BP 130/90mmHg 左右,遵医嘱给予氢氯噻嗪,非洛地平缓释片口服。

（五）药物护理

1. 护理要点

（1）利尿药物:常用药物氢氯噻嗪,使用时观察患儿有无水、电解质紊乱的症状。

（2）降压药物:常用波依定口服,血压控制不佳时可加用酒石酸美托洛尔片口服或舌下临时含服硝苯地平。

（3）观察患儿水肿情况:每天测量体重,腹围,观察浮肿消长情况。

2. 关键点

（1）氢氯噻嗪口服后 1~2h 开始利尿,作用可维持 10~12h。

（2）应用降压药物后应定期监测血压,评价降压效果,观察患儿有无副作用。还应避免突然起立,以防止体位性低血压。禁用血管紧张素转化酶抑制剂（ACEI）（如福辛普利钠片）,血管紧张素转换酶受体抑制剂（ARB）（如科素亚/氯沙坦钾片等）类药,因为会加重容量负荷,使患儿肌酐上升。

案例分析

出　　院

入院后第十六天,患儿肉眼血尿消失,精神好,BP 100/60mmHg,无头痛,头晕,恶心,呕吐等不适主诉,无浮肿,尿量 1 000ml/d,遵医嘱给予出院。

（六）出院指导

1. 护理要点

（1）防止感染,减少呼吸道及皮肤感染。

（2）回家后仍需注意休息,待血沉正常可上学,但应避免重体力活动,尿检 Addis 计数正常后恢复正常生活。

（3）饮食清淡易消化,摄入优质蛋白,保证热量充足,补充多种维生素。

2. 关键点　评估家长是否掌握出院注意事项。

案例分析

疾病相关知识

（一）概述

急性肾小球肾炎（acute glomerulonephritis）,临床表现为急性起病,多有前驱感染,以血尿为主,伴不同程度蛋白尿,可有水肿,高血压或肾功能不全等特点的肾小球疾病。本病多见于儿童和青少年,以 5~14 岁多见,小于 2 岁少见,男女之比为 2∶1。

（二）致病菌和病理

本病为 A 组乙型溶血性链球菌（β-hemolytic streptococcus）急性感染后引起的免疫复合物性肾小球肾炎,常见于上呼吸道感染或扁桃体炎或皮肤感染后。本病病理类型为毛细血管内增生性肾炎。

（三）临床表现

1. 前驱症状　90% 多有链球菌感染,以呼吸道和皮肤感染为主。

2. 典型表现　急性期有全身不适,发热,乏力,食欲缺乏,头痛,头晕,咳嗽等表现。

（1）血尿:大多患儿有肉眼血尿,一般 1~2 周后为镜下血尿。酸性尿时呈浓茶色,中性或弱碱性尿时呈鲜红色或洗肉水样。

（2）水肿：大多患儿有水肿，轻者仅眼睑、面部水肿，重者全身水肿，呈非凹陷性。

（3）高血压：30%~80% 患儿可有血压升高。

（4）少尿、血尿：严重者可伴尿量减少，一般水肿消退，肉眼血尿消失，尿量随之增多。

（5）蛋白尿：程度不等，20% 可达肾病水平，病理上呈严重系膜增生。

3. 并发症

（1）严重循环充血：严重循环充血常发生在起病 1 周内，由于水钠潴留，血浆容量负荷增加而出现循环充血，当患儿出现呼吸急促和肺部有湿啰音时，应警惕循环充血的可能性。严重者出现呼吸困难，端坐呼吸，咳粉红色泡沫痰，两肺底布满湿啰音，颈静脉怒张，静脉压增高，心律呈奔马律。

（2）高血压脑病：由于脑血管痉挛或脑血管高度充血扩张而致脑水肿。常发生在疾病早期。血压可达 150/100mmHg~160/110mmHg 以上。年长儿会诉剧烈头痛，呕吐，复视或一过性失明，严重者会出现抽搐，昏迷。

（3）急性肾功能不全：常发生于疾病初期，出现尿少，无尿等症状，出现暂时性氮质血症，电解质紊乱和代谢性酸中毒，一般持续 3~5d，不超过 10d。

（四）辅助检查

1. 尿常规及尿沉渣　表现为血尿、蛋白尿、白细胞尿、管型尿。

2. 血常规　表现为轻度贫血（稀释性），白细胞计数正常或轻度增高。

3. 血沉　急性期增高。

4. 抗链球菌溶血素 O（ASO）抗体　感染后 2~3 周出现，3~5 周滴度最高，50% 患儿半年内恢复，75% 病例 1 年内转阴。部分致肾炎菌株可能不产生抗链球菌溶血素 O（ASO），脓皮病 ASO 常不增高，高胆固醇血症也影响结果。

5. 补体　90% 病例急性期血中总补体及补体 C3 都明显降低，C3 常降至正常 50% 以下，其后逐渐恢复，6~8 周多恢复正常，但如持续低下提示可能为非链球菌感染后肾小球疾病。

6. 免疫　免疫球蛋白、类风湿因子。

7. 自身抗体中抗核抗体（ANA），抗双链 DNA 抗体（ds–DNA）、抗 sm 抗体、抗 RNP 抗体、抗组蛋白抗体以除外系统性红斑狼疮。

8. X 线胸片　存在循环充血时可见心影扩大或肺水肿征象。

9. 咽拭子或皮肤脓性渗出物培养寻找感染灶的病原菌。

（五）症状鉴别

1. 膜增生性肾炎　常以急性肾炎起病，但常常蛋白尿明显，血清补体持续下降（大于 8 周），疾病恢复不及急性肾炎好，必要时给予肾穿刺活检明确诊断。

2. 急进性肾炎　起病与急性肾炎相同，常在 3 个月内病情持续进展恶化，血尿，高血压，急性肾功能衰竭伴少尿或无尿持续不缓解，病死率高。

3. IgA 肾病　多于上呼吸道感染后 1~2d 内即以血尿起病，通常不伴水肿和高血压，一般无补体下降，有既往多次血尿发作史，鉴别困难时需行肾活检。

（六）治疗

1. 本病无特殊治疗，一般以休息和对症治疗为主。

（1）休息：急性期需卧床休息 2~3 周，直到肉眼血尿消失，水肿消退，血压正常，可下床轻微活动。血沉正常可上学，但应避免重体力活动，尿检 Addis 计数正常后，恢复正常生活。

（2）饮食：急性期水肿高血压者给予低盐饮食。

（3）抗感染：有感染灶者一般注射青霉素10~14d。

2. 对症治疗

（1）利尿剂：氢氯噻嗪，每次1~2mg/kg，2~3次/d口服，无效者可使用呋塞米，口服剂量2~5mg/（kg·d），注射剂量为1mg/kg，静脉注射过大时可有一过性耳聋。

（2）降压药：凡经休息，利尿，控制水、盐摄入仍血压高者应给予降压药。

（3）钙拮抗剂：硝苯地平开始剂量为0.25mg/（kg·d）最大剂量为1mg/（kg·d），舌下含服；波依定，服药应在早晨，用水吞服，药片不能掰、压或嚼碎；效果不佳时可联合应用倍他乐克口服。急剧高血压或并发高血压脑病可用硝普钠微量泵维持，血压下降后再调节速度。

3. 并发症治疗

（1）严重循环充血严格限制水和盐的入量，降压，利尿；呋塞米静脉推注；血管扩张剂（硝普钠）静脉用药；保守治疗难以控制的循环充血状态可用腹膜透析或血液滤过。

（2）高血压脑病镇静剂（地西泮或苯巴比妥）肌内注射；降压药（硝普钠）；利尿脱水剂（呋塞米，甘露醇）。

（3）急性肾功能不全：行血液透析治疗。

附2-9　腹　膜　透　析

持续非卧床腹膜透析

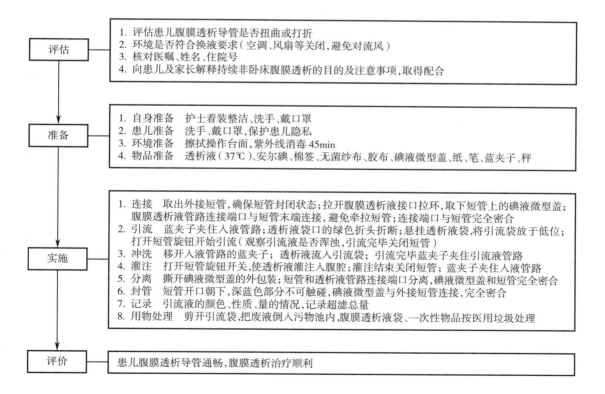

评估	1. 评估患儿腹膜透析导管是否扭曲或打折 2. 环境是否符合换液要求（空调、风扇等关闭，避免对流风） 3. 核对医嘱、姓名、住院号 4. 向患儿及家长解释持续非卧床腹膜透析的目的及注意事项，取得配合
准备	1. 自身准备　护士着装整洁、洗手、戴口罩 2. 患儿准备　洗手、戴口罩，保护患儿隐私 3. 环境准备　擦拭操作台面，紫外线消毒45min 4. 物品准备　透析液（37℃）、安尔碘、棉签、无菌纱布、胶布、碘液微型盖、纸、笔、蓝夹子、秤
实施	1. 连接　取出外接短管，确保短管封闭状态；拉开腹膜透析液接口拉环，取下短管上的碘液微型盖；腹膜透析液管路连接端口与短管末端连接，避免牵拉短管；连接端口与短管完全密合 2. 引流　蓝夹子夹住入液管路；透析液袋口的绿色折头折断；悬挂透析液袋，将引流袋放于低位；打开短管旋钮开始引流（观察引流液是否浑浊，引流完毕关闭短管） 3. 冲洗　移开入液管路的蓝夹子；透析液流入引流袋；引流完毕蓝夹子夹住引流液管路 4. 灌注　打开短管旋钮开关，使透析液灌注入腹腔；灌注结束关闭短管；蓝夹子夹住入液管路 5. 分离　撕开碘液微型盖的外包装；短管和透析液管路连接端口分离，碘液微型盖和短管完全密合 6. 封管　短管开口朝下，深蓝色部分不可触碰，碘液微型盖与外接短管连接，完全密合 7. 记录　引流液的颜色、性质、量的情况，记录超滤总量 8. 用物处理　剪开引流袋，把废液倒入污物池内，腹膜透析液袋、一次性物品按医用垃圾处理
评价	患儿腹膜透析导管通畅，腹膜透析治疗顺利

注 意 要 点

1. 操作者和患儿均需正确佩戴口罩,严格按照七步洗手法洗手,严格无菌操作

2. 检查透析液袋的密封性、浓度、有效期、容量,观察液体是否清澈,有无破损渗漏,提前预热至37℃左右

3. 连接时外接短管管口朝下,避免污染

4. 冲洗时间约为5s,冲洗液30~50ml被引入引流袋中

5. 注意腹膜透析管的保护,操作时避免牵拉摆动腹膜透析导管,操作时不可接触剪刀等锐利物品

6. 对于肝炎患者,引流液采用含有效氯1 000mg/L含氯消毒液消毒30min后再倒入污物池

腹膜透析导管出口处换药

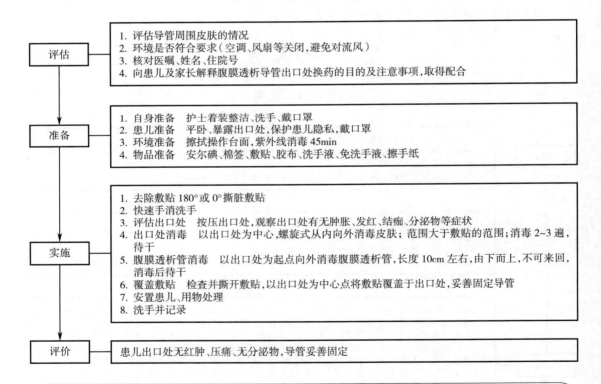

评估	1. 评估导管周围皮肤的情况 2. 环境是否符合要求(空调、风扇等关闭,避免对流风) 3. 核对医嘱、姓名、住院号 4. 向患儿及家长解释腹膜透析导管出口处换药的目的及注意事项,取得配合
准备	1. 自身准备　护士着装整洁、洗手、戴口罩 2. 患儿准备　平卧、暴露出口处,保护患儿隐私,戴口罩 3. 环境准备　擦拭操作台面,紫外线消毒45min 4. 物品准备　安尔碘、棉签、敷贴、胶布、洗手液、免洗手液、擦手纸
实施	1. 去除敷贴180°或0°撕脏敷贴 2. 快速手消洗手 3. 评估出口处　按压出口处,观察出口处有无肿胀、发红、结痂、分泌物等症状 4. 出口处消毒　以出口处为中心、螺旋式从内向外消毒皮肤;范围大于敷贴的范围;消毒2~3遍,待干 5. 腹膜透析管消毒　以出口处为起点向外消毒腹膜透析管,长度10cm左右,由下而上,不可来回,消毒后待干 6. 覆盖敷贴　检查并撕开敷贴,以出口处为中心点将敷贴覆盖于出口处,妥善固定导管 7. 安置患儿、用物处理 8. 洗手并记录
评价	患儿出口处无红肿、压痛、无分泌物,导管妥善固定

注 意 要 点

1. 操作者和患儿均需正确佩戴口罩,严格按照七步洗手法洗手

2. 每天换药,保持出口处干燥,注意无菌操作

3. 出口处结痂不要强行揭掉,用生理盐水软化;出口处感染时每天换药2次

4. 无出口感染的患儿置管术后 6 周可淋浴,不可坐浴,淋浴时造瘘袋保护出口,淋浴后及时换药,保持皮肤清洁

5. 出口有分泌物时,出口应用透气性好的无菌纱布覆盖

6. 避免使用含酒精的消毒液消毒导管

腹膜平衡试验(PET)

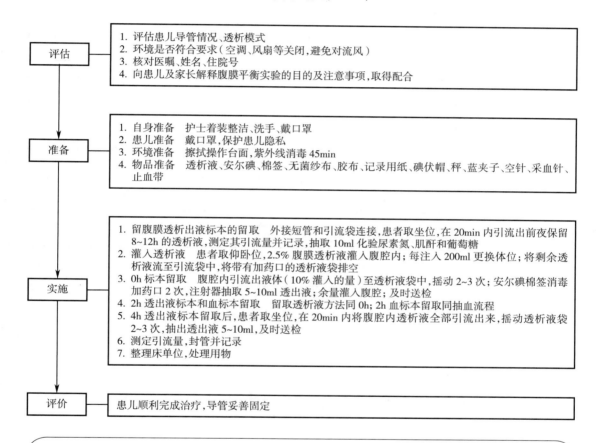

评估	1. 评估患儿导管情况、透析模式 2. 环境是否符合要求(空调、风扇等关闭,避免对流风) 3. 核对医嘱、姓名、住院号 4. 向患儿及家长解释腹膜平衡实验的目的及注意事项,取得配合
准备	1. 自身准备　护士着装整洁、洗手、戴口罩 2. 患儿准备　戴口罩,保护患儿隐私 3. 环境准备　擦拭操作台面,紫外线消毒 45min 4. 物品准备　透析液、安尔碘、棉签、无菌纱布、胶布、记录用纸、碘伏帽、秤、蓝夹子、空针、采血针、止血带
实施	1. 留腹膜透析出液标本的留取　外接短管和引流袋连接,患者取坐位,在 20min 内引流出前夜保留 8~12h 的透析液,测定其引流量并记录,抽取 10ml 化验尿素氮、肌酐和葡萄糖 2. 灌入透析液　患者取仰卧位,2.5% 腹膜透析液灌入腹腔内;每注入 200ml 更换体位;将剩余透析液灌注至引流袋中,将带有加药口的透析液袋排空 3. 0h 标本留取　腹腔内引流出液体(10% 灌入的量)至透析液袋中,摇动 2~3 次;安尔碘棉签消毒加药口 2 次,注射器抽取 5~10ml 流出液;余量灌入腹腔;及时送检 4. 2h 透出液标本和血标本留取　留取透析液方法同 0h;2h 血标本留取同抽血流程 5. 4h 透出液标本留取后,患者取坐位,在 20min 内将腹腔内透析液全部引流出来,摇动透析液袋 2~3 次,抽出透出液 5~10ml,及时送检 6. 测定引流量,封管并记录 7. 整理床单位,处理用物
评价	患儿顺利完成治疗,导管妥善固定

注 意 要 点

1. 操作者和患儿均需正确佩戴口罩,严格按照七步洗手法洗手

2. 注意无菌操作,外接短管深蓝色处不可触碰

3. 按照 1 100ml/m² 的量灌入腹腔

4. 每 3~6 个月评估腹膜功能一次,根据评估结果调整透析处方

更换腹膜透析外接短管

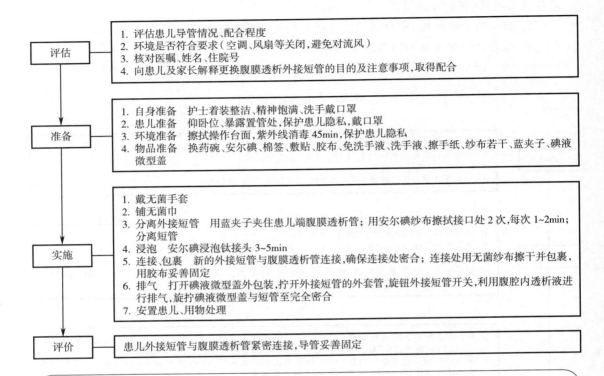

评估	1. 评估患儿导管情况、配合程度 2. 环境是否符合要求（空调、风扇等关闭，避免对流风） 3. 核对医嘱、姓名、住院号 4. 向患儿及家长解释更换腹膜透析外接短管的目的及注意事项，取得配合
准备	1. 自身准备 护士着装整洁、精神饱满、洗手戴口罩 2. 患儿准备 仰卧位、暴露置管处，保护患儿隐私，戴口罩 3. 环境准备 擦拭操作台面，紫外线消毒 45min，保护患儿隐私 4. 物品准备 换药碗、安尔碘、棉签、敷贴、胶布、免洗手液、洗手液、擦手纸、纱布若干、蓝夹子、碘液微型盖
实施	1. 戴无菌手套 2. 铺无菌巾 3. 分离外接短管 用蓝夹子夹住患儿端腹膜透析管；用安尔碘纱布擦拭接口处 2 次，每次 1~2min；分离短管 4. 浸泡 安尔碘浸泡钛接头 3~5min 5. 连接、包裹 新的外接短管与腹膜透析管连接，确保连接处密合；连接处用无菌纱布擦干并包裹，用胶布妥善固定 6. 排气 打开碘液微型盖外包装，拧开外接短管的外套管，旋钮外接短管开关，利用腹腔内透析液进行排气，旋拧碘液微型盖与短管至完全密合 7. 安置患儿、用物处理
评价	患儿外接短管与腹膜透析管紧密连接，导管妥善固定

注 意 要 点

1. 操作者和患儿均需正确佩戴口罩，严格按照七步洗手法洗手
2. 注意无菌操作
3. 换管后引流冲洗，或者换管前使用生理盐水排气
4. 浸泡钛接头时防止腹膜透析管被浸泡
5. 每半年更换短管，破损或脱落立即更换，腹膜炎透析液转清后更换

自动化腹膜透析

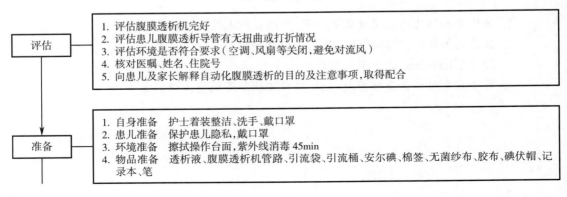

评估	1. 评估腹膜透析机完好 2. 评估患儿腹膜透析导管有无扭曲或打折情况 3. 评估环境是否符合要求（空调、风扇等关闭，避免对流风） 4. 核对医嘱、姓名、住院号 5. 向患儿及家长解释自动化腹膜透析的目的及注意事项，取得配合
准备	1. 自身准备 护士着装整洁、洗手、戴口罩 2. 患儿准备 保护患儿隐私，戴口罩 3. 环境准备 擦拭操作台面，紫外线消毒 45min 4. 物品准备 透析液、腹膜透析机管路、引流袋、引流桶、安尔碘、棉签、无菌纱布、胶布、碘伏帽、记录本、笔

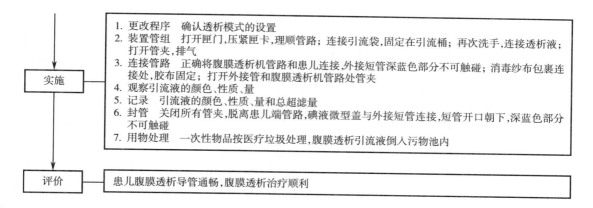

实施	1. 更改程序 确认透析模式的设置 2. 装置管组 打开匣门,压紧匣卡,理顺管路;连接引流袋,固定在引流桶上;再次洗手,连接透析液;打开管夹,排气 3. 连接管路 正确将腹膜透析机管路和患儿连接,外接短管深蓝色部分不可触碰;消毒纱布包裹连接处,胶布固定;打开外接管和腹膜透析机管路处管夹 4. 观察引流液的颜色、性质、量 5. 记录 引流液的颜色、性质、量和总超滤量 6. 封管 关闭所有管夹,脱离患儿端管路,碘液微型盖与外接短管连接,短管开口朝下,深蓝色部分不可触碰 7. 用物处理 一次性物品按医疗垃圾处理,腹膜透析引流液倒入污物池内
评价	患儿腹膜透析导管通畅,腹膜透析治疗顺利

注意要点

1. 操作者和患儿均需正确佩戴口罩,严格按照七步洗手法洗手

2. 透析前根据医嘱设置腹膜透析模式

3. 严格无菌操作,管路均一次性使用,不可重复使用

4. 腹膜透析机平稳放置、勿倾斜,放置高度与患儿平躺在床上时的高度的差幅不得超过30cm

5. 腹膜透析机发生报警时,按红色键消音,查找原因后继续治疗

6. 连接时,外接短管管口朝下

7. 对于肝炎患者,引流液用含有效氯1 000mg/L含氯消毒液消毒30min后再导入污物池

附2-10 血 液 透 析

动静脉内瘘穿刺

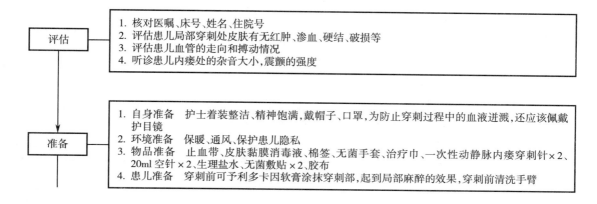

评估	1. 核对医嘱、床号、姓名、住院号 2. 评估患儿局部穿刺处皮肤有无红肿、渗血、硬结、破损等 3. 评估患儿血管的走向和搏动情况 4. 听诊患儿内瘘处的杂音大小,震颤的强度
准备	1. 自身准备 护士着装整洁、精神饱满,戴帽子、口罩,为防止穿刺过程中的血液进溅,还应该佩戴护目镜 2. 环境准备 保暖、通风、保护患儿隐私 3. 物品准备 止血带、皮肤黏膜消毒液、棉签、无菌手套、治疗巾、一次性动静脉内瘘穿刺针×2、20ml 空针×2、生理盐水、无菌敷贴×2、胶布 4. 患儿准备 穿刺前可予利多卡因软膏涂抹穿刺部,起到局部麻醉的效果,穿刺前清洗手臂

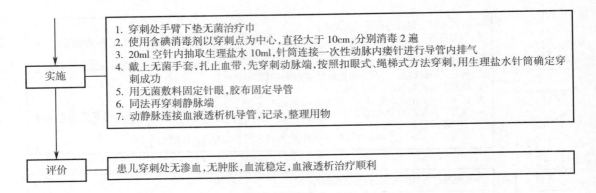

| 实施 | 1. 穿刺处手臂下垫无菌治疗巾
2. 使用含碘消毒剂以穿刺点为中心,直径大于 10cm,分别消毒 2 遍
3. 20ml 空针内抽取生理盐水 10ml,针筒连接一次性动脉内瘘针进行导管内排气
4. 戴上无菌手套,扎止血带,先穿刺动脉端,按照扣眼式、绳梯式方法穿刺,用生理盐水针筒确定穿刺成功
5. 用无菌敷料固定针眼,胶布固定导管
6. 同法再穿刺静脉端
7. 动静脉连接血液透析机导管,记录,整理用物 |

| 评价 | 患儿穿刺处无渗血,无肿胀,血流稳定,血液透析治疗顺利 |

注 意 要 点

1. 穿刺时机　内瘘成熟后,经过手术医生和高年资护士对血管流量、管径大小、血管可使用的长度等进行科学评估,记录在病历中后,方可使用

2. 穿刺方案　确定穿刺方法,合理有序安排穿刺点,并且轮换穿刺部位

3. 2 次穿刺之间的距离应大于 0.5cm,护士对同一患者穿刺不能超过 3 次

中心静脉导管使用

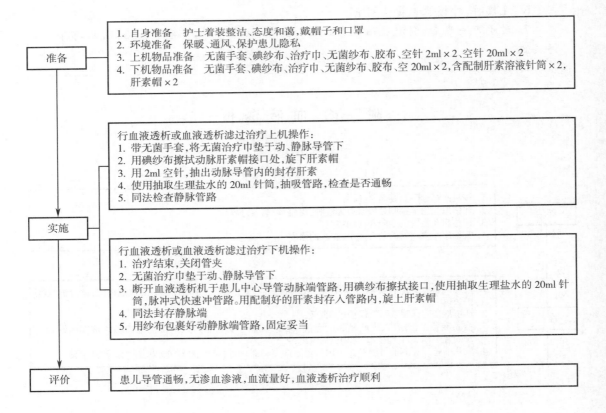

| 准备 | 1. 自身准备　护士着装整洁、态度和蔼,戴帽子和口罩
2. 环境准备　保暖、通风、保护患儿隐私
3. 上机物品准备　无菌手套、碘纱布、治疗巾、无菌纱布、胶布、空针 2ml×2、空针 20ml×2
4. 下机物品准备　无菌手套、碘纱布、治疗巾、无菌纱布、胶布、空 20ml×2,含配制肝素溶液针筒×2,肝素帽×2 |

| 实施 | 行血液透析或血液透析滤过治疗上机操作:
1. 带无菌手套,将无菌治疗巾垫于动、静脉导管下
2. 用碘纱布擦拭动脉肝素帽接口处,旋下肝素帽
3. 用 2ml 空针,抽出动脉导管内的封存肝素
4. 使用抽取生理盐水的 20ml 针筒,抽吸管路,检查是否通畅
5. 同法检查静脉管路 |
| | 行血液透析或血液透析滤过治疗下机操作:
1. 治疗结束,关闭管夹
2. 无菌治疗巾垫于动、静脉导管下
3. 断开血液透析机于患儿中心导管动脉端管路,用碘纱布擦拭接口,使用抽取生理盐水的 20ml 针筒,脉冲式快速冲管路。用配制好的肝素封存入管路内,旋上肝素帽
4. 同法封存静脉端
5. 用纱布包裹好动静脉端管路,固定妥当 |

| 评价 | 患儿导管通畅,无渗血渗液,血流量好,血液透析治疗顺利 |

注 意 要 点

1. 操作时协助患儿戴口罩,注意无菌操作
2. 导管连接处衔接紧密,防止漏血或空气进入管路内
3. 保护导管端口的肝素帽一次性使用,不可重复使用
4. 导管固定妥当,粘贴的位置准确

中心静脉导管换药

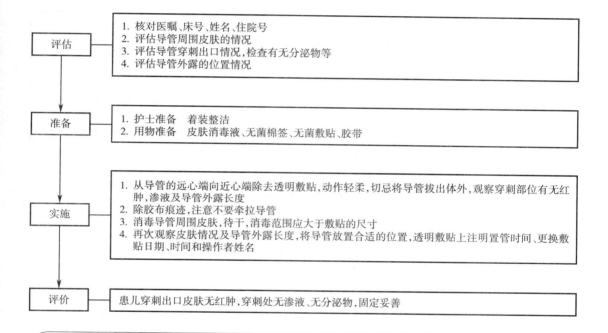

| 评估 | 1. 核对医嘱、床号、姓名、住院号
2. 评估导管周围皮肤的情况
3. 评估导管穿刺出口情况,检查有无分泌物等
4. 评估导管外露的位置情况 |

| 准备 | 1. 护士准备 着装整洁
2. 用物准备 皮肤消毒液、无菌棉签、无菌敷贴、胶带 |

| 实施 | 1. 从导管的远心端向近心端除去透明敷贴,动作轻柔,切忌将导管拔出体外,观察穿刺部位有无红肿,渗液及导管外露长度
2. 除胶布痕迹,注意不要牵拉导管
3. 消毒导管周围皮肤,待干,消毒范围应大于敷贴的尺寸
4. 再次观察皮肤情况及导管外露长度,将导管放置合适的位置,透明敷贴上注明置管时间、更换敷贴日期、时间和操作者姓名 |

| 评价 | 患儿穿刺出口皮肤无红肿,穿刺处无渗液、无分泌物,固定妥善 |

注 意 要 点

1. 充分暴露换药部位,颈内置管更换敷贴时患儿头偏向另一侧
2. 每天检查穿刺点情况,观察有无红肿,皮肤有无破损,缝线有无脱落等情况
3. 每班做好导管评估,如敷贴有潮湿、污染、卷边或敷贴一旦被揭开,应及时更换
4. 根据导管种类选择合适的敷贴,定期更换
5. 原则上中心导管临时血液透析管留置时间不超过 1 个月,一旦停止透析,应尽早拔除导管

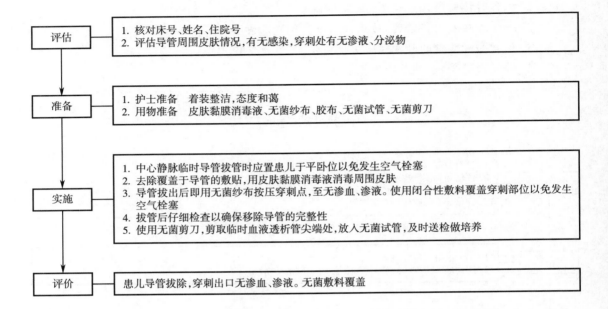

<h2 style="text-align:center">中心静脉临时导管拔除</h2>

评估	1. 核对床号、姓名、住院号 2. 评估导管周围皮肤情况,有无感染,穿刺处有无渗液、分泌物
准备	1. 护士准备　着装整洁,态度和蔼 2. 用物准备　皮肤黏膜消毒液、无菌纱布、胶布、无菌试管、无菌剪刀
实施	1. 中心静脉临时导管拔管时应置患儿于平卧位以免发生空气栓塞 2. 去除覆盖于导管的敷贴,用皮肤黏膜消毒液消毒周围皮肤 3. 导管拔出后即用无菌纱布按压穿刺点,至无渗血、渗液。使用闭合性敷料覆盖穿刺部位以免发生空气栓塞 4. 拔管后仔细检查以确保移除导管的完整性 5. 使用无菌剪刀,剪取临时血液透析管尖端处,放入无菌试管,及时送检做培养
评价	患儿导管拔除,穿刺出口无渗血、渗液。无菌敷料覆盖

注 意 要 点

1. 中心静脉拔管前,应关注患儿的凝血功能和血常规
2. 凝血异常者应在导管拔出后延长按压时间
3. 拔管前行穿刺导管的血管 B 超,检查有无导管血栓的形成

三、肾病综合征

案例分析

典 型 案 例

　　患儿,男,6 岁,因"发现水肿 7d,尿量减少 3d"门诊拟"浮肿待查:肾病综合征?"收治入院。家长诉:患儿 7d 前无明显诱因下出现双眼睑浮肿,早晨浮肿明显,下午减轻,3d 前出现双下肢、阴囊水肿,伴有尿量减少,有泡沫尿,无尿色改变,无尿频、尿急,近来食纳差,当地医院给予利尿剂治疗,病情未见改善转至本院治疗。查体:精神差,面色苍白,双眼睑及双下肢水肿明显,凹陷性,腹胀,阴囊水肿明显。门诊辅助检查:尿蛋白 ++++,潜血 -。值班护士接待,家长非常焦急。

（一）入院处置

1. 护理要点

（1）立即报告医生，评估患儿，包括生命体征，尤其关注心率、血压；精神、神志状态；体重；水肿部位及程度等。

（2）患儿立即卧床休息，护士准备床边抢救物品。

（3）询问尿量、尿色，排尿时伴随症状等。

2. 关键点　患儿有严重水肿、精神差、面色苍白时，应立即监测心率及血压情况，高度警惕低血容量性休克的发生。

案例分析

病情和治疗

患儿面色苍白，BP 65/45mmHg，P 140 次/min，四肢湿冷，伴有恶心，体重 23kg，8h 未解小便，立即给予抗休克治疗。

（二）低血容量休克的护理

1. 护理要点

（1）立即给予平卧或休克体位，保暖，呼叫医生及助手。

（2）迅速建立有效静脉通路。

（3）心电监护，吸氧。

（4）补充等渗晶体液（常用 0.9% 氯化钠溶液）20ml/kg，15~30min 静脉输注。若循环灌注改善不明显，则再给予第 2、3 次输注，但需减慢输注速度，1h 内液体总量可达 40~60ml/kg。

（5）如仍无效或存在低蛋白血症可给予 5% 白蛋白，经液体复苏后仍然存在低血压，使用血管活性药物，如多巴胺 5μg/（kg·min）泵注维持，根据血压调整剂量。

（6）采集血常规、血气分析及电解质、血生化、血补体、凝血功能、D-二聚体、降钙素原、血糖等。

（7）病情观察：评估神志、精神状态、面色、生命体征、SpO_2、毛细血管充盈时间（CRT）、尿量、体温等。

2. 关键点

（1）诊断休克后迅速建立血管通路（5min 内），如不能很快获得外周静脉通路，可以建立骨髓腔通路。

（2）正常灌注的评估：神志清楚，CRT≤2s，正常年龄范围心率、脉搏、血压，肢端暖，尿量 >1ml/（kg·h）等。

（3）液体复苏期间严密监测患儿对容量的反应性，如出现肝大和肺部啰音提示容量负荷过度，则停止液体复苏并利尿。

（4）肾病综合征伴低血容量时，在血容量纠正前，不宜使用利尿剂。

案例分析

病情和治疗

患儿面色转红,BP(100~102)/(60~62)mmHg,P 90~100 次/min,四肢暖,排尿 200ml。血气电解质:血钾 2.7mmol/L,精神软,全身无力,按医嘱给予补钾治疗。

(三)低钾血症护理

1. 护理要点

(1)选取粗大静脉,见尿补钾。严重低钾者给予钾 4~6mmol/(kg·d),一般情况给予 3mmol/(kg·d)。

(2)如患儿病情允许可口服补钾,进食含钾的药物(首选 10%KCl 溶液)及食物。

(3)病情观察:观察精神、肌张力、腱反射、胃肠功能、排尿情况等。监测心率、心律、心音变化。心电波形是否有 ST 段下降、QT 间期延长、U 波出现,T 波低宽或倒置等。

2. 关键点

(1)静脉补钾时浓度一般不超过 0.3%,输注速度一般为 <0.3mmol/(kg·h),最大不超过 0.5mmol/(kg·h),切忌直接静脉推注,以免发生心肌抑制。

(2)补钾过程中要动态监测血气及电解质,并及时纠正酸碱失衡及其他电解质失衡。

案例分析

病情和治疗

患儿入院后第三天,双眼睑及双下肢凹陷性水肿,阴囊水肿明显,腹胀,伴有恶心,无呕吐,食纳差,BP(96~105)/(62~70)mmHg,尿量 600~750ml/d,两肺下叶呼吸音减弱,腹部移动性浊音 +;血气电解质:血钾 3.7mmol/L;血生化:总蛋白 32g/L,白蛋白 10g/L,肌酐 68μmol/L,胆固醇 9.64mmol/L;血补体 C3 1.4g/L;血清抗核抗体:阴性;24h 尿蛋白定量:3 680mg/24h;尿蛋白/尿肌酐:9.01;B 超:右侧胸腔积液、腹腔积液。诊断:肾病综合征。医嘱:低盐低蛋白饮食,糖皮质激素、抗凝治疗,钙剂及维生素 D 口服。

患儿经糖皮质激素治疗 4 周,尿蛋白 ++~+++。行经皮肾穿刺活组织病理学检查,肾穿刺活组织病理学检查提示微小病变。医嘱:激素减量,加用他克莫司。

(四)体液过多的护理

1. 护理要点

(1)休息和活动:严重水肿时卧床休息,但应经常更换体位。如果胸腔积液、腹水严重者,或者伴有呼吸困难可采取半卧位或坐位,待病情缓解,逐渐增加活动量,但避免过度劳累,以防病情复发。

(2)饮食管理

1)给予清淡、不油腻、易消化的饮食。

2）水肿时限盐摄入,以 1~2g/d 为宜。

3）大量蛋白尿时给予低蛋白饮食,1.5~2g/(kg·d),提供优质蛋白质。

4）少进富含饱和脂肪酸的饮食,多吃富含多聚不饱和脂肪酸及富含可溶性纤维饮食。

5）水肿消退、血压正常后恢复正常饮食。

（3）皮肤、黏膜护理

1）保持皮肤清洁、干燥,每班评估皮肤情况。

2）床单位清洁、整齐,被褥、衣裤应松软,每 2h 翻身一次,避免擦伤和受压。水肿严重时,臀部及四肢受压部位使用无边泡沫敷料或琼脂垫减压,水肿的阴囊可用棉垫托起。

3）每次排便、排尿后保持会阴部清洁。

4）严重水肿者应尽量避免肌内注射,必须注射时,严格消毒,注射后延长按压时间。

（4）病情观察:每天测体重、腹围、血压、记录 24h 尿量或出入量,评估水肿程度及消退情况,注意尿色变化,正确留取尿标本,关注检测结果。

2. 关键点

（1）大量蛋白尿期间给予低蛋白饮食可以减轻肾小球毛细血管高灌注、高压力和高滤过。摄入高蛋白膳食虽然增加体内蛋白质的合成,但同时促使蛋白质分解及尿中排出增加,有可能促进肾小球硬化。

（2）水肿程度评估

1）轻度水肿:仅见于眼睑、眶下软组织、胫骨前、踝部皮下组织的水肿,指压后可见组织轻度下陷,平复较快。

2）中度水肿:全身组织均可见明显水肿,指压后可出现明显或较深的组织下陷,平复缓慢。

3）重度水肿:全身组织严重水肿,身体低位皮肤紧张发亮,甚至有液体渗出,此外,胸腔、腹腔等浆膜腔内可见积液、外阴部亦可见严重水肿。

（五）经皮肾穿刺活检术护理

1. 护理要点

（1）术前护理

1）完善各项检查:停用抗凝药物,抗血小板药物以及非甾体类解热止痛药。

2）术前训练:指导患儿进行床上排尿、俯卧位状态下吸气和屏气训练。

3）知情告知:向患儿及家长解释穿刺目的,方法等,取得家长及患儿配合。

4）清洁穿刺处皮肤。

5）术前排空大小便,必要时使用开塞露塞肛。

（2）术后护理

1）休息:平卧在病床上 24h,嘱患儿不要用力活动,腰部不能随意扭动,有肉眼血尿者延长卧床休息时间至血尿消失。

2）饮食:嘱多饮水,饮食保证足够热量,但避免过饱。

3）尿液监测:术后连续查四次尿常规,观察尿色的变化。

4）病情观察:密切观察患儿的血压和心率,警惕术后并发症发生。

2. 关键点

（1）年长儿术前吸气及屏气训练可以确保穿刺瞬间肾脏位置的临时固定,减轻损伤;排尿训练旨在使患儿适应术后床上排尿,减少术后因特殊体位排尿困难引发尿潴留发生。

(2)肾穿刺并发症:血尿、大出血、肾周血肿、动静脉瘘、肾周疼痛、尿潴留、腹部不适、术后感染、误穿其他脏器等。

(六)用药护理

1. 护理要点

(1)糖皮质激素:糖皮质激素是肾病综合征治疗的首选药物,使用激素阶段需观察尿量、尿蛋白及血浆蛋白变化,监测血压、血糖,注意药物的副作用,如库欣综合征、消化性溃疡、骨质疏松等,注意补充钙剂及维生素 D。

(2)抗凝剂:常用药物有低分子肝素、双嘧达莫等,在使用过程中注意观察有无出血倾向,监测凝血时间及凝血酶原时间。

(3)他克莫司:一般 1 次 /12h,餐前 1h 或餐后 2h 服药。初次服药后 1 周查血药浓度,根据血药浓度调整剂量,后续用药期间仍需监测血药浓度。

2. 关键点

(1)《儿童激素敏感、复发 / 依赖肾病综合征诊治循证指南(2016)》指出:初发的肾病综合征的激素治疗必须足量、足疗程,可降低 1~2 年复发率,虽然国外临床试验建议激素使用短疗程,但基于我国临床应用实际情况及专家共识,仍建议采用中长程激素疗法。

(2)糖皮质激素:晨起顿服宜早上 8:00 左右,尽可能符合皮质激素的生理分泌规律。治疗期间不可随意停药或改量,如减药过快,可使原发病复发或恶化;突然停药可诱发肾上腺皮质功能不全,甚至危及生命。

(3)循证指南指出:尽量空腹或饭前 1h 服用他克莫司,避免高脂肪饮食,因该药在空腹服用吸收速率最大,食用高脂肪食物后可明显降低吸收速率。对于有糖尿病家族史、糖耐量降低或肥胖的患儿应慎用他克莫司。

案例分析

病情和治疗

患儿 T 38.5℃,有咳嗽,咳出少量黏痰。医嘱给予抗生素抗感染治疗。

(七)感染防治护理

1. 护理要点

(1)保持病室整洁,减少陪客及探视人员。

(2)患儿避免到人多场所,注意个人卫生,天气变化加减衣服。

(3)保持口腔清洁,有鹅口疮给予制霉菌素甘油外涂。

(4)保持呼吸道通畅:观察咳嗽、咳痰的情况,指导并鼓励患儿有效咳嗽,必要时雾化吸入。

(5)做好发热护理。

2. 关键点

(1)将感染与非感染性患儿分室收治。

（2）患儿发生严重感染或感染水痘等疾病时,在抗感染治疗的同时应考虑激素减量,同时使用免疫球蛋白,如丙种球蛋白等,普通感染无须改变激素剂量。

案例分析

出　　院

患儿精神好,水肿消退,腹部平软。尿常规:尿蛋白 −,病情好转出院。

（八）出院指导

1. 护理要点

（1）合理休息:疾病缓解期,鼓励患儿上学,合理作息,避免体育活动。适当锻炼,增加抵抗力,出现水肿合并感染要居家休息。

（2）合理用药:严格按医嘱服药,不可随便停药或改量。

（3）饮食管理:无浮肿、高血压情况可进普通饮食,但应限制高蛋白、高脂肪饮食,应用激素过程中患儿食欲大增,可因过度摄食体重剧增,导致过度肥胖,可能导致脂肪肝发生,应适当控制能量摄入。如出现水肿、高血压、蛋白尿给予低盐低蛋白饮食。

（4）预防感染:为了减少激素敏感型肾病综合征患儿严重感染的风险,建议有条件者接种肺炎疫苗;患儿及与其接触的家庭成员每年接种流感疫苗;与水痘感染者亲密接触后,对未患过水痘而又使用免疫抑制剂的患儿,建议使用水痘丙种球蛋白。

（5）居家观察及随访:晨起空腹测量体重,监测血压,观察尿量、尿色等变化,每周留取晨尿复查尿常规。一旦出现发热、浮肿、泡沫尿、尿蛋白试纸自测阳性、尿少等异常情况应及时就医。

2. 关键点　评估家长是否掌握出院注意事项。

案例分析

疾病相关知识

（一）概述

肾病综合征(nephrotic syndrome, NS)是一组由多种原因所致肾小球基膜通透性增加,导致大量血浆蛋白质从尿中丢失的临床综合征。其临床特点:大量蛋白尿、低白蛋白血症、高脂血症、明显水肿。肾病综合征按病因可分为原发性、继发性、先天性三种类型,原发性肾病约占儿童时期肾病综合征总数的90%。原发性肾病按其临床表现又分为单纯性肾病和肾炎性肾病。

（二）病因及发病机制

病因及发病机制目前尚不明确。可能与T淋巴细胞免疫功能紊乱有关。在肾病变中也发现免疫球蛋白和/或补体成分沉积,提示与免疫病理损伤有关。还与遗传及环境有关。

（三）病理生理

1. 蛋白尿　是本病最重要的病理生理改变，是导致其他三大临床特点的基本原因，根据不同的形成原因可分为非选择性蛋白尿与选择性蛋白尿。

2. 低蛋白血症　血浆蛋白由尿中丢失是造成低白蛋白血症主要原因，白蛋白分解增加是次要原因，肝脏白蛋白的合成速度和蛋白的分解代谢率的改变也使血浆蛋白降低。

3. 水肿　形成原因：

（1）低蛋白血症使血浆胶体渗透压降低，使水由血管内转移至组织间隙，当血浆白蛋白低于 25g/L 时，液体将在间质区潴留，低于 15g/L 时可有腹水或胸腔积液形成。

（2）血容量减少，肾素 – 血管紧张素 – 醛固酮系统激活，使远端肾小管对水、钠重吸收增加，造成水钠潴留。

（3）低血容量使交感神经兴奋性增高，近端肾小管对钠重吸收增加。

4. 高脂血症　低蛋白血症促进肝合成脂蛋白增加，其中大分子脂蛋白难以从肾排出导致血清总胆固醇、三酰甘油、低密度脂蛋白、极低密度脂蛋白增高，形成高脂血症，持续高脂血症可导致肾小球硬化和肾间质纤维化。

（四）临床表现

1. 单纯性肾病　起病隐匿，常无明显诱因。水肿最常见，程度不等，呈凹陷性，始于眼睑、面部，渐及四肢、全身，男孩常有阴囊明显水肿，重者可有胸腔积液、腹水，继之出现面色苍白、乏力、厌食、精神萎靡等。水肿严重者尿量减少，一般无血尿及高血压。

2. 肾炎性肾病　除具备肾病四大体征外，还伴有明显的血尿，血压增高，血清补体下降和不同程度氮质血症。

3. 并发症

（1）感染：由于肾病患儿免疫功能低下，蛋白质营养不良以及皮质激素和 / 或免疫抑制剂治疗等，肾病患儿极易患各种感染。常见的感染有呼吸道感染、皮肤感染、泌尿道感染和原发性腹膜炎等，其中上呼吸道感染占 50% 以上。

（2）电解质紊乱和低血容量：常见的电解质紊乱有低钠、低钾、低钙血症。患儿可因不恰当长期禁盐或长期食用不含钠的食盐代用品、过多使用利尿剂以及感染、呕吐、腹泻等因素均可致低钠血症。另外由于低蛋白血症，血浆胶体渗透压下降、显著水肿、而常有血容量不足，易出现低血容量休克。

（3）血栓形成：肾病综合征高凝状态易致各种动、静脉血栓形成，以肾静脉血栓形成常见，表现为腰痛、出现血尿或血尿加重、少尿，甚至发生肾衰竭。血栓缓慢形成者临床症状不明显。

（4）急性肾功能衰竭：多为起病或复发时血容量减少致肾前性氮质血症；部分与原因不明的滤过系数降低有关；也有肾组织严重的病变。

（5）肾小管功能障碍：除了原有肾小球的基础病可引起肾小管功能损害外，由于大量尿蛋白的重吸收，可导致肾小管主要是近曲小管功能损害。

（6）生长延迟：见于频繁复发和接受长期大剂量糖皮质激素治疗的患儿。

（五）辅助检查

1. 尿液检查　尿蛋白定性 +++~++++，大多数可见透明管型、颗粒管型，约 15% 有短暂的镜下血尿。24h 尿蛋白定量检查 50mg/（kg·d），尿蛋白 / 尿肌酐（mg/mg）2.0。

2. 血液检查 血浆总蛋白及白蛋白明显减少,血浆白蛋白低于25g/L,白球比例倒置;胆固醇增高 >5.7mmoL/L,甘油三酯升高;肾炎性肾病综合征血清补体水平下降;有不同程度的氮质血症。

3. 经皮肾穿刺组织病理学检查 多数儿童不需要进行诊断性肾活检,检查指征:

（1）对糖皮质激素治疗耐药或频繁复发者。

（2）对临床或实验室证据支持肾炎性肾病或继发性肾病综合征者。

（3）接受钙调磷酸酶抑制剂治疗过程中出现肾功能下降者。

（六）治疗

1. 一般治疗

（1）休息:一般无须严格限制活动,严重水肿、高血压、低血容量患儿需卧床休息。

（2）饮食:水肿严重、高血压时适当限制水和盐的摄入,病情缓解不必继续限盐;活动期蛋白质摄入 1.5~2g/（kg·d）,注意优质蛋白质的补充。

（3）防治感染。

（4）利尿:对激素耐药或使用激素之前,水肿较重伴尿少者可配合使用利尿剂。

2. 糖皮质激素 初发肾病综合征诊断明确后的治疗可分为两个阶段。

（1）诱导缓解阶段:足量泼尼松 2mg/（kg·d）（按身高的标准体重计算）或60mg/（m²·d）,最大剂量 60mg/d,先分次口服,尿蛋白转阴后改为晨顿服,共 4~6 周。

（2）巩固维持阶段:泼尼松 2mg/kg（按身高的标准体重计算）,最大剂量 60mg/d,隔天晨顿服,维持 4~6 周,然后逐渐减量,总疗程 9~12 个月。

3. 抗凝治疗 肾病综合征往往存在高凝状态和纤维蛋白溶解障碍,易并发血栓形成,需加强抗凝和溶栓治疗。

4. 免疫抑制剂 适用于激素部分敏感、耐药、依赖、复发的病例,目前在肾病综合征治疗上使用免疫抑制剂有环磷酰胺、他克莫司、环孢素、霉酚酸酯、利妥昔布、长春新碱为多,其他免疫抑制剂有咪唑立宾、硫唑嘌呤等。

5. 免疫调节剂 一般作为激素辅助治疗,适用于常伴感染、频复发或激素依赖者。

6. ACEI 对改善肾小球局部血流动力学,减少尿蛋白延缓,肾小球硬化有良好作用。

7. 中医药治疗。

四、泌尿道感染

案例分析

典 型 案 例

患儿,男,3 个月,因"发热 1 周"由门诊抱送入院,家长诉:患儿于 1 周前无明显诱因出现发热,最高 T 38.2℃,无咳嗽无痰,无食欲下降,精神好,睡眠正常。入院前 4d 开始有排尿时哭闹。查体:T 37.6℃,P 136 次/min,R 30 次/min,患儿前囟稍膨隆,精神、反应良好,四肢活动正常,尿道口稍红,无异常分泌物,无肿胀。当班护士接待患儿。

（一）入院处置

1. 护理要点

（1）通知医生，评估患儿，包括生命体征情况。

（2）指导家长给患儿穿适量衣物，保持患儿舒适。

（3）向医生汇报患儿情况，患儿有低热 37.6℃，一般精神状况可，尿道口稍红，已和家长做好低热时物理降温的宣教指导，沟通是否需要立即建立静脉通道。

（4）协助医生合理安排各项检验和检查，并和家长做好检查前准备的相关指导。

2. 关键点

（1）发热患儿注意观察有无手脚冰凉、出汗多等症状，高热时警惕婴幼儿抽搐发生，并和家长做好高热危象的宣教和应急处理。

（2）体查时注意保暖，动作轻柔。

（3）注意认真检查婴幼儿的尿道口，男婴应尽量暴露龟头查看是否有红肿破损等。

案例分析

病情和治疗

患儿需留取尿常规及中段尿培养，但家长连续 2 次都无法顺利完成标本的留取。

（二）泌尿道感染护理

1. 护理要点

（1）观察患儿排尿次数、量及患儿有无发热情况。

（2）注意指导家长在患儿大小便后及时用温水清洗及更换尿布，擦拭方向为：尿道口到肛门，禁止逆向操作，避免大便污染尿道口引起感染。

（3）指导家长多给患儿喂水，促进尿液排出。

（4）婴幼儿尿标本留取存在一定困难，应多和家长做好沟通交流，在熟悉患儿日常生活习惯情况下，给予正确有效的指导和协助，如患儿睡醒后 10min 或喂奶后 0.5h 内把尿，成功率较大等。

（5）必要时可使用一次性尿袋辅助留取尿常规标本，但中段尿标本的留取必须是消毒后执行，不可使用尿袋留取。这点需和家长做好告知，取得其理解和配合。

2. 关键点

（1）指导家长清洗患儿肛周及尿道口皮肤时使用温水从尿道口往肛门方向清洁，避免将粪便或细菌带入尿道口。

（2）尿培养标本采集宜在应用抗生素之前，提高检验结果的阳性率，对抗生素选用有指导意义。

（3）尿标本留取是泌尿系疾病患儿非常重要的一个检查项目，检查结果对患儿的诊断及治疗有指导意义，必须严格按标准留取送检。留取有困难者，护士需多给予关注及指导协助，尽早成功留取标本送检。

病情和治疗

患儿入院第四天,入院后至今无发热。尿液检查:白细胞 +++,白细胞 383.46 个 /μl;血常规提示白细胞 11.6×10^9/L。连续 3 次尿培养结果提示大肠杆菌。医嘱给予头孢曲松钠静脉滴注。主任查房指出≤2 岁的患儿,首次发热性泌尿道感染建议做泌尿系超声和 ^{99m}Tc – 二巯基丁二酸(DMSA)肾静态显像,如果泌尿系感染或 DMSA 结果异常,建议感染控制后完善排泄性膀胱尿路造影(MCU)检查。该患儿这是第 1 次发生泌尿道感染,发热不明显,暂时不行超声检查,如果后续仍复发,再考虑该检查排除泌尿系结构异常。

(三)用药护理
1. 护理要点
(1)根据尿培养结果选用敏感抗生素。
(2)头孢曲松钠使用要点:对青霉素过敏者慎用,过敏性休克是其最严重的不良反应。用药前应指导家长给患儿进食,避免空腹使用抗生素,以增加胃肠道反应。用药过程中指导家长观察患儿是否有皮疹、呕吐等反应,有异常时及时呼叫护士。
2. 关键点
(1)对青霉素过敏者,使用头孢曲松钠前需皮试。
(2)用药中、后都应做好患儿情况的观察,指导家长过敏情况及过敏性休克危象的应急处理。
(3)头孢曲松钠用药疗程为 7~14d,注意及时复查患儿血、尿标本。

出 院

入院后第九天,患儿无腹泻,无发热,尿常规白细胞阴性 0 个 /μl,血常规白细胞 8.7×10^9/L。医嘱给予出院。

(四)出院指导
1. 护理要点
(1)注意天气变化,及时增减衣物,少去公共场所,预防感染。
(2)继续遵医嘱口服抗生素,及时回院复诊。
(3)指导家长平时应多给患儿喂水,增加排尿次数,及时更换尿不湿,注意清洗尿道口的顺序。
(4)抗生素疗程结束复查尿常规。
2. 关键点　评估家长是否掌握出院注意事项。

案例分析

疾病相关知识

泌尿道感染（urinary tract infection, UTI）是指病原体直接侵入尿路，在尿液中生长繁殖，并侵犯尿路黏膜或组织而引起损伤。按侵袭部位不同分为肾盂肾炎、膀胱炎、尿道炎。肾盂肾炎又称上泌尿道感染，膀胱炎和尿道炎合称下泌尿道感染。由于儿童时期感染局限在尿道某一部位者较少，且临床上难以准确定位，故统称为泌尿道感染。可根据有无临床症状，分为症状性泌尿道感染（symptomatic urinary tract infection）和无症状性菌尿（asymptomatic bacteriuria）。

（一）病因及流行病学

1. 各种致病菌均可引起泌尿道感染，但以革兰氏阴性杆菌最为多见，其中大肠杆菌占60%~80%。

2. 初次感染的新生儿、1岁以下男婴、任何年龄女孩，主要致病菌为大肠杆菌。

3. 1岁以上男孩主要致病菌为变形杆菌。

4. 对于10~16岁的女孩，白色葡萄球菌也常见。

5. 新生儿感染中克雷伯菌、肠球菌也比较多见。

6. 新生儿及婴儿发病率高，新生儿期男婴多见，6个月以后女婴增多，2岁以后女孩发病率数倍甚至10倍于男孩。

（二）发病机制

1. 感染途径

（1）上行感染：致病菌从尿道口上行并进入膀胱，引起膀胱炎，膀胱内的致病菌再经输尿管移行至肾脏，引起肾盂肾炎，这是泌尿道感染最主要的感染途径。反复肾盂肾炎会引起肾瘢痕的形成。引起上行感染的致病菌主要是大肠杆菌，其次是变形杆菌或其他肠道杆菌。膀胱输尿管反流（vesicoureteral reflux, VUR）常是细菌上行感染的直接通道。

（2）血源性感染：经血源途径侵袭尿路的致病菌主要是金黄色葡萄球菌。

（3）淋巴感染和直接蔓延：结肠内的细菌和盆腔感染可以通过淋巴管感染肾脏，肾脏周围邻近器官和组织的感染也可直接蔓延。

2. 易感因素

（1）细菌黏附于尿路上皮细胞是其在泌尿道繁殖引起泌尿道感染的先决条件。

（2）尿道周围菌种的改变及尿液性状的变化，为致病菌入侵和繁殖创造了条件。

（3）先天性或获得性尿路畸形，常造成尿潴留有利于细菌生长，会增加泌尿道感染的危险性。

（4）新生儿和婴幼儿抗感染能力差，易患泌尿道感染。尿布、尿道口常受细菌污染，且局部防卫能力差，易致上行感染。

（5）糖尿病、慢性肾脏病、高钙血症、高血压及长期使用糖皮质激素或免疫抑制剂的患儿，其泌尿道感染的发病率可增高。

（6）其他：泌尿道器械检查、留置导尿管、不及时更换尿片、机体抵御能力低下如营养不良、分泌型IgA缺乏等均是易致泌尿道感染的原因。

3. 细菌毒力 宿主无特殊易感的内在因素,如无泌尿道结构异常者,则微生物的毒力是决定细菌能否引起上行感染的主要因素。

（三）临床表现

1. 急性泌尿道感染病程在 6 个月以内,临床症状随患儿年龄组的不同存在着较大差异。

（1）新生儿期:临床症状极不典型,多以全身症状为主,如发热或体温不升、面色苍白、吃奶差、呕吐、腹泻等。许多患儿生长发育停滞,体重增长缓慢或不增,伴有黄疸者较多见。部分患儿可有易激惹、嗜睡甚至惊厥等神经系统症状。新生儿泌尿道感染常伴有败血症,但其局部排尿刺激症状多不明显,30% 的患儿血和尿培养出的致病菌一致。

（2）婴幼儿期:临床症状也不典型,常以发热最突出。拒食、呕吐、腹泻等全身症状也较明显。局部排尿刺激症状可不明显,但细心观察可发现有排尿时哭闹不安,尿布有臭味和顽固性尿布疹等。

（3）儿童期:发热、寒战、腹痛等全身症状突出,常伴有腰痛和肾区叩击痛,肋脊角压痛等。同时尿路刺激症状明显,患儿可出现尿频、尿急、尿痛,尿液常浑浊,偶见肉眼血尿。

2. 慢性泌尿道感染是指急性泌尿道感染迁延不愈,病程在 6 个月以上或多次再发。反复发作者可伴有贫血、腰痛、消瘦、生长迟缓、高血压或肾功能不全。

3. 无症状性菌尿在常规的尿过筛检查中,可以发现健康儿童存在着有意义的菌尿,但无任何泌尿道感染症状。这种现象可见于各年龄组,在儿童中以学龄女孩常见。无症状性菌尿患儿常同时伴有尿路畸形和既往症状泌尿道感染史。病原体多数是大肠杆菌。

（四）辅助检查

1. 尿常规 中段尿离心,沉渣镜检中白细胞 >10 个 /HP,即可怀疑为泌尿道感染,血尿也很常见。肾盂肾炎患儿有中等蛋白尿、白细胞管型尿及晨尿的比重和渗透压减低。

2. 尿细菌检查 尿培养及菌落计数:通常认为中段尿培养菌落计数 >10^5/ml,便可确诊;菌落计数 10^4~10^5/ml 为可疑;菌落计数 <10^4/ml 或多种杂菌生长时,则尿液污染的可能性大。留尿时应清洁消毒外阴,取中段尿及时送检。如怀疑结果不可靠者可行耻骨上膀胱穿刺抽取尿标本。方法是患儿取平卧位,在膀胱充盈状态下（可在下腹部叩及或触及）,常规消毒皮肤,用 25 号或 22 号针在耻骨联合上一横指宽腹中线处穿刺,用注射器抽取 1~2ml 尿做细菌培养。非不得已时才考虑导尿,导尿时必须严格消毒,以免将细菌带入膀胱。

3. 影像学检查 检查泌尿系有无畸形,常用的有 B 超、膀胱造影、静脉肾盂造影等。

（五）治疗要点

本病治疗关键在于积极控制感染、防止复发、去除诱因、纠正尿路结构异常,防止肾功能损害。

1. 一般治疗

（1）急性感染期需卧床休息,鼓励患儿多饮水,勤排尿,减少细菌在膀胱内停留时间。女孩还应注意外阴部的清洁卫生,婴儿及时更换尿不湿。

（2）鼓励患儿进食,供给足够的热能、丰富的蛋白质和维生素,以增强机体的抵抗力。

（3）对症治疗:对高热、头痛、腰痛的患儿应给予解热镇痛剂缓解症状。对尿路刺激症状明显者,可用阿托品、山莨菪碱等抗胆碱药物治疗或口服碳酸氢钠碱化尿液,以减轻尿路刺激症状。

2. 抗菌疗法 应早期积极应用抗菌药物治疗,药物选择一般根据:

（1）感染部位：对肾盂肾炎，应选择血浓度高的药物；而下泌尿道感染如膀胱炎，则应选择尿浓度高的药物如呋喃类或磺胺。

（2）感染途径：对上行感染首选磺胺类，如发热等全身症状明显或属于血源性感染，多选用青霉素。

（3）根据尿培养及药物敏感结果，同时结合临床疗效选用抗生素。

（4）选用抗菌能力强的药物，最好能用强效杀菌药，且不易使细菌产生耐药菌株。

（5）尽量避免使用肾损害药物。

（6）上泌尿道感染/急性肾盂肾炎患儿，在进行尿培养后，即给予两种抗菌药物，常用的有氨苄西林、头孢噻肟钠、头孢曲松钠等，疗程共 10~14d。开始治疗后应连续 3d 进行尿细菌培养，若 24h 后尿培养阴性，表示所用药物有效，否则应按尿培养药敏试验的结果调整用药，停药一周后再做尿培养 1 次。

（7）下泌尿道感染首选磺胺类药物，其对大多数大肠埃希氏菌有较强抑菌作用，尿中溶解度高，价格便宜，待有培养结果后按药敏试验选用抗菌药物。

（8）复发治疗：在进行尿培养后选用两种抗生素，疗程为 10~14d，以后以小剂量维持，以防复发。

（六）疾病预后

急性泌尿道感染经合理抗菌治疗，多数于数天内症状消失、治愈，但有近 50% 患儿可复发或再感染，如不及时纠正，容易频复发或形成慢性感染，最终发展为肾功能不全，预后不良。再发病例多伴有尿路畸形，其中以膀胱输尿管反流最常见。膀胱输尿管反流与肾瘢痕关系密切，肾瘢痕的形成是影响儿童泌尿道感染预后的最重要因素。肾瘢痕在学龄期儿童最易形成，10 岁后进展不明显。

（周　清　张　慧　李婷霞　林　艳）

第八节　血液系统疾病护理

一、血液系统疾病概述

人体的血液系统（hematologic system）由血液和造血组织组成。其中血液由液态的血浆和有形的细胞组成，而造血组织主要包括红骨髓和淋巴系统（淋巴、淋巴组织和淋巴结）。血液系统疾病种类繁多，如按病因可分为原发于造血器官的疾病（如白血病、淋巴瘤等）和其他系统疾病引起的继发性造血系统疾病（如严重感染、慢性肾病等所致的贫血及出凝血障碍）；而按功能障碍可分为红细胞疾病、粒细胞疾病、单核细胞和巨噬细胞疾病、淋巴细胞和浆细胞疾病、造血干细胞疾病、脾功能亢进、出血性及血栓性疾病。

（一）儿童血液系统生理概述及特性

1. 生理概述　现已公认各种血液细胞及免疫细胞均起源于共同的骨髓造血干细胞

（hematopoietic stem cell）（图 2-18）。在造血干细胞、造血微环境（如微血管系统、网状细胞等）及正负造血调控因子（如促红细胞生成素等）的共同作用下，造血系统维持着生成和破坏功能的平衡。红细胞来源于红系祖细胞，在其成熟分化过程中不断聚集血红蛋白、挤出细胞核，成为成熟红细胞，发挥运输氧气和二氧化碳、维持酸碱平衡的作用。红细胞的正常生命周期是 120d。老化的红细胞被巨噬细胞吞噬并分解，其中大部分铁元素会被重新吸收备用。组织氧饱和度和促红细胞生成素是红细胞生成和破坏过程中的主要调节器。白细胞包括有颗粒白细胞（嗜酸性粒细胞、嗜碱性粒细胞、中性粒细胞）和无颗粒白细胞（淋巴细胞、单核细胞）。白细胞不像红细胞有确切寿命，其产生和破坏均基于身体需要调节，如细菌或病毒、特殊药物或组织损伤会促进白细胞的循环和产生，而白细胞死亡后会由其他新形成的白细胞吞噬。不同的白细胞在免疫反应中发挥不同作用。其中颗粒白细胞由骨髓产生，多参与非特异性免疫；而无颗粒白细胞源于淋巴髓细胞样复合体，多参与细胞免疫和体液免疫。血小板实际上是巨核细胞的小碎片，由含有颗粒的透明物质组成，对机体的止血凝血功能至关重要。血小板的寿命为 8~10d，衰老血小板大多被脾脏清除。一般认为血小板的生成和破坏受血小板生成素调节，但机制及过程尚不清楚。

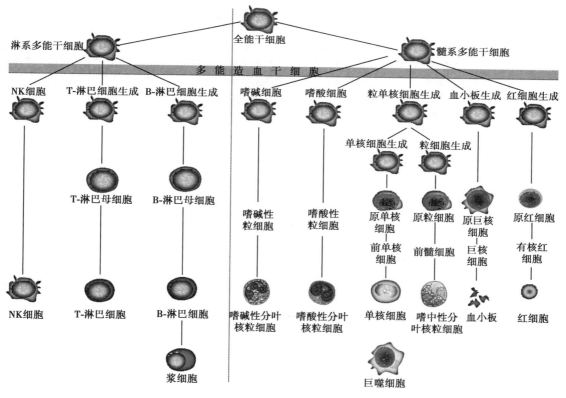

图 2-18　血细胞发育示意图

2. 儿童血液系统的特性　在不同时期，儿童的造血发生在不同的部位。在胚胎发育过程中，造血开始于卵黄囊上的中胚叶间质细胞，而胎儿中期的主要造血场所则变为肝、脾、胸腺和淋巴结，到胎儿第 4 个月起骨髓开始造血，并迅速成为胎儿后期主要的造血器官。出生后,婴幼儿及儿童的主要造血器官是骨髓(产生各种血细胞)和淋巴组织(产生淋巴细胞),特殊情况下出现骨髓外造血。婴幼儿期所有骨髓均为红骨髓,全部参与造血;5~7岁开始红骨髓逐渐被黄骨髓(脂肪组织)替代,至成年时红骨髓仅限于不规则骨、短骨及长骨近端。当需要造血时,黄骨髓可转变回红骨髓成为另一个造血来源。而婴幼儿由于缺乏黄骨髓而造血代偿能力较差,当造血需求增加,容易出现髓外造血。髓外造血是儿童造血器官的一种特殊反应,常发生在严重感染、溶血性贫血等造血需求增加时。由于肝脾淋巴结恢复到胎儿期造血状态,而表现为肝脾淋巴结肿大、外周血可见有核红细胞和/或幼稚细胞。

由于胎儿在子宫腔内处于相对缺氧状态,红细胞数及血红蛋白量较高。出生后至成人期间,红细胞及血红蛋白变化及原因见表2-11。出生时血红蛋白以胎儿血红蛋白(HbF)为主,之后迅速被成人血红蛋白(HbA)取代。出生时白细胞数量较高,之后逐渐下降,8岁后接近成人水平。其间中性粒细胞和淋巴细胞的比例会有2次相等:出生时中性粒细胞比例较多(60%~65%),而后逐渐下降,出生后4~6d二者比例相等;随后淋巴细胞的比例先升后降,中性粒细胞的比例先降后升,至4~6岁时二者比例又相等。此后以中性粒细胞为主,逐渐达成人水平。儿童血小板数量与成人差异不大。儿童血容量相对较成人多,新生儿的血容量占体重比例约为10%,儿童为8%~10%,成人为6%~8%。

表2-11 出生后红细胞及血红蛋白变化及其原因

年龄	红细胞	血红蛋白	变化原因
初生	$(5\sim7)\times10^{12}$/L	150~230g/L	
生后6~12h	稍高	稍高	进食少、不显性失水而引起红细胞浓缩
生后10d左右	减少20%	减少20%	自主呼吸建立、血氧含量增加、红细胞生成素减少、红细胞破坏增加(生理性溶血)
2~3个月	3.0×10^{12}/L	110g/L	生长发育迅速、循环血量增加(生理性贫血)
3个月后	逐渐上升		
1岁以内	维持在4.0×10^{12}/L		
12岁	达成人水平		

(二)血液系统疾病的分类

1. 红细胞疾病 如各类贫血和红细胞增多症。
2. 粒细胞疾病 如中性粒细胞增多症、中性粒细胞减少症、嗜碱性粒细胞减少症等。
3. 单核细胞和巨噬细胞疾病 如炎症性组织细胞增多症、恶性组织细胞病等。
4. 淋巴细胞和浆细胞疾病 如各类淋巴瘤、急慢性淋巴细胞白血病、多发性骨髓瘤等。
5. 造血干细胞疾病 如再生障碍性贫血、阵发性睡眠性血红蛋白尿、骨髓增生异常综合征、急性非淋巴细胞白血病等。
6. 脾功能亢进。

7. **出血性及血栓性疾病**　如血管性紫癜、血小板减少性紫癜、凝血障碍性疾病、弥散性血管内凝血及血栓性疾病等。

（三）血液系统疾病诊疗、护理新进展

1. **流式细胞术（flow cytometry，FCM）**　是一种可以对悬浮的单个细胞或其亚细胞结构的理化特性进行多参数快速测量的新型分析技术和分选技术。随着免疫学的发展，免疫表型检测的数据（即细胞膜表面、胞质内和细胞核抗原的表达）已成为血液系统恶性疾病诊断和分型的关键决定性指标。最常用的方法就是将骨髓细胞经流式细胞仪测定，进行免疫表型分析。通过免疫表型的分析，急性淋巴细胞性白血病不仅能区分为 B-ALL 和 T-ALL，还能进行分期（如 Pro-PreB、PreB、ProT、PreT 等）；而急性非淋巴细胞性白血病中的 M6 和 M7 也可以通过特异性抗原糖蛋白 A（Glycophorin A，GPA）和 CD41 明确诊断。除了诊断，流式细胞术还能定量计算白血病、神经母细胞瘤的微小残留病及循环微量肿瘤细胞监测。

2. **肿瘤微小残留病的检测**　微小残留病（minimal residual disease，MRD）即经过治疗后机体残留的不被常规细胞学检测发现的少量肿瘤细胞。检测 MRD 可以更加准确地评价治疗对肿瘤的杀伤作用，早期预报肿瘤复发，并有针对性地调整治疗强度。最常用检测复发的方法，包括用聚合酶链反应 PCR（polymerase chain reaction）方法检测抗原受体基因的重排或融合基因，以及用流式细胞术检测免疫表型的异常。其中流式细胞术可直接定量，更为简单，而 PCR 更敏感。

3. **基因诊断**　随着遗传学研究的不断深入和核酸操作技术的日益提高，越来越多的基因诊断试验被用于临床实践。血液系统相关的遗传性疾病日益引起人们重视。以往由于诊断方法的局限性，此类疾病（如范科尼贫血、先天性骨髓衰竭等）难以早期确诊，而通过分子生物学技术能进行临床症状轻微甚至开始之前的早期诊断，以开展早期治疗，改善预后，还能为优生优育提供指导性建议。同时越来越多的血液系统疾病被发现与基因变异有关，如 β 地中海贫血、镰状细胞贫血等，基因诊断也使产前诊断、甚至基因治疗成为可能。因此，美国护士认证中心已于 2014 年发起了遗传护士的认证，以满足遗传咨询、产前筛查、新生儿出生缺陷监测等临床诊疗需求。

4. **造血干细胞移植**　是患儿先接受超大剂量放疗或化疗（通常是致死剂量的放化疗），有时联合其他免疫抑制药物，以清除体内的异常克隆细胞，然后再回输采自自身或他人的造血干细胞，重建正常造血和免疫功能的一种治疗手段。通过准确详细的人类白细胞抗原（human leukocyte antigen，HLA）配型，能找到最合适的供者。造血干细胞移植不但能用于白血病等恶性肿瘤，还能用于非癌症的严重血液系统疾病，如再生障碍性贫血、范科尼贫血、地中海贫血等。不同于实体性器官移植，造血干细胞的植入过程不需要手术，只需要通过血管通路滴入，干细胞便会返回骨髓内（homing）。由于造血干细胞移植的成功与否在很大程度上取决于严重并发症的评估、诊断和处理，包括预处理相关毒性、移植物抗宿主病、感染、移植排斥、肝静脉阻塞综合征等，因此一线护士的专科评估及护理能力至关重要。同时，移植对患儿及家庭而言是一个耗时长、风险高、压力大的挑战，移植护士需要提供更多的支持性照护，尤其是健康教育、促进康复方面，以提高移植患儿及家庭生活质量。

5. **靶向治疗**　是采用能够利用肿瘤细胞特定靶点而发挥杀伤或抑制肿瘤细胞生长的

药物来治疗患儿的方法。此类药物具有选择性杀伤肿瘤细胞的作用,而对正常组织器官细胞的损害极少或无损伤,因此最大程度地发挥治疗作用,使不良反应降到最低。近20年来,有许多针对血液肿瘤的靶向药物已成为临床常用治疗药物,或者已进入临床试验阶段。例如全反式维A酸和亚砷酸(用于急性早幼粒细胞白血病APL)、CD20单抗(用于B-ALL、B-NHL)、CD33单抗(用于AML)、BCR/ABL抑制药(用于CML)等。不同于常规的化疗,靶向治疗的常见不良反应大多与免疫相关,如过敏、皮疹、免疫相关性肺炎、肝功能损害、甲状腺功能异常等,需要护士关注。

6. **细胞免疫治疗**　核心机制是通过特异性地识别肿瘤相关抗原,使效应T细胞的靶向性、杀伤活性和持久性较常规应用的免疫细胞大幅提高,从而打破宿主免疫耐受状态,克服免疫逃逸,最终杀灭肿瘤细胞。嵌合抗原受体T细胞治疗(即CART细胞治疗)就是细胞免疫治疗的一种。2016年费城儿童医院将靶向CD-19的CART细胞治疗用于治疗复发/难治性急性淋巴细胞白血病患儿,取得了成功,缓解率达到70%~93%。2017年,美国食品药品监督管理局(FDA)批准CAR-T产品Tsagenlecleucel(CTL-019)正式上市,用于治疗儿童或成人复发和难治性B细胞急性淋巴细胞白血病。而细胞免疫治疗用于慢性淋巴细胞白血病、非霍奇金淋巴瘤等疾病的研究也在进行中。CART细胞治疗期间,护士应关注细胞因子释放综合征、中枢神经毒性、过敏等不良反应。

二、再生障碍性贫血

案例分析

典 型 案 例

患儿,男,6岁10个月,因"发现面色苍白20d、血常规检查异常1d"收住入院。家长诉:患儿20余天前无明显诱因下出现一过性发热,体温最高39.5℃,伴有乏力、面色苍白,自行给予退热药口服后体温降至正常,家长未引起重视。10d前患儿逐步出现活动后头晕,鼻出血,牙龈出血,左上臂碰撞后出现大片瘀斑。查体:T 36.9℃,P 90次/min,R 24次/min,BP 101/63mmHg;神志清,精神软,面色苍白,左上臂、躯干部及双下肢散在陈旧性瘀点、瘀斑,腹软,肝、脾肋下未及变大。值班护士接待,家长非常焦急。

(一)入院处置

1. 护理要点

(1)立即报告医生,并评估患儿,包括生命体征;面色苍白、乏力出现的时间;鼻出血、牙龈出血的程度;皮肤黏膜出血程度;有无头晕、乏力、眩晕症状;有无腹痛、便血、血尿等内脏出血征象。

(2)向医生汇报患儿病情,如精神、面色苍白、生命体征、头晕、乏力、鼻出血及牙龈出血,左上臂碰撞后出现大片瘀斑等,是否需要立即鼻导管吸氧、建立静脉通路。

(3)协助医生尽早、合理安排各项检验和检查,怀疑有颅内出血时,宜先行头颅CT检查。

2. 关键点

（1）由于贫血的临床症状主要因组织缺氧引起，全身各系统都可以受到程度不等的影响。故对贫血患儿除评估造血系统症状，还需评估神经、消化、循环、呼吸、皮肤各系统症状。

（2）当出现头痛、呕吐、意识障碍、视力障碍、眼底出血等症状时应高度警惕颅内出血的发生，治疗颅内出血的主要措施除脱水降低颅内压外，最重要的是输注血小板，有效地提升血小板计数。

案例分析

病情与治疗

门诊血常规：白细胞计数 $0.63×10^9$/L，淋巴细胞 64.9%，中性粒细胞 28.5%，血红蛋白 33g/L，红细胞计数 $1.17×10^{12}$/L，血小板计数 $3×10^9$/L。主诉：乏力，直立时头晕，右侧鼻腔无明显诱因下出现少量出血。医嘱：卧床休息，鼻导管吸氧，预约输注红细胞悬液和单采血小板。

（二）贫血护理

1. 护理要点

（1）活动与休息：轻度贫血、自觉疲乏时注意休息，避免剧烈活动；中度贫血时增加卧床休息时间，病情允许，鼓励自理活动和适当社交活动，活动量以不加重症状为宜；重度及以上贫血时卧床休息，协助其自理活动。

（2）给氧：中重度贫血患儿给予持续低流量鼻导管吸氧。

（3）安全护理：降低贫血导致的晕厥、呼吸困难、潜在跌倒受伤的风险。

（4）监测血红蛋白水平。

（5）病情观察：观察患儿精神、面色、生命体征变化，观察有无乏力症状，观察活动度及相关自觉症状，警惕贫血性心脏病／贫血性心力衰竭。

2. 关键点

（1）活动中进行自我监控，若心率超过正常值／基线值的 20% 左右或出现明显心悸、气促，则停止活动。

（2）对于高危跌倒的患儿，指导改变体位的"三部曲"：平躺 30s 后再坐起，坐起 30s 后再站立，站立 30s 后再行走。

（3）血红蛋白水平低下导致血液的氧携带能力降低，组织器官供氧不足，以致需增加心排血量满足机体所需，如长期处于高心排血量的状态会使心脏的负荷明显增加，导致心肌肥厚、心脏扩大等病变，若血红蛋白水平得不到及时有效的纠正，心脏病变持续进展引发心力衰竭。

（4）低流量吸氧增加血氧分压，进而增强血红蛋白的携氧能力。

（三）出血护理

1. 护理要点

（1）安全护理：确保环境安全，用低危险性物品代替日常活动中常用物品。

（2）减少侵入性操作，避免肌内注射或深静脉穿刺抽血，以防止形成深部血肿。

（3）鼻出血时，患儿取高半坐卧位，大拇指及示指用力向鼻中隔捏住双侧鼻腔，张口呼吸，并安慰患儿，出血不止时五官科会诊。

（4）牙龈出血时，一般推荐明胶海绵或凝血酶棉球压迫止血。

（5）颅内出血时患儿头部制动，密切观察神志、意识、瞳孔等变化。

（6）禁食坚硬、多刺的食物，防止损伤消化道黏膜诱发出血。

（7）保持大便通畅，避免用力排便，以防用力排便时腹压增高而诱发颅内出血。

2. 关键点　血小板计数（50~100）$\times 10^9$/L 时，避免剧烈的易受伤的体育运动，并在活动中特别注意安全；血小板计数（25~50）$\times 10^9$/L 时，减少社交等不必要活动，增加休息；血小板计数 $<25 \times 10^9$/L，卧床休息，协助基本生理活动。

案例分析

病情与治疗

入院后 6h，给予静脉输注红细胞悬液和单采血小板。

（四）输血护理

1. 护理要点

（1）选择外周粗大的静脉或中心静脉置管输注。

（2）操作时严格双人双重核对。

（3）输注速度宜先慢后快，起始的 15min 慢速输注，若无不良反应，根据患儿耐受情况及输注血液制品的成分调节速度。

（4）识别发热、皮疹等输血不良反应，并有效处理。

2. 关键点

（1）国家卫生健康委员会 2018 年发布《内科输血》（WS/T 622—2018）和《全血和成分血使用》（WS/T 623—2018）推荐性卫生行业标准。红细胞输注指征为血红蛋白（Hb）<60g/L，但在制订输血策略时应同时考虑临床症状、心肺功能、组织氧供与氧耗等因素，如有感染、心肺疾患等时输血指征可适当放宽。血小板输注指征为血小板计数 $<10 \times 10^9$/L，存在血小板功能异常伴有明显出血时指征可放宽。

（2）血小板应一次足量输注，以患儿能耐受的最快速度输注，儿童 40~80 滴/min，尽量在 0.5h 内完成；心功能不全时根据病情和医嘱以患儿能耐受的速度输注；输注前要轻摇血袋，混匀，血小板不能分装或用针筒抽取。

（3）重度贫血少量、分次输注红细胞悬液，每次输入量 2~3ml/kg 为宜，输注速度 1ml/（kg·h），一个包装袋内血液在 4h 内完成输注。

（4）输血不良反应：主要有发热反应、过敏反应、溶血反应、输血相关循环超负荷、输血后血小板减少性紫癜、输血相关性移植物抗宿主病以及输血传播性疾病。

病情和治疗

住院第二天,医嘱为行骨髓穿刺活检术。

（五）骨髓穿刺术护理

1. 护理要点

（1）术前年长儿排空大小便,婴幼儿更换尿裤。

（2）告知家长骨髓穿刺术的重要性、术后常见不良反应预防和处理方法等。

（3）术后按压穿刺部位至少 15min,至无渗血为止。

（4）术后患儿卧床休息 30~60min。

（5）病情观察:观察穿刺部位有无渗血、渗液或红肿、疼痛情况。渗血时继续加压按压;如穿刺部位有隐痛,疼痛评分 <4 分,穿刺 24h 内局部冷敷,24h 后可热敷,疼痛评分≥4 分,可给予镇痛剂。

2. 关键点

（1）髂后上棘部位表浅,骨面较平,容易刺入,红骨髓较多,是最佳骨髓穿刺部位;胫骨前穿刺易定位,骨面较平整适用于 <18 个月的婴幼儿;儿童胸骨较薄,进针过深可能误穿纵隔,伤及胸骨后重要脏器,当其他穿刺部位存在感染、损伤或穿刺失败时可选择胸骨髓穿刺。

（2）骨髓穿刺术后为防止穿刺部位出血和疼痛,常需平卧休息,目前国内外文献对骨髓穿刺后平卧时间长短标准无统一报道。但从凝血机制上来看,外源性凝血过程仅需 10~12s,内源性凝血时间为 5~10min,穿刺点一般在术后 20min 内可凝血,因此骨髓穿刺术后平卧 30min,足以达到预防穿刺点出血目的。

（3）国家卫生健康委员会 2018 年 9 月发布《内科输血》（WS/T 622—2018）,内科系统疾病轻微有创操作时血小板计数 >20 × 10^9/L;骨髓穿刺和活检操作前一般无须输注血小板。

骨髓检查结果

骨髓常规:穿刺部位再生功能低下;骨髓活检病理:骨髓造血组织增生低下（符合再生障碍性贫血）。医嘱:兔抗胸腺细胞免疫球蛋白、环孢素、甲泼尼龙、雄激素联合免疫抑制治疗。

（六）用药护理

1. 护理要点

（1）抗胸腺细胞球蛋白（ATG）:在无感染、血红蛋白 80g/L 以上和血小板维持在 20 × 10^9/L 以上时为最佳应用时机,连用 5d。使用前需做药物过敏试验,输注时根据患儿对药物的反应情况严格控制输注速度,总时间不少于6h。同时开通另一静脉通道,与糖皮质激素同时输注。

(2)环孢素A(CsA):需服用较长时间,一般至少使用6个月;必须定期监测血压、肝肾功能及血药浓度,并根据血药浓度调整药物剂量。肝功能异常者遵医嘱加用护肝药物,多毛齿龈增生、肌肉震颤待停用环孢素可自行消失,无须特殊处理。

(3)甲泼尼龙:能抑制T淋巴细胞增殖、降低T细胞和总淋巴细胞数,并减轻或消除ATG所引起的过敏和血清反应,剂量为1~2mg/(kg·d)。

(4)同化激素药司坦唑醇片:对骨髓造血祖、干细胞有直接刺激作用,建议在CsA口服时开始同服,剂量0.1mg/(kg·d)。

2. 关键点

(1)该病治疗时间长,ATG对静脉刺激性大,加上治疗期间多次输注成分血,故建议尽早中心静脉置管。

(2)ATG为异种动物免疫血清,用药过程中易致过敏反应,严重时可出现过敏性休克,且多在首次用后24h内出现,因此在输注过程中及使用后24h内需密切观察有无发热、皮疹等情况,过敏反应一旦发生,应立即减慢速度或暂停输液并积极处理。

(3)CsA对胃肠道黏膜有刺激反应,于饭后服用,婴幼儿可将CsA滴剂掺入牛奶、饼干、果汁内摇匀服用。服药期间应避免进食高钾饮食、含钾药物及保钾利尿剂,警惕高血钾发生。密切监测血压变化,警惕高血压脑病的发生。文献报道,CsA合用抗真菌药物伏立康唑时会提高环孢素血药浓度,合用期间应减少CsA用药剂量并密切监测血药浓度变化。

案例分析

病情和治疗

患儿ATG治疗后第八天,诉双下肢膝关节疼痛。查体:T 38.2℃,无畏寒、寒战。

(七)血清病样反应处置

1. 护理要点

(1)发热护理:积极给予物理降温,鼓励多饮水,高热时遵医嘱药物降温。

(2)衣服宽松、舒适,皮肤瘙痒时避免抓伤皮肤。

(3)尽早使用大剂量甲泼尼龙静脉冲击治疗。

(4)病情观察:观察体温变化,观察皮疹、关节痛、淋巴结肿大等变化,警惕少尿、喉水肿、甚至惊厥发生。

2. 关键点

(1)ATG相关性血清病样反应是指因输注异种血清导致的Ⅲ型变态反应,通常发生在初次使用后7~15d,一旦出现发热、关节肿痛、皮疹症状者,应高度警惕血清病样反应。

(2)再生障碍性贫血患儿使用ATG治疗的起效时间至少3个月,在此期间患儿由于粒细胞缺乏常极易发生感染,需做好保护性隔离,预防感染,并且注意观察感染征象,一旦出现发热,需与血清病样反应加以区别。

（3）文献报道,三联免疫抑制剂治疗期间避免一切预防接种,尤其是减毒活疫苗的接种。因再生障碍性贫血患儿免疫功能低下,易导致全身性感染而危及生命。

案例分析

出　院

入院后第三十九天,患儿精神好,面色略苍白,体温正常。血常规:白细胞计数 4.28×10^9/L,淋巴细胞4.4%,中性粒细胞84.9%,血红蛋白98g/L,红细胞计数 2.83×10^{12}/L,血小板计数 33×10^9/L。医嘱给予出院。

（八）出院指导

1. 护理要点

（1）注意天气变化,及时增减衣物,少去公共场所,预防感染。

（2）适当运动,劳逸结合,促进骨髓血液循环,促进造血。

（3）给予营养丰富、富含造血物质的食物。

（4）注意个人卫生,勤换衣服,勤剪指甲,杜绝不良卫生习惯。

（5）按医嘱定时服药,正确掌握服药方法,识别药物副作用征象。

（6）定期门诊随访、复查。

2. 关键点　评估家长是否掌握出院注意事项。

案例分析

疾病相关知识

（一）概述

再生障碍性贫血（aplastic anemia, AA）是以骨髓有核细胞增生减低和外周血全血细胞减少为特征的骨髓衰竭（bone marrow failure, BMF）性疾病,诊断时须除外骨髓纤维化、肿瘤细胞浸润等其他引起全血细胞减少的疾病。主要症状是贫血、出血和反复感染,全血细胞同时减少,无肝、脾大或淋巴结肿大。按病程长短,再生障碍性贫血可分为急性再生障碍性贫血和慢性再生障碍性贫血。按症状轻重,再生障碍性贫血可分为轻型再生障碍性贫血和重型再生障碍性贫血。

（二）发病机制

再生障碍性贫血为一组异质性疾病,可能发病机制包括:

1. 造血干/祖细胞内在缺陷　包括量的减少和质的异常。

2. 异常免疫反应损伤造血干/祖细胞。

3. 造血微环境支持功能缺陷。

4. 遗传倾向　本病有一定遗传倾向,部分患儿存在对某些致病因素诱发的特异性异常免疫反应易感性增强及"脆弱"骨髓造血功能倾向。

（三）分型

1. 根据病例分型 分为先天性和后天获得性两大类。

（1）先天性再生障碍性贫血：主要包括范科尼（Fanconi）贫血、先天性角化不良、胰腺功能不全并中性粒细胞减少综合征（Shwachman-Diamond syndrome）、无巨核细胞性血小板减少症。

（2）获得性再生障碍性贫血：分为特发性与继发性两类。

1）特发性：无明确致病因素。

2）继发性：有明确病因如药物、放射损伤、病毒感染（肝炎病毒）等所致。

2. 根据临床表现、血象和骨髓象分型 分为非重型再生障碍性贫血、重型再生障碍性贫血和极重型再生障碍性贫血。

（四）临床表现

起病多缓慢。常因出现皮下瘀点瘀斑或鼻出血方引起注意。症状的轻重视贫血的程度和病情发展的速度而异。起病急的，病程较短，出血与感染迅速进展。慢性病例病情常起伏，迁延数年，在缓解期贫血与出血可不明显。

1. 贫血 呈进行性加重，输血难以纠正的重度贫血。临床多有面色苍白、头晕、心悸、乏力等明显缺血缺氧和心功能不全的表现。

2. 感染 感染时症状重，反复发生口腔黏膜溃疡、坏死性口腔炎及咽峡炎，甚至并发败血症，虽应用抗生素也很难控制。

3. 出血 皮肤黏膜广泛出血，重者内脏出血。

4. 其他 肝脾和淋巴结一般无肿大。

（五）实验室检查

1. 血常规 全血细胞减少。红细胞和血红蛋白一般成比例地减少，多呈正细胞正色素性贫血。网织红细胞减少，重症和急性病例血片中找不到网织红细胞。白细胞多在（1.5~4）×10^9/L，主要由于粒细胞减少。约半数在诊断时已有严重的血小板减少，出血时间延长，血块收缩不良。

2. 骨髓检查 标本中脂肪较多，骨髓颗粒减少，增生不良，细胞总数明显减少，无明显病态造血现象。涂片中淋巴细胞百分比增高，浆细胞、组织嗜碱和网状细胞等非造血细胞增多，巨核细胞明显减少。

3. 其他 淋巴细胞亚群改变，出现 CD_4^+/CD_8^+ 比值下降或倒置（CD_4^+↓、CD_8^+↑）。

（六）治疗

1. 非重型再生障碍性贫血（NSAA）的治疗

（1）支持治疗

1）成分血输注：输注红细胞和血小板。

2）抗感染治疗：患儿发热应按"中性粒细胞减少伴发热"的治疗原则处理。

3）保护性措施：避免出血，防止外伤。

4）铁过载治疗：对于反复输血所致的铁过载，当血清铁蛋白 >1 000μg/L 时需考虑给予祛铁治疗。

（2）特异治疗：一旦确诊，尽早治疗。常使用 CsA，口服剂量为 3~5mg/（kg·d），服药2 周后根据血药浓度调整药量，一般推荐持续服药至少 12 个月以上。该药治疗疗程长，需小剂量巩固数年,使患儿的免疫功能彻底恢复正常。

（3）促造血治疗

1）雄激素:主要用于提高患儿体内淋巴细胞的活性及红细胞的增殖数量,剂量 0.1mg/（kg·d）。

2）粒细胞集落刺激因子:配合免疫抑制剂使用可发挥促造血作用。

2. 重型或极重型再生障碍性贫血（SAA 或 VSAA）的治疗

（1）支持治疗:同 NSAA。

（2）造血干细胞移植治疗:对重型 AA 或极重型 AA,原则上应首选 HLA 相合的同胞供者异基因造血干细胞移植。

（3）联合免疫抑制治疗（immunosuppressive therapy, IST）:无 HLA 相合同胞供者行造血干细胞移植的重型或极重型再生障碍性贫血及输血依赖的非重型 AA,且 CsA 联合促造血治疗 6 个月无效者。

1）抗胸腺细胞球蛋白（ATG）/抗淋巴细胞球蛋白（ALG）:ATG 与 ALG 相比,相对 ATG 应用较广,在无感染、血红蛋白 80g/L 以上和血小板维持在 20×10^9/L 以上时为最佳应用时机,一般连续使用 5d。

2）CsA:可以与 ATG/ALG 同时或在停用糖皮质激素后应用,即 ATG/ALG 开始应用后 4 周开始。CsA 减量应以原剂量的 10%~20% 递减,每 3 个月减量一次,减量期间需要密切观察血象如有波动需慎重减量。一般 CsA 的总体用药疗程应在 2~3 年。

3）其他免疫抑制治疗

①大剂量环磷酰胺（HD-CTX）。

②他克莫司胶囊（FK506）。

③抗 CD52 单抗　对于难治、复发的 SAA 患儿可能有效,但其应用经验多来源于成人 SAA 且仍为探讨性治疗手段。

三、免疫性血小板减少症

案例分析

典 型 案 例

患儿,女,4 岁 3 个月,因"发现皮肤出血点 2d、今晨出现鼻出血"入院。患儿 1 周前有上呼吸道感染史。查体:T 36.8℃,P 108 次/min,R 24 次/min。精神状态一般,营养良好,面部、颈部和双下肢可见少量散在针尖大小出血点,右侧鼻腔有出血,心肺听诊正常,肝、脾触诊无异常,全身浅表淋巴结不肿大。血常规:白细胞 6.2×10^9/L,红细胞 4.8×10^{12}/L,血红蛋白 118g/L,血小板 16×10^9/L（危急值）。外周血涂片:红细胞、白细胞和血小板形态均无异常发现。值班护士接待,家长非常着急。

（一）入院处置

1. 护理要点

（1）立即报告医生,评估患儿,包括生命体征、意识状态、皮肤颜色、黏膜出血情况。

（2）指导家长看护患儿避免坠床、碰撞等，以免发生出血。

（3）协助医生尽早、合理安排各项检查和检验，怀疑有颅内出血时，应先行头颅 CT 检查。

2. 关键点

（1）如患儿意识状态差、精神不振、面色苍白、有鼻出血等明显出血症状、血小板 $<50 \times 10^9/L$ 应重点关注有无颅内出血的发生。

（2）患儿烦躁、嗜睡、头痛、呕吐，甚至惊厥、昏迷等提示可能有颅内出血。

（3）血小板减少的患儿如伴有内脏出血，可能会表现为面色苍白、乏力、嗜睡、血尿、血便的症状，护士应对皮肤颜色和意识状态及大小便颜色加强评估。

案例分析

病情与治疗

　　医生诊治：头颅 CT 无出血，密切观察病情变化。处置：静脉滴注糖皮质激素、丙种球蛋白治疗；请五官科医生会诊，鼻腔以油纱条填塞压迫止血。

（二）预防出血的护理

1. 护理要点

（1）患儿绝对卧床休息。

（2）尽量避免微小的损伤、肌内注射、动脉内采血以及任何侵入性操作。

（3）患儿采血时，应选用小号针头，穿刺后按压穿刺处 5~10min；必须肌内注射时，应采用细小针头、注射后按压进针处 10min。

（4）静脉输液时注意保护血管，尽量使用留置针；选择粗直的静脉一次穿刺成功，减少患儿创口出血。

（5）禁食坚硬、多刺的食物，防止损伤口腔黏膜及牙龈出血。

（6）注意避免碰撞或外伤、抠鼻子、抓皮肤、用力揉眼睛等，以免引起出血。

（7）保持排便通畅，排便时不可过于用力。

2. 关键点

（1）患儿血小板 $<50 \times 10^9/L$ 时，应减少活动，增加卧床休息时间；严重出血或血小板 $<20 \times 10^9/L$ 者，必须绝对卧床休息，协助做好各种生活护理。

（2）便秘者可使用开塞露或缓泻剂促进排便，以免腹压骤增而诱发内脏出血，尤其颅内出血。

（三）用药护理

1. 护理要点

（1）丙种球蛋白溶液出现浑浊、冰冻、絮状物等不可使用。

（2）丙种球蛋白只能单独输注，禁止与其他药物和液体混合使用。

（3）丙种球蛋白一旦开瓶应立即使用，不得超过 4h，未用完部分不得保留。

（4）静脉滴注丙种球蛋白过程中如出现发热、寒战、皮疹、恶心、呕吐、头疼、胸闷等情况应立即停止输注,报告医生。

（5）糖皮质激素可引起消化道溃疡和出血、高血压、糖尿病、骨质疏松等副作用,如患儿有以上疾病,应慎用或禁用。

（6）使用糖皮质激素治疗一段时间后,往往食欲增强,注意饮食适当、不要过食,防止身体过于肥胖。

2. 关键点

（1）静脉滴注丙种球蛋白前要为患儿测量体温,体温≥37.2℃时报告医生,询问是否输注。

（2）丙种球蛋白在使用过程中应编号,目的为方便交接班以及发生发热、过敏等不良反应及时对应编号处理。

（四）鼻出血的处理及护理

1. 护理要点

（1）流鼻血时,避免头向后仰,仰头会使鼻血呛入气管,或者吞咽到胃内,让患儿更不舒服。

（2）让患儿取坐位或站位,头稍向前倾,让鼻血流出来,张口呼吸,避免鼻血流入口腔或将流入口中的血液咽下以引起呕吐和腹痛,甚至形成血便误判为消化道出血。

（3）按压止血:用拇指和示指按压患儿双侧鼻翼,使鼻翼软组织靠拢于鼻中隔,朝中间、上方用力,一般压迫10min左右。如果确定哪个鼻孔流血也可以直接压迫出血的鼻孔。

（4）还可用浸过冷水或冰水的毛巾,敷在前额部、鼻背部等部位,帮助鼻部小血管收缩而止血。

（5）必要时采用鼻孔填塞压迫止血。

2. 关键点

（1）流鼻血时,不要用未经过灭菌处理的棉花、纸巾或卫生纸塞住鼻孔,鼻部破损,细菌更易侵入引起感染。

（2）患儿鼻腔有填塞物时,只能通过口腔换气,所以口腔及咽部会干燥,应鼓励患儿多饮水并给予口腔护理及雾化吸入。

案例分析

病情与治疗

入院第二日晨,患儿剧烈头痛、恶心、呕吐。遵医嘱立即行头部CT检查,血常规复查。结果回报:右侧大脑半球蛛网膜下腔及小脑幕出血;血小板 15×10^9/L。处置:给予吸氧,多功能心电监护,甘露醇静脉滴注治疗,择日行骨髓穿刺术。

（五）颅内出血的护理

1. 护理要点

（1）急性期应绝对卧床,床头抬高15°~30°;避免一切可能使患儿血压和颅内压增高的因素,包括移动头部、用力大便、情绪激动等;有精神症状如躁动时,加床栏。

(2)急性颅内出血发病24~48h内禁食,如生命体征平稳,无颅内压增高及严重上消化道出血,可进流质饮食。

(3)静脉滴注甘露醇时,应防止药物外渗,保证脱水效果,做到每次在30min内快速滴完。

(4)病室保持安静,避免声、光刺激,限制亲友探视,各项护理操作均需轻柔。

(5)严密观察病情变化,及时测量体温、血压、脉搏、呼吸、神志、瞳孔变化。

(6)如患儿出现头痛加剧、呕吐频繁、躁动不安、嗜睡、昏迷、瞳孔不等大、对光反射迟钝或消失,应警惕脑疝形成。

(7)如患儿出现呕血、咯血、便血、血尿等提示有内脏出血。

2. 关键点

(1)如患儿出现意识障碍应置于侧卧位,及时清除呕吐物及气道分泌物。

(2)抽搐发作时勿强力按压或约束患儿肢体,勿将物品放入患儿口中或强力撬开紧闭的牙关。

(3)患儿剧烈头痛提示颅内高压,静脉滴注甘露醇的主要目的是降低颅内高压、防止脑疝发生,但切记颅内活动性出血时禁忌使用甘露醇。

案例分析

病情与治疗

入院第六日,患儿头痛略缓解。复查头部CT检查,血常规。结果回报:脑出血恢复期、右侧大脑肿胀、右侧脑室较窄;血小板55×10^9/L。处置:行骨髓穿刺术。

(六)骨髓穿刺术的护理

1. 护理要点

(1)术前患儿排空大小便。

(2)告知患儿及家长穿刺的目的、过程、术中注意事项,取得配合。

(3)穿刺中嘱患儿保持固定体位,并注意观察患儿神志、面色、呼吸、脉搏等变化。

(4)穿刺后伤口压迫10~20min,注意观察穿刺处有无出血,如果有渗血,立即换无菌纱块,压迫伤口直至无渗血为止。

(5)术后48~72h内保持穿刺部位清洁干燥,避免剧烈运动,多卧床休息,防止伤口感染。

2. 关键点

(1)对有出血倾向者可按压30min,直至不出血为止。防止骨膜下血肿形成或血流不止。

(2)穿刺后2d内,注意患儿体温的变化。

病情与治疗

入院第八天，患儿精神状态转好，头痛基本消失，无新增出血点，血常规：血小板 95×10^9/L；骨髓穿刺结果：骨髓巨核细胞数正常，成熟障碍。符合免疫性血小板减少症诊断。入院第十二天患儿生命体征正常，无出血点。血常规：血小板 110×10^9/L。复查头 CT：颅内出血恢复期，与前片对比，明显好转；无其他出血症状。医嘱给予出院。

（七）出院指导

1. 护理要点

（1）出院带药：糖皮质激素，按照儿童血小板减少症诊治意见，一般建议激素口服 1 个月。

（2）注意休息，加强营养。

（3）定期复查血常规。

（4）注意天气变化，及时增减衣物，少去公共场所，预防感染。

（5）血小板减少自我检测病情：皮肤黏膜出血情况，如瘀点、瘀斑、牙龈出血、鼻出血等；有无内脏出血的表现如呕血、便血、咯血、血尿、头痛、视力改变等。一旦出现异常，应及时就医。

2. 关键点　糖皮质激素口服期间应注意监测血压、血糖的变化及胃肠道反应，防止感染。

疾病相关知识

（一）概述

免疫性血小板减少症（immune thrombocytopenia, ITP）是正常血小板被免疫性破坏的自身免疫性疾病，既往曾被称为特发性血小板减少性紫癜（idiopathic thrombocytopenic purpura）或免疫性血小板减少性紫癜。由于许多患儿仅有血小板减少而无出血体征，紫癜被取消，目前国际儿童免疫性血小板减少症工作组建议称为免疫性血小板减少症。ITP 是儿童最常见的出血性疾病，占儿童出血性疾病的 25%~30%。临床主要特点为皮肤、黏膜自发性出血和束臂试验阳性，血小板减少，出血时间延长，血块收缩不良，骨髓巨核细胞数正常或减少。

（二）病因及发病机制

尚未完全清楚。急性病例通常发病前 1~3 周有呼吸道病毒感染史。但病毒感染不是导致血小板减少的直接原因，直接原因是病毒感染后机体产生相应的血小板相关抗体（PAIgG）。PAIgG 与血小板膜发生交叉反应，使血小板受到损伤而被单核 – 巨噬细胞系统清除。血小板数量减少是导致出血的主要原因。附着有 PAIgG 的血小板不同程度功能异常及抗体损伤血管壁致毛细血管脆性和通透性增加,是出血的促进因素。

（三）临床表现

本病见于儿童各年龄期,多见于 1~4 岁,男女发病率无差异,冬春季发病数较高。急性起病,患儿发病前 1~4 周常有急性病毒感染史,如上呼吸道感染、流行性腮腺炎、水痘、风疹、麻疹、传染性单核细胞增多症等,偶见于接种麻疹减毒活疫苗或接种结核菌素之后发生。大多数患儿出现皮疹前无任何症状,部分可有发热。

患儿以自发性皮肤和黏膜出血为突出表现。多表现为针尖大小的皮内或皮下出血点,或者为瘀斑和紫癜,少数有皮肤血肿;皮疹分布不均,常以四肢较多,在易于碰触的部位更多见。鼻出血和齿龈出血常伴随皮疹出现,是起病时的突出表现;胃肠道出血少见,偶见肉眼血尿。青春期女性患儿可有月经过多。少数患儿可有结膜下和视网膜出血。颅内出血少见,发生率约 0.5%,但一旦发生,则预后不良。出血严重者可致贫血,肝、脾一般不变大,淋巴结一般不肿大。

新诊 ITP 后迁延不愈者多见于学龄期和学龄期后的儿童;男女发病数比例为 1∶3;病症隐匿或缓慢,出血症状较急性期轻,主要为皮肤黏膜出血,可有持续出血或反复发作出血,每次发作可持续数月甚至数年。病程呈发作和间歇缓解交替出现,间歇期长短不一,可数周至数年,间歇期可无出血或仅有轻度鼻出血。约 30% 的患儿于发病数年后可自然缓解。反复发作者脾脏可有轻度肿大。

70%~80% 的患儿于急性发病后 1~6 个月内缓解或痊愈,20%~30% 的患儿呈慢性病程,大龄儿童尤其是青少年转为慢性的可能性较大。ITP 死亡率为 0.5%~1%,主要致死原因为颅内出血。

（四）实验室检查

1. 血常规 PLT 常 $\leq 100 \times 10^9$/L,多在 20×10^9/L 以下,慢性型 ITP 的 PLT 一般在（30~80）× 10^9/L（在非急性发作期）。出血轻重与血小板数量多少有关,PLT $\geq 50 \times 10^9$/L,可无出血症状;PLT $\leq 10 \times 10^9$/L,可出现广泛或自发性出血。但有些患儿 PLT>30×10^9/L 时出血症状严重,特别是伴发热或感染时,可发生颅内出血;有些患儿,特别是婴幼儿 PLT<20×10^9/L,甚至 PLT<10×10^9/L 亦无明显出血。血涂片可见血小板形态大而松散,染色较浅。红细胞及白细胞正常,当出血明显（如鼻出血、消化道、泌尿道及颅内出血明显）,可伴有贫血,白细胞增高,偶见异型淋巴细胞增高（提示病毒感染）。

2. 骨髓检查 急性型骨髓巨核细胞数正常或增加,成熟障碍,表现为幼稚巨核细胞明显增多。慢性型巨核细胞数显著增多,胞浆呈空泡变性。

3. 血小板相关抗体检测 可见 PAIgG 含量明显增高。

4. 其他 出血时间延长,血块收缩不良,血清凝血酶原消耗不良;凝血时间正常。束臂试验阳性,慢性型患儿血小板黏附和聚集功能可异常。

（五）治疗要点

1. 一般治疗 适当限制活动,重者卧床休息,避免外伤;积极预防和控制感染;忌用抑制血小板功能的药物如阿司匹林及抗组胺药物等;局部出血者压迫止血。

2. 一线治疗

（1）糖皮质激素:为 ITP 的一线治疗药物。国内外学者推荐的指征为血小板计数<30×10^9/L,或者伴有明显出血症状或体征患儿。泼尼松［常用剂量 1~2mg/（kg·d）,最大量

60mg/（m²·d）]初始可选择静脉滴注，待出血倾向改善、血小板有上升可给予口服（等剂量静脉换算），血小板正常后缓慢减量至停药观察。若糖皮质激素治疗2~4周仍无反应者应尽快减量或停用，并寻找原因。目前国际推崇短期大剂量治疗方法。

（2）静脉输注丙种球蛋白（Intravenous infusion of gamma globulin, IVIg）：为重度出血或短期内血小板数进行性下降者选用。其作用机制为中和抗血小板抗体以及抑制其产生，有效率达75%。剂量：0.4g/（kg·d）×（3~5d）或1g/（kg·d）×2d，目前国际推崇（0.8~1）g/（kg·d）×（1~2d）。

3. 二线治疗　目前主要的治疗方法有脾切除，利妥昔单抗（每周375mg/m²，持续4周），重组人血小板生成素（TPO）及其受体激动剂。

4. 三线治疗　在一些小规模、无对照的研究中显示，一些免疫抑制剂单独应用或联合应用也会有效。这些药包括硫唑嘌呤、环磷酰胺、霉酚酸酯和环孢菌素，由于缺乏充分的安全性分析，仅用于对一线和二线治疗无效或不能应用的患儿使用。

5. 严重型ITP的紧急治疗　重症ITP患儿（PLT<10×10⁹/L），如出现胃肠道、泌尿生殖道、中枢神经系统或其他部位的活动性出血或需要急诊手术时，应迅速提高患儿血小板计数至安全水平（PLT≥50×10⁹/L），此时可紧急输注浓缩血小板制剂，同时应用以下方法：

（1）静脉输注丙种球蛋白：1g/（kg·d），2d。

（2）甲基波尼松龙冲击治疗：15~30mg/（kg·d），共用3d。对于急性失血导致症状明显的贫血者可输注浓缩红细胞。其他治疗措施包括停用抑制血小板功能的药物、控制高血压、局部加压止血、应用纤维蛋白溶解抑制剂等，如上述治疗仍不能控制出血，可以考虑使用人重组活化第七凝血因子（rFVⅡa）。

四、急性白血病

案例分析

典 型 案 例

患儿，男，4岁，身高107cm，体重19.5kg。入院前3d，患儿开始出现发热，最高T 38.3℃，伴有阵发性咳嗽，痰少，当地医院就诊。血常规：WBC 63.39×10⁹/L，Hb 59.0g/L，PLT 52×10⁹/L。未给予治疗。患儿为进一步治疗，转至上海某三级甲等儿童专科医院血液肿瘤科门诊就诊。门诊行骨髓穿刺结果示急性淋巴细胞白血病，遂即收治入院。入院后查体：T 38.4℃，P 120次/min，R 26次/min，BP 100/60mmHg，面色苍白，双下肢散在针尖样出血点，浅表淋巴结未及，肝脏肋下2cm，剑突下未及，脾脏肋下2cm，肺部听诊双肺呼吸音清，无啰音。入院后完善检查及化验，给予水化碱化，口服别嘌呤醇和吲哚美辛，地塞米松静脉推注治疗。

（一）入院处置

1. 护理要点

（1）评估患儿的生命体征（T、P、R、BP）及意识，观察患儿皮肤黏膜情况，有无明显出血倾向,有无感染征象。

（2）指导家长准确记录24h尿量,及时评估患儿尿量;患儿若发生尿量减少,立即通知医生。

（3）建立静脉通路,给予水化碱化治疗,完善入院检查及化验。

2. 关键点

（1）患儿WBC显著增高,白细胞聚集导致血液黏度增加,容易造成微小静脉阻塞形成微循环障碍。临床上要注意观察有无头晕、直立性晕厥、视物模糊、意识恍惚等症状。

（2）患儿入院后开始使用地塞米松治疗,会导致大量白血病细胞溶解破坏,细胞内代谢产物快速释放,若超过肾排泄的能力会引起肾小管阻塞而发生尿酸性肾病,肾衰及高尿酸血症,患儿表现为尿少、无尿、全身水肿。可指导患儿多饮水,口服别嘌呤醇、静脉输注水化碱化液以保证患儿足够的入量和充分碱化利尿。

（二）贫血护理

1. 护理要点

（1）活动与休息:卧床休息,避免剧烈活动。

（2）饮食:给予高蛋白、高维生素、易消化饮食。

（3）输血护理:患儿Hb低于60.0g/L通常需要输注红细胞悬液,输注血制品时护士需记录输血种类、输血量、输血起止时间以及有无输血反应,输血期间需监测患儿的生命体征,尤其是体温,观察有无皮疹等过敏反应,及时听取有无胸闷、瘙痒等不适主诉。

2. 关键点

（1）贫血患儿可根据贫血分度、活动耐力下降程度制订活动方式、强度及活动持续时间（表2-12）。

（2）长期严重贫血患儿需控制输液速度及液体摄入量,谨防充血性心力衰竭的发生。

表 2-12 贫 血 分 度

分度	血红蛋白/（g·L^{-1}）	临床表现
轻度	>90	症状轻微
中度	60~90	活动后感心悸气促
重度	30~60	静息状态下仍感心悸气促
极重度	<30	常并发贫血性心脏病

案例分析

病情和治疗

患儿入院第五天,行腰椎穿刺术及鞘内注射治疗,给予柔红霉素、长春新碱按序化疗;第六天于培门冬酶肌内注射化疗,查血常规示WBC $0.4×10^9$/L、Hb 72.0g/L、PLT $24×10^9$/L;入院第七天,患儿出现发热,最高T 39.3℃,给予美罗培南、万古霉素抗感染治疗。

（三）预防感染

1. 护理要点

（1）严密监测患儿的白细胞计数，评估有无感染征象，尤其是患儿穿刺点、伤口及创面的评估。

（2）保持病房环境清洁，减少外来人员的探视，避免接触动植物。当中性粒细胞绝对计数（ANC）<0.5×10^9/L时，可采取保护性隔离，如将患儿置入单人病房、使用层流床等（表2-13）。

表2-13 感染风险程度的分度

分度	中性粒细胞绝对计数
轻度	$1.5 \sim 2.0 \times 10^9$/L
中度	$1.0 \sim 1.5 \times 10^9$/L
重度	$0.5 \sim 1.0 \times 10^9$/L
极重度	$\leq 0.5 \times 10^9$/L

（3）保证饮食清洁、卫生、干净，摄入营养均衡。

（4）强调洗手的重要性，每天沐浴或擦身，做好口腔及肛周护理，保持患儿皮肤、口腔、肛门等部位的清洁。

2. 关键点

（1）白细胞减少症患儿合并发热时应作为急症处理，立即通知医生，警惕脓毒血症性休克的发生。

（2）期间严密监测患儿的意识状态及生命体征，尤其是体温和血压的变化。

（四）腰椎穿刺术及鞘内注射护理

1. 护理要点

（1）腰穿前嘱年长患儿解小便，年幼患儿给予更换尿布。

（2）告知家长腰椎穿刺术及鞘内注射的重要性、腰穿后常见的不良反应预防和处理方法等。

（3）腰穿时协助患儿将头部向腹部屈曲，双膝并拢向腹部屈曲，双手抱膝，形成类似"虾米状"，以利于穿刺。

（4）腰穿后一般建议去枕平卧4~6h，加强休息，为了防止胃部饱胀引起的不适，平卧期间建议不要暴饮暴食。

（5）保持敷料清洁干燥，避免尿液或粪便污染，24h后无异常可去除敷料。

（6）腰穿后观察患儿有无头痛、呕吐、发热等不适，观察患儿穿刺部位有无渗血渗液等，如有异常，通知医生。

2. 关键点

（1）腰穿开始前30~60min，可指导家长给予利多卡因乳膏涂抹于腰穿处，涂抹范围及厚度为一元硬币大小与厚度，并用保鲜膜覆盖，穿刺前清洗剩余药膏，可减少患儿操作时的疼痛感。

（2）部分患儿操作后穿刺部位有酸痛感,可给予干热敷或局部按摩,1周后可自行缓解。

（五）用药护理

1. 护理要点

（1）应用化疗药物的护理

1）熟悉化疗药物的药理作用和特性,了解化疗方案及给药途径,正确给药（表2-14）。

表2-14 儿童白血病治疗中常用化疗药物分类

分类	药物
腐蚀性药物	柔红霉素、去甲氧柔红霉素、长春新碱、长春地辛
刺激性药物	环磷酰胺、依托泊苷/足叶乙苷
无刺激性药物	甲氨蝶呤、阿糖胞苷、门冬酰胺酶

①化疗药物多为静脉用药,且有较强的刺激性（柔红霉素、长春新碱为腐蚀性药物）,药液渗漏可致局部疼痛、红肿、甚至坏死。使用化疗药物时最好选用中央静脉;选用外周静脉时应使用新鲜穿刺静脉,用药前确认静脉回血通畅,输注过程中应密切观察,发现渗漏,立即停止输液,按照化疗药物外渗处理。

②有些化疗药物（如培门冬酶）,可引起过敏反应,严重时可致过敏性休克。用药前应询问用药史和过敏史,用药过程中严密观察有无过敏反应的发生,如皮疹、瘙痒、刺激性干咳等。

③光照可使某些药物分解（如柔红霉素）,静脉滴注时药物需避光。

2）观察及处理药物毒性作用

①大多数的化疗药物可致骨髓抑制,应严密监测血象,防治感染,观察有无出血倾向及贫血表现。

②有些化疗药物可致严重的恶心、呕吐（如柔红霉素）,在用药前30min可使用止吐药物。

③给予清淡、易消化饮食,培门冬酶使用期间直至使用后3周内,应给予低脂饮食。

④加强口腔、肛周护理,及时听取患儿有无疼痛主诉,谨防口腔、肛周黏膜炎的发生。

⑤用药前向家长做好相关药物宣教,用药期间及时听取患儿不适主诉,必要时通知医生。

3）化疗药物使用时护士的自我防护

①化疗药物应在静脉用药调配中心集中配制,无静脉调配中心者应在生物安全柜内配制,减少污染。

②操作者应做好自我防护,戴手套、口罩,若有喷溅可能时应戴上面罩或护目镜,穿上防护服。

（2）应用抗生素的护理

1）发热时应及时留取血标本以完善病原学检查,对于粒细胞缺乏的患儿在发热0.5h内应立即使用抗生素,以免延误治疗时机导致脓毒血症性休克。

2）抗生素的使用应注意药物输注时间和顺序的合理安排,确保血液中抗生素的有效浓度。

2. 关键点

（1）药物外渗的处理：药物外渗是指腐蚀性药物在输液过程中,静脉内置管滑出静脉至邻近组织,或者液体在穿刺部位或针管部位从血管漏出进入到静脉管腔以外的周围组织。一旦发生化疗药物外渗,应立即停止输液,尽量回抽药液后拔除静脉装置,穿刺处消毒后轻压穿刺部位以止血,根据药物特性在外渗的第一个小时内给予冷敷或热敷 30~60min 后,每小时再冷敷或热敷 15min,共持续 24h,期间加强外渗部位的评估并做好相应记录直至完全好转。

DNA 结合药物,会产生自由基与 DNA 紧密结合,可使正常细胞吸收药物而产生持续性损伤,损伤可迁延数天或数周。如柔红霉素、去甲氧柔红霉素等蒽环类药物,冷敷可局限损伤,因此 DNA 结合药物外渗时应采用冷敷。

DNA 非结合药物,与 DNA 结合药物相比损伤较小,药物在外渗时直接作用于外渗部位组织,较少后续损伤。如长春新碱、长春地辛等碱类药物,因此 DNA 非结合药物外渗时可使用热敷以消散药物并降低损伤。

（2）化疗药物溢出的处理：化疗药物一旦发生溢出,应戴上 2 副无粉橡胶手套、一次性防护衣和护目镜,若有气雾液体或粉末需戴上呼吸面罩;溢出物若为液体应用吸收性纱布擦拭和吸取,若为固体应用沾湿的纱布擦拭和吸取;化疗药物若溅在皮肤或黏膜上应立即用流动水及皂液冲洗干净,若喷溅至眼睛内应用洗眼器冲洗;所有被污染的物品应单独处置;溢出区域应用清洁剂清洁 3 次,然后用水清洁 1 次;做好相应溢出记录。

案例分析

病情和治疗

患儿哭吵后颜面部出现大量针尖样出血点。当天血常规: WBC 0.7×10^9/L, Hb 67.0g/L, PLT 4×10^9/L。

（六）预防出血

1. 护理要点

（1）严密监测患儿血小板计数变化情况,评估全身有无出血倾向,观察两便颜色。

（2）保持患儿情绪平稳,大便通畅,如有需要,应用温和的通便剂,密切观察患儿神志、意识变化,警惕颅内出血。

（3）尽量减少静脉穿刺等侵入性操作,扎止血带时可在接触皮肤垫一层纱布,扎的时间不要过长,穿刺点出血时压迫止血时间应比平时要延长。

（4）鼓励食用高营养、高热量、富含维生素 C 及维生素 K 的食物和饮料,避免食用坚硬、粗糙、带刺的食物。

（5）用危险性小的物品代替在日常活动中常用的物品,将能更好地预防黏膜损伤及出血。危险性小的物品包括海绵牙刷或软毛牙刷、没有尖锐边缘的玩具,避免使用牙线。嘱患儿勿挖鼻,勿揉搓眼睛,以防鼻腔、眼睛出血。

（6）血小板计数 $<20 \times 10^9$/L 时或有明显出血倾向时，需输注血小板。

2. 关键点

（1）患儿血小板计数 $\leq 50 \times 10^9$/L 时会有出血倾向，血小板计数 $\leq 20 \times 10^9$/L 时会有自发性出血，应评估患儿有无自发性出血的征兆，特别是内脏和颅内出血。

（2）内脏出血的症状包括血压降低、脉搏及呼吸频率增快、低体温或体温过高等生命体征的突然改变、血红蛋白值的快速减少、意识水平的改变、肤色的改变和休克。

（3）颅内出血可以表现为头痛、视觉改变、恶心和呕吐，行为突然改变、肢体运动障碍、意识水平改变以及其他与脑血管意外相似的症状等。

案例分析

出　院

患儿入院后第十五天，体温正常，胃纳可，偶有干咳，全身散在出血点消退中。入院第十九天，行骨髓穿刺术。报告示原始和幼稚细胞小于有核细胞总数 5%，急性淋巴细胞白血病缓解。血常规：WBC 1.7×10^9/L，Hb 78.0g/L，PLT 34×10^9/L。医嘱给予明天出院。

（七）骨髓穿刺护理

1. 护理要点

（1）骨髓穿刺前，嘱年长患儿解小便，年幼患儿给予更换尿布。

（2）告知家长骨髓穿刺的重要性、骨髓穿刺后常见的不良反应预防和处理方法等。

（3）骨髓穿刺中协助患儿配合医生摆好俯卧或仰卧体位。

（4）骨髓穿刺后指导家长用大鱼际按压伤口 10~15min，血小板计数低下患儿或凝血功能异常患儿应延长按压时间，直至无渗血为止。

（5）观察穿刺部位有无渗血、红肿或渗液等情况，若有异常即时通知医生。

（6）保持敷料清洁干燥，避免尿液或粪便污染，24h 后无异常可去除敷料。

2. 关键点

（1）骨髓穿刺开始前 30~60min，可指导家长给予利多卡因乳膏涂抹于骨髓穿刺处，涂抹范围及厚度为一元硬币大小与厚度，并用保鲜膜覆盖，骨髓穿刺前清洗剩余药膏，可减少患儿操作时的疼痛感。

（2）骨髓穿刺后穿刺部位可能会有隐痛，大部分患儿可忍受，若不能忍受，可在穿刺后 24h 内干冷敷，24h 后给予热敷或给予止痛剂。

（八）出院指导

1. 护理要点

（1）评估家长已掌握预防感染、贫血护理、预防出血的相关护理要点。

（2）告知家长紧急就医指征，如遇以下情况，需立即就诊。

1）发热；咽痛、持续咳嗽、气急；腹泻、呕吐；尿频、尿急、尿痛；骨痛、关节痛；头痛等白细胞低引起的感染症状。

2）稍有碰撞皮肤就出现瘀点、瘀斑；任何部位出血后加压止血 5~10min 仍不能止血；黑便、鲜红色血便;粉红色尿液、尿液中有血凝块;剧烈头痛伴呕吐等血小板低引起的出血症状。

3）轻度活动甚至不活动即感到心慌气促和胸闷、脉搏增快;眩晕、头重脚轻、嗜睡、记忆力下降等血红蛋白降低引起的低氧血症。

4）接触了水痘、风疹、腮腺炎等传染病患儿。

5）持续 24h 未进食液体。

6）持续 3d 未解大便。

7）不能耐受的疼痛或不适。

8）任何和平时不一样的改变。

（3）根据医嘱用药,定期门诊随访。

2. 关键点　评估并确认家长已掌握出院注意事项。

案例分析

疾病相关知识

（一）概述

白血病（leukemia）是造血系统的恶性增生性疾病,是造血组织中某一细胞系统过度增生、进入血液并浸润各组织和器官,引起一系列临床表现。白血病是儿童肿瘤中最常见的恶性疾病,约占所有癌症的30%。儿童白血病中主要为急性白血病（acute leukemia）,约占95%。其中急性淋巴细胞白血病（ALL）最常见,占75%~85%。任何年龄均可发病,以3~10岁多见,男孩略多于女孩。15岁以下儿童中急性白血病的发病率为（3~4）/10万。

（二）病因和发病机制

白血病病因及发病机制尚未明确,可能与以下因素有关:

1. 病毒因素　RNA病毒的反转录病毒可引起人类T淋巴细胞白血病。该病毒感染宿主细胞后,存在于病毒RNA中的病毒癌基因通过转导截断宿主癌基因或使其畸变,癌基因的癌变潜力被激活,从而导致白血病的发生。

2. 物理和化学因素　人体接受电离辐射、放射或核辐射等,隐藏体内的白血病细胞会被激活,癌基因发生畸变或会抑制机体的免疫功能,从而导致白血病的发生。苯、氯霉素、合霉素、细胞毒药物、保泰松、氯丙嗪和叶酸缺乏等可诱发急性白血病。化学物质与药物诱发白血病的机制不明确,可能与破坏了机体的免疫功能,使得机体免疫监视功能降低有关。

3. 遗传或体质因素　白血病不属于遗传性疾病,但研究表明与遗传有关。患有某些先天性疾病如唐氏综合征、范科尼贫血等的患儿,其白血病的发生率显著高于正常儿童;同卵双胞胎中若一个患有白血病,另一个患白血病的概率为20%~25%。

（三）分类及分型

急性白血病根据增生的细胞种类不同可分为急性淋巴细胞白血病（acute lymphoblastic leukemia, ALL）和急性非淋巴细胞白血病（acute non-lymphoblastic leukemia, ANLL）两大类,急性非淋巴细胞白血病又称急性髓细胞白血病（acute myelocytic leukemia, AML）。目前,常采用形态学（M）、免疫学（I）、细胞遗传学（C）及分子生物学（M）,即 MICM 综合分型,以指导治疗和判断预后（表 2-15）。

表 2-15　急性白血病分型

分型方法	ALL	AML
形态学分型（FAB分型）	L1型：约占80%以上	M0：原粒细胞微分化型
	L2型：约占15%	M1：原粒细胞白血病未分化型
	L3型：占4%以下	M2：原粒细胞白血病部分分化型
		M3：颗粒增多的早幼粒细胞白血病
		M4：粒 – 单核细胞白血病
		M5：单核细胞白血病
		M6：红白血病
		M7：巨核细胞白血病
免疫学分型	T细胞系（T-ALL）	髓系标志中的一项或多项阳性
	B细胞系（B-ALL）	
	伴有髓系标志的（My⁺-ALL）	
细胞遗传学改变	染色体数目改变：46条染色体（超二倍体、假二倍体和亚二倍体）	染色体数目改变
		染色体核型改变
	染色体核型改变	
分子生物学分型	特异性基因	融合基因
临床分型	低危型（LR-ALL）	低危型（LR-AML）
	中危型（MR-ALL）	高危型（HR-AML）
	高危型（HR-ALL）	

（四）临床表现

各型急性白血病的临床表现大致相同，主要表现为不规则发热、进行性贫血、出血，以及白血病细胞浸润所致的肝大、脾大、淋巴结肿大、骨疼痛、关节疼痛等。

1. 起病　起病大多较急。患儿早期可有面色苍白、精神不振、乏力、食欲低下、鼻出血或齿龈出血等症状；少数患儿以发热和类似风湿热的骨、关节疼痛为首发症状。

2. 发热　多数患儿起病时表现为发热，热型不定，一般不伴有寒战。白血病性发热表现为低热且抗生素治疗无效；合并感染时多为高热。

3. 贫血　出现较早，且呈进行性加重，主要由骨髓造血干细胞受抑制所致。患儿表现为面色苍白、乏力、活动后气促等。

4. 出血　以皮肤和黏膜出血较为多见，表现为出血点、瘀点、瘀斑、紫癜、鼻出血、齿龈出血，消化道出血和血尿。偶有颅内出血，是导致死亡的重要原因之一。出血的原因主要为：

（1）白血病细胞浸润骨髓，巨核细胞受抑制使血小板的生成减少和功能降低。

（2）白血病细胞浸润肝脏,肝功能受损致纤维蛋白原、凝血酶原和凝血因子V等生成不足。

（3）感染和白血病细胞浸润,毛细血管受损使得血管通透性增加。

（4）并发弥漫性血管内凝血。在各型白血病中,以M3型白血病出血最为严重。

5. 白血病细胞浸润引起的症状和体征

（1）肝大、脾大、淋巴结肿大:白血病细胞浸润可致肝大、脾大、淋巴结肿大,可有压痛,以急性淋巴细胞白血病较为显著。全身浅表淋巴结轻度肿大,多局限于颈部、颌下、腋下和腹股沟等处;纵隔淋巴结肿大时可出现呛咳、呼吸困难和静脉回流受阻等压迫症状。

（2）骨和关节浸润:儿童骨髓多为红髓,易被白血病细胞侵犯,因此患儿骨、关节疼痛较为常见,骨、关节疼痛多见于急性淋巴细胞白血病。部分患儿以骨、关节疼痛为首发症状,主要与骨髓腔内白血病细胞大量增生、压迫和破坏邻近骨质及骨膜浸润有关。

（3）中枢神经系统浸润:白血病细胞侵犯脑实质和/或脑膜时即会引起中枢神经系统白血病(central nervous system leukemia, CNSL)。由于多数化疗药物不能透过血脑屏障,因此中枢神经系统可成为白血病细胞的"庇护所",使CNSL的发生率增高。急性淋巴细胞白血病尤其多见,是导致急性白血病复发的主要原因。CNSL常出现颅内压增高症状,头痛、呕吐、嗜睡、视神经乳头水肿等;浸润脑膜时出现脑膜刺激征;浸润脑神经核或神经根时可引起脑神经麻痹;浸润脊髓时可引起截瘫;除此之外,也可有惊厥、昏迷。脑脊液检查可见白血病细胞。

（4）睾丸浸润:白血病细胞侵犯睾丸时会引起睾丸白血病(testis leukemia, TL),多见于急性淋巴细胞白血病。睾丸白血病表现为单侧或双侧无痛性睾丸增大,变硬呈硬结节状肿块。由于化疗药物不易进入睾丸,睾丸内容易残留白血病细胞,是导致白血病复发的另一重要原因。

（5）绿色瘤:白血病细胞浸润眶骨、颅骨、胸骨、肋骨或肝、肾、肌肉等,在局部呈块状隆起即为绿色瘤,多见于婴幼儿的M1、M2、M4和M5。

（6）其他器官浸润:少数患儿有皮肤浸润;心脏浸润;消化系统浸润;肾脏浸润;齿龈和口腔黏膜浸润,并引起相应的症状和体征。

（五）实验室检查

1. 外周血象 红细胞及血红蛋白均减少,大多为正细胞正色素性贫血,网织红细胞数大多较低,少数正常。白细胞计数增高者占50%以上,其余正常或减少,分类以原始细胞和幼稚细胞为主。

2. 骨髓象 骨髓检查是确立诊断和评判疗效的重要依据。典型的骨髓象表现为该类型白血病的原始和幼稚细胞极度增生,幼红细胞和巨核细胞减少,少数患儿的骨髓象表现为增生低下。

3. 其他检查 如免疫学检查、组织化学、细胞遗传学检查等。

（六）治疗

急性白血病的治疗采用以化疗为主的综合治疗,治疗原则为早期诊断、早期治疗;严格分型、按照类型选用化疗方案;采用早期连续适度化疗和分阶段长期规范治疗方针。同时早期防治中枢系统白血病和睾丸白血病,重视支持疗法。

1. 化学药物治疗 化疗的目的是杀灭白血病细胞,解除白血病细胞浸润引起的症状,使病情缓解并巩固治疗效果以至治愈(表2-16)。

表 2-16　儿童白血病常用化疗药物简介

药物	主要作用	给药途径	剂量和用法*	毒性作用
强的松（Pred）	诱导淋巴细胞凋亡	口服	40~60mg/（m²·d），分3次	高血压，库欣综合征，骨质疏松，易感染
地塞米松（Dex）	诱导淋巴细胞凋亡	口服	6~10mg/（m²·d），分3次	同强的松
6-巯嘌呤（6-MP）	抗嘌呤合成，使 DNA 和 RNA 合成受抑制	口服	25~60mg/（m²·次），1次/d	骨髓抑制，肝损害
6-硫鸟嘌呤（6-TG）	同 6-MP	口服	同 6-MP	同 6-MP
环磷酰胺（CTX）	抑制 DNA 合成，使细胞停止在分裂期，阻止进入 S 期	静脉滴注	1g/（m²·次），1次/d，共1次 200~400mg/m²，每4~8周1次	骨髓抑制，脱发，出血性膀胱炎，肝损害，口腔炎
甲氨蝶呤（MTX）	抗叶酸代谢，阻止四氢叶酸生成，抑制 DNA 合成	口服 静脉滴注	25mg/（m²·次），1次/周 3~5g/（m²·次），维持24h，1次/2周	骨髓抑制，肝损害，皮肤黏膜炎，胃肠道反应，巨幼红样变
阿糖胞苷（Ara-c）	抗嘧啶代谢，抑制 DNA 合成，作用于 S 期	静脉滴注 皮下注射	2~3g/（m²·次），2次/d，共4~6次 100~200mg/（m²·d），分2次	骨髓抑制，脱发，口腔炎，胃肠道反应
柔红霉素（DNR）	抑制 DNA 和 RNA 合成	静脉滴注	30~40mg/（m²·次），1次/d，共2~4次	骨髓抑制，心脏损害，胃肠道反应，局部刺激症状
去甲氧柔红霉素（IDA）	抑制 DNA 合成	静脉滴注	10mg/（m²·次），1次/d，共2次	骨髓抑制，心脏毒性，肝损害，胃肠道反应
培门冬酰胺酶（PEG-ASP）	溶解淋巴细胞，分解门冬酰胺	肌内注射	0.2万 IU/（m²·次），1次/3周	肝损害，过敏反应，胰腺炎，氮质血症，高血糖，低血浆蛋白
长春新碱（VCR）	抑制 DNA 合成，阻滞细胞分裂	静脉推注	1.5mg/（m²·次），1次/周	周围神经炎，脱发
三尖杉酯碱（HHRT）	抑制蛋白质合成，水解门冬酰胺	静脉滴注	4~6mg/（m²·次），1次/d，共5~7次	骨髓抑制，心脏损害，胃肠道反应
依托泊苷/足叶乙苷（VP16）	抑制 DNA 和 RNA 合成	静脉滴注	100~150mg/（m²·次），1次/d，共2~3次	骨髓抑制，肝肾损害，胃肠道反应
全反式维甲酸（ATRT）	诱导分化剂，与 PML/RARa 融合基因结合	口服	30~60mg/（m²·d），分2~3次	维甲酸综合征

注：以上药物剂量和方法随治疗方案变化而不同。

（1）ALL 的化疗需经历阶段

1）诱导缓解：联合数种化疗药物，最大限度杀灭白血病细胞，尽快达到完全缓解（CR）。

2）巩固治疗：达到完全缓解后，最大限度杀灭微小残留病变，防止早期复发。

3）预防髓外白血病：由于大多数药物无法进入中枢神经系统、睾丸等部位，容易导致髓外白血病。预防髓外白血病可防止骨髓复发、治疗失败，使患儿获得长期生存。预防性治疗的常用方法有三联鞘内注射法（表 2-17）、大剂量甲氨蝶呤疗法等。

表 2-17 不同年龄三联鞘内注射法药物剂量

年龄	MTX/（mg·次$^{-1}$）	Ara-c/（mg·次$^{-1}$）	Dex/（mg·次$^{-1}$）
<12 个月	6	15	2.5
12~36 个月	9	25	2.5
≥36 个月	12.5	35	5

4）维持及加强治疗：巩固疗效、达到长期缓解或治愈。

（2）AML 的化疗需经历阶段

1）诱导治疗：与 ALL 相比，AML 的诱导化疗难度更大，并发症更多。

2）缓解后治疗：巩固治疗与根治性强化治疗。

2. 支持治疗 包括防治感染、成分输血、营养支持、集落刺激因子以及高尿酸血症的防治等。

3. 造血干细胞移植联合化疗 是目前根治大多数 ALL 和 AML 的首选方法，白血病移植时机要严格掌握。白血病移植时机：

（1）HR-ALL 第一次完全缓解（CR_1），MR-ALL 或 LR-ALL 化疗期间第二次完全缓解 CR_2。

（2）HR-AML CR_1；复发 AML CR_2。

（3）M3 治疗 1 年后融合基因仍持续阳性者。

附 2-11 留置针联合 Seldinger 技术行 PICC 置管

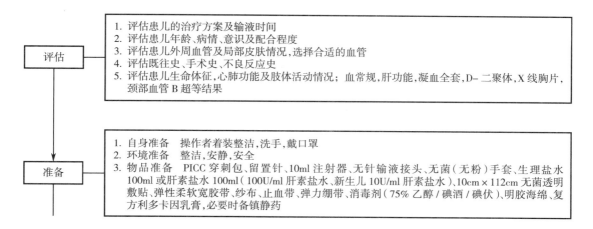

评估
1. 评估患儿的治疗方案及输液时间
2. 评估患儿年龄、病情、意识及配合程度
3. 评估患儿外周血管及局部皮肤情况，选择合适的血管
4. 评估既往史、手术史、不良反应史
5. 评估患儿生命体征，心肺功能及肢体活动情况；血常规，肝功能，凝血全套，D-二聚体，X 线胸片，颈部血管 B 超等结果

准备
1. 自身准备 操作者着装整洁，洗手，戴口罩
2. 环境准备 整洁，安静，安全
3. 物品准备 PICC 穿刺包、留置针、10ml 注射器、无针输液接头、无菌（无粉）手套、生理盐水 100ml 或肝素盐水 100ml（100U/ml 肝素盐水，新生儿 10U/ml 肝素盐水）、10cm×112cm 无菌透明敷贴、弹性柔软宽胶带、纱布、止血带、弹力绷带、消毒剂（75% 乙醇 / 碘酒 / 碘伏）、明胶海绵、复方利多卡因乳膏，必要时备镇静药

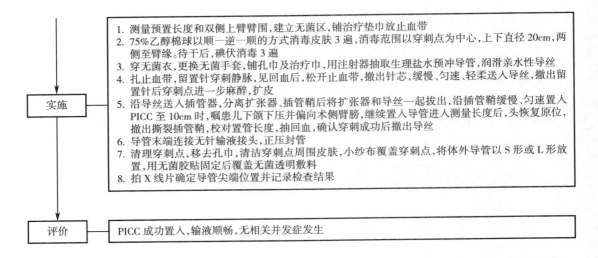

实施	1. 测量预置长度和双侧上臂臂围,建立无菌区,铺治疗垫巾放止血带 2. 75%乙醇棉球以顺—逆—顺的方式消毒皮肤 3 遍,消毒范围以穿刺点为中心,上下直径 20cm,两侧至臂缘。待干后,碘伏消毒 3 遍 3. 穿无菌衣,更换无菌手套,铺孔巾及治疗巾,用注射器抽取生理盐水预冲导管,润滑亲水性导丝 4. 扎止血带,留置针穿刺静脉,见回血后,松开止血带,撤出针芯,缓慢、匀速、轻柔送入导丝,撤出留置针后穿刺点进一步麻醉,扩皮 5. 沿导丝送入插管器,分离扩张器,插管鞘后将扩张器和导丝一起拔出,沿插管鞘缓慢、匀速置入 PICC 至 10cm 时,嘱患儿下颌下压并偏向术侧臂膀,继续置入导管进入测量长度后,头恢复原位,撤出撕裂插管鞘,校对置管长度,抽回血,确认穿刺成功后撤出导丝 6. 导管末端连接无针输液接头,正压封管 7. 清理穿刺点,移去孔巾,清洁穿刺点周围皮肤,小纱布覆盖穿刺点,将体外导管以 S 形或 L 形放置,用无菌胶贴固定后覆盖无菌透明敷料 8. 拍 X 线片确定导管尖端位置并记录检查结果
评价	PICC 成功置入,输液顺畅,无相关并发症发生

注 意 要 点

1. 锁骨下淋巴结肿大或有肿块侧、安装起搏器侧不宜进行同侧置管,患有上腔静脉压迫综合征的患者不宜进行置管

2. 宜选择肘部或上臂静脉作为穿刺部位,避开肘窝、感染及有损伤的部位;新生儿还可选择下肢静脉、头部静脉和颈部静脉

3. 有血栓史、血管手术史的静脉不应进行置管;放疗部位不宜进行置管

4. 核对确认置管医嘱、确认已签署置管知情同意书

5. 严格无菌操作,以穿刺点为中心消毒皮肤,直径≥20cm,铺巾,建立最大化无菌屏障

6. 用生理盐水预冲导管、检查导管完整性

7. 抽回血,确认导管位于静脉内,冲封管后选择透明或纱布类无菌敷料固定导管,敷料外应注明日期、操作者签名

8. 通过 X 线确定导管尖端位置

附 2-12　输液港的维护

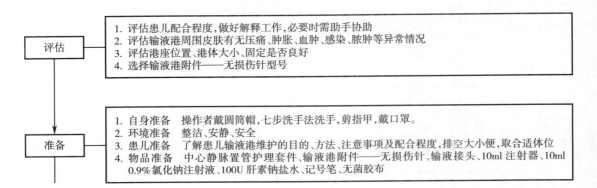

评估	1. 评估患儿配合程度,做好解释工作,必要时需助手协助 2. 评估输液港周围皮肤有无压痛、肿胀、血肿、感染、脓肿等异常情况 3. 评估港座位置、港体大小、固定是否良好 4. 选择输液港附件——无损伤针型号
准备	1. 自身准备　操作者戴圆筒帽,七步洗手法洗手,剪指甲,戴口罩。 2. 环境准备　整洁、安静、安全 3. 患儿准备　了解患儿输液港维护的目的、方法、注意事项及配合程度,排空大小便,取合适体位 4. 物品准备　中心静脉置管护理套件、输液港附件——无损伤针、输液接头、10ml 注射器、10ml 0.9%氯化钠注射液、100U 肝素钠盐水、记号笔、无菌胶布

实施

1. 患儿取舒适体位,暴露输液港部位
2. 打开中心静脉置管护理套件,戴无菌无粉手套,按无菌操作原则投放所需物品,抽吸 0.9% 氯化钠注射液 10ml 备用
3. 以港座为中心,用 75% 酒精棉棒按照顺—逆—顺的顺序,由内向外,螺旋式消毒皮肤 3 次,消毒直径≥15cm,充分待干
4. 用 2% 葡萄糖酸氯己定乙醇棉棒或 0.5% 碘伏溶液,消毒皮肤 3 次,方法同前。消毒面积大于贴膜并略小于酒精消毒面积,充分待干
5. 铺无菌洞巾,用含 0.9% 氯化钠注射液的 10ml 注射器连接无损伤针,排气后夹闭延长管。生理盐水预冲输液接头,备用
6. 一手以拇指、示指、中指固定港座;另一手持无损伤针轻柔地在港座的中心垂直穿刺,达储液槽的底部,有触底感即停止
7. 抽回血,以确定针头在输液港内,以脉冲方式冲洗输液港,夹闭延长管,移去注射器
8. 以穿刺点为中心,无张力放置无菌透明敷料,"塑形"针翼及导管凸起部位,按压整片透明敷料,边按压边去除纸质边框。蝶形交叉固定无损伤针,记录置针日期、时间及操作者,粘贴于透明敷料下缘
9. 采用高举平台法固定延长管及输液头

评价

掌握输液港的日常观察与护理要点及带港出院的注意事项;按要求及时维护;无相关并发症发生;完成静脉输液治疗

注 意 要 点

(一)输液港置针后

1. 告知患儿及家长应保持穿刺部位敷料及周围皮肤的清洁

2. 使用输液港期间敷料松动或潮湿应随时更换

3. 置入输液港针后,不输液情况下需每天冲管,保持管路通畅。每 5~7d 更换 1 次输液港针

4. 避免压迫或碰撞输液港处,以免港针刺破输液港底座

(二)输液港拔针后

1. 24h 后再取下医用敷料;局部清洗时不要过于用力

2. 治疗间歇期每 4 周对输液港进行冲管、封管维护 1 次

3. 保持输液港周围皮肤干燥,避免硬物对植入处皮肤的摩擦,避免压迫或碰撞植入部位

4. 避免使用同侧手臂提过重物品、过度活动

5. 观察植港处皮肤有无异常情况发生,有无出现胸痛、胸闷、上肢麻木及发热等不良反应

(何梦雪 张超琅 迟妍 张晓艳 肖嫔)

第九节　遗传代谢性疾病护理

一、遗传代谢性疾病概述

遗传代谢病（inherited metabolic diseases，IMD）是由于基因突变使合成的酶、受体、载体等蛋白功能缺陷，导致体内生化物质在合成、代谢、转运和储存等方面出现各种异常，从而产生一系列临床症状的疾病。

（一）遗传代谢病分类

遗传代谢病有多种分类方法，根据先天性代谢缺陷所累及的生化物质进行分类是比较常用的方法，可分为氨基酸代谢异常、碳水化合物代谢异常、脂肪酸氧化障碍、尿素循环障碍、有机酸代谢异常、核酸代谢异常、金属元素代谢异常、内分泌代谢异常、骨代谢异常等。还可根据先天缺陷影响的细胞器进行分类，可分为溶酶体贮积病、线粒体病、过氧化物酶体病等。

（二）遗传代谢病的发病机制

遗传代谢病代谢缺陷引起的病理生理改变的主要发病机制：

1. 因酶代谢缺陷，引起终末代谢产物缺乏，导致丧失正常生理功能。

2. 受累代谢途径的底物蓄积和／或旁路代谢产物大量产生从而导致代谢紊乱引起机体损害。

3. 异常代谢产物在细胞器内堆积，导致影响细胞功能，导致器官受损。

（三）遗传代谢病临床表现

遗传代谢病临床表现多样，缺乏特异性，不典型，全身各个器官均可受累，其中神经系统和消化系统表现往往较为突出。在生命周期的各个时期均可发病，可为急危重症起病，也可缓慢进展。对于不能用一般疾病解释的临床表现，应考虑遗传代谢病。

（四）遗传代谢病的实验室检查和诊断

遗传代谢病疾病种类繁多，病因复杂，临床诊断困难，必须依赖实验室检查，其中常规实验室检查提供诊断线索，确定诊断需要特异性的检测方法，包括生化代谢物检测、酶活性检测、分子检测、基因检测、染色体检测、影像学检测以及细胞形态学检查等。

遗传代谢病的诊断需要根据患儿详细的病史、家族史、母亲孕产史，细致的体格检查，结合常规实验室检查和特殊检查进行综合判断。

（五）遗传代谢病的治疗

随着医学的发展，遗传代谢病中有越来越多的疾病成为可以治疗的疾病，对于很多代谢障碍的遗传代谢病，及时正确的治疗，可以改善多数患儿的预后。

遗传代谢病总体的治疗原则是针对疾病造成的代谢异常进行调节，包括限制前体物质的摄入、减少毒性代谢产物堆积、补充缺少的代谢产物，保证各种营养物质的供给，具体有饮食治疗、药物治疗、酶补充治疗、细胞或器官移植以及基因治疗等。

二、甲基丙二酸血症

典 型 案 例

患儿,男,9个月4d,因"发现四肢松软3个月,腹泻10d,咳嗽3d"由门诊收入院。家长诉:患儿6个月时四肢松软,不会坐,可翻身,饮水偶有呛咳,无腹泻,未给予就诊,10d前患儿四肢松软无明显好转,仍不会独坐,且出现腹泻,呈黄、绿色稀便,可见奶瓣,偶见黏液,无脓血便,量不等,10~20余次/d。查体:T 37.4 ℃,P 168 次/min,R 36 次/min,BP 114/69mmHg,体重10kg,身高(长)67.5cm,头围44.5cm,神志清,反应弱,发育落后,皮肤可见陈旧性皮疹,双下肢较密集。脐周可见散在陈旧性破溃,表面结痂,左侧口角可见两枚直径约0.8cm斑疹,表面粗糙。肝脏肋下3cm,边缘较钝,剑突下2cm,质中等,肠鸣音无减弱及亢进,右手掌通贯掌,四肢肌力检查不配合,肌张力减低。责任护士接待,家长情绪焦虑。

（一）入院处置

1. 护理要点

（1）立即报告医生,评估患儿,包括生命体征,皮肤弹性,营养状况,发育状况。

（2）及时、准确填写入院护理评估单。

（3）协助医生尽早完善相关检验和检查,如尿常规、粪便常规、血液学检查等。

2. 关键点

（1）密切观察脱水症状:包括精神状态、皮肤弹性、口腔黏膜、前囟、眼窝、尿量,眼泪情况,关注血气分析及电解质情况,正确评估脱水程度。

（2）婴幼儿查体时不能配合,四肢肌力的评估应多次进行,综合考量。

病情和治疗

患儿吃奶欠佳,呕吐两次,呈非喷射性,呕吐物为奶液,量较多,哭时有泪,口唇稍干,考虑轻度脱水。给予葡萄糖氯化钠钾注射液输液泵维持补液治疗。患儿大便次数多,呈稀水样便,给予口服蒙脱石散止泻、酪酸梭菌二联活菌散调节肠道菌群,完善检查。

（二）呕吐、腹泻护理

1. 护理要点

（1）建立静脉通路,保证补液有效顺利进行,遵医嘱根据病情需要安排输液顺序及控制输液速度。

（2）口服止泻药和肠道菌群调节药物，观察大便次数、性状和量。

（3）准确记录 24h 出入量，及时评估脱水程度，保证出入量平衡，避免因入量不足而加重脱水。

（4）耐心喂养，使用适宜的奶嘴型号，喂奶后抱起拍背排气，患儿喂奶时头偏向一侧，避免呛咳，造成呕吐物误吸。

（5）做好臀部护理，大便后注意局部皮肤护理，温水清洗，避免用力擦拭，必要时给予皮肤保护油剂涂抹。

2. 关键点　准确评估脱水程度，评估患儿生理需要量以及液体丢失量，保证入量。

案例分析

病情和治疗

患儿四肢松软、发育落后，查体肝脏肿大，肌张力减低，化验血标本为同型半胱氨酸 >50.0μmol/L，显著高于正常值，血串联质谱及尿代谢筛查提示甲基丙二酸血症继发肉碱缺乏，伴轻度营养性贫血，考虑甲基丙二酸血症，为伴高同型半胱氨酸血症型。给予左卡尼汀注射液静脉应用补充肉碱，维生素 B_{12} 注射液肌内注射治疗，给予甜菜碱及亚叶酸钙口服治疗。

（三）甲基丙二酸血症护理

1. 护理要点

（1）及时配合医生完成基因检测，及早明确诊断。

（2）维生素 B_{12} 肌内注射，注意轮换注射部位并观察有无过敏反应。

（3）保证蛋白总摄入量，1.7~2.5g/（kg·d），其中天然蛋白为 1.0~1.5g/（kg·d），其余蛋白通过给予特殊配方奶粉或蛋白粉进行补充。

2. 关键点

（1）甲基丙二酸血症患儿预后与疾病类型、发病早晚及治疗的依从性相关，因此应尽早诊断，坚持治疗。

（2）避免近亲结婚，对于有家族史及先证者的家庭可进行 DNA 分析，并对胎儿进行产前诊断，进行遗传咨询。

（3）避免感染：本病患儿免疫功能低下，尤其在病情危重时，代谢紊乱、感染有可能诱发代谢危象，应注意保护，避免感染。

案例分析

病情和治疗

患儿四肢松软，9 个月仍不能独坐，发育落后，经盖泽尔儿童发育量表评定发育商（DQ）56。头颅 MRI：髓鞘化略延迟，大脑半球脑萎缩样改变，双侧额颞部蛛网膜下腔明显增宽，双侧侧裂池及大脑纵裂池增宽，胼胝体菲薄，故考虑诊断为精神运动发育迟缓。

（四）发育落后护理

1. 护理要点

（1）对患儿进行原发病治疗后应尽早开始进行感觉、运动功能康复训练,培养患儿语言认知能力训练,利于患儿的生长发育。

（2）安抚家长情绪,正确认识疾病,积极应对。

2. 关键点　积极开展康复训练,运用安全、正确的训练方法,减少疾病对生长发育的影响。

案例分析

出　院

入院后第十七天,患儿神志清楚,反应欠灵敏,咽部无充血,双肺呼吸音粗,未闻及干湿啰音,心腹查体未见异常体征,右手掌通贯掌,四肢肌张力减低。医嘱准给予出院。

（五）出院指导

1. 护理要点

（1）加强护理,免乳糖奶喂养至大便恢复正常,逐步添加辅食,避免感染,监测患儿生长发育情况。

（2）继续对症治疗:维生素 B_{12} 肌内注射,每周 2 次（每周周一、周四）;口服亚叶酸钙、甜菜碱、左卡尼汀口服液、维生素 AD 滴剂、复方醋酸钙颗粒;蒙脱石散、酪酸梭菌二联活菌散口服至大便恢复正常。

（3）定期监测血常规、肝肾功能、电解质、同型半胱氨酸、甲基丙二酸定量,定期复诊。

（4）尽早进行康复训练治疗。

2. 关键点　评估家长是否掌握各种药物服用方法及注意事项,复诊流程等。

案例分析

疾病相关知识

（一）概述

甲基丙二酸血症（methylmalonic acidemia, MMA）是一种常染色体隐性遗传病,主要是由于甲基丙二酰辅酶 A 变位酶自身缺陷或其辅酶钴胺素代谢缺陷,造成甲基丙二酸、3-羟基丙酸及甲基枸橼酸等代谢物异常蓄积引起的疾病。

（二）分型

本病根据酶缺陷类型分为甲基丙二酰辅酶 A 变位酶缺陷及其辅酶钴胺素代谢障碍两大类。钴胺素代谢障碍包括 6 类,分别为 cb1A、cb1B、cb1C、cb1D、cb1F、cb1H;还可以根据其表现分为单纯型甲基丙二酸血症和甲基丙二酸血症合并同型半胱氨酸血症 2 类。

（三）发病机制

甲基丙二酸是某些氨基酸和脂肪酸分解代谢途径中甲基丙二酰辅酶 A 的代谢产物，基因突变时，甲基丙二酸辅酶 A 变位酶及腺苷钴胺素活性下降从而导致甲基丙二酰辅酶 A 代谢受阻，旁路代谢产物异常堆积，引起脑、肝、肾、骨髓及心脏等多脏器损伤，其中以脑损伤为主，主要损伤机制包括线粒体功能障碍、神经元细胞凋亡、细胞骨架磷酸化改变及髓鞘形成障碍等脑神经结构损伤；神经节苷脂和突触可塑性异常等脑神经发育损伤；以及认知和行为改变等脑功能损伤。

（四）临床表现

甲基丙二酸血症患儿临床表现差异较大，部分经新生儿筛查确诊的患儿有代谢异常如血丙酰肉碱增高、尿中甲基丙二酸升高，但患儿没有临床症状，生长发育、神经智力正常，无酸中毒发作，此类患儿需长期随访观察。最常见的症状和体征是反复呕吐、嗜睡、惊厥、运动障碍、智力及肌张力低下。主要的临床表现可以分为两种。

1. 早发型　多于 1 岁内起病，其中重症患儿多见于新生儿期起病的患儿。以神经系统症状最为严重，可表现为惊厥、运动功能障碍以及舞蹈手足徐动症等，并常伴发血液系统异常，如巨幼细胞性贫血，部分患儿亦出现肝肾损伤。

2. 迟发型　此型患儿多在 4~14 岁出现症状，甚至于成年期起病，常合并脊髓、外周神经、肝、肾、眼、血管及皮肤等多系统损害，儿童或青少年时期表现为急性神经系统症状，如认知能力下降、意识模糊、智力落后等，甚至出现亚急性脊髓退行性病变。

根据患儿不同的分型，临床表现和发病时间也有区别，如 cb1A 和 cb1B 型患儿多在生后 1 个月后发病，cb1C 和 cb1D 在新生儿期至成年期均可发病，其中 cb1C 型患儿在国内最为常见，主要表现为巨幼红细胞贫血、生长障碍及神经系统症状。cb1D 型患儿发病较晚，无血液系统异常表现。cb1F 型患儿新生儿期出现口腔炎、肌张力低下和面部畸形，部分有血细胞形态异常。甲基丙二酰辅酶 A 变位酶缺陷患儿出生时可正常，在发热、感染、饥饿、疲劳、外伤等应激状态或高蛋白饮食、输血、药物等因素诱发下引起急性代谢紊乱，出现类似急性脑病样症状，如拒乳、呕吐、脱水、昏迷、惊厥、酸中毒、酮尿、低血糖、呼吸困难、肌张力低下并发脑病，早期死亡率极高，预后不良。

（五）辅助检查

1. 血、尿常规、血生化、血气分析　表现为血色素降低、全血细胞减少、酸中毒、血氨升高及乳酸升高。

2. 血氨基酸谱及酰基肉碱谱检测　血丙酰肉碱及乙酰肉碱比值增高，部分伴同型半胱氨酸血症患儿血蛋氨酸水平降低。

3. 尿有机酸检测　尿甲基丙二酸及甲基枸橼酸增高，可伴 3-羟基丙酸增高。

4. 头颅 MRI　扫描常见对称性基底节损害，MRI 示双侧苍白球信号异常，可表现为脑白质脱髓鞘变性、软化、坏死、脑萎缩及脑积水等。

5. 脑电图　伴抽搐患儿脑电图主要呈高峰节律紊乱、慢波背景伴痫样放电，部分无抽搐患儿脑电图为局灶性样放电和慢波背景。

6. 其他分型试验或检查　维生素 B_{12} 负荷试验、血同型半胱氨酸检测、基因突变检测。

（六）诊断和鉴别诊断

1. 诊断　由于患儿临床差异较大，尿酮体测定、血常规化验、血气分析、血氨、血糖等检查有助于诊断,确诊的检查是血串联质谱提示血丙酰肉碱及乙酰肉碱比值增高,尿气相色谱质谱示甲基丙二酸、甲基枸橼酸和 3-羟基丙酸显著增加。分型根据血同型半胱氨酸检测、维生素 B_{12} 负荷试验或基因检测。

2. 鉴别诊断

（1）继发性甲基丙二酸血症:多由于母亲慢性胃肠和肝胆疾病、恶性贫血、营养障碍及长期素食,导致患儿维生素 B_{12} 和叶酸缺乏,其临床表现与甲基丙二酸血症类似,结合母亲病史、血液维生素 B_{12}、叶酸、同型半胱氨酸测定,可作为鉴别诊断的首选方法。

（2）丙酸血症:是由于丙酰 CoA 酶羧化酶活性缺乏,导致体内丙酸及其代谢产物前体异常蓄积所致。临床表现与甲基丙二酸类似,均无特异性。其血结果与甲基丙二酸难区别,需要依据尿有机酸鉴别,丙酸血症患儿尿 3-羟基丙酸及甲基枸橼酸增高,甲基丙二酸血症正常。

（七）治疗

根据不同时期、不同类型及合并症情况,对患儿进行药物、饮食及肝移植治疗。治疗原则为减少甲基丙二酸及其旁路代谢产物的生成和加速其清除。

1. 急性期治疗 以纠正代谢紊乱、稳定内环境、保护器官为主。治疗中需严密监测患儿生命体征,及时掌握血糖、血氨、血气分析及电解质情况。

（1）饮食控制:急性期应完全限制天然蛋白摄入,以特殊配方营养粉代替,但时间不应该超过 48h,24h 之后应逐渐开始食用含有蛋白质的食物,自低剂量开始补充。患儿往往喂养困难,急性期患儿存在吞咽困难,容易发生呛咳,必要时可以采用鼻饲喂养,保证营养摄入,改善代谢。

（2）液体治疗:患儿入量不足时需通过静脉补充葡萄糖及电解质,维持能量及电解质平衡,必要时给予脂肪乳,为保持血糖正常,可同时给予胰岛素静脉泵维持。患儿出现酸中毒时,应给予碳酸氢钠纠正,同时需密切监测患儿病情,避免发生高钠血症、脑水肿或脑出血等严重并发症,同时监测电解质,及时补钾,避免发生低血钾。输液时注意患儿心肾功能,控制液体量及速度。

（3）药物治疗:患儿常合并继发性肉碱缺乏,可静脉应用左卡尼汀注射液,促进有机酸经尿液排泄,高血氨时须应用降血氨的药物,如精氨酸等。

（4）透析治疗:如果血氨过高,药物治疗不能使之降低时,应考虑血液透析或血液过滤。

2. 长期治疗

（1）药物治疗

1）对维生素 B_{12} 反应好的患儿,通过规律肌内注射维生素 B_{12},适当限制天然蛋白质,补充特殊配方饮食,可维持患儿代谢稳定及生长发育。

2）急性期后,患儿需长期口服左卡尼汀药物,促进甲基丙二酸代谢。

3）监测患儿营养状况,必要时补充营养素,避免微量营养素和矿物质缺乏。对于合并严重营养不良、生长激素缺乏、体格发育落后等患儿,需要定期监测,必要时给予相应干预。

4）患儿出现代谢性酸中毒、合并癫痫、贫血、心肌损伤、肝损伤、肾损伤时,给予对症药物治疗。

（2）饮食治疗:部分患儿包括维生素 B_{12} 治疗无效者以饮食治疗为主,通过限制天然蛋白质,补充特殊配方营养粉、母乳等,保证充足的能量摄入,同时减少代谢毒物的产生。天然蛋白的摄入量存在个体差异,需要根据患儿年龄、性别、生长发育速度、代谢稳定性和疾病严重程度而定,临床中需要通过监测血氨基酸,以饮食和药物治疗。开始添加辅食后,应注意增加食材种类,增加蔬菜摄入量,食用加工食品时,注意营养成分表,保证患儿生长发育所需蛋白质、热能、膳食纤维及其他营养素。

（3）康复训练:出现神经运动系统功能损伤的患儿需要尽早进行功能康复训练和语言认知能力培养,以利于患儿的生长发育。

（4）监测评估和管理:治疗中注意监测患儿生长发育状况,评估精神运动发育情况。定期检测血液、尿液等相关检查。生活中注意避免劳累,做好保护,避免感染;少食多餐,规律进食。当发生感染如发热、腹泻时,注意血、尿的检测,预防代谢危象的发生。

三、先天性肾上腺皮质增生症

案例分析

典 型 案 例

患儿,男,38d,因"发现皮肤黑1个月余,呕吐伴低钠、高钾1d"入院。家长诉:患儿于出生后发现皮肤黑,未给予重视,入院前1d无诱因呕吐4次胃内容物,精神萎靡,尿少,不伴腹泻、抽搐、青紫,于当地医院就诊。血常规:WBC $9.68×10^9$/L、Hb 101g/L、PLT $1\,072×10^9$/L。生化检查: Na^+ 127mmol/L, K^+ 7.8mmol/L。血气分析:pH 7.306、 HCO_3^- 14mmol/L。患儿无发热,无呼吸困难,平时奶量30ml/次,8~9次/d,出生后体重增加不良。患儿1d来精神欠佳,眼神欠灵活,食欲缺乏,全天摄入奶量60ml。查体:T 36.5℃、P 156次/min、R 28次/min, BP 55/35mmHg,头围33cm,身长52cm,体重3kg,营养不良貌,皮下脂肪菲薄,皮肤稍干燥,前囟稍凹陷,全身皮肤色素沉着,以口唇、乳晕、阴囊为著,阴茎稍长3.5cm,周径2.5cm。

（一）入院处置

1. 护理要点

（1）立即报告医生,评估患儿生命体征、面色、有无脱水征(前囟、眼窝、尿量、皮肤弹性)、纳奶情况、末梢循环、全身皮肤颜色、外生殖器、体重。

（2）发现精神状况差、摄奶量少、末梢凉,有脱水征等症状,遵医嘱立即静脉采集血标本、开放静脉通路、遵医嘱静脉补液、给予心电监护。

（3）先采集血标本,再做其他检查。

2. 关键点

（1）如患儿精神萎靡、抽搐、脱水、休克等,做好抢救准备。

（2）准确记录24h出入量。

（3）血标本要急送并追查结果。

案例分析

病情和治疗

CT：肾上腺增大。急查血生化：Na^+ 128mmol/L，K^+ 7.3mmol/L，血糖 3mmol/L。血气分析：pH 7.295，HCO_3^- 13mmol/L，剩余碱（BE）-9mmol/L，提示存在肾上腺危象，给予氢化可的松 50mg/（m^2·次），静脉泵入，1 次 /8h，同时补充生理盐水及葡萄糖水扩容治疗。生理盐水 10~20ml/kg，0.5~1h 静脉滴注，5% 等张糖盐水 24h 需要量约 100ml/kg，根据生命体征及进食情况调整输液剂量。

（二）肾上腺危象的护理

1. 护理要点

（1）患儿出现恶心、呕吐、腹泻、脱水、血压下降、心率加快、低血糖、神志淡漠、低血容量性休克、抽搐、昏迷等肾上腺危象症状时立即通知医生。

（2）遵医嘱给予抗休克和纠正电解质紊乱治疗，如给予生理盐水补充血容量，观察血容量灌注指标的改善（心率、脉搏力度、血压、神志、体温和尿量、末梢循环）。

（3）高钾、低钠血症时遵医嘱用药。

1）应用氢化可的松时注意：此药对静脉刺激性较大，为保证药物能及时有效地应用，护士应认真评估患儿静脉条件，避免在头部留置套管针，尽早行中心静脉置管或 PICC 置管，避免药液外渗。

2）静脉输注氢化可的松时，滴速不可过快，一般要维持 1h。

3）观察心电图变化，主要判断有无高钾的改变，包括 P 波低平，高尖的 T 波，防止高钾导致心搏骤停。

（4）监测血气、血糖、电解质变化，了解患儿脱水及酸中毒纠正情况，准确记录出入量。

2. 关键点

（1）早期识别肾上腺危象表现。

（2）尽快开放静脉通路，遵医嘱皮质醇制剂在诊断后 15min 内即刻足量给予。

（3）治疗过程中使用注射泵严格控制输液速度，防止液体入量过多造成肺水肿或心力衰竭。

（三）呕吐护理

1. 护理要点

（1）患儿呕吐时取右侧卧位，抬高头肩部 30°，头偏向一侧，及时清除呕吐物，避免误吸引起窒息。注意观察患儿面色、呛咳及呼吸道通畅情况。如有少量呕吐物误吸，即轻拍背部，协助患儿排出呕吐物，必要时迅速用吸引器吸引。

（2）观察呕吐的时间，呕吐是否呈喷射状、量、颜色、气味及内容物性质，呕吐的急缓或持续时间，与吃奶、服药的关系，呕吐次数，呕吐前是否有恶心等做好记录。

（3）呕吐后立即将口腔、鼻腔的呕吐物清理干净，护理时避免刺激舌、咽喉、上腭等，以免诱发恶心、呕吐。

（4）及时更换衣服、被褥，将呕吐物清理干净，保持皮肤清洁。

（5）开窗通风,保持室内空气新鲜。

2. 关键点　呕吐严重者注意是否有低血容量性休克的表现。

（四）喂养护理

1. 护理要点

（1）喂养困难或拒食患儿,可选择滴管少量多次喂服,保证热量摄入。

（2）喂奶后抱起患儿,轻拍背部 15min。

2. 关键点

（1）为保证患儿的营养供给,必要时给予鼻饲喂食。

（2）家长注意手卫生,防止患儿消化道感染。

案例分析

病情和治疗

入院第二天,生化检查:K$^+$ 5.3mmol/L、Na$^+$ 130mmol/L、血糖 3.5mmol/L、皮质醇 2.1pg/ml、ACTH 156pg/ml;其中性激素:雌二醇 <18.35pmol/L、促黄体生成素 <0.100IU/L、促卵泡成熟激素 0.78IU/L、催乳素 12.82ng/ml、睾酮 1.5nmol/L、孕酮 6.8nmol/L,在正常范围内。患儿精神反应较前好转,纳奶较前好转,50~60ml/ 次。给予氢化可的松 50mg/（m^2·次）,静脉滴注治疗,1 次 /12h;并给予 9α- 氟氢可的松 0.05mg 口服,2 次 /d;浓氯化钠 1g/d 口服,监测电解质变化。

（五）皮肤护理

1. 护理要点

（1）患儿皮下脂肪菲薄,因此心电监护期间,应定期更换电极片及血氧探头位置,防止皮肤过敏及受压。告知家长不要过紧的搂抱患儿,防止电极片及探头压伤皮肤。

（2）患儿消瘦,营养不良,易出现皮肤完整性受损,需加强皮肤护理。保持全身皮肤清洁,大小便后及时更换尿裤,选用吸湿性较好的柔软尿裤。

2. 关键点

（1）电极片位置每天更换。

（2）血氧探头位置每 4h 更换。

案例分析

病情和治疗

入院第五天患儿精神反应好,前囟饱满,皮肤弹性好,摄入奶量每次 80~90ml。医嘱改为口服药物:氢化可的松 1.25mg,3 次 /d;9α- 氟氢可的松 0.1mg,2 次 /d;浓氯化钠 1g/d,口服。

（六）用药护理

1. 护理要点

（1）为保证用药的准确性,将片剂研磨成粉并溶于水,抽取准确剂量后喂服。

（2）9α-氟氢可的松置于25℃以下储存。

（3）按时服用浓盐水,可分次加在奶或水里服用。

（4）给患儿家长讲解激素类药物相关知识,提高家长的依从性。指导家长掌握喂药方法,准确给药并学会观察药物的作用及不良反应。

2. 关键点

（1）保证用药剂量的准确、定时给药,不可自行停药。

（2）药物剂量

1）糖皮质激素:首选氢化可的松,用量10~15mg/（m²·d）,分3次给药。

2）盐皮质激素:首选9α-氟氢可的松。用量0.05~0.2mg/d,分1~2次给药。

（3）服用激素类药物,应注意补钙及维生素D,加强生活护理,避免感染。

（七）预防感染护理

1. 护理要点

（1）严格无菌操作。

（2）加强患儿的基础护理,注意保持患儿全身皮肤清洁干燥,勤剪指甲,防止患儿抓伤皮肤。

（3）注意奶具消毒、口腔护理。

（4）保持病房通风、保持适宜的温湿度,控制陪护人数,避免交叉感染。

2. 关键点

（1）患儿年龄小,注意保护性隔离。

（2）接触患儿前后要注意手卫生,防止交叉感染。

（八）健康教育

1. 护理要点

（1）根据家长的年龄、职业、知识水平、理解能力,针对性的讲解该病的相关知识,解答家长的疑问,使其对疾病有科学、理性的认识,树立治疗疾病的信心,从而与医护人员互相配合,使患儿得到最及时、最有效的治疗。

（2）新生儿先天性肾上腺皮质增生症病情严重,影响性发育,终生需激素治疗,家长难以接受,产生焦虑、忧虑等情绪,医护人员应主动与家长交流,给予关心和安慰。

2. 关键点

（1）与家长建立平等信任的关系,遵循尊重的原则,增强家长积极应对疾病的信心。

（2）对教育的效果进行积极反馈,使家长以更积极的心态参与治疗。

案例分析

出　　院

患儿精神好,T 36.5℃,R 31次/min,P 136次/min,BP 70/40mmHg,体重3.7kg,吸吮有力,奶量90~100ml/次,无恶心、呕吐,康复出院。

（九）出院指导

1. 护理要点

（1）注意天气变化，及时增减衣物，少去公共场所，预防感染。

（2）指导家长学会识别病情变化，患儿在发热、感染、创伤、手术等应激情况下，增加药物剂量，一般需要达到维持量的 3~5 倍，防止肾上腺危象发生。当患儿出现厌食、呕吐、精神不振甚至昏迷时，应警惕肾上腺危象，立即就医。

（3）告知家长激素治疗不足的表现，如病情得不到控制，容易出现肾上腺危象并影响生长发育。激素过度的迹象，如皮质醇增多导致肥胖、高血压、骨质疏松、代谢紊乱等。

（4）告知家长复诊计划及其定期随访的重要性：治疗开始时每 1~3 个月复查 1 次，剂量调整好后 3~6 个月复查 1 次。动态监测患儿以下指标：身高、体重和第二性征的发育，2 岁起（每 1~2 年拍摄 X 线腕骨片）、雄激素水平（每 6~12 个月测血 17- 羟孕酮、ACTH 等）、血电解质等。

（5）告知家长早期治疗及手术矫正畸形对患儿的生理及心理健康的重要性，目前研究认为最佳手术时间为 2~6 个月。

（6）家长如有再生育子女的计划，做好 DNA 基因检测和新生儿筛查，早发现早干预。

2. 关键点　评估家长是否掌握出院注意事项。

案例分析

疾病相关知识

（一）概述

先天性肾上腺皮质增生症（congenital adrenal hyperplasia, CAH）是一组以肾上腺皮质细胞类固醇激素合成障碍为主要特征的常染色体隐性遗传性疾病。总体发病率为 1∶（10 000~20 000 活产婴儿），因地区、人种和性别而异。2002 年上海地区首个进行新生儿筛查 21- 羟化酶缺陷（21-OHD），2007 年国内开始全面筛查并得出 CAH 患病率为 1∶16 466~1∶12 200。目前已明确的皮质醇合成通路中酶的缺陷有 6 种类型，同一个酶的缺陷也可因突变基因型不同使酶缺陷程度不一。CAH 的总体诊断和处理包括产前诊断、新生儿筛查、不同酶缺陷的诊治方式，婴儿期肾上腺危象的预防和处理，儿童期为保证正常线性生长的治疗，青春期为保证正常青春发育和远期生殖能力的处理，远期代谢合并症的预防和监控，心理和生活质量的干预。其中失盐型 CAH 在婴儿早期因肾上腺危象导致的死亡率可达 4%~10%。新生儿筛查和早期诊治可使死亡率下降。

（二）病因

与所有酶缺陷的遗传代谢病一样，不同酶缺陷的 CAH 将发生相应类固醇激素（终产物）的缺乏和所缺陷酶的相应阶段的前体（中间代谢产物）堆积和旁路代谢亢进所致产物增多，引起不同的相应症状。目前较明确的 6 种酶的缺陷，分别发生不同相应型别的 CAH。其中最常见的是 21-OHD，占 95%；其次为 11- 羟化酶缺陷、17α- 羟基脱氢酶、17, 20 裂解酶缺陷和 3β- 羟基脱氢酶缺陷，分别占 1% 左右；此外还有胆固醇侧链剪切酶、类固醇快速调节蛋白（StAR）缺陷。近年还发现了肾上腺皮质氧化还原酶（POR）缺陷。这些酶所编码的基因均已被克隆,结构和功能的关系大多已明确;对指导临床诊治和遗传咨询有积极的指导意义。

（三）诊断

按肾上腺皮质类固醇合成异常状况 CAH 总体临床发病表现可依据以下三大类临床表现作为诊断线索:婴幼儿期失盐、雄激素合成过多和雄激素合成不足导致男性生殖器男性化不全和青春期发育障碍。

由于 21-OHD 是最常见的类型,以下内容主要是 21-OHD 的诊治,诊断需依据临床表现、内分泌激素检查综合判断,必要时进行基因诊断。

1. 临床症状和体征

（1）失盐表现:21-OHD 失盐型患儿在出生后 2~4 周内或婴儿早期发病,在有或无诱因时表现为急性低血容量性休克的肾上腺危象,部分患儿的危象由应激因素诱发,如轻重不等的感染、外伤、手术甚至预防接种。肾上腺危象是致命的内分泌急症疾病,有不同程度的急性血容量低下伴以低血钠和高血钾为主的电解质紊乱,低血容量性休克和脱水表现（见于 90% 以上患儿）,血压下降、心率加快、神志淡漠、昏迷或抽搐、皮肤黏膜色素增生,未及时诊治可致命。慢性失盐表现为软弱无力、慢性脱水状态、体重不增、恶心呕吐、腹泻和喂养困难。

（2）雄激素合成过多表现:女性患儿（46,XX）出生时有不同程度的外阴男性化。轻者出生时仅轻度阴蒂肥大,随年龄增长而加重。严重者阴蒂似阴茎,外阴酷似完全性阴囊型尿道下裂伴隐睾的男性（但有完全正常的女性内生殖器卵巢和子宫、输卵管等结构）。中间状态为阴蒂肥大伴不同程度的大阴唇背侧融合和阴囊化,尿道、阴道分别开口或共同一个开口。迟发型在青春期因多毛、阴毛早生、阴毛浓密和/或似男性倒三角状分布,嗓音低沉,甚至无女性性征发育或原发性闭经就诊。男性患儿（46,XY）出生时外阴无明显异常,使新生儿期失盐危象时易忽视对本症的诊断。2 岁后开始（早迟不一）发生阴茎增大伴阴毛早生等外周性性早熟表现。两性幼儿期都可有体毛增多、阴毛早生和多痤疮。

（3）其他:不同程度的皮肤、黏膜颜色加深,位于齿龈、外阴、乳晕、掌纹和关节皱褶部位;部分患儿可无皮肤、黏膜颜色加深。

（4）不同型别的表现:典型的 21-OHD 大多以失盐或伴雄激素过多表现起病,但因基因型复杂使临床表现呈现出轻至典型严重的宽阔谱带。结合诊治需要,一般将 21-OHD 分为 3 个类型:

1）典型失盐型:呈严重失盐伴不同程度的雄激素增高表现。

2）单纯男性化型:以不同程度的雄激素增高为主要表现,无明显失盐。应激事件可诱发危象。

3）非典型或称迟发型:一般无症状,多因阴毛早生、骨龄提前或月经稀发,原、继发闭经等就诊。

2. 辅助检查

（1）染色体核型分析:对有失盐危象的新生儿或婴儿,不论有无外阴性别模糊都需作染色体核型分析。某些伴肾上腺发育缺陷的患儿可以是 46,XY 的 DSD。如 *SF-1*（*NR5A1*）基因突变的男性患儿,以失盐起病,外阴可以完全似女性。

（2）生化改变：典型的 21-OHD 失盐型患儿未经皮质醇补充治疗或替代不足时有不同程度的低钠和高钾血症，可伴酸中毒和低血糖。血容量不足有高钾血症时疑似失盐型的 CAH。

（3）内分泌激素

1）血清皮质醇和 ACTH：早上 8:00 皮质醇低下、ACTH 升高支持原发性皮质醇合成减低。但酶活性减低程度轻者，二者都可以在正常范围内，尤其非应激情况下。对 3 月龄以下，睡眠 – 觉醒节律未建立的婴儿，不强调早上 8:00 抽血，在患儿白天清醒时抽血为宜。

2）血清 17- 羟孕酮（17-OHP）：17-OHP 升高是 21- 羟基脱氢酶缺陷重要的激素改变，是诊断和治疗监测的重要指标。17-OHP 基础值因年龄、性别和酶缺陷类型和程度而异，需参照按年龄的正常参照值判断。该激素有昼夜的变化，一般上午较高，故血标本不迟于早上 8:00 抽取为宜。按 2010 年欧洲内分泌学会临床指导委员会发布的《21- 羟化缺陷的临床应用诊治指南》，17-OHP 对诊断 21-OHD 的参照值如下。

按基础的 17-OHP 值划分为 3 个区段指导诊断和分型：

17-OHP>300nmol/L（10 000ng/dl）时考虑为典型的 21-OHD（包括失盐型和单纯男性化型）。

17-OHP 在 6~300nmol/L（200~1 000ng/dl）时考虑为非典型的 21-OHD。

17-OHP<6nmol/L（200ng/dl）时不太支持 CAH 或为非典型的 21-OHD。但临床疑似诊断时，则应和第二种情况一样，均需作 ACTH 激发试验，按激发值判断。对第 2、3 种基础值需做激发试验时，按 ACTH 激发后的 17-OHP 建议判断界值如下。

17-OHP>300nmol/L（10 000ng/dl）时考虑为典型的 21-OH 缺陷，在 31~300mmol/L（1 000~10 000ng/dl）时考虑为非典型的 21-OH 缺陷，17-OHP<50nmol/L（1 666ng/dl）时不支持 21-OH 缺陷的诊断，或者考虑为杂合子携带者（需基因诊断确定）。

3）血清雄激素：判断血清中肾上腺来源的雄激素［雄烯二酮、硫酸去氢表雄酮（DHEAS）和睾酮］的测值时需注意年龄变化规律，尤其是男孩宜按照年龄的正常参照值判断。21-OHD 患儿改变较敏感和显著升高的是雄烯二酮，其次是睾酮。DHEAS 升高的敏感性和特异性不强。

男孩生后 7~10d 内因小婴儿胎儿睾丸受胎盘 HCG（人绒毛膜促性腺激素）影响，血清雄激素可达青春期水平，其后下降，至 1 个月后又可因小青春期再度升高，但此时还可伴 LH 和 FSH 的升高。

4）肾素 – 血管紧张素和醛固酮：典型失盐型 21-OHD 患儿的肾素活性（PRA）升高，但 PRA 并非是诊断 21-OHD 的特异性指标。而 PRA 低下时可除外 21-OHD 的诊断；对单纯男性化型的 21-OHD，患儿 PRA 升高是 $9\alpha-$ 氟氢可的松替代的依据；醛固酮低下支持 21-OHD，但至少有 1/4 的 21-OHD 患儿的醛固酮在正常范围内；如 PRA 和醛固酮在正常范围，不能排除 21-OHD 诊断；新生儿和婴儿有生理性醛固酮抵抗，测得高值时易被误导。

（4）影像学检查：对出生时性别模糊者应按性发育障碍 DSD 的诊断流程，在出生后 1 周内作 B 超检查有无子宫（女性患儿因受母亲雌激素影响，在生后 2 周内子宫增大，B 超能清晰显示）。这在染体核型分析结果出来之前对性别判别有参考意义。儿童期起病者 B 超和 CT/MRI 等可显示双侧增大的肾上腺，可与肾上腺肿瘤或其他肾上腺发育不良、萎缩所致皮质醇减低鉴别；部分婴儿和新生儿患儿也可见增大，但可以是正常大小。如 MRI 显示肾上腺有类脂样密度，可提示类脂增生性 CAH 诊断。

（5）基因检测：对临床高度疑似，但实验室检查结果不典型者，可做相应基因检测以获确诊。

3. 分型按照临床和实验室检查结果，综合判断诊断不同 CAH 类型和 21-OHD 的相应分型，以制订治疗方案。不同类型的 CAH 的临床和生化、内分泌激素改变，因酶缺陷不同而异。部分类似 21-OHD，但有些以低雄激素血症为主要就诊原因。

（四）鉴别诊断

21-OHD 的鉴别诊断应考虑与其他类型的 CAH 的鉴别和与非 CAH 的皮质醇合成减低的疾病鉴别。

1. 21-OHD 与其他类型的 CAH 的鉴别　有 17-OHP 升高的 CAH 类型的鉴别诊断如下：

（1）11-羟化酶缺陷：是首个需鉴别的。它也有高雄激素血症，不但无失盐，反而是水钠潴留和高血压。高血钠、低血钾，肾素-血管紧张素低下，类似醛固增多症。

（2）P450 氧化还原酶缺陷（POR）：该酶缺陷也有 17-OHP 升高。女婴出生时外阴男性化（宫内雄激素代谢异常），但出生后不再加重，常有肾上腺危象。POR 患儿的雄激素低下是与 21-OHD 重要的鉴别点。

2. 肾上腺皮质肿瘤儿童　肾上腺皮质肿瘤常表现为性激素分泌增多，伴或不伴皮质醇分泌增多。肿瘤患儿皮质醇可正常或升高，ACTH 明显低下是鉴别要点。在新生儿或婴儿早期发病者多以高雄激素血症表现起病并可常伴有 17-OHP 升高。因肿瘤细胞内 P450 酶系的表达是无序的，雄激素升高的种类不平衡，如脱氢表雄酮（DHEA）在肿瘤可显著升高而有别于 21-OHD。虽然影像学检查可以发现肿瘤，但因受检查设备分辨的敏感度和特异度，肿瘤大小、性质和部位的影响，单次影像学结果可能不会发现肾上腺占位病变。对暂不能除外肿瘤，但雄激素不能被地塞米松抑制以及高雄激素临床表现呈进展性的患儿需复查和密切随诊。

3. 其他病因的先天性肾上腺发育不良　其他遗传性肾上腺发育缺陷疾病也可在新生儿或婴儿早期以失盐危象发病。致肾上腺发育不良的遗传性疾病有甾体生成因子-1（steroidogen-ic factor-1，SF-1，NR5A1）基因突变。46，XY 患儿，表型女性或间性，尿生殖窦永存，不同程度的睾丸发育异常，可有异常的米勒管和华氏管结构。另一个在男婴常见的遗传性肾上腺发育缺陷是核受体转录因子-1（nuclear receptor transcription factors，DAX-1/NROBI）基因突变，呈 X-性连锁遗传。除肾上腺皮质醇减低外，青春期伴低促性腺激素性性腺功能异常，无高雄激素血症。但在小青春期年龄，雄激素可与正常儿类同。

4. 单纯性阴毛早发育　对儿童期呈阴毛早生起病的 21-OHD 需与单纯性阴毛早发育鉴别，尤其女孩。鉴别意义在于单纯性阴毛早发育不需要治疗，如是不典型 21-OHD，则要按需干预。ATHC 激发后的 17-OHP 测值是主要诊断依据。

（五）治疗

21-OHD 和所有类型的 CAH 的主要治疗是皮质醇补充治疗。治疗的目标是防止肾上腺危象和抑制 21-OHD 和 11-OHD 的高雄激素合成，以保证未停止生长的个体有尽可能正常的线性生长和青春发育；对已发育者需最大限度地维护正常生殖功能。对非典型的一般不需治疗，除非症状明显，如骨龄快速进展或明显的高雄激素血症和继发多囊卵巢综合征等。

1. 长期补充治疗方案　为避免对生长的抑制,对未停止生长的患儿,应该使用氢化可的松,不宜应用长效的制剂(如泼尼松、甲泼尼龙甚至地塞米松)。按体表面积计算出的一天总量至少分3次给予。对失盐型,除了氢化可的松外,必须联用理盐作用强的$9\alpha-$氟氢可的松。氟氢可的松的剂量宜个体化,剂量为$30\sim75\mu g/d$,酌情可用至$150\mu g/d$,对严重的难以控制的失盐可酌情再增。应用氟氢可的松,用量大时须严密监测临床和生化改变,防止过量的不良反应(如低血钾、血压升高等)。对2岁以下患儿还需额外补充氯化钠$1.0\sim3.0g/d$。有应激事件时需增加氢化可的松的剂量,如发热、感染性疾病、手术麻醉、外伤或严重的心理情绪应激。对已达成年身高的患儿可以个体化地应用长效的皮质醇制剂,但需严密监测库欣综合征表现。对失盐型、即使达成年身高,氟氢可的松也需照旧补充。

2. 外科手术时,皮质醇制剂剂量的建议　需要接受手术和麻醉时,增大皮质醇剂量并补充氯化钠。手术当天和其后$3\sim4d$内监测血电解质2次$/d$,血压每4h测量一次。术前1d,静脉注射氢化可的松$2mg/kg$。手术当天,在术前静脉滴注氢化可的松$2mg/kg$,最大液量控制在$150mg/(kg\cdot d)$。术后傍晚,静脉滴注氢化可的松$2.5mg/kg$。术后第一天静脉滴注氢化可的松$2\sim5mg/kg$;第二天能口服后渐减量;于第三天减至替代量的2倍;第四天1.5倍;第五天恢复原替代量。术后第四天,病情稳定后可停止血压等监测。

3. 治疗监测　确诊后开始补充治疗6个月内以及1岁以下患儿,宜每3个月复诊1次。情况稳定后酌情$4\sim6$个月复诊。皮质醇剂量按体重和激素控制状态调节。

(1)临床体格生长指标:定期检测身高、体重和第二性征的发育。生长速度过快或6岁前呈现第二性征提示雄激素控制欠佳,应及时做性腺轴相关检查,是否并发中枢性性早熟。2岁起监测骨龄,6岁前一般1年1次,但线性生长速度过快和激素控制不佳者需$4\sim6$个月复查。

(2)内分泌激素检测:基础的17-OHP是主要治疗监测指标,需在清晨服用皮质醇前抽血。雄烯二酮最能反映雄激素控制状态,抽血时间对测定值影响不大。总体建议不需将雄激素和17-OHP抑制到完全"正常"甚至低下,合适的目标是使各指标稍高于"正常"范围。应用氟氢可的松者应定期监测肾素活性基础值(一般1年1次),控制PRA在正常范围的均值至上限范围内。ACTH和皮质醇不是常规监测指标。

(3)睾丸和肾上腺的影像检查:男孩自4岁起每年以B超检查睾丸,以发现是否有睾丸残余瘤发生。激素指标控制不良者,两性都需做肾上腺的CT/MRI以发现有无肾上腺结节样增生甚或腺瘤形成。

四、黏多糖贮积症

案例分析

典 型 案 例

患儿,男,14岁,黏多糖贮积症4年余。家长诉:患儿4年前因发热就诊于当地医院,因患儿面容特殊,行酶基因学检测,硫酸艾杜糖醛酸硫酸酶活性下降,被诊断为黏多糖贮积症Ⅱ型,建议行造血干细胞治疗。患儿入院前1个月开始出现双下肢凹陷性水肿、气促、夜尿增多,就诊当地医院,给予地高辛、螺内酯、氢氯噻嗪,强心利尿治疗 1 个月,症状未见好转。入院前 2d 患儿双下肢水肿加重,不能平卧伴气喘明显,拟行造血干细胞移植术入院。入院后查体:患儿舟状头,眼睛突出,鼻翼宽,鼻梁低平,唇厚,舌体大,颈短,胸廓畸形,发育迟滞,面容粗糙,身高较同龄儿童低,智力无明显下降,无视力障碍,四肢关节僵直,双手屈曲,五指呈杵状,呈进行性加重,双上肢抬举不能过头,双下肢未见明显异常,四肢肌力 V 级、肌张力正常,肝肋下三指,脾肋下两指。患儿双上眼睑浮肿,端坐呼吸,口唇青紫,腹部膨隆,脐部可见 3×3cm 脐疝,可还纳腹腔;双侧腹股沟处可见约 10cm×10cm 斜疝,呈暗红色,双下肢凹陷性水肿。听诊:HR 96 次 /min,心音低钝,二尖瓣听诊区可闻及吹风样杂音,双肺呼吸音粗,双肺闻及湿啰音。

（一）入院处置

1. 护理要点

（1）评估患儿生命体征,尤其是呼吸型态及频率、心率,智力水平、面容特征、身高、体重、肌力、关节及肢体活动能力、胸廓有无畸形。

（2）遵医嘱给予患儿安置舒适体位、吸氧、心电监护。

（3）协助医生完成各项检验和检查:X 线、B 超、超声心动、头颅 CT、腹部及胸部 CT、尿筛查、基因检测等。

2. 关键点

（1）出现气道堵塞时,及时通知医生进行紧急处理,配合医生建立人工气道。

（2）密切观察患儿面色、口唇有无发绀、指甲颜色、颜面及四肢是否水肿加重、观察患儿体位,出现端坐呼吸时,遵医嘱给予吸氧或使用强心利尿药物。

（3）四肢活动受限或视力、听力受损的患儿,加强安全护理,防止跌倒、坠床等危险的发生。

案例分析

病情和治疗

X 线:胸腰椎改变,双侧多发肋骨改变,左腕骨质改变,骨龄约 7 岁。超声心动图:主动脉瓣中 - 大量反流,二尖瓣少量反流。心脏超声:主动脉瓣狭窄。腹部 B 超:肝脾弥漫性增大,双侧腹股沟斜疝,脐疝。鼻窦增强 CT:鼻窦炎,鼻炎。胸部平扫:双肺纹理粗多,模糊,双肺野内见片状阴影,肺炎。头颅平扫:黏多糖颅脑病变。基因检测:IDS 基因编码区发现 1 个错义突变 p.Ala85Thr（c.253G>A）,为纯合子。黏多糖尿筛查 +++,硫酸艾杜糖醛酸硫酸酯酶 16.5nmol/（g·min）,β- 半乳糖苷酶:240.5nmol/（g·min）。

（二）心功能不全的护理

1. 护理要点

（1）病情观察:测量心率、体温、呼吸、血压,观察患儿面色,评估患儿尿量、水肿情况,是否存在呼吸困难、发绀及多汗。

（2）卧床休息：采取半卧位，使横膈下降，利于肺部扩张，保持呼吸通畅。

（3）吸氧治疗：遵医嘱给予氧气吸入，根据病情调节氧流量。

（4）遵医嘱控制输液速度和液体总量。

2. 关键点

（1）给予吸氧治疗时，根据患儿年龄、病情选择适宜的吸氧方式，如鼻导管、面罩等，对于年龄较小且不能配合的婴幼儿还可以选用头罩吸氧方式，最终达到提高周围环境的氧浓度，满足治疗的需要。

（2）输液治疗时，严格记录出入量，出入不平衡时及时通知医生。

（3）每天测量体重，观察水肿的变化。

（4）保持环境安静，护理操作集中进行，减少对患儿的刺激。

（5）限制钠盐摄入。

（三）限制性气道通气障碍护理

1. 护理要点

（1）观察有无发热、咳嗽、喘息、惊厥、有无气促、口唇青紫、呼吸困难、三凹征等症状。

（2）发生肺部继发感染时，根据医嘱抽取静脉血或痰液进行病原体检测，根据不同病原体抗炎对症治疗。

（3）若呼吸困难、高热降温后出现大汗，协助患儿饮水，及时更换衣物，准确记录出入量，发热时给予口腔护理。

（4）根据血气分析结果和患儿的舒适程度，遵医嘱选择合适的给氧方式，病情严重的患儿可考虑短时间的高流量吸氧或机器辅助呼吸。

（5）选择易消化、富含维生素的清淡饮食，呼吸困难的患儿应少食多餐，若无因病情需要严格限制入量的患儿，应保证足够的水分摄入。

（6）患儿因多次出现呼吸困难会产生恐惧的心理，做好患儿和家长的心理疏导，指导患儿及家长发生异常及时告知医务人员，以便采取有效方法缓解症状。

2. 关键点

（1）由于患儿胸廓畸形，黏多糖贮积气道受累，患儿易出现反复发作的肺部感染，痰液较多时，在心功能允许的情况下协助患儿多饮水或采取体位引流法。

（2）动态掌握患儿血常规、炎症指标、血气变化等，及时发现病情变化。

（3）呼吸困难时取头高脚低或半卧位，减轻呼吸困难。

（4）气管插管时注意避免颈部过伸，引起颈椎半脱位。

（四）移植前护理

1. 护理要点

（1）置管护理：根据患儿情况行中心静脉置管术，置管后应该加强对置管部位及敷料的观察，若发现穿刺处渗血或敷料卷边、潮湿应该及时更换，严格按照《静脉治疗护理技术操作规范》（WS/T 433—2013）进行导管的护理，可采用加强固定的方式减少脱管的发生。

（2）心理护理：因黏多糖病患儿智力障碍程度不同，应该与家长交谈了解患儿的具体情况，如喜好、饮食习惯，尽量满足患儿需求。

（3）入仓前饮食宣教：告知家长入仓后需要食用无菌饮食，每次进食前将煮熟的食物装入餐具后再用微波炉高火加热 5min 或高压锅内上气后消毒 15min；食物必须新鲜，应选择高蛋白、高维生素食物,还应选择容易清洗的大叶蔬菜,肉类保证新鲜,选择有质量保证的肉类,不要给患儿吃剩饭,注意营养的合理搭配,少量多餐。

(4)其他健康教育:患儿进入无菌移植仓后,除必要的检查,不再离开仓室,必须外出检查时,穿隔离衣、戴橡胶手套,陪护家长洗澡后穿两套消毒睡衣,戴橡胶手套,进入无菌仓前,将外层睡衣及橡胶手套脱掉,用快速手消液洗手后进入仓内,戴帽子口罩,接触患儿时戴无菌棉布手套,手套每 4h 更换 1 次;为患儿洗漱时戴一次性无菌乳胶手套,避免直接接触患儿,家长进食饮水及大小便需离开无菌仓到特定区域,进入无菌仓的所有物品,均需经过消毒灭菌。

2. 关键点

(1)因患儿多颈短、舌头肥厚、会厌前置、颞下颌关节僵硬及大量分泌物,导致插管困难;枢椎齿状突发育不良,插管时若颈部过伸,可能引起颈椎半脱位致脊髓压迫综合征;上呼吸道阻塞、心脏病变及肺高压更加重了麻醉的风险,尽量选择局部麻醉。

(2)智力发育障碍的患儿,应该加强导管安全的管理,避免因为患儿烦躁、不配合医护人员自行将导管拔出。

(3)黏多糖病患儿多有智力发育低下,不能配合治疗或情绪易激动,护理患儿时应该多给予关爱和耐心,尽量固定护士,治疗操作安排集中,减少对患儿的刺激。

(4)餐具的消毒:将餐具放入冷水中,水一定要没过餐具,水开后再煮 15min,水杯和奶瓶清洗后可使用微波炉高火消毒 10min。

(五)移植期间的护理

1. 护理要点

(1)预处理期间的护理:根据预处理方案,静脉药物应该按时准确给予,口服药物需经紫外线照射药片正反两面各 30min 方可服用,护士应协助患儿服药到口,观察患儿是否出现药物不良反应,如恶心、呕吐、腹泻等,护士应及时通知医生给予对症治疗。

(2)输注造血干细胞的护理:回输前测量患儿体温,超过 38℃时不宜输注;将供者分离后的造血干细胞,经传递窗用 75% 酒精擦拭血袋后交给层流室护士,输注前 1h 应遵医嘱给予抗过敏药物;输注时使用专用输血器及中心静脉导管,防止干细胞破坏和损失;输注结束将生理盐水注入干细胞袋内,将袋内残留干细胞冲洗干净完全回输,结束后保留血袋。

(3)病情观察:使用 24h 心电监测,加强巡视,患儿出现呼吸急促、皮疹、尿液颜色及尿量改变、哭闹明显等病情变化应及时告知医生并进行处理。

(4)移植仓内安全护理:患儿年龄不等,智力障碍程度不同,无法正确表达需求,应告知仓内陪住家长不可离开患儿,需要协助时呼叫护士帮助,床挡随时拉起,可用消毒过的床围保护患儿,防止坠床。

(5)饮食护理:可以根据患儿口味,选择高蛋白、高维生素等营养丰富的饮食,应根据患儿的进食习惯,尽量采取少量多餐的方式。

2. 关键点

(1)协助患儿服药后应该加强巡视,观察患儿是否有呕吐的情况,若出现呕吐,护士及时通知医生,根据呕吐物决定是否需要补服以达到药物的要求剂量。

(2)输注造血干细胞时,护士不可离开患儿,随时观察呼吸、心率、血压及血氧饱和度;部分患儿输注造血干细胞后会出现发热、寒战,护士应及时通知医生,根据医嘱给予降温处理。

（3）输注全过程应该严格执行无菌操作技术,输注时应将中心静脉导管上连接的输液接头取下,开始输注15min内缓慢滴注,观察患儿有无寒战、发热、皮疹、腰痛等症状,若无不适,可适当加快速度。

（4）患儿进食不宜过饱,均应食用无菌饮食。

（六）移植后的护理

1. 护理要点

（1）预防感染护理:应严格无菌操作;食用无菌饮食;每班检查口腔黏膜,每天用生理盐水进行口腔护理或漱口,口腔破溃患儿可使用康复新液促进黏膜修复;使用妥布霉素及氧氟沙星滴眼液交替滴眼;每晚使用温水坐浴,每次大便后用温水清洗肛周,若肛周黏膜出现破溃可使用碘伏消毒后,给予康复新液治疗;协助患儿每天更换消毒的内衣裤。

（2）并发症的预防及观察:呼吸衰竭、心力衰竭是黏多糖病移植后主要的并发症,护士应观察患儿的心率、呼吸、血氧饱和度的变化及心肌酶变化。

（3）其他症状护理:

1）发热:护士应及时通知医生,遵医嘱抽取双份血培养,给予降温措施,观察效果,选择营养丰富且易消化的食物,衣服汗湿后及时更换。

2）口腔炎:可根据医嘱增加口腔护理的频率或使用制霉菌素片、康复新液等药物治疗。

3）腹泻:及时留取大便标本,便后使用温水清洗肛周,涂抹鞣酸软膏治疗肛周黏膜破溃,并遵医嘱给予止泻药物。

4）便秘:协助患儿多饮水、轻轻按摩腹部、遵医嘱口服缓泻剂。

（4）移植物抗宿主病（GVHD）的护理:急性GVHD的发生一般在回输后或移植后100d内,主要累及皮肤、肠道和肝脏。患儿皮肤可出现皮疹,保持床单位整洁,衣物柔软,剪短患儿指甲,瘙痒时可使用炉甘石外涂;若患儿出现腹泻,遵医嘱止泻,温水清洗肛周,温水坐浴,腹痛患儿可给予镇痛,根据医嘱调节环孢素或他克莫司剂量,若患儿出现血便,应遵医嘱禁食,根据具体情况给予肠外营养。

（5）移植后并发症的护理:

1）间质性肺炎:观察生命体征、神志、发绀、呼吸困难、咳嗽频率及音色、痰液的性质及量,遵医嘱给予吸氧、止咳、化痰或吸痰,进行痰液的病原学检测。

2）肝静脉阻塞:每天测量体重、腹围,观察患儿是否出现水肿及腹水;观察患儿肝功能的变化、总直胆指数。

2. 关键点

（1）由于黏多糖贮积症患儿多数无法正确表达需求,也不能告知家长及医护人员存在的不适,护士应该主动观察患儿的体位,是否存在不愿平卧或出现呼吸费力等表现。

（2）患儿易烦躁,血小板低于20×10^9/L时,尽量让患儿卧床休息,避免磕碰,引起出血。

（3）准确记录出入量,观察精神状态。

（4）保持病室温度和湿度,温度18~20℃,湿度50%~60%,保持呼吸道黏膜的湿润。

（七）用药护理

1. 护理要点

（1）由于患儿住院治疗时间长,需同时使用多种药物,且限制输液速度,可为患儿选择中心静脉置管或 PICC。

（2）使用强心药物时，口服地高辛应每天定时给药，间隔 12h，严禁与其他食物和药物混合，不可与钙剂同补，服药前应测量患儿心率。婴儿脉率 <90 次 /min，年长儿脉率 <70 次 /min，应请示医生是否停药 1 次。

（3）使用利尿剂治疗时，使用前后应为患儿测量体重、尿量，观察水肿的变化，并准确记录，尽量在白天给予，防止夜间尿量增加影响患儿睡眠，应遵医嘱定时监测电解质，观察有无脱水和电解质紊乱等现象。

1）抗生素

①青霉素类：用药前应详细询问患儿有无药物过敏史及家族过敏史，有无变态反应性疾病，并做皮肤过敏试验。因在皮试过程中有可能发生过敏性休克，应在皮试过程中保持高度警惕，并作好急救的准备。

②阿奇霉素：常见不良反应有恶心、呕吐、腹痛、腹泻、消化不良等胃肠道反应，过敏反应极为少见，偶见转氨酶升高。为减少患儿对阿奇霉素的胃肠道不良反应，应重视：

静脉用药，应将阿奇霉素稀释为 1.0~2.0mg/ml 的浓度进行输注，且每次输入时间 >1h，输注过程中观察患儿面色、有无恶心、呕吐、腹痛等症状，必要时可给予维生素 B_6 输注，可缓解阿奇霉素引起的腹胀、恶心、呕吐、腹痛等不良反应；口服阿奇霉素应在饭前 1h 或饭后 2h 服用。

③万古霉素：药物具有耳毒性及肾毒性，对严重肝肾功能不全者禁用，初期使用时可发生低血压、喘息、呼吸困难、荨麻疹、瘙痒等症状，使用时注意观察，定期监测尿常规和肝肾功能，静脉滴注可发生血栓性静脉炎，应稀释药物，每次输注时间 >1h，经常更换注射部位，注意观察穿刺部位。

④利奈唑胺：药物具有胃肠道反应，表现为恶心、食欲减退、腹胀、腹泻等，应观察患儿有无胃肠道不良反应的发生，选择清淡、易消化食物，建议采用少食多餐的饮食原则，观察患儿有无因饮水不足或腹泻引起的水电解质紊乱的现象；还应观察患儿有无皮肤瘙痒红斑发热等过敏反应，应告知患儿及家长避免进食鱼虾等易过敏的食物，剪短患儿指甲，避免抓破皮肤；药物还具有骨髓抑制的副作用，观察患儿是否有皮肤出血点、瘀斑、黑便等，护士应在穿刺后延长按压时间，避免患儿磕碰，并随时观察血常规结果。

2）移植后使用免疫抑制剂环孢素

①静脉输注环孢素时应缓慢，输液泵维持 2h 以上；口服环孢素一定要用药物所附带的吸管，以牛奶、苹果汁或橘子汁等稀释。打开保护盖后，用吸管从容器内吸出所需环孢素，然后放入盛有牛奶、苹果汁或橘子汁的玻璃杯中，药液稀释搅拌后，立即饮用，并再用牛奶或果汁等清洗玻璃杯后饮用，确保剂量准确。用过的吸管放回原处前，用清洁干毛巾擦干，不可用水或其他溶液清洗，以免造成环孢素药液浑浊。定期抽取静脉血监测血药浓度，观察患儿有无皮疹、监测血压改变。

②静脉给药需 24h 维持输注，口服应空腹；餐前 1h 或饭后 2h，应观察是否出现头痛、失眠、腹泻、恶心、高血压、高钾血症、高尿酸血症及高血糖等反应。

2. 关键点

（1）中心静脉置管时应尽量使用局部麻醉，减少气管插管的概率。

（2）服用地高辛时应注意观察患儿是否出现恶心、呕吐、食欲缺乏、心律失常、心动过缓及头痛、嗜睡、谵妄、黄视、绿视、复视等神经系统毒性反应,低血钾会加重药物毒性,应动态监测观察血钾变化。

（3）使用利尿剂治疗的患儿应适当补充含钾的食物,检测肝肾功能,给药时间固定,但不要在睡前。

（4）抗生素的使用应根据不同病原菌进行针对性的治疗,应早期、足量、足疗程、联合静脉途径给药,根据血液及分泌物检测判断改药及停药。

（5）不要使用中心静脉管路抽取环孢素或他克莫司血药浓度,以免影响结果。

（八）出院指导

1. 护理要点

（1）饮食及烹饪方法与移植仓内一致,逐渐增加进食,并向正常饮食过渡,摄入高蛋白、高维生素营养丰富的食物,避免辛辣刺激食物。白细胞 >1.0×10⁹/L 时,可以吃新鲜水果,遵循逐渐增加品种的做法,不可以食用葡萄、草莓、荔枝等不易清洗或表皮易破损的水果。

（2）可根据患儿情况适量活动,依据患儿活动后的情况逐渐增加活动量,以不感到乏力、心慌气短为宜,但血小板 <10×10⁹/L 时,应绝对卧床休息。

（3）PICC 留置期间,应每周到专业维护门诊进行定期维护,置管侧手臂不可提重物,不可过度活动。沐浴时用小毛巾包裹 PICC 后,外面使用保鲜膜进行包裹,沐浴时抬高本侧肢体,家长要观察患儿穿刺点有无出血或分泌物,敷料是否松动,应及时到专业维护门诊进行处理。

（4）告知患儿及家长,不可随意停药或减量,应定期复诊,按照要求定时检测药物血药浓度,若患儿出现其他不适,应及时返院。

（5）由于患儿关节僵硬,出院后还应注意安全保护,避免跌倒摔伤等。

2. 关键点　护士应确认患儿家长完全掌握出院指导的内容,移植后病情稳定可进行下一步治疗改善患儿生活质量,如关节矫形,肢体康复,人工耳蜗等。

案例分析

疾病相关知识

（一）概述

黏多糖贮积症属溶酶体贮积病中最常见的一种类型,由于贮积的底物都是氨基葡聚糖而统称为黏多糖贮积症。黏多糖是一种长链复合糖分子,由己糖醛酸和氨基己糖或中性糖组成的二糖单位彼此相连而成,可与蛋白质相连形成蛋白多糖,而蛋白多糖又是结缔组织基质、线粒体、核膜、质膜等重要组成部分。由于人体细胞溶酶体内降解氨基葡聚糖的水解酶发生突变导致其丧失活性,黏多糖不能被降解代谢,贮积在机体内而发生疾病。

（二）病因

黏多糖贮积症可分为Ⅰ、Ⅱ、Ⅲ、Ⅳ、Ⅵ、Ⅶ、Ⅸ型等 7 种类型。

Ⅰ型:是由于 α-L-艾杜糖苷酶基因（IDUA）突变所致的遗传性疾病,为常染色体隐性遗传病,分为 3 个亚型,最严重的称为 Hurler 综合征。

Ⅱ型:又称 Hunter 综合征,是由于艾杜糖酸-2-硫酸酯酶缺陷导致的疾病,为 X 连锁遗传病,是黏多糖贮积症较常见的亚型。

Ⅲ型:又称 Sanfilippo 综合征,是临床较为罕见的黏多糖贮积症,特征是尿液中含大量硫酸类肝素,根据不同基因缺陷分为 4 个亚型,MPSⅢA、MPSⅢB、MPSⅢC、MPSⅢD,为常染色体隐性遗传病。

Ⅳ型:又称 Morquio 综合征,根据治病基因不同,分为ⅣA、ⅣB,为常染色体隐性遗传病。

Ⅵ型:又称 Maroteaux-Lamy 综合征,是由于 N-乙酰半乳糖胺 -4-硫酸酯酶基因突变导致的遗传病,为常染色体隐性遗传病。

Ⅶ型:又称 Sly 综合征,是由于 β-葡萄糖醛酸酶基因突变导致的一种罕见的黏多糖贮积症,为常染色体隐性遗传病。

Ⅸ型:是由于编码透明质酸酶的基因突变导致的一种新型罕见的黏多糖贮积症,为常染色体隐性遗传病。

(三)临床表现

Ⅰ型:严重型患儿出生时一般无明显颜面特征,可能有脐疝和腹股沟疝,婴儿期有反复发作的呼吸道感染,半岁以后可见脊柱后凸,1 岁左右逐渐出现粗糙面容,角膜浑浊,关节僵硬,肝脾增大等。1 岁半左右智力发育落后明显,2~3 岁左右线性生长停止,伴随智力障碍逐步严重。严重患儿一般在 10 岁以内死于心脏及呼吸衰竭。轻型患儿一般在 3~10 岁发病,若在 2 岁时仍能保持正常智力,并且躯体的贮积症状较轻,则归为轻型。

Ⅱ型:根据患儿智力是否受累,黏多糖贮积病Ⅱ型可分为 2 组,一组为智力受累的严重型,另一组为智力正常的轻型,约 30% 的患儿属于轻型。严重型的患儿临床表现类似黏多糖贮积病Ⅰ型的 Hurler 病患儿,如粗糙面容、关节僵硬、爪形手、肝脾增大、矮小、复发性小肠疝等。

但与 MPSⅠ型患儿不同的是,MPSⅡ型患儿的角膜没有明显浑浊,病情进展稍慢,有多动及攻击性行为。MPSⅡ型患儿还有一个特征性变化是皮肤结节状或者说是鹅卵石样改变,以肩胛部,上臂及大腿两侧明显。

Ⅲ型:出生时患儿一般正常,一些患儿在 2~3 岁左右因发育迟缓就诊,逐渐表现为发育倒退,智力倒退,丧失以前获得的语言运动能力。患儿一般能存活到 10 岁以上,大部分患儿无明显的粗糙面容,但有明显多毛,部分患儿有肝脾增大。

Ⅳ型:ⅥA 型和ⅥB 型临床特征无明显区别,ⅥB 型相对较轻。患儿刚出生时可能无明显症状,2~4 岁左右患儿开始身高增长明显缓慢,伴有明显胸骨突出(鸡胸),肋骨外翻,脖子短。比较特征性的变化是腕关节松弛。随着疾病进展,膝关节外翻(X 形腿)逐渐明显。患儿智力一般正常,随着年龄增长,患儿会出现角膜浑浊。

Ⅵ型:根据病情的进展速度,一般将黏多糖贮积症Ⅵ型分为经典型和缓慢进展型。经典型患儿出生时或者出生后的较短时间内,出现粗糙面容、矮小、骨骼畸形、关节僵硬、肝脾增大、心脏瓣膜改变等,患儿早期即有角膜浑浊,绝大部分患儿智力正常。缓慢进展型患儿在较大年龄才出现症状,与经典型患儿相比,颜面粗糙、骨骼畸形、矮小等体征不明显或者较轻,预期寿命也较经典型明显延长,髋关节发育不良,鸭步样步态,伴疼痛,是缓慢进展型的特点。

Ⅶ型:根据病情严重程度,可分为经典型、病情稍轻些的中间型及新生儿期发病的严重型。根据文献报告的病例判断,严重型表现为新生儿期水肿。经典型患儿表现为矮小,粗糙面容,肝脾增大,脊柱后凸,智力落后等。中间型患儿病情进展及疾病的严重程度相对较轻。

Ⅸ型:患儿临床表现较轻微,主要为身材矮小,劳累或发热后于关节周围反复出现软组织肿块,一般为自限性。腘窝囊肿,关节积液,频繁发作中耳炎,轻度表观畸形,主要包括:扁平鼻梁,悬雍垂裂,黏膜下腭裂。无脊柱侧弯或脊柱后凸畸形。

(四)实验室检查

1. Ⅰ型

(1)尿液黏多糖定量和电泳标本最好用晨尿,定量分析可以发现黏多糖量排量增加,电泳显示硫酸皮肤素和硫酸类肝素条带。

(2)影像学检查:X线正位胸片检查可见肋骨似"飘带样";侧位脊柱片显示胸、腰椎椎体发育不良,有"鸟嘴样"突起;左手正位片显示掌骨近端变尖,各指骨似"子弹头"样改变。

(3)外周血白细胞和皮肤成纤维细胞的α-L-艾杜糖苷酶活性测定患儿酶活性明显降低。

(4)IDUA 基因突变检测有助于病因诊断及产前诊断。

2. Ⅱ型

(1)尿液黏多糖定量及定性实验:与黏多糖病Ⅰ型类似,患儿尿液中会出现大量硫酸皮肤素和硫酸肝素。

(2)艾杜糖-2-硫酸酯酶活性检测:患儿外周血白细胞、皮肤成纤维细胞和血浆中艾杜糖-2-硫酸酯酶活性明显降低。

(3)骨骼 X 线检查影像学改变类似 MPS Ⅰ型。

(4)IDS 基因突变检测:有助于病因诊断及产前诊断。

3. Ⅲ型

(1)尿液黏多糖定性及电泳可发现较多硫酸皮肤素。

(2)外周血白细胞酶活性检查患儿相应的酶活性降低。

(3)影像学改变类似 MPS Ⅰ型,但一般较轻。

(4)基因诊断根据酶活性降低的溶酶体酶选择相应的基因进行突变检测和产前诊断。

4. Ⅳ型

(1)X 线脊柱侧位片及正位胸片可发现与其他 MPS 类似的骨骼变化。

(2)尿液黏多糖定性及电泳患儿硫酸角质素和硫酸软骨素增高。

(3)外周血葡萄糖胺-6-硫酸酯酶和β-半乳糖苷酶活性测定。

(4)GALNS 及 GLB 基因突变检测有助于病因诊断及产前诊断。

5. Ⅵ型

(1)X 线脊柱侧位片及正位胸片可见类似其他黏多糖贮积症的骨骼病变。

(2)外周血白细胞溶酶体酶测定黏多糖贮积症Ⅵ型患儿 N-乙酰半乳糖胺-4-硫酸酯酶活性降低。

(3)ARSB 基因突变检测有助于病因诊断及产前诊断。

6. Ⅶ型

(1)X 线脊柱侧位片及正位胸片可见类似其他黏多糖贮积症的骨骼病变。

(2)尿黏多糖分析硫酸皮肤素和硫酸类肝素增高。

(3)外周血白细胞溶酶体酶测定患儿β-葡萄糖醛酸酶活性降低。

(4)GUSB 基因突变检测有助于病因诊断及产前诊断。

7. Ⅸ型

（1）血液中透明质酸浓度显著增高。

（2）外周血白细胞溶酶体酶测定患儿血浆透明质酸酶活性降低。

（3）目前暂不能进行产前诊断。

（五）治疗

1. 造血干细胞移植　对于Ⅰ型的严重型患儿，若能在 2 岁前进行造血干细胞移植，能改变疾病的自然进程，促进身体线性增加，改善多脏器的贮积症状，特别是神经系统改善明显，但对于已经发生的心脏瓣膜病变改善不明显。骨髓移植对于Ⅵ型病情缓解有一定的治疗效果。

2. 酶替代治疗　Ⅰ型轻型的患儿首选酶替代治疗。Ⅱ型轻型治疗有效。Ⅵ型的标准治疗方法。

3. 对症治疗康复治疗、心瓣膜置换、疝气修补术、人工耳蜗、角膜移植等，改善患儿的生活质量。

（王　锐　张琳琪　王彦华　王　翠）

第十节　营养性疾病护理

一、营养性疾病概述

儿童营养性疾病（nutritional disease）指由于营养素的缺乏、过剩、偏离或与营养素有关的遗传代谢异常等导致的全身各系统组织的急性或慢性疾病。儿童营养性疾病多涉及全身多个系统，表现多种多样，以生长发育迟缓、新陈代谢异常、免疫功能下降为主要特征，可影响儿童的智力、认知和行为，部分疾病甚至危及生命。从世界范围来看，营养不良是引起儿童死亡和健康状况差的首要原因之一。

（一）营养性疾病的病因

1. 摄入不足造成的疾病　一般称为营养缺乏性疾病，主要指摄入不足、消化吸收及利用障碍、消耗、丢失过多、先天不足及合成障碍等，多见于 3 岁以下婴幼儿，如蛋白质 / 能量缺乏、各种维生素和矿物质缺乏、不饱和脂肪酸缺乏或不平衡等。

2. 摄入过多、活动减少造成的疾病　特别是动物性脂肪、饱和脂肪酸摄取过多，是一个重要的致病原因。常见疾病有肥胖症、维生素 A 过多症和维生素 D 过多症。过多补充铁剂，可以造成维生素 E 缺乏。

3. 遗传代谢因素　研究表明，肥胖具有高度遗传性，肥胖双亲的后代也常常肥胖。目前认为肥胖与多基因遗传有关。肝病、甲状腺功能低下、蛋白质营养不良等可导致维生素 A 缺乏。如哈特纳普（Hartnup）病可以因为小肠和肾小管输送色氨酸和其他氨基酸的缺陷引起烟酸缺乏。肠病性肢端皮炎（acrodermatitis enteropathica, AE）因小肠吸收锌功能缺陷导致严重锌缺乏。

4. **疾病与药物因素** 胃肠道或肝胆疾病影响维生素 D 及钙磷的吸收和利用；长期服用抗结核药、糖皮质激素均可导致儿童发生佝偻病。新生儿长期光疗后，尤以母乳喂养者易致维生素 B_2 缺乏。一些抗惊厥药和抗代谢药可抑制叶酸的吸收。

5. **心理行为异常** 儿童社会心理行为异常，如压抑、焦虑等心理问题可影响儿童的食欲和饮食习惯，在肥胖发生中起着促进作用。另外，睡眠时间减少在肥胖的发生中亦起着促进作用。

（二）营养性疾病的分类

营养性疾病是影响儿童生长发育的主要疾病，临床上大致可以分为：

1. **营养不良（malnutrition）或营养缺乏病（nutritional deficiency）** 营养缺乏病是由于营养素不足引起各种表现的疾病，大多发生在发展中国家，而营养不良是营养缺乏、过多或不平衡的总称。如蛋白质 - 能量营养不良是其中最严重的一种营养不良，3 岁以下儿童易患此病；其他还有维生素缺乏症、佝偻病与骨软化病、营养性缺铁性贫血、维生素 C 缺乏症、脚气病、锌缺乏、烟酸缺乏、叶酸缺乏等。

2. **营养素过量引起的危害和中毒** 个别必需氨基酸过多，可以引起氨基酸过剩毒性，蛋白质利用率下降，阻碍生长发育；某些微量元素滥用强化或服用过多可引起铁、锌、铜等的中毒；摄入过多肝类食物（鱼肝、野生动物肝）和给儿童服用过多维生素 A、维生素 D 制剂，可发生这两种维生素的中毒。维生素 A、D 还有明显的致畸性。

3. **肥胖病及代谢综合征** 脂肪或能量 / 蛋白质摄入超过消耗、糖尿病、高血脂、高血压等。

4. **食物过敏** 如牛奶蛋白或其他营养素过敏等。儿童过敏近年呈持续上升趋势。其中年龄越小，因为食物引起的过敏比例越高。小于 2 岁者食物过敏发生率约为 4%~6%。

5. **与营养素有关的遗传代谢异常** 如酶缺乏、代谢产物堆积、代谢物质缺乏等。

（三）营养性疾病的防治及护理进展

1. **管理机构层面的防治** WHO 明确指出：应重视儿童早期的综合发展。因此，儿童保健显得尤为重要。WHO 为降低全球儿童营养性疾病，提出了到 2022 年的全球目标。

（1）将儿童期发育迟缓减少 40%。

（2）将育龄妇女贫血率降低 50%。

（3）将低出生体重流行率降低 50%。

（4）儿童期超重流行率不增加。

（5）将生命最初 6 个月的纯母乳喂养率提高到至少 50%。

我国为贯彻落实儿童保健工作，进一步规范儿童保健服务，提高儿童保健工作质量，2012 年 4 月 20 日，卫生部办公厅印发《儿童营养性疾病管理技术规范》。该规范分目的、管理对象、管理内容、工作要求、考核指标 5 部分。我们组织制订了新生儿访视、儿童健康检查、儿童喂养与营养指导和儿童营养性疾病管理 4 个方面的儿童保健技术规范。儿童保健护理是指根据儿童的实际情况（年龄、心理特点和生理特点等），在儿童成长过程中实施科学、有效的保健措施解决期间所遇到的各种问题，使儿童的健康水平提高。许多研究表明，儿童保健可以促进婴幼儿生长发育及其体格与神经行为发育，降低婴幼儿营养性疾病的发病率，且越早越好。

2. **家庭、学校、社区层面的防治** 儿童是营养性疾病的主要受害者，营养性疾病的防治理应从儿童早期抓起。普及营养知识，指导食品消费。重点应让群众了解营养与健康、营养与疾病的关系。通过群体的健康教育或个体辅导来指导人们如何将营养知识运用到日常生活中,懂得如何搭配平衡的膳食。推广母乳喂养(最好能坚持≥6个月的母乳喂养),纠正儿童偏食、挑食习惯,儿童饮食适当,科学安排好一日三餐。社区为新出生的婴幼儿建立个人健康档案,定期评估儿童的整体健康状况,做到早预防、早发现、早治疗,并给予针对性的健康指导。政府或者教育部门在医院或者学校等场所可以通过禁止销售致病的食品和软饮料来保护儿童。针对营养不良、维生素A、矿物质等缺乏率高的地区,则可以在政府干预、学校及社区的参与下,提供营养丰富的配餐和干预计划。

3. 医疗机构层面的预防 各种儿童营养性疾病均应按照正确的诊断步骤和个体化的药物治疗及预防策略来实施诊治和预防。这些诊疗措施往往是通过医疗机构来实现的。首先,对患儿进行体格评估,根据病史、临床表现、体格检查和实验室检查以及膳食营养的计算,了解疾病的严重程度,并查找患儿所患疾病的病因。其次,积极治疗原发病,制订个体化的诊疗计划,补充能量和蛋白质,采取逐渐增加的原则,补充维生素和矿物质,并治疗并发症。最后,给予相应的预防措施,指导母乳喂养,合理添加辅食,普及营养健康知识,定期进行生长监测,预防和治疗传染和感染性疾病。为实施和增加营养干预措施的覆盖面,确保儿童保健工作的开展,医疗机构要大力发展初级保健工作者的参与力度。

4. 遗传、代谢和蛋白质的基因 研究基因决定人体的遗传性状和生老病死,遗传存在多态性,其影响个体对营养物质的需求和耐受。遗传表型受遗传和环境影响,其中饮食是环境因素中最有影响力的。营养素与基因的相互作用对受孕、正常生长、发育及健康长寿都有潜在影响。目前基因检测已有突破性进展,已经证实的具有基因调控功能的营养素有:氨基酸、脂肪酸($\Omega6$、$\Omega3$)、胆固醇、葡萄糖、维生素A、维生素D、维生素B_6、锌、铜、铁等。与营养素有关的遗传代谢异常,如酶缺乏、代谢物质缺乏等,常由基因突变引起相应酶的变化而导致代谢改变而发生,实质是营养素的代谢紊乱。因此,通过基因检测的临床研究来查找病因,为患儿制订相应的个体化治疗方案。营养学的任务就是通过摄入适宜的营养素及其适宜的量,增进良好的基因表达,下调或者抑制与疾病有关的基因表达,通过积极的膳食措施减少基因突变导致的代谢异常对机体的危害。如精氨酸血症是一种常染色体隐性遗传性疾病,由于缺乏精氨酸裂解酶等,使尿中精氨琥珀酸及血氨增加,表现为体格与智能发育迟缓、肝大、皮肤病变、癫痫和发作性昏迷等,减少食物中蛋白质含量可减轻症状。

5. 预防应有针对性 不同地区,不同人群有不同的营养学问题,预防工作必需根据具体情况,做好调查研究,有针对性地制订防治措施。进一步将营养内容纳入卫生部门以外的发展政策和规划,让农业、食品加工、贸易、社会保障、教育、劳动和公共信息部门参与进来。在食品制造上改善营养素成分,完成营养补充剂的研发和推广,生产健康食品和放心食品。

二、蛋白质-能量营养不良

案例分析

典型案例

患儿,男,1岁29d,因"腹泻、消瘦半年余"由急诊入院。患儿母亲诉:入院前半年余,患儿无明显诱因出现腹泻,为黄色糊状便或水样便,2~6 次 /d,大便有腥臭味,当地给予"思密达"等药物口服后可好转,但腹泻反复出现。入院前 3 个月余,患儿体重下降至 5.5kg,家长自行停母乳改为普通配方奶喂养,逐渐添加辅食,大便次数增多,为黄色水样便,体重继续降低。查体:T 37.9℃,P 114 次 /min,R 24 次 /min,体重 5.3kg,神清,精神反应弱,发育落后,恶病质,脱水貌,骨性标志突出,眼窝凹陷,皮下脂肪层消失。全身皮肤黏膜略干燥,皮肤弹性差,口唇黏膜略干,腹部皮下脂肪层消失,前囟凹陷,后囟未闭,四肢肌张力Ⅲ级,肌张力减低,双侧膝腱、跟腱反射未引出,双侧巴氏征阳性,颈抵抗性阴性。当班护士接诊,家长很焦虑。

（一）入院处置

1. 护理要点

（1）立即报告医生,汇报患儿情况（特别是体温、体重及大便情况）,配合医生查体,并评估患儿,包括生命体征、营养状况、压疮评分等,向家长做好入院宣教。

（2）根据患儿入院查体,完善相关检查,建立静脉通路,遵医嘱静脉补液支持。

（3）为患儿加盖衣被,保持肢端保暖。

2. 关键点

（1）根据 WHO 推荐三个指标,结合临床表现,评估患儿营养不良程度,积极采取相应护理措施。

（2）患儿长期腹泻、纳奶欠佳,尿量减少,结合临床检查结果,判断患儿脱水程度,酌情补液。

案例分析

病情和治疗

患儿入院后完善相关检查。危急值回报:氯 125.6mmol/L,钠 149.8mmol/L;存在高氯血症伴血钠升高。遵医嘱继续补液对症治疗,纠正电解质紊乱,注意复查。

（二）液体疗法

1. 护理要点

（1）补液前,应全面了解患儿病史、病情、补液原则及临床检查意义,妥善建立静脉通路,遵医嘱完成补液治疗。

（2）严格遵循补液原则,控制输液速度,明确出入量,注意补液后生化等检查结果复测。

（3）病情观察:观察生命体征及有无输液反应。若有输液反应及时告知医生,积极采取措施;检查患儿静脉通路是否顺畅,穿刺点周围有无红肿、渗出等;注意脱水是否改善及尿量情况,观察补液效果。补液结束后,配合医生,完成检查。

2. 关键点

（1）补液原则:先盐后糖、先浓后淡、先快后慢、见尿补钾。

（2）患儿补液过程中,观察有无酸中毒表现,注意纠正酸中毒后,出现低钙惊厥。

（3）补充液体时,观察穿刺点周围皮肤,以免液体渗出,引起局部组织坏死。

（4）若患儿出现精神不振、无力、腱反射减弱或消失、腹胀、肠鸣音减弱或消失、心律失常等症状。警惕有无低血钾表现,严格遵循补钾浓度及速度,禁止静脉推注。

案例分析

病情和治疗

患儿入院后查体:1岁,体重5.3kg,腹部皮下脂肪厚度消失,身长70cm,头围41cm,低于正常同龄儿。考虑重度营养不良。遵医嘱对患儿行预防压疮护理。

（三）压疮护理

1. 护理要点

（1）根据压疮评估表,对患儿评估,向家长做好宣教,告知相关防压疮护理措施,并详细记录于护理记录单。

（2）保护皮肤,避免局部组织长期受压;对活动能力受限或长期卧床患儿,定时变换体位,根据病情确定翻身频次,适当使用放压疮气垫床等局部减压措施。

（3）皮肤清洁,避免潮湿、摩擦及排泄物的刺激。保护患儿皮肤清洁、无潮湿,衣服和床单位清洁干燥、无褶皱。

（4）加强营养,增加皮肤抵抗力;选择适当的敷料及器械。及时告知医生定期对患儿进行营养评估,指导增加营养,增加抵抗力。

（5）每天严密观察,每周重新评估患儿皮肤情况。严格交接患儿皮肤情况。

2. 关键点

（1）压疮易发生部位:身体在不同体位的骨隆突部位,如枕部、骶尾部、足跟、内外踝等。

（2）高危人群:病危、意识障碍、长期卧床、营养不良等。

（3）若发生压疮,评估压疮分期,制订相应护理措施。I期指压不变白的红斑;II期部分皮层缺失;III期全皮层缺失;IV期全层组织缺失。

（4）向家长做好宣教,准确评估。

案例分析

病情和治疗

患儿入院当天,体温最高38.5℃,偶咳,CT示肺炎,双肺尖背侧可见片状影。及时报告医生,给予松解衣物散热。

（四）发热护理

1. 护理要点

（1）0.5~1h复测体温,及时观察体温下降情况,必要时完善相关血液检查。

（2）松开衣被,躯干部位不宜覆盖过多的衣物或者拥抱过紧,可适当降低环境温度。对患儿必要时进行温水擦浴,降低体温。

（3）病情观察:监测体温变化,观察热型及伴随症状。降温过程中注意观察患儿面色,出汗量的变化,如出现面色苍白、大量出汗应立即通知医生,防止降温速度过快,患儿不耐受。

2. 关键点

（1）对于大部分发热的儿童,体温大于38.5℃,告知医生,遵医嘱给予口服退热剂,后嘱多饮水,自发出汗。若患儿有高热惊厥史,大于38℃,及时告知医生,对应处理。

（2）由于患儿腹泻,及时留取大便检查,若出现由肠道感染引起的发热,及时进行床旁隔离,避免感染发生。

（3）对于营养不良的患儿,在头枕冰袋过程中,避免冻伤及压伤。体温不可下降过快,营养不良患儿不可耐受,加盖衣被。

案例分析

病情和治疗

患儿入院后,排稀水便次数4~6次/d,每次量多,臀部皮肤稍红。遵医嘱给予加强臀部护理。

（五）皮肤护理

1. 护理要点

（1）每次便后及时更换尿裤,用温水清洗臀部,并擦干,合理选择尿裤。

（2）用药护理:在臀部皮肤发红处涂抹鞣酸软膏,涂药时,应用棉签贴在皮肤上轻轻滚动,不可上下涂擦,以免加剧疼痛和导致脱皮。

（3）安全护理:红外线激光仪照射过程中需专人看护,避免将激光仪局部遮盖,避免刺激患儿双眼,避免烫伤;暴露照射时,加盖衣被为患儿保暖。

（4）病情观察:评估臀红情况,勤换尿裤,加强臀部护理,避免加重。

2. 关键点

（1）尿布部位发生边界清楚的大片红斑、丘疹或糜烂渗液,甚至继发细菌或念珠菌感染。严重者,特别是营养不良的慢性腹泻婴儿,可发生皮肤溃疡。

（2）根据皮肤受损程度,分为轻度和重度。

1）轻度:表皮潮红。

2）重Ⅰ度:局部皮肤潮红,伴有皮疹。

3）重Ⅱ度:除有Ⅰ度表现外,并有皮肤破溃及脱皮。

4）重Ⅲ度:局部皮肤大片糜烂及表皮剥落,可继发感染。

案例分析

病情和治疗

患儿口服深度水解乳清蛋白婴儿配方粉后,排稀水便次数增多。护士告知医生后,考虑口服喂养不耐受,遵医嘱留置胃管,给予肠内营养支持治疗,鼻饲深度水解乳清蛋白婴儿配方粉。

(六)肠内营养护理

1. 护理要点

(1)选择合适的胃管型号,检查胃管是否通畅,测量插管长度,并做好标记。为患儿经鼻置入胃管,并妥善固定,防止打折,避免脱出,做好标识。操作过程中,应缓慢插入胃管,不畅时应检查胃管是否盘在口中,必要时拔出,重新插入。

(2)在肠内营养支持操作时,首先检查胃管是否在胃内,有无脱出,配制配方奶,遵医嘱调节泵奶速度,完成肠内营养支持。

2. 关键点

(1)若插管过程中,出现呛咳、呼吸困难、发绀等情况,表示误入气管,应立即拔出,休息片刻,重新插管。

(2)在泵奶过程中,观察胃管是否固定良好,有无脱出,避免误吸。一旦发生误吸,立即停止鼻饲,取头低右侧卧位,吸除气道内吸入物。

(3)肠内营养操作过程中,严格控制配方奶温度,以 37~42℃ 最为适宜,配制配方奶可置于冰箱储存 2~4h,遵医嘱合理调整泵入速度,观察患儿是否耐受,避免出现腹泻、肠道感染等并发症。

(4)做好管路护理,定时冲洗管路,若经胃管给药,给药前后务必冲洗管道,避免堵塞管路。

案例分析

病情和治疗

患儿肠内营养支持治疗后,腹泻情况持续加重,遵医嘱给予禁食水,为满足生理需要量,给予静脉高营养肠外营养支持治疗。

(七)肠外营养护理

1. 护理要点

(1)肠内营养过程中,观察患儿有无并发症发生,能否耐受,及时报告医生,遵医嘱进行相关护理措施。

(2)经静脉输注肠外营养过程中,严密对患儿血糖进行监测。

(3)输注营养液过程中,密切监测电解质,观察有无电解质紊乱表现。

（4）经静脉输注过程中,严密观察穿刺点及周围皮肤情况,有无红肿、外渗等情况,必要时中心静脉置管。

2. 关键点

（1）肠内营养并发症有腹泻、胃潴留等,严密观察,及时报告医生,必要时行肠外营养。

（2）严密对患儿血糖进行监测,观察有无高血糖临床表现,严重者可出现恶心、呕吐、意识障碍、抽搐等;有无低血糖临床表现,严重者心动过速、大汗、震颤、一过性黑矇等。

（3）关注患儿有无电解质紊乱表现,观察有无肌无力、心律失常等低钾血症表现;有无四肢无力、神志不清等低磷血症表现;有无下肢肌肉痉挛或抽搐等低钙血症表现。

（4）穿刺部位或穿刺臂沿导管方向红、肿、热、痛,及时评估穿刺部位情况,必要时重新穿刺留置针。建议选择中心静脉导管进行肠外营养液支持治疗。

案例分析

病情和治疗

生化检查:白蛋白 24.6g/L,遵医嘱输注人血白蛋白 4g。X 线胸片:肺炎。CT:双肺尖背侧可见片状影。遵医嘱输注抗生素。血培养（外周血）:革兰氏阳性球菌。遵医嘱输注万古霉素及利奈唑胺。

（八）用药护理

1. 护理要点

（1）人血白蛋白:一般采用静脉滴注或静脉推注。为防止大量注射时机体组织脱水,可采用氯化钠注射液适当作为冲管液,宜用备有滤网装置的输血器。输注速度应要特别缓慢,逐渐加速至上述速度。

（2）抗生素:选择对病原菌敏感且能较高浓度通过血脑屏障的药物,早期、足量、足疗程、联合、静脉途径给药。当 1 次 /6h 应用抗生素或 1 次 /8h 应用抗生素时,注意药物输注时间和顺序的合理安排,确保血液中的抗生素浓度。万古霉素输注速度 >1h,输注过程中观察有无出现红人综合征等类过敏反应,使用前行脑干听觉检查,动态监测耳毒性;利奈唑胺应避光保存,单独输注。

2. 关键点

（1）人血白蛋白:药物刺激性大,选择合适的静脉通路,单独静脉通路进行输注,不得添加其他药物。建议尽早中心静脉置管或 PICC 置管。本品不宜与血管收缩剂,蛋白水解酶或含酒精溶剂的注射液混合使用。应保存于 2~8℃,严禁冰冻。若患儿有脱水情况,应同时补液。

（2）头孢孟多:使用过程中,青霉素过敏或过敏体质者慎用。禁与含乙醇药剂（如氢化可的松注射液）同用,以免引起醉酒样反应。可干扰凝血功能,大剂量时可致出血倾向。偶可致过敏反应,有荨麻疹及药物热等,对头孢菌素过敏者禁用。肾功能不全者,应减量使用。3 个月以下婴儿慎用。肌内注射可致局部疼痛,偶可产生血栓性静脉炎。

270

出　院

入院后 1 个月,患儿反应好,前囟饱满,四肢肌张力适中,纳奶好,无呕吐,排便正常,体重上涨,复查粪便常规和血清白蛋白正常,给予出院。

(九)出院指导

1. 护理要点

(1)注意天气变化,及时增减衣物,少去公共场所,预防感染。

(2)长期卧床患儿,教会家长及时为患儿翻身,避免长期局部皮肤受压。

(3)应遵医嘱规律服药。

(4)合理喂养,教会家长配制配方奶,及保存方法。

2. 关键点　评估患儿家长对宣教接受能力。

疾病相关知识

(一)概述

蛋白质 – 能量营养不良(protein-energy malnutrition, PEM)是由于缺乏能量和 / 或蛋白质所致的一种营养缺乏症,主要见于 3 岁以下婴幼儿,表现为体重不增、体重下降、渐进性消瘦或水肿、皮下脂肪减少或消失,常伴有全身组织脏器不同程度的功能低下及新陈代谢异常。临床常见三种类型:能量供应不足为主,表现为体重明显减轻;皮下脂肪减少者称为消瘦型,以蛋白质供应不足为主,表现为水肿的称为浮肿型;介于二者之间的为消瘦 – 浮肿型。

营养不良是一个描述健康状况的用语,由不适当或不足饮食所造成,通常指的是起因于摄入不足、吸收不良或过度损耗营养素所造成的营养不足,但也可能包含由于暴饮暴食或过度的摄入特定的营养素而造成的营养过剩。如果不能长期摄取由适当数量、种类或质量的营养素所构成的健康饮食,个体将营养不良。长期的营养不良可能导致饥饿死亡。

(二)分型和分度

1. 体重低下(underweight)　儿童的年龄性别体重低于同年龄、同性别参照人群值的正常变异范围。低于中位数减 2 个标准差,但高于或等于中位数减 3 个标准差为中度;低于中位数减 3 个标准差为重度。此指标主要反映儿童过去和 / 或现在有慢性和 / 或急性营养不良,但单凭此项指标不能区别急性还是慢性营养不良。

2. 生长迟缓(stunting)　儿童的年龄性别身高低于同年龄、同性别参照人群值的正常变异范围。低于中位数减 2 个标准差,但高于或等于中位数减 3 个标准差为中度;低于中位数减 3 个标准差为重度。此指标主要反映过去或长期慢性营养不良。

3. 消瘦(wasting)　儿童的身高性别体重低于同年龄、同性别参照人群值的正常变异范围。低于中位数减 2 个标准差,但高于或等于中位数减 3 个标准差为中度;低于中位数减

3 个标准差为重度。此指标主要反映儿童近期、急性营养不良。

消瘦临床分为三度：

①Ⅰ度体重减低 15%~25%，腹部皮褶厚度为 0.4~0.8cm。

②Ⅱ度体重减低 25%~40%，腹部皮褶厚度 40%，腹部皮褶消失。

③Ⅲ度体重减低 >40%，腹部皮褶消失。

（三）病理病因

1. 喂养方法不当　人工喂养时，配奶方法不对，放入水分过多，热量、蛋白质、脂肪长期供应不足，母乳喂养的婴儿，没有及时增添辅食，都可能导致营养不良发生。

2. 疾病因素　患儿体质差，反复发生感冒，消化不良，慢性消耗性疾病（寄生虫，长期腹泻，慢性痢疾），会增加机体对营养物质的需要量。

3. 患儿生长发育过快，而各种营养物质又不能供应上，造成供不应求。

（四）临床表现

重度营养不良会有精神萎靡，嗜睡与烦躁不安交替出现，智力发育落后，肌肉萎缩，肌张力低下，体重低于正常 40% 以上，腹壁皮下脂肪消失，额部出现皱纹，呈老年样面容。皮肤苍白、干燥、无弹性，毛发干枯，身高明显低于正常，常有低体温、脉搏缓慢、食欲缺乏、便秘、严重者可因血清蛋白降低而出现营养不良性水肿。

缺乏蛋白质、糖类的人，往往体力和抵抗力都会随之下降，疲倦、生长迟缓和容易感冒都是常见的表现，更严重的是会让体内的各个器官不断受损，增加患各种疾病的风险。

（五）并发症及治疗

1. 营养性贫血　以小细胞低色素性贫血最为常见，贫血与缺乏铁、叶酸、维生素 B_{12}、蛋白质等造血原料有关。

2. 微量营养素缺乏　营养不良可有多种维生素缺乏，尤以脂溶性维生素 A、维生素 D 缺乏常见。在营养不良时，维生素 D 缺乏的症状不明显，在恢复期生长发育加快时症状比较突出。约有 3/4 的患儿伴有锌缺乏。

3. 感染　由于免疫功能低下，故易患各种感染，如反复呼吸道感染、鹅口疮、肺炎、结核病、中耳炎、泌尿道感染等。婴儿腹泻常迁延不愈加重营养不良，形成恶性循环。

4. 自发性低血糖　患儿可突然表现为面色灰白、神志不清、脉搏减慢、呼吸暂停、体温不升，但一般无抽搐，若不及时诊治，可因呼吸麻痹致死亡。

处理危及生命的并发症严重营养不良常发生危及生命的并发症，如腹泻时的严重脱水和电解质紊乱、酸中毒、休克、肾功能衰竭、自发性低血糖、继发感染等。

（六）改善营养状况

调整饮食营养不良患儿的消化道因长期摄入过少，已适应低营养的摄入，过快增加摄食量易出现消化不良、腹泻，故饮食调整的量和内容应根据实际的消化能力和病情逐步完成，不能操之过急。轻度营养不良可从 250~330kJ/（kg·d）［60~80kcal/（kg·d）］开始，中、重度可参考原来的饮食情况，从 165~230kJ/（kg·d）［40~55kcal/（kg·d）］开始，逐步少量增加。若消化吸收能力较好，可逐渐加到 500~727kJ/（kg·d）［120~170kcal/（kg·d）］，并按实际体重计算热能需要。母乳喂养儿可根据患儿的食欲哺乳，按需哺喂；人工喂养儿从给予稀释奶开始，适应后逐渐增加奶量和浓度。除乳制品外，可给予蛋类、肝泥、肉末、鱼粉等高蛋白食物，必要时也可添加酪蛋白水解物、氨基酸混合液或要素饮食。蛋白质摄入量从 1.5~2.0g/（kg·d）开始，逐步增加到 3.0~4.5g/（kg·d），如不能耐受胃肠道喂养或病情严重需要禁食时，可考虑全静脉营养或部分静脉营养。食物中应含有丰富的维生素和微量元素。

（七）药物治疗

可给予 B 族维生素和胃蛋白酶、胰酶等以助消化。蛋白质同化类固醇制剂如苯丙酸诺龙能促进蛋白质合成，并能增加食欲，肌内注射 0.5~1.0mg/（kg·次），1~2 次 / 周，连续 2~3 周，用药期间应供给充足的热量和蛋白质。对食欲差的患儿可给予胰岛素注射，降低血糖，增加饥饿感以提高食欲，通常一次皮下注射正规胰岛素 2~3U/d，注射前先服葡萄糖 20~30g，每 1~2 周为一疗程。锌制剂可提高味觉敏感度，有增加食欲的作用，可口服元素锌 0.5~1mg/（kg·d）。同时给予维生素 A、铁、钾、镁的补充，利于组织修复。

附 2-13　婴幼儿喂养

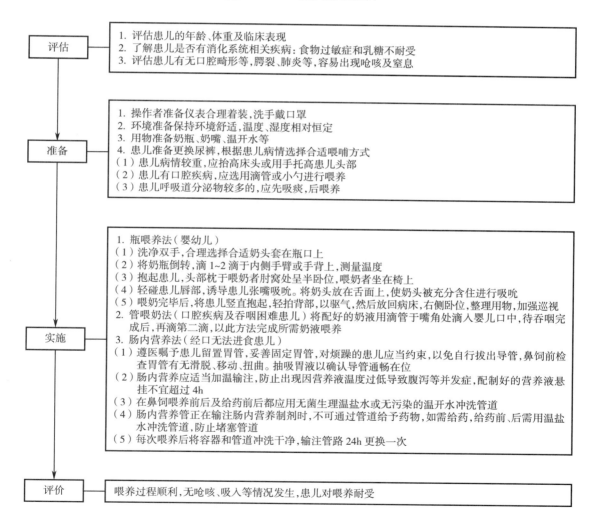

评估	1. 评估患儿的年龄、体重及临床表现 2. 了解患儿是否有消化系统相关疾病：食物过敏症和乳糖不耐受 3. 评估患儿有无口腔畸形等，腭裂、肺炎等，容易出现呛咳及窒息
准备	1. 操作者准备仪表合理着装，洗手戴口罩 2. 环境准备保持环境舒适，温度、湿度相对恒定 3. 用物准备奶瓶、奶嘴、温开水等 4. 患儿准备更换尿裤，根据患儿病情选择合适喂哺方式 （1）患儿病情较重，应抬高床头或用手托高患儿头部 （2）患儿有口腔疾病，应选用滴管或小勺进行喂养 （3）患儿呼吸道分泌物较多的，应先吸痰，后喂养
实施	1. 瓶喂养法（婴幼儿） （1）洗净双手，合理选择合适奶头套在瓶口上 （2）将奶瓶倒转，滴 1~2 滴于内侧手臂或手背上，测量温度 （3）抱起患儿，头部枕于喂奶者肘窝处呈半卧位，喂奶者坐在椅上 （4）轻碰患儿唇部，诱导患儿张嘴吸吮。将奶头放在舌面上，使奶头被充分含住进行吸吮 （5）喂奶完毕后，将患儿竖直抱起，轻拍背部，以驱气，然后放回病床，右侧卧位，整理用物，加强巡视 2. 管喂奶法（口腔疾病及吞咽困难患儿）将配好的奶液用滴管于嘴角处滴入婴儿口中，待吞咽完成后，再滴第二滴，以此方法完成所需奶液喂养 3. 肠内营养法（经口无法进食患儿） （1）遵医嘱予患儿留置胃管，妥善固定胃管，对烦躁的患儿应当约束，以免自行拔出导管，鼻饲前检查胃管有无滑脱、移动、扭曲。抽吸胃液以确认导管通畅在位 （2）肠内营养应适当加温输注，防止出现因营养液温度过低导致腹泻等并发症，配制好的营养液悬挂时不宜超过 4h （3）在鼻饲喂养前后及给药前后都应用无菌生理温盐水或无污染的温开水冲洗管道 （4）肠内营养管正在输注肠内营养制剂时，不可通过管道给予药物，如需给药，给药前、后需用温盐水冲洗管道，防止堵塞管道 （5）每次喂养后将容器和管道冲洗干净，输注管路 24h 更换一次
评价	喂养过程顺利，无呛咳、吸入等情况发生，患儿对喂养耐受

注意要点

1. 奶瓶喂养法和滴管喂奶法

（1）选择合适的奶瓶和奶头。奶头软硬度与奶头的大小应适宜，奶头孔的大小应以奶瓶盛水倒置时液体呈滴状连续滴出为宜

（2）现配现用，定量喂养，一般保存时间 3~4h，喂 6~7 次 /d，随月龄增加，增加奶量，减少喂养次数

（3）每次配乳及喂养所需工具，应充分洗净消毒

（4）注意喂养的体位，应将婴儿抱起，斜卧于喂食者怀中

（5）婴儿的食量个体差异很大，要观察纳奶情况、体重及大便情况，随时调整喂养

2. 肠内营养法

（1）了解膳食的组成和配制方法

（2）鼻饲前，检查管路固定情况，避免位置移动、脱落

（3）鼻饲时，头部和颈部抬高，避免误吸

（4）鼻饲后，温水冲洗管子，避免堵塞管路

三、儿童期单纯肥胖症

案例分析

典 型 案 例

患儿，女，11 岁，因"体重增长过快 10 余年，加重 4 个月，停经 3 个月"入院。家长诉：他发现患儿 10 余年前较同年龄、同性别儿童体重增长快，每年增长 5~10kg，平时食欲旺盛，喜食油炸食品，活动量少，喜欢熬夜，睡眠时无打鼾，不伴恶心、呕吐、头痛、头晕、视物旋转等不适，无尿急、尿频、尿痛等不适，患儿饥饿时偶有心慌、大汗、胸闷等，未给予特殊处理后自行缓解。患儿入院 2 年前，面部、颈部、躯干、双下肢出现痤疮，并逐渐增多；入院前 3 个月，出现停经；患儿自发病以来精神反应、睡眠、大小便正常；近 4 个月体重增长 10kg。查体：T 36.5℃，R 20 次 /min，P 90 次 /min，身高 169cm，体重 84kg，BMI 29.4kg/m²（>P97），胸围 101cm，腰围 97cm，臀围 108cm，左上肢 BP 122/71mmHg，右上肢 BP 121/73 mmHg，营养良好，体型肥胖，脂肪分布均匀，面部、颈部、躯干、双下肢可见痤疮，毛发较多，颈部、腋窝、腹股沟可见黑棘皮，胸部皮肤可见紫纹。

（一）入院处置

1. 护理要点

（1）评估患儿生命体征、身高、体重、BMI，有无伴随症状（如气急、便秘、畏热、多汗、头晕、心悸等）及心理状态。

（2）告知患儿及家长各项检查的目的、意义及可能带来的不适和不便，取得患儿及家长的配合。

（3）协助医生完成各种试验，合理安排患儿的各项检查。

2. 关键点

（1）告知患儿及家长检查期间不能喝饮料、咖啡等，可饮白开水，保持稳定情绪。

（2）因涉及不同时间血尿标本的采集，告知患儿及家长入院后避免随意外出。

（3）护士准确发放药物，按时采血留尿，标本尽快送检（20min 内），若不能尽快送检，应把血标本放置于 4℃低温条件下保存。

案例分析

病情和治疗

第二天行口服葡萄糖耐量试验（OGTT）及胰岛素、C 肽释放试验。结果：基础胰岛素 >25IU/ml，胰岛素峰值超过空腹的 10 倍，OGTT 2h 后血糖 >7.8mmol/L，患儿存在高胰岛素血症。医嘱给予二甲双胍口服。

（二）OGTT 与胰岛素、C 肽释放试验的护理

1. 护理要点

（1）告知患儿及家长试验目的、方法，解除其焦虑，积极配合治疗。

（2）试验方法

1）试验前一夜患儿开始禁食，至少 8h。

2）试验当天晨，抽取空腹标本，然后喝糖水（计算葡萄糖：1.75g/kg，最大量为 75d，（每克葡萄糖加白开水 3~4ml 稀释，最多加至 250ml）摇匀服下。

3）从患儿喝第一口开始计时，于服糖后 30min、60min、120min、180min 各抽取静脉血一次。

（3）告知患儿及家长试验前和试验中不宜做剧烈运动，以防糖耐量过量，也不宜卧床，酌情活动即可，以防糖耐量过低；最后一次抽血后试验结束，患儿可进食。

2. 关键点

（1）OGTT 是通过口服一定量的葡萄糖，以增加患儿的糖类负荷，通过观察不同时点血糖浓度变化，同时测量血中胰岛素和 C 肽浓度，了解胰岛 B 细胞的储备功能，为推测胰岛分泌功能及对不同原因所导致的糖代谢异常疾病的诊断提供参考。

（2）由于喝糖水速度过快患儿会发生恶心、呕吐，可嘱患儿缓慢喝下（在 10min 内喝完），若患儿出现面色苍白、恶心、呕吐立即通知医生，必要时停止试验。

（3）正常人空腹血糖水平为 3.9~6.1mmol/L，血糖达高峰在 30~60min，最高不超过 8.9mmol/L，2h 降至空腹水平或稍高，但不超过 7.8mmol/L。空腹血糖 6.1~7.0mmol/L 为空腹血糖受损，OGTT 2h 血糖在 7.8~11.1mmol/L 为糖耐量异常。

（4）做好心理护理，避免情绪激动使血糖升高，引起持续长久的高血糖。

病情和治疗

皮质醇结果示 8:00 14.36μg/dl,16:00 8.0μg/dl,00:00 57μg/dl。处理:0AM 皮质醇水平增高,需进一步行地塞米松抑制试验以除外皮质醇增多症。

（三）皮质醇生理波动试验

1. 护理要点

（1）护士要告诉患儿及家长试验目的、方法,并告知采血时间。

（2）确保取血时间准确,晨 8:00、下午 16:00、午夜 00:00 分别取血立即送检。8:00 抽血后,患儿可正常饮食和运动,避免饮用兴奋性饮料和剧烈运动。

（3）ACTH 血标本放冰槽保存送检。

2. 关键点

（1）血浆皮质醇的含量有明显的昼夜变化规律,正常人于入睡后的午夜或晨 1:00 左右的含量最低,清晨 4:00 左右开始升高,6:00~8:00 含量最高,8:00 后开始下降,下午 16:00~18:00 的含量较最高值下降 50% 或 50% 以上。此试验用于诊断皮质醇增多症、鉴别诊断单纯性肥胖和继发性肥胖。

（2）夜间取血时要保证患儿无哭闹等情绪波动,晚上睡前护士给患儿埋置套管针备夜间取血,取血时动作轻,不要打搅患儿以保证结果的准确性。

病情和治疗

醛固酮卧位结果:血管紧张素Ⅰ 1.6ng/ml,血管紧张素Ⅱ 38pg/ml,肾素 7pg/ml,醛固酮 187pg/ml。醛固酮立位结果:血管紧张素Ⅰ 2.9ng/ml,血管紧张素Ⅱ 43pg/ml,肾素 12pg/ml,醛固酮 286pg/ml。醛固酮立卧位试验结果正常,排除醛固酮增多症。

（四）醛固酮立卧位试验

1. 护理要点

（1）告知患儿及家长试验目的、方法,解除患儿焦虑,积极配合治疗。

（2）监测血压,观察病情。

（3）体位指导:卧位时嘱患儿安静卧床休息,严禁坐起或下床,立位时不得坐、躺等,最好适当步行,否则将导致试验失败。

（4）不适症状护理:患儿在站立的过程中,若出现头晕等低血压症状,应立即取血,后协助患儿坐下,结束试验。

（5）采血后要在血标本试管上注明卧位与立位,以便区分。

2. 关键点

（1）此试验用于鉴别醛固酮瘤与特发性原发性醛固酮增多症。正常人立位后血醛固酮水平比卧位升高。

（2）试验前日患儿晚餐后禁食，22：00 以后禁饮，夜间安静卧床 6h 以上。清晨 6：00~8：00 采集卧位肾素和血管紧张素醛固酮血标本，采血后患儿起床站立 2h，采集立位肾素和血管紧张素醛固酮血标本。

案例分析

病情和治疗

24h 尿游离皮质醇 90μg/24h，ACTH 2.4pg/ml，皮质醇晨 8：00 0.98μg/dl。目前可排除皮质醇增多症导致的继发性肥胖。

（五）小剂量地塞米松抑制试验

1. 护理要点

（1）告知患儿及家长试验目的、方法，解除患儿焦虑，积极配合治疗。

（2）试验前留取 24h 尿测定尿游离皮质醇（UFC）作为对照，试验第二天再次留取 24h 尿，同时继续按时服药。留取方法：晨 8：00 把第一次尿弃去开始留尿到第二天晨 8：00 嘱再次排尿后结束，无须加防腐剂，把 24h 的尿都集中在一个容器里，留取标本时，混匀所有尿液留取 10ml 送检，24h 总尿量记录在化验单上。

2. 关键点

（1）此试验目的是确诊皮质醇增多症；

（2）告知患儿及家长试验中不得外出排尿，以保证尿液留取；

（3）试验当天晨 8：00 采血后，立即开始服用地塞米松 0.5mg/ 次，1 次 /6h，共 8 次；<10 岁儿童 5μg/（kg·次）；试验第二十四小时、第四十八小时再次取血测定血皮质醇和 ACTH 浓度，如果怀疑肾上腺肿瘤时应加测 DHEAS、雄烯二酮和睾酮。

案例分析

病情和治疗

肾上腺增强 CT：双侧肾上腺正常，未见占位。头颅 MRI：垂体柄未见明显增粗或变细，未见占位。

（六）特殊检查的护理

1. 护理要点

（1）告知患儿检查目的、方法，解除患儿焦虑，积极配合治疗。

（2）告知患儿及家长 CT 检查前要除去项链、手表、磁卡、手机、义齿等，带有心脏起搏器、体内有金属或磁性物植入史不能进行 MRI 检查,以免发生意外。

（3）检查前护士给予留置静脉套管针,用于检查期间的造影剂推入。

（4）如患儿年龄较小不能配合检查,需检查前由主管医生开具镇静药,由家长带到 CT 室,护士通知方可服下。

2. 关键点

（1）套管针用耐压型,检查后及时拔除,以免高渗造影剂渗出造成皮下坏死。

（2）告知患儿及家长做检查后要多饮水,以增加药物代谢。

（七）饮食护理

1. 护理要点

（1）评估患儿肥胖发生的原因,询问患儿单位时间内体重增加情况,饮食习惯,每天进餐次数及量,食后感觉和消化系统吸收情况,排便习惯。

（2）制订饮食计划和目标与患儿或家长商讨制订适合的饮食计划和减轻体重的具体目标,使体重逐渐减轻（体重降低 0.5~1kg/ 周）到理想水平并继续维持。

（3）根据患儿生长发育特点以及减肥的实际需要,制订食谱,总原则是高蛋白、低脂肪、低能量,同时补充足够的维生素和微量元素。早、中、晚三餐供能比分别 35%、40% 和 25%,脂肪、蛋白质和碳水化合物的供能比分别为 15%、20% 和 65%。

（4）合理搭配饮食:包含适量优质蛋白质、复合糖类（如谷类）、足够的新鲜蔬菜（400~500g/d）和水果（100~200g/d）。

（5）避免进食高热量饮食如油煎食品、方便面、零食、快餐、巧克力、甜食等,可增加胡萝卜、芹菜、黄瓜、西红柿、苹果等低热量食物来满足"饱腹感"。

（6）提倡少食多餐每天 4~5 餐,每餐 7~8 分饱,因为有资料表明若每天 2 餐,可增加皮脂厚度和血清胆固醇水平。

（7）鼓励患儿多饮水。

2. 关键点

（1）饮食计划应为患儿能接受并长期坚持的个体化方案。

（2）指导患儿建立良好的进食习惯如定时定量进餐,进餐时增加咀嚼次数,减慢进食速度,集中注意力,避免边看电视、边听广播或边读书边吃饭,避免在社交场合因为非饥饿原因进食。

（3）对因焦虑、抑郁等不良情绪导致进食量增加的患儿,给予相应的心理辅导,使之克服疲乏、厌烦、抑郁期间的进食冲动。对有严重情绪问题的患儿建议转心理专科治疗。

（八）运动护理

1. 护理要点

（1）评估患儿的运动能力和喜好。

（2）与患儿一起制订个体化运动方案并鼓励实施,在制订运动方案前,应做全面的体检,包括心血管系统检查和呼吸系统检查等,并随时根据患儿的感受和运动效果调整方案。

（3）进行有氧运动,运动方式包括散步、快走、慢跑、游泳、跳舞、做广播体操及各种球类活动等。运动 30~60min/ 次,包括前后 10min 的热身及整理运动,持续运动 20min 左右。

2. 关键点

（1）家长的参与和支持是能否坚持的关键。

（2）运动心率为（220–生理年龄）×（60%~80%），运动要循序渐进并持之以恒，避免运动过度或过猛，避免单独运动。

（3）患儿运动期间，不要过于严格控制饮食，注意安全，有家长陪伴。

（九）用药护理

1. 护理要点

（1）告知患儿及家长，口服药物治疗不是肥胖症患儿首选或单独治疗方法，是饮食运动、生活方式干预的辅助和补充。

（2）向患儿及家长讲解药物的适应证及可能出现的不良反应，为减少胃肠道刺激可随餐服用。

（3）指导患儿按医嘱剂量服用，每天服药的时间和间隔尽可能固定。

（4）观察用药后的反应，如腹痛、腹泻情况。

2. 关键点

（1）二甲双胍可增加胰岛素的敏感性。服药期间要做好血糖监测和记录。

（2）使用碘化造影剂时应暂停服用二甲双胍。

（十）心理护理

1. 护理要点

（1）单纯性肥胖患儿常因身体改变和体力减弱及内分泌紊乱而出现自卑、抑郁、自闭等心理，不愿与人交流、交往。在护理过程中护士应语气温柔，耐心倾听，鼓励患儿表达自己的感受。

（2）与患儿及家长讨论疾病的治疗及预后，增加患儿战胜疾病的信心。

（3）指导患儿进行自身修饰，可穿宽松的衣物及采用一定的装饰技巧。

（4）当患儿出现负面情绪时，护士应以不批评的态度提出适当的建议，鼓励患儿多关注自身的优点长处，让其在某些方面有自信并不断得到增强，将信心逐渐迁移到减重这一问题上。如发现患儿有严重心理问题，建议心理专科治疗。

2. 关键点

（1）护士应用同理心及沟通技巧，与患儿建立良好护患关系。

（2）让患儿明白肥胖不是缺陷，可以和其他同学一样的学习运动，让患儿学会接纳自己。

（十一）健康宣教

1. 护理要点

（1）告知治疗目标，减重达到正常体重或理想体重实际上很难达到，在原来的基础上减少5%~10%，可以作为要达到的目标。一旦达到目标体重，维持体重更为重要，成功维持减重效果就是要患儿在2年内体重回升小于3kg。如患儿减重效果不明显，最重要的目标是防止体重的继续增加。

（2）向患儿讲解合理饮食及科学运动对健康的重要性。告知肥胖的危害，使患儿了解肥胖症与心血管疾病、高血压、糖尿病、血脂异常等患病率密切相关。

（3）告知患儿只有每天坚持运动才能达到减轻体重的目的，短暂间歇性的运动没有任何治疗效果。

2. 关键点 家长的参与陪伴是患儿饮食控制及坚持运动的关键。

案例分析

出　院

患儿精神好,T 36.2℃,R 20 次 /min,P 88 次 /min,BP 127/73mmHg,未诉不适,遵医嘱出院。

（十二）出院指导

1. 护理要点

（1）建立良好的进食习惯,合理控制饮食：低盐,低脂,少食甜食。

（2）按照计划坚持运动,减轻体重。

（3）监测血压,血糖,体重,女童还需注意月经周期的变化。

（4）按时服药,定期复查。

2. 关键点

（1）出院前患儿及家长能复述整个减重计划。

（2）让患儿明白目前自身存在胰岛素抵抗,糖耐量减低等,饮食控制及减重计划极为重要,否则将导致疾病的进一步进展。

案例分析

疾病相关知识

（一）概述

随着经济的发展和社会的快速转型以及人民生活水平的提高,儿童肥胖症的发病率明显增高。儿童肥胖症是指儿童体内过多的能量以脂肪的形式储存,身体脂肪重量超标并与高脂血症、高血压、糖尿病以及心血管疾病患病风险增高相关的一种疾病。

（二）病因

肥胖是多种因素共同作用的结果。遗传因素在肥胖的形成过程中起着重要作用,但是否出现肥胖决定于个体对环境因素作用的易感性。

1. 遗传因素　目前公认控制体重重要的单基因为瘦素、瘦素受体、阿片促黑素皮质素原（POMC）、激素原转换酶 1（PC1）、黑素皮质素受体 3 和 4（MC3R 和 MC4R）以及转录因子单一同源物（SIMI）。但大多数肥胖属多基因遗传,是多种基因作用相加的结果,目前已发现 600 余种基因位点与肥胖有关;也有研究发现表观遗传学变化,即 DNA 甲基化或在 DNA 基因调控区域的组蛋白甲基化影响肥胖的发生。

2. 宫内环境及出生体重　孕母肥胖、糖尿病和吸烟以及出生时小于胎龄或大于胎龄的儿童均会增加肥胖的发病风险。

3. 饮食和生活方式不当　摄入过多的高脂肪和高热量食物,进食过快、不吃早饭,体力活动少、久坐等。

4. 睡眠时间过多或过少　睡眠通过调节体内稳态的多种激素影响儿童体重指数和胰岛素敏感性。

5. 家庭社会因素　家庭收入、经济状况、居住地区、家庭成员职业和受教育程度等家庭社会因素均影响儿童肥胖的发生。

6. 肠道菌群与肥胖的发生也有密切的联系。

（三）诊断

1. 病史　特别要注意有无肥胖家族史、出生时体重、有无内分泌和遗传代谢性疾病以及中枢神经系统疾病，有无服用糖皮质激素、赛庚啶、2-丙基戊酸钠和孕酮等药物史。

2. 临床表现　大多数儿童肥胖属于单纯性肥胖，可发生于任何年龄的儿童，但最常见于婴儿期、青春前期和青春期。肥胖儿童一般食欲极佳，进食快、食量大，口味偏重，多喜欢肉食、油炸食物或甜食。懒动、喜卧或由于各种其他原因造成的活动减少。严重肥胖儿有疲乏感，活动后气短、心悸或腿痛，因而更不愿意活动，形成恶性循环。查体发现体脂分布均匀，重者胸腹、臀部、大腿脂肪过多。皮肤有紫纹或白纹，黑棘皮病也很常见，表现为皮肤过度色素沉着、增厚并有皱纹，这是胰岛素抵抗的皮肤特征。男孩因为大腿会阴部脂肪过多，阴茎埋于脂肪组织中而表现为阴茎过小。少数严重肥胖儿可出现扁平足和/或膝内翻。

3. 儿童脂肪测量方法　一些直接测量法，如双能 X 线（DEXA）、计算机体层断层扫描（CT）、生物电阻抗法（BIA）等可直接、准确地测量体内脂肪含量及分布，但由于价格昂贵、操作烦琐且涉及放射线问题，不适合儿童青少年大规模流行病学调查和诊断。儿童一般应用间接测量法，如身高、性别、体质量、皮褶厚度、腰围、腰臀围比、腰围身高比和体质指数。磁共振氢谱（HMRs）可定量检测并评价肝细胞内脂肪含量，在肥胖儿童非酒精性脂肪肝病的早期诊断上开始崭露头角。

4. 肥胖诊断指标常用的有以下几项

（1）体质指数（body mass index, BMI）：BMI ＝ 体重（kg）/ 身高的平方（m²），是诊断和筛查儿童青少年肥胖最简便的指标。推荐 BMI ≥同年龄、同性别第 95 百分位数（P_{95}）为肥胖，≥第 85 百分位数（P_{85}）为超重。

（2）身高别体重（weight for height, WFH）：主要用于 10 岁以下儿童的脂肪测量，有两种表示方法：

1）比率：比率＝［（观察值－理想体质量）/ 理想体质量］×100%，以理想体质量的 120%（即超过理想体质量的 20%）定为判别儿童肥胖的切点。体重超过同性别、同身高参照人群均值 10%~19% 为超重；超过 20% 可诊断为肥胖症，20%~29% 为轻度肥胖，30%~49% 为中度肥胖，超过 50% 为重度肥胖。

2）Z 值（Z score）：Z 值＝（观察值－参考人群的平均值）/ 参考人群的标准差，以 Z 值≥1.96（P_{95}）作为儿童肥胖的诊断界点。需要注意的是，Z 值等于 0 时相当于参照人群的 P_{50}，而 Z 值等于 2 时则大约相当于 P_{98}。

（3）腰围（waist circumference, WC）：是判断肥胖，特别是中心性肥胖的重要指标，儿童腰围≥同年龄、同性别 P_{90} 考虑为中心性肥胖。

（4）腰围身高比（waist-to-height ratio, WHtR）：将身高的因素给予考虑，对处于生长发育期的儿童、青少年具有更好的应用价值。需要根据不同的地区、性别和年龄指定其切点值。中国儿童青少年 WHtR，女童≥0.46、男童≥0.48 作为中心性肥胖的筛查指标较好。

（四）鉴别诊断

虽然大多儿童肥胖属于单纯性肥胖，但需排除其他疾病因素后方能诊断。因此需要与其他原因所致的肥胖鉴别。

1. 肥胖-生殖无能-肌张力低下综合征（Prader-Willi综合征）　患儿生长发育迟缓，身材矮小，智力低下，肌张力低下。婴儿期喂养困难，语言发育差；婴儿期后食欲旺盛，过度肥胖；双额间距狭窄，杏仁形眼裂，上唇薄，嘴角向下，小手和小脚，青春期延迟，性腺功能低下；具有糖尿病倾向。

2. 性幼稚多指畸型综合征（Bardet-Biedl综合征）　患儿肥胖，智力低下，色素性视网膜炎，性腺发育不良，肾脏结构和功能异常；多指（趾）畸形；部分患儿有糖尿病。

3. 肥胖-视网膜变性-糖尿病综合征（Alstrom综合征）　患儿主要表现为色素视网膜炎，视力减退甚至失明，神经性耳聋、肥胖、糖尿病、尿崩症。患儿无多指畸形和智力低下。

4. SIMI缺失综合征　临床表现与Prader-Willi综合征有相同之处：肌张力低下，肥胖，过多摄食，发育迟缓，杏仁形眼裂，斜视，上唇薄，性腺功能低下。但是该病患儿还具有心脏和神经系统的异常，二尖瓣及主动脉瓣狭窄，右束支传导阻滞，脑回过多，脑白质软化症，癫痫和听力丧失。

5. 假性甲状旁腺功能减退Ia型（Albright遗传性骨营养不良症）　患儿可有智力减退并呈特殊体态，如身材粗矮、肥胖、圆脸、颈粗短、指（趾）短小畸形。最主要的是甲状旁腺功能减退症的特征（低血钙、高血磷、尿钙、尿磷降低、手足搐搦等），血清甲状旁腺激素高于正常，靶组织对生物活性甲状旁腺激素无反应。

6. 肥胖性生殖无能综合征（Frohlich综合征）　儿童肥胖多始于10岁以后，乳房、下腹部、外生殖器附近脂肪堆积尤为明显；性发育不全，第二性征发育延迟或不发育，身高不增，可有颅内压增高症状。

7. 多囊卵巢综合征　女孩肥胖，月经量少、周期延长，甚至出现闭经；多毛，不孕和黑棘皮病；血睾酮增高；盆腔B超示卵巢增大，可有多囊。

8. 皮质醇增多症　又称库欣综合征。患儿出现向心性肥胖，满月脸，水牛背，皮肤紫纹，高血压，生长停滞；血皮质醇增高，肾上腺B超和CT可发现肾上腺皮质增生、腺瘤或腺癌。

9. 药物影响　大剂量长期应用糖皮质激素会造成向心性肥胖和内脏脂肪的堆积，赛庚啶、2-丙基戊酸钠和孕酮有增加体重可能，一些新型抗精神病药物可以导致体重快速增长。

（五）治疗

1. 生活方式　干预是儿童肥胖症的基础治疗，包括饮食、体育运动和日常行为干预。通过生活方式干预控制体重对预防成年期2型糖尿病的发生以及改善心血管功能都有重要作用。

（1）在保证儿童生长发育所需营养的前提下，控制总热量摄入，采用低脂肪、低糖、高蛋白饮食，限制饱和脂肪酸、反式脂肪酸及胆固醇的摄入，增加食物中黏性纤维、植物甾醇（脂）的含量，提供适量维生素和微量元素，适当增加水果和蔬菜的摄入。14岁以下儿童初期总热量：$[1\,000+年龄\times(50\sim60)]$（kcal），以体重不增加为目标，而不能使儿童体重急剧下降；之后再根据体质情况逐渐减少热量摄入，下降体重期每天所需的热量可参照下列标准：5~10岁：$3\,324\sim4\,184$kJ（794~1 000kcal）；10~14岁：$4\,184\sim5\,020$kJ（1 000~1 200kcal）；>14岁：5 020kJ（1 200kcal）。如遇饥饿，可适量进食黄瓜、西红柿、苹果等低热量蔬菜和水果。

食谱不能长期使用，体重正常后应逐渐恢复正常饮食和热量。建立良好的饮食习惯，平衡膳食,尽量避免煎炸食品,避免狼吞虎咽的进食方式,晚餐食量不超过总食量的 30%,早餐应达到 35%。

（2）限制久坐行为,控制看电视、玩电脑的时间,鼓励多进行室外运动。

（3）保证学龄期儿童的睡眠时间。每天夜间睡眠时间:小学生 9~10h,中学生 8~9h。

2. 药物治疗　减肥药不适合于儿童。二甲双胍等药物主要用于已有胰岛素抵抗、出现并发症的肥胖儿童。

3. 并发症的筛查与预防　超重和肥胖的儿童对可能的并发症,如糖尿病、高脂血症、高血压等要进行定期筛查。对高危患儿即对超重儿童伴有某些因素者［一级或二级亲属患 2 型糖尿病家族史,属于某些种族,有胰岛素抵抗体征或患有胰岛素抵抗相关疾病（黑棘皮病、高血压、高脂血症、多囊卵巢综合征、小于胎龄儿）］在 10 岁或青春期开始筛查,每 2 年一次。检查项目:空腹血糖、口服葡萄糖耐量试验、糖化血红蛋白、血脂全套等。

（孟　园　窦文艳　王彦华　杨　颖）

复 习 题

1. 雾化吸入的目的不包括

A. 减轻咳嗽,湿化呼吸道　　　　　　　B. 稀释痰液,帮助祛痰

C. 解除支气管痉挛　　　　　　　　　　D. 治疗腹泻

E. 治疗呼吸道感染,消除炎症

2. 肺炎患儿应用抗生素控制感染的原则不包括

A. 根据病原菌选择敏感的药物　　　　　B. 早期治疗

C. 联合用药　　　　　　　　　　　　　D. 少量应用

E. 选用渗入下呼吸道浓度高的药物

3. 电子支气管镜术前,患儿禁食禁饮时间为

A. 1~3h　　　　　　　　B. 2~4h　　　　　　　　C. 4~6h

D. 6~8h　　　　　　　　E. 8~10h

4. 吸痰操作时,每次吸痰时间不应超过

A. 5s　　　　　　　　　B. 10s　　　　　　　　　C. 15s

D. 20s　　　　　　　　　E. 25s

5. 患儿,男,8 个月,因"发热、咳嗽 3d、气促 1d"入院。患儿于 3d 前无明显诱因出现发热、咳嗽,体温波动 38.6~39℃,咳嗽呈阵发性,有痰不易咳出。近 1d 来,患儿咳嗽加重,伴有喘憋,痰液黏稠色黄。患儿入院第二天,突然出现烦躁不安、鼻翼扇动、呼吸急促、口周发绀。查体:体温 38℃,呼吸 70 次/min,心率 186 次/min,心音低钝,两肺细湿啰音增多,肝肋下 3.5cm。

（1）该患儿可能发生的并发症是

A. 心力衰竭　　　　　　　　　　　　　B. 呼吸衰竭

C. 肺脓疡　　　　　　　　　　　　　　D. 肺大疱

E. 肺气肿

（2）（多选题）此时救治的主要措施是

A. 抗感染
B. 利尿剂
C. 洋地黄制剂
D. 持续高流量吸氧
E. 补充液体入量

6. 支气管哮喘急性发作时禁用

A. 硫酸镁
B. 地塞米松
C. 沙丁胺醇
D. 肾上腺素
E. 吗啡

7. 对典型哮喘的呼吸道症状的特征,以下描述错误的是

A. 诱因多样性
B. 反复发作性
C. 时间节律性
D. 季节性
E. 不可逆性

8. 患儿,女,4岁3个月,既往被诊断为支气管哮喘,不规律用药,今晨突然哮喘发作,端坐呼吸。家长自行给予硫酸沙丁胺醇气雾剂吸入后症状无好转入院。以下入院后的处置不包括

A. 补液
B. 硫酸镁
C. 吸氧
D. 注射西地兰
E. 给予糖皮质激素

9. 患儿,女,6岁4个月,因"气喘6h"入院,既往有间断气喘发作10余次,无明显规律,发作间歇期无不适。入院查体:体温36.7℃,端坐呼吸,口唇发绀,无明显咳嗽,听诊双肺呼吸音低,呼气相显著延长,该患儿最可能的诊断是

A. 支气管炎
B. 支气管肺炎
C. 支气管哮喘
D. 过敏性鼻炎
E. 肺栓塞

10. 患儿,男,5岁,支气管哮喘发作。听诊双肺呼吸音时,听到的最危险的呼吸音是

A. 双肺布满哮鸣音
B. 双肺布满湿啰音
C. 双肺布满喘鸣音
D. 双肺几乎听不到呼吸音
E. 双肺呼吸音粗

11. 房间隔缺损X线检查表现为

A. 右房右室大
B. 左室右室大
C. 左室左房大
D. 右室左房大
E. 右房左房大

12. 患儿,女,2岁。查体发现胸骨左缘2~4肋间听到2~3级收缩期杂音,肺动脉瓣区第二音亢进,伴固定性分裂。该患儿的诊断是

A. 动脉导管未闭
B. 房间隔缺损
C. 室间隔缺损
D. 法洛四联症
E. 肺动脉瓣狭窄

13. 阿司匹林的作用是

A. 抑制血小板聚集
B. 促进四氢叶酸类辅酶的循环利用
C. 减少抗凝药过量引起的出血
D. 促进纤维蛋白溶解

E. 阻止凝血因子合成

14. 房间隔缺损介入术后伤口至少需按压

A. 0.5h B. 1h C. 1.5h

D. 2h E. 3h

15. 当房间隔术后发生异位栓塞,不需要

A. 保持患儿平卧位 B. 保持患儿情绪平稳

C. 观察生命体征 D. 警惕脑疝形成

E. 控制患儿下床自由活动

16. 房间隔缺损最常见的类型是

A. 静脉窦型缺损 B. 继发孔缺损

C. 原发孔缺损 D. 原发孔缺损加二尖瓣裂缺

E. 原发孔缺损加静脉窦缺损

17. 关于心脏前负荷,叙述正确的是

A. 指心室射血所要克服的张力 B. 又称压力负荷

C. 指心脏收缩前所承受的容量负荷 D. 指循环血量

E. 前负荷过度可导致向心性肥大

18. 最能反映心力衰竭时心肌收缩性减弱的指标是

A. 心排血量减少 B. 心脏指数减少

C. 射血分数减少 D. 肺动脉压增高

E. 中心静脉压增高

19. 第三度房室传导阻滞的心电图特点是

A. 心率小于 60 次 /min

B. QRS 波群为室上型

C. P–P 间距小于 R–R 间距,P 波与 QRS 波无关

D. 可见心室夺获

E. P–R 间期延长

20. 预激综合征患儿最常并发的心律失常是

A. 阵发性室性心动过速 B. 阵发性室上性心动过速

C. 心房颤动 D. 心房扑动

E. 心室颤动

21. 患儿,男,5 岁,突发心悸,心电图示心率 180 次 /min,QRS 波时间 0.10s,R–R 绝对匀齐,应诊断为

A. 房室交界性逸搏心率 B. 阵发性室上性心动过速

C. 阵发性室性心动过速 D. 窦性心动过速

E. 心房颤动

22. 心室颤动引起阿 – 斯综合征时,最有效的抢救方法是

A. 静脉注射利多卡因 B. 皮下注射肾上腺素

C. 植入心脏起搏器 D. 非同步电击复律

E. 口对口人工呼吸

23. 患儿,男,12岁,每天日常活动即出现心悸、气短症状,休息后即缓解。其心功能分级为

A. 心功能 I 级
B. 心功能 II 级
C. 心功能 III 级
D. 心功能 IV 级
E. 以上都不是

24. 血管扩张剂治疗心力衰竭的主要作用机制是

A. 增强心肌收缩力
B. 改善心肌供血
C. 降低心脏前、后负荷
D. 降低心肌耗氧量
E. 减慢心率

25. 患儿,女,14岁,患上呼吸道感染 2 周后,感心悸、气短、乏力,心率 98 次 /min,心电图示 PR 间期为 0.22s,应诊断为

A. 窦性心动过速
B. 窦性心律失常
C. 二度 I 型房室传导阻滞
D. 二度 II 型房室传导阻滞
E. 一度房室传导阻滞

26.(多选题)米力农的作用机制是

A. 对心肌和血管平滑肌细胞内磷酸二酯酶有抑制作用
B. 与强心苷类和儿茶酚胺类的正性肌力作用相同
C. 产生外周血管扩张效应
D. 可以产生正性肌力作用
E. 可以产生负性频率作用

27. 患儿,男,1 岁 3 个月,被诊断为阵发性室上性心动过速。该患儿心电图特点为

A. 心电图示连续 3 个以上迅速出现的 QRS 波,频率 160~220 次 /min,R–R 间距相等
B. 提前发生的 QRS 波群,时限通常超过 0.12s,宽阔畸形,ST 段与 T 波的方向与 QRS 波群主波方向相反
C. QRS 波时限增宽伴形态异常,P 波(若可见)与 QRS 波分离,房室分离,如 PR 间期可变
D. 心率通常为 150~200 次 /min。P 波形态在 II、III、aVF 导联通常直立。P 波之间的等电线仍存在
E. P 波为逆行性

28. 患儿,女,2 岁 5 个月,被诊断为阵发性室上性心动过速。护士巡视病房,发现患儿心率 180~200/min,患儿烦躁不安,哭闹,呼吸困难,多汗。首选的方法或药物是

A. 三磷酸腺苷二钠注射液
B. 胺碘酮注射液
C. 刺激迷走神经
D. 西地兰
E. 抗菌药物

29. 发生室上性心动过速,ATP 的给药方式为

A. 脉冲式
B. 快速推注
C. 弹丸式
D. 缓慢推注
E. 静脉滴注

30. 有关阵发性室上性心动过速,下列正确的是

A. 心率 200 次 /min,律齐,突发突止
B. 心率 110 次 /min,律齐
C. 心率 57 次 /min,无不适主诉
D. 脉率小于心率
E. 心率 200 次 /min,律齐,突发慢止

31. 患儿,男,2 岁 11 月,食欲减退,活动后乏力,听诊心率 220 次 /min,心律均齐,强弱均等,血压尚正常,患儿最可能发生的是

A. 窦性心动过速　　　　　　　　　B. 室上性心动过速

C. 室性心动过速　　　　　　　　　D. 心室颤动

E. 心房颤动

32. 洋地黄类药物中毒时的主要处理是

A. 停洋地黄类药物,补钾,出现快速心律失常可应用苯妥英钠或利多卡因

B. 减量洋地黄类药物,同时服用利多卡因

C. 减量洋地黄类药物,同时加强利尿剂治疗

D. 停洋地黄类药物,改用利尿剂与血管扩张剂

E. 停洋地黄类药物,无须做特殊处理

33. 阵发性室上性心动过速,兴奋迷走神经终止发作的护理,下列不正确的是

A. 刺激悬雍垂　　　　　　　　　　B. Valsalva 动作

C. 单侧颈动脉窦按摩　　　　　　　D. 双侧颈动脉窦按摩

E. 冰毛巾敷面法

34. 阵发性室上性心动过速的心电图诊断,下列不正确的是

A. 心率 150~250 次 /min　　　　　B. 节律一般规则,但亦可有不规则

C. QRS 波群形态与时限不正常　　　D. 可见到逆行 P 波

E. 起始突然,通常由一个房性期前收缩触发

35. 不符合中度脱水临床表现的一项是

A. 精神明显萎靡　　　　　　　　　B. 皮肤黏膜干燥

C. 眼窝明显凹陷　　　　　　　　　D. 血压明显下降

E. 尿量明显减少

36. 重度脱水与中度脱水的主要区别是

A. 精神神经变化状况　　　　　　　B. 外周循环衰竭情况

C. 前囟眼窝凹陷情况　　　　　　　D. 眼泪尿量减少情况

E. 皮肤黏膜变化情况

37. 不属于代谢性酸中毒的表现是

A. 呼吸浅促　　　　　　　　　　　B. 精神萎靡,烦躁不安

C. 口唇樱桃红色　　　　　　　　　D. 昏睡、昏迷

E. 心率加快

38. 患儿,男,4 个月,体重 5kg;腹泻 3d,7~8 次 /d,蛋花汤样,无腥臭;奶后呕吐 2 次。面色稍苍白,上腭裂,精神萎靡,皮肤弹性较差,眼窝及前囟凹陷,皮下脂肪 0.3cm,哭时泪少。血清钠 128mmol/L。

（1）估计该患儿的脱水程度及性质是

A. 轻度等渗性脱水　　　　　　　　B. 中度等渗性脱水

C. 重度低渗性脱水　　　　　　　　D. 中度低渗性脱水

E. 重度等渗性脱水

（2）其第一天补液总量应为每千克体重

A. 150~180ml B. 80~100ml C. 90~120ml

D. 120~150ml E. 170~200ml

（3）对家长可作的健康教育内容不包括

A. 暂停母乳喂养 B. 及时矫治腭裂

C. 注意食具、尿布、玩具的消毒 D. 加强气候变化时的护理

E. 指导家长配制和使用 ORS 溶液

39. 患儿，1 岁，呕吐、腹泻稀水便 5d，1d 来尿量极少，精神萎靡，前囟及眼窝极度凹陷，皮肤弹性差，四肢发凉，脉细弱，血清钠 135mmol/L。

（1）根据患儿脱水程度和性质，应首先输注的液体是

A. 2∶1 等张含钠溶液 B. 1/2 张含钠溶液

C. 1/3 张含钠溶液 D. 1/4 张含钠溶液

E. 3/4 张含钠溶液

（2）患儿经输液 6h 后，脱水情况好转，开始排尿，但又出现精神萎靡，心音低钝，腹胀，肠鸣音减弱。这时应首先考虑为

A. 酸中毒未纠正 B. 中毒性肠麻痹

C. 低血钾 D. 低血钙

E. 低血钠

（3）如患儿需要补钾，错误的是

A. 250ml 的液体里面加 10% KCl 溶液 10ml

B. 缓慢静脉滴注

C. 见尿补钾

D. 不可静脉推注

E. 静脉滴注液含钾浓度一般不超过 0.3%

40. 关于溃疡性结肠炎的叙述中，不是此病典型表现的是

A. 本病的病例特点是结肠黏膜广泛的溃疡形成

B. 最常受累的部位是升结肠和回肠末端

C. 主要症状是腹泻，带黏液和脓血

D. X 线钡灌肠和内镜是最有价值的检查

E. 症状反复发作，久治不愈

41. 克罗恩病最常见的并发症是

A. 吸收不良综合征 B. 腹腔内脓肿 C. 肠梗阻

D. 中毒性巨结肠 E. 癌变

42.（多选题）炎症性肠病包括克罗恩病和溃疡性结肠炎，其钡剂灌肠 X 线改变，更支持克罗恩病的诊断的情况是

A. 结肠袋消失，铅管状 B. 病变呈节段性分布

C. 回肠末端线样征 D. 纵行溃疡或裂沟

E. 回盲部激惹征

43. 患儿，男，5 岁，慢性腹泻半年，大便 4~5 次 /d，带少量脓血，大便培养阴性，结肠镜检查见乙状结肠，支持黏膜充血，少数散在浅溃疡。首选治疗药物是

A. 柳氮磺胺砒啶　　　　　　　　B. 糖皮质激素

C. 甲硝唑保留灌肠　　　　　　　D. 乳酸杆菌制剂

E. 氟哌酸

44. 患儿,男,8岁,反复右下腹疼痛2年,在肠结核和克罗恩病的鉴别诊断中,有助于克罗恩病的诊断的是

A. 间歇性低热　　　　　　　　　B. 水便

C. 右下腹包块　　　　　　　　　D. 长期缓解和复发交替

E. 抗结核治疗1周无效

45. 患儿,男,42d,被诊断为化脓性脑膜炎。临床表现不正确的是

A. 体温可高可低　　　　　　　　B. 脑性尖叫,前囟饱满

C. 脑膜刺激征明显　　　　　　　D. 拒乳呕吐

E. 嗜睡、易激惹

46. 下列符合库欣三联征(颅内高压危象)的是

A. 无意识障碍　　　　　　　　　B. 双侧瞳孔不等大

C. 血压无变化　　　　　　　　　D. 血压下降伴脉缓

E. 瞳孔扩大

47. 患儿,男,2个月,已被诊断化脓性脑膜炎,经治疗体温正常6d;近2d出现体温复升,哭吵不安,怀疑有硬膜下积液。为进一步确诊,应选择的检查是

A. 腰椎穿刺　　　　　　　　　　B. 硬膜下穿刺

C. 眼底检查　　　　　　　　　　D. 头颅CT检查

E. 头颅X线检查

48. 患儿,女,1个月4d,因"少吃少哭少动3d"收治入院,被确诊为化脓性脑膜炎。晨3:00,护士巡视发现患儿面色发白,肢端凉,反应差,患儿父母亲正酣睡中。护士正确的做法是

A. 继续巡视其他患儿,等巡视结束再通知医生

B. 害怕凌晨叫医生被医生责骂,叫醒父母帮忙病情观察

C. 立即叫醒父母,询问喂奶时间,通知医生,给予血糖监测,警惕低血糖

D. 认为患儿属于正常现象,未给予关注

E. 立即叫醒父母给患儿加盖棉被

49. 男婴,9个月,高热呕吐3d,抽搐2次入院。查体:嗜睡,前囟隆,颈抵抗阳性,腰椎穿刺脑脊液外观浑浊,白细胞计数$5\ 000×10^6/L$,潘氏试验阳性,糖和氯化物正常。

(1)该患儿诊断考虑为

A. 化脓性脑膜炎　　　　　　　　B. 结核性脑膜炎

C. 病毒性脑炎　　　　　　　　　D. 隐球菌性脑膜炎

E. 败血症

(2)对该患儿的治疗描述不正确的是

A. 维持水电解质平衡

B. 因抗生素副作用较大,患儿体温正常后即可停药

C. 如发生惊厥,可遵医嘱使用镇静剂

D. 早期使用抗生素的同时给予地塞米松治疗

E. 根据血钠浓度选择补钠溶液

（3）该患儿青霉素和头孢曲松钠治疗 5d 后体温正常，在体温正常后第六天再度出现高热，伴呕吐，前囟隆，应考虑为

A. 化脓性脑膜炎合并脑脓肿　　　　　　B. 结核性脑膜炎合并脑积水

C. 化脓性脑膜炎合并硬膜下积液　　　　D. 化脓性脑膜炎合并脑室管膜炎

E. 败血症

50. 患儿，男，12 岁，发作性意识丧失 5 年，伴全身抽动 3 个月。5 年前，患儿与小朋友玩耍时突然出现双眼凝视，呼之不应，约十几秒后清醒，继续原先活动，对发作无记忆，以后经常发作。3 个月前，患儿突然出现发作性意识丧失，尖叫后跌倒于地，头向后仰，全身抽动，口唇青紫，伴舌咬伤、尿失禁。患儿恢复后不能回忆发作过程，此种发作每月 2~3 次。患儿出生时有难产史，否认家族史。患儿平时受宠溺，不能自行控制不良习惯，经常玩游戏、看电视很晚，患儿及家长对正确治疗认识不足。患儿目前被诊断为癫痫，全面性发作。

提示：患儿昨日发作频繁，约 1h 有 3 次发作，考虑患儿出现癫痫持续状态。

（1）以下对癫痫持续状态叙述不正确的是

A. 癫痫发作持续 30min 以上　　　　　　B. 或反复发作 30min 以上

C. 临床以痉挛发作最常见　　　　　　　D. 两次发作期间意识不恢复者

E. 临床多见强直 – 阵挛持续状态

（2）作为责任护士，患儿出现癫痫持续状态，以下处理错误的是

A. 立刻呼叫医生进行抢救　　　　　　　B. 遵医嘱进行吸氧

C. 强行按压抽搐肢体　　　　　　　　　D. 首选地西泮止惊

E. 不宜试图撬开紧闭的牙关、往口中塞任何物品

提示：经积极治疗后，患儿癫痫发作得到控制。

（3）（多选题）作为该患儿的责任护士，护理措施包括

A. 遵医嘱应用抗癫痫药物

B. 嘱家长如患儿发作频繁，根据情况临时增加抗癫痫药物剂量

C. 减少患儿看电视、玩游戏时间

D. 给患儿家长多做健康宣教

E. 记录患儿的发作形式及次数

（4）（多选题）对于该患儿出院后的护理指导有

A. 半年到 1 年期间复查一次脑电图

B. 每 3~6 个月复查 1 次抗癫痫药物浓度

C. 如患儿的发作形式或发作情况改变，及时到专科门诊随访

D. 如患儿发作得到控制，可以自行减少药物剂量

E. 定时监测血常规和肝肾功能

51. 患儿因“多饮多尿消瘦半月余，呕吐腹痛 1d”，拟“糖尿病”收住入院。患儿呼吸深长、口唇樱红，脱水貌，呕吐腹痛。

（1）护士最先采集的标本是

A. 血培养　　　　　　　　　　　　　　B. 痰培养

C. 血气分析 + 电解质　　　　　　　　　D. 糖化血红蛋白

E. 血生化

（2）（多选题）糖尿病酮症酸中毒不常规使用碳酸氢钠纠酸的原因是

A. 继发脑水肿　　　　　　　　B. 继发组织缺氧

C. 加重酸中毒　　　　　　　　D. 加重低血钾

E. 引起高血钾

（3）该患儿在补液的过程中出现呕吐、头痛，首先应该考虑

A. 低血糖　　　　　B. 低血钾　　　　　C. 胃肠炎

D. 颅内压增高　　　E. 脑炎

（4）护士在巡视过程中发现该患儿面色苍白、出冷汗，首先考虑

A. 低血糖　　　　　B. 低血钾　　　　　C. 低血钙

D. 低血压　　　　　E. 呼吸系统感染

（5）该患儿补液后出现精神软，腹胀，肠鸣音减弱，首先考虑

A. 低血糖　　　　　B. 低血钾　　　　　C. 低血钙

D. 低血压　　　　　E. 肠梗阻

52. 诱发酮症酸中毒的主要原因是

A. 低血糖　　　　　B. 运动　　　　　　C. 感染

D. 饮食　　　　　　E. 情绪

53. 儿童糖尿病糖化血红蛋白应控制在

A. <6%　　　　　　B. <7%　　　　　　C. <7.5%

D. <8%　　　　　　E. <8.5%

54. 低血糖时宜口服的食物是

A. 黄瓜　　　　　　B. 纯牛奶　　　　　C. 果汁

D. 巧克力　　　　　E. 肉类

55. （多选题）引起低血糖的原因有

A. 禁食　　　　　　B. 疾病因素　　　　C. 药物因素

D. 剧烈运动　　　　E. 午睡

56. 关于生长激素缺乏症的描述，错误的是

A. 患儿出生时身高正常　　　　B. 2~3岁后出现生长发育缓慢

C. 年生长速率小于5cm　　　　D. 骨龄延迟一般超过2岁

E. 身高落后于同年龄、同性别、正常儿童身高的第10百分位

57. 不符合原发性生长激素缺乏症的是

A. 智力正常　　　　　　　　　B. 骨化中心发育正常

C. 多数青春发育期延迟　　　　D. 身材矮小

E. 身体各部分比例均匀

58. 是诊断GHD最可靠的方法的检查是

A. 睡眠刺激试验测定血清GH　　B. 测定夜间血清GH

C. 运动实验测定血清GH　　　　D. 胰岛素刺激试验测定血清GH

E. GHRH刺激实验

59. 不是生长激素缺乏症的主要原因的是

A. IGF 受体缺陷

B. 下丘脑垂体功能障碍

C. 垂体不发育或者发育不良

D. 颅内肿瘤或颅内感染

E. 颅脑放射性损伤

60. 生长激素缺乏症最重要的实验室检查为

A. 随机血清 GH 低于 10μg/L 即可诊断

B. 运动试验

C. 睡眠试验

D. 药物激发试验

E. 尿液 GH 测定

61. 不是生长激素的基本作用的是

A. 促进蛋白质的合成, 氨基酸的转运和摄取

B. 抑制肝糖原分解

C. 降低细胞对胰岛素的敏感性, 使血糖升高

D. 促进脂肪的分解

E. 促进人体各种组织细胞增大和增殖

62. 应用生长激素治疗生长激素缺乏症的疗程是

A. 6 个月

B. 9 个月

C. 2 年

D. 用至骨骺愈合为止

E. 终身用药

63. 人生长激素合成和分泌的部位是

A. 丘脑室旁核

B. 丘脑室上核

C. 胰岛 B 细胞

D. 肾上腺皮质球状带

E. 垂体前叶

64. 急性肾小球肾炎的主要临床表现是

A. 水肿、血尿、高血压、少尿

B. 高血压、血尿、蛋白尿、低蛋白血症

C. 水肿、血尿、少尿、高脂血症

D. 少尿、水肿、蛋白尿、高脂血症

E. 少尿、水肿、血尿、低蛋白血症

65. 急性肾小球肾炎患儿参加体育锻炼的标准或急性肾小球肾炎患儿恢复参加体育锻炼的指征是

A. 尿常规正常

B. 血沉正常

C. Addis 计数正常

D. 血压正常

E. 抗 O 滴定度正常

66. 性早熟分类的主要依据是

A. 是否有乳房发育

B. B 超显示卵巢大小

C. 下丘脑 – 垂体 – 性腺轴功能是否提前启动

D. 是否有月经

E. 变声

67. 有适应证的中枢性性早熟患儿, 首选的治疗药物为

A. 黄体酮

B. 地塞米松

C. GnRH 类似物

D. 氢化可的松

E. 抗生素

68. 患儿,男,10岁,浮肿,肉眼血尿2d入院。查体:患儿颜面眼睑浮肿,心肺听诊无异常,尿常规有红细胞+++,半个月前患过扁桃体炎。

（1）为明确诊断,最有意义的检查是

A. ASO 与 ESR

B. ASO 与血浆蛋白电泳

C. ESR 与补体 C3

D. ESR 与血 BUN

E. 血 BUN 与 Cr

（2）若患儿在病程中出现呼吸增快,心率增快,奔马律,双肺布满中、小水泡音,肝大,BP 120/80mmHg,应首先考虑发生

A. 急性肺炎

B. 高血压脑病

C. 急性肾功能不全

D. 严重循环充血

E. 低钠血症

（3）发生上述情况,首先应采取的措施是

A. 使用降压药物

B. 加强抗生素的运用

C. 使用呋塞米

D. 补充氯化钠

E. 血液透析

69. 急性肾小球肾炎的病理类型

A. 微小病变肾病

B. 新月体性肾小球肾炎

C. 硬化性肾小球肾炎

D. 系膜增生性肾小球肾炎

E. 毛细血管内增生性肾小球肾炎

70. 治疗低血容量休克,快速输液扩容阶段,首次溶液的剂量是

A. 10ml/kg

B. 20ml/kg

C. 30ml/kg

D. 40ml/kg

E. 50ml/kg

71. 肾穿刺护理以下正确的选项是

A. 术前停用阿魏酸哌嗪

B. 术中正常呼吸

C. 术中舒适体位

D. 术后即可下床

E. 少饮水

72. 肾病综合征造成低蛋白血症主要原因

A. 胃肠道中蛋白丢失

B. 白蛋白分解增加

C. 血浆蛋白尿中丢失

D. 肝白蛋白代谢率改变

E. 蛋白质摄入过少

73. 患儿,男,5岁,近半月出现乏力,头晕、双下肢高度浮肿,尿蛋白++++,红细胞计数5个/L,血浆白蛋白23g/L,胆固醇7.5mmol/L。

（1）此患儿正确的治疗及护理是

A. 高蛋白、高脂肪饮食

B. 饮食不必限盐

C. 尽量避免肌内注射

D. 可以进行股静脉采集血标本

E. 不必限制活动

（2）患儿确诊肾病综合征,给予肾上腺糖皮质激素治疗,下列宣教中错误的是

A. 不能随意停药

B. 避免到公共场所

C. 晨起顿服宜早上 8∶00 左右　　　　　D. 进食高蛋白、高脂肪饮食

E. 使用阶段需观察尿量、尿蛋白及血浆蛋白变化

（3）护士发现患儿下肢肿胀、疼痛伴足背动脉搏动消失。患儿可能出现的并发症是

A. 感染　　　　　　　　　　　　　　　B. 低镁血症

C. 血栓形成　　　　　　　　　　　　　D. 高血压

E. 低钾血症

74. 患儿，女，1 个月，被诊断为泌尿道感染。以下临床表现不正确的是

A. 发热　　　　　　　　　　　　　　　B. 体温不升

C. 拒奶　　　　　　　　　　　　　　　D. 尿急

E. 呕吐

75. 患儿，男，1 岁 2 个月，反复泌尿道感染，被诊断为慢性泌尿道感染，可以推断其指病程约为

A. 1 个月　　　　　　　B. 3 个月　　　　　　　C. 6 个月

D. 9 个月　　　　　　　E. 12 个月

76. 患儿，女，1 岁，因"排尿时哭闹 1 周，门诊查尿常规白细胞 +++"收入院。入院后，为合理及针对性选用抗生素，需要为其进行的检查项目是

A. 尿常规　　　　　　　　　　　　　　B. 中段尿培养

C. 血常规　　　　　　　　　　　　　　D. 粪便常规

E. 血生化

77. 患儿，女，8 个月，因反复泌尿道感染收入院。入院后给予留取尿标本，连续 2d 不成功，家长认为血常规结果更准确，对尿标本留取的配合度不高。作为责任护士，应做的是

A. 告知医生家长不配合，请医生取消该检查

B. 和家长再次做沟通解释，给予尿标本留取成功的一些小技巧的指导和协助，直到其成功留取标本

C. 交给下一班

D. 给予相关宣教及指导，直到 3d 后家长自己成功留取标本

E. 和家长沟通，自愿留取标本

78. 患儿，男，2 岁，因"尿急，排尿时哭闹 2d"入院。家长诉：近 1 周时间在给患儿训练自行排大小便，为了方便而选择了开裆裤，入院前几天患儿都有在小区楼下草地中玩耍。查体：T 37.8℃，无咳嗽咳痰，精神反应好，食欲睡眠可，尿道口红，有少许分泌物，平时没有特别清洗尿道口及龟头。

（1）该患儿的诊断考虑为

A. 上呼吸道感染　　　　　　　　　　　B. 泌尿道感染

C. 肾盂肾炎　　　　　　　　　　　　　D. 泌尿道畸形

E. 泌尿系肿瘤

（2）为明确用药，应进行的检查是

A. 连续 3d 行中段尿培养　　　　　　　B. 连续 3d 行尿常规检查

C. 使用抗生素后进行中段尿培养　　　　D. 血常规及血培养

E. 血生化

（3）患儿中段尿培养结果为大肠杆菌,患儿有青霉素过敏史,抗生素治疗时不正确的是

A. 首选复方磺胺类药物治疗　　　　　　B. 可直接使用头孢曲松钠

C. 治疗疗程为 10~14d　　　　　　　　　D. 可选择口服用药

E. 治疗过程中及时复查患儿血、尿标本

（4）对该患儿的护理及宣教中,以下说法不正确的是

A. 多饮水

B. 穿开裆裤

C. 及时添加衣物避免着凉

D. 注意检查婴幼儿的尿道口是否有红肿破损等

E. 注意清洗尿道口的顺序

79. 再生障碍性贫血属于

A. 大细胞性贫血　　　　　　　　　　　B. 小细胞低色素性贫血

C. 单纯小细胞性贫血　　　　　　　　　D. 正细胞性贫血

E. 溶血性贫血

80. 再生障碍性贫血死亡的主要原因是

A. 严重感染　　　　　　　　　　　　　B. 颅内出血

C. 败血症　　　　　　　　　　　　　　D. 进行性贫血

E. 多器官功能衰竭

81. 患儿,男,8 岁 2 个月,被确诊为重型再生障碍性贫血。患儿突然出现头晕、头痛、呕吐、视力模糊,应考虑该患儿可能发生了

A. 感染　　　　　　　　　　　　　　　B. 颅内出血

C. 高血压脑病　　　　　　　　　　　　D. 惊厥

E. 心力衰竭

82. 患儿,女,4 岁,被确诊为重型再生障碍性贫血,抗胸腺细胞免疫球蛋白治疗后第九天,体温 38.3℃,全身散在风团样皮疹,诉有双下肢关节疼痛。该患儿首先考虑

A. 感染　　　　　　　　　　　　　　　B. ATG 药物血清样反应

C. 过敏反应　　　　　　　　　　　　　D. 幼儿急疹

E. 麻疹

83. 患儿,男,5 岁 10 个月,面色苍白20d,头晕、乏力,鼻出血及牙龈出血,躯干及四肢散在陈旧性瘀点、瘀斑,肝、脾肋下未及肿大。血常规:白细胞计数 0.73×10^9/L,淋巴细胞 74.9%,中性粒细胞占比 18.5%,血红蛋白 33g/L,红细胞计数 1.17×10^{12}/L,血小板计数 3×10^9/L,骨髓增生低下、巨核细胞缺如。

（1）该患儿最可能的诊断是

A. 再生障碍性贫血　　　　　　　　　　B. 缺铁性贫血

C. 急性白血病　　　　　　　　　　　　D. 血小板减少性紫癜

E. 溶血性贫血

（2）为进一步明确诊断需做的检查是

A. 骨髓穿刺　　　　　　　　　　　　　B. 腰椎穿刺

C. 生化、免疫学检查　　　　　　　　　D. CT 检查

E. 铁蛋白测定

（3）该病的发病机制是

A. 病毒感染

B. 缺乏叶酸和维生素 B_{12}

C. 缺乏铁

D. 骨髓抑制

E. 血小板遭到破坏

（4）若患儿住院期间出现高热，护理措施不妥的是

A. 物理降温

B. 遵医嘱与口服退热剂

C. 酒精擦浴

D. 及时擦干汗液，更换衣物

E. 鼓励饮水，防止发生虚脱

84. 免疫性血小板减少症的实验室检查结果不包括

A. 血小板计数减少

B. 出血时间延长

C. 凝血时间延长

D. 束臂试验阳性

E. 血块收缩不良

85. 免疫性血小板减少症致死的主要原因是

A. 发热

B. 贫血

C. 颅内出血

D. 失血性休克

E. 感染

86. 免疫性血小板减少症患儿应绝对卧床休息的情况是

A. 急性期出血明显或血小板计数 $<20 \times 10^9/L$ 者

B. 淋巴结肿大者

C. 伴有贫血

D. 血小板计数 $<50 \times 10^9/L$ 者

E. 肝、脾大

87. 免疫性血小板减少症患儿发热的护理措施不包括

A. 嘱患儿多饮水

B. 体温 $<38.5℃$ 时可用温水或酒精擦浴进行物理降温

C. 必要时遵医嘱给予药物降温

D. 保持皮肤清洁、干燥，防止受凉

E. 禁止口服含有阿司匹林成分的退热药

88. 患儿，男，2岁，四肢皮肤出现瘀点瘀斑，压之不褪色。查体：肝脾未扪及，血红蛋白110g/L；骨髓象：粒细胞及红细胞系基本正常，巨核细胞增多。最可能的诊断是

A. 再生障碍性贫血

B. 脾功能亢进

C. 急性白血病

D. 免疫性血小板减少症

E. 阵发性睡眠性血红蛋白尿

89. 急性淋巴细胞性白血病患儿的骨髓涂片原始和幼稚细胞占有核细胞总数的

A. 5% 以上

B. 20% 以上

C. 30% 以上

D. 50% 以上

E. 60% 以上

90. M3 是

A. 原粒细胞白血病   B. 单核细胞白血病

C. 早幼粒细胞白血病   D. 粒－单核细胞白血病

E. 巨核细胞白血病

91. 白血病的早期症状是

A. 类感冒症状   B. 口腔溃疡

C. 腹痛   D. 消瘦

E. 便血

92. 白血病患儿采取保护性隔离时,中性粒细胞绝对计数为

A. $1.5\sim2.0\times10^9/L$ B. $1.0\sim1.5\times10^9/L$

C. $0.5\sim1.0\times10^9/L$ D. $\leqslant0.5\times10^9/L$

E. $\leqslant1.0\times10^9/L$

93. 白血病患儿有严重出血危险时,血小板计数低于

A. $2\times10^9/L$ B. $5\times10^9/L$

C. $20\times10^9/L$ D. $50\times10^9/L$

E. $10\times10^9/L$

94. 患儿,女,12岁,因"确诊急性淋巴细胞白血病1个月余,发热半天"收治入院。入院时患儿意识清晰,T 39.3℃,P 122次/min,R 28次/min,BP 70/40mmHg。当天血常规: WBC $0.1\times10^9/L$, Hb 62.0g/L, PLT $22\times10^9/L$。患儿此时发生的最紧急的问题是

A. 体温过高   B. 活动无耐力

C. 潜在并发症:出血   D. 脓毒血症性休克

E. 营养低于机体需要量

95. 患儿,男,3个月2d,被诊断为甲基丙二酸血症。不太可能出现的下列临床表现是

A. 反复呕吐   B. 神经系统症状:嗜睡、惊厥

C. 生长发育落后   D. 四肢骨骼发育畸形,上肢过度屈曲

E. 智力及肌张力低下

96. 对于出现运动神经系统受损的甲基丙二酸血症患儿,以下说法不正确的是

A. 应尽早进行感觉功能康复

B. 尽早进行语言认知能力培养

C. 急性期过后,患儿会慢慢恢复,无须额外关注

D. 尽早开始运动功能康复

E. 尽早康复训练利于患儿的生长发育

97. 以下关于甲基丙二酸血症分型描述不正确的是

A. 根据酶缺陷类型分为两大类

B. 钴胺素代谢障碍包括6个类型

C. 根据其临床表现分为单纯型和合并同型半胱氨酸血症型两类

D. 根据代谢异常影响的细胞器部位可以分为4大类

E. 酶缺陷类型分为甲基丙二酰辅酶A变位酶缺陷及其辅酶钴胺素代谢障碍

98. 遗传代谢病有多种分类方法,其中最常见的分类方法是

A. 根据先天性代谢缺陷所累及的生化物质进行分类

B. 根据病变器官进行分类

C. 根据临床表现进行分类

D. 根据遗传方式进行分类

E. 根据细胞分型进行分类

99. 以下关于甲基丙二酸血症患儿饮食治疗描述不正确的是

A. 保证蛋白总摄入量为 1.7~2.5g/（kg·d）

B. 严格禁用天然蛋白

C. 可通过给予特殊配方奶粉补充蛋白

D. 可通过食用蛋白粉补充蛋白

E. 患儿吞咽困难时，必要时可以采用鼻饲喂养，以保证营养摄入

100. 先天性肾上腺皮质增生症，最常见的酶缺陷是

A. 11- 羟化酶缺陷　　　　　　　　　B. 21- 羟化酶缺陷

C. 17α- 羟基脱氢酶　　　　　　　　 D. 3β- 羟基脱氢酶缺陷

E. 胆固醇侧链剪切酶

101. 对未停止生长的先天性肾上腺皮质增生症患儿正确的用药是

A. 氢化可的松　　　　　　　　　　　B. 泼尼松

C. 甲泼尼龙　　　　　　　　　　　　D. 地塞米松

E. 抗生素

102. 关于肾上腺危象的描述不包括

A. 血压下降　　　　　　　　　　　　B. 电解质紊乱

C. 心率加快　　　　　　　　　　　　D. 血压增高

E. 低血糖

103. 患儿需要增加氢化可的松药物剂量，不包括

A. 感染　　　　　　　　　　　　　　B. 手术

C. 外伤　　　　　　　　　　　　　　D. 口服氢化可的松后呕吐者

E. 发热

104. 患儿25d，诊断先天性肾上腺皮质增生症，血钾 9.6mmol/L，护士主要观察

A. 心电图变化　　　　B. 血糖　　　　　　　　C. 血钠

D. 血压　　　　　　　E. 尿酸

105. 黏多糖贮积症分为

A. 4 型　　　　　　　　B. 5 型　　　　　　　　C. 6 型

D. 7 型　　　　　　　　E. 8 型

106. 黏多糖贮积症的主要治疗方法是

A. 抗生素治疗　　　　　　　　　　　B. 造血干细胞移植

C. 血浆置换　　　　　　　　　　　　D. 酶替代治疗

E. 换血治疗

107. 导致黏多糖贮积症Ⅱ型的突变酶基因是

A. β- 葡萄糖醛酸酶基因突变　　　　　B. 编码透明质酸酶的基因突变

C. 艾杜糖酸 -2- 硫酸酯酶缺陷　　　　 D. α-L- 艾杜糖苷酶基因（IDUA）突变

E. N- 乙酰半乳糖胺 -4- 硫酸酯酶

108. 下列不符合造血干细胞移植期间患儿饮食原则的是

A. 无菌饮食　　　　　　　　　　　　B. 可选择高脂高蛋白饮食

C. 不可食用剩菜剩饭　　　　　　　　D. 应选择高蛋白高维生素饮食

E. 少量多餐

109. 下列关于造血干细胞移植患儿护理措施错误的是

A. 进入百级层流仓的患儿可随时出入仓室

B. 移植仓内陪住家长接触患儿时应戴无菌棉布手套

C. 餐具消毒时应将其完全浸泡在冷水中,水开后再煮 15min

D. 患儿体温超过 38℃时,不宜输注造血干细胞

E. 陪住家长为患儿洗漱时戴一次性无菌乳胶手套,避免直接接触患儿

110. 营养不良患儿最先出现的症状为

A. 皮下脂肪的减少　　　　　　　　　B. 体重不增

C. 精神不振　　　　　　　　　　　　D. 身高减低

E. 肌肉松弛

111. Ⅲ度营养不良儿体重低于正常

A. 10%~15%　　　　　　　　　　　　B. 15%~70%

C. 20%~25%　　　　　　　　　　　　D. 25%~40%

E. 40% 以上

112. 营养不良患儿皮下脂肪最早消减的部位是

A. 面部　　　　　　　　　　　　　　B. 腹部

C. 胸部　　　　　　　　　　　　　　D. 臀部

E. 下肢

113. 营养不良患儿常伴有多种维生素缺乏症,常见的是

A. 维生素 A　　　　　　　　　　　　B. 维生素 B_1

C. 维生素 C　　　　　　　　　　　　D. 维生素 D

E. 维生素 B_{12}

114. 婴儿营养不良最常见的病因是

A. 先天不足　　　　　　　　　　　　B. 喂养不当

C. 缺乏锻炼　　　　　　　　　　　　D. 疾病影响

E. 免疫缺陷

115. 关于营养不良的护理措施以下错误的是

A. 改善喂养,调整饮食　　　　　　　B. 注意补充热量和蛋白质

C. 补液时速度稍慢　　　　　　　　　D. 重度营养不良应早期供应足够的热能

E. 必要时补充肠外营养

116. 迁延不愈的营养不良患儿,有时可引起突然死亡的并发症是

A. 低血钙　　　　　　　　　　　　　B. 低血糖

C. 维生素 A 缺乏　　　　　　　　　　D. 继发感染

E. 低蛋白血症

117. 护理重度营养不良患儿应特别注意观察可能发生的情况是

A. 重度贫血　　　　　B. 低血钠　　　　　C. 低血钾

D. 低血糖　　　　　　E. 继发感染

118. 患儿,女,1岁,牛乳喂养,未加辅食,近4个月来食欲差,精神不振,体重6.6kg,皮下脂肪0.2cm。

（1）该患儿首优的护理诊断是

A. 营养失调　　　　　　　　　　　B. 自我形象的紊乱

C. 有感染的危险　　　　　　　　　D. 潜在并发症低血糖

E. 成长发育的改变

（2）该患儿的护理措施不妥的是

A. 口服胃蛋白酶助消化　　　　　　B. 预防呼吸道感染

C. 做好皮肤的清洁护理　　　　　　D. 预防低血糖

E. 给予正常饮食

119. 肥胖常见并发症除外

A. 高血压　　　　　　　　　　　　B. 糖尿病

C. 高脂血症　　　　　　　　　　　D. 甲状腺功能亢进

E. 心血管疾病

120. 15岁男孩,诊断为肥胖、高胰岛素血症,口服二甲双胍后出现腹痛、腹泻,服药方面护士应指导患儿

A. 餐后服用　　　　　B. 餐前服用　　　　　C. 随餐服用

D. 停药　　　　　　　E. 随时服用

121.（多选题）患儿糖耐量试验后诊断为高胰岛素血症,护士应给予的护理措施有

A. 药物指导　　　　　B. 血糖监测　　　　　C. 饮食指导

D. 运动指导　　　　　E. 呼吸指导

122. 护士指导单纯性肥胖儿童控制饮食时除外

A. 定时定量进餐　　　　　　　　　B. 进餐时增加咀嚼次数,减慢进食速度

C. 避免边看电视边吃饭　　　　　　D. 朋友聚会时不用控制随便吃

E. 鼓励患儿多饮水

123. 单纯性肥胖儿童运动注意事项除外

A. 可进行有氧运动　　　　　　　　B. 运动30~60min/次为宜

C. 运动时严格控制饮食　　　　　　D. 有家长陪伴

E. 避免运动过度或过猛

参考答案

1. D　2. D　3. C　4. C　5.（1）A　（2）ABC　6. E　7. E　8. D　9. C　10. D

11. A　12. B　13. A　14. D　15. D　16. B　17. A　18. C　19. C　20. B　21. B

22. D　23. B　24. C　25. C　26. ACD　27. A　28. C　29. C　30. A　31. B　32. A

33. D　34. C　35. D　36. B　37. A　38.（1）D　（2）D　（3）A　39.（1）A　（2）C

（3）A　40. B　41. C　42. BD　43. A　44. E　45. C　46. E　47. B　48. C　49.（1）A
（2）B　（3）C　50.（1）C　（2）C　（3）ACDE　（4）ABCE　51.（1）C　（2）ABCD
（3）D　（4）A　（5）B　52. C　53. C　54. C　55. ABCD　56. E　57. B　58. D　59. A
60. D　61. B　62. D　63. E　64. C　65. B　66. A　67. C　68.（1）C　（2）D　（3）C
69. E　70. B　71. A　72. C　73.（1）C　（2）D　（3）C　74. D　75. C　76. B　77. B
78.（1）B　（2）A　（3）B　（4）B　79. A　80. B　81. B　82. B　83.（1）A　（2）A
（3）D　（4）C　84. C　85. C　86. A　87. B　88. D　89. C　90. C　91. A　92. D
93. C　94. D　95. D　96. C　97. D　98. A　99. B　100. B　101. A　102. D　103. D
104. A　105. D　106. B　107. C　108. B　109. A　110. B　111. E　112. E　113. E
114. B　115. D　116. B　117. D　118.（1）A　（2）E　119. D　120. C　121. ABCD
122. D　123. C

主要参考文献

［1］王洪武,金发光,柯明耀.支气管镜介入治疗［M］.北京:人民卫生出版社,2014.

［2］桂永浩,韩玲.胎儿及新生儿心脏病学［M］.北京:北京科学技术出版社,2014.

［3］吴江,贾建平.神经病学［M］.3版.北京:人民卫生出版社,2015.

［4］江载芳,申昆玲,沈颖.诸福棠实用儿科学［M］.8版.北京:人民卫生出版社,2015.

［5］章雅青.PBL–情境–模拟综合案例护理教程(教师用书)［M］.北京:人民卫生出版社,2015.

［6］罗小平.儿科内分泌与代谢性疾病诊疗规范［M］.北京:人民卫生出版社,2016.

［7］钱嬿,厉瑛.儿科护理查房［M］.2版.上海:上海科学技术出版社,2016.

［8］吴欣娟,关玉霞.消化内科护理工作指南.北京:人民卫生出版社,2016.

［9］董颖越.内分泌科护理工作指南［M］.北京:人民卫生出版社,2016.

［10］孙琨,沈颖.小儿内科学［M］.5版.北京:人民卫生出版社.2016.

［11］郑一梅,高玲玲.心内科护理工作指南［M］.北京:人民卫生出版社,2016.

［12］顾龙君.儿童白血病［M］.北京:人民卫生出版社,2017.

［13］刘晓燕.临床脑电图学［M］.2版.北京:人民卫生出版社,2017.

［14］支立娟,陈圣洁.儿童用药指导手册［M］.北京:中国医药科技出版社,2017.

［15］李小寒,尚少梅.基础护理学［M］.6版.北京:人民卫生出版社,2017.

［16］崔焱,仰曙芬.儿科护理学［M］.6版.北京:人民卫生出版社,2017.

［17］孙玉梅,张立力.健康评估［M］.4版.北京:人民卫生出版社,2017.

［18］王卫平,孙锟,常立文.儿科学［M］.9版.北京:人民卫生出版社,2018.

［19］张琳琪,王天有.实用儿科护理学［M］.北京:人民卫生出版社,2018.

［20］万学红,卢雪峰.诊断学［M］.9版.北京:人民卫生出版社,2018.

第三章　儿外科护理

第一节　外科围手术期护理

一、外科围手术期概述

围手术期是围绕手术的一个全过程,从患儿决定接受手术治疗开始,到手术治疗结束直至基本康复,包含手术前、手术中及手术后的一段时间。围手术期具体是指从确定手术治疗时起,直到与这次手术有关的治疗基本结束为止,时间在术前 5~7d 至术后 7~12d。

手术前期:从患儿决定接受手术到将患儿送到手术台。

手术期:从患儿被送上手术台到患儿手术后被送入恢复室或外科病房。

手术后期:从患儿被送到恢复室或外科病房至患儿出院或继续追踪。

二、手术时机的选择

由于近年儿童麻醉的进步,围手术期监护手段和技术的提高,胎儿外科和产房外科的开展,使许多患儿外科疾病的治疗时间提前,一些常见的先天畸形矫正手术在新生儿期间甚至在胎儿时期即可进行。手术时机的选择,首先考虑疾病本身的性质及其对患儿的危害程度。当然,手术技术的掌握和具备必需的物质条件是进行手术的前提。患儿手术从时机上讲一般可分为四类:

（一）急诊手术

急诊手术适应证包括直接威胁患儿生命的疾病和损伤,延缓手术使患儿病情加重、机体或器官功能丧失或发生残障者。新生儿消化道梗阻畸形,如肠闭锁等;各种急腹症,如绞窄性肠梗阻、消化道穿孔和大出血、内脏破裂等;还有开放性骨折和颅脑损伤伴颅内出血等,均应急诊手术。急诊手术应在 4~6h 内实施,最多不超过 24h。

（二）限期手术

限期手术也称亚急诊手术。某些疾病虽然不会立刻危及患儿的生命,但延迟手术过久会对机体造成难以逆转的危害。如有恶性肿瘤的患儿,若等待时间太长,恶性肿瘤可能发生转移;先天性肥厚性幽门狭窄,若拖延手术,因为患儿呕吐,会更加削弱患儿的营养状况;胆道闭锁的患儿肝功能会受到破坏,手术时间越晚,肝功能失代偿越严重;脐膨出患儿因膨出的脏器与外界只有一层囊膜相隔,若决定手术治疗,就应在出生 1~2d 进行,以免囊膜感染和破裂。

（三）限期手术

限期手术以安全和效果理想为原则。某些疾病延迟手术虽然不影响患儿的健康,但也

302

有最适宜的手术年龄。有些疾病手术过早疗效不佳,过晚可能影响器官的发育和功能。如腭裂常在 6 个月以后手术,手术延迟过久会导致日后发音不正常。隐睾患儿因其睾丸在腹腔或腹股沟内,不能正常发育,应在 2 岁以内施行睾丸下降术,过晚会使睾丸不能正常发育成熟而影响生育功能。

(四)其他情况

1. **探查手术** 有时由于诊断不明,决定是否手术有一定的困难,在较紧急情况下,病理诊断并非完全必要,但如患儿表现有急性肠梗阻症状或消化道大出血时,经过初步检查分析,病因不能明确,应进行急诊探查手术。在慢性病中有时也需手术探查明确诊断。

2. **特殊情况下的手术** 全身发育迟缓或有营养不良、术前有其他严重急性或慢性疾病、手术部位有感染病灶的患儿,应待全身情况好转,其他疾病或病灶治愈后再进行非急诊手术。急性传染病后,三个月内不进行非急症手术;有传染病接触史者,应在隔离期过后进行非急诊手术。患血友病的手术患儿,术前应根据病情补充人凝血因子Ⅷ或凝血酶原复合物。

三、知情同意书

决定手术后,必须由经治医师和麻醉医师与患儿直系亲属签署"手术知情同意书"和"麻醉知情同意书"等;向患儿家长解释手术、麻醉的必要性,手术、麻醉方式,手术、麻醉风险,成功率及效果,可能发生的危险和并发症。如家长完全了解并同意手术、麻醉,应记录于病历上并签名。

四、手术前准备

(一)择期手术的术前准备

1. **全面检查** 了解患儿的生长发育、体重、营养状况及生命体征等。检查心、肺、肝、肾、四肢和神经系统有无异常情况。一般化验应包括血常规、尿常规、出血和凝血时间。常规检查还包括心电图、胸部 X 线检查,如有必要进行 B 超和 CT 检查。根据需要完善各器官的功能检查,如肾(血尿素氮、肌酐等)、肝(肝功能、转氨酶、乙型肝炎表面抗原等)、肺(X 线透视或胸片)、心(X 线胸片、心电图、心脏彩超)等。体温在 37℃以上的患儿,择期手术应暂缓进行。血红蛋白低于正常值(90g/L),白蛋白/球蛋白倒置者,应给予高蛋白高热量饮食、输全血或血浆,或者在术前行全肠道外营养,应在营养和贫血情况改善后再行手术。危重、疑难、复杂手术应该先行术前会诊和术前讨论。

2. **术前用药**

(1)维生素:维生素缺乏的患儿抵抗力较低,术后易发生并发症。维生素 A、维生素 D 及钙缺乏时,可使患儿产生术后喉痉挛及惊厥。凡营养不良和需禁食较长时间者,应在术前给予维生素 A、维生素 D 及钙。维生素 B 缺乏,尤其维生素 B_1 缺乏可影响心肌功能,使胃肠道蠕动减弱,延长术后肠麻痹、腹胀的时间,对营养不良和人工喂养患儿术前均应补给维生素 B_1。维生素 C 缺乏可影响术后切口愈合。维生素 K 不足,易引起出血,需要补充维生素 K 的情况有:新生儿暂时性凝血酶原过低有出血倾向者;阻塞性黄疸患儿,因胆盐不能排至肠道内,阻碍脂溶性维生素的吸收,会导致维生素 K 不足;长期应用肠道抗生素者会导致维生素 K 合成不足。

（2）抗生素:依照术前抗生素的使用原则给药,不可滥用。下列情况术前可以使用抗生素:涉及感染病灶或切口接近感染区域的手术、肠道手术、预计操作时间长、创面大的手术、开放性创伤,创面已污染,清创时间长或清创不彻底者、涉及大血管的手术、植入人工制品的手术、器官移植术等。

3. **胃肠道准备** 结肠、直肠、肛门手术患儿,术前行清洁洗肠,采用等渗盐水,以防水中毒。先天性巨结肠和肛门狭窄患儿,由于肠腔长期积粪,清洁洗肠要在术前 1 周就开始,每次用量以 100ml/kg 左右为宜。胃肠道的较大手术,术前应放置胃肠减压管,或者带胃管入手术室由麻醉师放置。

4. **皮肤准备** 手术前天应洗澡或擦浴,手术区皮肤,包括切口周围 15cm 须特别清洁。患儿一般不需剃毛,因患儿皮肤细嫩,汗毛较少,且不合作,容易造成损伤。头部和颅脑手术须在术前 2h 将部分或全部头发剃净,腹腔镜手术做好脐部清洁,骨科手术前 3d 即开始每天做皮肤消毒,用无菌巾包扎,特别是足跟褶皱有痂皮者。

5. **备血** 大手术或估计术中出血较多者,术前配备适量的成分血为手术中应用。有出血倾向者应准备新鲜血。

6. **术前饮食** 日常膳食的营养成分主要有脂肪、蛋白质、碳水化合物。它们对人体的作用不同,胃内被排空的时间也是不同的。不同年龄的患儿因饮食不同,禁食禁饮的时间也不同。固体食物禁食 8h,牛奶、配方奶禁食 6h,母乳禁食 4h,清淡饮料、水禁饮 2h。

对于择期手术及接台手术的新生儿及婴儿,因糖原储备少,禁食 2h 后可在病房静脉补充含糖液体,以防发生低血糖、脱水和低血容量;急诊手术在禁食时也应补液。误吸风险高的患儿应严格控制禁食时间,对于禁食时间不够,必要时可延长禁食时间。

（二）急、重症手术的术前准备

1. **补液和输血** 急诊患儿如肠梗阻及腹膜炎往往有不同程度的脱水、酸中毒,应适当快速补充液体和纠正电解质失衡后再行手术。对大出血患儿应立即配血和输血,条件允许给予中心静脉置管及动脉置管,以备随时快速输血、输液和监测有创血压及中心静脉压。

2. **保暖和降温** 新生儿因体温调节功能差,容易受外界气温影响而出现低温,并可发生新生儿硬肿症,术前应安置在空调恒温新生儿室或保温箱内,也可用棉花垫包裹四肢。出入手术室途中严格保暖。

高热可因病变本身和严重感染引起,或者与夏季高温环境有关,婴幼儿容易发生惊厥,肛温达 38.5℃者须先采取降温措施,使患儿体温下降至 38℃左右后手术。

高热患儿根据引起发热的原因对症治疗,如因感染引起者,可给予有效的抗生素静脉滴入;脱水的患儿,给予静脉输液,并同时用物理降温。

3. **休克的处理** 针对休克类型,采取综合措施进行紧急抢救,争取于最短时间内使情况好转后进行急诊手术。如果休克原因必须手术解决的,则需边抢救边手术,不可因等待休克恢复而失去手术时机。

4. **其他** 根据需要应用抗生素、氧气吸入、胃肠减压、手术区局部准备、膀胱充盈者导尿、特殊器械准备等。因外伤需紧急手术,患儿不久前刚进食者,应经鼻留置胃管,持续胃肠减压,为保证安全,必要时可进行洗胃,以免麻醉中发生呕吐误吸。

五、术后处理

（一）麻醉后护理

全身麻醉的患儿清醒前严密观察病情,监测生命体征,注意神志和面色。患儿取头偏侧位,及时吸出口腔内分泌物,防止患儿发生呕吐,以防误吸和窒息。病情稳定后延长监测的间隔时间,直至患儿情况恢复正常。

（二）体位

根据不同情况采取不同体位。麻醉清醒前取平卧,头侧位,一般手术后平卧。胸腔手术和弥漫性腹膜炎手术后第二天给予半坐位(斜坡位),有利于呼吸和使腹腔渗出物流于盆腔,避免膈下脓肿或肠间隙脓肿形成。脊膜膨出和骶尾部畸胎瘤术后取俯卧位或侧卧位,创面最好暴露,以免切口受压及大小便污染。在不需要限制体位和患儿情况良好时(如一般阑尾炎术后),鼓励早期下床,或者将婴儿抱起活动。

（三）导管护理

手术后的胃肠减压管、腹腔或胸腔引流管、导尿管、氧气吸入管、静脉输液管等,均应妥善固定并标识清楚,随时观察,防止扭曲受压,保持通畅,并记录出入量。为防止婴幼儿不合作意外脱管,必要时使用约束带。

（四）补液与肠道外营养

手术后禁食的患儿,应静脉输液以维持水、电解质平衡及热量的供给。病情严重、大手术后及营养欠佳时应输全血、血浆或其代用品。长期不能进食(如高位肠瘘)、预计禁食超过 4d 者,可考虑全肠道外营养或部分肠道外营养。

（五）饮食

非胃肠道手术,一般术后 4~6h 婴儿可给糖水;儿童先饮水,后服少量流质饮食,如无恶心、呕吐,逐渐恢复正常饮食。单纯阑尾切除术、疝囊高位结扎术等也可早期进食。胃肠道较大手术,如肠切除吻合术,应在肠功能恢复后(一般要 2~3d),开始少量饮水,如无呕吐、腹胀,逐渐给予流质、半流质饮食。术后饮食的热量标准:至少 251kJ/kg(60kcal/kg),其中蛋白质至少 1g/(kg·d)。

（六）术后用药

1. **镇静止痛** 术后切口疼痛会引起患儿哭闹,影响睡眠,切口疼痛在术后 24h 内最剧烈,可以应用适当的镇静剂。较大、复杂的手术,术后引起较强疼痛的,根据麻醉医师评估后合理使用镇痛泵。

2. **抗生素** 清洁手术原则上不用抗生素,较大和污染手术应使用抗生素,并根据细菌培养及敏感试验选用最适合的抗生素,一般用广谱抗生素。预防性给药一般在切皮前 0.5~1h 使用。若手术时间过长,超过 3h 或术中出血,术中需要追加一次抗生素。

3. **维生素** 术后根据术前患儿情况继续给予维生素。

（七）切口处理

1. **切口敷料** 纱布覆盖手术切口后,用胶布固定,腹部的大切口外加腹带包扎。位于下腹部、骶尾部等处容易被大小便污染的创面,可外加塑料薄膜,一旦敷料被污染,及时更换,也可暴露切口;婴儿不用尿布。胸带及腹带均不宜包扎过紧,以免影响呼吸。

2. 拆线　一般切口可于 7d 后拆线；腹部切口较长，有腹胀或营养不良的患儿，应 8~9d 后拆线；减张缝线一般于 12~14d 拆除。缝线拆除后一般仍需用绷带包扎 2~3d。现在大部分手术切口采用可吸收缝合线或皮肤胶水，不需拆线。

（八）术后石膏护理

应将患肢抬高，注意患肢有无肢端肿胀、发绀和麻木感。髋人字形石膏搬动时防止在腹股沟处折断。注意防止大小便污损、浸渍石膏，使皮肤发炎或溃烂。如患儿主诉石膏内有持久疼痛，应开窗探查，以免发生压力性损伤。

六、术后并发症

（一）术后休克

患儿因血量少，可因失血量未补足，切口渗血过多或止血不彻底有内出血等而发生休克，应立即全面检查及时发现出血征象，采取输血和其他措施。切口有出血和内出血者需考虑再次手术止血。由于严重感染、酸中毒、缺氧等所导致的中毒性休克，应采取综合措施进行抢救。

（二）高热、惊厥

夏季环境温度高或手术时间长、麻醉和手术反应、感染性疾病本身和毒素吸收等均可引起惊厥，并常与高热同时发生。脑缺氧、脑水肿（如脑手术创伤反应）、低血糖休克、由于二氧化碳排出过多和吸纯氧而引起的碱中毒、大量输血导致缺钙或高钾等均可引起惊厥。此外，尚有尿毒症惊厥。术后高热的处理与术前高热的处理相同。惊厥的处理，则须根据不同原因对症处理，切忌盲目给予止惊药。一般先常用苯巴比妥或地西泮止惊，同时根据病因进行处理。

（三）腹胀

腹部较大手术、肠梗阻和腹膜炎手术后，常发生肠麻痹，引起严重腹胀。防治腹胀的措施有：

1. 术前患儿安静和麻醉开始时平稳，勿使患儿因哭闹而吞入大量气体。

2. 手术操作要轻柔，减少肠管暴露和损伤，必要时肠系膜根部用 0.25% 普鲁卡因溶液进行封闭。

3. 术前留置胃管进行胃肠减压。

4. 及时纠正水、电解质紊乱，低钾者补钾，应用广谱抗生素控制腹膜炎。

5. 高浓度（90%~95%）氧气吸入，以取代肠腔内部分氮气。

6. 肛管排气或用高渗盐水（5% 氯化钠溶液）50~100ml 灌肠以增加肠蠕动。

7. 药物，常用药物为新斯的明 0.03~0.04mg/kg，4~6h 1 次，可连用 3 次，但肠吻合术后及心血管功能不全者慎用。

在治疗腹胀过程中，应严密观察病情的发展。若选用以上方法处理无效时，要随时摄腹部直立位 X 线片，必要时 6~12h 重复摄片，以做比较。如无好转而怀疑有肠曲折、肠粘连等机械性肠梗阻时，应剖腹探查。

（四）切口感染

1. 手术切口分为三类

（1）清洁切口（Ⅰ类切口）：指一期缝合的无菌切口，如甲状腺大部分切除术。

（2）清洁 – 污染的切口（Ⅱ类切口）：指手术有可能带有污染的一期缝合切口，如胃大部分切除术等；二类切口还包括皮肤不容易彻底消毒的部位、6h 内的伤口经过清创术缝合、新缝合的伤口再度切开者。

（3）污染切口（Ⅲ类切口）：邻近感染区或组织直接暴露于污染或感染物的切口，如阑尾穿孔术后的阑尾切除术。

2. 切口愈合的等级

（1）甲级愈合：切口愈合良好，无不良反应。

（2）乙级愈合：切口愈合处有炎症反应，如红肿、硬结、血肿、积液等，但未化脓。

（3）丙级愈合：切口已化脓。

3. 引起切口感染的可能原因　切口内留有无效死腔、血肿、异物或局部组织血供不足，术中无菌操作不严，无菌物品不合格等，合并贫血、营养不良或肥胖等。

（1）处理：感染早期，局部热敷或理疗，使用有效的抗生素。明显感染或脓肿者，拆除局部缝线敞开切口，充分引流，定期更换敷料，争取二期愈合。必要时取分泌物做细菌培养和药物敏感实验。

（2）预防：严格执行无菌操作，手术操作细致，防止残留无效腔、血肿或异物。术后加强营养支持，增强患儿抗感染的能力，合理使用抗生素。

（五）切口裂开

1. 患儿切口因张力大或有污染容易发生裂开，如术前有贫血和低蛋白血症，术后不能进食而消耗大，加有严重腹胀者尤易发生腹壁裂开。因此术后应提供足够的热量、充分的蛋白质，对进食困难者应进行输血、全肠道外营养，以保证切口愈合的需要。另外还要预防切口感染，发现有红肿或积脓时，及时拆除 1~2 根皮肤缝线，放入橡皮片引流，但不要全部拆除以防完全裂开。

2. 腹壁裂开　多见于术后第四至第八天。裂开前有血性腹水溢出，敷料上如出现淡红潮湿，应及时检查切口。检查时因患儿哭闹，腹压增高，切口可突然全部裂开，内脏脱出，故应备多块无菌敷料，一旦发生，立即妥善包裹送手术室。

只有一处针眼出水，可加多头腹带包扎，并严密观察。但如有多处渗液外溢，触摸切口皮肤变软，则裂开已不能避免，应即刻送手术室拆开切口再缝合，将内脏纳入腹腔。术后加强抗生素、输血或血浆等全身疗法，同时采取减轻腹胀的相关措施。

3. 预防措施

（1）纠正贫血、营养不良和低蛋白血症。

（2）防止腹胀。

（3）预防切口感染。

（4）正确选择手术切口。

（5）术中彻底止血。

（六）肺部并发症

患儿术后肺部并发症远较成人多见，其后果也较严重。

1. 肺炎　术后注意防止呕吐，要及时吸出口腔、咽部的分泌物，预防吸入性肺炎。

新生儿肠梗阻患儿，因分泌物或呕吐物吸入呼吸道，重者可发生窒息，表现为点头呼吸、口唇发绀，常致死亡；较轻者可因分泌物阻塞小支气管，引起肺叶部分肺不张，进而发生吸入性肺炎,临床上表现为呼吸困难、鼻翼扇动、口唇发绀、口带白沫等,但肺部听诊及 X 线检查可能为阴性。

婴幼儿对寒冷比较敏感,容易发生支气管肺炎,此时可有发热、呼吸困难、咳嗽、咳痰、肺部细湿啰音;重者有发绀。在治疗上,给予患儿抗生素、氧气雾化吸入等,同时可用止咳剂,加强患儿的基础护理、注意保暖、经常变动体位、清除口腔分泌物、人工叩背等;重者应用呼吸机正压给氧,监测血气分析。

2. 肺不张 患儿支气管细小,排痰功能差,加上湿化不够,黏痰很容易阻塞支气管而造成肺不张。患儿可只有呼吸、脉搏增快,其他症状不明显,但查体时可见一侧胸部呼吸活动减少,气管向患侧移位;叩诊实音,听诊呈管样呼吸音。发现肺不张后,可用压舌板刺激咽后壁引起恶心和咳嗽,使阻塞的支气管的黏痰自动咳出;必要时做气管镜下直视吸痰。

3. 肺水肿 因输液、输血过多或过快会发生肺水肿。其临床表现为呼吸困难、发热、咳血性泡沫样痰、两肺有水泡音、心率快、颈静脉怒张、肝大等,常在短时间内出现休克、昏迷而死亡。可采用措施:端坐卧位,强心,正压氧气吸入,应用扩张血管药物和非渗透性利尿剂等。

七、术后重症监护

近年来,患儿外科术后重症监护技术对于减低围手术期死亡率、减少术后并发症起到显著作用。重症监护包括三个系统:

（一）循环系统

使用生命监护仪记录动态的心电、心率、心律、血压、血氧饱和度、体温等;根据需要还可监测有创血压、中心静脉压等。

（二）呼吸系统

使用人工呼吸机,维持正常的呼吸。

（三）肾功能监护

患儿大手术后或重病手术后有时会发生肾衰竭,及时行腹膜透析或血液透析。

（夏元喜 徐晓丽 朱丽辉）

第二节 患 儿 评 估

一、患儿评估概述

护理评估(nursing assessment)是护理程序的第一步,指有组织地、系统地收集资料,并对资料进行分析及判断的过程。评估的主要目的是明确护理对象所要解决的护理问题或护理需要,是一个动态、循环的过程,贯穿于护理程序的各个步骤,是确立护理诊断和提供有效护理措施的基础,也是评价护理效果的参考。护理的初始评估在入院后 24h 内完成（出院宣教需要在患儿出院前 24h 内完成）。评估的内容和方法：

1. 评估的内容主要包括一般资料、生活状况及自理程度、健康检查、心理社会状况等。
2. 评估的方法有交谈、观察、体格检查和阅读。

二、护理评估的步骤

（一）收集资料

最常用的方法是交谈、观察。在交谈前，护士应明确谈话的目的，安排适当的时间、地点。儿科采集病史较困难，应耐心询问，认真倾听，语言通俗易懂，态度和蔼可亲，以取得家长和儿童的信任；获得准确、完整的资料，同时应避免使用暗示的语气来引导家长或儿童作出主观期望的回答。对年长儿可让其自己叙述病情，但患儿因为害怕各种诊疗活动或表达能力欠缺，会导致信息失真，要注意分辨真伪；病情危急时，应简明扼要，边抢救边询问主要病史，以免耽误救治，详细的询问可在病情稳定后进行。要尊重家长和儿童的隐私，并为其保密。

（二）整理和分析资料

1. 整理资料常用的方法

（1）按马斯洛需要层次理论进行整理分类

1）生理需要：进食、睡眠等。

2）安全的需要：对医院环境陌生，手术或治疗前精神紧张，恐惧，有跌落或跌倒风险等。

3）爱与归属的需要：患儿害怕与亲人分离等。

4）尊重与被尊重的需要：如患儿说"我现在不能上学了""不能和小伙伴游戏或一起活动"等。

5）自我实现的需要：担心住院会影响学习，生病不能实现自己的理想等。

（2）按戈登的功能性健康型态整理分类

1）健康感知–健康管理型态：指服务对象对自己健康状态的确认，以及维持健康的方法。

2）营养代谢型态：与代谢需要有关的食物、液体消耗的状况，以及局部营养供给情况。如营养、液体、组织完整性、体温调节以及生长发育等的需求。

3）排泄型态：包括肠道、膀胱以及皮肤的排泄状况。

4）活动–运动型态：指服务对象运动、活动、休闲与娱乐状况。

5）睡眠–休息型态：指服务对象睡眠、休息以及精神放松的状况。

6）认知–感受型态：指服务对象的认知能力及感官功能。

7）角色–关系型态：指服务对象从事的角色任务及人际关系的互动情况。

8）自我感受–自我概念型态：指服务对象对于自我价值与情绪状态的信念与评价。

9）性–生殖型态：指服务对象的性态度及生殖器官功能。

10）应对–压力耐受型态：指服务对象的压力程度、应对与调节压力的状况。

11）价值–信念型态：指导服务对象进行选择及决策的价值观。

（3）按北美护理诊断协会（NANDA）的人类反应型态分类

1）交换：包括营养、排泄、呼吸、循环、体温组织的完整性等。

2）沟通：服务对象与人沟通的能力。

3）关系：包括角色功能、亲子关系社会互动能力、家庭关系、性功能等项目。

4）价值：包括个人的价值观、信念、宗教信仰、人生观及精神状况。

5）选择：包括个人及家庭应付压力的能力、寻求健康所表现的行为及遵从行为。

6）移动：包括身体活动能力、休息、睡眠、娱乐及休闲状况，日常自生活我照顾能力，生长发育状况等。

7）感知：包括自我概念（身体形象、自尊、自我实现、自我确认）及感觉功能（视觉、听觉、嗅觉、触觉、味觉及位置感），有无绝望或无力感。

8）知识：包括对健康的认知能力、学习状况及思考过程。

9）感觉：包括有无疼痛、舒适、情绪状况（焦虑哀伤、恐惧、暴力、创伤后反应）。

2. 检查有无遗漏　将资料进行整理分类之后，应仔细检查有无遗漏，并及时补充，保证资料的完整性及准确性。

3. 与正常值比较　收集资料的目的在于发现服务对象的健康问题。因此，护士应掌握常用的正常值，将所收集到的资料与正常值进行比较，并在此基础上进行综合分析，以发现异常情况。

4. 评估危险因素　有些资料虽然目前还在正常范围，但是由于存在危险因素，若不及时采取预防措施，以后很可能会出现异常，损害服务对象的健康。因此，护士应及时收集资料评估这些危险因素。

护理评估通过收集服务对象的健康资料，对资料进行组织、核实和分析，确认服务对象对现存的或潜在的健康问题或生命过程的反应，为作出护理诊断和进一步制订护理计划奠定了基础。

三、常用的护理评估工具

（一）生命体征的评估

生命体征（vital sign）是评估生命活动存在与否及其质量的重要征象，其内容包括体温、脉搏、呼吸和血压。

1. 体温　根据患儿的年龄和病情选择测温方法。神志清楚且配合的 6 岁以上的年长儿可测口温（临床上极少使用），36~37.5℃为正常；婴儿可测腋温，36~37℃为正常；肛温较准确，对患儿刺激大且不方便，不适合腹泻患儿，36.5~37.5℃为正常，1 岁以内儿童、不合作的儿童以及昏迷、休克的患儿可采用此方法；用耳温计在外耳道内测温，数秒即可显示体温，准确、快速、适用范围广，防止患儿哭闹和恐惧，在患儿多、工作繁忙的单位可考虑推广使用。

2. 脉搏和呼吸　应在患儿安静时测量。婴儿以腹式呼吸为主，可按腹部起伏计数，而 1 岁以上的儿童则以胸部起伏计数。呼吸过快不易看清者可用听诊器听呼吸音计数，还可用少量棉花纤维贴近鼻孔边缘，观察棉花纤维摆动计数。除呼吸频率外，还应注意呼吸的节律及深浅。年幼儿腕部脉搏不易扪及，可计数颈动脉或股动脉搏动，也可通过听诊心率测得。各年龄阶段脉搏和呼吸正常值：新生儿心率（HR）120~140 次 /min，呼吸（R）40~45 次 /min；1 岁以下婴儿 HR 110~130 次 /min，R 30~40 次 /min；1~3 岁幼儿 HR 100~120 次 /min，R 25~30 次 /min；4~7 岁学龄前儿童 HR 80~100 次 /min，R 20~25 次 /min；8~14 岁学龄儿童

HR 70~90 次 /min，R 18~20 次 /min。

3. **血压**　对于儿童与青少年，常规测量坐位右上臂肱动脉血压。选择合适袖带是测量儿童血压的重要前提。应根据患儿不同年龄以及上臂围选择不同宽度的袖带，袖带宽度应为上臂长度的 1/2~2/3，长度应至少等于上臂围的 80%。袖带过宽测出的血压较实际值低，太窄则测得值较实际值高。年幼儿血压不易测准确。新生儿及婴儿可用心电监护仪测定。不同年龄的血压正常值可用公式估算：收缩压（mmHg）=80 +（年龄 × 2），舒张压为收缩压的 2/3。除测量上臂血压外，患儿还可测量下肢血压，1 岁以上儿童下肢收缩压较上臂血压高 10~40mmHg，而舒张压则一般没有差异。如果下肢血压低于上臂血压，需要进一步评估患儿是否有主动脉狭窄，也要注意脉压，脉压大于 50 或小于 10，有可能罹患先天性心脏病。

（二）疼痛评估

疼痛（pain）是一种个体主观的体验，伴有一系列的生理变化及心理行为反应。不管处于何种年龄阶段，患儿都有可能经历疼痛，获得与成人相同的疼痛体验，但年龄较小的患儿在经历疼痛时无法用语言表达疼痛的部位、程度以及如何缓解，患儿的疼痛易被忽略、低估，导致疼痛缺乏有效的控制，儿科护士应与患儿父母和其他医务人员协作，全面评估患儿的疼痛，帮助患儿控制疼痛。

1. **儿童疼痛的评估**　因为疼痛是一种个体主观的体验，在进行儿童疼痛的评估时，可以依据 QUESTT 原则进行。QUESTT 原则：

（1）询问儿童（question the child）

（2）使用疼痛量表（use a reliable and valid pain scale）

（3）评价行为以及生理学参数的变化（evaluate the child's behavior and physiologic changes）

（4）确保父母的参与（secure the parent's involvement）

（5）干预时考虑导致疼痛的原因（take the cause of pain into account when intervening）

（6）采取行动并评价成效（take action and evaluate results）

不同年龄阶段的儿童，其对疼痛的表达和行为反应均不同，评估儿童疼痛的关键在于选用适合患儿年龄和发育水平的评估方式，通过结合患儿的病史资料，询问、观察和测定患儿的各项反应进行评估。

2. **疼痛患儿的病史采集**　为了全面了解患儿疼痛的情况，在评估疼痛的原因、部位、时间、性质、程度、伴随症状、影响因素和缓解措施后，还要注意评估患儿疼痛的表达方式和行为表现，患儿既往疼痛的经历和行为表现，以及患儿父母对疼痛的反应。对于年幼的患儿，大部分信息需要父母提供，护士应积极地与患儿父母沟通，并鼓励患儿父母参与。

3. **儿童疼痛评估工具**　详见第六章。

（三）管道评估

管道评估常作为治疗和观察病情的手段和判断预后的依据；按置管目的可分为供给性管道、排出性管道、监测性管道和综合性管道；按管道风险程度可分为高危风险管道（气管插管、胸腔引流管等）、中危风险管道（PICC、腹腔引流管、深静脉置管等）和低危风险管道（如导尿管、胃管、氧气管、外周静脉留置管等）。

1. 管道标识要求

（1）所有的高、中、低危风险的管道均要做好标识,各管道标识的颜色根据各个医院的不同要求来确定。

（2）置管后在专用标签上标记。"日期"栏写上置管日期,需要有效期的管道加写到期日期,日期具体到年／月／日－年／月／日。"名称"栏写管道的具体名称。"备注"栏写管道的置管深度(有深度要求的管道)或外露长度等其他信息。

2. 评估时机

（1）高危风险管道:至少每4h评估一次,有病情变化随时评估。

（2）中危风险管道:至少每班评估一次,有病情变化随时评估。

（3）低危风险管道:至少每天评估一次,有病情变化随时评估。

3. 评估内容

（1）管道标识正确,各种管道标识明显,记录清晰。

（2）留置时间无过期,部位和深度正确。

（3）妥善固定,安全放置。

（4）保持通畅,检查各管道是否扭曲、移位、堵塞、脱落、受压。

（5）按要求观察记录,观察记录引流物的颜色、量、性质或气味。

（6）保持局部清洁,观察管道有无松脱、液体外渗和污染。

（7）发生管道滑脱应及时记录。

（四）跌倒／坠床风险评估

1. 评估 患儿跌落风险评估的时机为:入院、转入、术前、术后、用药等。新入院患儿由护士进行跌倒／坠床风险的初始评估。护士根据跌落高风险患儿的风险因子改变,及时进行再评估。患儿出现下列情况时需再评估,如转入患儿,病情变化(手术后,意识、活动改变),使用镇静、降血压等药物,陪护家长更换时等跌倒风险因子发生改变时,同时对患儿及家长进行预防跌落再次宣教和记录。

跌倒／坠床风险评估量表详见第六章。

2. 患儿跌倒／坠床的防范

（1）定期检查病房设备,如床栏、门扣、操作台周围护栏等是否完好。发现有高危环境和设备因素隐患时,及时向后勤保障部或物资供应部报修。

（2）病房环境光线充足,地面平坦并保持干燥,规范使用防滑警示牌。

（3）对住院患儿进行动态评估,识别跌倒／坠床的高危患儿并给予重点防范。

（4）做好健康宣教,增强患儿及家长的防范意识,年长儿禁止在病房内及床上嬉戏、打闹、跳跃,不能攀爬床栏和窗台,嘱咐家长看护好患儿,无陪患儿适当约束。

（5）治疗处置时妥善保护患儿。

（6）对于躁动不安、意识不清、婴幼儿以及运动障碍等易发生坠床的患儿,置护栏等保护装置,对照顾者给予相关指导。极度躁动者,可应用约束带实施保护性约束。

（7）对长期卧床、骨折、截肢等患儿初次下床行走时,应有人守护。

（8）术后第一次小便,应鼓励患儿在床上小便,确实需要起床小便时,应有人在床旁守护,防止因体位性低血压或体质虚弱而致跌倒。

（9）服用镇静类药物的患儿未完全清醒时,不得下床活动;服降糖、降压等药物的患儿,注意观察用药后的反应,预防跌倒。

3. 跌倒/坠床处理措施

(1)发现跌倒者,护士迅速赶到患儿身边给予及时恰当的处理,同时立即报告医师,协助评估患儿意识、受伤部位与伤情、全身情况等,初步判断跌伤原因和认定伤情。必要时请外科医师会诊,根据受伤的程度进行分级并给予相应处理。

(2)疑有骨折或肌肉、韧带损伤的患儿,根据跌伤的部位和伤情采取相应的搬运方法,协助医师对患儿进行处理。

(3)受伤程度严重并出现意识障碍者,遵医嘱迅速采取相应的急救措施,严密观察病情变化。

(4)受伤程度较轻者,嘱其卧床休息,安慰患儿,酌情进行检查和治疗。

(五)营养风险评估

营养风险是指现存的或潜在的营养和代谢状况影响疾病(或手术)临床结局的风险。营养风险筛查是发现患儿是否存在营养问题和是否需要进一步全面营养评估的过程。通过营养筛查,如果发现患儿存在营养风险,即可制订营养计划,如果患儿存在营养风险但不能实施营养计划或不能确定患儿是否存在营养风险时,需进一步进行营养评估。

1. **营养初始评估** 所有住院患儿由医护人员进行营养初始评估,医师评估记录在"入院记录"中,护士评估记录在"患儿入院护理评估单"中。门诊患儿的营养初评由门诊医师进行,根据病情需要转诊营养专科门诊进行营养指导。

2. 患儿存在营养风险时,请专业的营养医师会诊,营养医师与主管医师、患儿、家长及其他与患儿饮食服务有关人员沟通,共同制订营养治疗方案,如涉及胃肠外营养治疗时,须征得患儿及家长同意。根据已制订的营养治疗计划,由营养医师、营养师、医师、护士、患儿、家长及其他相关人员共同协作完成营养治疗,并协作完成对疗效的观察与处理,相关情况记入病历。对存在营养风险的患儿进行相应的健康教育,并行健康教育效果评估,未达到预期效果时要重新进行健康教育。

3. **营养相关评估工具** 详见第六章。

(六)压疮风险评估

压疮称为压力性损伤,2016年4月美国国家压疮咨询委员会(NPUAP)定义压力性损伤为:压力性损伤位于骨隆突处、医疗或其他器械下的皮肤和/或软组织的局部损伤,可表现为完整皮肤或开放性溃疡,可能会伴有疼痛感。损伤是由于强烈或长期存在的压力或压力联合剪切力所致。软组织对压力和剪切力的耐受性可能会受到微环境、营养、灌注、并发症以及软组织情况的影响。

医疗器械相关性压力性损伤:是指由于使用用于诊断或治疗的医疗器械而导致的压力性损伤,损伤部位形状与医疗器械形状一致。这一类损伤可以根据压力性损伤分期系统进行分期。

黏膜压力性损伤:由于使用医疗器械导致相应部位黏膜出现的压力性损伤。由于这些损伤组织的解剖特点,这一类损伤无法进行分期。

1. **压力性损伤的危险因素** 有压力、剪切力和摩擦力、潮湿、局部皮温升高、营养不良、运动障碍、体位受限、手术时间、使用医疗器具。压力性损伤的发生是多种因素共同作用的结果。凡是存在活动能力、移动能力减退或丧失,和/或组织耐受性降低的患儿都是压力性损伤的高危人群。包括重症监护、脊髓损伤、长期卧床、因医疗护理措施限制活动、肥胖、消瘦、大手术、休克、昏迷、水肿、大小便失禁等。压力性损伤的好发部位有平卧位：枕部、肩胛、肘部、骶尾部、足跟；俯卧位：面颊、耳郭、肩峰、膝部、足趾、乳房（女性）、生殖器（男性）；侧卧位：耳部、肩峰、肋部、髋部、膝关节内外侧、内外踝；坐位：肩胛、肘部、坐骨粗隆、腘窝、足跟。

2. 压力性损伤的评估

（1）压力性损伤评估的内容　评估部位、伤口大小、伤口深度、伤口潜行（指伤口皮肤边缘与伤口床之间的袋状空穴）、伤口及周围组织形态、伤口渗出液的量、颜色、性状和气味等。

（2）压力性损伤评估的时机　发现压力性损伤时首次评估，无须伤口换药者每班评估，需伤口换药者伤口换药时进行评估。将评估结果（压力性损伤的部位和分期、伤口大小、深度、潜行、伤口组织形态、伤口渗出液的量、颜色、性状和气味，伤口周围皮肤或组织情况）记录在护理记录单上。

（3）压力性损伤相关评估表详见本书第六章。

3. 压力性损伤的防范　尽管压力性损伤的预防措施是非常有效的，但一些高危个体仍然可能发生压力性损伤。护理原则：解除局部受压，改善局部血运，去除危险因素，避免压力性损伤进展。继续采取预防患儿压力性损伤的措施，包括局部减压、体位变换、加强营养、健康教育等，并针对不同时期压力性损伤采取不同的处理措施：保护皮肤，避免局部长时间受压；避免皮肤受潮湿、摩擦及排泄物等不良刺激；促进皮肤血液循环；改善机体营养状况；告知患儿与其家长压力性损伤的危险，鼓励患儿及其家长参与减轻压力的干预措施，对家长和患儿开展压力性损伤预防宣教，提高患儿依从行为；鼓励患儿在不影响疾病治疗的情况下，积极活动，防止因长期卧床不动而导致的各种并发症，让患儿参与自己力所能及的日常活动，采用动静结合的休息方式。

（七）水电解质的评估

体液是人体的重要组成部分，保持体液平衡是维持生命的重要条件。体液平衡包括维持水、电解质、酸碱度和渗透压的正常，主要依赖于神经、内分泌系统、肺、肾等器官的正常调节功能。由于儿童体液占体重比例大、器官功能发育尚未成熟、体液平衡调节功能差等生理特点，极易受疾病和外界环境的影响而发生体液平衡失调，如处理不当或不及时，可危及生命。

1. 体液的总量、分布和组成　体液包括细胞内液和细胞外液，其中细胞外液由血浆和间质液组成，液体成分为水、电解质。儿童因脂肪少故而体液比例高，新生儿体液占体重的80%，大于 14 岁儿童体液比例与成年人相仿。

2. 水代谢　水的需要量相对较大，交换率高，体液平衡调节功能不成熟。

3. 水、电解质和酸碱平衡紊乱

（1）脱水（dehydration）：是指水分摄入不足或丢失过多引起的体液总量尤其是细胞外液的减少。除失水外，尚有钠、钾和其他电解质的丢失。脱水的程度分为轻度（失水占体重比例 <5%，30~50ml/kg）、中度（失水占体重比例 5%~10%，50~100ml/kg）和重度（失水占体重比例 >10%，100~120ml/kg）。营养不良患儿因皮下脂肪少，皮肤弹性差，容易把脱水程度估计过高；而肥胖患儿皮下脂肪多，脱水程度容易估计过低，临床上应给予注意，不能单凭皮肤弹性来判断，应综合考虑。

（2）脱水性质：是指体液渗透压的改变，反应水和电解质的相对丢失量。临床以等渗性脱水最常见，其次为低渗性脱水，高渗性脱水少见。

1）等渗性脱水（isotonic dehydration）：水和电解质成比例丢失,血清钠浓度 130~150mmol/L,血浆渗透压正常,维持在 280~310mOsm/L。脱水后的体液仍呈等渗状态,主要是细胞外液减少,细胞内液量无明显变化,表现为一般脱水症状。急性呕吐、腹泻所致的脱水属于此类。

2）低渗性脱水（hypotonic dehydration）：多见于营养不良伴慢性腹泻,腹泻时补充非电解质溶液过多时,电解质丢失比例大于水的丢失、血清钠浓度 <130mmol/L,血浆渗透压低于 280mOsm/L。由于细胞外液呈低渗状态、水从细胞外转移至细胞内,使细胞外液量进一步减少和细胞内水肿,所以在失水量相同的情况下,其脱水症状较其他两种类型脱水严重。初期无口渴症状,除一般脱水体征如皮肤弹性降低、眼窝和前囟凹陷外,因循环血容量明显减少,多有四肢厥冷、皮肤发花、血压下降、尿量减少等休克症状;由于循环血量减少和组织缺氧,低钠严重者可发生脑水肿,而出现嗜睡、惊厥和昏迷等。

3）高渗性脱水（hypertonic dehydration）：多见腹泻伴高热,不显性失水增多或补水不足（如昏迷、发热、呼吸增快、光疗或红外线辐射保暖、早产儿等）,口服或静脉输入含盐过高液体时。水丢失比例大于电解质的丢失,血清钠浓度 >150mmol/L,血浆渗透压高于 310mOsm/L。由于细胞外液呈高渗状态,水从细胞内转移至细胞外,使细胞内液减少,而血容量得到部分补偿,所以在失水量相同的情况下,其脱水症状较其他两种类型脱水轻。因细胞内脱水,表现为剧烈口渴、高热、烦躁不安、肌张力增高等,甚至发生惊厥。严重高渗性脱水可致神经细胞脱水、脑血管破裂出血等,引起脑部损伤。

4. 酸碱平衡的紊乱　正常血液 pH 为 7.35~7.45,主要通过体液的缓冲系统及肺、肾的调节作用、肺通过排出或者保留 CO_2 来调节血液中碳酸的浓度,而肾则负责排酸保钠、从而维持酸碱平衡,保证机体的生理功能。

（1）代谢性酸中毒的临床表现：呼吸深而快,呼出的气体带有酮味（烂苹果气味）;表情淡漠、疲乏无力、嗜睡、精神错乱、木僵、昏迷;酸中毒时常伴有高钾,可引起肌张力降低、腱反射减弱或消失,骨骼肌无力,弛缓性麻痹;心跳减慢,心音降低,心律失常,血压低。

（2）呼吸性酸中毒的临床表现：呼吸困难,无效型呼吸、换气不足、气促、发绀、头痛、胸闷、嗜睡、木僵、谵妄,甚至昏迷;腱反射降低,骨骼肌无力,弛缓性麻痹;CO_2 过量积贮,除引起血压下降外,可出现突发心室纤颤。

5. 钾代谢异常　人体内钾主要存在于细胞内,正常血清钾浓度为 3.5~5.5mmol/L,当血清钾低于 3.5mmol/L 时为低钾血症;血清钾高于 5.5mmol/L 时为高钾血症。低（高）钾血症临床症状的出现不仅取决于血钾的浓度,更重要的是与血钾变化的速度有关。

（1）低钾血症（hypokalemia）临床上较为多见。

1）常见原因

①摄入不足：长期禁食或进食量小,液体疗法时补钾不足。

②丢失增加：经消化道和肾脏失钾,如呕吐、腹泻、长期应用排钾利尿剂等,肾上腺皮质激素分泌过多,如原发性醛固酮增多症、糖尿病酮症酸中毒、甲状腺功能亢进,原发性失钾性肾病如肾小管性酸中毒等。

③钾分布异常：碱中毒、胰岛素治疗时,钾向细胞内转移;其他还见于家族性周期性麻痹等,均可使血钾过低。

2）临床表现

①神经、肌肉兴奋性降低：精神萎靡、反应低下、全身无力（弛缓性瘫痪、呼吸肌无力）、

腱反射减弱或消失、腹胀、肠鸣音减弱或消失。

②心脏损害：心率增快、心肌收缩无力、心音低钝、血压降低、心脏扩大、心律失常、心力衰竭、猝死等，心电图显示 ST 段下降、T 波低平、QT 间期延长、出现 U 波、室上性或室性心动过速、心室颤动，亦可发生心动过缓和房室传导阻滞、阿 – 斯综合征等。

③肾脏损伤：浓缩功能减低，出现多尿、夜尿、口渴、多饮等；肾小管泌 H^+ 和回吸收 HCO^- 增加，氯的回吸收减少，发生低钾、低氯性碱中毒时伴反常性酸性尿。

3）治疗要点：主要治疗原发病和补充钾盐。氯化钾一般 3~4mmol/（kg·d）[220~300mg/（kg·d）]，重者 4~6mg/（kg·d）[300~450mg/（kg·d）]。补钾常以静脉输入，但如患儿情况许可，口服缓慢补钾更安全：静脉输液时液体中钾的浓度不能超过 0.3%，静脉滴注时间不应短于 8h，切忌静脉推注，以免发生心肌抑制而导致死亡。原则为见尿补钾，一般补钾需持续 4~6d，能经口进食时，应将静脉补钾改为口服补钾。补时应监测血清钾水平，有条件时给予心电监护。

（2）高钾血症（hyperkalemia）

1）常见原因

①摄入过多：静脉输液注入钾过多过快、静脉输入大量青霉素钾盐或库存过久的全血。

②排钾减少：肾功能衰竭、长期使用潴钾利尿剂。

③钾分布异常：钾由细胞内转移到细胞外，如严重溶血、缺氧、休克、代谢性酸中毒和严重组织创伤等。

2）临床表现

①神经、肌肉兴奋性降低：精神萎靡、嗜睡、反应低下、全身无力、腱反射减弱或消失，严重者呈弛缓性瘫痪，但脑神经支配的肌肉和呼吸肌一般不受累。

②心脏损害：心率缓慢、心肌收缩无力、心音低钝、心律失常，早期血压偏高，晚期常降低，心电图显示 T 波高尖等。

③消化系统症状：常有恶心、呕吐、腹痛等。

3）治疗要点：积极治疗原发病，停用含钾药物和食物，供应足够的能量以防止内源性蛋白质分解释放钾，同时应用 10% 葡萄糖酸钙、5% 碳酸氢钠、胰岛素、呋塞米等拮抗高钾，碱化细胞外液，促进蛋白质和糖原合成加速排钾，在用药过程中应注意监测心电图。病情严重者可采用阳离子交换树脂、腹膜透析或血液透析。

（蒋璐杏　朱丽辉）

第三节　加速康复外科

一、概述

加速康复外科（enhanced recovery after surgery，ERAS）也称快速康复外科（fast track surgery，FTS），于 1997 年被首次提出，并于 2007 年被引入国内。欧洲加速康复外科协会

（ERAS society）已在多个领域推广应用 ERAS 的理念，指联合外科、麻醉、护理、营养、康复、患儿及其家长等对围手术期各种常规治疗措施，采取一系列已有循证医学证据的措施来进行改良、优化和组合的多学科合作模式，以减少或降低手术所致生理、心理创伤应激反应及并发症发生。ERAS 核心目的是通过减少围手术期对患儿的创伤和应激促使患儿获得快速康复，目前临床上在结直肠手术领域中的应用最为成功。ERAS 是外科领域的一个新理念和新实践，亦是 21 世纪一项重要的外科学进展及革命。

二、具体应用

（一）术前

1. **术前宣教** 让患儿及家长了解手术方式，掌握术前准备及配合，术后早期下床活动、进水、进食及出院。

2. **术前用药** 术前 30min 预防性使用抗生素，如手术时间超过 3h，加给一次。术前紧张的患儿，术前晚遵医嘱给予地西泮类短效镇静药物，减少术前恐惧、烦躁及焦虑等术前应激反应。

3. **器官功能锻炼及营养支持** 针对不同合并症患儿，术前给予积极调整。肝功能异常积极保肝，纠正贫血和异常凝血；肺功能不全的患儿，通过吹气球、指导有效咳嗽等增加肺活量及排痰能力，降低术后肺部感染的发生率；营养不良的患儿，给予肠外或肠内营养支持，给予高蛋白饮食，增加体能贮备，配合爬楼梯等运动提升肌肉功能。

4. **胃肠道准备** 除合并胃排空延迟、胃肠蠕动异常和急诊手术等患儿外，禁饮时间延后至术前 2h，之前可口服清饮料，包括清水、糖水、无渣果汁、碳酸类饮料、清茶及黑咖啡（不含奶），不包括含酒精类饮品；禁食时间延后至术前 6h，之前可进食淀粉类固体食物（牛奶等乳制品的胃排空时间与固体食物相当），但油炸、脂肪及肉类食物则需要更长的禁食时间。术前推荐口服含碳水化合物的饮品，术前 2h 口服 200ml 碳水化合物，诱发机体物质合成代谢状态，减少术后胰岛素抵抗现象的出现和蛋白质代谢，维持肌肉组织正常功能和体内氮平衡，增加肝糖原储备，减少患儿饥饿感。

5. **其他** 避免术前放置鼻胃减压管，减少鼻胃管对患儿口咽部的不良刺激及肺部感染的风险，有利于术后早期进食。术前置管会增加术后恶心、呕吐、腹胀、瘘等并发症的发生。

（二）术中

1. **麻醉方式** 时间短的手术在喉罩通气下联合骶管麻醉即可，复杂手术可在气管插管全身麻醉控制通气下联合椎管内麻醉下实施。选择复合麻醉，既减少全身麻醉药用药量，缩短术后苏醒时间，还能阻滞交感神经传导，提供良好的镇痛，减轻应激反应，促进胃肠功能早期恢复。

2. **体温控制** 异常体温可以引起应激反应及心律失常，严重者可出现致死性凝血功能障碍、低体温、代谢性酸中毒三联征。术中监测体温，增加温气腹机充气或保温垫保温，并采用温蒸馏水冲洗体腔，维持正常体温，以减少机体的分解代谢、促进康复。

3. **引流管放置** ERAS 认为患儿术后使用腹腔引流对术后患儿胃胀气、半流质饮食的摄入、住院时间及术后并发症的影响证据不足，不适当地放置引流管可增加患儿的心理压力和痛苦，而且增加了切口感染的概率，使患儿住院时间延长。因此，根据 ERAS 的原则，腹部手术患儿不推荐常规使用鼻胃管,胃、结直肠切除术患儿应尽量避免使用腹腔引流,对于其他因术中渗血多、创面大、怀疑术后有出血可能的患儿,术中可留置引流管,便于术后观察,但应尽早拔除。

4. 液体管理 保证有效循环的前提下避免过量补液。如患儿因血管扩张、血容量不足、使用麻醉药物等出现低血容量表现,可适当补充胶体液或使用血管收缩剂对症处理。控制液体输入量可避免大量的液体进入组织间隙,减轻循环负荷及伤口感染的发生,促进胃肠道功能的恢复。高危患儿应由手术治疗团队制订个体化及目标导向的液体治疗方案,以获得最佳组织灌注;术中可使用食管超声监测补液量。

（三）术后

1. 术后镇痛 术后选择性使用多模式止痛措施替代阿片类止痛药物,使用非甾体类抗炎药（NSAIDs）进行充分止痛是多模式镇痛的重要组成部分。重度疼痛患儿可采取连续硬膜外镇痛。

2. 引流管处理 术后尽早拔除各种导管。消化道吻合口瘘的发生主要与吻合口张力、血供、缝合技术以及患儿营养状况等有关,鼻胃管减压只是起到排空胃腔、防止误吸的作用,并不能起到有效降低肠道压力、防止吻合口瘘的作用,反而术后长时间留置鼻胃管引起咽部不适甚至呕吐误吸的危险及增加肺部感染机会,从而加剧围手术期的应激反应,且不利于早期进食。如术中留置胃管,应于术后6h完全清醒后尽早拔除。尿管术后即刻拔除,有利于消除尿管刺激引起的不适,便于患儿早期活动,减少泌尿道感染。对于全胃和近端胃切除,可术中留置腹腔引流管,若引流液清亮且<100ml/d,吻合口血运及张力良好,排除腹腔感染和出血风险后,可于术后2~3d拔除。

3. 术后营养支持 应用甲氧氯普胺,术后尽早拔除鼻胃管等措施可降低患儿术后恶心、呕吐。术后可给予患儿咀嚼口香糖的"假饲"治疗（3次/d）,促进术后肠运动功能的恢复,缩短术后肠麻痹的时间。胃肠道手术后6h,可进食少量清流质饮食。只要患儿胃肠可以耐受,没有腹胀、恶心、呕吐等不良反应,结合手术情况逐渐增加进食。一般在术后第一天饮水或清流质500~1 000ml,术后第二天增加到1 000~2 000ml。一旦每天口服量可以达到生理需要量2 500ml左右,就可以考虑停止静脉输液（一般是在术后的3~4d）。术后早期恢复胃肠道营养,不但有助于减少静脉补液、维护胃肠道黏膜屏障功能、减少细菌移位、避免内源性感染相关并发症、促进胃肠功能恢复,同时还可以减少术后分解代谢。

4. 术后尽早下床活动 鼓励患儿术后早期活动,有利于减少下肢静脉血栓形成的风险,并加速促进胃肠道功能恢复。因术后长期卧床休息将增加肌肉丢失、降低肌肉强度、损害肺功能及组织氧化能力、加重静脉淤滞及血栓形成,麻醉清醒后即开始床上四肢活动及深呼吸等,采取舒适体位,术后第一天下床站立、床边行走逐渐过渡（术后第一天下床活动2~4h,第二天活动4~6h,第三天以后为6h以上）,要循序渐进,避免出现虚脱晕厥。

三、现状与展望

虽然ERAS已在欧美等发达国家,以及我国部分城市开展,但仍未能广泛地被推广与实施。因传统的围手术期治疗模式根深蒂固,部分围手术期治疗措施理念的更新仍存在争议,且尚未得到患儿较好的依从,因此未能在临床上进一步推广。ERAS的成功需要麻醉、外科及护理等多方面的协作,许多围手术期处理措施的优化与护理工作相关,直接影响其实施及效果。ERAS并非仅适用于某些特定疾病的治疗,任何外科疾病在条件允许下都可运用。随着ERAS应用实践的不断深入,大胆探索并优化个体化的ERAS方案,才能真正达到患儿术后加速康复的目的。

(陈瑶瑶 朱丽辉)

第四节 手术室与病房交接管理

一、手术室与病房交接管理概述

手术室是治疗和抢救患儿的场所,手术室与病房交接管理包含了患儿术前从病房到手术室,术后从手术室到麻醉复苏室(recovery room for anesthesia, PACU)及从PACU再回到病房的整个过程。目的是规范交接班制度,明确职责,促进管理规范化,保证医疗护理安全,预防和减少手术差错事故的发生。而外科手术患儿通常有年龄小、生理结构和自身免疫能力发育不完善,容易导致病情变化快、突发事件多等特点。因此,在整个过程中,任何一个环节疏忽都有可能酿成严重后果。做好手术患儿交接环节的安全管理,规范交接流程,遵守交接核对制度尤为重要。由于医院管理理念的进步,医院都使用了《手术患儿接送交接单》来进行交接,巡回护士和病房护士面对面以打勾或简写的形式逐项核实交接流程表内容,采用竖排表格形式,减少汉字书写的部分,使整个记录更客观、完整,从而杜绝遗漏,便于交接双方及时全面的评估患儿存在的问题。

二、手术患儿交接护理单的使用

1. "手术患儿交接记录单"包括的内容
(1)手术患儿基本信息。
(2)术前、术后对患儿的评估与查对项目。
(3)交接和运送人员的签名和交接时间。
2. 使用时机及方法 所有手术患儿须填写手术患儿交接记录单,包括不需要麻醉的手术,使用者包含病区护士、手术室护士、PACU护士、ICU护士。由病区责任护士打印并填写眉栏基本信息。眉栏应包括病区、床号、姓名、性别、年龄、住院号和术前诊断。病区护士、手术室护士、PACU护士、ICU护士根据实际情况在相应的栏内填写代码,并签名确认,实时记录。病房护士在第1个空白列填写,和手术室护士双向确认后签名;手术室护士负责填写第二列,并根据患儿实际情况和复苏室护士交接确认后双方签名。第三列则由PACU护士送患儿回病房时和病房护士确认后相互签名确认,术后从手术间直接送入病房或ICU的患儿由巡回护士与病房护士填写交接记录单。使患儿从出病房到进入手术室,最后回到病房的整个过程中,做到无缝、连续关注及护理。

319

3. **手术患儿交接单书写要求**　完整、准确的手术护理交接记录单是医疗事故处理中的法律依据和凭证，是患儿病情发展和动态变化的真实反映，也是评价治疗护理效果的科学依据。应遵循客观、真实、及时、准确、完整的原则。

三、术前交接管理

1. 手术室巡回护士根据手术通知单的时间，携带手术通知单和手术患儿交接单提前30min 到病房接患儿，记录到病房时间，根据手术通知单查找病历，与病房护士核对手术通知单和病历。查看手术同意书、麻醉同意书和临时医嘱执行情况，病房护士填写好手术患儿交接单的术前部分。

2. 手术室护士携带好术中所用的医疗用品，依据手术通知单和患儿病历与病房护士一起到患儿床旁认真查看患儿腕带，核对床号、住院号、姓名、性别、年龄、科室、诊断、手术名称、手术部位，查对手术部位标识、血型等。身份核对采用腕带核对以及与病房护士、患儿家长三方行开放式询问方式进行，保证身份核对的有效性及正确率。

3. 术前核实皮肤准备、禁食禁饮情况、抗生素皮试结果、是否更换手术衣、有无药物过敏史、有无知情同意书、各项检查结果、术前用药情况等。对涉及有双侧、多重结构（手指、脚趾、病灶部位等）的手术患儿，术前应由手术医生在患儿手术部位用记号笔做明显体表标识，并主动邀请患儿家长参与认定，在交接手术患儿前应查看患儿手术部位体表标识，再次确认手术部位。若无手术部位标识，禁止将患儿接入手术室，从源头上避免错误的患儿、错误的部位、实施错误的手术。术前禁食目的是减少胃内容物容量，防止胃酸 pH 过低，避免出现围手术期胃内容物反流而导致的误吸。术前输液防止脱水，维持血液动力学稳定；防止低血糖。术前禁食既要达到禁食的目的，又要防止过度禁食禁饮所致的饥饿、恶心呕吐及烦燥不安等不适。《中国麻醉学指南与专家共识》（2014 版）建议麻醉术前禁食时间为禁水、清饮料 2h，母乳 4h，牛奶和配方奶 6h，淀粉类固体食物 6h，脂肪类固体食物 8h。日常膳食中的主要成分为碳水化合物、脂肪和蛋白质，由于其消化吸收部位和化学结构的不同，因此需根据患儿摄入食物种类的不同而制订不同的禁食时间。

4. **物品及药品的交接**　病历、X 线胸片、CT、MRI、术中所需药物及有无首饰、假牙、留置管道等，患儿无法取下的物品需要患儿家长签名确认。

5. **病情交接**　患儿的生命体征、清醒程度、四肢活动度、皮肤情况、伤口情况、留置管道、输液情况等。

6. **危重患儿的交接**　由麻醉医师、巡回护士一起接送患儿，转运前应做好充分的病情评估，明确转运人员的分工责任。备好氧气袋、呼吸囊、监护仪、微量泵、急救药品、急救用物、专用监护床等，注意转运途中用药情况，随时观察患儿病情变化，确保转运途中的安全。病房或 ICU 护士与手术室护士按照病历和手术患儿交接单的要求逐项核对，做好交接工作。

四、术后交接班管理

手术结束后，巡回护士应根据"手术患儿交接单"逐项对患儿进行评估并签字确认。经麻醉医师确认患儿状态良好后由巡回护士、麻醉医生、手术医生共同运送至 PACU 或病房，并做好交接。病房护士根据患儿的情况用"手术患儿接送交接单"对其进行逐项评估并签字确认。

（一）术后送入 PACU,与麻醉恢复室护士交接班内容

1. 术毕手术室护士、手术医生、麻醉医生带齐用物安全护送患儿,进入 PACU 后将患儿安置到合适的床位,固定好病床。连接呼吸机管道、心电监护仪,查看生命体征。麻醉医生、手术医生与 PACU 麻醉医生交班手术及麻醉相关情况;手术室护士与 PACU 监护班护士交班。

2. 核对患儿腕带,交接麻醉方式、术后诊断、手术名称及各种管道。静脉输液管(交接液体、输液速度、药物名称及浓度、穿刺部位皮肤有无外渗)、切口引流管、胃肠减压管、腹膜后引流管、腹腔引流管、膀胱造瘘管、肾造瘘管、导尿管、胆囊引流管(通畅度、引流量、颜色、性质)情况等。有无标识并固定安放,有夹闭管道的重点交班。

3. 检查患儿皮肤及肢体是否有压痕、红肿、皮损等情况。交代 PACU 护士需要注意的特殊情况。

4. 交接患儿用物,如 X 片、特殊物品、随身物品,检查与麻醉手术相关的病历记录,提供完整的病历,并在交接卡上签名,注明交接时间。

（二）术后送入病房,与病房护士交接班内容

1. 术毕手术室巡回护士应确认手术患儿信息,并通知病房。病房护士确认手术患儿的术后准备已完成后方可由巡回护士和麻醉医师一起护送手术患儿至病床。

2. 巡回护士与病房护士及患儿家长一起核对患儿腕带,协助病房护士监测生命体征、血氧饱和度,交接清楚患儿的意识状态和术中情况。交代清楚患儿术后诊断、麻醉方式、手术名称、手术方式,术中入量如输液、输血量,出量如失血量、尿量、冲洗液量等。

3. 保持静脉通道通畅,检查并确认静脉输液药物及滴速,穿刺点周围有无渗漏、红肿,患儿自控镇痛泵使用情况。

4. 管道交接　交代清楚各种引流管的名称、标识、位置、固定情况、是否通畅、开放还是夹闭;引流液的量、性质和颜色等。

5. 皮肤检查　全身皮肤有无发红、皮疹、破损、压疮、烫伤等。检查切口、引流口敷料包扎、渗血情况,专科需特殊观察的内容。如颈部手术后伤口,注意观察伤口有无渗血、肿胀及有无皮下气肿。

6. 记录并签名　按照手术患儿交接单的观察项目逐项与病房护士交接手术情况。交接完毕,双方护士逐一核对签名并记录交接时间。

五、接送患儿途中安全措施

1. 密切观察　病情转运途中,患儿有可能发生心律失常、恶心呕吐等情况,在患儿头侧的转运人员应负责观察患儿的意识状态、呼吸等指征,未完全清醒患儿应备好简易急救物品如氧气枕、简易呼吸气囊等。

2. 防脱管　在患儿苏醒期间,很容易出现躁动和意识不清等情况。此时,患儿很可能随意拔掉各种导管,应妥善固定好各种管道于醒目位置,并注明置管部位、日期和时间,过床时避免脱出。

3. **防受凉** 手术患儿在转运过程中,应给予足够的包裹,有保暖被盖,有护肩,避免患儿受凉。

4. **防坠床** 转运患儿过程中应升起床挡,并有专人看护。

5. **防撞伤** 转运中应确保患儿安全、固定稳妥、注意保护头部及手足,避免肢体挤压;如有坡道应保持头部处于高位;应避免推车速度过快,转弯过急,以防意外伤害。

6. **做好心理护理** 转运人员应以亲切的态度与患儿及家长进行沟通,以减轻其紧张焦虑情绪;转运过程中将患儿妥善覆盖,注意保护患儿隐私。

(王靖燕 朱丽辉)

第五节 普通外科疾病护理

一、急性肠套叠

案例分析

典 型 案 例

患儿,男,8个月,因"阵发性哭闹6h"急诊抱送入院。家长诉:患儿不明原因阵发性哭闹,间隔时间约10~20min,面色苍白、拒奶,排果酱样大便一次。查体:T 36.9℃,P 136次/min,R 30次/min,轻度脱水貌,腹部胀气,未见胃肠型,右上腹有触痛,可摸到一包块,质软,稍可活动,无腹肌紧张和反跳痛,肠鸣音活跃。腹部B超可见"同心圆"。值班护士接待,家长非常焦急。

(一)入院处置

1. 护理要点

(1)立即通知医生,评估患儿神志及精神状况、生命体征、腹部情况(腹痛、腹胀、腊肠样包块)、呕吐、肛门排气排便等。

(2)嘱咐家长,患儿需禁食禁饮。

(3)向医生汇报患儿情况,如精神状况差、腹胀明显等,是否需要静脉输液、胃肠减压。

2. 关键点

(1)如患儿精神萎靡、嗜睡、大量便血、腹膜刺激征、脱水、休克等,做好抢救准备。嗜睡患儿应重点关注。

(2)警惕腹胀发生呕吐物误吸。

(3)确保患儿禁食禁饮,避免进食加重胃肠道负担。

案例分析

治　疗

患儿发病时间小于48h且全身情况好,腹部B超横断面图像呈"同心圆征"（图3-1）,提示考虑肠套叠,至放射科进行空气灌肠诊断复位。

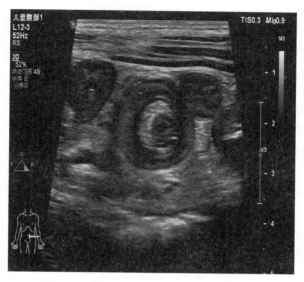

图3-1　腹部B超横断面图像"同心圆征"

如果空气灌肠复位成功,无须手术;空气灌肠复位失败,要尽快急诊手术,根据病变严重程度,实施手术方式有单纯性手法复位术、肠切除吻合术或肠造口术等。

（二）空气灌肠复位成功后的护理

1. 护理要点

（1）观察病情变化,如生命体征,腹部情况,是否有呕吐,肛门排气排便等。

（2）遵医嘱给予口服活性炭,观察大便颜色,一般6~8h后,肛门排出黑色大便,患儿入睡安静,无腹痛、腹胀、呕吐、腹部包块等,说明空气灌肠成功、肠功能恢复。

（3）饮食:肠功能恢复后可先试饮水,如无不适,再逐渐过渡到流质、半流质、普食。

（4）如再次出现烦躁不安、腹痛、阵发性哭闹等情况,可能为肠套叠未复位、再次发生肠套叠或肠穿孔等。

（5）肠套叠空气灌肠复位成功,仍可能会排血便,一般为陈旧性血便,不伴其他症状。

2. 关键点

（1）空气灌肠效果观察

1）拔出空气灌肠的气囊肛管后排出大量带有臭味的黏液血便和黄色粪水。

2）患儿安静入睡,不再哭闹及呕吐。

3）腹部平软,已触不到原有包块。

4）观察肠道功能是否恢复,可口服活性炭 0.5~1g,6~8h 后肛门排出黑色炭末,说明肠道排便通畅。

（2）非手术治疗灌肠疗法包括 B 超下水压灌肠、空气灌肠、钡剂灌肠复位三种。X 线下的空气灌肠复位因易操作、快速、无腹腔污染等优点,是目前国内常用的非手术治疗方法。B 超下水压灌肠无气体爆炸的危险、未暴露于 X 线等优点,但使用不方便、污染诊台等。钡剂灌肠因穿孔后增加腹腔内污染等原因,较少使用。

（3）灌肠复位并发症观察:严重并发症为结肠穿孔。

1）空气灌肠肠穿孔时,透视下出现腹腔"闪光"现象,即空气突然充满整个腹腔,腹立位见膈下游离气体,拔出肛管无气体自肛门排出,患儿出现呼吸困难、心跳加快、面色苍白,应立即用消毒针在剑突和脐中间刺入排出腹腔内气体。

2）B 超下水压灌肠复位过程中,结肠内充盈液体突然消失,腹腔内出现较多液体,肠管呈漂浮状,应立即拔出肛管,迅速排出肠腔内盐水,腹腔穿刺抽出腹水。

3）对上述两种灌肠复位所致肠穿孔,均需迅速做好术前准备。

（三）空气灌肠复位失败,需急诊手术前的护理

1. 护理要点

（1）病情观察:还需注意有无明显脱水及水电解质紊乱、出血、腹胀及腹膜炎等征象。了解检查结果。遵医嘱静脉补液、用药,必要时给予退热、吸氧、准备术中备血等。

（2）禁食,胃肠减压:保持胃肠减压通畅、有效引流,观察引流液的量、颜色、性质变化,防止受压、打折。常用引流方式有负压吸引、重力引流等。如为重力引流,引流管和引流袋要低于出口平面。

（3）完善术前检查,如血液检查、心电图、X 线胸片等。

（4）安抚家长耐心等待,配合完成术前准备。

（5）向医生汇报术前检查、准备完成的情况,了解手术时间。

2. 关键点

（1）合理安排检查、治疗顺序,以免延误急诊手术。了解急诊检查流程及出具结果的时间。一般先采集血标本,再做其他检查。血标本要急送并追查结果。

（2）外出检查:告知陪同外出检查的家长保持通信通畅,检查完成立即回病房。病情危重时,医务人员要陪同患儿外出或申请床旁检查。

（3）如腹胀、呕吐,胃肠减压无液体,警惕引流不畅,可适当调整引流管位置、胃管抽吸或重新置管。

（4）胃肠减压可减少肠道积存的气体、液体,减轻肠腔膨胀,降低腹内压,有利于肠壁血液循环的恢复,减轻肠壁水肿。

案例分析

术 中 情 况

患儿入手术室,术中可能情况:发现肠套叠位于右中腹,进行手法复位,如复位困难时,可用温盐水纱布热敷后,再作复位。复位成功后,观察整复后的肠管没有坏死和穿孔,肠管

本身无器质性病变,阑尾无充血、水肿及坏死;如果观察整复后的肠管有坏死和/或穿孔,需行坏死肠段切除肠吻合术;如果肠管感染严重等,不能行肠吻合术,需先行肠造口术。术后回病房。

(四)术后护理

1. 护理要点

(1)体位:全身麻醉未清醒取去枕平卧,头偏向一侧,保持呼吸道通畅,以防呕吐窒息。患儿神志清楚、血压平稳改半卧位。

(2)病情观察:监测生命体征、腹部情况、伤口情况、肛门排气排便、引流液、水电解质等。

(3)排便:术后第一次或第二次排大便仍出现血便或褐色便属于正常,以后会逐渐恢复至正常大便。术后如排便次数增加,可能与肠管水肿、黏膜出血及肠梗阻解除后肠内容排出有关,一般数天内消失,严重腹泻遵医嘱给药。

(4)活动:鼓励术后早活动,根据耐受度循序渐进。术后24h后可先坐床上,无不适,再站立床边,然后离床活动。

(5)饮食:术后早期禁食。无腹胀、呕吐或肠蠕动恢复后可拔除胃肠减压管,先试饮水,如无不适,少量进食流质饮食,逐渐过渡到半流质、普食。少量多餐,清淡易消化饮食,如米粥等,避免煎炸、油腻、辛辣食物。婴幼儿先暂缓添加辅食。

(6)并发症观察

1)肠穿孔、吻合口瘘:出现高热、腹胀、腹痛、腹腔引流管或伤口流出粪便样液体等,需要急诊手术。

2)伤口裂开:拆线或哭闹时腹压增高,创口全部裂开,肠管脱出。立即用无菌敷料覆盖,并立即手术。预防伤口裂开,保持伤口敷料清洁干燥,防止大小便污染;如腹胀明显或切口渗出较多,及时报告医生;避免腹压增高,防止剧烈哭闹,治疗尿潴留、便秘、咳嗽、腹胀等,必要时用腹带或绷带包扎。

3)肠粘连、肠梗阻:呕吐、便秘、腹痛、腹胀等,应继续胃肠减压,必要时遵医嘱给予开塞露通便并加强观察。

(7)宣教:告知家长心电监护仪、吸氧、胃肠减压、伤口观察、排便观察、静脉输液等注意事项。患儿常因饥饿感、伤口疼痛哭闹,需要家长耐心安抚。

2. 关键点

(1)半卧位利于腹腔引流,减轻疼痛,改善呼吸循环功能。

(2)肠道术后的活动非常重要,可促进胃肠功能恢复、防止肠粘连。应督促术后早活动。

(3)婴儿腹壁薄弱、腹肌发育不良,术后腹胀、咳嗽、哭闹、伤口感染等因素易导致伤口裂开。

(4)腹泻严重者除遵医嘱给予止泻及调节肠道菌群平衡药物,还需注意保护肛周皮肤黏膜,每次排便后做好肛周护理。

(5)儿童补液

生理需要量计算方法:体重第一个10kg,生理需要量100ml/(kg·d);体重第二个10kg,生理需要量50ml/(kg·d);体重>20kg以上的kg数,生理需要量20ml/(kg·d)。例:

体重21kg的患儿,24h的生理需要量为(ml)=10×100(ml)+10×50(ml)+1×20(ml)=1 520ml。

案例分析

出　院

患儿精神好,肛门排气排便恢复,腹部平软,进食正常,伤口愈合好,康复出院。

（五）出院指导

1. 护理要点

（1）避免诱发肠蠕动紊乱:随气候变化及时增减衣服;不擅自滥用药物。

（2）饮食:注意饮食卫生,饮食清淡、不要过饱,避免辛辣、煎炸、油腻食物。不进食不宜消化的食物,如黏性食物、肉块等,水果以果汁为宜。循序渐进添加辅食,从少量开始,先试吃 1~2d。进食 30min 内避免剧烈运动。参加聚会时易引起饮食结构改变,应特别注意。

（3）病情观察:如突然出现不明原因的阵发性哭闹、腹痛、呕吐、大便便血、精神不佳,应警惕再次肠套叠,需立即就医。

2. 关键点

（1）评估家长是否掌握出院注意事项。

（2）肠道手术后,肠道功能变弱,不良进食,可能加重肠道负荷,引起功能紊乱。特别注意术后 1~3 个月的饮食。

案例分析

疾病相关知识

（一）概述

肠套叠(intussusception)是指肠管的一部分及其附近的肠系膜套入附近的肠腔内,引起的一种肠梗阻(图 3-2)。以 2 岁以下婴幼儿最多见,尤其是 4~10 个月的婴儿。男孩发病率是女孩的 2~3 倍,健康肥胖儿多见。春季多见,夏、冬次之,秋季相对少见。

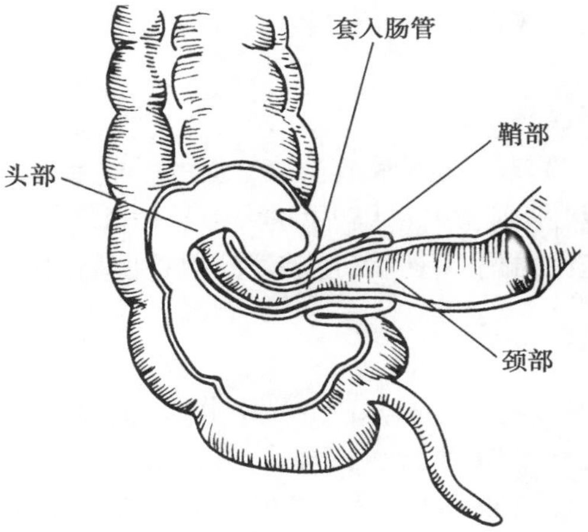

（二）分类

1. 按病因分类

（1）原发性肠套叠:约 95% 属此类型,套叠肠管及其邻近部分找不到明显器质性病变。有人认为肠套叠与婴儿回盲部系膜固定未完善、活动度大有关。

（2）继发性肠套叠:约 5%,多为年长儿,肠管有明显机械原因,如梅克尔憩室、肠息肉、肠肿瘤等,牵引肠壁引发肠套叠。

促发因素:多数认为是由于肠蠕动的正常节律发生紊乱所致,常见原因有饮食结构改变、病

图 3-2　肠套叠图解

套入肠管

鞘部

头部

颈部

毒感染、肠炎等。

2. **按年龄分类**

（1）婴儿肠套叠，年龄<2岁，表现为急性肠梗阻症状。

（2）儿童肠套叠，发病过程缓慢，表现为亚急性肠梗阻症状。

3. **套入部分的不同分类**

（1）回盲型：回肠套入盲肠，回盲瓣为肠套叠的头部，50%~60%。

（2）回结型：回肠套入结肠，以距离回盲瓣几厘米到数十厘米回肠为起点，约30%。

（3）回回结型：回肠先套入远端回肠内，然后再整个套入结肠内，约10%。

（4）小肠型：小肠套入小肠，很少见。

（5）结肠型：结肠套入结肠，很少见。

（6）多发型：在肠管不同区域内有分开的两个、三个或更多的肠套叠，很少见。

（三）临床表现

分为急性肠套叠和慢性肠套叠。

1. **急性肠套叠**

（1）腹痛：阵发性规律性发作，患儿突然发生哭闹不安、面色苍白、拒食，持续数分钟或更长时间后腹痛缓解，患儿表现为安静状态或安静入睡，5~10min或数十分钟后再次发作。

（2）呕吐：腹痛后数小时后发生。初期为胃内容物，以后转为胆汁样物，晚期呕吐带粪便的肠内容物，提示肠管梗阻。

（3）便血：为重要症状。约85%患儿在发病后6~12h出现，呈果酱样黏液血便，或者肛门指诊时发现血便。因肠套叠鞘层肠管的持续痉挛，挤压套入肠管，牵拉和压迫肠系膜，套入肠壁血液回流受阻，发生水肿，导致肠黏膜渗血，与肠黏液混合而成暗紫色凝冻状液体。

（4）腹部包块：患儿安静状态下，可在右上腹肝下触及腊肠样、稍活动、轻压痛的包块。

（5）全身情况：肠套叠早期一般状态尚好，体温正常，无全身中毒症状。随着病程延长，肠壁水肿、静脉回流障碍加重，使动脉受累，供血不足，套叠肠管发生缺血性坏死，全身情况恶化，出现严重脱水、高热、嗜睡、昏迷及休克等全身中毒症状。严重者可并发肠穿孔和腹膜炎。

2. **慢性肠套叠**　反复慢性腹痛及少量多次便血，腹部摸到包块，病程有时长达十余日。

（四）辅助检查

1. **腹部B超**　是门诊首选的检查方法。可见腹腔内不均质混合回声团，包块形态规则，横切面可见"同心圆征"或"靶环征"；纵切、斜切时呈"套筒征"。

2. **空气灌肠**　将带有气囊的肛管放入直肠，在X线监视下，调节合适的气压，通过气囊将空气注入肠道内，可见套叠顶端致密软组织肿块呈半圆形，向远端结肠腔内突出，形成"杯口影""钳状阴影""球形"等影像，继续注气，增大的气压使套叠的肠管复位，诊断治疗同时完成。

3. **B超下水压灌肠**　由肛门注入37~40℃等渗盐水推入肠内，B超下可见"同心圆"或"套筒征"消失，小肠进水，诊断治疗同时完成。

4. **钡剂灌肠**　可见套叠部位充盈缺损和钡剂前端的杯口影，以及钡剂进入鞘部与套入部之间呈现的线条状或弹簧状阴影。只用于慢性肠套叠的疑难病例。

（五）症状鉴别

1. **细菌性痢疾**　黏液脓血便伴里急后重，早期有高热，多见于夏季，大便次数频繁，腹部无包块,B超未见典型肠套叠征。但偶尔菌痢腹泻时,可引起肠套叠。

2. **过敏性紫癜**　有阵发性腹痛及呕吐,有腹泻及便血,呈暗红色。出血性皮疹,膝及踝关节肿痛,部分病例可有血尿。腹型紫癜可伴发肠套叠,B超或空气灌肠检查可协助诊断。

3. **梅克尔憩室出血**　出血系突发性,大量血便,严重可出现休克;出血时无腹痛或轻微腹痛。但梅克尔憩室也可引发肠套叠,一般是在术中发现。

4. **直肠脱垂**　少数晚期肠套叠,其套入部可以通过整个结肠由肛门脱出,容易误诊为直肠脱垂;直肠脱垂无急腹症表现,多发生在用力排便和腹压增加时。

(六)治疗

1. **非手术治疗**　发病时间小于48h且全身情况好者,首选空气灌肠复位。

(1)空气灌肠禁忌证:套叠超过48h而全身情况显著不良者、怀疑腹膜炎、肠坏死或肠穿孔、继发性肠套叠、小肠型肠套叠的病例。

(2)空气灌肠最严重并发症:肠穿孔。

2. **手术治疗**　用于禁忌空气灌肠的案例及空气灌肠不能复位的失败案例。如无肠坏死,开腹实施单纯性手法复位术,用压挤法沿结肠框进行肠套叠整复,肠套叠复位后,肠壁无破裂、肠壁本身无器质性病变等,将肠管纳入腹腔;肠套叠不能复位及肠坏死病例,将坏死肠段切除行肠吻合术;肠坏死严重,不适合行肠切除肠吻合术的病例,先行肠造口术,后再行关瘘术。5%~8% 的患儿可有肠套叠复发。灌肠复位比手术复位的复发率高。

二、先天性巨结肠

案例分析

典 型 案 例

患儿,男,1 岁 1 个月,因“出生后排便困难至今”门诊收治入院。家长诉:患儿出生后有胎粪排出延迟病史,当时给予开塞露通便,无气体和大便排出;生后 7d,于当地医院行上消化道造影,未见明显异常;6 月龄添加辅食后,家长察觉排便困难较前加重。查体:腹部未见明显肠型,触诊腹软稍胀,未触及异常包块,叩诊鼓音,听诊肠鸣音 3~4 次 /min。责任护士接待,家长陪同患儿入病室。

(一)入院处置

1. **护理要点**

(1)通知医生,并评估患儿精神及营养状况、生命体征、腹部情况(腹痛、腹胀、包块)、呕吐、肛门情况(肛门是否存在畸形、肛裂等)及排气排便等。

(2)嘱咐家长,患儿可进食以配方奶及流质为主的饮食,或者遵医嘱进食深度水解配方或肽类配方食品,增加营养。

(3)向医生汇报患儿情况,如腹胀明显、营养状况差等,是否需要清洁灌肠、肠外营养。

2. **关键点**

(1)如患儿消瘦、腹胀明显并伴有呕吐,需要进行清洁灌肠,减轻腹胀。

（2）警惕患儿呕吐时发生呛咳窒息。

（3）患儿在经口营养摄入不足时，静脉输注电解质补液或肠外营养液。

案例分析

治　疗

患儿入院后全身情况好，行X线钡灌肠检查，自肛门注入造影剂后，结合透视所见，见直肠狭窄，其上方肠段扩张明显（图3-3），提示考虑巨结肠。暂采用非手术疗法，定时用开塞露通便或生理盐水进行清洁灌肠，避免粪便在结肠内淤积。

如上述治疗方法无效，应进行手术治疗。根据病变严重程度及患儿全身情况，实施手术方式有结肠造口术、巨结肠根治术等。术前应进行充分的肠道准备，如开塞露通便效果不佳，则应每天给予生理盐水进行清洁灌肠。

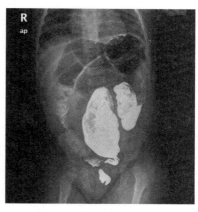

图3-3　X线钡灌肠图像"扩张肠段"

（二）巨结肠清洁灌肠的护理

1. 护理要点

（1）灌肠前评估患儿腹部情况，如腹胀、腹部包块或肠型，结合影像学检查了解病变肠段位置及长度。

（2）告知家长术前进行清洁灌肠的目的、方法及可能出现的并发症，取得家长的理解和配合，在治疗室内进行该操作，注意隐私保护及保暖。

（3）采用生理盐水作为灌肠液，禁用高渗盐水或清水灌肠，防止出现水中毒和盐中毒。灌肠液温度以38~40℃为宜。灌肠前润滑肛管，插入肛管时应动作轻柔，避免用力过度而导致肠穿孔。

（4）插入肛管及灌注生理盐水过程中都要密切观察患儿的神志、意识，如哭闹剧烈，应休息片刻；如面色异常或出血，应立即停止操作。

（5）当肛管顺利插入到扩张段时可有落空感，注入的水应与抽出的水量相平衡，避免气体灌入。每次注入量不得超过100~150ml，总灌注量不超过100ml/kg。陪同家长可给予患儿进行腹部按摩，提高灌肠效果。

（6）拔肛管前应边抽边退出以确保无液体留在扩张肠腔内。如肠腔内有粪石，可以注入石蜡油保留。如腹胀仍未改善，遵医嘱保留肛管。

（7）清洁灌肠时排出大量气体、粪便，腹胀明显缓解，说明清洁灌肠有效。

2. 关键点

（1）清洁灌肠成功的评估。

（2）结肠灌洗前根据钡剂灌肠结果了解结肠扩张段与肛门的距离，防止盲目暴力插管导致肠穿孔。

（3）结肠灌洗导致肠穿孔的表现：灌肠液中有血丝或少量出血，流出量明显少于入量，精神萎靡，反应差，哭声微弱，呼吸急促，腹胀加重，口唇发绀，腹部立位片提示膈下游离气体或腹腔积液。

（三）择期手术前的护理

1. 护理要点

（1）手术前进行充分的肠道准备，尽可能清除滞留在肠道中的粪便。

（2）术前应逐渐减少经口摄入食物的量，为防止体液不足及营养摄入不足，遵医嘱进行肠外营养或电解质补液输注，预防脱水或电解质紊乱。

（3）完善术前检查，如血液检查、尿常规、粪便常规、X线胸片、心脏彩超等。

（4）耐心解释术前注意事项，准备术后需要用物，配合完成术前准备。

（5）向医生汇报术前检查、准备完成的情况，了解手术时间，告知家长禁食、禁水时间。

2. 关键点

（1）合理安排检查、治疗顺序。关注血液及其他检验结果，如血红蛋白低，考虑营养摄入不足；如白细胞总数高，考虑有其他感染可能，遵医嘱进行对症治疗。

（2）进行术前肠道准备，便于手术操作，减少术中污染和降低术后并发症的发生，如吻合口瘘、腹腔内或切口感染。

案例分析

术 中 情 况

患儿入手术室，全身麻醉下行巨结肠根治术，于乙状结肠上段处做活检。将乙状结肠拖出肛门，狭窄段约 8cm，移行段约 1cm，扩张段拖出约 16cm。在活检处以上 3cm 切断肠管，共切除肠段约 25cm，放置腹腔引流管、肛管及导尿管各一根，手术缝合。术中输注红细胞悬液 150ml，血浆 100ml，无输血反应。术后回病房。

（四）术后护理

1. 护理要点

（1）体位：全身麻醉未清醒取去枕平卧位，头偏向一侧，保持呼吸道通畅，以防呕吐窒息；患儿神志清楚、血压平稳改半卧位。

（2）病情观察：监测生命体征，观察腹部情况、伤口情况、引流情况、肛门排气排便等，查血电解质、血常规等。

（3）活动：生命体征平稳后取半卧位，如患儿不能在床上自行坐起，可指导家长将患儿抱起，或者帮助患儿改变体位，勤翻身。

（4）饮食：术后早期禁食。无腹胀、呕吐或肛门排气、排便后可拔除肛管，从饮水开始逐渐过渡到少量配方奶、流质及半流质饮食，注意少量多餐，饮食应以清淡易消化食物为主。如出现呕吐、腹胀等不适，应暂缓进食。

（5）伤口：保持腹部伤口敷料及肛门伤口清洁，禁止测量肛温、插肛管等肛门操作。观察腹腔引流及肛管引流的颜色、性质、量。如有渗血、渗液，需及时换药。

（6）用药：遵医嘱进行止血、抗炎、营养支持等治疗，合理使用镇痛药物。

（7）并发症观察

1）吻合口瘘：腹胀、腹部压痛，体温升高，排便不畅，腹腔引流管或伤口溢出粪汁或肠液。

2）伤口感染：伤口红肿伴有渗血、渗液，愈合不佳甚至伤口裂开。

3）肠粘连、肠梗阻：腹胀、腹痛、呕吐。

4）吻合口狭窄：腹胀、腹痛、呕吐、肛门排气排便减少或消失。

5）小肠结肠炎：高热、呕吐、迅速出现脱水征象；腹部异常膨隆，做直肠指检或插肛管时大量奇臭粪液及气体溢出。

（8）告知家长心电监护仪、伤口及引流观察、排便观察、静脉输液等注意事项。患儿常因饥饿感、伤口疼痛哭闹，需要家长耐心安抚。

2. 关键点

（1）术后留置肛管可防止大便淤积，一般保留 3~5d，有利于吻合口愈合，减少早期小肠结肠炎的发生率。

（2）半卧位利于腹腔引流，减小切口张力并减轻疼痛，改善呼吸循环功能。

（3）术后，早活动可促进胃肠功能恢复、防止肠粘连。床上翻身可防止压疮的发生。

（4）患儿禁食期间应关注肛管排便量、腹腔引流及导尿管引流量，进行肠外营养或电解质补液支持治疗，维持水、电解质平衡，预防脱水及低钠、低钾血症等。如有发热，需进一步评估液体摄入量是否足够。

案例分析

出　　院

患儿精神好，进食正常，腹部平软，伤口愈合好，肛门排气排便恢复，康复出院。

（五）出院指导

1. 护理要点

（1）饮食：饮食清淡，避免辛辣、煎炸、油腻食物，不进食不宜消化的食物，如黏性食物、肉块等。从配方奶、流质喂养，逐渐过渡到半流质饮食，循序渐进添加辅食，从少量开始，先试吃 1~2d，饮食种类不宜过多。进食 30min 内避免剧烈运动。

（2）于术后 2 周开始扩肛，1 次 /d，5min/ 次；加强提高免疫力，防止上呼吸道感染。

（3）警惕小肠结肠炎：表现为频繁呕吐、水样腹泻、大便奇臭、高热、腹部异常膨胀、全身反应差，继而病情恶化发生呼吸困难、衰竭。小肠结肠炎病情凶险，治疗不及时可导致死亡。

（4）病情观察：如出现腹胀、腹痛、呕吐、不明原因的哭闹、排便困难等，应警惕肠梗阻，需立即就医。

2. 关键点

（1）评估家长是否掌握出院注意事项。

（2）巨结肠手术后，需进行扩肛训练，以改善肛门括约肌功能，防止瘢痕形成导致狭窄而造成便秘。

（3）肠道手术后，患儿机体抵抗力较弱，肠道功能恢复需要较长时间，避免上呼吸道感染或肠道感染。

案例分析

疾病相关知识

（一）概述

先天性巨结肠（congenital megacolon）又称希尔施普龙病（Hirschsprung disease）或肠无神经节细胞症（aganglionosis），临床表现以便秘为主，病变肠管神经节细胞缺如的一种消化道发育畸形（图3-4）。

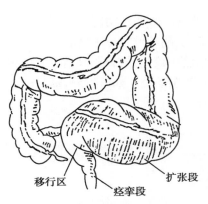

移行区　扩张段
痉挛段

图3-4　先天性巨结肠图解

本病是消化道发育畸形中比较常见的一种，其发病率为1/2 000~1/5 000，以男性多见，平均男女比例为4∶1。本病有家族性发病倾向，近年国外报道家族性巨结肠约为4%。

（二）分类

根据无神经节细胞延伸的范围可分为以下几种类型：

1. 常见型　约75%属此类型，无神经节细胞区自肛门开始向上延展至乙状结肠远端，随着出现一般较短的移行区，在其中偶尔可见到神经节细胞；然后，就进入正常的神经组织区，相当于结肠扩张部分。

2. 短段型　约8%，无神经节细胞段局限于直肠远端部分。

3. 长段型　约20%，病变范围较为广泛，包括降结肠、脾曲（10%），甚至大部分横结肠（约4%）。

4. 全结肠型　约3%，整个结肠受累，甚至包括回肠末段，完全没有神经节细胞，称为"全结肠或全结肠－回肠无神经节细胞症"。

（三）临床表现

新生儿期为一种不完全性、低位、急性或亚急性肠梗阻，婴儿和儿童巨结肠临床表现为亚急性或慢性低位不完全肠梗阻。

1. 新生儿期

（1）胎粪性便秘：90%的患儿24~48h没有胎粪排出，或者只有少量，必须灌肠或用其他方法处理才有较多胎粪排出。

（2）呕吐：为常见的症状，可能次数不多、量少，但也可为频繁不止，并带有胆汁。

（3）腹部膨胀：大多数为中等程度，严重时可见腹壁皮肤发亮，静脉怒张，往往见到肠型，有时肠蠕动显著，听诊肠鸣音存在。

2. 婴儿和儿童期

（1）便秘：大便秘结，需要灌肠、塞肛栓或服泻剂，便秘进行性加重。

（2）腹胀：腹部隆起，以上腹部最为明显，肠型隐约可见，腹部触诊有时在左下腹可触及粪石块物，听诊肠鸣音往往亢进。

（3）全身情况：消瘦、面色苍白、贫血。

（四）辅助检查

1. 放射学检查　腹部直立位平片显示在病变肠段以上肠管扩张，内含有气体和液性粪便，即"气液平面"。X线钡灌肠检查有以下特点：在病变段与扩张段之间有一明显移行分隔区，呈现锥体状；病变段神经支配异常故可见有不规则的收缩；钡剂滞留，超过24~48h仍未排出。

2. 肛管直肠测压法　安全简便，测压内容主要是内括约肌松弛反射与肛管各部压力。诊断准确性在儿童组高达95%以上。

3. 直肠黏膜乙酰胆碱酯酶组织化学法　检查时用特制的直肠黏膜吸引活检钳，于直肠后壁齿线上1.5~3cm外取材。此方法是一种既定性又可半定量的方法，正确率约为96%。

4. 直肠组织学检查　诊断可靠，尤其对一些诊断困难的病例仍是一种十分有效的诊断方法。主要观察黏膜下及肌间神经丛中是否有神经节细胞与神经节细胞发育程度。在无神经节细胞的病变肠段神经节细胞缺如是病理组织学诊断的主要标准。

（五）症状鉴别

1. 单纯性胎粪便秘或胎粪塞综合征　胎粪排出延迟、便秘腹胀，但经直肠指检、开塞露刺激或生理盐水灌肠后则可排出大量胎粪，且从此不再发生便秘。

2. 先天性肠闭锁　为典型的低位肠梗阻，直肠指检仅见少量灰绿色分泌物，盐水灌肠后并未见大量胎粪排出，钡灌肠结肠呈胎儿型结肠，但结肠袋存在。

3. 新生儿腹膜炎　新生儿因败血症、脐部感染或其他原因引起腹膜炎，临床上也可有腹胀、呕吐、少便或腹泻，鉴别时需注意是否有胎粪排出延迟，另外病史中是否有感染情况，必须配合其他辅助诊断。

4. 新生儿坏死性小肠结肠炎　多见于出生后曾有窒息、缺氧、休克病史的早产儿，且有便血，X线平片肠壁有气囊肿，在巨结肠则罕见。

5. 甲状腺功能低下症　为新生儿原发性或继发性甲低引起腹胀、便秘。此类患儿异常安静、少哭闹，生理性黄疸消退延迟，测定血中有关甲状腺素的生物化学指标，如血清蛋白结合碘异常。

（六）治疗

1. 非手术治疗　灌肠是一项既简便又经济的有效措施，适用于诊断暂不明确、全身营养状况差、合并感染或准备根治术前的患儿。它可以解除积贮的粪便，减少小肠结肠炎的发生，也是手术根治术前肠道准备的重要措施。灌肠液要用等渗的温盐水，反复冲灌抽吸直到流出液体不含粪汁，须每天或隔天进行，灌肠时需注意保暖，同时辅以腹部按摩，帮助扩大肠段中粪便排出。新生儿巨结肠合并小肠结肠炎，需要补充适当液体纠正脱水与电解质失衡、酸碱平衡失衡。

2. 手术治疗　除了一部分短段型和超短段型巨结肠病例，一般均应以根治手术治疗为主。对伴有小肠结肠炎、全身条件较差或全结肠型的患儿,应先作结肠造口术。结肠造口应在无神经节细胞肠段的近端,一般在乙状结肠近端或右侧横结肠,全结肠型应作回肠末端造口。病情稳定的患儿经过一段时间的清洁灌肠后,可以行巨结肠根治术。

三、先天性直肠肛门畸形

案例分析

典型案例

患儿诊断为肛门闭锁、直肠尿道瘘,需分三次入院行三期手术。

第一次住院:患儿,男,36h,因"发现正常肛门位置无开口5h"急诊抱送入院。家长诉:5h前发现肛门正常位置无开口,仅见一隐窝,未见体表皮肤瘘口。无发热、呕吐、腹胀、气促、发绀等其他不适。查体:腹稍胀,脐部干燥无分泌物,全腹无压痛、反跳痛。肛门正常位置未见开口(图3-5),可见一隐窝,色泽较深,未见体表瘘口,哭闹时隐窝处无明显冲击感。小便中可见墨绿胎便排出。腹部倒立位片显示充气直肠盲端距肛门体表标记约2.5cm(图3-6)。患儿入院后12h行乙状结肠造瘘术,术后第八天好转出院。

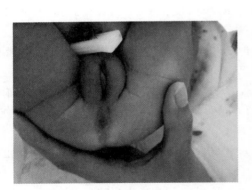

图3-5　肛门正常位置无开口

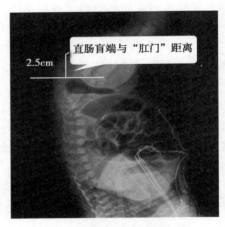

直肠盲端与"肛门"距离
2.5cm

图3-6　腹部X线倒立位片

第二次住院:患儿,男49d,因"肛门闭锁49d,乙状结肠造瘘术后46d"抱送入院。查体:左下腹可见一造瘘口,造瘘肠管红润,无脱出及回缩,瘘周皮肤完整。肛门正常位置未见开口,可见一隐窝,色泽较深,未见体表瘘口,哭闹时隐窝处无明显冲击感。经瘘口碘水造影:直肠盲端距肛门体表标记约1.9cm。于入院后第三天行后矢状路会阴肛门成形术+直肠尿道瘘修补术,术后第十天出院。

第三次住院:患儿,男,86d,因"乙状结肠造瘘术后2个月余,肛门成形术后35d"抱送入院。查体:左下腹可见一造瘘口,造瘘肠管无脱出及回缩,血运好,瘘周皮肤完整。肛门黏膜无外翻,肛周皮肤完整,10号扩肛器能顺利进入肛门。于入院后第三天行乙状结肠回纳术,术后第十五天出院。

（一）第一次入院处置

1. 护理要点

（1）立即报告医生，同时评估全身情况，有无其他外观的畸形，和家长核对性别、腕带信息并戴好，盖脚印。

（2）入院处置：根据体重、体温、胎龄、日龄调节暖箱或辐射台的温度。清洁皮肤，测体重、体温。

（3）遵医嘱建立静脉通道、胃肠减压、心电监护、静脉采血等，积极完善术前检查。

（4）入院告知：无陪病房探视及母乳管理制度。

2. 关键点

（1）与家长确认并记录有无皮肤异常及其他外观畸形。

（2）出现腹部高度膨隆、呼吸困难、发绀、精神反应差及低体重儿、早产儿和病史较长可能已并发肠穿孔的患儿，要及时做好抢救准备。

（3）严格身份识别，如治疗、外出检查、手术等离开床单位前后。

（4）因世俗观念的影响，家长常有心理负担，情绪易波动，做好心理护理。

案例分析

治 疗

有急诊手术指征，拟行乙状结肠造瘘术。和家长沟通，患儿肛门闭锁、直肠尿道瘘，需要行三期手术（一期乙状结肠造瘘术，二期肛门成形加尿道瘘修补术，三期肠造口还纳术），家长在心理上和经济上均能接受。

（二）第一次住院术前护理

1. 护理要点

（1）病情观察：观察生命体征、精神状态、面色、呼吸的改变、注意口唇有无发绀，若出现精神萎靡、腹胀加重、四肢湿冷、皮肤花斑纹，警惕肠穿孔、腹膜炎的发生，应立即报告医生。

（2）胃肠减压：妥善固定，保持有效的引流。

（3）饮食与补液：禁食，遵医嘱给予静脉输液，维持水电解质及酸碱平衡。

（4）大小便护理：观察体表大便排出的部位，注意小便中是否有胎粪，保持会阴部皮肤清洁干燥，有无感染迹象，必要时给予瘘管清洁灌肠。

（5）术前检查：血化验、心电图、胸腹部正位片、腹部倒立位片、直肠盲端和心脏及头颅彩超。做好急诊手术准备。

（6）心理护理：向家长介绍疾病知识及治疗效果，消除顾虑。

2. 关键点

腹部倒立位片需待出生后 12h 以上方可检查。

案例分析

一期乙状结肠造瘘术术中情况

患儿入手术室,取仰卧位。取左下腹横切口长约3cm,电刀逐层进腹,探查见乙状结肠远端增粗,直径约3.5cm。将乙状结肠近段置于切口左侧缘,用硅胶管从血管弓下方穿过,切开肠系膜对侧缘肠壁行肠减压。缝合肠管浆膜与切口肌层及皮肤,作襻式造瘘,缝合造瘘肠管右侧切口腹膜、肌层及皮肤,无菌敷料覆盖。术后安全返回病房。

（三）一期术后护理

1. 护理要点

（1）病情观察:保持呼吸道通畅,注意观察生命体征、精神状态、面色及呼吸频率、节律、深浅度的改变,必要时血气分析,给予低流量鼻导管吸氧。

（2）胃肠减压:持续胃肠减压,观察并记录引流液的颜色、量、性质。观察造口开始排便的时间。

（3）饮食与营养:禁食期间,遵医嘱静脉输液或静脉营养,改善机体营养状况。造口排便通畅,无腹胀者,拔除胃管给予母乳或配方奶喂养。

（4）患儿造口护理要点

1）造口的评估:新生儿常为急诊手术,术前难以进行造口定位,只能由医师根据术中情况定造口部位。正常造口肠管色泽红润、有光泽,突出腹部皮肤表面。当患儿啼哭时,造口肠管颜色可能会转为暗红色,停止啼哭时恢复正常。若颜色持续为暗红色或有任何异常,立即报告医师。

2）造口用品的选择:新生儿皮肤渗透性和吸收能力强,皮肤角质层较薄,应合理使用造口护理用品,包括儿童造口袋、防漏膏、皮肤保护膜、造口护肤粉、水胶体敷料等。

3）造口袋的更换:防止造口旁伤口污染,更换造口袋时,消毒伤口,待干后可以直接粘贴造口袋,也可以用水胶体敷料保护伤口后再粘贴造口袋。造口袋底盘开口应大于造口黏膜直径1~2mm,开口过大粪便易漏,刺激皮肤引起皮炎,开口过小底盘边缘与造口黏膜摩擦,将会导致患儿不适甚至黏膜出血。粘贴造口袋后,护理者以手掌空心按压底盘3~5min。造口袋内大便有1/3~1/2满时要及时排放。更换造口袋的次数视造口袋底盘是否渗漏而定,一般2~3d更换。若造口袋内气体增加,多因患儿啼哭或吃奶时吸入大量气体所致,应及时排出气体。

（5）造口并发症的护理

1）造口周围皮炎:一般由于造口排泄物或造口底盘刺激皮肤引起。护理方法:正确使用造口用物,注意皮肤清洁,在皮肤破溃处用造口护肤粉,并用造口皮肤专用保护膜。

2）造口出血:由于肠道血管丰富,当造口肠管因接触或者摩擦会有少许出血,可用棉球按压出血处,避免刺激局部,出血就会停止。造口护理时动作要轻柔,避免摩擦造口肠管,防止患儿用手搔抓造口。

3）造口脱垂:原因有腹压过大、剧烈哭闹、营养不良、皮下脂肪缺乏等。发现脱垂,密切观察造口肠管血运情况,局部用生理盐水纱布盖住,保持患儿安静,通知医生进行处理。

4）造口回缩:有些造口会出现造口凹陷于皮肤表面或低于表面而形成造口回缩,常见原因有术后造口缝线过早脱落、造口坏死与皮肤分离、术后伤口瘢痕形成、体重增加等。加强造口周围皮肤保护,如使用保护膜、水胶体敷料、防漏膏等,注意术后婴儿体重不宜增长太快。

5)皮肤黏膜分离:由于造口黏膜缝线处的组织愈合不良,使皮肤与造口分离,形成开放性伤口。导致原因:有伤口感染;造口黏膜缝线太紧,张力过大;营养不良等。可用生理盐水棉球清洗伤口及瘘周皮肤,皮肤黏膜分离处可以填充造口粉或藻酸盐敷料,感染者可以填充抗菌敷料,以水胶体敷料外敷后涂上防漏膏,再粘贴造口袋。每2~3d 换药 1 次,渗漏后及时更换。

6)造口狭窄:是指术后部分患儿出现外观皮肤开口缩小看不见黏膜,或者外观正常,但指诊时造口呈现紧缩或狭窄,粪便流出形状细,不成形。患儿有腹胀,排便困难,常有便秘现象。导致原因有造口黏膜受损、瘢痕组织形成、手术原因等。可用手指或扩肛器扩张开口处,放置引流管、灌肠。出现梗阻需要手术矫正。

2. 关键点

(1)观察造口第一次开始排便的时间、排便量、性状,观察尿量、体温,保持水电解质平衡,防止脱水。

(2)加强造口及造口旁伤口的护理,防止造口并发症的发生。

案例分析

第三次出院

术后第8d,患儿无发热,咳嗽,给予喂奶30ml 后无呕吐,造口排黄糊大便,造口肠管红润,伤口愈合好,小便正常。好转出院。

(四)一期术后出院指导

1. 护理要点

(1)造口护理:保证家长能正确掌握造口护理及更换造口袋的方法。先由护士示范,再由家庭主要护理成员操作,直到掌握。发放造口护理宣教单和操作视频资料。保持造口周皮肤清洁干燥,术后 2 周根据伤口愈合情况拆除造口旁伤口缝线,观察造口排便情况,出现造口肠管脱出,造口肠管血运差,造口未排大便等及时就医。术后 1 个月左右来医院复诊,考虑是否行二期手术。

(2)沐浴:伤口愈合后便可沐浴,可在佩戴造口袋时或撕除造口袋露出造口时进行。可用沐浴露沐浴,但不宜使用沐浴油和爽身粉,以免影响造口底盘的粘贴。

(3)喂养:行结肠造口的新生儿喂养同正常新生儿,逐步增加奶量。

(4)衣服:衣着宽松,尿片不可将造口袋包得过紧,建议穿连体衣服,避免裤子腰带压迫造口处。

(5)活动:患儿虽有造口,但不会影响身体及智能发展。其活动与正常婴幼儿无异。

2. 关键点

(1)评估家长是否掌握新生儿护理、造口护理技术。家长熟悉出院指导的内容,并熟练掌握造口护理技术。

(2)指导复查时间,择期行肛门成形术。

（五）第二次入院

第二次入院时典型案例

发现肛门闭锁49d、乙状结肠造瘘术后46d抱送入院。查体：腹平软，左下腹可见一长约4cm的横切口，切口左侧可见一造口，造口肠管血运可，造口周围皮肤完整（图3-7）。肛门正常位置仅见隐窝，未见瘘口。经瘘口碘水造影：直肠远端距肛门标记约1.9cm（图3-8）。术前诊断成立，有手术指征，术前准备已完善，拟择期行后矢状路会阴肛门成形术＋直肠尿道瘘修补术。

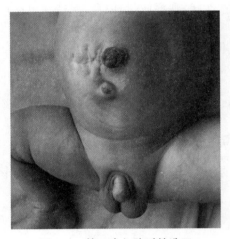

图3-7　第二次入院时的造口

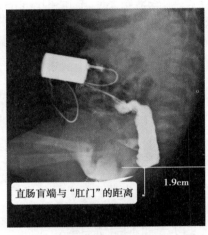

1.9cm

直肠盲端与"肛门"的距离

图3-8　第二次入院时瘘口碘水造影

（六）第二次住院术前护理

1. 护理要点

（1）观察生命体征，防止感冒。

（2）造口护理，防止患儿哭闹引起肠管脱出。

（3）完善术前检查，特殊检查：瘘口碘水造影。

（4）术前晚及术晨经造口远端清洁灌肠各一次。

（5）心理护理：向患儿家长通俗易懂地介绍二期手术相关知识，从而消除其顾虑，树立对患儿治疗的信心。

2. 关键点　加强造口护理，防止感冒。

二期后矢状路肛门成形术＋直肠尿道瘘修补术术中情况

患儿入手术室。留置导尿管后，改俯卧位。生理电刺激仪找到肛门括约肌收缩中心，自尾骨尖下方向下取纵切口约4cm至肛穴处,逐层切开皮下各层组织,于距肛门体表2cm处找到直肠盲端,切开直肠盲端,见前壁有一瘘管与尿道相通,横断瘘管,剥离瘘管黏膜,向上松解直肠前壁筋膜至盲端拖至肛门处无张力为止,缝合直肠与肛周皮肤,缝合手术切口皮肤,无菌敷料覆盖。术后患儿安全返回病房。

（七）二期手术术后护理

1. 护理要点

（1）病情观察:观察生命体征、精神状态、面色、口唇,保持呼吸道通畅,必要时低流量鼻导管吸氧。

（2）胃肠减压的护理:持续胃肠减压,观察并记录引流液的颜色、量、性质。

（3）饮食与营养:术后第一天无呕吐,造口排便好,停胃肠减压,给予母乳或配方奶喂养。

（4）导尿管的护理:行尿道瘘修补术的患儿,须保留导尿管7~10d,并保持导尿管通畅固定,防止脱出与阻塞。若脱出,则不能重插,防止损伤尿道伤口;若出现尿量减少或无尿液流出,则应通知医师及时处理。严格执行无菌操作,防止发生逆行感染。观察并记录每小时尿量,每天做好尿道口护理。

（5）肛周护理:肛门伤口给予暴露疗法,禁用尿裤,病情稳定后给予侧卧位,防止伤口受压,保持局部清洁干燥,若有分泌物流出应及时用生理盐水棉球清洁。禁测肛温和灌肠。更换隔尿巾及翻身时需提双腿,以防伤口裂开。

（6）并发症的观察与护理

1）伤口感染:加强肛周护理,保持肛门伤口清洁干燥。清洁肛周皮肤后可涂伤口保护剂,必要时理疗。若患儿出现发热、肛周红肿、有黄色脓性分泌物时及时报告医生并处理。

2）肛门狭窄:术后感染、直肠黏膜回缩、未及时扩肛,均可使肛门瘢痕愈合,导致肛门狭窄,轻者扩肛时撕裂瘢痕增加患儿痛苦,重者需要再次手术切除环状狭窄环。肛门成形术后,需在医生指导下进行扩肛。

2. 关键点

（1）保持导尿管通畅固定,若导尿管脱出,切勿重插,观察并记录尿量,加强尿道口护理。

（2）保持侧卧或俯卧位,加强肛门伤口护理,防止伤口感染。

案例分析

第二次出院

患儿生命体征平稳,吃奶无呕吐,造口排黄糊大便通畅,小便正常,腹软不胀,无压痛,骶尾部伤口愈合好无渗出,肛门黏膜未见外翻,给予出院。

（八）二期手术出院指导

1. 护理要点

（1）保持骶尾部伤口、肛周清洁干燥,术后约15d拆线。

（2）加强造口护理,注意事项同一期手术后出院指导。

（3）复诊时间:嘱出院半个月后回医院复诊,在医师指导下进行扩肛,前半年每1~2个月复查 1 次, 后半年每 2~3 个月复查 1 次, 持续 1 年。

（4）扩肛：为防止发生肛门狭窄, 术后 2 周开始扩肛治疗。

肛门成形术后持续扩肛的时间为 3~6 个月。选择大小合适的扩肛器, 新生儿从 8 或 9 号开始, 每周增加 1 号, 直至所需尺寸。一般扩肛 1~2 次 /d, 持续 5~10min/ 次。若扩肛容易且无疼痛时, 可按以下节奏减少扩肛频率。1 次 /d, 持续 1 个月；1 次 /2d, 持续 1 个月；1 次 /3d, 持续 1 个月；2 次 / 周, 持续 1 个月；1 次 / 周, 持续 1 个月；1 个月 1 次, 持续 3 个月。

2. 关键点

（1）指导并强调扩肛的重要性, 评估家长是否掌握扩肛技术。

（2）指导复诊时间, 择期行乙状结肠回纳术。

（九）第三次入院

案例分析

第三次入院时典型案例

乙状结肠造瘘术后 2 个月余, 肛门成形术后 35d 抱送入院。查体：腹平软, 左下腹可见一长约 4cm 的横切口, 切口左侧可见一造口, 造口肠管血运可, 瘘周皮肤完整, 肛门黏膜未见外翻, 10 号扩肛器顺利进入（图 3-9）。术前诊断成立, 有手术指征, 拟择期行乙状结肠回纳术。

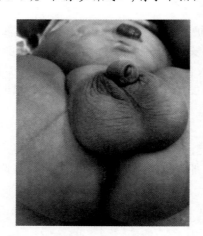

图 3-9 第三次入院时的造口和肛门

（十）第三次住院术前护理

1. 护理要点

（1）完善术前检查, 术前晚、术晨经造口结肠灌洗。

（2）心理护理：向患儿家长通俗易懂地介绍乙状结肠回纳术相关知识, 消除顾虑, 树立对治疗的信心。

2. 关键点

（1）加强造口护理及肛周护理。

（2）继续扩肛治疗。

三期乙状结肠回纳术术中情况

患儿入手术室。取仰卧位,沿手术瘢痕周围及瘘口周围作切口,逐层切开皮下各层组织进腹,见肠管相互粘连,给予松解肠粘连,断离结扎造瘘肠管近远端肠管肠系膜,切除造瘘肠管近远端各2cm,行肠吻合术。术后安全返回病房。

（十一）三期术后护理

1. 护理要点

（1）病情观察:观察生命体征、精神状态、面色、口唇。保持呼吸道通畅,必要时给予低流量鼻导管吸氧。

（2）胃肠减压:妥善固定胃管,保持有效的引流,记录引流液量及性质,胃液引出量 >5ml/（kg·h）时应报告医生,补充失液量。观察有无呕吐、腹部体征及排便排气情况。

（3）饮食与营养:术后早期禁食,禁食期间遵医嘱输注白蛋白、静脉营养,提高机体抵抗力,促进伤口愈合。密切监测电解质、肝功能、血常规,保持水、电解质平衡。观察术后第1次大便的时间,待肠蠕动恢复、肛门排气排便,胃液由墨绿色逐渐转淡,胃液量减少,遵医嘱拔除胃管,给予母乳或配方奶喂养,喂养时注意由少到多,逐渐加量。

（4）并发症观察与护理

1）伤口裂开:术后保持伤口敷料清洁干燥,注意敷料有无渗血渗液,加强营养支持,改善营养状况,防止伤口裂开,促进伤口愈合。

2）吻合口瘘:表现为精神反应差,高热,腹胀、呕吐,腹部平片提示腹腔内有游离气体,立即通知医师,行急诊手术。

2. 关键点

（1）定时翻身,促进肠功能恢复,防止肠粘连。

（2）改善营养状况,促进伤口愈合;观察腹部症状、体征的变化及肠蠕动恢复情况。

（3）有效的胃肠减压是减少术后腹胀、防止切口裂开或吻合口瘘的重要措施。

第三次出院

患儿生命体征平稳,精神反应好,食纳可,小便正常,大便稀糊,5~7 次 /d,腹软不胀,肠鸣音正常,腹部伤口无红肿渗出,肛门伤口已愈合,11 号扩肛器能顺利通过,治愈出院。

（十二）三期乙状结肠回纳术出院指导

1. 护理要点

（1）注意科学喂养,循序渐进添加辅助食品,定期儿童保健科体检,关注患儿的生长发育情况。

（2）保持伤口清洁干燥,观察腹部及排便情况,若出现腹泻、脱水、体重不增、发热、呕吐、腹胀、精神欠佳等不适,应及时到医院就诊。

（3）继续扩肛治疗,告知家长肛门成形术后扩肛时间为3~6个月。

（4）复诊时间:嘱出院1个月后复查,前半年1~2个月复查1次,后半年2~3个月复查1次,持续1年。

2. 关键点

（1）观察腹部体征及排便情况。

（2）指导定期复查,继续扩肛。

（3）定期体检,关注生长发育。

案例分析

疾病相关知识

（一）概述

先天性肛门直肠畸形（congenital anorectal malformations, CRMs）是儿童最常见的消化道畸形,新生儿发病率为2/10 000~5/10 000,男女性别比例大致相等,但以男性稍多。该畸形病因尚不清楚,病理类型繁多改变复杂,外科肛门成形手术虽能挽救大多数患儿生命,但部分患儿术后遗留不同程度的排便功能障碍。

（二）病因

肛门直肠畸形的发生是正常胚胎发育期发生障碍的结果,引起肛门直肠畸形的病因尚不清楚,目前认为是遗传因素和环境因素共同作用的结果。肛门直肠畸形的发生和其他畸形的发生一样,可能与妊娠期,特别是妊娠早期（妊娠4~12周）受病毒感染、化学物质、环境及营养因素的作用有关。胚胎期发育障碍的时间越早,所致畸形的位置越高,越复杂。

（三）病理类型

依据2005年5月在德国Krinkenbeck举行的肛门直肠畸形诊疗分型国际会议上,提出来新的分型标准,即Krinkenbeck分类法。该分类取消了原有的高、中、低位分型,根据瘘管不同进行分类,并增加少见畸形,使其进一步实用化,为临床术式选择提供具体指导:

1. 直肠会阴（皮肤）瘘　在直肠肛门畸形中位置最低,直肠开口于括约肌中心前方的中缝皮肤上,故也称为直肠皮肤瘘。大多数患儿可从瘘口处排出少量胎粪,临床见到中缝上形似黑带或白带的皮下瘘管就可提示直肠会阴瘘,其会阴部发育良好。

2. 直肠尿道球部瘘和直肠尿道前列腺部瘘　直肠分别开口在尿道球部和尿道前列腺部,前者直肠与尿道间的共同壁比后者长。这两类畸形患儿均可从尿道排出胎粪。倒立侧位X线摄片可初步判断畸形类型。直肠尿道球部瘘伴发泌尿系畸形的发生率为25%,而直肠尿道前列腺部瘘为66%。

3. 直肠膀胱颈瘘　约占男婴直肠肛门畸形的10%,直肠开口于膀胱颈部呈T形。大部分患儿盆底肌发育差、会阴部平坦,伴发泌尿系畸形高达90%,故必须行泌尿系统检查。倒立侧位X线摄片显示直肠盲端位于耻骨尾骨肌上方。患儿也可从尿道排出胎粪,出生后12~24h内就出现肠梗阻症状。

4. 直肠前庭瘘　女婴中最常见畸形,直肠末端开口于前庭后壁,其直肠与阴道之间的共同壁很长。瘘口较大时排便通畅,瘘口较小、排便不畅时可先给予扩肛治疗。

5. 泄殖腔畸形　为最复杂畸形,占全部直肠肛门畸形的 10%,其特征为直肠、阴道和尿道汇合成一共通管。共通管 <3cm、肛门括约肌和骶骨均发育正常、且无伴发其他畸形的患儿预后良好;共通管 >3cm 且伴有短阴道畸形、严重梗阻性尿路病变、骶骨异常以及肛门括约肌发育不良的患儿其术后排便、排尿功能差。泄殖腔畸形患儿常伴有阴道积液,还可见双阴道、双子宫畸形。70%~90% 患儿伴发尿路梗阻,多因阴道扩张压迫尿道所致。

6. 无瘘管的肛门闭锁　少见,直肠盲端常位于尿道球部水平,直肠与尿道或阴道之间无共同壁。这类畸形患儿的会阴部和括约肌发育良好,其中 50% 以上患儿同时伴有 Down 综合征。

7. 肛门狭窄　罕见,于出生后测肛温时才发现。特征为肛门外观正常、直肠闭锁或狭窄位于肛缘上方 1~2cm、直肠呈袋状扩张。

8. 直肠阴道瘘　占女婴直肠肛门畸形中的 1%,直肠开口于处女膜环内侧的阴道壁上,70% 患儿伴发尿道畸形。

（四）临床表现

1. 一般表现　出生后 24h 无胎粪便排出或仅有少量胎粪从尿道、会阴瘘口挤出,正常肛门位置无肛门开口。患儿早期即有恶心呕吐,呕吐物初含胆汁,以后为粪便样物。2~3d 后腹部膨隆,可见腹壁肠蠕动,出现低位肠梗阻症状。

2. 无瘘管畸形　肛门闭锁位置较低者,如肛门膜状闭锁在原肛门位置有薄膜覆盖,通过薄膜隐约可见胎粪存在,啼哭时隔膜向外膨出。偶有薄膜部分穿破,但破口直径仅有 2~3mm,排便仍不通畅,排便时婴儿哭闹。针刺肛门皮肤可见括约肌收缩。闭锁位置较高者,在原正常肛门位置皮肤略有凹陷,色泽较深,婴儿啼哭时局部无膨出,用手指触摸无冲击感。

3. 有瘘管畸形　如有直肠会阴瘘,则见皮肤凹陷处无肛门,但在会阴部,相当阴囊根部附近或阴唇后联合之间有细小裂隙、有少量胎粪排出。瘘口外形细小,位于中线。遇有直肠尿道、膀胱瘘,胎粪从尿道排出。直肠尿道瘘的胎粪不与尿液混合,胎粪排出后尿液澄清;直肠膀胱瘘的尿液内混有胎粪,尿液呈绿色,有时混杂气体。直肠前庭瘘,瘘口宽大,瘘管短,出生后数月内无排便困难。畸形短期不被发现,但会阴部反复发生红肿,在改变饮食,粪便干结后,大便很难通过瘘管才被家长发现。直肠阴道瘘有粪便从阴道流出,细小的瘘管造成排便困难,腹部多可触得硬结的粪块,结肠末端有继发性巨结肠。由于粪便通过瘘口排出,缺乏括约肌的控制,粪便经常污染外阴部,伴有泌尿、生殖系统瘘管者容易引起尿道炎、膀胱炎或阴道炎,炎症能引起上行性扩散。继发性直肠舟状窝瘘均有正常肛门,多因生后局部感染、化脓、形成脓肿穿破后造成后天性瘘管。

直肠肛门畸形者常伴发脊椎畸形如有脊椎裂、半椎体畸形。骶部神经发育不良造成的大小便失禁,虽行矫治手术,也难恢复控制能力。

（五）辅助检查

1. B 超检查　可以显示直肠盲端与肛门皮肤之间的距离,观察瘘管走向、长度。直肠膀胱瘘者,可见膀胱内有游动的强回声光点;还可以了解肾、输尿管、膀胱、子宫、阴道有无异常。

2. 尿道膀胱造影和瘘管造影　可见造影剂充满瘘管或进入直肠,对确诊有重要价值。对有外瘘的患儿,采用瘘管造影,可以确定瘘管的方向、长度和直肠末端的水平。

3. 尿液检查　尿液里混有气体、胎粪或鳞状细胞,为直肠尿道瘘的证据。

4. 倒立侧位 X 线片　了解直肠盲端位置,应在患儿出生 12h 后进行,俯卧臀部抬高 5~10min,用手轻柔按摩腹部,等待气体充分进入直肠,在会阴部相当于正常肛门位置的皮肤上固定一金属标记,再提起患儿双腿倒置1~2min,X线中心与胶片垂直射入点为耻骨联合,在患儿吸气时曝光,做侧位和前后位摄片。盆腔气体阴影与金属标记间的距离即代表直肠末端的高度。在侧位片上,从耻骨中点向骶尾关节画一线为耻尾线(PC线),再于坐骨嵴与耻尾线画一平行线为I线。如直肠气体影高于耻尾线者为高位畸形,位于两线之间者为中间位畸形,低于I线者为低位畸形。此检查也可了解脊柱发育情况。

（六）治疗

肛门直肠畸形外科治疗应遵循以下原则:

1. 术前综合评估

（1）患儿的发育情况及其对手术的耐受能力。

（2）直肠盲端的位置。

（3）瘘管的开口部位。

（4）合并畸形对身体生长发育的影响;术者对畸形应有正确的判断,对患儿耐受手术的能力有充分的估计。

2. 手术原则

（1）挽救患儿生命。

（2）术中尽量保留耻骨直肠肌和肛门括约肌,尽可能减少对盆腔神经的损伤,避免损伤尿道、会阴体,以最大限度保留原有的排便控制功能。

（3）对早产儿、未成熟儿及有严重心脏血管畸形的患儿要简化手术操作,争取分期手术,先做结肠造瘘。

（4）重视肛门直肠畸形的首次手术。术式选择不当,不仅使再次手术很困难,而且将显著影响远期治疗效果,如仅做肛门成形,未处理尿道瘘;术中损伤组织过多或出现副损伤;游离直肠不充分致直肠回缩、瘘管再发或瘢痕形成肛门狭窄等。

3. 手术分类

（1）肛门扩张:适用于肛门狭窄,根据狭窄开口大小选用合适扩肛器扩张肛门,20~30min/(次·d),1个月后改为隔天扩肛1次,并逐渐增大扩肛器直径,3个月为一疗程,一般持续半年左右。对于出生后没有扩肛或肛门开口极其狭小者,可选用会阴肛门成形术。

（2）会阴肛门成形术:适用于会阴瘘、肛门闭锁(低位无瘘)和直肠前庭瘘。一般须在1~2d内完成手术,直肠前庭瘘因瘘孔较大,在一段时间内尚能维持正常排便,可于3~6个月以后施行手术。

（3）后矢状入路肛门直肠成形术:适合于直肠尿道瘘、阴道瘘、一穴肛和较高位置无瘘的肛门闭锁。除直肠阴道瘘,因瘘孔较大,在一段时间内尚能维持排便者外,其他各型应在出生后做横结肠或乙状结肠造瘘术,待3~6个月后,行骶会阴、腹骶会阴或后矢状入路肛门成形术。随着目前围手术期监护水平和手术技术的提高,也有在新生儿期即行后矢状入路肛门直肠成形术。

（4）腹腔镜辅助下腹(骶)会阴直肠肛门成形术:适应证与后矢状入路肛门成形术相同,优点在于不开腹,通过腹腔镜在盆腔游离直肠盲端,切断结扎尿道瘘后,将直肠盲端通过括约肌中心,拖出至肛穴开口,进一步减少对盆腔和肛门直肠周围组织和神经的损伤,改善治疗效果。

（七）手术并发症

1. 肛门失禁　轻者腹泻时有肛周污粪,重者排便不能控制。失禁原因有些属先天性发育缺陷,有感觉和运动功能障碍,也有手术带来的后遗症,如直肠盲端拖出会阴没有通过耻骨直肠肌环,手术损伤盆丛神经或肛门周围有环状的瘢痕,影响肛门闭合。

2. 肛门狭窄 术后感染、直肠回缩,使肛门瘢痕愈合,又未及时扩肛,大便呈线条状,严重者继发巨结肠,轻者需扩肛,重者要切开环状狭窄。故肛门成形术后,需要常规扩张肛门,一般术后 2 周开始,持续 3 个月至半年,否则可因括约肌纤维化产生狭窄。

3. 瘘管复发 原有瘘管缝扎不牢或术后局部感染,缝线脱落后瘘管重新开放,造成尿液与粪液共同排出。

4. 黏膜脱垂 可能与会阴切口过大,肛门括约肌功能受损,直肠游离过多,肛门不能完全闭合等有关。

5. 便秘 早期多因手术创伤、疼痛引起。手术后肛门狭窄和直肠、乙状结肠扩张是术后便秘的主要原因。部分便秘、粪块嵌塞可造成潴留性便失禁。可能与直肠、乙状结肠扩张和 / 或动力低下有关,可采取扩肛、洗肠、调节饮食和排便训练等保守治疗。症状严重、保守治疗无效,应再次手术切除扩张的直肠和乙状结肠。

附 3-1 肛门功能训练(生物反馈治疗)

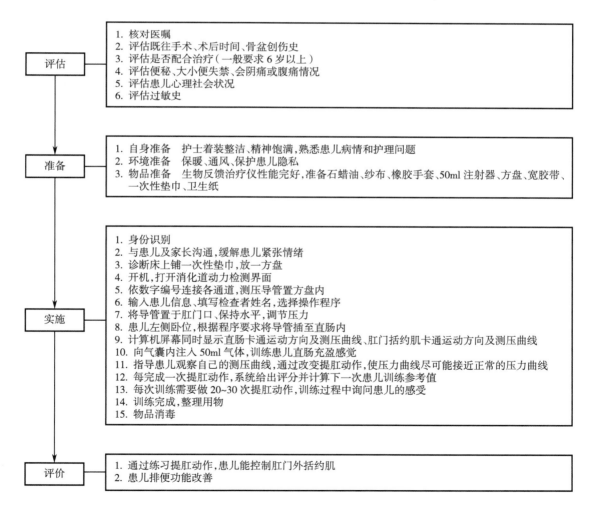

| 评估 | 1. 核对医嘱
2. 评估既往手术、术后时间、骨盆创伤史
3. 评估是否配合治疗(一般要求 6 岁以上)
4. 评估便秘、大小便失禁、会阴痛或腹痛情况
5. 评估患儿心理社会状况
6. 评估过敏史 |

| 准备 | 1. 自身准备 护士着装整洁、精神饱满,熟悉患儿病情和护理问题
2. 环境准备 保暖、通风、保护患儿隐私
3. 物品准备 生物反馈治疗仪性能完好,准备石蜡油、纱布、橡胶手套、50ml 注射器、方盘、宽胶带、一次性垫巾、卫生纸 |

| 实施 | 1. 身份识别
2. 与患儿及家长沟通,缓解患儿紧张情绪
3. 诊断床上铺一次性垫巾,放一方盘
4. 开机,打开消化道动力检测界面
5. 依数字编号连接各通道,测压导管置方盘内
6. 输入患儿信息、填写检查者姓名,选择操作程序
7. 将导管置于肛门口、保持水平,调节压力
8. 患儿左侧卧位,根据程序要求将导管插至直肠内
9. 计算机屏幕同时显示直肠卡通运动方向及测压曲线、肛门括约肌卡通运动方向及测压曲线
10. 向气囊内注入 50ml 气体,训练患儿直肠充盈感觉
11. 指导患儿观察自己的测压曲线,通过改变提肛动作,使压力曲线尽可能接近正常的压力曲线
12. 每完成一次提肛动作,系统给出评分并计算下一次患儿训练参考值
13. 每次训练需要做 20~30 次提肛动作,训练过程中询问患儿的感受
14. 训练完成,整理用物
15. 物品消毒 |

| 评价 | 1. 通过练习提肛动作,患儿能控制肛门外括约肌
2. 患儿排便功能改善 |

注 意 要 点

1. 肛门功能训练(生物反馈治疗)　应用生物反馈机制,利用专门的仪器,以视听觉的形式显示体内的生理活动,通过指导患儿自我练习提肛动作,有意识地控制肛门外括约肌。通过训练可有效缓解、治疗便秘便失禁。因其操作简便、非侵入性、无不良反应、易耐受等优点,运用于功能性便秘便失禁、直肠肛门畸形术后便秘便失禁的患儿

2. 患儿通过训练学会提肛动作,还需要家庭配合,在家进行训练

3. 关注患儿心理活动,特别是大便失禁患儿常有自卑的心理,要鼓励、表扬患儿,提高患儿的自信心

4. 疗程,训练2~3次/周,8~10次为1个疗程

四、先天性食管闭锁

案例分析

典 型 案 例

患儿,女,出生后7h,因"其母孕27周时,B超发现胃泡不显示,羊水偏多"经其他医院转入。患儿出生后吐沫,其后出现呛咳,给予清理口鼻腔羊水对症处理后,呛咳稍缓解,仍有吐沫,进奶后立即呕吐,放置胃管困难。查体:R 36次/min,三凹征(−),双肺呼吸音粗,双下肺可闻及痰鸣音、固定细湿啰音及喘鸣音。值班护士接待,家长非常焦急。

(一)入院处置

1. 护理要点

(1)立即通知医生,并评估患儿生命体征、呼吸道是否通畅、肺部情况(呼吸音、胸廓变化)、呕吐等。检查有无其他外观的畸形,和家长核对性别、腕带信息并戴好,盖脚印。

(2)保暖:注意保暖,置暖箱或辐射台,根据体重、体温、胎龄、日龄调节暖箱或辐射台的温度。新生儿体温调节中枢发育不全,机体免疫力低,频繁的外出检查可能导致患儿交叉感染。

(3)卧位:半卧位或侧卧位,床头抬高30°,经常更换体位及拍背,防止胃内容物反流入气管。

(4)保持呼吸道通畅:严密观察患儿的呼吸、血氧饱和度的变化,15min吸痰1次,不超过10s/次。吸引时插管深度距门齿10cm,动作轻柔,压力在8~13kPa,遵医嘱给予翻身拍背,雾化吸入,减少对患儿的刺激,使其尽量处于安静状态。

(5)饮食:禁食禁饮,食管盲端留置胃管,保持胃管通畅、有效引流,每15min抽吸胃管一次,吸引近端盲端内的唾液及口腔、咽喉部痰液,防止误吸,减轻肺部并发症。注意有无肺炎、水电解质紊乱征象。

2. 关键点

(1)如患儿出现呼吸困难、腹胀加重等,做好抢救准备。嗜睡患儿应重点关注。

(2)保持呼吸道通畅,每15min吸痰1次,关注输液速度,防止并发症的发生。

（3）确保患儿禁食禁饮,每 15min 抽吸胃管 1 次,动作轻柔,避免误吸。

案例分析

治 疗

患儿生命体征平稳,行腹平片腹部见充气肠管(图 3–10),提示考虑食管闭锁伴气管食管瘘。继续禁食禁水,食管盲端留置胃管,定时抽吸,给予全量肠外营养液补充。依据血常规、血培养等检查结果对症使用抗生素,加强气道护理。限期行食管端端吻合加气管食管瘘修补术。

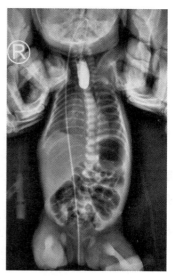

图 3–10 造影检查:腹部见充气肠管,食管上段闭锁

（二）术前的护理

1. 护理要点

（1）合理选择静脉输液通路:遵医嘱静脉补液、静脉输注抗生素。患儿输液时间长,需要使用肠外营养,可留置中心静脉保护患儿静脉,减少疼痛与不良刺激。

（2）营养支持:按医嘱保证热量供应在 502~628kJ/(kg·d),其中包括 20% 脂肪乳 10ml/(kg·d),6.5% 小儿氨基酸注射液 50ml/(kg·d),脂溶性维生素注射液(Ⅱ)、注射用水溶性维生素用量 1ml/(kg·d),其他液体量用 10% 葡萄糖补足,总液量达 100~120ml/(kg·d)。每天液体一般使用输液泵,按 8~10ml/(kg·h)计算,总量在 24h 内均匀泵入。

（3）完善术前检查:如血液检查、超声心动图、X 线胸片、食管碘水造影、感染筛查、血型等。

（4）严格禁食禁水,食管盲端留置胃管,每 15min 抽吸胃管 1 次。

（5）心理护理:向患儿家长详细讲解本病的相关知识及治疗效果,减轻其焦虑,安抚家长耐心等待、配合完成术前准备。

（6）向医生汇报术前检查、准备完成的情况,了解手术时间。

2. 关键点

（1）呼吸道管理:保持呼吸道通畅,15min 吸痰 1 次,按要求胃管抽吸。

（2）外出检查注意保暖,告知陪同外出检查的家长保持通信通畅,检查完成立即回病房。病情危重时,医务人员要陪同外出或申请床旁检查。

案例分析

术 中 情 况

患儿入手术室,全身麻醉下行右侧开胸,经胸膜外,气管食管瘘结扎,食管端端吻合术。术中见食管上盲端位于约胸 4 椎体水平,气管食管瘘位于气管分叉上方,直径约 0.5cm,两端间距约 2cm，证实为ⅢB 型食管闭锁。结扎切断气管食管瘘，游离椎旁筋膜覆盖。游离食管上下盲端达可吻合程度，6-0 单丝可吸收线间断全层缝合，缝合后壁后直视下留置 8F 胃管，缝合前壁，再间断加固缝合 1 层。留置吻合口周引流管一根。术后带气管插管返回新生儿监护室。

（三）术后护理

1. 护理要点

（1）病情观察

1）监测生命体征

2）加强患儿呼吸道管理

①术后常规使用呼吸机，应加强气道湿化，患儿自主呼吸平稳后拔管，停用呼吸机。改用面罩吸氧，氧流量 3~5L/min，呼吸平稳，氧饱和度维持在 95% 以上后改为鼻导管吸氧，氧流量 0.5~1L/min 或暖箱内开放吸氧 5~6L/min。

②及时吸痰：吸痰时插管深度不能超过 8cm，防止损伤吻合口。动作轻柔，每次吸痰不超过 15s。遵医嘱每 4h 给予雾化吸入，雾化期间在原氧流量的基础上，上调 1~2L/min，以保证在雾化期间的氧气吸入量。在吸痰前做雾化，同时给予拍背，利于痰液排出。

③保持室内或暖箱内湿度在 65% 左右，痰液黏稠者应遵医嘱雾化吸入。

3）禁食期间严格记录 24h 出入量。

4）继续观察患儿有无脱水、腹胀，遵医嘱复查生化、血气分析，合理补液，预防纠正水电解质紊乱。

5）观察伤口敷料，保持清洁干燥，无渗血渗液。

（2）饮食与营养

1）患儿禁食期间，护士应当遵医嘱使用中心静脉给予静脉营养治疗。

2）拔除胃管后，应循序渐进给予经口喂养（表 3-1）。

表 3-1　先天性食管闭锁术后胃管拔除后经口喂养食物

时间	内容及次数
拔管当天	进食糖水：首次 5% 葡萄糖溶液 5ml/h 后无呕吐再次喂养，量为 10ml；无呕吐者每 2~4h 喂养 1 次，每次增加喂养量 5ml，增至 30ml 不再增加
拔管第一天	根据患儿耐受情况给予进食 1/4~1/2 稀释奶，喂养方法及喂养量同上
拔管第二天	进食 1/2 稀释奶，如进食 1/4 稀释奶，喂养方法及喂养量同上；如进食 1/2 稀释奶，首次喂养量从 30ml 开始，每 2~4h 喂养 1 次
拔管第三天	进食配方奶或母乳喂养

（3）体位与活动

1）患儿取高斜坡侧卧位，使膈肌和内脏下降，胸腔容积扩大，有利于患儿呼吸。拔除气管插管后尽快过渡至自主呼吸，减少因气管插管并发症而再次上呼吸机的概率。

2）每 2h 给患儿翻身拍背 1 次，促进肺扩张。

3）患儿管道拔除后，抱出暖箱活动。

（4）管路护理

1）胃管：术中留置胃管，一方面对吻合口的愈合起支撑作用，另一方面引流胃液。术后妥善固定胃管，防止脱落、移动、牵拉摩擦引起食管黏膜损伤而致吻合口破裂。如胃管脱出，切勿重插。通常术后7d行碘水食管造影，如无吻合口瘘可拔出胃管，如患儿有吻合口瘘，应根据病情延长拔管时间。

2）胸腔引流管：部分患儿留置胸腔闭式引流管，注意保持通畅固定，还应保持引流管的无菌与密闭，观察并记录引流液的量、颜色及性质的变化。引流液早期多为淡血性，以后逐渐转为淡黄色，一般经床旁X线摄片提示无吻合口瘘时可拔管。

3）中心静脉管：每7d进行管路维护一次，如穿刺点渗血渗液或贴膜卷边，应当立即更换。使用肠外营养应单独使用输液器，肠外营养液在24h内输注完成，同时进行冲管后再封管。

（5）并发症观察（表3-2）

表3-2　先天性食管闭锁并发症观察表

并发症	发生原因	临床表现	预防及处理
肺炎及肺不张	气道分泌物未及时咳出或患儿唾液误吸	呛咳、高热、呼吸困难、呼吸窘迫	患儿取半卧位，减少胃液经气管食管瘘反流入肺的机会；合理应用抗生素；加强患儿术后的呼吸道管理
吻合口瘘	吻合口张力过大、食管吻合端血液循环差	患儿精神差、发热、血液检查感染指标异常、呼吸困难、伤口发红、可见唾液自伤口处流出	应预防控制感染，加强患儿营养支持
吻合口狭窄	主要与吻合技术及术后伤口感染有关		预防控制患儿感染，应根据狭窄程度给予食管扩张，通常每周扩张1次，检查3个月甚至更长时间

（6）人文关怀：鼓励家长参与患儿术后的护理，多陪伴患儿。一旦患儿可以离开暖箱就开始袋鼠式护理。告知家长心电监护仪、吸氧、胃肠减压、伤口观察、静脉输液等注意事项。积极采取各种辅助治疗，减轻患儿疼痛，鼓励家长耐心安抚患儿。

2. 关键点

（1）围手术期的呼吸道管理：吸痰时插管深度不能超过8cm，防止损伤吻合口。

（2）胃管的护理：术后妥善固定胃管，防止脱落、移动，若脱出，切勿重插。

（3）合理喂养，掌握循序渐进的原则。

（4）术后并发症的早期识别和处理。

案例分析

出　院

患儿精神好，肺炎痊愈，进食正常，伤口愈合好，康复出院。

（四）出院指导

1. 护理要点

（1）新生儿注意保暖：随气候变化及时增减衣服；不擅自滥用药物。

（2）饮食：出院时嘱家长在喂养时奶量要由少到多，少量多餐。喂养时保持头高位。

（3）病情观察：如果在喂奶中出现呛咳、反复呼吸道感染、呕吐，即考虑有吻合口相关并发症，应立即到医院检查。一经确诊后视狭窄程度决定是否采用球囊扩张术。

2. 关键点

（1）评估家长是否掌握出院注意事项。

（2）出院后1个月来院复查，注意有无肺部感染及吻合口狭窄的发生。

案例分析

疾病相关知识

（一）概述

先天性食管闭锁（esophageal atresia，EA）在新生儿的发病率1/2 500~1/4 000，在双胞胎中发病率略高。约50%的食管闭锁伴发有其他器官的先天畸形。食管闭锁的治疗在过去20年有很大进步，总体生存率达90%以上。但食管闭锁的治疗仍面临许多问题，低体质量、合并复杂畸形及长段型食管闭锁仍然是影响预后的重要因素，特别是对长段型食管闭锁的治疗，虽然有多种手术方式，但仍然没有理想的治疗方法。

（二）分型

目前，对食管闭锁及气管食管瘘该畸形有多种不同分类方法，其中应用最广泛的是Gross分类（图3-11）。

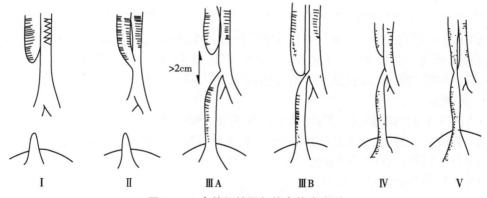

I   II   IIIA   IIIB   IV   V

图3-11 食管闭锁及气管食管瘘分型

1. **I型** 食管上下段均闭锁，无气管食管瘘，两食袋盲袋间相距较远。此型占3%~9.5%。

2. **II型** 食管上段有瘘管与气管相通，食管下段形成盲袋，两段食管间相距较远。此型占0.5%~1%。

3. Ⅲ型　食管上段为盲袋,下端有瘘管与气管相通。此型最多,占85%~90%。两段食管间的距离有较大变异,有的超过2cm(ⅢA);有的在1cm以内,甚至互相紧贴(ⅢB)。

4. Ⅳ型　食管上下段分别与气管相通。此型占0.7%~1%。

5. Ⅴ型　无食管闭锁,但有瘘管与气管相通,又称H形瘘。此型占2%~6%。

（三）临床表现

1. 孕母羊水过多　产前B超检查发现胃泡影消失,羊水过多及吞咽时食管上端扩张,就应怀疑胎儿是食管闭锁可能。单纯食管闭锁患儿的母亲100%有羊水过多病史,而食管闭锁并远端气管食管瘘的母亲大约33%也有羊水过多的病史。

2. 口腔溢液　出生后,由于唾液等口腔内的分泌物不能经食管吞入胃肠内,常从口鼻内溢出,有时发生咳嗽、气促和发绀。

3. 喂奶后呛咳,呕吐,同时有发绀及呼吸困难　这是食管闭锁患儿的典型症状。如迅速从口内吸出液体及分泌物后,患儿情况趋于正常,但再次喂奶后,上述症状重复出现。

（四）辅助检查

1. 产前B超　典型的超声表现有羊水过多、胎儿胃泡影消失以及食管上端明显扩张。但有较高的假阳性。筛查中怀疑EA的病例,出生后接近50%被证明不是EA。产前B超诊断出的食管闭锁患儿预后大多不良。

2. 磁共振成像　先天性食管闭锁患儿在磁共振成像的T2加权上可以看到近端食管扩张,而远端食管消失的现象。有研究表明MRI在诊断食管闭锁中的敏感性和特异性达到了100%和80%。而超声检查先天性食管闭锁的敏感性为24%~30%。有些食管闭锁患儿并不一定表现出羊水过多,因此,产前B超容易漏诊;而对于B超未发现"盲袋综合征"的胎儿,磁共振成像亦能诊断出食管闭锁。同时,磁共振成像具有无创性和安全性,一般不会影响胎儿的发育和器官功能。因此,提倡在怀疑存在食管闭锁或在高危胎儿中采用磁共振成像以提高产前诊断率。

3. X线　X线检查可确定食管上盲端的位置。食管上盲端的最低点常位于L1~L3水平,盲袋短且高说明两段食管间相距可能较远,行一期手术修补食管闭锁可能性小。

4. 造影　腹部气体出现证实食管远端瘘(图3-12),腹部无气体表明单纯闭锁(图3-13)。腹部显示气体可排除十二指肠闭锁。

5. CT检查　CT可以提供矢状面、冠状面和三维重建的图像,而有助于发现食管闭锁及伴发的瘘管。三维CT能准确提供瘘的位置及盲端距离等信息。

6. 超声心动图　帮助医生及麻醉师发现可能会影响预后的潜在心脏缺陷,以及判断主动脉弓的位置。

7. 气管镜　支气管镜检查往往用于发现瘘管的位置,为创伤性操作,需要全身麻醉,往往会带来低氧、喉痉挛、气胸、气道水肿、出血等并发症,不提倡用于新生儿。虚拟支气管镜,即利用三维CT重建气管、隆突和主支气管。熟悉支气管镜的医生可以发现阅读虚拟图片与窥镜效果一致,而且虚拟支气管镜可以越过手术的狭窄部而看到狭窄的远端,可以从图片上准确定位,对于食管闭锁术后瘘管复发的患儿尤其适合。

（五）诊断

1. 产前诊断　食管闭锁的产前诊断依然比较困难,仅有少部分患儿可在产前获得诊断。孕16~20周超声检查羊水过多同时伴有胃泡过小或缺如应怀疑食管闭锁,但诊断的敏

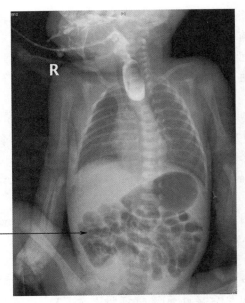

图 3-12　食管闭锁合并气管食管瘘造影片

注：上方箭头显示食管闭锁，下方箭头显示腹部见充气肠管。

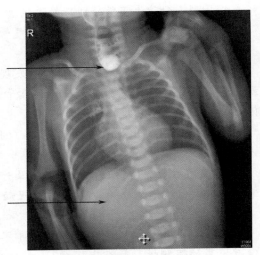

图 3-13　食管闭锁不合并气管食管瘘造影片

注：上方箭头显示食管闭锁，下方箭头显示腹部无肠道气体显影。

感性和特异性较低，此征象对于Ⅰ型食管闭锁阳性率可以达到 75%~90%。孕 32 周 B 型超声检查发现食管上段盲袋征是产前诊断食管闭锁较为可靠的征象。先天性食管闭锁患儿在 MRI 的 T2 加权上可以看到近端食管扩张，而远端食管消失的现象，敏感性较高，但单独使用 MRI 诊断食管闭锁假阳性率较高。

2. 出生后诊断　患儿出生后表现为唾液过多，饮奶出现呛咳、发绀，胃管不能插入或折返。确诊依靠 X 线，经导管注入 0.5~1ml 非离子型造影剂，胸部正侧位片即可发现食管近段盲端。造影显示近侧食管盲端位置较高，可行 CT 食管三维重建，以明确远端气管食管瘘位置。CT 检查对于判断瘘管的位置及盲端距离有一定帮助，主要用于食管远近端距离较远或伴有多发畸形的食管闭锁。术前支气管镜检查在国外 60% 以上的儿童医学中心作为常规检查，能够发现和判断瘘管的位置以及发现特殊类型的瘘管。

3. 伴发畸形　超过 50% 的食管闭锁患儿合并其他先天性畸形，部分患儿合并两种或两种以上畸形（VACTERL 综合征），其中最常见为心血管系统畸形，约占 23%，四肢及骨骼畸形 18%，肛门直肠及消化道畸形 16%，泌尿系统畸形 15%，头颈部畸形 10%，纵隔部位畸形 8%，染色体畸形 5.5%。

（六）治疗

一般在出生后 24~72h 行手术治疗。手术方式分为开放式手术和胸腔镜手术。

1. 开胸食管闭锁手术　开放式手术一般选择胸膜外入路，对肺功能的影响较小。

2. 胸腔镜食管闭锁手术　胸腔镜食管闭锁手术可以缩短术后恢复时间、减少术后疼痛和术后胸廓畸形的发生率。随着微创手术的开展，胸腔镜手术技术越来越成熟，胸腔镜下行食管闭锁手术的技能在临床上应用越来越普遍，但需要手术医生有丰富的专科经验和良好的腔镜技术，以及麻醉医生的有效配合。

3. 气管食管瘘（V型）的治疗策略 术前应根据造影及气管镜的结果判断瘘管的位置，从而选择手术入路。

（七）术后并发症的治疗

1. 吻合口漏 术后吻合口漏的发生与吻合口张力大、食管分离过多导致血运障碍、胃食管反流以及吻合技术等原因有关。出现吻合口漏应持续充分引流，同时加强营养治疗，怀疑胃食管反流可暂停管饲或将胃管下至十二指肠以下管饲。单纯的吻合口漏可经保守治疗2~4周愈合。复发的气管食管瘘常需要再次手术。近年在国内复发的气管食管瘘有明显增多的趋势，与食管闭锁手术的普及和胸腔镜手术初期开展相关，由于再手术的难度极大，应引起注意。

2. 吻合口狭窄 吻合口狭窄的发生率为34.9%~49%，狭窄的发生与吻合口张力、吻合口漏、缝线种类及胃食管反流等因素有关。轻度的狭窄，通过吞咽活动可以逐渐改善，可以随访观察。出现吞咽困难、食管异物及反复肺炎等症状，应行食管造影检查或胃镜检查明确食管狭窄的程度和长度。对于简单局限的狭窄，扩张治疗是有效的方法，球囊扩张比探条扩张更为安全和有效。两次扩张治疗间隔以2周至1个月为宜。术后食管狭窄扩张治疗可进行1~15次，症状大多可在扩张治疗6个月内改善，成功率为58%~96%。具体扩张次数及间隔时间应根据患儿症状个性化设计。对于狭窄段超过2cm、食管扭曲的复杂性狭窄，扩张治疗多次仍然有进食困难，生长发育迟缓，可考虑行手术切除治疗。

3. 胃食管反流 食管闭锁患儿术后约50%存在不同程度的胃食管反流，尤其见于长段型食管闭锁。患儿可出现反复呕吐、拒食、易激惹、咳嗽、反复发作的肺炎以及低体质等症状。首选的诊断方法是上消化道造影。

4. 远期并发症 吞咽困难是食管闭锁术后较常见的症状，食管测压显示约70%的患儿有食管运动障碍，但其中约1/3的患儿没有任何临床症状。部分患儿出现生长发育迟缓。呼吸系统的疾病，如支气管炎、慢性咳嗽、肺炎及哮喘等的发生率在食管闭锁手术后的患儿中也较高，在青少年期呼吸系统疾病的发生率也可以达到约40%。

五、先天性胆管扩张症

案例分析

典 型 案 例

患儿，女，2岁3个月，因"间断性腹痛伴呕吐11d"由外科门诊收住院。家长诉：患儿11d前无明显诱因出现腹痛，腹痛时屈曲位，头朝下跪卧姿势，伴呕吐，呕吐物为胃内容物，伴尿色加深、无陶土样便，皮肤巩膜轻度黄染，无发热。查体：患儿腹软稍胀，右上腹有压痛，无肌紧张，无反跳痛；上腹部可触及包块，大小约7cm×5cm，质软，活动度差。患儿行腹部B超检查：肝门处可见囊性病灶，大小为7.9cm×5.2cm×4.6cm，囊肿上方可见通道与肝内胆管相连，肝内胆管未见扩张，考虑胆总管囊肿，医生建议住院手术治疗。

（一）入院处置

1. 护理要点

（1）评估患儿腹部疼痛的部位、性质、持续时间、有无发热、恶心呕吐。评估黄疸程度及大小便的颜色，注意有无黄疸加重，陶土便、茶色尿等。

（2）遵医嘱应用解痉药物缓解疼痛、静脉补液、抗炎治疗，如有不适及时报告医生。

（3）抽血查：血常规、血清电解质、血凝常规、肝功能及血、尿淀粉酶等。

（4）皮肤护理：患儿因黄疸引起全身瘙痒时，做好基础护理，避免指甲划伤皮肤。必要时用温水擦洗全身，减轻皮肤瘙痒的症状。

（5）加强安全管理：疼痛发作时需卧床休息、限制患儿的活动量、加装护栏防止坠床。避免因跌倒、外伤、腹部受压后囊肿穿孔破裂。

（6）向医生汇报患儿情况，如精神状况差、腹痛、严重黄疸等，是否需要静脉补液、解痉、抗炎治疗。

2. 关键点

（1）入院后遵医嘱给予清淡饮食，剧烈腹痛时禁食禁水。

（2）警惕胆道穿孔：患儿表现为剧烈腹痛突然缓解，并出现全腹肌紧张等腹膜炎体征，立即报告医生，积极完善术前准备，行胆道外引流术。

（3）警惕并发胆源性胰腺炎：查血、尿淀粉酶。

（4）警惕并发梗阻性化脓性胆管炎：如 WBC 升高，中性粒细胞百分比升高；C 反应蛋白持续升高；黄疸、腹痛等症状进行性加重。及时报告医生。给予抗炎治疗等，必要时行急诊胆总管囊肿外引流手术。

案例分析

治　疗

给予解痉治疗，缓解疼痛，抑制胰腺分泌；合理使用抗生素，控制感染；补充维生素 K，改善凝血功能；保肝、护肝治疗改善肝功能；补充营养给予高热量、高蛋白质、高维生素、清淡饮食。完善术前检查，准备手术。

（二）术前护理

1. 护理要点

（1）评估患儿黄疸程度及大小便的颜色、体温、腹痛情况；及时发现并发症，报告医生处理。

（2）完善术前检查：遵医嘱完善腹部 B 超、腹部 CT、磁共振胰胆管成像（MRCP）等。

（3）术前查血型、交叉配血。术中备血。

（4）备皮：腹腔镜手术需清洁肚脐，去除肚脐所有污垢，再用酒精消毒，防止术后切口局部感染。

（5）术前 6~8h 禁食、2~4h 禁饮。胃肠减压。

（6）肠道准备：遵医嘱术前可用开塞露或清洁灌肠等通便。

2. 关键点

（1）注意脐部的清洁。操作过程中需保证皮肤的完整性。

（2）胃肠减压可减少术中、术后胃肠道积存的气体、液体。保持胃肠减压通畅，观察引流液的量、颜色及性质变化，防止引流管受压、打折。

案例分析

术 中 情 况

患儿在全身麻醉插管下行单孔腹腔镜探查。患儿仰卧位麻醉满意后常规消毒铺巾。脐部切口长约 2cm，中央置入 5mm Trocar，建立气腹，置入腹腔镜，两侧置入 2 个 3mm Trocar，放置操作器械（图 3-14）。经胆囊注入造影剂，行胆道造影了解胆系和胰腔管合流情况（图 3-15）。患儿行胆总管囊肿切除、肝总管空肠 Roux-en-Y 吻合术，放置腹引管 1 根，手术过程顺利，术中出血不多，术后安全返回病房。

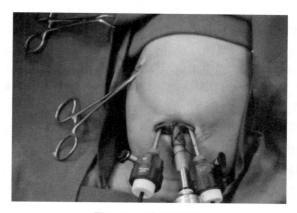

图 3-14 单孔腹腔镜

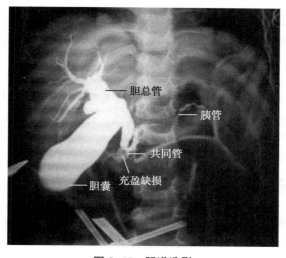

图 3-15 胆道造影

（三）术后护理

1. 护理要点

（1）体位：麻醉清醒前，给予去枕平卧位，头偏向一侧，肩部垫高，使呼吸道呈水平位，防止呕吐、误吸。患儿麻醉完全清醒、生命体征平稳后改为半卧位，可减轻腹部张力，利于切口愈合。

（2）病情观察：密切观察呼吸、心率、血压、伤口敷料、引流情况。查看血常规、血清电解质、血凝常规、肝功能及血、尿淀粉酶等。

（3）引流管护理：做好管道标识；保持引流管通畅，维持其重力引流或负压引流状态；妥善固定，防止扭曲、打折、受压、脱出，患儿床上翻身时避免牵拉，离床活动时，低于引流管出口平面；准确记录引流液颜色、性质及量；定期更换引流袋，如有污染及时更换，严格无菌操作。

1）腹腔引流管：由近端向远端挤捏引流管，确保引流通畅。如术后引流出大量血性液体，或者引流液颜色由浅变深，及时通知医生。如果导管脱出，应立即报告医生，不可试行重新置入。

2）胃肠减压：如引流不畅，可调整胃管的深度和方向，必要时胃管抽吸。如发现引出血性液体及时通知医生。每天口腔护理。

3）导尿管：每天会阴护理。出现少尿、尿液混浊等情况应及时通知医生处理。拔除导尿管后，应观察患儿自行排尿是否通畅。

（4）活动：术后根据患儿情况循序渐进地床上翻身到床上坐起、床边站立直至离床活动。病情较重者，术后减少活动，避免出血。

（5）饮食：术后当天禁食。如无不适，第二天可拔除胃管，上午饮水，下午流食，逐步过渡到半流质、普食。少量多餐，选择清淡易消化的食物，如米粥等，避免煎炸、油腻、辛辣食物。

（6）并发症观察：患儿出现血压下降、心率增快；引流液颜色、性质及量改变；腹痛、腹肌紧张、腹胀严重；发热、黄疸、肝功能受损应警惕以下并发症。

1）出血：患儿精神萎靡、口唇苍白、血压下降、心率增快、尿量减少、伤口及引流液有大量血性液体等，警惕出血。抽血查血常规、凝血常规、血清电解质等，追查检验结果，及时发现出血征象。必要时输血或手术止血。

2）胆漏、肠漏：若患儿哭吵不安、腹肌紧张并有压痛、切口有胆汁样液体、胃肠液溢出，腹腔引流管引出黄绿色或墨绿色液体、胃内容物，警惕胆漏、肠漏。立即报告医生。

3）胰漏：观察引流量和颜色变化，引流液微浑浊，警惕胰漏的发生，一般可自愈。

4）反流性胆管炎、胆管肠管吻合口狭窄：患儿有体温升高、腹痛、黄疸加重等。注意监测肝功能、血尿淀粉酶等。及时报告医生。

（7）疼痛：根据疼痛评分采取相应措施进行疼痛管理，术后配置镇痛泵，协助患儿变换体位、转移注意力、按摩等方法减轻或缓解患儿疼痛。疼痛剧烈报告医生及时处理。

（8）如术后腹胀，可给予开塞露通便。

（9）加强宣教：告知家长心电监护仪、吸氧、胃肠减压、伤口敷料观察、静脉输液等注意事项及术后开塞露通便的重要性。同时患儿常因饥饿感而哭闹，需要家长耐心安抚。

2. 关键点

（1）早期并发症观察：如果腹腔引流液为鲜红色应警惕出血；黄绿色或墨绿色应警惕胆漏；微混浊应警惕胰漏；肠道内容物应警惕肠漏。

（2）活动：术后活动可促进胃肠功能恢复、防止肠粘连，应督促患儿术后早活动。

案例分析

出　院

患儿腹部超声显示腹腔肠管未见明显扩张，未见局限性液性暗区及炎性包块影；血常规、凝血常规、肝功能、血尿淀粉酶等基本正常。患儿精神好，进食正常。患儿伤口愈合好，康复出院。

（四）出院指导

1. 护理要点

（1）饮食：少量多餐（每次 2/3 原饭量，5~6 次/d 进食），不宜过饱；饮食清淡、避免辛辣、煎炸、油腻不易消化的食物。手术 1 个月后可以正常饮食，进食 30min 内避免剧烈运动。

（2）1 个月后门诊随访，遵医嘱复查 B 超、肝功能。

（3）术后半年内避免剧烈运动。

（4）肝功能完全恢复正常可进行预防接种。

（5）当患儿出现剧烈腹痛、呕吐，立即到专科医院就诊。

2. 关键点

（1）评估家长是否掌握出院注意事项。

（2）遵医嘱按时复查。

（3）避免暴饮暴食。因肠道手术后，肠道功能变弱，不良进食习惯可能加重肠道负荷，引起功能紊乱。特别注意术后 1~3 个月的饮食。

案例分析

疾病相关知识

（一）概述

先天性胆管扩张症（congenital biliary dilatation）也被称为胆总管囊肿（choledochal cyst），是指胆总管的一部分呈囊状或梭状扩张，以腹痛、腹部肿块、黄疸等为主要临床表现的一种儿童常见先天性胆道疾病（图 3-16）。一般认为亚洲人群发病率高于欧美，女孩发病率高于男孩。

（二）病因

病因未完全明了。胆管先天性发育不良及胆管末端狭窄或闭锁是发生本病的基本因素。可能的原因有：

1. 先天性胰胆管合流异常　胰胆管共同通道过长，达 2~3cm 以上，胆总管与胰管未正常分离或成直角汇入胰管。因胰管内压力较胆总管内压

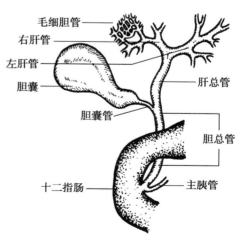

图 3-16　肝、胆管、胰、肠的位置结构

力高,胰液可反流入胆总管破坏其黏膜,管壁平滑肌和弹性纤维使管壁失去张力而发生扩张。

2. 胆总管远端狭窄梗阻 胆总管远端神经肌肉发育不良,可能导致胆总管节律性运动降低,而远端肌肉功能性或结构性发育不良可能引起胆总管梗阻,近端胆道内压力升高,最终引致胆管扩张。

3. 先天性胆道发育不良 胚胎发育过程中,原始胆管充盈期后的空泡化在贯通过程发生障碍,远端出现狭窄,近端则发生扩张而形成本病。

（三）临床分型（图3-17）

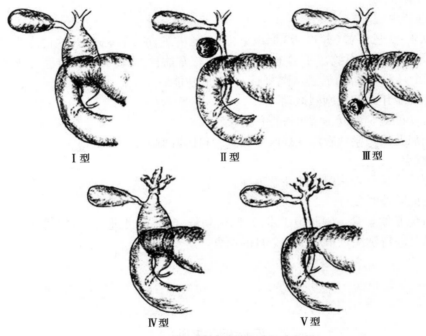

Ⅰ型　　　　　　　　Ⅱ型　　　　　　　　Ⅲ型

Ⅳ型　　　　　　　　Ⅴ型

图3-17　先天性胆管扩张症临床分型

1. Ⅰ型 Ⅰa型,胆总管囊性扩张,常见;Ⅰb型,节段性胆总管囊性扩张,无胰胆合流异常,极少见;Ⅰc型,胆总管梭状扩张,常见。

2. Ⅱ型 胆总管憩室型。

3. Ⅲ型 胆总管末端囊性脱垂。

4. Ⅳ型 是指多发性的肝内或肝外胆管扩张,分两个亚型。Ⅳa:肝外胆总管扩张,同时合并肝内胆管扩张;Ⅳb:肝外胆管,多发性扩张。

5. Ⅴ型 肝内胆管扩张,目前多数作者认为第Ⅴ型其实是一种独立的病症,其与先天性胆管扩张症有着本质的区别。

（四）临床表现

腹痛、黄疸和腹部肿块为本病三个典型症状,临床上常以其中1~2种表现就诊。

1. 腹痛多为右上腹部疼痛,腹痛的性质不定,可有轻度胀痛,也可剧烈腹痛,间歇性发作。幼儿腹痛的表现因不会诉说,常易误诊。胆总管囊肿穿孔前往往伴剧烈腹痛,穿孔后即出现腹膜炎体征。

2. 肿块多位于右上腹部或腹部右侧,可触及表面光滑的囊性肿块,上界多为肝边缘所覆盖。

3. 间歇性黄疸，出现黄疸间隔时间长短不一。胆总管远端梗阻、合并囊内感染或胰液反流会导致黄疸加重，可伴有皮肤瘙痒，全身不适。当炎症减轻时，黄疸可缓解或消退。

除以上症状外，发作时可伴有恶心呕吐，黄疸时出现陶土样大便、尿色加深。囊肿穿孔时，即引起胆汁性腹膜炎症状，高热、腹胀甚至发生休克。

（五）辅助检查

1. 腹部B超　可见肝下方界限清楚的低回声区，可确诊囊肿的大小，并可知肝内胆管扩张的程度和范围，以及是否合并胆管内结石。

2. 腹部CT　可明确肝内外胆管有无扩张、扩张的部位、程度及形态位置。

3. 磁共振胰胆管成像　利用磁共振的特殊成像技术，获得清晰的胰胆管成像效果，甚至可明确地判断是否合并胰胆合流异常。

4. 术中胆道造影　了解肝内胆道及胆总管远端和胰胆合流异常的病理形态。

5. 实验室检查及意义

（1）白细胞升高，中性粒细胞百分比升高，提示有炎症、胆道系统感染的发生。

（2）C反应蛋白持续升高，常常提示并发症的发生，如胆道炎症、感染等。

（3）血尿淀粉酶升高，要考虑急性胰腺炎的可能。

（六）与先天性胆管扩张症相鉴别的疾病

1. 以腹部肿块为突出表现者，应与肝囊肿、肝包虫病、腹膜后囊肿、肾积水、肾胚胎瘤、大网膜囊肿和胰腺假性囊肿等相鉴别。

2. 以黄疸为突出表现者，应与胆道闭锁、胆管癌、右上腹部腹膜后肿瘤压迫胆总管等相鉴别。

3. 以腹部疼痛为突出症状者，应与胆道蛔虫症、急性胆囊炎、急性胰腺炎及肠套叠相鉴别。

（七）先天性胆管扩张症手术时机及方法

1. 本病一经确诊均需及早手术，以解除症状，避免梗阻性黄疸所导致的胆汁性肝硬化，癌变，穿孔等严重并发症。

2. 现在多采用经腹腔镜行胆总管囊肿切除，肝管空肠Roux-en-Y吻合术。优点：

（1）解决胆总管梗阻。

（2）彻底切除病灶。

（3）胰胆管的分流，去除胰胆管合流异常的重要病理改变。空肠Roux-en-Y手术是将空肠切断，远侧上提，与需引流的器官（胃、肝、等）吻合（图3-18）。近侧与远侧空肠行端侧吻合，恢复消化道连续性。肝管空肠Roux-en-Y腹腔镜手术时经脐部距十二指肠悬韧带（Treitz韧带）5~10cm处提出空肠建立Roux吻合胆支，经结肠后隧道提至肝门部，行肝管空肠吻合术。

3. 胆总管囊肿外引流手术，适用于严重胆道感染，短期保守治疗无法控制、中毒症状严重、一般情况较差的患儿，以及胆道穿孔引起严重胆汁性腹膜炎，而且穿孔部位粘连严重，病情危急，无法一期进行根治手术，待手术后1~3个月，病情稳定、营养改善、炎症明显消退后，可择期进行根治性囊肿切除、胆道重建术。

（八）腹腔镜手术后并发症

1. 术后出血

2. 术后胆漏

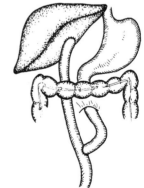

图3-18　胆管与空肠
Roux-en-Y吻合术

3. 胆管肠管吻合口狭窄、肠漏

4. 术后反流性胆管炎

附 3-2　腹腔镜护理

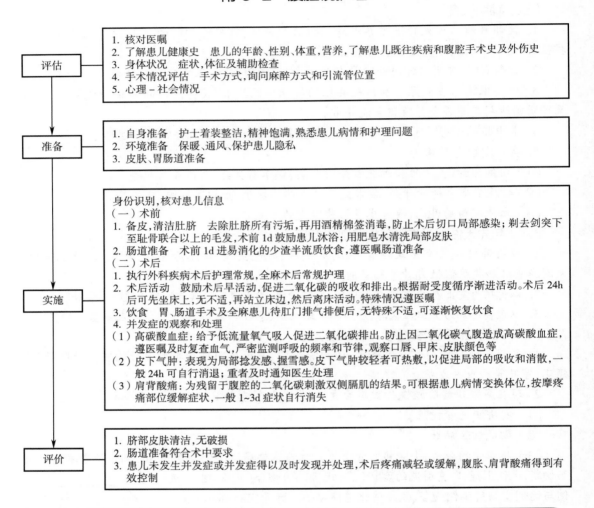

评估
1. 核对医嘱
2. 了解患儿健康史　患儿的年龄、性别、体重,营养,了解患儿既往疾病和腹腔手术史及外伤史
3. 身体状况　症状,体征及辅助检查
4. 手术情况评估　手术方式,询问麻醉方式和引流管位置
5. 心理 – 社会情况

准备
1. 自身准备　护士着装整洁,精神饱满,熟悉患儿病情和护理问题
2. 环境准备　保暖、通风、保护患儿隐私
3. 皮肤、胃肠道准备

实施
身份识别,核对患儿信息
(一)术前
1. 备皮,清洁肚脐　去除肚脐所有污垢,再用酒精棉签消毒,防止术后切口局部感染;剃去剑突下至耻骨联合以上的毛发,术前 1d 鼓励患儿沐浴;用肥皂水清洗局部皮肤
2. 肠道准备　术前 1d 进易消化的少渣半流质饮食,遵医嘱肠道准备
(二)术后
1. 执行外科疾病术后护理常规,全麻术后常规护理
2. 术后活动　鼓励术后早活动,促进二氧化碳的吸收和排出。根据耐受度循序渐进活动。术后 24h 后可先坐床上,无不适,再站立床边,然后离床活动。特殊情况遵医嘱
3. 饮食　胃、肠道手术及全麻患儿待肛门排气排便后,无特殊不适,可逐渐恢复饮食
4. 并发症的观察和处理
(1)高碳酸血症:给予低流量氧气吸入促进二氧化碳排出。防止因二氧化碳气腹造成高碳酸血症,遵医嘱及时复查血气,严密监测呼吸的频率和节律,观察口唇、甲床、皮肤颜色等
(2)皮下气肿:表现为局部捻发感、握雪感。皮下气肿较轻者可热敷,以促进局部的吸收和消散,一般 24h 可自行消退;重者及时通知医生处理
(3)肩背酸痛:为残留于腹腔的二氧化碳刺激双侧膈肌的结果。可根据患儿病情变换体位,按摩疼痛部位缓解症状,一般 1~3d 症状自行消失

评价
1. 脐部皮肤清洁,无破损
2. 肠道准备符合术中要求
3. 患儿未发生并发症或并发症得以及时发现并处理,术后疼痛减轻或缓解,腹胀、肩背酸痛得到有效控制

注 意 要 点

1. 腹腔镜手术　以二氧化碳气体制造人工气腹,作为观察和操作空间,用腹腔镜摄像系统生成手术视野在电子显示屏上反映出来,外科医生运用腹腔镜器械进行镜下操作的手术。腹腔镜手术具有效果好、创伤小、腹壁美观、术后恢复快的优势,在普外科广泛应用

2. 备皮时防止脐部及周围皮肤损伤

3. 及时发现二氧化碳气腹导致的相关并发症　包括高碳酸血症、皮下气肿、肩背酸痛等

（徐宏宇　李　倩　曲建楠　刘永艳）

第六节 胸外科、心脏外科疾病护理

一、室间隔缺损

案例分析

典型案例

患儿,男,5个月,出生后反复发生呼吸道感染,每月2~3次,每次均需用药治疗(具体用药不详)才能好转,并多次发展为"肺炎",就诊时发现心脏杂音,未给予特殊处理。本次患儿因"发现心脏杂音5个月,B超检查为'先天性心脏病:室间隔缺损'",要求入院手术治疗。

(一)入院处置

1. 护理要点

(1)立即通知医生查看患儿。

(2)评估生命体征、心前区杂音、肺部呼吸音、营养等。

(3)向医生汇报:患儿精神状况、生命体征、营养评估结果、有无感染症状等。

(4)嘱咐家长,术前注意喂养,避免感冒、剧烈哭吵。

2. 关键点

(1)病情观察:患儿有无活动后发绀、心悸、气短、易疲劳;观察有无咳嗽、喘息等,肺部听诊是否闻及湿性啰音等,有无感染。

(2)饮食:加强营养,婴儿鼓励母乳喂养;幼儿给予高蛋白、高热量、清淡易消化食物。

案例分析

治 疗

完善术前相关检查,择期在体外循环心内直视下行室间隔缺损修补术。

(二)术前护理

1. 护理要点

(1)术前准备:完善心电图、胸部X线、超声心动图等术前检查;做好交叉配血、术中备血及术中用药。

(2)了解血常规白细胞计数,术前积极预防和控制呼吸道感染。

（3）术前，复核体重、身高。

（4）术前晚给予开塞露通便，交代家长术前禁食禁饮 6~8h，保证睡眠。

（5）帮助患儿及家长充分了解疾病及治疗相关知识，消除焦虑情绪。

2. 关键点

（1）合并肺动脉高压者，术前遵医嘱间断给氧，使用扩血管药物，以降低肺动脉高压。

（2）术前 1d 复核体重、身高时应双人测量，并与入院数据进行比较，保证体外循环体表面积计算数据的准确。

案例分析

手 术 过 程

入院后第三天，患儿在全身麻醉＋气管插管＋体外循环心内直视下行室间隔缺损修补术，常规建立体外循环，经三尖瓣口探查，见室间隔缺损位于膜周，大小约直径 8mm，自体心包修补室缺，手术顺利。患儿术后返回监护室。

（三）术后护理

1. 监护室护理

（1）护理要点

1）体位：全身麻醉未清醒时取去枕平卧位，头偏向一侧，保持呼吸道通畅，以免呕吐窒息。神志清楚、血压平稳后床头抬高 15°~30°，利于引流，改善呼吸循环功能。

2）病情观察：监测体温、心率、呼吸、动脉血压、中心静脉压、左房压、血氧饱和度、神志、瞳孔、尿量变化。查心前区杂音、四肢末梢灌注、肝大小、有无浮肿。

3）饮食：术后早期禁食。拔除气管插管后 4~6d，可先试饮水，观察无腹痛、腹胀、呕吐等不适，再进食少量牛奶，少量多餐，清淡易消化，防腹胀。

4）循环系统：维持血流动力学稳定。术后心功能良好指征：毛细血管再充盈迅速，脉搏有力，心音强，动脉血压在正常范围，血气分析良好，尿量大于 1ml/（kg·h），四肢末梢温暖；反之，如出现血压低、心率快、四肢湿冷、尿少等，则表明可能存在低心排血量综合征征象。24h 持续心电监护，观察心率、心律、QRS 振幅、ST-T 变化，警惕心律失常。

5）呼吸系统：翻身拍背吸痰，保持呼吸道通畅。妥善固定气管导管，观察胸廓起伏及听诊两侧呼吸音是否对称，观察呼吸机运行情况，监测动脉血气分析，根据其结果及时调整呼吸机参数，尽早拔除气管插管。关注肺部情况，查胸部 X 线、听诊呼吸音等。

6）泌尿系统：监测每小时尿量、颜色，尿量保持每小时大于 1ml/（kg·h），如术后尿量偏少或特别多、血红蛋白尿，需警惕肾功能受损。

7）消化系统：观察胃液颜色、量及性质，有无消化道出血征象。

8）药物：注意使用药物之间配伍禁忌，防止药物外渗；观察药物疗效及副作用。

9）伤口及引流管的观察：定时离心方向挤压引流管，观察伤口有无渗血，引流液量及性质，如引流液量连续 3h 大于 4ml/（kg·h），立即报告医生，需警惕活动性出血，防止低血容量性休克；如引流突然减少，要警惕引流管不通畅，防止心包填塞。

（2）关键点

1）术后液体需要量计算方法，见表3-3。

表3-3 儿童先天性心脏病手术后液体需要量

时间 补液量	手术当天			手术后第二天		
	第一个 10kg	第二个 10kg	第三个 10kg	第一个 10kg	第二个 10kg	第三个 10kg
心内直视手术术后液体需要量 /（ml·kg^{-1}·h^{-1}）	2	1	0.5	4	2	1

2）术后常规每4h监测血钾、钠、镁、钙。

3）先天性心脏病术后常用正性肌力药物，见表3-4。

表3-4 常用正性肌力药物

药名	给药方式	剂量 / （μg·kg^{-1}·min^{-1}）	应用注意事项
多巴胺	静脉泵入	3~10	宜先补充血容量及纠正酸中毒 使用时观察血压、心率、尿量，必要时测中心静脉压。大剂量使用可使呼吸加速、心律失常，停药后迅速消失
多巴酚丁胺	静脉泵入	3~20	不能与β-肾上腺素受体拮抗药合用 静脉输入不能过快，可出现血管扩张、血压下降 使用期间持续观察心率、血压、心电图，根据病情调节剂量 不得与碳酸氢钠等碱性药物混合使用
米力农	静脉泵入	0.5~1	使用期间监测心率和血压，根据医嘱调整剂量 严重低血压或血容量不足者慎用 用药期间监测血小板计数
肾上腺素	静脉泵入	0.01~0.2	剂量准确，中心静脉输入，防止外渗引起皮肤坏死
硝普钠	静脉泵入	0.2	现配现用，避光，从溶液配制到使用完不超过6~8h，只可缓慢静脉滴注，不可直接静脉推注 只能用5%葡萄糖溶液稀释，不可加其他药物 要在补足容量基础上应用，宜从小剂量起用，逐渐减停
硝酸甘油	静脉泵入	0.5~1	监测心电图和血液动力学，停药前应逐渐减量，以免症状反跳

4）洋地黄制剂使用：钙离子与洋地黄制剂同时使用会增加毒性反应，应间隔6h以上。使用洋地黄制剂时应监测心率，3个月以内患儿心率小于120次/min，1岁以内患儿心率小于100次/min，1~5岁患儿心率小于90次/min，大于5岁患儿心率小于80次/min时，停用洋地黄制剂，注意患儿有无恶心、呕吐、腹泻、头昏、眼花、食欲缺乏等洋地黄制剂中毒表现，注意补钾。

2. 肺动脉高压护理

1）病情观察：如患儿有烦躁不安表现；查体，听诊肺动脉区第二心音亢进；血氧饱和度下降、血气分析提示低氧血症，则应警惕肺动脉高压。

2）合并肺动脉高压，使用降肺动脉高压药物者，观察其疗效及副作用；遵医嘱一氧化氮吸入者，应逐渐减停，避免突然撤离，导致反跳现象。

3）预防措施：术后反应性肺动脉高压多发生在术后 48~72h，诱因有低氧血症、高碳酸血症、酸中毒、躁动、疼痛、气道内刺激。最常见诱发因素为气管内吸痰，应遵医嘱使用镇静镇痛药，吸痰等刺激性操作尽量轻柔、快速。

4）肺高压危象治疗原则：给氧提高氧饱和度；适当过度通气；绝对镇静镇痛；使用肺血管扩张剂；适当减少儿茶酚胺类药物的剂量；维持适宜的血细胞比容。

3. 转出监护室后的护理

（1）护理要点

1）体位：每 2h 更换一次体位，避免压伤皮肤，宜取半卧位，利于引流及呼吸循环功能。

2）病情观察：生命体征、腹部体征、排便、尿量、引流的性质及量、伤口愈合等。

3）饮食：应少量多餐，评估腹部情况，如患儿出现腹胀，应先解除腹胀后再进食。腹胀可用开塞露塞肛、肛管排气等措施。

4）告知家长心电监护、吸氧、伤口观察、输液等注意事项，需保持患儿安静，观察患儿皮肤颜色。

5）妥善固定引流管，指导家长如何避免引流管脱出；拔除引流管后，注意局部伤口情况。

（2）关键点 患儿烦躁不安、腹胀时查找原因，及时处理。

案例分析

出　　院

患儿精神好，术后复查心电图、胸部 X 线、超声心动图正常，进食正常，伤口愈合好，康复出院。

（四）出院指导

1. 护理要点

（1）注意科学喂养，不要过饱、随意更换食品，添加辅食要循序渐进，不可操之过急，进食 30min 内避免剧烈运动；合理增减衣服，预防呼吸道感染。

（2）遵医嘱服药，了解所服药物的作用、剂量、服药时间、注意事项及副作用，定期复查，不适随诊。

（3）病情观察：如果儿童突然出现不明原因的阵发性哭吵、嘴唇发绀、呼吸困难时，应警惕缺氧发作，要立即送医院治疗。

（4）出院后伤口换药至伤口结痂脱落，指导家长观察伤口有无红、肿、热、痛、分泌物等感染症状。

2. 关键点 评估家长是否掌握出院注意事项。

案例分析

疾病相关知识

（一）概述

室间隔缺损（ventricular septal defect, VSD）是指在左右心室之间存在异常交通，出现心室内左向右分流，产生血流动力学紊乱。

（二）病因

1. 内在因素　主要与遗传有关，包括染色体畸形、单基因遗传缺陷、多基因遗传缺陷和先天性代谢紊乱。近期研究已经证明，房、室间隔缺损和动脉干畸形等与第21号染色体的长臂某些区带过度复制或缺损有关。

2. 外在因素　主要与宫内感染、药物和环境等因素有关。

（1）宫内感染：原始心脏形成始于胚胎期第2周，约在第4周起有循环作用，至第8周房间隔缺损完全出现，因此在这一时期内，孕妇如发生麻疹、风疹、流行性感冒、流行性腮腺炎和柯萨奇病毒感染等，胎儿出现心血管畸形的风险会明显增高。

（2）药物或疾病：妊娠早期，如果使用某些药物如黄体酮、抗癌药、苯丙胺和甲苯黄丁脲等，或者患有糖尿病等疾病，或者存在吸烟、酗酒等不良嗜好，过度焦虑等不良孕期心理，其儿童患先天性心脏病的概率会明显提高。

（3）环境因素和生活习惯：孕妇工作环境或生活环境中，如接受过量的放射性物质或毒物，其小儿患先天性心脏病的概率明显增高，高原缺氧环境使动脉导管未闭的发病率明显增高。

（4）婚姻因素：夫妻年龄大于30岁，近亲婚姻，尤其女方已近绝经期，生殖细胞染色体易于畸形，可引起胚胎发育畸形。

（三）病理类型

依据解剖学及组织胚胎学，室间隔缺损分为四种类型（图3-19）。

1. 膜周型　最常见的室间隔缺损类型。缺损位于室上嵴后下方，上缘邻近主动脉瓣，向下可延伸至圆锥乳头肌，传导束走行其后下缘，右侧邻近三尖瓣隔瓣。

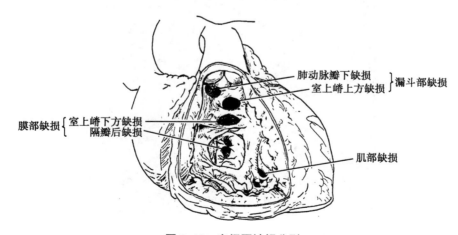

图3-19　室间隔缺损分型

2. 动脉干下型 主要位于右心室流出道漏斗部,肺动脉瓣正下方,上缘与主动脉右冠瓣相连,肺动脉瓣环和主动脉瓣环上缘缺损,下缘是室上嵴,传导束远离室间隔缺损的边缘。

3. 肌型 主要位于室间隔的小梁部,可多发孔,也可位于肌性室间隔的任何部位。

4. 混合型 存在上述两种以上类型的缺损。

（四）临床表现

1. 症状 室间隔缺损临床表现由缺损的大小、肺动脉血流量和肺动脉压力决定。小型缺损可无症状,一般活动不受限制,生长发育亦不受影响。仅在体检听到全收缩期杂音。中、大型室间隔缺损在新生儿后期及婴儿期即可出现症状,如喂养困难、吃奶时气急、多汗、苍白、体重不增、反复呼吸道感染,出生后半年内常发生充血性的心力衰竭。大型缺损伴有明显的肺动脉高压时（多见于儿童或青少年期）,右心室的压力显著升高,可逆转为右向左分流,出现青紫,并逐渐加重。

2. 体征 查体时闻及胸骨左缘下方响亮粗糙的全收缩期吹风样杂音,向心前区及后背传导,伴有震颤、心尖部较短的舒张期隆隆样杂音（提示分流量较大所致相对性二尖瓣狭窄）。随年龄增长,如肺动脉第二心音增强,提示肺动脉高压,出现明显肺动脉高压或艾森门格综合征（Eisenmenger syndrome）时,临床有发绀,并逐渐加重,此时心脏杂音往往会减轻,肺动脉第二心音则显著亢进。

（五）辅助检查

1. 心电图 心电轴左偏,常常提示为左心室肥厚。出现肺动脉高压后可出现双心室肥厚,晚期严重肺动脉高压时,则表现右心室肥厚。

2. 胸部 X 线平片 表现肺血增多,肺动脉段突出,左心室增大。严重肺动脉高压者右心室增大为主,此时出现肺血减少,尤以双肺外带明显,双侧肺动脉呈残根样改变。

3. 超声心动图 此项检查可明确诊断。二维彩色多普勒超声可显示缺损的大小和部位,并可明确分流的方向。超声心动图还可同时估计肺动脉的压力,明确缺损与周围组织的解剖关系,可与正常超声心动图进行比较（图 3-20 和图 3-21）。

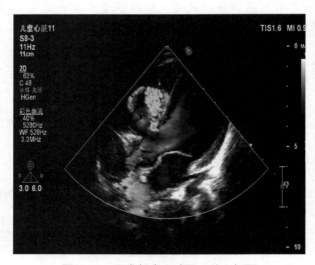

图 3-20 正常超声心动图五腔心切面

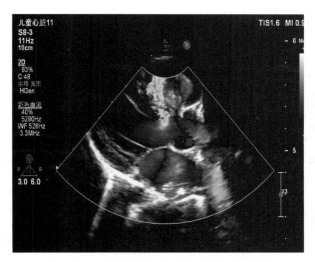

图3-21 正常超声心动图左心室长轴切面

4. **右心导管检查** 患儿出现严重的肺动脉高压时,为了明确是否存在手术修补缺损的指征,则需做右心导管检查。此检查可明确分流的方向及分流量的大小,可测定肺动脉压力,并计算肺血管阻力,根据肺动脉对血管扩张剂的反应,如吸氧试验,来判断是否具有手术适应证。

（六）诊断及鉴别诊断

当有明显的呼吸急促、喂养困难、反复上呼吸道感染、活动量受限、大汗,甚至有充血性心力衰竭的病史,以及典型的心脏杂音,心前区可触及明显收缩期震颤,即可作初步诊断,超声心动图检查可确诊。

本病尚需与以下疾病进行鉴别:

1. **房间隔缺损** 幼年时多无明显症状。心脏杂音柔和,且位置相对较高,并伴有第二心音固定分裂。明确诊断依靠超声心动图检查。

2. **完全性心内膜垫缺损** 症状较室间隔缺损严重,更早出现严重的肺动脉高压。在心尖部往往可闻及由于二尖瓣反流而引起的收缩期杂音。明确诊断依靠超声心动图检查。

3. **肺动脉瓣狭窄** 虽可以听诊到粗糙的收缩期杂音,但位置一般较高,肺动脉瓣听诊区第二心音低弱,显示X线胸片肺血减少,没有明显的充血性心力衰竭的表现,依据超声心动图检查可明确诊断。

4. **法洛四联症** 当患儿重度肺动脉压力增高,出现艾森门格综合征时,须与此类发绀型先天性心脏病相鉴别。

（七）治疗原则

1. 诊断明确,辅助检查示左心容量负荷增加,肺血增多,或者心导管检查肺循环血量/体循环血量（Qp/Qs,也称分流指数）≥1.5者,则应尽早择期手术治疗。

2. 对于存在严重肺部感染,经严格抗菌药物治疗后仍然不能改善者,以及严重心力衰竭经强心利尿治疗后不能改善者,应考虑急诊手术。

3. 限制性室间隔缺损的患儿,1岁以内患儿室间隔缺损自发闭合的可能性较大,5岁以后自发闭合的可能性几乎不存在,对于这类患儿是否手术仍存在争议。

附 3-3 胸腔闭式引流

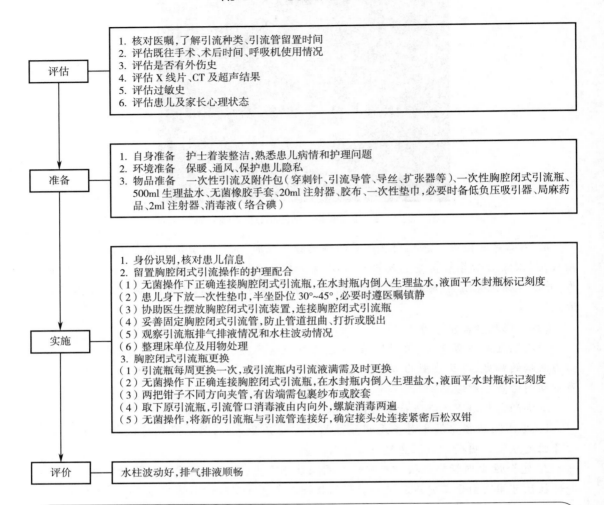

评估	1. 核对医嘱,了解引流种类、引流管留置时间 2. 评估既往手术、术后时间、呼吸机使用情况 3. 评估是否有外伤史 4. 评估 X 线片、CT 及超声结果 5. 评估过敏史 6. 评估患儿及家长心理状态
准备	1. 自身准备 护士着装整洁,熟悉患儿病情和护理问题 2. 环境准备 保暖、通风、保护患儿隐私 3. 物品准备 一次性引流及附件包(穿刺针、引流导管、导丝、扩张器等)、一次性胸腔闭式引流瓶、500ml 生理盐水、无菌橡胶手套、20ml 注射器、胶布、一次性垫巾,必要时备低负压吸引器、局麻药品、2ml 注射器、消毒液(络合碘)
实施	1. 身份识别,核对患儿信息 2. 留置胸腔闭式引流操作的护理配合 (1)无菌操作下正确连接胸腔闭式引流瓶,在水封瓶内倒入生理盐水,液面平水封瓶标记刻度 (2)患儿身下放一次性垫巾,半坐卧位 30°~45°,必要时遵医嘱镇静 (3)协助医生摆放胸腔闭式引流装置,连接胸腔闭式引流瓶 (4)妥善固定胸腔闭式引流管,防止管道扭曲、打折或脱出 (5)观察引流瓶排气排液情况和水柱波动情况 (6)整理床单位及用物处理 3. 胸腔闭式引流瓶更换 (1)引流瓶每周更换一次,或引流瓶内引流液满需及时更换 (2)无菌操作下正确连接胸腔闭式引流瓶,在水封瓶内倒入生理盐水,液面平水封瓶标记刻度 (3)两把钳子不同方向夹管,有齿端需包裹纱布或胶套 (4)取下原引流瓶,引流管口消毒液由内向外,螺旋消毒两遍 (5)无菌操作,将新的引流瓶与引流管连接好,确定接头处连接紧密后松双钳
评价	水柱波动好,排气排液顺畅

注 意 要 点

1. 胸腔闭式引流 是将引流管一端放入胸腔内,另一端接入比其位置更低的水封瓶,长管插入灭菌注射用水水面以下 3~4cm,以便排出气体或胸腔内液体,使肺组织重新张开而恢复功能。胸腔闭式引流作为一种治疗手段广泛应用于血胸、气胸、脓胸的引流及开胸术后,对于疾病恢复起十分重要的作用

2. 胸腔闭式引流管位置 排气选锁骨中线第 2~4 肋间;排液选腋中线或腋后线第 6~8 肋间

3. 保持胸腔闭式引流的密闭性 确保患儿的引流瓶平面低于胸腔闭式引流口平面处水平下 60cm 以上;外出检查或活动时不能把引流瓶提得过高更不能跨床;更换引流管时应该使用两把钳子不同方向夹管,有齿端需包裹纱布或胶套,防止夹破引流管。

一旦引流管脱出,立即用手捏闭伤口处皮肤,消毒后用无菌凡士林纱布堵闭伤口并协助医生进一步处理

4. 保持胸腔闭式引流管的通畅性 水柱波动不仅可以观察胸腔闭式引流的通畅性还可以反映肺膨胀的程度;定期挤压引流管,必要时使用持续低负压吸引器,遵医嘱调节负压水平

5. 预防感染 坚持无菌操作,保持引流管及引流瓶清洁,保持引流系统密闭性,导管固定安全,接头牢固、防止感染

二、先天性漏斗胸

案例分析

典 型 案 例

患儿,男,14 岁,因“两年前发现胸壁凹陷,加重 1 年余”入院。家长诉:入院前 2 年,患儿家长发现患儿前胸壁凹陷,未给予重视,患儿生长发育良好;近 1 年来进入青春期,随着生长发育加快,凹陷明显加重,家长为进一步手术治疗遂转院就诊,门诊以“漏斗胸”收入院。查体:患儿瘦弱,胸前壁可见凹陷。X 线胸片:胸骨下端距锥体约 9.4cm。CT 检查:Haller 指数为 4.1。

（一）入院处置

1. 护理要点

（1）妥善安置患儿,帮助其熟悉病房环境,做好入科宣教。

（2）通知医生接诊,协助医生收集患儿的健康资料。

（3）评估患儿及家长的性格特点及心理状态。

2. 关键点 帮助患儿及家长尽快熟悉病房环境,了解患儿心理状态及性格特点,术前开展针对性的健康宣教,配合好后续住院治疗。

案例分析

治 疗

完善术前相关检查,择期行漏斗胸 NUSS 矫正术（图 3-22、图 3-23 和图 3-24）。

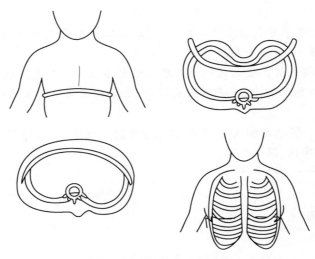

图 3-22 NUSS 手术图解

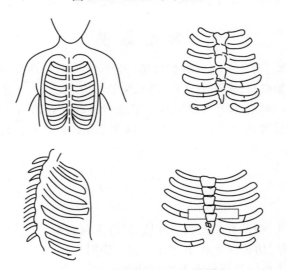

图 3-23 改良 Ravitch 手术图解

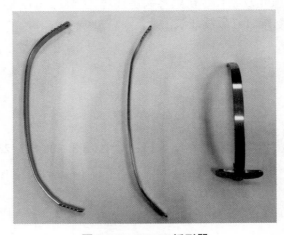

图 3-24 5NUSS 矫形器

（二）术前护理

1. 护理要点

（1）为患儿及家长做好漏斗胸相关知识、手术方式、病情观察等的健康宣教。

（2）协助完成术前检查,胸部 CT、血液检查、心电图、肺功能等。

（3）做好术前准备,指导患儿手术皮肤区域的清洁,术前禁食禁水、有效咳嗽、腹式呼吸及体位等。

2. 关键点

（1）护士术前可以通过建立舒适环境、加强人文关怀等多种形式宣教及体贴式的护理方式,缓解患儿及家长存在的不同程度的焦虑、恐惧等不良情绪。

（2）术前评估患儿性格特点,以利于术后开展针对性的疼痛管理工作。

案例分析

术 中 情 况

患儿入手术室行漏斗胸 NUSS 矫正术。患儿取仰卧位下于左右两侧腋中线做横行切口,于右切口处置入引道器,于心包前横行穿过胸骨后于对侧凹陷起始点穿出,引入金属支架,翻转支架将凹陷矫平,于肋骨处固定支架。术后返回病房。

（三）术后护理

1. 护理要点

（1）体位:患儿神志清楚、血压平稳后取去枕或低枕（3~4cm）的平卧位或半卧位,采取半卧位时保证腰部平直,勿屈曲,禁止侧卧位。术后 6h 即可坐起,双下肢垂直 90 度,保持端坐位,避免倚靠床头、椅背。

（2）病情观察:监测生命体征变化,由于 NUSS 钢板对畸形胸壁的外力矫正会导致术后疼痛的增加,继而导致患儿呼吸运动的异常。严密观察患儿呼吸频率、深度及血氧饱和度的变化。

（3）饮食:术后完全清醒无明显不适可正常饮食。宜清淡易消化饮食,防止便秘。

（4）皮肤管理:做好受压部位皮肤的护理,防止术后卧床时间增加及采取固定卧位等原因,导致体型消瘦、皮下脂肪薄弱患儿压疮的发生。

（5）功能锻炼:视患儿身体情况,选择恰当的时机,按坐位、床边站立、离床活动顺序,鼓励患儿尽早活动。指导患儿正确的坐、立、行姿势,指导其头部、肩胛骨、臀部、小腿、双足紧贴墙面站立的方法来矫正错误的体态,以达到挺胸、直腰、两肩平的要求。建议进行功能锻炼前给予患儿疼痛评估,疼痛可导致身体姿势不正确影响功能锻炼。

（6）疼痛管理:

1）疼痛评估:手术后 6h 起,结合疼痛评估量表、患儿精神状态及一般情况给患儿进行疼痛评估,3~8 岁儿童采用视觉模拟疼痛量表进行评估;8 岁及以上儿童采用视觉模拟工具进行评估。

2）疼痛干预

①非药物干预:疼痛控制效果非常好,主要分为认知、行为及身体干预三个方面。认知

干预方法包括听音乐、注意力分散等；行为干预方法包括呼吸训练、生物反馈练习等；身体干预方法包括热敷、冷敷、按摩疼痛部位等。

②药物干预：静脉止痛泵止痛。

（7）并发症观察

1）气胸：患儿主诉突发性胸痛伴胸闷、呼吸困难、刺激性干咳等症状时先考虑气胸。小容积气胸无须特殊处理，1~2个月内气体可自行吸收；中容积以上气胸引起呼吸困难时，在锁骨中线第2~3肋间隙或腋中线乳头水平行胸腔穿刺抽气急救，严重者行胸腔闭式引流。

2）胸腔积液：如患儿主诉气短、胸闷、心悸，呼吸困难，体温正常，考虑钢板刺激导致胸腔积液；患儿主诉气短等情况同时伴有持续体温升高时，考虑肺部感染导致胸腔积液。监测患儿生命体征，观察其精神状态，必要时行胸腔闭式引流。

3）钢板排斥：患儿伤口不愈、皮疹、发热（排除感染）等现象时考虑钢板排斥；给予相应对症处理，排斥严重者需提前取出钢板。

4）伤口感染：保持伤口敷料清洁干燥，及时换药。如发热，并伴有伤口渗液较多时及时告知医生，给予相应处理。

5）钢板移位：患儿发生胸部撞击或大幅度活动后主诉胸部剧烈疼痛，胸廓形状较前出现变化时先考虑钢板移位。立即通知医生，手术下矫正钢板位置。

2. 关键点

（1）术后的疼痛感使得患儿被迫采取浅快式呼吸，呈现出低效性呼吸形态，造成不同程度的缺氧症状。指导患儿加强腹式呼吸，采用深呼吸方式，必要时给予患儿吸氧。

（2）术后强化患儿正确坐、立、行走姿势的概念，保持挺胸、直腰、两肩平。术后安装固定器一侧伤口疼痛感强烈，会导致身体向疼痛感强的一侧弯曲，可造成术后继发的脊柱侧弯。靠墙站立可有效预防、纠正脊柱侧弯、驼背等不良姿势。

（3）鼓励患儿在术后第二天尽早行功能锻炼。锻炼时间建议在白天，避免出现白天睡眠时间过多导致夜间睡眠形态紊乱，加剧夜间疼痛感。

案例分析

出　　院

患儿精神状况好，伤口愈合好，胸廓矫正效果良好（图3-25）。康复出院。

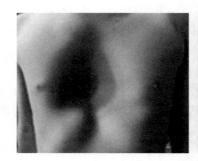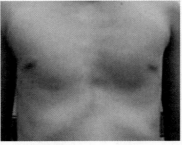

图 3-25 漏斗胸矫正前后对比

（四）出院指导

1. 护理要点

（1）体位：出院后一个月内尽量保证患儿平卧睡觉，三个月后可取侧卧位。

（2）饮食：给予患儿营养丰富和易于消化的食物，加强营养。

（3）功能锻炼：每天进行功能锻炼，矫正姿势，避免出现含胸驼背及双肩不平等情况。3个月内避免剧烈运动，之后可根据患儿恢复情况，适当进行慢跑、游泳、扩胸、收腹等动作，锻炼胸腹部肌肉。取出钢板之前避免进行剧烈对抗性体育活动，如球类运动、武术等，防止胸部受到重物撞击。

（4）定时复查：手术后1、3、6个月及1、2、3年时进行复查。

（5）如突然出现不明原因的剧烈疼痛、胸廓形状改变、剧烈撞击胸部、持续发热、伤口愈合不良等情况需及时就医。

2. 关键点

（1）用家长复述的方式评估家长是否掌握出院注意事项。

（2）术后1个月内家长关于护理方面的疑问较多，加强出院后延续性护理工作。1~3个月内严密注意功能锻炼及姿势矫正情况，3个月后尤其是年长儿的错误姿势将不容易被矫正。

（3）学龄期患儿在校园学习活动中，易发生碰撞导致疼痛或钢板移位，有针对性地做好宣教。

案例分析

疾病相关知识

（一）概述

漏斗胸（pectus excavatum）是胸骨、肋软骨及一部分肋骨向脊柱呈漏斗状凹陷的一种畸形，多自第3肋软骨开始到第7肋软骨，向内凹陷变形，一般在胸骨剑突的上方凹陷最深，有时胸骨旋向一侧，故可分为对称性和不对称性凹陷畸形。

（二）病因和发病机制

病因至今尚不十分清楚。最早的研究者认为与膈肌中心腱纤维挛缩牵拉胸骨末端及剑突有关。也有人认为是骨生成和软骨生成失败。多数学者认为下部肋软骨发育过快，胸骨慢而被向下挤压形成漏斗胸。

（三）诊断

1. 症状 绝大多数漏斗胸患儿出生时或生后不久胸部便出现浅的凹陷，且多以剑突处明显。随年龄增长，一般在婴幼儿期及学龄前期凹陷进行性加深。学龄期时基本趋于稳定。但也有少数儿童胸廓凹陷出现较晚，学龄期甚至青春期随身体的快速发育而进行性加重。临床见于马方综合征，神经纤维瘤病，骨代谢障碍或内分泌疾病等。由于凹陷的胸壁对心肺造成挤压，气体交换受限，肺内易发生分泌物滞留，故常发生上呼吸道感染，平常活动后出现心跳气短，食量少，消瘦。

2. 体征 一般均比同龄儿瘦弱，体型也发生改变。绝大多数伴有肩前倾，后背弓，前胸凹，腹膨隆的表现。部分患儿还合并有胸肌发育不良、扁平胸等。

（四）实验室检查

1. 胸部 X 线　显示胸骨下部和相邻肋软骨明显下陷,脊柱与胸骨间距缩短。严重者胸骨末端可与脊柱椎体相接。心脏左移和肺部纹理增粗,极少数患儿常年有肺部慢性炎症改变。

2. CT 扫描　能更准确地评价漏斗胸的凹陷程度、对称性、心脏受压和移位程度及是否合并其他问题。如合并肺囊性腺瘤样畸形、隔离肺畸形、肺叶气肿和右胸主动脉。CT 扫描有助于在进行外科手术时判断更客观。

3. 心电图　多见窦性心律失常,P 波双向或倒置不完全,右束支传导阻滞。心脏受压转位,电轴偏。

4. 心肺功能检查　严重者心肺功能下降。

5. 血生化　部分患儿有轻度贫血和血清碱性磷酸酶增高。

（五）分型

有人根据漏斗胸外观畸形形态和凹陷的范围把漏斗胸分为四型。

1. 广泛型　凹陷自胸骨柄开始直达剑突,外观大而浅,如舟状。这类患儿常合并扁平胸,"漏斗胸"也较明显,占总数的 5%~10%。

2. 普通型　胸骨 1/3 以上下陷,两侧肋软骨也随之下陷,深度一般在 3cm 左右,"漏斗胸"轻重不一,临床最多见,约占 70% 左右。

3. 局限型　漏斗小,凹陷区域均在胸骨下 1/3,以剑突处最深,约占 15%。

4. 不规则型　指胸壁的凹陷和突出并存,其凹凸的部位和轻重不一,外观很不规则,如以漏斗形态为主,突出为次者,称"漏鸡型",反之为"鸡漏型"。该型约占 5% 左右。

以上各类型均可伴有胸骨旋转,肋缘外翻高耸。胸骨旋转可致两侧胸壁高低不一又可分为对称型和非对称型。

（六）分度

漏斗胸严重程度有很多种分级方法,但由于胸、肋骨畸形程度有很大差异,因此没有一种方法被广泛接受。常见的方法:

1. 漏斗指数（FI）　日本和田寿郎以公式测定凹陷程度,用于临床手术指征的参数,并分轻、中、重三度。计算公式为

$$FI=(a \times b \times c)/(A \times B \times C)$$

a 为漏斗胸凹陷部的纵径;b 为凹陷部的横径;c 为凹陷部的深度;A 为胸骨的长度;B 为胸廓的横径;C 为胸肌角至椎体的最短距离。当 $FI>0.3$,重度;$0.3>FI>0.2$,中度;$FI<0.2$,轻度。中度以上需要手术。

2. Haller 指数　凹陷最低点的胸廓横径 / 凹陷最低点到椎体前的距离。正常人平均 Haller 指数为 2.52,轻度 <3.2,中度 3.2~3.5,重度 >3.5。

（七）治疗

Haller 指数 >3.2,对心肺功能有影响、畸形明显并造成心理负担的可行手术治疗。手术年龄一般要大于 3 岁。漏斗胸的治疗手术方法多种,目前常用的手术方式有两种,分别是:改良 Ravitch 手术及 NUSS 手术。

改良 Ravitch 手术:通过切除畸形部位软骨膜下软骨,在漏斗胸凹陷处进行胸骨截骨,进而进行临时内固定将凹陷的胸骨支撑起来。

1998 年 NUSS 医生发明了一种不切肋软骨,不截胸骨,在两侧胸壁各切一个 2cm 左右切口,在胸腔镜下置入一条弧形金属支架将凹陷矫正的 NUSS 手术方法。这一微创手术的

出现取代了很多传统的手术。目前针对特殊类型的患儿传统手术保留了前胸壁切口,切除双侧 3~6 对肋软骨,并截断部分胸骨,加或不加胸骨后克氏针固定的手术方法。NUSS 手术无须切除软骨就可以矫正胸壁的凹陷,通过一个定制的塑形钢条(NUSS 钢条)在胸骨向内凹陷的最低点,对胸骨施加向外推力,达到矫正胸壁凹陷的目的,是目前国内矫正先天性漏斗胸的主流手术方法。

NUSS 手术与改良 Ravitch 手术均可以达到治疗漏斗胸的效果,NUSS 手术术后并发症更少,手术创伤也更小。但是其术后疼痛感要高于改良 Ravitch 手术。

(罗天女　谢鑑辉　宋　婧　张琳琪)

第七节　神经外科疾病护理

一、脑积水

案例分析

典 型 案 例

患儿,男,5 个月,因"发现头围增大十余天,呕吐 1d"急诊抱送入院。家长诉:10 余天前发现患儿头围增大,自行测量头围 49.2cm,伴活动少,食欲下降,当时未给予特殊处理。1d 前出现精神差,呕吐数次,呕吐物为胃内容物,遂当地医院就诊。行头部 CT 检查提示脑积水。家长为进一步治疗,转院就诊,门诊以"脑积水"收入院。专科查体:患儿嗜睡,头围 49.5cm,双侧瞳孔等大等圆,直径 3mm,对光反射灵敏,前囟膨隆,张力高,双眼球下翻,头皮菲薄,头皮静脉怒张,四肢活动可,生理反射存在,病理征未引出。值班护士接待,家长非常焦急。

(一)入院处置

1. 护理要点

(1)立即通知医生,并评估患儿精神状况、神志、瞳孔、生命体征、前囟张力、呕吐性质、测量头围等。

(2)嘱家长观察患儿有无尖叫、精神萎靡、抽搐等情况。

(3)向医生汇报患儿情况,如精神差、嗜睡,喷射性呕吐、前囟张力高等,立即中心吸氧、心电监测、补液、降颅压等处理,警惕颅内压持续增高引发脑疝。

2. 关键点

(1)每天监测头围,动态了解头围的变化。

(2)颅内高压的护理

1)观察前囟张力,前囟张力可分为正常为触唇感、稍高为触鼻感、很高为触额感。因个人感受有差异,应双人同时触摸前囟,体会张力高低,作出颅内压的判断。

2）观察有无呕吐，警惕呕吐时引起窒息，呕吐严重时准确记录24h出入水量，防止水电解质紊乱。

3）病情观察：严密观察神志、瞳孔的变化，如出现意识加重、双侧瞳孔大小不一、形状异常、对光反射迟钝或消失及出现库欣反应（血压升高，脉压差大，心率减慢，呼吸不规则）等，警惕脑疝的发生。

4）惊厥发作：如出现双眼凝视、口角㖞斜、四肢不自主抽动等，应立即通知医生，协助患儿平卧，松解衣物，头偏向一侧，及时清除口鼻腔分泌物，保持呼吸道通畅，专人看护，防止跌落坠床。

（3）甘露醇静脉输入注意事项：

1）确保输液通畅，加强巡视，防止药物外渗。

2）保证药物在15~30min内输完。

3）严密观察用药后疗效及尿量，根据医嘱定时复查电解质及肝肾功能。

案例分析

病情与治疗

患儿经过补液、降颅压治疗后，病情较前平稳，给予完善专科检查。腰穿测压压力200mmH$_2$O；头颅MRI：重度交通性脑积水改变；腹部彩超未见明显异常；脑脊液检验结果正常。治疗原则：目前治疗脑积水的手术方式主要有脑室－腹腔分流术、脑室－心房分流术、脑室镜下第三脑室造瘘术。根据患儿病情选择脑室－腹腔分流术。

（二）脑室－腹腔分流术围手术期护理

1. 术前护理要点

（1）病情观察：生命体征、神志瞳孔、精神状况、头围大小、前囟张力等变化。

（2）完善术前检查：血液检查、心电图、X线胸片、智力测试等。

（3）皮肤准备：术晨完成头部备皮；保持皮肤清洁，保证头部、颈部、前胸及腹部皮肤无破溃、无疖痈等皮肤感染；清洁脐部，先用清水清洁脐部污垢，再用2%含醇氯己定消毒液由内向外轻轻擦拭消毒脐窝。

（4）按时禁食禁饮。

（5）患儿头皮菲薄，可见静脉怒张，与手术室护士重点交接压力性损伤的预防措施。

（6）耐心解答患儿及家长的疑问，解除其思想顾虑。向患儿及家长讲解疾病的相关知识，树立其战胜疾病的信心。

2. 关键点　保持头部皮肤完整：术前避免在头部穿刺，以免破坏头部皮肤的完整性。

案例分析

术中情况

画线定位后切开头皮，颅骨钻孔，置入分流管脑室段，可见清亮脑脊液流出，连接分流泵后脑脊液流出通畅,经皮下隧道连接分流管腹腔段,见分流管腹腔端脑脊液流出通畅,将分流管腹腔段置入腹腔;缝合三处切口。术毕回病房。注:枕角入路是二处伤口,额角入路头部有二处加腹部一处为三处伤口,此患儿为额角入路。

1. 术后护理要点

（1）体位:全身麻醉未清醒前取去枕平卧位,头偏向一侧,保持呼吸道通畅;全身麻醉清醒后,床头抬高30°,有利于静脉回流,减轻脑水肿。

（2）病情观察:监测生命体征、神志、瞳孔、颅内压增高（或降低）的临床表现、头围、肢体活动及腹部情况。

（3）饮食:术后禁食禁饮,待肛门排气后再进食,少量多餐、循序渐进,避免进食产气食物。

（4）预防压力性损伤:每2h翻身一次,翻身时要避免皮下引流管处受压,高危部位可预防性使用泡沫敷料。

（5）并发症观察

1）分流管堵塞:急性期出现恶心、呕吐、头痛、意识障碍、囟门张力增高等症状;慢性期如出现认知功能障碍、行走不稳、大小便失禁等,需急诊手术。

2）分流管感染:出现高热、伤口处渗液、红、肿、热、痛、愈合不良、意识障碍、腰穿提示脑脊液白细胞增高、血感染指标增高等情况,及时报告医生。

3）分流过度:如出现面色苍白、恶心、呕吐、头痛,前囟凹陷且上述症状在更换体位后更明显,通知医生确认分流泵压力,积极补液处理。

4）分流不足:主要表现为术前临床症状无改善,应告知医生调节分流阀压力。

5）消化道症状:如出现腹胀、腹痛、腹泻等症状,通知医生行腹部B超检查。

6）裂隙脑室综合征:直立时脑室内压低于大气压,导致分流过度,造成引流管周围脑室塌陷,导致分流系统不可逆的梗阻,出现急性颅内压增高,意识障碍。强调变换体位动作不可过急过快。

2. 关键点

（1）观察患儿头痛、恶心、呕吐的程度和特点,区分是分流管堵塞引起的高颅压还是引流过度引起的低颅压。引流过度引起的低颅压头痛位于额部和枕部,症状较轻,且前囟凹陷,头痛、恶心、呕吐等症状与体位有明显关系,坐位或站位时症状加重,平卧时症状很快消失或减退。

（2）腹部的观察:观察患儿有无腹胀、腹痛、腹泻等症状,如出现给予对症处理。

（3）患儿头部活动应适当限制,防止伤口愈合前因活动过度导致分流管移位,或者分流泵与分流管连接处脱离或断裂,导致手术失败。

案例分析

出　　院

患儿手术后第七天,神志清楚,精神食纳佳,前囟平软,双眼球活动可,头围49cm,T 36.7℃,P 122次/min,R 24次/min,分流泵储液囊按压回弹可。患儿病情平稳,康复出院。

（三）出院指导

1. 护理要点

（1）指导患儿家长正确定期按压分流泵储液囊，以检测分流泵通畅情况；防止意外碰撞分流管以免造成分流管断裂。

（2）病情观察：如患儿出现烦躁哭闹、尖叫、意识障碍、前囟饱满、呕吐、恶心、发热、分流泵储液囊按压不动或回弹不了等症状随时就诊，就诊时携带 CT、MRI 片。

（3）分流泵为磁感应体，告知家长注意让儿童远离强磁场。MRI 检查后需要重新确认压力。

（4）尽量少去公共场所，防止交叉感染，避免受凉。

（5）部分长期口服抗癫痫药物患儿，嘱咐家长按时、按量服药，不要私自停药、换药、减量。

（6）出院时交代患儿分流管型号、厂家，并将每次调压的日期、压力登记在门诊病历上，方便下次就诊。

（7）出院后 2 周，伤口痊愈后，可正常洗头。

2. 关键点　评估家长是否掌握出院注意事项。

案例分析

疾病相关知识

（一）概述

脑积水（hydrocephalus）由各种原因引起的脑脊液循环受阻、吸收障碍或分泌过多使脑脊液积聚于脑室系统或蛛网膜下隙，导致脑室或蛛网膜下隙扩大，形成头部扩大、颅内压过高和脑功能障碍。

（二）病因

1. 脑脊液分泌过多　除脑室系统内脉络丛乳头状瘤以外，脉络丛的弥漫性绒毛状增生是引起脑脊液产生过多的少见原因。

2. 脑脊液吸收障碍　颅内出血或中枢神经系统感染，出现颅底蛛网膜下腔粘连，导致蛛网膜颗粒对脑脊液吸收的减少，或者静脉压力升高导致回流吸收障碍。

3. 脑脊液循环通路梗阻　为先天性或后天性因素所致，脑脊液循环通路梗阻有脑室内梗阻（非交通性脑积水）和脑室外梗阻（交通性脑积水）两种类型。

（三）儿童脑积水的分类

1. 根据发病病因　分为先天性脑积水和后天性脑积水。

2. 根据发病机制　分为梗阻性脑积水和交通性脑积水。

3. 根据脑积水发生的速度　分为急性脑积水和慢性脑积水。

4. 根据颅内压升高与否　分为高压性脑积水和正常压力脑积水。

5. 根据脑积水自然病程中脑的代偿功能　分为代偿性脑积水和失代偿性脑积水。

6. 根据脑积水病理生理过程　分为静止性脑积水和活动性脑积水。

（四）临床表现

1. 婴儿期表现

（1）头颅形态的改变：婴儿出生后数周或数月内头颅进行性增大，前囟也随之扩大和膨隆。颅骨菲薄，头皮有光泽，浅静脉怒张。头颅和脸面不相称，头大面小，前额突出，下颌尖细。

（2）神经功能缺失：脑积水进一步加重，可使松果体上隐窝显著扩张，压迫中脑顶盖部或由于脑干的轴性移位，使婴儿的眼球上视不能，出现"落日征"。由于脑室系统进行性扩大，出现明显的脑萎缩，在早期尚能保持完善的神经系统功能，到了晚期则可出现椎体束征、痉挛性瘫痪、去大脑强直等。智力发育明显落后于同龄婴儿。

（3）颅高压增高：主要表现为呕吐，由于婴儿尚不会说话，常以抓头、摇头、哭叫等表示头部的不适和疼痛，病情加重时可出现意识障碍。

2. 儿童期表现　儿童期由于骨缝的闭合，脑积水的临床表现与婴儿期截然不同，根据脑积水发生的速度，可分为急性脑积水、慢性脑积水、正常颅内压脑积水和静止性脑积水四种。

（1）急性脑积水：脑脊液循环通路的任一部位一旦发生梗阻，最快者可在数小时内出现颅内压增高的症状，如双侧额部疼痛、恶心、呕吐等。

（2）慢性脑积水：临床表现以慢性颅内压增高为其主要特征，可出现双侧颞部或全颅疼痛、恶心呕吐、视神经乳头水肿或视神经萎缩，智力发育障碍等。

（3）正常颅内压脑积水：属于慢性脑积水的一种状态。主要表现为：头围在正常值的局限或略超过正常值；精神运动发育迟缓；智力下降、学习能力差；轻度痉挛性瘫痪。

（4）静止性脑积水：主要特点是脑脊液的分泌与吸收趋于平衡已恢复正常，脑室和脑实质之间的压力梯度已消失，脑室的容积保持稳定或缩小，未再出现新的神经功能损害，精神运动发育随年龄增长而不断改善。

（五）相关辅助检查

1. 头颅 B 超检查　无创安全、简单易行。通过未闭的前囟，了解两侧脑室、第三脑室的大小、颅后窝的情况。超声检查可以确定脑室扩大程度，但 B 超超声图像对脑部结构性病损尚不能获得满意的检测结果。

2. X 线头颅摄片　可见颅骨变薄，骨缝增宽。较大儿童可见颅缝分离、脑回压迹增多。

3. CT 检查　具有迅速、安全、无痛、立即确诊等优点；可显示脑室扩大程度和脑皮质的厚度，及有无其他颅内病变，并可用作追踪脑积水有无进展及其治疗效果评价。

4. MRI 检查　是目前最理想的诊断方法；除具有 CT 检查的一切优点和功能外，能准确地显示脑室、导水管和蛛网膜下腔各部位的形态、大小和是否存在狭窄，使一些脑积水的病因和病理状态一目了然。

5. 智能测定　大多有不同程度的智能低下。

6. 脑电图检查　有基本脑电活动减慢，并可有癫痫样放电。

（六）鉴别诊断

1. 婴儿硬膜下血肿或积液

2. 佝偻病

3. 脑发育迟缓综合征

4. 积水性无脑畸形

5. 巨脑回畸形

6. 脑萎缩

（七）治疗

1. 手术治疗

（1）减少脑脊液分泌的手术：脉络丛切除术、内镜脉络丛电灼术，目前临床应用较少。

（2）脑脊液分流术：脑室-头皮下Omaya囊植入术、脑室-心房分流术、脑室-腹腔分流术，脑室镜下第三脑室造瘘，其中脑室-腹腔分流术是目前应用最广的术式。

（3）解除阻塞病因的手术：颅内占位切除术、切开中脑导水管的瓣膜等。

1）分流术禁忌证：中枢神经系统感染者；脑脊液明显异常者；术区皮肤感染、凝血功能障碍，或者有严重循环、呼吸系统的先天或后天性疾病。

2）分流术常见并发症及治疗

①颅内感染明确者，需要取出分流装置，并选用合适的抗生素。

②分流装置功能障碍应判断梗阻的具体部位，再酌情做分流矫正术或更换分流管。

③颅内血肿多继发于颅内压过低，因此，术中释放脑脊液不宜过多或选用高压泵型分流管。

2. 非手术治疗　目的在于减少脑脊液的分泌和增加机体水分的排出。一般常用脱水药物以及减少脑脊液分泌药物。

附3-4　更换侧脑室外引流袋

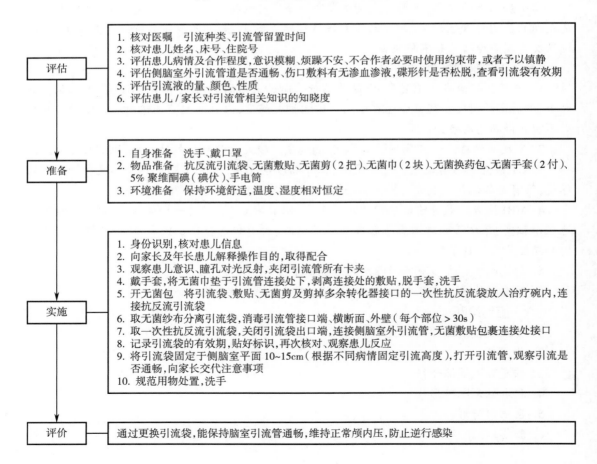

评估	1. 核对医嘱　引流种类、引流管留置时间 2. 核对患儿姓名、床号、住院号 3. 评估患儿病情及合作程度，意识模糊、烦躁不安、不合作者必要时使用约束带，或者予以镇静 4. 评估侧脑室外引流管道是否通畅、伤口敷料有无渗血渗液，碟形针是否松脱，查看引流袋有效期 5. 评估引流液的量、颜色、性质 6. 评估患儿/家长对引流管相关知识的知晓度
准备	1. 自身准备　洗手、戴口罩 2. 物品准备　抗反流引流袋、无菌敷贴、无菌剪（2把）、无菌巾（2块）、无菌换药包、无菌手套（2付）、5%聚维酮碘（碘伏）、手电筒 3. 环境准备　保持环境舒适，温度、湿度相对恒定
实施	1. 身份识别，核对患儿信息 2. 向家长及年长患儿解释操作目的，取得配合 3. 观察患儿意识、瞳孔对光反射，夹闭引流管所有卡夹 4. 戴手套，将无菌巾垫于引流管连接处下，剥离连接处的敷贴，脱手套，洗手 5. 开无菌包　将引流袋、敷贴、无菌剪及剪掉多余转化器接口的一次性抗反流袋放入治疗碗内，连接抗反流引流袋 6. 取无菌纱布分离引流袋，消毒引流管接口端、横断面、外壁（每个部位>30s） 7. 取一次性抗反流引流袋，关闭引流袋出口端，连接侧脑室外引流管，无菌敷贴包裹连接处接口 8. 记录引流袋的有效期，贴好标识，再次核对、观察患儿反应 9. 将引流袋固定于侧脑室平面10~15cm（根据不同病情固定引流高度），打开引流管，观察引流是否通畅，向家长交代注意事项 10. 规范用物处置，洗手
评价	通过更换引流袋，能保持脑室引流管通畅，维持正常颅内压，防止逆行感染

注 意 要 点

1. 严密观察患儿神志、瞳孔、生命体征变化

2. 严格无菌操作,预防感染,妥善固定,各接头部位用无菌敷贴包裹

3. 引流管开口端高出外耳道平面 10~15cm,以维持正常颅内压(或根据不同病情固定引流高度),勿随意更换或移动引流管位置,若哭吵厉害或搬动患儿时应夹闭引流管

4. 注意观察引流管是否通畅,若引流管内不断有脑脊液流出,管内的液面随患儿脉搏上下波动表明引流管通畅;如引流管内液平面无波动,应立即报告医生

5. 严密观察引流液颜色、量、性质并准确记录。正常脑脊液为无色透明无沉淀,术后 1~2d 脑脊液可略呈血性,以后逐渐转为正常

6. 患儿头部活动范围应适当限制,在给患儿翻身、治疗及护理操作时,动作要轻柔缓慢,夹闭并妥善固定好引流管,避免牵拉引流管,防止引流管脱落

二、脊髓栓系

案例分析

典 型 案 例

患儿,男,5 岁 1 个月,因"大便不能控制 5 年余,进行性加重 1 个月"门诊就诊。家长诉:患儿出生大便失禁,当时未给予重视。目前患儿大便失禁加重,影响生活要求手术治疗。门诊查腰骶 MRI:骶前脊膜脂肪膨出;骶管内终丝脂肪沉积,脊髓圆锥位置偏低(图 3-26),提示脊髓栓系(图 3-27)。患儿以"脊髓栓系综合征"入院。查体:患儿神志清,精神好,双侧瞳孔

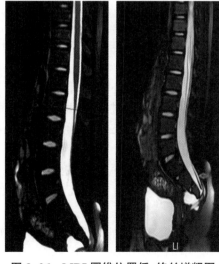

图 3-26 MRI 圆锥位置低,终丝增粗图

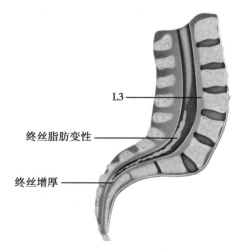

图 3-27 脊髓栓系图解

L3
终丝脂肪变性
终丝增厚

等大等圆,直径 2mm,对光反射灵敏。腰背部皮肤可见异常毛发生长,肤色正常,表皮无红肿破溃。四肢肌力正常,肌张力适中。双下肢感知觉正常,小便无异常,大便失禁,肛周皮肤色素沉着、无破溃。脑膜刺激征及病理反射阴性。患儿家庭经济贫困,没有医疗保险。

（一）入院处置

1. 护理要点

（1）通知医生,评估患儿神志、瞳孔、生命体征、双下肢肌张力、肌力及感知觉,腰骶部位皮肤,大小便情况等。

（2）协助医生合理安排各项检验和检查。

（3）了解母亲孕期情况,患儿出生后生长发育情况。

（4）评估家长文化程度、家庭经济能力及对疾病和手术的认知水平。

2. 关键点

（1）儿童神经系统检查方法灵活,不拘泥于顺序,先易后难。情绪不稳定的患儿可以分次检查。检查时机以进食前 1h 左右为宜。检查感觉和反射时应注意两侧对比。

（2）婴儿肌张力评估,检查上肢,握住患儿肘与腕之间,摇晃其上肢,观察腕部活动情况。检查下肢肌张力,握住膝和踝之间,摇晃下肢,观察踝部活动情况。肌张力高时活动范围小,肌张力低时活动范围大。

（3）大便失禁指粪便在直肠肛门时,肛门内、外括约肌处于弛缓状态,大便不能自控,粪便不间断地流出,是骶神经受压或牵拉引起,属脊髓栓系的主要表现之一。

（二）术前护理

1. 护理要点

（1）皮肤护理:大便失禁患儿,每次大便后用温水柔软毛巾清洁干净,外涂皮肤保护剂,保持肛周皮肤清洁、干燥。有尿失禁或尿潴留排尿不佳者给予导尿。骶尾部有囊肿者注意保护囊肿,有瘘管者及时更换敷料,避免包囊创伤和感染。

（2）提肛训练:肛门括约肌快速收缩后维持 3s 再放松为 1 次训练,每次在喝水后进行。30~50 次为 1 组,每天做 10 组。

（3）完善个体化的术前宣教:术前一天完成术前宣教,包括术前禁食、备皮、训练床上大小便、麻醉方式、手术目的、可能出现的风险。术后体位安置、饮食、活动、手术切口护理、呼吸功能锻炼、心理护理等,减少家长焦虑,配合完成术前准备。

（4）体位训练:由于脊髓栓系松解手术采取后方入路,术后需俯卧位,术前进行俯卧位的训练十分重要。入院后指导患儿进行俯卧位的练习,训练时间循序渐进,以患儿能耐受为宜。

（5）术前皮肤准备:术前一天晚上沐浴,手术当天用含醇的氯己定消毒液消毒腰背部皮肤。

（6）心理护理:做好通俗易懂的医护麻术前宣教,减轻家长对疾病预后的焦虑。

2. 关键点

（1）预防失禁性皮炎,使用皮肤保护剂。

（2）预防手术切口感染指南中指出术前不需要去除毛发。如果必须去除毛发,手术当天使用单用头电剃刀去除毛发。禁止使用剃刀,因其会增加手术部位感染的风险。对于手术部位已经出现破溃伴感染的患儿,需要术前加强局部换药,感染控制后再行手术治疗。

（3）术前皮肤消毒：WHO 预防手术切口指南强烈推荐使用含醇的氯己定消毒液用于手术部位皮肤的消毒。消毒范围在病变以上 5 个椎体至坐骨结节。

案例分析

术 中 情 况

患儿入手术室，在插管全身麻醉下行骶尾部皮样囊肿切除术＋脊膜膨出修补术＋脊髓栓系松解术。术中俯卧位，骶尾部正中作纵切口，可见脊膜膨出囊，绕过尾骨膨向前方，游离囊壁，局部脊椎缺如、畸形。切开膨出囊，有一实质性肿块，内充满皮脂、毛发样物质。术中切除实质性肿块，切除大部分膨出物。术中另见终丝增粗呈脂肪样变性，检测骶神经能控制肛门括约肌群，离断终丝，松解脊髓栓系，缝合硬脊膜。术后返回病房。

（三）术后护理

1. 护理要点

（1）体位：全身麻醉未清醒给予平卧，头偏向一侧，保持呼吸道通畅，防止呕吐窒息。患儿麻醉清醒，生命体征平稳后改俯卧位，以减少手术切口局部张力，卧位时注意保持肢体功能位，预防关节畸形。

（2）病情观察：监测生命体征；观察双下肢活动、肌力、肌张力、感知觉。术后重点评估大便失禁改善情况，了解大便次数、性状及患儿控制大便的能力。观察伤口清洁及愈合情况。了解实验室、MRI 复查结果。

（3）呼吸道护理：俯卧位时头偏向一侧，注意观察面色、呼吸情况。及时清除呕吐物及呼吸道分泌物，保持呼吸道通畅。

（4）饮食护理：禁止咖啡因、糖替代品、乳糖、粗纤维饮食（如玉米、芹菜、番薯、菠萝等）摄入。建议家长记录每餐食物的种类，观察食物变化对其肠功能和排便控制的影响。

（5）引流管护理

1）皮下引流管：保持通畅，避免折叠、扭曲、受压；妥善固定引流管，防止意外拔管；及时评估颜色、性状和量，如短时间内引流液量多，颜色清亮，则高度警惕为脑脊液漏，即刻停止负压吸引，报告医生。如无液体引出，怀疑引流管堵塞时应报告医生。

2）导尿管：保持尿管通畅，每天 2 次用生理盐水、灭菌注射用水或温开水清洗尿道口及会阴，妥善将管道固定在大腿内侧，可用工字形黏胶等固定管道。

（6）伤口护理：保持伤口周围皮肤及伤口敷料清洁干燥，防止大便污染伤口。如伤口有渗血，周围皮下组织有瘀斑，要警惕深部血肿或脑脊液漏的可能，及时通知医生。

（7）膀胱肌训练：留置导尿管期间进行夹管训练，2~3h 开放 1 次，遵医嘱拔除导尿管后训练自行排尿。

（8）基础护理

1）预防失禁性皮炎：指导家长每次排便后用温水棉柔软毛巾洗净臀部和会阴部，擦干并外涂皮肤保护剂。

2）预防压力性皮肤损伤：重点观察受压部位，如耳郭、髂嵴、膝关节等给予泡沫敷料保护，指导家长每 2h 要检查受压部位，观察受压部位皮肤情况，防止压力性损伤的发生。

（9）并发症护理

1）感染：一般发生在术后 3~5d，密切观察意识及生命体征，尤其体温情况；观察伤口红肿、渗液渗血情况；观察有无脑膜刺激征；了解血常规、C 反应蛋白等结果。遵医嘱合理、正确使用抗生素。

2）脑脊液漏：患儿出现切口下有积液，质地软，甚至可见清亮脑脊液外流，患儿主诉头痛或婴儿哭闹不能安抚，测血压正常或正常低限，考虑脑脊液漏伴颅低压。立即报告医生，保持患儿安静，平卧或头低足高位，遵医嘱补液，观察患儿神志、精神状况。

3）排便困难：大小便失禁或尿潴留，训练膀胱收缩功能，建立自主排尿节律，通过手法按摩方法不能排尿的患儿，给予留置导尿。对顽固性尿潴留并发上行性泌尿道感染者作膀胱造口术。大便失禁者及时清洗，保持肛周皮肤清洁干燥，可用护臀油保护皮肤。

4）脊髓再栓系：观察原有症状是否加重，或者出现新的症状，如疼痛、双下肢无力等立即报告医生。嘱定期复查 MRI。

5）肌肉萎缩废用综合征表现为肌力下降，根据病情制订功能锻炼计划，进行功能锻炼，防止肌肉萎缩。

（10）健康宣教告知家长吸氧、心电监护及静脉输液时的注意事项；伤口及皮下引流管的观察要点，告知家长俯卧位对疾病术后康复的重要性，并指导家长避免大小便污染手术切口。

2. 关键点

（1）术后 72h 内保持俯卧位，手术切口未愈合前不宜坐位，避免弓背、弯腰，以免增加切口张力，增加脑脊液漏的风险。

（2）脑脊液漏：手术部位发生脑脊液漏多数由于术中缝合不良或术后切口愈合不良。脑脊液漏如处理不及时，易发生颅内感染、颅低压等严重并发症。当脑脊液漏积聚在皮下时，给予皮下穿刺后加压包扎。如再发皮下脑脊液漏或切口脑脊液外流时需重新修补缝合硬脊膜切口。有学者报道对术后脑脊液漏的患儿推荐使用膀胱（腹腔）分流术（CPS），可以有效治疗脑脊液漏。

（3）括约肌功能受损的患儿进食粗纤维食物会引起大便容量和液体容量增加而导致失禁加重。有文献报道咖啡因、糖替代品、乳糖可能导致大便紧急或腹泻。

（4）对于术前合并巨大脊膜膨出或有脑积水趋向的患儿，术后患儿主诉头痛，婴儿哭闹不安，不能安抚，测血压高，心率呼吸慢，考虑颅内压增高的可能，可以通过甘油果糖或甘露醇降颅压治疗。

（5）意识不清或婴幼儿留置导尿期间出现烦躁、手抓导尿管等表现时，应考虑膀胱充盈，及时评估，如膀胱充盈达平脐，为放尿时机。

案例分析

出 院

患儿神志清，精神好，双侧瞳孔等大等圆，对光反射灵敏。四肢肌力正常，肌张力适中。双下肢感知觉正常、自行排尿通畅，大便可控制，2~4 次 /d，少量软便。腰骶部伤口敷料干燥。肛周皮肤暗红，无破溃。脑膜刺激征及病理反射阴性。康复出院。

（四）出院指导

1. 护理要点

（1）休息与活动：出院后 1 周内平卧，避免剧烈活动。

（2）伤口护理：保持伤口的清洁干燥，避免大小便污染手术切口。

（3）皮肤护理：大便失禁患儿，肛周皮肤清洁干燥后使用皮肤保护剂，预防失禁性皮炎的发生。

（4）病情观察：观察大便失禁有无改善或加重，观察有无出现新的神经功能障碍，如不能行走、尿失禁或尿潴留等。观察有无出现头颅增大、频繁呕吐、意识障碍等脑积水的表现，出现以上异常情况应立即就诊。

（5）进行个体化心理护理，下肢活动异常者坚持功能锻炼。

2. 关键点

（1）评估家长是否掌握出院注意事项。

（2）需要长期神经外科随访，了解术后神经功能恢复情况。监测有无再栓系的发生。脊髓再栓系一般发生在术后 3~12 个月，表现为原有症状逐渐加重或出现新的症状，如疼痛、双下肢无力，需要及时就诊。

案例分析

疾病相关知识

（一）概述

脊髓栓系综合征（tethered cord syndrome，TCS）是指因各种病变引起圆锥位置低或在椎管内不能移动，这种作用在神经上的压力引起一系列进行性神经损害综合征。TCS 在解剖上最常见的是圆锥位置低（低于 $L_{1~2}$ 间隙），可伴有终丝增粗、纤维束或硬膜内脂肪瘤。引起 TCS 的原因包括脊髓脊膜膨出、脊椎裂、脊髓裂、藏毛窦、圆锥肿瘤、脊髓术后脊髓与硬脊膜粘连等。男女发病率比为 2∶1。

（二）分类

1. 原发性 TCS　20% 脊柱裂患儿伴有 TCS。其他脊髓和脊柱末端的各种先天性发育异常均可导致脊髓栓系，如脊膜膨出、骶尾部硬脊膜内外脂肪瘤、藏毛窦等。

2. 继发性 TCS　主要由于手术后瘢痕形成。如腰骶部脊膜膨出修补术后粘连也可引起脊髓栓系。

（三）临床表现

1. 腰骶皮肤异常、腰骶部皮肤凹陷或窦道，局部可伴有毛发、皮肤赘生物、皮下脂肪瘤等；也可能伴有表皮破溃，甚至感染。

2. 神经损害症状：感觉障碍（下肢、会阴部、腰背部的感觉异常或疼痛），双下肢运动障碍、足畸形、膀胱肛门括约肌功能障碍、疼痛等。

3. 可并发小脑扁桃体下疝畸形（Arnold–Chiari 畸形）、脑积水、脊髓空洞、蛛网膜囊肿、肛门闭锁、脊柱畸形等。

（四）辅助检查

1. 肌电诊断检查脊髓和神经损害出现肌力减退,肌电图显示是支配电位差和纤维颤动,但不能确诊。

2. X线脊柱正侧位片 椎板棘突缺如,椎弓跟间距增宽,骨质缺如部位与软组织肿物相连。部分局部脊柱裂或椎管膨大。

3. CT检查 CT能够很好地显示脊髓特征,即圆锥低位、终丝增厚、脂肪浸润、脊髓纵列、神经根行走异常。CT还可发现由俯卧位改仰卧位脊髓移动度减低(正常>5mm),但CT有创伤及电离辐射。

4. MRI 对显示硬膜内脂肪瘤与腰骶部脂肪瘤的关系、脊髓积水、圆锥低点优于CT,故诊断TCS首选MRI。MRI不仅可以准确诊断是否合并脊髓空洞、Arnold–Chiari畸形等其他异常,还可清晰显示脊髓圆锥的下降,并可在矢状面、冠状面及横截面准确定位圆锥终止点,有利于指导手术及术后评价。在新生儿,由于体积小,图像质量可能不理想,临床如高度怀疑TCS,则在6个月时复查。

（五）症状鉴别

1. 单纯脊膜膨出 背部中线颈、胸或腰骶部可见一囊性肿物,大小不等,呈圆形或椭圆形,多数基底较宽,大多表面皮肤正常。有感染及破溃者表面呈肉芽状,已破溃则有脑脊液流出。婴儿哭闹时包块增大,压迫包块前囟膨隆。透光程度高。无神经功能损害。

2. 脊髓脊膜膨出 肿块症状同单纯脊膜膨出。透光可见包块内有阴影,为包块内含的脊髓和神经根;可有不同程度的双下肢瘫痪及大小便失禁。MRI:脊柱裂,脊髓、神经畸形及局部粘连等情况。

3. 脊髓空洞症 多见于颈、胸段,出现单侧或双侧上肢和上胸段的阶段性感觉障碍,以分离性感觉障碍为特点;即痛、温觉减退或消失,触觉正常,深感觉存在。空洞在前角,出现单侧或双侧上肢弛缓性不全瘫痪。单侧或双侧下肢肌张力亢进,病理反射阳性。晚期瘫痪加重,出现大小便障碍。

4. 脊髓占位 可出现运动、感觉和大小便功能障碍。

（六）治疗

1. 根据患儿术前MRI、肌电图等检查制订个体化的手术治疗方案。手术治疗原则是在保证重要脊髓神经功能的前提下,最大限度地松解脊髓栓系,降低腰骶段脊髓和神经的张力。

2. 手术时机一旦出现症状应尽早手术治疗。但MRI确诊为无症状的TCS患儿是否需要进行预防性手术治疗还存在争议。

3. 脊髓栓系手术方案概述

（1）胎儿神经管缺陷的手术治疗:对胎儿的先天畸形进行手术干预,风险极大,宫内修补术还不能作为脊髓脊膜膨出治疗的常规方法。

（2）脊髓栓系松解术:是TCS首次治疗的首选方案。脊髓从粘连的病灶上分离下来,切除病灶,解除脊髓压迫和栓系,防止病情继续进展。术中最重要的是明确病理状况,切实做到能够解除脊髓栓系与受压状态。在处理病变组织时,必须小心轻柔操作。硬脊膜严密缝合防止脑脊液漏发生。

（3）脊柱截骨术:适用于椎体已骨化成熟的青少年及成人。先天性脊柱侧凸合并脊髓栓系的治疗,能有效缓解脊髓张力同时提高侧弯的矫正率。对于瘢痕形成及蛛网膜粘连,复发性 TCS 的患儿可行此手术治疗。

（4）脊柱均匀缩短脊髓轴性减压术:该手术方案的理论基础是通过缩短脊柱的长度,缓解脊髓异常牵拉。优势在于不打开硬脊膜,降低神经损伤、椎管内感染及再栓系的发生率。不足在于手术所需阶段较多,对腰椎影响较大,临床上需要更多的患儿资料和更长时间的随访数据得出更确切的结论。

三、神经母细胞瘤

案例分析

典 型 案 例

患儿,女,3 岁 6 个月,身高 94cm,体重 14kg,因"3 个月前腹痛"就诊于当地医院,行腹部彩超及 CT,发现腹膜后占位性病变,被确诊为"神经母细胞瘤"（图 3-28）。转院后,患儿规律化疗 4 次。今为进一步治疗入院。腹部 CT:右腹膜后可见混杂密度占位性病变,范围约 10.1cm×8.5cm×9.5cm,右下腹肿物下缘可见多发结节。右肾受压外移,右肾动脉包埋于肿物内,L_5 及双侧髂骨密度不均匀。

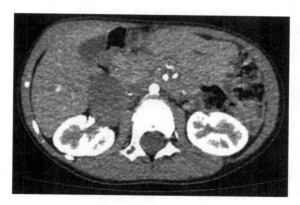

图 3-28　右腹膜后神经母细胞瘤

（一）入院处置

1. 护理要点

（1）通知医生,并评估患儿神志及精神状况、生命体征、腹部情况、营养状况、疼痛以及坠床评分并告知相关预防措施等。

（2）向医生汇报患儿情况,如体温过高、精神状况差、腹胀明显,是否存在骨髓抑制期等。

2. 关键点

（1）帮助患儿及家长尽快熟悉病房环境,使其能够快速的调整心理状态,配合好后续的住院治疗。

（2）警惕肿瘤破裂风险,如患儿出现精神萎靡、腹胀明显、体温过高、休克等症状,做好抢救准备。

（3）进行疼痛程度评估,不同年龄采用不同疼痛量表进行评估。该患儿使用视觉模拟疼痛量表（3~8 岁）来定量疼痛。

（二）护理术前

1. 护理要点

（1）完善术前检查,如血液检查、心电图、X 线胸片等。

（2）严密观察患儿血常规及血生化情况

1）白细胞低于正常值:必要时遵医嘱肌内注射重组人细胞刺激因子。若白细胞低于 $1.0 \times 10^9/L$,给予保护性隔离。

2）血小板低于 $80 \times 10^9/L$:要以卧床休息为主,活动要慢,避免磕碰出血。

3）血红蛋白低于 70~80g/L:注意安全防止跌倒和坠床。必要时遵医嘱输注悬浮红细胞、血浆、血小板等。

（3）做好患儿的术前准备:术前禁食禁水、皮肤准备、胃肠道准备等。

（4）按时给予术前治疗。

2. 关键点

（1）对营养不良、贫血、白细胞低、血小板低、凝血功能异常和低蛋白血症的患儿,遵医嘱术前适当补液、输血、输血浆、输血小板和升白细胞治疗,改善全身情况,增强机体抵抗力。

（2）如患儿白细胞下降,易增加感染概率;血小板计数下降易发生出血;红细胞或血红蛋白减少,易发生贫血,严重时会有眩晕、乏力、心悸、皮肤苍白等表现;肝功能下降时会表现为乏力、食欲缺乏、恶心和转氨酶升高,重者可以出现黄疸。

案例分析

术中情况

患儿入手术室,在全身麻醉下行腹膜后神经母细胞瘤切除术,麻醉成功后,平卧位,右上腹部做弧形切口入腹。瘤体与周围瘤样淋巴结粘连成块,包绕腹腔多根大血管。右侧输尿管呈暗褐色,受肿瘤浸润改变瘤体向上延续至肝下缘,向下延续至髂血管分叉上方 2cm。部分瘤灶延伸至下腔静脉后方,左缘达腹主动脉左侧,呈多结节状,范围 10.5cm×6.5cm×2.2cm,分离肿瘤与肝脏及肝后下腔静脉粘连,逐渐游离出右肾动脉及右肾静脉,结扎缝扎肾上腺静脉,沿瘤周分离肿瘤与肾脏界限。完整切除右肾上腺肿物。沿下腔静脉仔细分离,逐步骨骼化腹腔多根大血管。右侧生殖血管受浸润,给予离断结扎。分块、分区域清扫双侧腹膜后淋巴结,右腹膜后及右结肠旁沟各放引流管一根。逐层关闭腹腔。术后回病房。

（三）术后护理

1. 护理要点

（1）体位:全身麻醉术后取去枕平卧位,保持呼吸道通畅,待患儿生命体征平稳后改为半卧位。

（2）病情观察

1）生命体征：监测生命体征变化，保持呼吸道的通畅，勤翻身拍背，雾化吸入、吸痰，以预防痰液淤积和肺不张。

2）密切观察血压变化，注意阵发性或持续性高血压、高血压和低血压交替出现、阵发性低血压、休克等病情变化，定时测量血压并做好记录，确保测量患儿血压的准确性。必要时给患儿留置双静脉通路，遵医嘱输血和补液，以提高体循环平均压，补充血容量。

3）伤口：护士应密切观察伤口敷料有无渗血、脱落等情况，伤口皮肤周围有无红肿及渗出，观察渗出液颜色有无感染迹象。

4）监测电解质和血糖：术后应及时复查电解质和血糖情况，防止发生低钠、低钙、低镁和低钾现象，若发现异常及时告知医师，遵医嘱给予对症处理。

5）准确记录出入量：应控制输液量和速度，准确记录输液量、尿量、腹腔及伤口引流量等，及时评估患儿有无皮肤干燥、口渴、血压下降等脱水情况。

6）管道护理：保持引流管的通畅，定时挤压引流管，注意观察引流液的颜色、性质、量和引流速度，注意有无活动性出血，并准确记录。如每小时引流量 >50ml，应考虑有活动性出血的可能，应及时通知医生给予对症处理。

7）皮肤管理：术后给予手术时间大于 4h 以上的患儿进行压疮评估，定时协助患儿翻身，骨隆突处给予泡沫敷料保护，随时观察皮肤情况，避免发生压疮。

（3）活动：在病情允许的情况下可在床上早期活动，减少肺部并发症以防止肠梗阻、肠粘连的发生。

（4）饮食：术后早期禁食，待肠蠕动恢复后逐步恢复饮食。患儿有肠鸣音、肛门排气后，可由禁食禁水改为禁食，2~3d 后无腹胀可由禁食改为流食，排便正常后可由流食改为半流饮食，进食后未见不适可逐渐过渡到软食、普食。

（5）预防下肢静脉血栓：应观察患儿双下肢有无水肿、疼痛，并教会患儿及家长双下肢被动运动和按摩的方法。若患儿出现下肢肿胀疼痛，应立即给予制动，避免栓子脱落。

（6）术后并发症的观察及处理：术后并发症主要有低蛋白血症、出血、乳糜漏、肠梗阻、肠粘连。

2. 关键点

（1）半卧位：利于腹腔引流，减轻伤口疼痛。改善呼吸循环功能，避免形成膈下脓肿。

（2）低蛋白血症：有体液过多、营养失调、低于机体需要量、有皮肤受损的危险和有感染的危险。除疾病本身外，食欲减退、蛋白摄入不足、吸收不良等都是加重水肿的原因，不能进食者应遵医嘱给予静脉补充血浆和白蛋白。做好受压部皮肤的保护，防止发生压疮。

（3）如患儿出现患侧眼球轻微下陷、瞳孔缩小，但对光反应正常、上睑下垂、患侧面部少汗等症状时，提示出现霍纳氏综合征。

（4）血压

1）低血压：由于儿茶酚胺的分泌增加，使血管长期处于收缩状态，当肿瘤切除后上述影响骤然消失，血管容积相对增大，回心血量及心排血量下降，导致术后 3d 可出现低血压。

2）高血压：由于压迫肾动脉引起肾缺血，激活肾素 – 血管紧张素系统以及肿瘤细胞分泌血管活性儿茶酚胺代谢物所造成。

（5）电解质紊乱

1）低钠血症：体液和消化液丢失，钠摄入减少；可表现为食欲减退、恶心、呕吐、尿少、肌肉痛性痉挛、体位性低血压，以及皮肤干燥、弹性差，严重者可有明显的神经系统症状，如头痛、感觉迟钝、抽搐等。

2）低镁血症：腹部（胃肠道）术后患儿禁食，可出现一过性轻度低镁血症；低镁血症易合并低钾血症和低钙血症，当低镁引起手足抽搐时，也可能存在低钙和低钾现象。

3）低钙血症：恶性肿瘤或肿瘤化疗后大量组织破坏，使磷酸盐释放入血，血钙可明显下降，称为肿瘤溶解综合征。低血钙时神经肌肉兴奋性增高，可出现手足抽搐、肌痉挛、喉鸣、惊厥，以及易激动、情绪不稳等症状。

（6）糖代谢紊乱

1）高血糖：肝糖原分解加速及胰岛素分泌受抑制而使糖耐量降低，肝糖异生增加所导致。

2）低血糖：原来受抑制的胰岛素大量释放，可引起低血糖。

案例分析

出　院

患儿精神好，右腹膜后及右结肠旁沟引流管已拔除。腹部伤口清洁无渗出，皮肤完好，二便正常，出院宣教已做，遵医嘱给予出院。

（四）出院指导

1. 护理要点

（1）加强营养、保证睡眠，出院后给予高营养、高维生素、高热量、易消化食物，少量多餐。

（2）活动形式：以慢走、散步为宜。避免追跑打闹、蹦跳等活动。

（3）活动量：慢走、散步，5~6 次 /d；20min/ 次以上。根据患儿耐受程度适当增减。

（4）注意伤口情况，如有渗出，颜色异常，气味异常的情况，随时就诊，待伤口完全结痂脱落前，勿淋浴，避免感染。

（5）出院 7d 后于门诊换药。

（6）出院后根据医嘱规律化疗。化疗期间注意患儿饮食、睡眠以及胃肠道情况，保护性隔离。

（7）定期复诊，出院后 1 个月、3 个月、6 个月、1 年复查腹部 B 超、CT、血常规等。

（8）若发生呕吐、腹胀、排便异常等情况，需及时就医。

（9）预防感染，注意保暖，避免受凉。

2. 关键点

（1）评估家长是否掌握出院注意事项。

（2）腹部手术后，肠道功能变弱，饮食不当可能加重肠道负荷，造成营养失衡，引起肠功能紊乱。出现腹痛、腹胀、肛门停止排气排便,提示可能出现肠粘连、肠梗阻等。特别注意术后 1~3 个月的饮食。

案例分析

疾病相关知识

（一）概述

神经母细胞瘤（neuroblastoma,NB）属于神经内分泌性肿瘤,可以起源于交感神经系统的任意神经脊部位。其最常见的发生部位是肾上腺,但也可以发生在颈部、胸部、腹部以及盆腔的神经组织。NB 是儿童期最常见的颅外实体瘤,占所有儿童恶性肿瘤的 8%~10%。有将近一半的神经母细胞瘤发生在 2 岁以内的婴幼儿,75% 的病例诊断时年龄小于 5 岁,偶见于大龄儿童或成人。

（二）病因

根据细胞的分化情况可形成正常组织或肿瘤。常见部位为腹膜后胸脊柱旁。家族型神经母细胞瘤被证明与间变淋巴瘤激酶的体细胞突变有关。此外,基因突变被证明与肿瘤的恶性程度相关。在胚胎早期,原始神经嵴产生交感神经元细胞,移行到各部位形成神经母细胞和嗜铬母细胞,以后成熟为正常的交感神经节和肾上腺髓质。

（三）神经母细胞瘤病理学分类形态学分类

1. 神经母细胞瘤（Schwannian 间质贫乏） 未分化;弱分化;分化中。

2. 节细胞神经母细胞瘤 混合型（Schwannian 间质丰富）;结节型（混合型,Schwannian 间质丰富 / 优势和贫乏）。

3. 节细胞神经瘤（Schwannian 间质优势） 成熟中;成熟型。

（四）分期（表 3-5）

表 3-5 国际神经母细胞瘤分期系统（INSS）

分期	定义
Stage1	肿瘤局限,完整切除,伴 / 不伴有镜下残留;原发肿瘤同侧淋巴结阴性（如紧贴原发病灶、一并切除者,淋巴结可为阳性）
Stage2A	肿瘤局限,肉眼无法完全切除,同侧淋巴结阴性
Stage2B	肿瘤局限,完全 / 不完全切除,同侧淋巴结阳性,对侧淋巴结阴性
Stage3	单侧肿瘤跨越中线,无法切除,伴 / 不伴有区域淋巴结侵犯;或者单侧肿瘤,对侧淋巴结侵犯;中线区域肿瘤,通过直接侵犯（不可切除）或淋巴结转移方式向两侧播散
Stage4	原发肿瘤伴有远处淋巴结转移、骨骼、骨髓、肝脏、皮肤和 / 或其他脏器,4S 除外
Stage4S	肿瘤局限,为 1、2A 或 2B,伴有皮肤、肝脏和 / 或骨髓转移,年龄 <1 岁

注:

1. 多发原发病灶按照最大病灶范围进行分期,并加下标 M（如 3_M）。

2. 中线为脊柱,越中线是指侵犯或越过脊柱对侧缘。

3. 4S 期骨髓浸润 <10%,同时 ^{123} 碘 - 间碘苄胍（^{123}I-MIBG）描下骨髓无转移。

（五）临床表现

1. 腹腔的神经母细胞瘤一般表现为腹部膨隆以及便秘。

2. 胸腔神经母细胞瘤一般表现为呼吸困难。

3. 脊髓神经母细胞瘤一般表现为躯干与肢体力量减退,患儿往往会有站立、行走等困难;椎管内形成哑铃型病灶,压迫脊髓或神经根出现相应的截瘫、根性神经痛、膀胱及肠道功能异常等。

4. 骨转移时可以表现为骨痛以及跛行;骨髓的破坏可以使患儿发生贫血,可见面色及口唇皮肤苍白。

5. 合并眼阵挛 - 共济失调综合征,其中70%~80%可伴随认知、运动、行为和语言发育延迟的慢性神经缺陷表现。

6. 压迫颈部的交感神经节会出现霍纳综合征。

7. 腹泻型神经母细胞瘤过度分泌血管活性肠肽可造成顽固性腹泻,并伴有低钾和低钙。

8. 压迫肾动脉引起肾缺血激活肾素 - 血管紧张素系统以及肿瘤细胞分泌血管活性儿茶酚胺代谢物可造成高血压。

（六）辅助检查

1. 肿瘤标志物检查

（1）神经元特异性烯醇化酶（NSE）

（2）儿茶酚胺代谢产物

（3）香草基扁桃酸（VMA）和高香草酸（HVA）

（4）香草基扁桃酸（VMA）灵敏度和特异度最高,阳性率可达85%。

2. 骨髓检查　骨质改变之前即可在骨髓涂片中找到瘤细胞,阳性率80%~90%,常规涂片:成群瘤细胞呈典型多层环状或锥形排列的菊花团状,中心包绕嗜酸性粉红色原纤维物质,部分与其他恶性肿瘤不易区分,需免疫组化。

3. 超声检查　是原发腹部神经母细胞瘤最常用的检查手段,肿瘤常位于腹膜后和肾上腺区,多为内部含有钙化的不均质实性肿块,边界不清楚,形态不规则,血流信号较丰富,常推挤周围脏器与之粘连,并包绕腹膜后大血管。腹膜后淋巴结转移时常呈低回声结节。

4. 增强CT　腹部和纵隔神经母细胞瘤的首选检查手段,对肿瘤位置、大小、内部结构准确定位,用于术前定性诊断,原发灶多为软组织密度实性肿块;增强扫描显示轻到中度强化,可因内部出血、坏死而显示不均质,点状钙化是其重要影像学特征,检出率为100%。对是否越过中线,对邻近器官和血管的关系、淋巴结情况均有较好显示。

5. X线片　可见原发灶或转移灶密度增深的肿块阴影,肿块中常有程度不同的斑点或斑块状钙化阴影。可见被肿瘤破坏的颅骨、长骨。有虫蛀样骨质缺损、骨质疏松（溶骨性病变）或点状骨质破坏,可伴有骨膜反应,病理性骨折。

6. MRI　软组织分辨率高,能很好评估椎间孔及硬膜外侵犯,区分骨皮质及骨髓病变,但对钙化检出能力低。

7. 组织病理学诊断　由成片的核深染、胞质稀少的小细胞组成,肿瘤细胞团由纤维血管间隔成不规则片状,可有Homer-Wright菊形团结构。未分化型肿瘤细胞由完全未分化的神经母细胞弥漫排列组成,没有任何特异性组织结构。分化差型仅有<5%的肿瘤细胞出现分化。病理学是肿瘤诊断的"金标准"。

（七）治疗

1. 手术时机　外科手术是神经母细胞瘤治疗的重要部分,其需在危险分组和分层治疗的指导下进行,低危组仅行手术切除即可。中危组、高危组具有转移或不良的生物学特征,需通过化疗降低手术并发症的危险性后再手术治疗。

2. 手术范围

（1）活检:初诊患儿可行穿刺活检明确病理,若穿刺活检获得的组织无法明确病理,可考虑对原发灶或转移灶进行手术活检,明确诊断。

（2）完整切除或部分切除:在保证安全的前提下,应完整切除原发灶及转移淋巴结,若手术创伤大,患儿无法耐受完整切除手术,可行部分切除,残留部分通过放、化疗等继续治疗,若通过放、化疗使病灶及转移灶进一步得到控制,可行手术切除残留原发灶及转移灶,如肝、肺孤立病灶及颈部转移灶,可行转移瘤切除术。

3. 根据COG危险度分组的治疗原则

（1）低危组:治疗原则为单纯手术切除,一般不需要化疗。

（2）中危组:应采取手术切除、采用中等剂量及多种药物联合化疗6~8个周期。

（3）高危组:神经母细胞瘤治疗主要包括4个方面,即诱导化疗、局部控制、清髓巩固治疗和生物制剂治疗,疗程8~12个周期。

（王凤姣　虞露艳　陈朔晖　范雪娇）

第八节　骨骼系统疾病护理

一、发育性髋关节脱位

案例分析

典 型 案 例

患儿,女,1岁8个月,因"发现双下肢不等长、跛行6个月余"入院。查体:站立时腹部前凸、臀部后翘,臀纹不对称（图3-29）。双下肢不等长、升降式跛行步态,左臀部可扪及脱位股骨头,左髋关节外展受限,左下肢短缩1.0cm、阿里斯征（Allis sign）阳性、特伦德伦堡试验（Trendelenburg test）阳性,双下肢肌张力正常,双足末梢血运、感觉正常。骨盆正位＋骨盆蛙式位X线片:左股骨头骨骺较对侧偏小;左侧股骨头向外上移位,位于髋臼外上方,髋臼窝发育平浅,髋臼角增大,左髋关节间隙增宽,左侧沈通氏线、髂颈线不连续（图3-30和图3-31）。

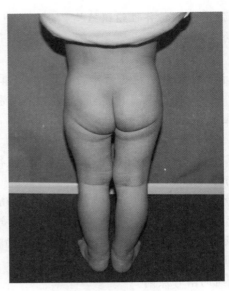

图 3-29　皮纹不对称

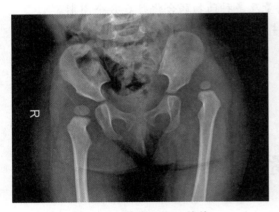

图 3-30　骨盆正位 X 线片

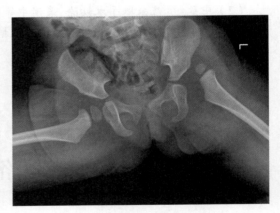

图 3-31　骨盆蛙式位 X 线片

（一）入院处置

1. 护理要点

（1）通知医生，评估患儿情况，及时完善相关术前检查、治疗及护理。

（2）观察有无发热、咳嗽等症状，指导预防上呼吸道感染相关措施。

（3）营养指导，可进食如鸡、鸭、鱼、蛋等高蛋白、高维生素、高热量食物。

（4）使用支具或石膏固定者，观察其患肢血液循环，防止皮肤、肢体磨擦、卡压等，预防压疮。

2. 关键点

（1）病情观察：观察新入院患儿有无会阴部增宽、肢体缩短、关节活动受限、大腿内侧及臀纹不对称等表现。观察已独立行走的患儿是否有跛行步态，或者呈鸭步，站立时是否臀部后翘，腹部前坠等。

（2）入院后指导步态异常患儿，勿跑、跳，注意预防跌落，护士应详细告知预防跌落措施，指导安全注意事项。

案例分析

治 疗

完善术前准备,拟择期行左髋关节闭合或切开复位术。

（二）术前护理

1. 护理要点

（1）病情观察:密切观察体温,有无咳嗽等上呼吸道感染症状。

（2）完善治疗和检查:遵医嘱给予交叉配血、备血、药物过敏试验,协助完善X线片、CT、MRI等检查。

（3）术前给予禁食、禁饮、备皮,检查手术部位皮肤,核对腕带、体重、血型及手术部位标识、手术方式等,训练床上大小便,年长儿指导肌肉静态舒缩运动的模拟练习。

（4）心理护理:缓解患儿恐惧及家长焦虑,赢得患儿及家长的信任与合作。

2. 关键点

（1）术中用物:6个月以下准备B超检查结果,6个月以上准备X线片资料,必要时备CT、MRI资料。

（2）术前备皮范围:上至肋缘平线,下至双侧踝关节。

案例分析

术 中 情 况

患儿入手术室,X线下碘帕醇造影。如盂唇外翻,复位良好,可闭合复位石膏固定;如盂唇内卷,内侧间隙大于2mm,则行切开复位,外用石膏固定（图3-32）。术毕返回病房。

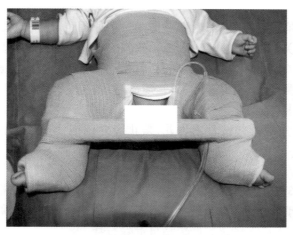

图3-32 术后髋人位石膏固定

（三）术后护理

1. 护理要点

（1）体位：全身麻醉术后 6h 去枕平卧，头偏向一侧。髋人位石膏固定、抬高患肢。

（2）病情观察：观察体温、脉搏、呼吸、血压、疼痛的情况，维持水电解质的平衡。观察肢端血液循环，伤口渗出、伤口负压引流管、导尿管等情况，注意石膏内是否有出血，并做好标记。

（3）饮食：患儿术后禁食 6h，麻醉清醒后试喂温开水，无呛咳可进流质，术后第二天逐渐过渡到半流质饮食或普食。髋人位石膏包裹下腹部，注意观察患儿的食欲、腹部情况，卧床进食注意预防误吸。

（4）石膏护理：加强皮肤护理，给予肢体肌肉的静息舒缩运动，以防肌肉萎缩。避免水、大小便刺激皮肤和污染伤口，保持石膏清洁干燥。术后每 2~3h 按摩或更换体位，术后第二天须协助患儿轴线翻身，预防压疮。

2. 关键点

（1）注意观察肢端血液循环，是否有发紫、浮肿，有无剧烈疼痛，是否发凉、麻木、活动受限等。

（2）注意伤口引流管、导尿管是否通畅固定，引流液的量、颜色、性质等。

（3）轴线翻身时注意以健侧为轴，翻身后垫好软枕，以防石膏断裂。已行骨盆截骨并植骨术患儿，禁止竖立位抱，防止因植骨块压缩而造成手术失败。

案例分析

出　院

患儿无发热，精神食纳好，二便正常，胸腹无阳性体征。髋人位石膏固定好，肢端血运及感觉正常。伤口敷料干洁，伤口无红肿、渗出，愈合好。无并发症，出院。

（四）出院指导

1. 护理要点

（1）向家长宣传有关育儿的知识，髋关节脱位的原因，预防措施及脱位时的体征。不要将新生儿或婴儿的髋关节伸直位包裹，以免导致髋关节发育不良，引起或加重髋关节脱位。

（2）出院后继续石膏固定 4~6 周，防止石膏松动、脱落及卡压，注意观察患肢血运情况，预防石膏压疮。如石膏松动、腐臭异味、异常疼痛等，则需立即就医。

（3）术后 4~6 周复查。

（4）患儿已行骨盆截骨并植骨术患儿，禁止竖立位抱，防止因植骨块压缩而造成手术失败。

2. 关键点

（1）加强皮肤护理，预防压疮。石膏内若皮肤瘙痒，禁止家长用棍、棒、毛衣编织针、筷子等尖锐物品伸入石膏内挠抓，以免硬物落入石膏内压迫肢体、引起缺血坏死。家长可拍打石膏，利用皮肤震动作用消除痒感。严禁私自拆除石膏。

（2）石膏固定时给予被动活动，鼓励患儿主动运动，主要为患侧肌肉等长收缩训练，足趾背伸弯曲、踝关节活动及抗阻力活动。

（3）观察有无伤口感染。如伤口有异味或分泌物及时就医。

（4）营养指导。给予高蛋白如鸡蛋、牛奶,高维生素如蔬菜、水果等饮食。

案例分析

疾病相关知识

（一）概述

发育性髋关节发育不良(developmental dysplasia of the hip, DDH)是髋关节在发育过程中以空间和时间上的不稳定为特征的一组病变的总称,包括髋关节脱位、半脱位和髋臼发育不良。由于该病与髋关节发育过程紧密相关,不同年龄组的表现和相应的治疗各不相同。诊疗年龄越小,疗效越好,重视对高危新生儿的普查。

（二）病因

引起 DDH 的相关因素影响,如机械因素、内分泌诱导的关节松弛、原发性髋臼发育不良和遗传因素等。臀位产时有异常屈髋的机械应力,可导致股骨头后脱位。韧带松弛曾被认为是重要发病因素,妊娠后期母亲雌激素分泌增多会使骨盆松弛,有利于分娩,也使子宫内胎儿韧带产生相应松弛,在新生儿期较易发生股骨头脱位。但很难以单一的因素来解释本病的原因,一般认为遗传和原发性胚质缺陷、关节韧带松弛对发病可能起重要作用。

（三）分类

髋关节脱位可分为两大类型。

1. 单纯型　是最常见的一类。该型还可分为髋臼发育不良、髋关节半脱位和髋关节脱位 3 种。髋关节脱位是指髋关节全脱位,为最常见的一型,根据股骨头脱位的高低分为三度。

2. 畸形型　均为双侧髋关节脱位,双膝关节处于伸直位僵硬,不能屈曲,双足手足呈极度外旋位,为先天性关节挛缩症。有的合并并指、缺指,拇内收畸形。该型治疗困难,疗效不佳,均需要手术。

（四）临床表现

1. 外观双臀纹、大腿皮纹不对称。双下肢不等长,腰椎前凸增大,腹股沟变宽,臀部扁平。

2. 体征跛行、鸭步步态,髋外展受限,可存在疲劳性疼痛、关节运动终末挤压痛,Barlow 征试验阳性,欧土兰尼(Ortolani)征阳性, Allis sign 阳性, Trendelenburg Test 阳性等。

（五）辅助检查

1. 影像学检查　≤6 个月患儿首选髋关节 B 超检查,Graf 法;>6 个月患儿可拍 X 线双髋正位片。CT 三维重建是观察股骨前倾角和后脱位的有效手段,必要时行 MRI 检查。

2. Allis 征或加里阿滋征(Galleazzi sign)　新生儿平卧,屈膝 85° ~90°,两足平放床上,两踝靠拢可见两膝高低不等。

3. 马洛试验(Barlow test)(弹入弹出征)　是诊断髋关节发育不良、髋关节不稳定的可靠方法。患儿仰卧位,检查者面对患儿臀部,患儿双髋、双膝各屈曲 90°,拇指放在大腿内侧小转子处加压,向外上方推压股骨头,感到股骨头从髋臼内滑出髋臼外的弹跳,当去掉拇指的压力,则股骨头又自然弹回到髋臼内,此称为阳性。

4. Ortolani 征或外展试验　患儿平卧,屈膝、屈髋各 90°,检查者面对患儿臀部,两手握住双膝同时外展、外旋,正常膝外侧面可触及床面,当外展一定程度受限,而膝外侧不能触及床面,称为外展试验阳性。当外展至一定程度突然弹跳,则外展可达 90°,称为 Ortolani 征阳性,是髋关节脱位最可靠体征。

5. Trendelenburg Test 试验　患儿单腿站立,另一腿尽量屈膝、屈髋,使足离地。正常站立时对侧骨盆上升;脱位后股骨头不能托住髋臼,臀中肌无力,使对侧骨盆下降,从背后观察尤为清楚,称为 Trendelenburg 征试验阳性。

（六）症状鉴别

1. 先天性髋内翻　走路跛行,患肢短缩,屈髋自如,外展受限,Allis 征阳性,Trendelenburg 征阳性,X 线片颈干角明显变小,股骨颈近股骨头内下方有一三角形骨块,大转子高位,以此即可确诊。

2. 病理性髋脱位　常有在新生儿或婴儿期发生髋部感染的历史,多为婴儿急性骨骺骨髓炎或化脓性关节炎,X 线片可见股骨头骨骺缺如等改变,可鉴别。

3. 麻痹性或痉挛性髋脱位　前者多为婴儿麻痹后遗症,有部分肢体瘫痪史,检查有明显的肌肉萎缩,肌力降低,特别臀肌肌力明显减弱者,X 线片多为半脱位。后者多为早产婴儿或生后窒息者及有脑病史者,出现半身瘫或截瘫的上神经元损伤的表现,一般鉴别容易。

4. 多发性关节挛缩症合并髋关节脱位　多为畸形型髋关节脱位,为双侧髋关节脱位,两足外旋位,两膝关节呈伸直位,屈曲困难,X 线片亦呈典型髋关节脱位改变。

（七）治疗

DDH 治疗的目的是取得稳定的同心圆复位,避免股骨头缺血性坏死(avascular necrosis of femoral head, ANFH)。早诊断、早治疗是提高疗效的关键。

1. 出生 ~6 个月　为 DDH 治疗的黄金时段,首选 Pavlik 吊带,24h 维持髋关节屈曲 90° ~110°,外展 30° ~50°。禁脱位动作(包括检查和更换衣服)。定期 B 超检查,1 次 /(1~2 周)。

2. 6 个月 ~18 个月　首选麻醉下闭合复位、蛙式位石膏管型固定。复位应在全身麻醉下施行,闭合复位前,应切开或经皮切断内收长肌,必要时同时切断髂腰肌肌腱,以轻柔的 Ortolani 手法复位。

3. 18 个月 ~8 岁(行走年龄)　2 岁以内仍有可能试行闭合复位,但多数患儿需切开复位、骨盆截骨、股骨近端截骨术。

4. 8 岁以上(大龄 DDH)　手术治疗适应证欠明确。单侧脱位的治疗目的是最大限度恢复解剖和功能,为关节置换创造条件。均衡下肢长度预防继发脊柱畸形。双侧脱位无假臼形成者手术并发症预后劣于自然预后,可放弃治疗。双侧脱位有假髋臼形成者易早发性关节炎,可行姑息治疗。姑息治疗(放弃复位)常用术式为骨盆内移截骨术(Chiari 术)、髋臼扩大槽式延伸术(Staheli 术)、转子下外展截骨术(Shanz 截骨术)。

5. 髋臼发育不良可见于各年龄组,可为原发或继发(闭合 / 切开复位后)。髋臼发育不良有随发育而改善的可能。如无早期骨性关节炎和 / 或半脱位的影像学改变,可密切随访观察。每半年到 1 年拍片,如有无改善且出现早期骨性关节炎改变,应行关节囊外截骨术。如出现半脱位(Shenton 氏线中断),应加拍双髋外展(≥20°)正位片,如能中心复位,则行关节囊外截骨术;如不能中立复位,则应切开复位加截骨术。

二、四肢骨折

典型案例

患儿,女,6岁,因"汽车撞伤10h"急诊平车入院。右肘部及右下肢疼痛,右上肢及右下肢肿胀畸形,活动受限,无明显开放性伤口。头面部及右上肢可见散在擦伤,右下肢触痛(+),足部皮肤颜色可,肢端血运好,可触及足背动脉搏动;无头痛、恶心、呕吐症状。查体:神志清楚,心电监护下生命体征平稳。X线片示右侧肱骨髁上骨折及右侧股骨干骨折。值班护士接待,患儿家长十分焦急。

（一）入院处置

1. 护理要点

（1）立即通知医生,评估患儿神志及精神状况、生命体征、体重、骨折类型、合并伤等。

（2）知晓患儿治疗方案。非手术治疗:牵引复位、石膏或支具固定保守治疗。手术治疗:切开复位内固定手术或外固定架治疗。

（3）遵医嘱行右下肢皮牵引,按下肢皮牵引护理要点进行。

（4）遵医嘱给予右上肢石膏固定,按石膏护理要点进行。

（5）根据患儿情况及医生评估结果,如行急诊手术,嘱患儿禁食禁饮;开放静脉通路;做好手术区域皮肤的准备。

（6）心理护理:因患儿多系意外受伤,创伤后疼痛、功能障碍,对疾病知识、医院环境不熟悉等原因,患儿及家长产生恐惧、焦虑等心理,应适当安抚患儿及家长,使其积极主动地配合治疗。

2. 关键点

（1）车祸伤导致四肢骨折伴有严重外伤史,可合并多处外伤或脏器损伤,严重时可发生休克,做好抢救准备,出现精神症状应重点关注。若为开放性骨折,注意保护伤口,防止感染,并遵医嘱注射破伤风抗毒素。

（2）严密观察患肢肢端血运、感觉、运动等变化,观察骨折端有无外露,是否伴有神经损伤。

（3）体位:患肢制动,减少不必要的搬动,减少患儿的痛苦,保持患肢持续抬高,促进肢体末端血液回流。

治 疗

患儿车祸伤后10h,全身情况良好。右肘关节正侧位片:右肱骨髁上可见骨折线,断端成角(图3-33);右股骨正侧位片:右股骨中段断端明显错位(图3-34);提示"右股骨干骨折;右肱骨髁上骨折"。值班医生给予患儿右上肢石膏固定、右下肢皮牵引治疗,完善术前检查,择日于C臂透视下行手法复位+外固定架固定术。

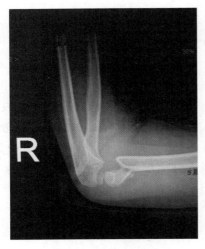

图 3-33 右肱骨髁上骨折

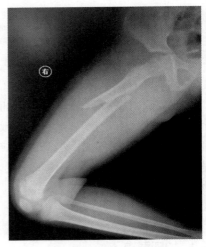

图 3-34 右股骨干骨折

（二）保守治疗行下肢皮牵引的护理

1. 护理要点

（1）体位:抬高床尾 10~15cm。患儿平卧,根据患儿骨折位置,位于股骨干上 1/3 骨折,下肢牵引维持患肢在屈髋、外展、外旋位,方能达到良好的对线。

（2）牵引装置:保持牵引绳与患肢在一条直线上;安全固定皮牵引套搭扣,松紧度以能伸进 1~2 指为宜;牵引锤悬空,不得接触地面或靠在床栏上;患儿头部或足部不可抵住床头或床尾栏杆。

（3）患肢护理:注意绷带有无松散或脱落;倾听患儿主诉,了解足趾末梢循环、感觉、运动功能情况,避免压迫腓总神经;定期测量下肢长度,观察右上肢及右下肢肢体肿胀、活动及血液循环情况,并与健肢比较。

（4）皮肤护理:保持床单位平整、清洁、松软度适宜,骨隆突处垫以棉垫或硅酮黏胶泡沫敷料,并勤观察受压部位皮肤有无红肿、水疱;保持患儿皮肤及衣物清洁、干燥,并加强臀部护理;注意保持患儿会阴部的清洁卫生,在皮牵引时注意有无过敏性皮炎发生和皮肤的拉伤。

（5）饮食:进食高蛋白质、高维生素、清淡、易消化饮食,少量多餐。

2. 关键点

（1）使用皮牵引患儿时,皮肤必须完整且不能合并软组织损伤。

（2）由于患儿天性好动,依从性差,且下肢疼痛等因素造成无法很好配合牵引治疗,导致皮牵引失败。因此需经常检查牵引装置是否连接正确、稳固,确保力线正确、松紧度适宜;牵引锤悬空,重量准确,牵引绳在滑槽内,牵引滑轮灵活。保持牵引绳与被牵引肢体纵轴方向一致,如出现牵引方向偏移、牵引带松散或脱落等问题应及时调整或重新包扎。

（3）评估家长是否知晓牵引的注意事项:告知患儿或家长不能擅自改变牵引体位;不能随便增减牵引重量或放松绳索;不可将被服、衣物压在牵引绳上。如患儿出现皮肤疼痛、肢体麻木、感觉运动功能欠佳时应及时告知护士。

（三）手术治疗

1. 术前护理

（1）完善各项检查：胸部 X 线、患肢 X 线、心电图、抽血、留尿标本等。

（2）备皮：术前 1d 清洗患肢，修剪指/趾甲。

（3）皮试：了解患儿有无过敏史，术中及术后应用的某些抗生素需进行药物过敏试验，以确保患儿能安全应用，避免发生过敏反应。

（4）术前宣教：告知家长术前一晚给予患儿清淡饮食；注意患儿保暖，避免上呼吸道感染；术前 6h 禁食，术前 2h 禁饮；嘱家长取下患儿身上的饰物。

2. 关键点　患儿及家长的心理护理：患儿家长易因手术效果及经济原因等而顾虑重重，护士应关心、安慰家长，讲解疾病的治疗方法、过程和预后，石膏、支具及外固定架的护理知识，认真沟通，解除他们的思想顾虑，使其积极主动地配合治疗。

案例分析

术 中 情 况

患儿入手术室，取右侧肘关节侧弧形切口长约 0.5cm，右肘外侧斜型约 30° 穿入克氏针三枚固定骨折断端，针尖穿过对侧骨皮质，针尾置于皮下，C 臂透视下骨折位线满意，右上肢石膏托固定；C 臂透视下定位右侧股骨骨折部位，分别于骨折远近端纵行切开皮肤 0.5cm，分离皮下组织，避免损伤重要血管、神经，于骨折近端钻入 2 枚 Schanz 钉固定，骨折远端钻入 2 枚 Schanz 钉内固定，针尖穿过对侧骨皮质 2~3mm 安置外固定架。C 臂透视下调整骨折断端至对位满意，拧紧外固定架，手术结束，患儿安全返回病房。

（四）术后护理

1. 护理要点

（1）体位：全身麻醉术后应去枕平卧位 6h，待麻醉完全清醒后可垫枕头；将右上肢及右下肢抬高，有利于静脉回流，减轻水肿症状。

（2）监测生命体征、吸氧。手术后体温升高最常见，主要由手术吸收热引起，通常持续 3~5d。

（3）外固定架的护理：

1）观察患儿患肢针孔处有无血肿、渗液，皮温有无异常。注意保持针孔处清洁干燥，及时清理渗出物。

2）为患儿摆好体位，避免局部皮肤压迫。患儿平卧位，患肢抬高 15~20cm，下垫软垫，足跟部悬空。

3）观察患肢肢端血运及有无偏移，定时检查螺丝、螺杆有无松动。

（4）石膏的护理

1）保持患肢功能位，石膏清洁干燥，勿在石膏中塞异物。

2）加强对石膏边缘及骨突处皮肤的观察，石膏边缘如过于粗糙摩擦皮肤，应及时修整。石膏如挤压皮肤或松动，应及时松解或重新固定石膏。

3）观察伤口处石膏有无渗血，给予标记或记录。如渗血扩大需及时报告医生处理。

4）注意观察患肢末梢血运、感觉、运动等情况,如有患肢肿胀,疼痛明显,应立即通知医生检查患肢情况,给予相应处理。

5）指导患儿前臂吊带的正确使用。

（5）疼痛护理

1）维持患肢功能位,减少手术后外固定架及骨折断端摩擦引起的疼痛,同时应及时观察受压部位皮肤情况,避免患儿因为怕痛而不敢活动拒绝翻身或肢体活动。

2）由于缺乏中枢抑制因素,儿童术后所引发的免疫反应较成人更为强烈,如患儿疼痛级别影响睡眠质量或引起胃肠道反应,应遵医嘱给予患儿止痛药物。

2. 关键点

（1）术后必须平卧及禁食禁水 6h。

（2）术后密切观察生命体征,观察石膏托及外固定架伤口局部有无渗血。

（3）注意观察术后患肢的颜色、温度、感觉、运动及肿胀情况,发现异常应及时通知医生。

（4）术后可循序渐进行功能锻炼,以促进局部血液循环,防止肌肉萎缩,关节僵硬,功能锻炼是治疗骨折的重要组成部分,可使患肢的功能恢复。

1）损伤早期由于疼痛、恐惧、强烈的自我保护,使早期锻炼难以进行,故功能锻炼前应向患儿耐心做好解释工作,以取得患儿主动配合。

2）锻炼时应具极大的耐心,必要时酌情使用镇痛药物,尽量减轻锻炼时的痛苦,争取初次锻炼成功。

3）功能锻炼必须按一定方法循序渐进,否则会引起不良后果。如上肢复位及固定当天可以做握拳、屈伸手指练习,第二天增加腕关节屈伸练习,胸前悬挂三角巾悬挂患肢,做肩前后左右摆动练习,1 周后增加肩部主动练习,包括肩屈、伸、内收、外展与耸肩,并逐渐增加其运动幅度。下肢受伤患儿可先活动健侧下肢,并进行患侧足趾及手指的主动屈伸活动,术后第二天指导患儿进行股四头肌的等长收缩训练,每天反复练习数十次,以后逐渐增加运动量,以促进局部血液循环,防止肌肉萎缩。早期多鼓励患儿做足趾的自主活动、足踝关节背伸、股四头肌收缩活动。

案例分析

出　院

患儿复查 X 线片示右上肢肱骨髁上骨折位置对位良好,金属固定物在位,右上肢石膏固定好,外露指端活动好,血运通畅；股骨干骨折位置对位良好,查体患肢稍肿胀,足趾活动好,感知觉正常；外固定架处伤口干洁,无渗出。嘱患儿出院后定期门诊复查。

（五）出院指导

1. 护理要点

（1）督促患儿增加足踝关节的主动活动。协助患儿进行被动活动时应动作轻柔,以不引起剧烈疼痛为度,避免由于粗暴的功能锻炼引起再度损伤。

（2）患儿带外固定架出院,加强观察患儿外固定架针孔处有无血肿、渗液,并督促患儿继续功能锻炼。

（3）出院后，遵医嘱定期门诊复查，如发现患儿患肢肿胀加重、血液循环、感觉、运动异常，立即就医。

2. 关键点

（1）评估家长是否掌握出院注意事项。

（2）正确指导家长对患儿功能锻炼的方法及强度，根据X线结果及年龄、营养状况及受伤程度，定期复查X线片，示骨折位置对位良好，全身麻醉下行克氏针及外固定架取出术，右上肢去除石膏固定后，主动行肘关节屈、伸练习或前臂旋前和旋后练习。伸展型骨折着重恢复屈曲活动度，屈曲型骨折则增加伸展活动度，禁忌做反复粗暴屈、伸肘关节，以免骨化性肌炎发生。下肢的活动要先在床上做髋膝关节的功能锻炼，让患儿从小范围的主动伸膝开始，可在膝下垫枕，逐渐增高，以扩展主动伸膝的范围，然后让患儿在家长的搀扶下下床站立5min，3~5次/d，以后逐渐延长时间，全面锻炼关节和肌肉，再下地行走。待适应下地行走后，再逐渐负重，3~6周内过渡到完全负重，在锻炼形式上应考虑患儿的身心特点，注意趣味性、游乐性。

在损伤后期锻炼时，由于疼痛消失，患儿在伤肢的活动使用中不注意自我保护容易造成活动过度而致再损伤，应加以保护。关节功能已基本恢复正常者仍需继续锻炼，以增强肌肉力量，恢复正常功能，并逐步增加提腿、蹲下、起立及旋转摇膝动作。向家长强调出院后定期门诊复查，直至骨折完全愈合，若有不适立即到医院复诊。

案例分析

疾病相关知识

（一）概述

骨折是指骨的完整性或连续性的中断或丧失，它既包括明显的皮质骨断裂，也包括骨小梁的中断。骨折最常见的发病部位在四肢，四肢骨折多由暴力引起，如车祸、摔伤或钝器打伤。如果四肢本身存在骨囊肿、骨肿瘤等病理改变，在轻微外力的作用下就可出现骨折，称之为病理性骨折。如果骨折断端与外界相通则为开放性骨折。

（二）分类

1. 上肢常见骨折　肱骨髁上骨折（supracondylar fracture of humerus）指肱骨远端内外髁上方的骨折。其中伸直型占90%左右，多发年龄为5~12岁，夏季发生率高。伸指疼痛及桡动脉搏动消失，如不及时处理，以后出现缺血性肌痉挛。表现为肘部畸形，肘后三角关系正常；可合并正中、桡或尺神经损伤；肱动脉损伤或受压可引起前臂肌缺血，出现剧痛、苍白、发凉、麻木等症状。肱骨髁上骨折常分为：

（1）伸直型：儿童有手着地受伤史，肘部出现疼痛、肿胀、皮下瘀斑，肘部向后突出并处于半屈位，应想到肱骨髁上骨折的可能。检查局部明显压痛，有骨摩擦音及假关节活动，肘前方可扪到骨折断端，肘后三角关系正常。通常是近折端向前下移位，远折端向上移位。在诊断中，应注意有无神经、血管损伤，应特别注意观察前臂肿胀程度，腕部有无桡动脉搏动，手的感觉及运动功能等。

（2）屈曲型：受伤后，局部肿胀，疼痛，肘后凸起，皮下瘀斑。检查可发现肘上方压痛，后方可扪到骨折端。X线拍片可发现骨折的存在及典型的骨折移位,即近折端向后下移位,远折端向前移位,骨折线呈由前上斜向后下的斜形骨折。合并血管、神经损伤者较少。

（3）Gartland 根据骨折移位的程度将肱骨髁上骨折分为三型。

Ⅰ型损伤为无移位的骨折。

Ⅱ型损伤为肱骨后侧皮质相接触但骨折远端向前移位（前方骨折线位于肱骨小头前方）分为了ⅡA型和ⅡB型。ⅡA型为骨折没有旋转畸形或骨折块移位;而ⅡB型骨折类型则有上述情况,骨折更为不稳定。

Ⅲ型骨折为斜行骨折合并严重的移位和旋转。皮质无接触的骨折移位类型。

2. 下肢常见骨折 股骨干骨折(fracture of femoral shaft)是股骨转子下至髁上之间发生的骨干骨折,男童多于女童,10 岁以下儿童占多数。股骨是人体中最长和最坚强的管状骨。股骨干骨折有多种不同的分类方法:

（1）开放与闭合骨折:开放的股骨干骨折和少见,但是任何程度的皮肤穿透都应视为开放骨折。

（2）损伤部位分类:股骨干骨折常发生在近中 1/3,中段的股骨干骨折发生率约为 70%,两端的骨折发生率相差不多。特指的骨折是指如转子下骨折是指发生在小转子下 1~2cm 的骨折。髁上骨折是发生在腓肠肌起点以上的骨折。

（3）按骨折形态分类:横型、斜型、螺旋型,很少出现粉碎性骨折。

（4）按移位的大小分类:侧方移位、前后移位及旋转畸形,可通过 X 线正侧位片,以百分数来描述,对短缩重叠的测量精确到毫米。

（5）根据损伤机制和骨折移位情况:临床上将其分为四型,分别为无移位型骨折、外展型骨折、内收型骨折、肱骨外科颈骨折合并关节脱位。

（三）辅助检查

1. X线检查 可了解骨折的部位、范围、性质、程度和与周围软组织的关系,为治疗提供参考。指导骨折的整复、牵引、固定,观察治疗效果和病变的发展及预后的判断等。

2. CT 扫描 从横断面图像观察脊柱、骨盆、四肢关节较复杂的解剖部位和骨折情况。

3. 磁共振检查 主要可检查骨折附近的软组织及韧带的损伤,半月板及椎间盘的损伤等。

4. 放射性核素检查 可发现隐性骨损伤,特别是 X 线检查易造成漏诊的手、足、颅骨、肋骨等骨折。

（四）临床表现

四肢骨折最特征性的临床表现在于它的局部改变,即受伤部位的肿胀、疼痛、功能障碍以及骨折的专有体征,即伤肢畸形、反常活动、骨摩擦音和骨摩擦感。骨折多伴有全身症状,如下肢股骨干骨折多由于严重的外伤引起,患儿伤后剧痛,大腿肿胀,可伴有血压下降、面色苍白等出血性休克的表现;如合并其他部位脏器的损伤,休克的表现可能更明显。因此,对于此类情况,应首先测量血压并严密动态观察,注意末梢血液循环,并注意检查和有无血管神经受损的体征。

（五）治疗

1. 上肢常见骨折的治疗

（1）伸直型肱骨髁上骨折的治疗

Ⅰ型:大多数Ⅰ型骨折用石膏固定 3~4 周即可。少数有轻微过伸或内侧骨皮质塌陷的病例需闭合复位后再用石膏固定,而内侧骨皮质塌陷则将导致肘内翻畸形。

Ⅱ型:骨折需要复位以防止肘关节过伸和成角畸形,闭合复位,石膏或支具固定屈肘90°,前臂中立位3~4周;复位后不稳定或再移位,可采用经皮穿针固定结合石膏制动。闭合复位后采用2枚交叉克氏针固定,亦可经外侧2~3枚克氏针固定,克氏针彼此平行或呈扇形。克氏针固定时,应注意避免损伤尺神经。

Ⅲ型:骨折均应复位内固定,除通常采用闭合复位经皮克氏针固定外,还可采用牵引治疗,但效果不够理想,常后遗肘内翻畸形。如骨折断端有软组织嵌入不能解剖对位,可采用肘关节前侧、内侧或外侧手术入路,术中复位时应注意保护肱动脉、正中神经、桡神经。

(2)屈曲型肱骨髁上骨折的治疗:屈曲型肱骨髁上骨折较少见,骨折移位轻,合并症少。复位应在肘关节伸直位进行,成功后以伸直位石膏固定,1周后改为半屈曲位石膏固定,继续固定2~3周即可。

2. 下肢常见骨折的治疗　治疗选择要考虑几个因素,包括患儿年龄、体重、骨折类型、合并伤等。

(1)保守治疗:对于24个月以内的婴儿股骨干骨折经研究表明推荐使用牵引或髋人位石膏固定,两种治疗方法效果相似。

0~24个月是婴儿生长发育最快的阶段,及时治疗股骨干骨折可完全愈合。由于儿童股骨干骨折可快速愈合,且骨折愈合后再塑形可矫正15°以内的成角畸形和2cm以内的短缩畸形,所以诊断重点是方便照顾患儿及降低并发症发生风险。

24个月~6岁患儿一般采取手法复位、髋人位石膏固定,目的是恢复骨折端对线并维持固定。先行临时皮牵引,观察肢体肿胀情况及可能并存的其他软组织损伤。对于上1/3的骨折,必须维持患肢在屈髋、外展、外旋位,方能达到良好的对线;中1/3的骨折多有内翻趋势,故牵引时保持轻度外翻;下1/3骨折应屈膝牵引或髋人位石膏固定,减少腓肠肌致畸力量,髋人字形石膏固定时间需维持到X线片有明显愈合迹象为止。

(2)手术治疗:手术治疗方法主要分两大类。一类是切开骨折端直视下复位,然后用钢板螺丝钉或髓内针固定;另一类是不直接暴露骨折端,通过外固定架或髓内钉在透视下完成骨折复位与固定。

1)切开复位内固定:对于11岁到骨骼成熟阶段的儿童股骨干骨折,特别是开放骨折、多发损伤,切开复位应用技术加压钢板螺丝钉内固定是广为采用的治疗方法。术后为了防止钢板断裂及钉子脱出常须用支具保护(AO为国际内固定研究协会简写)。

2)闭合复位、弹性髓内钉内固定:对于6~12岁儿童股骨干骨折使用弹性髓内钉治疗儿童股骨干骨折已近40年。其具有微创置入、不损伤骨骺、弹性固定、可较好地分散应力、术后患儿可早期活动等优点,是治疗儿童股骨干骨折的常用方法。除年龄外,影响使用弹性髓内钉治疗儿童股骨干骨折效果的因素还包括体重。其优点是住院时间短。骨折可以达到基本解剖复位,不影响正常的骨折愈合过程,不会造成生长紊乱与股骨头缺血坏死;弹性髓内钉为钛合金材质,有足够的强度,术后不需要石膏或夹板外固定。当然此种治疗方法也有其局限性:不适用于粉碎骨折与斜形骨折;骨折愈合后会出现9~14mm的过度生长。

3)外固定架治疗:应用外固定架治疗6~12岁股骨干骨折也是近年来比较多采用的一种方法。特别是用于多发骨折、广泛软组织损伤、合并颅脑外伤的病例。合理的应用外固定架治疗可以取得与牵引与石膏制动同样满意的结果。常用的外固定架有史赛克外固定架与 Ilizarov 外固定架。外固定架治疗具有持骨可靠、力臂短,便于闭合整复操作的优点。

附 3-5　石 膏 护 理

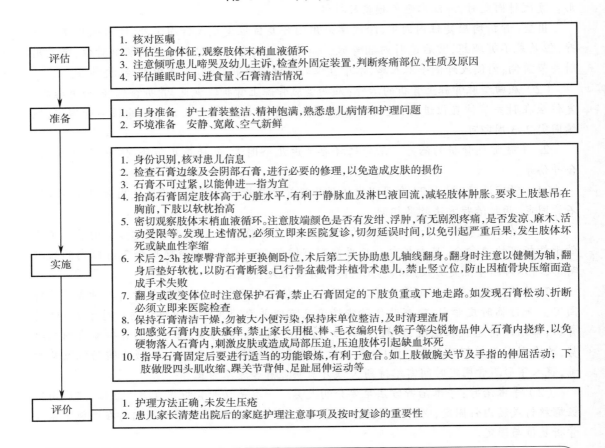

评估
1. 核对医嘱
2. 评估生命体征,观察肢体末梢血液循环
3. 注意倾听患儿啼哭及幼儿主诉,检查外固定装置,判断疼痛部位、性质及原因
4. 评估睡眠时间、进食量、石膏清洁情况

准备
1. 自身准备　护士着装整洁、精神饱满,熟悉患儿病情和护理问题
2. 环境准备　安静、宽敞、空气新鲜

实施
1. 身份识别,核对患儿信息
2. 检查石膏边缘及会阴部石膏,进行必要的修理,以免造成皮肤的损伤
3. 石膏不可过紧,以能伸进一指为宜
4. 抬高石膏固定肢体高于心脏水平,有利于静脉血及淋巴液回流,减轻肢体肿胀。要求上肢悬吊在胸前,下肢以软枕抬高
5. 密切观察肢体末梢血液循环。注意肢端颜色是否有发绀、浮肿,有无剧烈疼痛,是否发凉、麻木、活动受限等。发现上述情况,必须立即来医院复诊,切勿延误时间,以免引起严重后果,发生肢体坏死或缺血性挛缩
6. 术后 2~3h 按摩臀背部并更换侧卧位,术后第二天协助患儿轴线翻身。翻身时注意以健侧为轴,翻身后垫好软枕,以防石膏断裂。已行骨盆截骨并植骨术患儿,禁止竖立位,防止因植骨块压缩面造成手术失败
7. 翻身或改变体位时注意保护石膏,禁止石膏固定的下肢负重或下地走路。如发现石膏松动、折断必须立即来医院检查
8. 保持石膏清洁干燥,勿被大小便污染,保持床单位整洁,及时清理渣屑
9. 如感觉石膏内皮肤瘙痒,禁止家长用棍、棒、毛衣编织针、筷子等尖锐物品伸入石膏内挠痒,以免硬物落入石膏内,刺激皮肤或造成局部压迫,压迫皮肤引起缺血坏死
10. 指导石膏固定后要进行适当的功能锻炼,有利于愈合。如上肢做腕关节及手指的伸屈活动;下肢做股四头肌收缩、踝关节背伸、足趾屈伸运动等

评价
1. 护理方法正确,未发生压疮
2. 患儿家长清楚出院后的家庭护理注意事项及按时复诊的重要性

注 意 要 点

1. 指导石膏护理,行骨盆截骨术的患儿严禁竖立抱起,以免截骨处植骨块压缩,影响愈合

2. 指导家长出院后要观察石膏固定的反应,如患儿伤肢剧痛,桡动脉(足背动脉)搏动消失或减弱,指(趾)皮肤苍白发凉,被动伸直手指(趾)时引起前臂(小腿)剧烈疼痛,应检查固定是否过紧,有无骨筋膜室综合征发生等,立即报告医师并协助处理

3. 遵医嘱到医院复查 X 线片,观察骨折愈合情况,约定石膏拆除时间

4. 石膏固定患儿定时大小便

5. 保持石膏清洁,防止被水、尿液、粪便浸渍和污染

(易银芝　谢鑑辉　李宇璇　张琳琪)

第九节　五官科疾病护理

一、阻塞型睡眠呼吸暂停低通气综合征

案例分析

典 型 案 例

患儿,男,4岁,因"打鼾1年,张口呼吸6个月"门诊收治入院。家长诉:患儿睡眠打鼾,张口呼吸,呼吸费力,偶有夜间遗尿,晨起主诉头痛,日间有多动、烦躁等表现。患儿家庭成员中父亲与祖父都有打鼾的情况。查体:患儿左扁桃体Ⅲ度,右扁桃体Ⅲ度,咽腔狭窄,纤维鼻咽镜检查提示"腺样体肥大",鼻咽部CT提示"鼻咽部软组织增生,腺样体肥大",呈"腺样体面容",说话无鼻音,鼻甲无肿胀,鼻中隔无偏曲。

（一）入院处置

1. 护理要点

（1）评估患儿生命体征及一般征象,了解夜间睡眠状况,有无憋气,评估憋气时间和频率。了解白天有无嗜睡,评估鼻腔通气情况,有无鼻堵、脓涕,询问有无肥胖、鼾症家族史。

（2）通知医生,汇报患儿呼吸暂停、嗜睡严重程度等情况。

（3）完善相关术前检查。

2. 关键点

（1）评估患儿生长发育状况。

（2）评估患儿是否有其他系统器官的损害。

案例分析

治 疗

患儿门诊检查提示"扁桃体、腺样体肥大",入院前经保守治疗但是效果不明显。患儿入院准备行"扁桃体、腺样体切除术"。

（二）术前护理

1. 护理要点

（1）病情观察:评估患儿生命体征,有无发热、咳嗽,是否有合并感染。观察患儿夜间睡眠情况,呼吸暂停时间,评估是否有缺氧症状。

（2）完善多导睡眠监测、心电图、X线胸部正位片、血液检查等术前检查。

（3）教会患儿抑制打喷嚏、咳嗽的三种方法：手指按压人中、舌尖顶住上颚、深呼吸。

（4）注意保暖，预防上呼吸道感染。保持口腔清洁，术前沐浴、剪指（趾）甲，术晨换患儿服，不戴首饰。

（5）术前禁食6~8h、禁水2~3h，遵医嘱术前用药。

（6）心理护理：向患儿及其家长讲解疾病相关知识和术前注意事项，减轻其焦虑情绪。

2. 关键点

（1）评估患儿生命体征及夜间入睡后是否有缺氧症状。

（2）做好术前宣教及准备，完善各项检查，保证手术顺利进行。

（3）做好患儿及家长的心理护理，与患儿及其家长积极沟通，建立信任关系，取得其理解和配合。

案例分析

术 中 情 况

患儿入手术室后在全身麻醉下行"扁桃体、腺样体切除术"，手术顺利，术后返回病房。

（三）术后护理

1. 护理要点

（1）体位：全身麻醉未清醒前取去枕侧俯卧位或平卧位，头偏向一侧，颌下垫小毛巾，利于口腔内血液和分泌物的排出。

（2）病情观察：监测生命体征，观察患儿呼吸形态，是否有缺氧症状；观察口腔分泌物的颜色，及时清除口、鼻腔分泌物，如有鲜血从口腔或鼻腔流出，或者见患儿有频繁的吞咽动作，警惕伤口出血，立即告知医生。

（3）并发症观察

1）术后出血：术后出血是最常见、最严重的并发症。一般分为原发性出血和继发性出血两种。前者发生于术后24h内，主要是由于术中止血不彻底等所致；后者多于术后5~10d，此时伤口处白膜开始脱落，若进食不慎擦伤创面可致出血。患儿出现频繁吞咽动作或呕血，给予颌下冷敷，立即通知医生。严重的出血可以引起休克甚至危及生命。

2）气道阻塞、窒息：术后24h内发生气道梗阻和通气不足的风险极高，如出现憋气、血氧饱和度下降，立即通知医生，查找梗阻原因。

3）感染：密切观察体温变化、口腔有无异味及白膜生长情况，术后前3d患儿可出现低热反应，不需作特殊处理，如体温持续高于38.5℃以上，应查明原因，加用抗菌药物，防止感染。

（4）疼痛护理：评估患儿的疼痛程度，嘱患儿缓慢进食，分散患儿对疼痛的注意力，如听音乐、看电视、谈话等使其减少对疼痛的关注。必要时遵医嘱给予止痛药。

（5）饮食：术后6h可进冷流质（如牛奶、果汁、冰激凌等），第二天可进温凉半流质饮食，如粥（不含豆类）、面条、米粉、豆花等，避免粗糙、坚硬、辛辣等刺激性食物；指导餐后漱口，保持口腔清洁，防止感染。

（6）活动：全身麻醉清醒后可下床活动，术后第二天鼓励患儿做张口、伸舌动作进行功能锻炼，避免大声说话，宜轻咳。

2. 关键点

（1）全身麻醉未清醒前患儿保持正确的体位，利于口腔内分泌物排出，及时清理呼吸道分泌物，保持呼吸道通畅。

（2）严密监测生命体征及血氧饱和度变化，评估患儿是否缺氧。

（3）评估患儿是否有出血征象，保证患儿正确饮食，饮食不当可能引起患儿伤口出血。

案例分析

出　院

患儿术后伤口愈合好，精神食欲可，生命体征平稳，术后 2~3d 可出院。

（四）出院指导

1. 护理要点

（1）定期门诊随访，根据医嘱正确用药。

（2）饮食：出院后 2 周内由温、凉流质逐渐过渡到半流质及软食，避免过热、酸、辣、硬、油炸等刺激性食物。待伤口完全愈合后才能正常饮食。

（3）伤口白膜脱落的时间为术后 5~10d，此期间伤口出血的风险最大，应加强观察，如有可疑伤口出血，例如呕血、频繁吞咽动作，立即来院就诊。

（4）避免剧烈咳嗽和运动，鼓励说话但避免大喊大叫。

2. 关键点　评估家长是否掌握出院注意事项。

案例分析

疾病相关知识

（一）概述

阻塞型睡眠呼吸暂停低通气综合征（obstructive sleep apneahypopnea syndrome，OSAHS）是指睡眠时上气道塌陷阻塞引起的呼吸暂停和低通气，通常伴有打鼾、睡眠结构紊乱、频繁发生血氧饱和度下降、白天嗜睡、注意力不集中等病症。

（二）病因

引起儿童 OSAHS 的常见原因包括上气道阻力增加引起顺应性改变以及影响神经调控等因素。

1. 鼻部　常见有慢性鼻炎（感染性、变应性）、鼻窦炎、鼻息肉、鼻腔肿物、鼻中隔偏曲和后鼻孔闭锁等。

2. 鼻咽部和口咽部　最常见的原因有腺样体肥大、扁桃体肥大，其他原因有舌体肥大，肥胖造成的脂肪堆积，咽部及鼻咽部肿物，腭裂及腭咽瓣手术后咽梗阻等。

3. 喉部及气管　先天性喉软骨软化、喉蹼、喉囊肿、喉气管新生物和气管狭窄等。

4. 颅面部畸形　面中部发育不良,如21-三体综合征、遗传性家族性颅面骨发育不全、软骨发育不全等;下颌骨发育不全,如小颌畸形综合征、下颌骨颜面发育不全、Shy-Drager氏综合征(又称Shy-Drager氏体位性低血压综合征)等。

5. 影响神经调控的因素　全身肌张力减低,如Down综合征、神经肌肉疾病,应用镇静药物等。

(三)临床表现及并发症

睡眠打鼾、张口呼吸、憋气、反复惊醒、遗尿、多汗、多动等,偶可发生白天嗜睡。长期张口呼吸可以导致明显的颌面部发育畸形、形成"腺样体面容"。严重的病例发生认知缺陷,记忆力下降,学习困难,行为异常,生长发育迟缓,高血压,肺动脉高压,右心衰竭及其他心血管疾病。

(四)辅助检查

1. 多导睡眠图(polysomnography,PSG)　被认为是诊断睡眠呼吸障碍的"金标准",包括脑电图、眼电、下颌等处的肌电及心电信号,同时还检测血氧饱和度、胸腹壁呼吸运动、口鼻气流、血压、鼾声等。

多导睡眠图可以鉴别单纯鼾症与阻塞性睡眠呼吸暂停综合征、中枢性或混合性睡眠呼吸暂停,确定OSAHS的诊断,评价OSAHS的严重程度等。

2. 纤维鼻咽镜　可直接观察到腺样体的大小及其与后鼻孔的关系,可动态地观察上呼吸道狭窄部位及程度。

3. 鼻咽部X线侧位片　有助于评价上气道阻塞的程度。

4. 鼻咽部CT　可了解上气道的狭窄部位。

5. 心电图　部分患儿长期睡眠时呼吸费力,心脏的负荷增大,可以有心电图的改变。

(五)诊断与鉴别诊断

1. 诊断　阻塞型睡眠呼吸暂停(obstructive sleep apnea,OSA)是指儿童睡眠过程中频繁发生部分或完全上气道阻塞,干扰儿童的正常通气和睡眠结构而引起的一系列病理生理变化。低通气(hypopnea)定义为口鼻气流信号峰值减低50%,并伴有0.03以上血氧饱和度下降和/或觉醒。呼吸事件的时间长度定义为≥2个呼吸周期。

多导睡眠图:每夜睡眠过程中阻塞性呼吸暂停指数(obstructive apnea index OAI)>1次/h为异常。最低动脉血氧饱和度(lowest oxygen saturation,$LSaO_2$)<0.92定义为低氧血症。满足以上两条可以诊断OSAHS。

2. 诊断方法　夜间PSG是目前诊断睡眠呼吸系统疾病的标准方法,任何年龄的患儿均可实施。没有条件行PSG的患儿,可参考病史、体格检查、鼻咽部X线侧位片、鼻咽喉内镜、鼾声录音、录像、脉搏血氧饱和度仪等手段协助诊断。鼻咽部X线侧位片或CT有助于气道阻塞部位的确定,鼻咽喉内镜可以动态观察上气道狭窄情况。

3. 鉴别诊断　应与单纯鼾症、中枢性睡眠呼吸暂停低通气综合征、发作性睡病、喉痉挛、癫痫等鉴别。

(六)治疗

治疗原则:早诊断、早治疗,解除上气道梗阻因素,预防和治疗并发症。

1. 手术治疗

(1)腺样体切除术和扁桃体切除术:扁桃体、腺样体肥大导致的OSAHS,儿童可行腺样体、扁桃体切除术。当扁桃体和腺样体都肥大时,单纯腺样体或单纯扁桃体切除疗效有限。大多数肥胖儿童可通过腺样体、扁桃体切除术得到有效的治疗。婴幼儿扁桃、腺样体肥大达重度 OSAHS 者,保守治疗无效,也应该采取手术切除。

（2）其他外科治疗:颅面正颌手术、悬雍垂腭咽形成术、下鼻甲减容术、气管切开术等治疗可能影响儿童的生长发育及生活质量,应非常慎重。

2. 非手术治疗

（1）持续气道正压通气治疗(continuous positive airway pressure, CPAP):对于有外科手术禁忌证,腺样体、扁桃体不大,腺样体、扁桃体切除后仍存在 OSAHS,以及选择非手术治疗的患儿,可以选择 CPAP 治疗。CPAP 的压力滴定必须在睡眠实验室完成,并且需要定期调整。

（2）口腔矫治器:适用于不能手术或不能耐受 CPAP 治疗的轻、中度 OSAHS 患儿。

（3）其他治疗方法

1）鼻部疾病的治疗:应系统、规范地治疗鼻炎、变应性鼻炎和鼻窦炎。

2）肥胖患儿应减肥。

二、气管、支气管异物

案例分析

典 型 案 例

患儿,女,1 岁 2 个月,2d 前在家吃核桃仁时哭闹,突然出现剧烈呛咳、面色发绀,吐出碎核桃仁后随之面色缓解,之后出现咳嗽,平静时稍气促,伴喘鸣,无发热及声嘶。胸部 CT:右侧支气管阻塞。查体:唇红,呼吸稍促,可见轻度吸气性三四征,无声嘶,双肺呼吸音粗,右侧呼吸音低,可闻及干、湿啰音。

（一）入院处置

1. 护理要点

（1）立即通知医生,评估患儿呼吸情况,有无缺氧症状,评估异物种类。

（2）患儿安置在抢救室或离护士中心站较近的病房。

（3）患儿呼吸困难立即给予吸氧、心电监护、血氧饱和度监测,建立静脉通道。

（4）指导患儿禁食禁饮。

（5）床旁备好气管切开包、气管插管用物、吸痰器、急救药品等。

（6）通知手术室做好手术准备。

2. 关键点

（1）病情观察:观察患儿呼吸情况及有无声嘶、喉喘;有无鼻翼翕动、点头呼吸、口唇发绀、吸气三凹症等缺氧症状。

（2）评估患儿生命体征,跟踪患儿血常规、血气分析报告,观察是否有高热、心力衰竭等伴随症状,根据医嘱对症处理并做好术前准备。

（3）如出现阵发性咳嗽、呛咳并闻及异物拍击声,表明异物上下活动,应立即通知医生,紧急手术。

案例分析

治 疗

患儿完善术前准备,给予抗炎、雾化、吸氧、对症治疗,拟在全身麻醉下行支气管镜检及异物取出术。在待术过程中,患儿突发剧烈咳嗽,呼吸极度困难,面色、口唇发绀,面罩吸氧不能缓解。查体:吸气时三四征明显,左肺呼吸音明显减低,右肺闻及大量痰鸣音及湿啰音。考虑异物移位,双肺通气障碍,立即入手术室。

(二)术前护理

1. 护理要点

(1)病情观察:密切观察患儿呼吸情况,指导家长识别异常呼吸,并及时呼救。

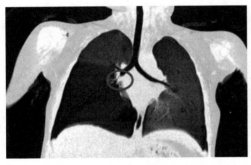

图3-35 CT报告提示右肺支气管异物

(2)完善治疗和检查:紧急采集血标本,行床旁心电图,完善X线胸片、胸透或CT检查(图3-35)。有肺部感染征象者使用抗生素,术前30min肌内注射阿托品减少术中分泌物,抑制迷走神经反射。

(3)体位:患儿病情稳定取自由体位,病情较重但意识清楚取半卧位或端坐位,意识不清取仰卧位。

(4)心理护理:安抚剧烈哭吵的患儿和家长的恐惧情绪。

2. 关键点

(1)患儿突然出现发绀、大汗淋漓、明显呼吸困难、吸气性三凹征、昏迷等,提示异物活动,气道阻塞加重,应立即气管插管气管切开,待病情平稳后再行手术。

(2)外出检查须由医务人员携氧气袋和急救包陪同,以防检查过程中发生窒息。

(3)操作、治疗集中进行,避免不良刺激诱发咳嗽。

(4)异物未取出时禁止拍背,防止异物松动移位导致窒息。

案例分析

术 中 情 况

紧急在全身麻醉气管插管支气管镜检下行异物取出术,术中于右支气管取出碎核桃仁,大小约0.3cm×0.4cm×0.4cm,未见异物残留。术后患儿安全返回病房。

(三)术后护理

1. 护理要点

(1)体位:全身麻醉术后6h去枕平卧,肩部稍垫高,头偏向一侧。

(2)病情观察:监测生命体征,严密观察呼吸、神志、声嘶情况。

（3）饮食：患儿术后禁食 6h，麻醉清醒后试喂温开水，无呛咳可进流质，术后第 2d 逐渐过渡到半流质饮食或普食。

（4）药物：术后遵医嘱给予抗感染、雾化治疗，减轻喉水肿。

（5）并发症观察

1）喉水肿：由于术前异物刺激呼吸道、术中支气管镜对咽喉部、气道黏膜的损伤，术后 1~2d 内会出现不同程度的喉水肿、甚至喉痉挛、窒息，应减少患儿哭闹，防止加重喉水肿。

2）纵隔气肿、气胸：患儿突然呼吸困难、发绀，同时出现皮下气肿，应考虑有无气胸及纵隔气肿，必要时行胸腔闭式引流。

3）窒息：全身麻醉术后 6h 内易发生喉痉挛而引起窒息，当患儿突然停止哭闹、神志不清，并出现严重的呼吸困难，面色、口唇发绀时，应立即清理呼吸道。如处理无效，可气管插管或配合医师行环甲膜穿刺术。

4）肺部感染：观察有无发热、咳嗽、咳痰等肺部感染症状。

5）异物残留：患儿术后有刺激性呛咳、喘鸣样呼吸困难，听诊时两肺呼吸音不对称，出现哮鸣音和拍击音等症状，应警惕呼吸道异物残留。

2. 关键点

（1）注意有无吸气性呼吸困难、吸气性喉鸣音、三凹征、烦躁不安等。

（2）异物取出后，特别是植物性异物取出后，呼吸道分泌物较多，需指导患儿有效咳嗽、咳痰，婴幼儿或排痰无力的患儿可进行胸部叩击或机械辅助排痰。

（3）有异物残留的患儿应加强患侧肺部拍背和体位引流，鼓励咳嗽咳痰。

（4）术后一般 3~4d 复查 X 线胸片及胸透，观察纵隔摆动情况，以明确异物是否残留并观察肺部情况。

案例分析

出　院

患儿精神好，偶咳嗽，无咳痰、气促、喉鸣，双肺呼吸音对称、粗，未闻及明显干湿啰音。X 线胸片＋胸透：肺间质改变，未见纵隔摆动。医嘱给予患儿出院，回家后继续口服抗生素巩固治疗。

（四）出院指导

1. 护理要点

（1）3 岁以下的儿童严禁食用容易误呛的花生、瓜子、板栗、果冻等食品。

（2）进食时要细嚼慢咽，不行走、不追跑、不哭闹、不大笑。

（3）不能将笔帽、电池、纽扣等置于口中，若家长发现后应使其自觉吐出，切忌恐吓或用手指强行挖取，以免引起哭闹而误吸入气道。

（4）有细小异物残留但不需二次手术者，需定期复查。

（5）教会家长掌握呼吸道异物的家庭急救法，如果呼吸道完全堵塞，急救法无效，应立即就医。

2. 关键点（呼吸道异物的家庭急救法）

（1）拍背法：适用于较小的婴儿。救护者立即将儿童抱起，俯卧趴在救护者腿上，一只手托住儿童下颌两侧，另一只手掌根部在儿童两肩胛之间的背部拍 4~6 次，使呼吸道内压力骤然升高,有助于异物松动并排出。

（2）海姆利克急救法:适用于较大的儿童。救护者从背后抱住其腹部,一手握拳放在儿童腹部肚脐稍上,另一手握住握拳的手急速冲击性地向内上方压迫其腹部,反复有节奏的用力冲击 6~8 次,形成气流把异物冲出。注意"快压缓放"。因为放松快了,气流会把异物推向更深的地方,同时要注意使力的方向,避免损伤内脏。

案例分析

疾病相关知识

（一）概述

气管、支气管异物（foreign bodies in the trachea and bronchi）有内源性及外源性两类。前者为呼吸道内的伪膜、干痂、血凝块,干酪样物等堵塞;后者为外界物质误入气管、支气管内所致。通常所指的气管、支气管异物属外源性异物,是耳鼻喉科常见急症之一,多发生于 5 岁以下儿童,3 岁以下最多,可占 60%~70%,偶见于成人。

（二）病因

1. 年幼儿牙齿发育不全,不能将硬食物（如花生、豆类、瓜子等）嚼碎,喉的保护性反射功能又不健全,当进食时若嬉笑、哭闹、跌倒易将食物吸入气道,是气管、支气管异物最常见的原因。

2. 儿童口含玩物（塑料笔帽、小橡皮盖等）玩耍,突然说话、哭笑、不慎跌倒可将异物吸入气管、支气管。用力吸食滑润的食物（果冻、海螺）也可落入气道。

3. 全身麻醉或昏迷患儿吞咽功能不全,可误吸呕吐物或已松动的牙（义）齿。

4. 各种医疗、护理操作不慎,如鼻腔异物钳取不当,咽、喉滴药时注射针头脱落,均可导致异物落入气管。

（三）临床表现

临床表现可分为 4 期。

1. 异物进入期 异物经过声门进入气管、支气管时立即引起剧烈咳嗽及憋气甚至窒息,随异物深入症状可缓解。

2. 安静期 异物停留在大小相应气管或支气管内时,一段时间可无症状或仅有轻微咳嗽及喘鸣,小的金属异物停留在支气管内时可无症状。

3. 刺激或炎症期 异物刺激局部黏膜产生炎症反应,或者堵塞支气管,并可合并细菌感染引起咳喘、痰多、肺不张或肺气肿的症状;并发肺气肿、肺不张时,肺部听诊患侧呼吸音减低或消失,肺炎则可闻及湿啰音。

4. 并发症期 可发生支气管炎、肺炎甚至肺脓肿及脓胸;表现为发热、咳嗽、咳脓痰、呼吸困难、胸痛及咯血等。时间可长达数年、甚至数十年。

（四）辅助检查

1. 实验室检查 血常规、尿常规、粪便常规、电解质、肝肾功能、凝血全套及输血前全套,如尖锐异物刺伤气道需查血型。

2. X 线检查 对于金属等不透光的异物,X 线胸透或拍片可以确定异物位置、大小及形状。可透光异物在 X 线中不能显示,但可出现间接征象如纵隔摆动、肺气肿（图 3-36）、肺部感染等,对于推断可透光异物的有无及位置有重要参考意义。

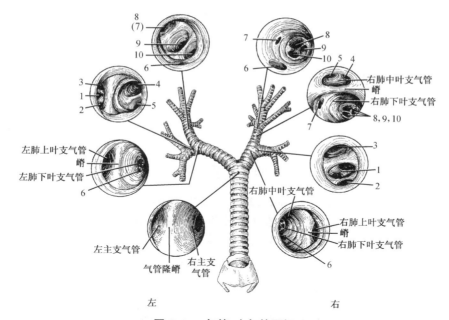

图 3-36 气管、支气管图解
注：并右肺中叶、下叶阻塞性肺气肿。

3. CT 尤其是三维成像 对某些诊断困难的病例有助于确定异物有无及其部位。

4. 支气管镜检查 是气管、支气管异物确定诊断的最可靠方法。临床疑为气管、支气管异物，其他检查不能确诊时，应行支气管镜检查明确诊断并同时可取异物。

（五）症状鉴别

1. 急性喉炎 夜里起病多见，表现为声嘶、犬吠样咳嗽、吸气性喉喘鸣、吸气性呼吸困难等典型症状，可伴发热。无明显异物误吸史，可能近期有上呼吸道感染病史，抗感染、激素静脉推注及局部雾化吸入对于症状缓解有明显效果。

2. 哮喘 哮喘一般有过敏史及哮喘病史，晨起发作明显。肺部听诊有吸气性和呼气性喘鸣及呼吸困难，激素抗炎、解痉平喘治疗有效。

3. 支气管炎、支气管肺炎 大部分呼吸道异物都合并细菌感染，发生支气管炎、肺炎，主要症状为反复咳嗽。对于异物史不明确，但反复发生、抗炎无效的支气管炎、肺炎的患儿，应考虑呼吸道异物的可能性。

4. 肺结核 肺内结核灶周围增生、内部空洞、钙化等病理过程，会影响到气道通畅。胸部 X 线、PPD 试验、病原微生物检查等可鉴别。

（六）治疗

呼吸道异物有危及生命的可能，异物取出是唯一的治疗方法。因此应及时诊断，尽早行异物取出术，以保持呼吸道通畅。

1. 经直接喉镜异物取出术 适用于气管内活动的异物。

2. 经支气管镜异物取出术 直接喉镜下不能取出的气管异物及绝大多数支气管异物需经支气管镜取出异物，最好在全身麻醉下进行。

3. 纤维支气管镜或电子支气管镜异物取出术 位于支气管深部小的金属异物，由于硬支镜不能窥见，可在纤维支气管镜或电子支气管镜下钳取。

4. 开胸异物取出术 支气管镜下确实难以取出的较大并嵌顿的支气管异物,必要时需行开胸术取出。

三、先天性上睑下垂

典 型 案 例

患儿,男,3岁5个月,因发现左眼上睑上抬困难3年余入院。家长诉:患儿出生后左眼睁眼困难,后发现左眼上睑上抬困难,否认眼外伤史,无眼痛、眼红等不适。随年龄增长,症状无明显变化,无晨轻暮重现象,遂于门诊就诊,被诊断为"左眼先天性上睑下垂"(图3-37),建议住院手术。

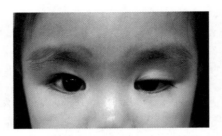

图3-37 先天性上睑下垂(左眼)

(一)入院处置

1. 护理要点

(1)感染与非感染性疾病分室收治。

(2)入院告知:病室环境、作息时间、安全须知、医保登记等。

(3)通知医生,及时完成各项检查、治疗及护理。

(4)观察有无发热、咳嗽、流涕等症状,指导预防上呼吸道感染相关措施。

(5)营养指导:指导进食如鸡、鱼、蛋、蔬菜、水果等高蛋白、高维生素食物。

2. 关键点

(1)指导患儿不要追逐嬉戏,注意预防跌落,护士详细告知其措施,指导安全注意事项。

(2)评估病情:先天性上睑下垂不伴有上直肌麻痹者(即闭眼时眼球能上转,称为Bell征阳性)。患儿如合并上直肌麻痹,或者在熟睡状态下,眼球不能自然向外向上转(Bell征阴性),术后易发生暴露性角膜炎,应立即报告医生。

治 疗

患儿视力筛查结果:右眼 +1.75DS/-0.75DC×180°,左眼 +2.75DS/-0.50DC×180°。左

眼上睑遮盖 1/2 瞳孔；睑裂高度平视时右眼 8mm，左眼 3mm，上转时睑裂无增大。右眼提上睑肌肌力 7~8mm，额肌肌力 8mm；左眼提上睑肌肌力 1mm，额肌肌力约 8mm。Bell 征阳性；颌动瞬目综合征（Marcus-Gunn 综合征）（－）；角膜透明，前房深清，瞳孔等大，直径 3mm，直接、间接光反射敏感，眼球运动各方向到位。诊断：左眼先天性上睑下垂（重度）；双眼屈光不正。医嘱：左氧氟沙星滴眼液点左眼 4 次 /d 预防眼部感染，择期行左眼上睑下垂矫正术。

（二）术前护理

1. 护理要点

（1）了解患儿及家长心理状态，给予心理护理。

（2）交代禁食、禁饮时间。观察体温、有无咳嗽等上呼吸道感染症状。核对腕带、体重、血型及手术部位标识、手术方式等。

（3）术前滴抗生素眼药水，冲洗结膜囊。

（4）与手术室护士、家长共同核对患儿信息与物品，填写交接卡。

（5）床旁备好中心吸氧装置、心电监护仪等。

2. 关键点

（1）完善视力检查、观察 Bell 征。如 Bell 征为阴性，报告医生。

（2）协助医生进行眼位、眼球运动、眼睑高度及肌力测量（提上睑肌及额肌）、眼前节及眼底等检查，以及咀嚼情况，明确患儿有无颌动瞬目现象，是否为 Marcus-Gunn 征上睑下垂。

（3）告知家长患儿术后早期会出现上睑迟滞及眼睑闭合不全，需使用人工泪液滴眼液及睡前使用抗生素眼膏点眼，保护角膜，预防暴露性角膜炎。

（4）告知家长手术远期有不同程度的效果回退，因此手术医生会根据病情做适量过矫手术，以保证远期效果。但过矫的结果往往在手术后近期形成瞬目运动障碍及眼睑闭合不全。

案例分析

术 中 情 况

患儿在全身麻醉下行"左眼额肌腱膜悬吊术"（图 3-38）。术毕检查左眼眼睑弧度及睑裂高度满意，左眼使用玻璃酸钠滴眼液、妥布霉素眼膏后给予包扎，麻醉清醒后安全返回病房。

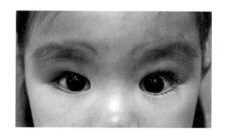

图 3-38 左眼先天性上睑下垂术后（左眼）

（三）术后护理

1. 护理要点

（1）体位：术后 6h 去枕平卧位，头偏向一侧，保持呼吸道通畅，防止呕吐导致窒息。

（2）病情观察

1）观察体温、脉搏、呼吸、血压和血氧饱和度等变化。

2）观察眼部敷料有无松脱、渗血渗液，如出现异常，立即报告医师。

3）进行疼痛评估，遵医嘱给予处理。

4）术后保持绷带和眼部敷料位置不发生移动。

（3）饮食：术后 6h 肠道功能恢复，逐渐恢复饮食。

（4）保持伤口敷料干净整洁，如果眼睑肿胀明显，可以给予冰敷。避免剧烈活动、哭吵、咳嗽、用力排便，防止皮下血肿形成。避免跌落外伤。

（5）术后第一天，拆除眼部敷料，观察上睑缘弧度、睑裂高度、角膜情况、双眼是否对称、分泌物情况，术后遵医嘱给予玻璃酸钠滴眼液滋润营养角膜，睡前涂眼膏避免暴露性角膜炎的发生。滴眼药时动作应轻柔，避免按压眼球及过度牵拉上眼睑。

（6）指导患儿不要揉擦术眼，避免生水、肥皂水入眼，防止眼部感染。如发生眼红、流泪、异物感等症状，应检查患儿角膜情况。

2. 关键点

（1）眼部敷料包扎松紧度适宜，包扎前涂眼膏，避免纱布摩擦损伤角膜。

（2）手术结束时，如睑裂闭合不全，下睑做 Frost 缝线的患儿，涂眼膏后将 Frost 缝线拉起，缝线用胶布固定。

案例分析

出 院

患儿左上眼睑轻度肿胀，皮下无血肿，眼睑弧度可，与右眼基本一致，睑裂高度双眼对称，无倒睫，角膜透明。

（四）出院指导

1. 护理要点

（1）讲解眼药的作用，教会家长眼部点药的正确方法及注意事项。

（2）注意用眼卫生，少看电子产品。避免用手揉擦术眼及外伤。1 个月内禁止游泳，以防角膜损伤、感染。

（3）术后眼睑闭合不全时，患儿清醒时用人工泪液，睡眠时用眼膏，防止暴露性角膜炎的发生。

（4）术后 2~4 周复诊。

2. 关键点

（1）评估家长是否掌握滴眼液、涂眼膏的正确方法。

（2）术后复查，使用阿托品眼用凝胶进行散瞳验光，必要时配镜矫正屈光，已发生弱视者行弱视训练。

疾病相关知识

(一)概述

先天性上睑下垂是一种常染色体显性或隐性遗传病,由于提上睑肌发育薄弱、残缺或其支配神经及神经核先天发育不全导致上眼睑部分或完全性下垂遮挡瞳孔。前者除上睑下垂外常伴有其他眼外肌麻痹或小睑裂和内眦赘皮等,后者通常为单纯性上睑下垂。

(二)分度(图 3-39)

1. 轻度　提上睑肌肌力 >7mm,上睑缘位于瞳孔上缘。

2. 中度　提上睑肌肌力在 4~7mm,上睑缘位于瞳孔上 1/3。

3. 重度　提上睑肌肌力 <4mm,上睑缘遮盖瞳孔中央水平线以下。

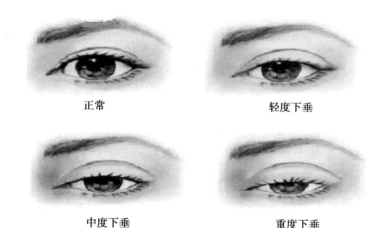

正常　　　　　　　　　　　　轻度下垂

中度下垂　　　　　　　　　　重度下垂

图 3-39　先天性上睑下垂分度

(三)Bell 征

Bell 征是一种正常生理保护现象,即当双眼闭合时,眼球自动向上或向外上方偏斜。闭眼时眼球能上转,称为 Bell 征阳性;若无上转,则为 Bell 征阴性。

(四)临床表现

1. 上睑上抬困难,外观异常,无晨轻暮重。

2. 患儿常常有仰头注视抬眉现象。双眼上视时,下垂侧眉毛高竖,以额肌皱缩来补偿提上睑肌功能的不足,患侧额部皮肤有明显横行皱纹。双侧下垂者常需仰头视物。可合并上直肌功能不全或麻痹。

3. 严重者可影响视力发育,甚至引起形觉剥夺性弱视。

(五)辅助检查

1. 测视力,判断有无屈光不正、弱视。

2. 检查眼位、眼球运动情况。

3. 检查 Bell 征。

4. 嘱患儿咀嚼,观察有无颌动瞬目。

5. 测量睑裂高度,判断上睑下垂的程度。

6. 测量提上睑肌及额肌肌力。睑缘活动度 4mm 以下者表示肌力很差,5~7mm 为中等,8mm 以上为良好。

7. 眼前节及眼底检查。

8. 对可疑小眼球时,除专科检查外,需行 B 超或 CT 等影像学检查。

（六）症状鉴别

先天性上睑下垂根据病史和临床表现可作出诊断。

1. 垂直斜视引起的假性上睑下垂　垂直斜视的常见症状和体征,患儿高位眼注视时,低位眼出现上睑下垂,而以低位眼注视时下垂会消失。

2. 后天获得性重症肌无力（眼肌型）　是一种由乙酰胆碱受体抗体介导的、神经肌肉接头传递功能障碍所导致的自身免疫性疾病。眼肌型重症肌无力是重症肌无力的一种亚型,患儿眼部肌肉肌无力引起复视或眼睑下垂。在儿童重症肌无力中,眼肌型占 80%,新斯的明实验可以鉴别。

3. 先天性小眼球、眼球萎缩　由于眼睑缺少支撑,也表现眼睑下垂,可以通过辅助检查鉴别。

（七）治疗

先天性上睑下垂手术治疗效果颇佳,可采用提上睑肌、额肌、提上睑肌与上直肌联合筋膜鞘（CFS）进行手术治疗。对后天性者,应积极治疗致病因素。

手术时机选择:

1. 先天性上睑下垂一般以 3~6 岁以后手术为宜。

2. 严重的单眼先天性上睑下垂可提早至 1 岁左右手术治疗,以避免日后产生弱视。轻、中度单眼先天性上睑下垂,如不伴有斜视、屈光不正或屈光参差,也可在入学前手术。

3. 先天性上睑下垂伴有颌动瞬目综合征者,一般随年龄增大而减轻,可稍后或待青春期症状仍无减轻再考虑手术。

（康琼芳　顾　莺　尹娟鹉　董翠兰）

第十节　小儿外科其他疾病护理

一、烧伤

案例分析

典 型 案 例

患儿,男,2 岁 11 个月,因"全身多处热液烫伤后肿痛、水疱 3h"急诊抱送入院。家长诉:入院前 3h,患儿在邻居家不慎跌入其准备酒宴的沸水锅中烫伤,遂急呼"120"送至当地镇医院,给予创面包扎及静脉输液(生理盐水 250ml)后,"120"转院。查体:T 37.8℃,P 134 次/min,R 28 次/min,BP 68/40mmHg,体重 13kg,精神萎靡,哭吵不安,哭时无泪,面色苍白,唇周有发绀,口腔黏膜无破溃,中度脱水貌,无吸气性三凹征,皮肤弹性差,手足冰冷,全身多处烫伤创面已给予敷料包扎,拆除敷料后见右面部、枕部、颈部、右上肢、右侧胸壁及背部、右臀部、右大腿、会阴等处创面,创面红肿伴大小不等水疱,水疱皮部分破溃,基底红白相间,渗液较多。值班护士接待,家长焦躁不安。

(一)入院处置

1. 护理要点

(1)立即通知医生,同时评估患儿精神、意识、生命体征、尿量、皮肤黏膜颜色、肢端循环等。

(2)询问家长烧伤原因、受伤时间、受伤地点及早期处理过程。

(3)向医生汇报患儿情况,关注有无精神萎靡、无尿、呼吸急促等情况,立即给予吸氧、心电监护、建立静脉通道等。

2. 关键点

(1)首先要警惕呼吸道梗阻,做好气管插管或气管切开等抢救准备,特别是患儿唇周有发绀、呼吸急促、憋气等表现时。婴幼儿颈部短,皮下组织疏松,最易引起颈部、口底部水肿,头颈部烧伤后水肿容易向深部蔓延,压迫气管。2016 年,国际烧伤学会(ISBI)发布了《ISBI 烧伤处理实践指南》,指出气道保护是烧伤患儿治疗的重中之重,处理气道损伤的方法包括托颌、抬下颏、安置口咽通气装置、气管插管或气管切开等。

(2)重视疼痛评估及疼痛干预,避免疼痛加重休克。

(3)注意保暖,避免寒冷刺激加重休克发生。

案例分析

病情和治疗

评估患儿烧伤原因、烧伤时间、伤后精神、反应、生命体征、尿量、皮肤情况及伤后处理,拆除敷料评估伤情,计算烧伤面积、深度、严重度。诊断:全身多处特重度热液烧伤,浅Ⅱ度 26%,深Ⅱ度 15%;低血容量性休克。治疗:快速液体复苏;氧气吸入,同时判断有无上呼吸道梗阻、呼吸困难等;抽血查肝肾功能、心肌酶谱、电解质、降钙素原、血气分析、血型鉴定、凝血五项等;留置导尿,行药物过敏试验,给予破伤风抗毒素注射及抗生素使用,镇痛、镇静;休克纠正后行烧伤清创,创面渗出物细菌培养。

(二)休克期护理

1. 护理要点

(1)纠正休克:快速建立两条静脉通道,微量输液泵控制输液速度,根据患儿伤情、体重等合理安排输液速度、输液种类。

(2)病情观察

1)尿量:留置导尿,尿量维持在 1ml/(kg·h)以上,尿比重保持在 1.010~1.030,根据尿量、尿比重等调整输液速度、输液种类。

2）生命体征监测：监测体温、心率、呼吸、血压等变化，由于儿童体温调节中枢发育不健全，脑细胞对体温变化敏感，大面积烧伤患儿可能发生高热甚至惊厥、体温不升，对此要高度关注。

3）循环观察：观察面色、口唇颜色、甲床颜色、皮肤色泽及弹性、肢端循环等，如外周静脉及毛细血管充盈良好，肢端温暖，说明休克已纠正。

4）神志：观察患儿是否安静，有无哭闹（哭时是否有泪），是否烦躁不安或神志恍惚、甚至出现谵妄或昏睡等情况。

（3）保暖：室温保持在 28~32℃，湿度 40%~60%，儿童体温容易受环境温度影响，寒冷刺激易加重休克，保暖有利于抗休克的治疗和改善血液循环。

（4）饮食：评估患儿有无恶心、呕吐、应激性消化道出血等，根据患儿消化道情况给予禁食、胃肠减压或流质饮食等。

（5）卧位：休克卧位，防止创面受压，每 2h 更换一次体位。

（6）创面护理：休克纠正后烧伤创面清创，躯干、四肢、头部行包扎治疗，面部、会阴部给予暴露治疗，注意保持创面清洁，做好消毒隔离。

（7）心理护理：热情接待，给予非语言沟通如抚摸、拥抱等消除恐惧，操作集中进行，减少不必要刺激，避免加重恐惧。同时做好陪伴家长的心理护理，消除家长的紧张、自责等负面情绪，避免影响患儿的情绪及心理。

2. 关键点

（1）2016 年《ISBI 烧伤处理实践指南》指出：儿科患儿特别容易发生体温过低，应处于温暖环境，检查过程中随时使用干净毯子预防体温过低。

（2）儿童烧伤后，由于疼痛刺激、哭闹、烦躁不安等都增加耗氧量，容易加重休克，必须及时进行疼痛评估，给予有效疼痛干预。

（3）消化道出血是儿童重度烧伤的并发症之一，容易被重度烧伤的休克征象或其他并发症的出现而忽视，一般症状为呕血、便血、面色及口唇进行性苍白，甚至休克、死亡。临床应加强观察，及时发现，尽早治疗。

（4）儿童烧伤补液原则：一般按每 1% 体表面积 1.5~2ml/kg 计算第一个 24h 损伤量。胶体：晶体 =1∶2 或 1∶1。基础水分儿童按 70~100ml/kg，其中婴幼儿按 100~150ml/kg 计算。第一个 24h 液体量的一半应在伤后 8h 输完；余下半量后 16h 内输注完。第二个 24h 补液量 = 损失量的半量 + 生理需要量。第三个 24h 补液量 = 损失量的 1/4 量 + 生理需要量。临床上烧伤患儿液体复苏应根据伤情严重程度、年龄特点、伴随疾病、血气分析、电解质等情况进行个体化调整。

案例分析

病情和治疗

经过积极抗休克治疗，患儿平稳度过休克期。查体：T 39.3℃，精神差，进食差，创面红肿不退，渗液少，大便每天 6 次，为黄色稀水样便。创面渗出物培养：金黄色葡萄球菌感染，除万古霉素外多种抗生素耐药。治疗原则：抗感染，营养支持，促进创面愈合。抽血查血培养，根据药敏结果，遵医嘱使用万古霉素每 6h 一次静脉用药。创面彻底清创，对深Ⅱ度创面给予：创面切痂或削痂，自体皮封闭创面；切痂或削痂，人工皮或异体皮封闭创面；负压封闭创面。目前家长由于经济原因，以及不愿取患儿自身皮封闭创面，选择负压封闭创面。

（三）感染期护理

1. 护理要点

（1）病情观察：

1）生命体征观察：寒战、高热或低体温应及时报告医生给予对症处理，遵医嘱抽血培养，明确感染病原菌。

2）呼吸道管理：备吸痰器于床旁，及时清除呼吸道分泌物，保持呼吸道通畅。

3）神志：密切观察患儿反应、表情、肢体动作等。如患儿出现烦躁不安、谵妄、嗜睡等精神症状，同时伴有持续高热或体温骤然下降以及心率、呼吸异常等，应警惕脓毒血症发生。

4）消化道症状：密切观察有无腹痛、腹胀、腹泻等症状。

5）辅助检查：关注实验室检查结果，如血常规、C 反应蛋白、降钙素原、细菌培养、血生化等。

（2）饮食指导：给予高蛋白、高热量、高维生素、易消化饮食，少量多餐。经口进食困难而消化功能无异常时，可给予鼻饲肠内营养。患儿出现腹胀、肠鸣音消失或消化道出血时应禁食，必要时胃肠减压。遵医嘱使用胃黏膜保护药物、肠道益生菌等帮助消化功能恢复，防止应激性溃疡发生。

（3）创面护理：观察色泽、肿胀、渗液、气味、结痂、坏死斑、皮疹等情况，及时给予创面换药，保持创面清洁、干燥，定时翻身，注意无菌操作及消毒隔离。

（4）基础护理：保持环境干净、整洁、舒适，加强口腔护理、皮肤护理、大小便护理、管道护理等。

（5）中心静脉导管管理：患儿胃肠道进食不能满足营养需求时给予静脉营养支持，当静脉营养液渗透压大于 900mOsm/L 时需置中心静脉导管。导管固定使用透明敷贴时一般 5~7d 更换一次，当敷贴松动、潮湿、有明显污染时及时更换；使用纱布敷料时，48h 更换敷料。更换时严格消毒及无菌操作。中心静脉导管封管选用容积大于 10ml 的注射器，正压脉冲式封管，封管液量为导管容积加 2 倍延长管容积。

（6）心理护理：态度和蔼、动作轻柔，消除患儿恐惧；加强与家长沟通，关注心理变化，给予支持和疏导。

2. 关键点

（1）感染期患儿容易出现腹痛、腹胀、腹泻等消化道症状。腹痛时要评估疼痛部位、性质、程度及伴随症状，严密观察病情变化；腹痛未明确原因的情况下禁用哌替啶等镇痛药。出现腹胀、腹泻时及时留取大便标本进行细菌及真菌培养等。

（2）由于重度烧伤后休克、感染、坏死物质、炎性因子等易造成患儿急性肾功能不全，要密切观察尿量、尿色，定期检查尿常规、电解质、肾功能等。

（3）多重耐药医院感染防控措施：多重耐药菌（MDRO）指一种微生物对临床使用的三类（比如氨基糖苷类、红霉素类、B- 内酰胺类、糖胺类、喹诺酮类等）或三类以上抗菌药物同时耐药。临床科室接到检验科 MDRO 危重值通知后下达接触隔离医嘱;有条件时将患儿单独隔离,专人诊疗护理;对家长(患儿)进行住院健康教育、控制陪护;床旁悬挂"接触隔离"标示,配备个人防护用品,诊疗器具专用;垃圾桶套双层黄色垃圾袋,执行手卫生,物表、地表清洁消毒≥2 次 /d(保洁用具专用),标本用密闭容器运送;患儿外出检查或手术、转科时:申请单或交接单注明感染病原菌及传播途径。解除隔离:临床症状好转或治愈,连续 2 次菌培养阴性;其他 MDRO 临床症状好转或治愈。患儿出院后解除隔离,对床单位进行终末消毒,家长进行健康教育,耐万古霉素金黄色葡萄球菌患儿的生活用品经清洁消毒后带出,其他 MDRO 感染患儿无特殊处理。

(4)定时翻身:家长由于担心翻身加重患儿疼痛,对定时翻身及肢体功能位摆放依从性较差,应加强管理。

(5)负压封闭引流(vacuum sealing drainage,VSD)是通过可控制的负压作用于创面,起到去除渗液、促进肉芽组织生长、促进创面愈合、降低感染的作用。清除烧伤坏死组织和及时封闭创面是烧伤治疗的主要措施。患儿烧伤后可在休克纠正、生命体征平稳后尽早安置。

案例分析

病情与治疗

患儿烧伤后 14d,生命体征平稳,头面部、右上臂、右大腿等浅Ⅱ度创面恢复良好,腰背部、右前臂及右手深Ⅱ度创面经 VSD 治疗肉芽组织生长良好,无上皮攀附,给予植皮封闭创面。游离皮片移植按皮片的厚度分为刃厚皮片植皮、中厚植皮、全厚植皮与含真皮下血管网皮片移植。

(四)植皮术前护理

1. 护理要点

(1)观察病情变化,如生命体征、神志、尿量、腹部情况等,遵医嘱进行药物准备。

(2)完善术前检查,如血液检查、X 线胸片、心电图、交叉配血等。

(3)皮肤准备:自体皮植入前检查供皮区皮肤有无感染、瘢痕等,术前 1d 彻底对供皮区进行清洗、备皮、消毒包扎。植皮前如需进行创面局部浸浴,应严密观察患儿有无发热,有无心慌、冷汗、气促、脉搏细弱等虚脱表现,如有以上情况立即停止浸浴。

(4)饮食护理:术前禁食遵循 2h 清饮料、4h 母乳、6h 配方奶、8h 普通饮食原则。

2. 关键点 严格规范抗生素使用、加强创面护理,有效控制局部及全身感染。

(五)植皮术后护理

1. 护理要点

(1)供、受皮区护理:保持敷料清洁干燥,观察伤口外敷料渗血、渗液、异味等情况;严格局部制动,肢体手术需抬高患肢,观察肢端温度、颜色、毛细血管充盈时间等,如出现青紫、苍白、肢端冰冷及时告知医生处理。避免摩擦、搔抓术区,注意有无感染、水肿、血肿等。

(2)生命体征监测:术后严密观察患儿心率、呼吸、血压、体温等变化,如术后出现持续高热应考虑感染,及时查找原因。

（3）疼痛管理：术后及时评估疼痛程度，给予非药物或药物疼痛干预。

（4）术后饮食：术后宜进食高蛋白、高热量、高维生素、易消化饮食，如牛奶、蛋、肉、鱼、新鲜蔬菜、水果等，避免辛辣刺激性饮食。

（5）管道护理：正确连接、妥善固定、明确标示，防止折叠、扭曲、脱落、堵塞。

（6）心理护理：创造轻松、安全环境，操作时通过看电视、听音乐、讲故事等分散患儿注意力，消除、减轻恐惧；制订健康教育计划，充分讲解疾病相关知识，与家长建立信任关系。

2. 关键点 植皮术后严格局部制动，特别是支具固定者极易发生压力性损伤，要严密观察、定时翻身，必要时使用减压贴、人工皮保护受压皮肤。

（六）康复期护理

1. 护理要点

（1）早期通过恰当的抗挛缩体位，必要时使用支具、石膏、夹板等减轻肌腱、韧带和关节挛缩。

（2）逐步增加被动和主动关节活动范围及肌力训练，采取如抬高患肢、主动或被动运动等促进循环减轻肢体水肿，逐步进行力所能及的日常生活活动能力训练，功能锻炼应循序渐进，切不可盲目粗暴进行。

（3）创面修复完成后，结合发育水平给予适当的玩具及游戏进行辅助治疗。

（4）烧伤对于患儿及家长造成严重心理冲击，会产生抗拒、退缩、否认等应激不良反应；烧伤康复过程漫长而痛苦，易产生焦虑、愤怒和绝望。治疗和护理中要充分理解、尊重患儿和家长，建立良好的护患关系，及时沟通、认真倾听面临的问题，提供整洁、舒适、安静、安全的家庭式康复环境使身体自然放松。提供力所能及的帮助，使其建立自尊、自信和勇气，避免负面情绪造成不良影响。

2. 关键点 关注舒适度改变，对于瘙痒、疼痛等不适及时给予干预。

案例分析

出　　院

患儿生命体征平稳，生化指标正常，植皮皮片存活良好，创面愈合，康复出院。出院时给予患儿躯干部、右前臂及手部瘢痕膏外用，弹力衣加压预防瘢痕增生。

（七）出院指导

1. 护理要点

（1）防止瘢痕溃疡发生，穿纯棉质、柔软、宽松衣服保护皮肤，用中性沐浴清洁产品，避免使用过热的水洗澡；已愈创面可涂保湿润滑剂保护，勤剪指甲以免划伤皮肤。1~2 年内创面应该尽可能避免日晒，防止色素沉着。

（2）合理营养膳食搭配，增强机体抵抗力及组织修复能力。

（3）合理休息，保持良好心态，促进身心健康。

（4）烧伤后肢体功能异常者坚持功能锻炼，肢体关节处可给予支具固定对抗瘢痕挛缩，对于关节挛缩、关节功能受限者 6 个月后行手术治疗。

（5）告知家长提高危险意识,避免再次烫伤或其他意外。

（6）出院后2周开始门诊定期随访瘢痕情况,必要时使用抗瘢痕药物,如瘢痕膏、瘢痕贴等,以及激光等理疗。

2. 关键点　无论是功能训练还是瘢痕治疗都需要规范、系统、长期进行,不能操之过急。穿戴弹力衣、套时应量体裁衣,过紧弹力衣会影响局部生长发育情况,应密切观察,及时调整弹力衣型号及松紧程度。皮肤涂抹润肤剂,每天检查有无破溃或皮疹。

案例分析

疾病相关知识

（一）概述

烧伤(burn)一般系指由于热力如火焰、热液(水、油、汤)、热金属(液体或固体)、蒸汽和高温气体等所致的人体组织或器官的损害。临床上习惯所称的"烫伤",系指由于热液、蒸汽等所引起的组织损伤,是热力烧伤的一种。

由于各类烧伤在病理变化、全身影响、病程、转归、预后等方面具有特殊性,彼此之间有一定的区别,故在诊断、分类统计上应明确分为热力烧伤、电(流)烧伤、化学烧伤和放射烧伤。

对于儿童来讲,烧伤多为热液烫伤。其烧伤特点:

1. 儿童皮肤较成人薄,接触温度不太高的热物也可导致烧伤。

2. 儿童反应差,所以对热物接触时间长。

3. 身体面积小,同等量的热液造成的烧伤面积大。

4. 烧伤后皮肤渗出量大,容易发生休克。

5. 免疫抵抗力低,容易发生脓毒症。

6. 儿童年龄越小,自由水清除率越低,故儿童烧伤后比成人更容易出现积聚性水肿。而且由于婴儿体表面积与体重之比是成人的3倍,水分蒸发和热量丧失量大,因此液体和其他物质需要量大,严重烧伤患儿代谢亢进持续时间更长。

（二）临床表现

1. 烧伤面积　面积的评估对烧伤诊断有重要价值,在计算儿童烧伤面积时要注意儿童的解剖特点。即儿童头部与下肢所占总体表面积(total body surface area, TBSA)百分比与成人不同,年龄越小头部比例越大,下肢比例越小;随年龄的增长,头部与下肢的比例逐渐与成人相接近。

（1）不同年龄、部位体表面积计算方法(图3-40和表3-6)

（2）小儿烧伤面积计算公式(占儿童总体表面积)

双上肢:(%TBSA)$=2\times9\%$。

躯干:(%TBSA)$=3\times9\%$(含会阴1%)。

臀部:(%TBSA)$=5\%$。

小儿头部:(%TBSA)$=9+$(12- 年龄)。

小儿双下肢:(%TBSA)$=41-$(12- 年龄)。

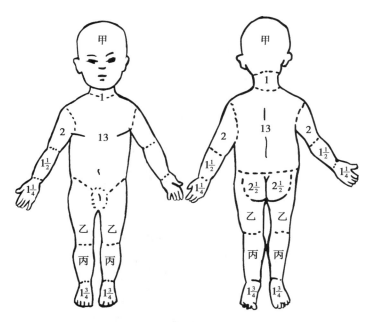

图 3-40　小儿烧伤体表面积计算图

表 3-6　身体各部位在不同年龄的体表面积百分率

单位:%

部位	1 岁以下	1 岁	5 岁	10 岁	15 岁
甲（头的一半）	$9\frac{1}{2}$	$8\frac{1}{2}$	$6\frac{1}{2}$	$5\frac{1}{2}$	$4\frac{1}{2}$
乙（一侧大腿一半）	$2\frac{3}{4}$	$3\frac{1}{4}$	4	$4\frac{1}{2}$	$4\frac{1}{2}$
丙（一侧小腿一半）	$2\frac{1}{2}$	$2\frac{1}{2}$	$2\frac{3}{4}$	3	$3\frac{1}{4}$

（3）中国人民解放军 159 医院测定的小儿体表面积各部分百分比（表 3-7）

表 3-7　身体各部位在不同年龄阶段儿童的烧伤面积计算百分比

单位:%

部位	新生儿	年龄 / 岁											
		1	2	3	4	5	6	7	8	9	10	11	12
头颅	21	19.5	18	16.5	15.8	15.1	14.4	13.7	13	12.3	11.9	11.5	11.1
双上肢	19	19	19	19	19	19	19	19	19	19	19.15	19.3	19.45
躯干	33	32	31	30	29.7	29.4	29.1	28.8	28.5	28.2	28.2	28.2	28.2
双下肢	27	29.5	32	34	35.5	36.5	37.5	38.5	39.5	40.5	40.75	41	41.25

（4）**手掌法**:患儿不分性别年龄差异,以五指并拢,手单侧面积约为患儿体表面积的 1%（图 3-41）。此法常用于散在小面积烧伤计算。

2. **深度估计**　烧伤深度的分类按三度四分法（表 3-8）,准确地判断深度,并结合面积的大小及深度情况和全身的变化等,可以正确地估计病情,便于临床合理治疗。

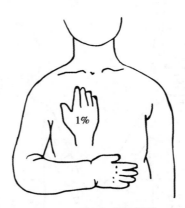

图 3-41　手掌法示意图

表 3-8　烧伤深度分类表

深度分类		损伤深度	临床特点	愈合过程
Ⅰ度（红斑）		达角质层,生发层健在	轻度红、肿、热、痛。感觉过敏,无水疱,表面干燥	2~3d 后症状消失,落屑不留痕迹
Ⅱ度（水疱）	浅Ⅱ度	达真皮浅层,部分生发层存在	剧痛,感觉过敏,水疱大,疱皮薄,基底潮湿,均匀发红,水疱明显感觉迟钝	无感染 2 周左右愈合,有色素沉着,不遗留瘢痕
	深Ⅱ度	达真皮深层,皮肤附件残留	水疱小,疱皮厚,基底湿润,微红或白中透红,有小出血点,弹力弱,结痂后可见栓塞之毛细血管网	3~4 周愈合,常形成瘢痕
Ⅲ度（焦痂）		皮肤全层破坏,可包括皮下组织、肌肉、骨质	痛觉消失,无弹力,蜡白或焦黄炭化,皮革样变凹陷干燥,干后可见皮下闭塞的静脉支	2~3 周后焦痂脱落出现肉芽创面,除小面积者可由周围上皮爬行愈合外,其他常需植皮愈合

　　早期有时不易准确判断深度,因烧伤深度之间有一个变动过程,各度之间是有移行的,不能截然分开。因此实际工作中应分别在烧伤早期,以及伤后 48h 和脱痂愈合全过程中,分别判断核实,才能正确估计其深度（图 3-42）。

　　3. 小儿烧伤严重程度的分类　由于解剖生理上的特点,小儿烧伤后休克、全身感染的发生率与成人相比有显著不同,因此小儿烧伤严重程度的分类标准也与成人不同。我国制订的小儿烧伤严重程度分类标准（1970 年全国烧伤会议通过）见表 3-9。

　　4. 临床分期

　　（1）体液渗出期（休克期）:烧伤使局部毛细血管扩张,通透性增加,大量血浆样液体自血管内渗到组织间隙或从创面上渗出,一般持续 36~48h。小面积浅度烧伤,体液的渗出量有限,通过人体的代偿,不至于影响全身状况;大面积烧伤,则可发生休克。烧伤早期的休克属于低血容量性休克,但与一般急性失血不同之处在于体液的渗出是逐步的,伤后 2~3h 最为急剧,8h 达高峰,随后逐渐减缓,至 48h 逐渐恢复,渗出于组织间的水肿液开始回收。伤后 48h 内主要威胁患儿生命的是休克,所以临床上又称为休克期,液体复苏是早期处理最重要的措施。另外疼痛刺激常容易加重休克发生。

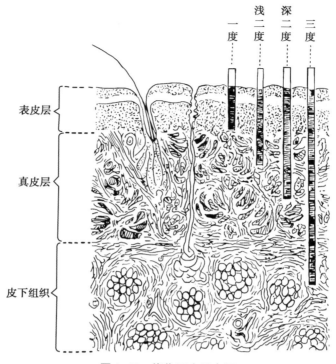

图 3-42 烧伤深度示意图

表 3-9 小儿烧伤严重度分类

单位：%

严重度	总面积	Ⅲ度面积
轻度	<5	0
中度	>5	<5
重度	≥15	≥5
特重	≥25	≥10

注：有以下情形之一者，虽然烧伤总面积不足 15% 也视为重度烧伤：
（1）伴有以下部位烧伤者：头面颈部烧伤、手脚烧伤、会阴部烧伤或吸入性损伤。
（2）全身情况严重、有并发症或已有休克者。
（3）合并化学药物中毒者或有严重创伤合并病情重，如骨折、肾衰等。
（4）婴儿头面部烧伤面积超过 5% 者。

（2）急性感染期：烧伤造成广泛的生理屏障损害，又有广泛的组织坏死和渗出，是微生物良好的培养基。严重烧伤后全身免疫功能低下，对病原菌的易感性高，早期暴发全身性感染的机会多。热力损伤组织，先是凝固性坏死，随之为组织溶解，伤后 2~3 周，组织广泛溶解阶段，又是全身性感染的另一高峰期。由于烧伤后创面大量坏死毒素被吸收，可出现毒血症现象，各脏器受细菌毒素的影响，引起脏器损坏和胃肠道应激性溃疡的发生。

（3）创面修复期：组织烧伤后，炎症反应的同时组织修复也已开始。此期时间最长，创面有愈合，焦痂脱落等变化，此期并发症多，如肺炎、泌尿道感染、营养不良、贫血等。浅度烧伤多能自行修复，烧伤靠残存的上皮岛融合修复，Ⅲ度烧伤则需皮肤移植修复。

（4）康复期：深Ⅱ度和Ⅲ度创面愈合后，均可产生瘢痕，并发瘢痕增生、挛缩畸形，影响功能，故需要锻炼、理疗、体疗或手术整形过程以恢复功能；有的创面愈合后，尚有瘙痒或疼痛，某些内脏器官的功能障碍的恢复需要一定时间。因此康复期的长短，因具体情况而异。

以上四期，是为了临床治疗而人为划分，它们不能决然分割开来，是相互重叠的。特别是创面修复和康复期，很难划分，只是出现秩序前后而异。因此有些学者将此二期合并为一期，称为"修复期""修复康复期"。

（三）治疗

烧伤治疗原则：尽快脱离热源，尽早保护烧伤区域，清除外源性污染，预防及治疗因创面渗出而致低血容量性休克，预防局部和全身感染，防止病理进展而致其他并发症，促进创面早日愈合，减少因瘢痕而造成的功能障碍、畸形。

1. 轻度烧伤处理 不超过体表面积10%的浅Ⅱ度及以下烧伤，治疗原则是减轻疼痛，口服或静脉补液，保护烧伤创面勿再损伤，根据局部情况进行创面处理，如果烧伤创面污染重、异物附着、暴露时间长可酌情抗感染和使用破伤风抗毒素。

2. 重度烧伤处理

（1）初期处理：除迅速脱离热源、保护受伤部位、简单处理包扎外，进行危及生命的急救处理及转运。具体处理：

1）记录体温、心率、呼吸、血压，注意有无呼吸道烧伤及其他合并伤，严重呼吸道烧伤需及早行气管切开。

2）立即建立静脉通道。

3）留置导尿，观察尿量、尿比重、尿pH，注意有无血红蛋白尿。

4）清创。

5）估计烧伤面积、深度。

6）按烧伤面积、深度、患儿年龄等制订输液计划。

7）创面污染重或有深度烧伤者，均应注射破伤风抗毒血清，并使用抗生素治疗。

（2）进一步治疗

1）气道管理：吸入性损伤是烧伤死亡的重要原因之一，烧伤后24h内需积极处理吸入性损伤，确保气道通畅和适当的供氧。

2）液体复苏：液体复苏的首要目的是恢复足够的组织灌注。补液计算方法有根据体重和体表面积两种。同时监测每小时尿量、生命体征、血细胞比容、血电解质水平、pH、血糖等指标，避免酸中毒和低体温，必要时监测中心静脉压。如有广泛的肌肉损伤和血红蛋白尿，需使用碳酸氢钠碱化尿液以及利尿治疗，避免肾功能损伤。

3）营养：重度烧伤患儿营养需求较大，如果不能自主经口摄取足够食物，需要选择合适的肠内、肠外营养支持治疗。

4）全身感染处理：感染是重度烧伤死亡的主要原因。除创面感染外，烧伤后肠黏膜屏障有明显的应激性损伤，肠道微生物、内毒素均可移位，肠道可成为一个重要的内源性感染来源。治疗的关键在于早期诊断和治疗，及时积极地纠正休克，维护机体的防御功能，保护肠黏膜的组织屏障。抗生素的选择应针对致病菌并尽早用药。

5）创面处理：临床创面处理根据伤情选择包扎疗法、暴露疗法、湿敷疗法、浸浴、切痂或削痂、植皮、VSD等。深度烧伤由于坏死组织多，组织液化、细菌繁殖极难避免，应正确选择抗菌药物,一定程度抑制细菌生长。外用有效创面换药产品等。烧伤组织由开始的凝固坏死经液化到与健康组织分离需要2~3周,在这一过程中随时有侵入性感染的威胁。近年来的治疗多采用积极的手术治疗,包括早期切痂或削痂,皮肤移植,负压封闭创面等。皮肤移植按皮片的厚度可分为刃厚皮片植皮、中厚植皮、全厚植皮与含真皮下血管网皮片移植;按皮肤种类可分为自体皮、异体皮、异种皮和组织工程化人工皮肤。

6)预后和康复:烧伤的预后与儿童的年龄、烧伤面积及严重程度,以及并发症密切相关。对于重度烧伤需要在治疗开始时就防止广泛的组织水肿、瘢痕挛缩和增生的发生,保持关节功能位并使用合适的支具,鼓励被动活动。烧伤康复是一个非常缓慢的过程,遗留长期的躯体并发症和心理障碍,康复的目的是尽量较少烧伤后的副作用,维持关节活动范围、减少挛缩的发展和瘢痕的影响、使患儿的功能最大限度的恢复、心理表现最佳、社会融合能力最强。存活率不是烧伤治疗水平的唯一标准,使患儿以高质量的生活融入家庭和社会才是烧伤康复的目标。

附3-6 负压封闭引流

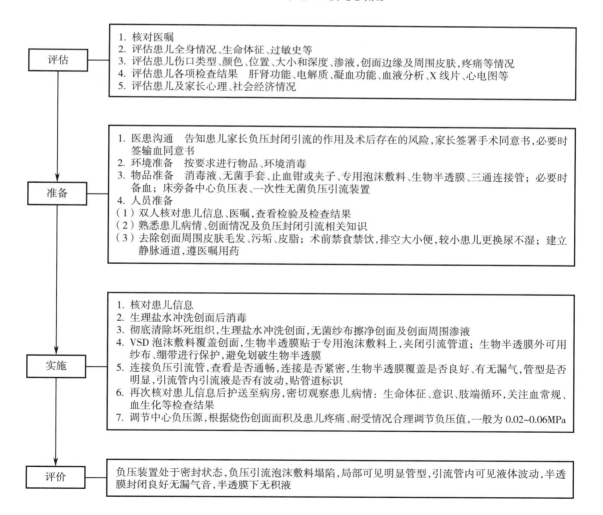

评估
1. 核对医嘱
2. 评估患儿全身情况、生命体征、过敏史等
3. 评估患儿伤口类型、颜色、位置、大小和深度、渗液,创面边缘及周围皮肤,疼痛等情况
4. 评估患儿各项检查结果 肝肾功能、电解质、凝血功能、血液分析、X线片、心电图等
5. 评估患儿及家长心理、社会经济情况

准备
1. 医患沟通 告知患儿家长负压封闭引流的作用及术后存在的风险,家长签署手术同意书,必要时签输血同意书
2. 环境准备 按要求进行物品、环境消毒
3. 物品准备 消毒液、无菌手套、止血钳或夹子、专用泡沫敷料、生物半透膜、三通连接管;必要时备血;床旁备中心负压表、一次性无菌负压引流装置
4. 人员准备
(1)双人核对患儿信息、医嘱,查看检验及检查结果
(2)熟悉患儿病情、创面情况及负压封闭引流相关知识
(3)去除创面周围皮肤毛发、污垢、皮脂;术前禁食禁饮,排空大小便,较小患儿更换尿不湿;建立静脉通道,遵医嘱用药

实施
1. 核对患儿信息
2. 生理盐水冲洗创面后消毒
3. 彻底清除坏死组织,生理盐水冲洗创面,无菌纱布擦净创面及创面周围渗液
4. VSD泡沫敷料覆盖创面,生物半透膜贴于专用泡沫敷料上,夹闭引流管道;生物半透膜外可用纱布、绷带进行保护,避免划破生物半透膜
5. 连接负压引流管,查看是否通畅,连接是否紧密,生物半透膜覆盖是否良好、有无漏气,管型是否明显,引流管内引流液是否有波动,贴管道标识
6. 再次核对患儿信息后护送至病房,密切观察患儿病情:生命体征、意识、肢端循环,关注血常规、血生化等检查结果
7. 调节中心负压源,根据烧伤创面面积及患儿疼痛、耐受情况合理调节负压值,一般为0.02~0.06MPa

评价
负压装置处于密封状态,负压引流泡沫敷料塌陷,局部可见明显管型,引流管内可见液体波动,半透膜封闭良好无漏气音,半透膜下无积液

注 意 事 项

VSD 为一种创面引流方法,该技术通过专用泡沫敷料覆盖或填充创面,生物半透膜封闭,连接负压源,利用可控制的负压作用于创面。该方法提供了密闭的湿润环境,有利于创面细胞再生修复,减少细胞凋亡,改善创面的血液循环,起到缩小伤口外延、加快肉芽组织生长、保持伤口良好的液体环境、减轻感染的作用,尤其适合血供较差的创面

1. 适应证 烧伤创面、创伤伤口、各种慢性难愈性伤口(如糖尿病足溃疡、压力性损伤、下肢静脉性溃疡等)、感染性伤口、皮肤缺损、植皮区或供皮区、皮瓣移植区等

2. 禁忌证 血管及脏器暴露、未清创充分的伤口、伤口内存在未经治疗的骨髓炎或脓毒症、伤口内活动性出血、凝血功能障碍,恶性肿瘤伤口、对负压引流材料过敏等

3. 优点

(1)有效避免交叉感染:VSD 是一个封闭引流系统,创面与外界之间有生物半透膜相隔,有效防止创面与外界接触

(2)有效持续负压吸引:封闭创面死腔,避免创面渗液聚集,彻底引流,降低细菌的生存和繁殖能力,有效减轻伤口感染

(3)促进局部微循环:利用持续有效负压吸引,改善微循环、减轻组织水肿,刺激肉芽组织生长,为后期创面处理创造有利条件

(4)与传统换药相比,治疗时间明显缩短,引流期间无须换药,降低患儿疼痛,缩短住院时间,并减轻医务人员工作量,减少换药材料、抗生素使用,提高患儿生活质量,降低住院总费用

4. 缺点

(1)在四肢使用时,尤其是有骨科外固定支架时,半透膜不易紧密贴服,易造成漏气

(2)对于感染创面,只是一个过渡治疗手段,后期还需其他手段覆盖创面达到治愈

5. 常见并发症

(1)感染:引流无效可导致感染,主要表现在负压引流作用停止、引流管道堵塞、半透膜密闭不良、漏气、薄膜下出现积液等,密切观察,及时查找负压、管道、半透膜等故障原因,妥善处理,保持负压有效引流。观察患儿生命体征变化,如体温、神志,血液分析、创面细菌培养结果等;严格执行无菌操作原则,遵医嘱合理使用抗生素

(2)出血:根据病情调节适宜负压,术中彻底止血,术后密切观察引流液的性质、颜色及量,遵医嘱使用止血药物

(3)伤口疼痛:低负压不会引起患儿严重疼痛,但持续作用会影响患儿休息、睡眠,应采取措施缓解疼痛

6. 注意事项

(1)引流过程中观察患儿全身皮肤情况,防止压力性损伤

(2)观察半透膜有无破损,漏气,膜下有无积血积液等情况

(3)观察记录引流液颜色、性质、量,保持引流通畅,避免牵拉、扭曲、折叠、堵塞,

防止受压

（4）引流瓶位置应低于创面,瓶内引流液达到 2/3 时应立即更换,更换时严格无菌操作并注意防止逆行感染

（5）引流液减少,创面清洁,肉芽组织增生,撤除引流装置,行二期创面修复

（6）加强营养,给予高蛋白、高热量、高维生素、易消化饮食

（7）进行主动及被动功能锻炼,防止肌肉萎缩

二、血管瘤

案例分析

典 型 案 例

患儿,男,2 个月,因"左侧乳腺紫红色肿块伴增大 1 个月余"抱送入院。家长诉:患儿出生后 20d 即发现左侧乳腺蚕豆大小紫红色斑片,压之色褪,因无不适,未行治疗,后逐渐增大突出。查体:左侧乳腺可扪及一 40mm×30mm×20mm 左右大小肿块,质软,表面可见紫红色斑块,局部皮温略高,无压痛,无异常血管搏动。

（一）入院处置

1. 护理要点

（1）病情观察:评估血管瘤部位、皮肤颜色、范围,有无出血、感染或溃疡。

（2）评估患儿有无支气管哮喘、心动过缓、心力衰竭、呼吸道感染等疾病,如有上述疾病报告医生。

（3）血管瘤部位避免过度摩擦、碰撞、外伤。不戴首饰或尖锐物品。清洗血管瘤部位动作轻柔。

（4）修剪指甲,避免指甲抓破血管瘤导致出血。

2. 关键点

（1）避免血管瘤过度摩擦、外伤,导致瘤体破溃、糜烂、出血。

（2）婴儿 6 个月内生长最迅速,1 岁左右血管瘤进入消退期。

案例分析

治 疗

患儿全身情况好,血管瘤彩超示左胸壁皮肤及皮下软组织内可见一范围约 40mm×30mm×13mm 的稍高回声区可见丰富血流,边界欠清,形态欠规则,内回声不均匀（图 3-43）。考虑混合型血管瘤,因位置特殊,选择口服普萘洛尔治疗。

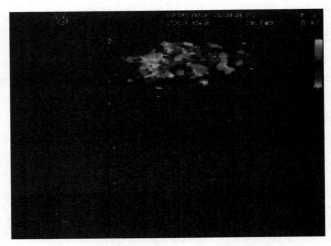

图 3-43　血管瘤彩超显示瘤体内有丰富的血流

（二）护理措施

1. 护理要点

（1）完善血常规、电解质、肝肾功能、心肌酶谱、血糖、甲状腺全套、心电图、心脏彩超。

（2）如口服普萘洛尔治疗有禁忌，或者出现不良反应，可遵医嘱选择口服阿替洛尔、伊曲康唑、泼尼松等药物治疗。转氨酶高者给予护肝治疗。

（3）服药前监测基础心率、血压。

（4）两次服药时间间隔 6h 以上。

（5）服药期间避免呼吸道感染。

（6）出现药物不良反应，如心率减慢、低血压、低血糖、便秘、腹泻、昏睡、兴奋、喘息等立即报告医生，遵医嘱调整药物剂量或停药。

（7）3 个月以内的患儿，服药前，预先摄入充足热量，避免低血糖发生。

2. 关键点

（1）国际推荐剂量 1~3mg/（kg·d），国内剂量多为 1~2mg/（kg·d）。服用剂量遵医嘱，不足 1 片时用温水溶解后发放。

（2）及时发现心率、血压异常并报告医生。

案例分析

出　　　院

患儿精神好，无发热、咳嗽、喘息、腹泻、腹痛等不适，血管瘤瘤体颜色变淡，无不良反应发生。

（三）出院指导

1. 护理要点

（1）避免局部过度摩擦、外伤，出现破损出血时应按压止血并就诊。

（2）常规服用药物 3~6 个月，少数患儿需服药 1 年余。服药期间每天数 1 次心率，出现心率低于正常值立即停药就诊，可佩戴运动手环监测心率。

（3）每周 2 次当地医院监测心率、呼吸、血压、血糖。每月到医院复查，完成血常规、电解质、肝肾功能、心肌酶谱、血糖，心电图检查。

（4）不能擅自增减药物剂量。普萘洛尔使用超过 2 周，如果突然停药，24~48h 内可能发生心脏超敏反应。服药后不适将药物呕吐出当次不再补药。

（5）口服普萘洛尔期间，不适宜服用氨溴特罗口服液。接种疫苗前两日、接种当天停止服用普萘洛尔。服药期间如出现低血压、心动过缓等不良反应，忌用肾上腺素抢救。

（6）以下情况禁止使用普萘洛尔，如支气管哮喘、心源性休克、心脏传导阻滞、重度或急性心力衰竭、心动过缓。

（7）肿块生长不能控制、血管瘤感染、出现充血性心力衰竭、肺气肿、非过敏性支气管哮喘、严重肝肾功能不全、反复发热、剧烈咳嗽、喘息立即就诊。

2. 关键点

（1）严格遵医嘱服用药物。

（2）教会家长数心率及观察药物不良反应，了解不良反应处理。

案例分析

疾病相关知识

（一）概述

血管瘤（hemangioma）是以血管内皮细胞异常增生为特点，发生在皮肤和软组织的良性肿瘤。临床发病率为 4%，大多在出生后几周内出现，女婴和男婴血管瘤的比例为 4∶1。有研究显示早产儿和低体重儿更易患血管瘤。血管瘤在 6 个月内生长最迅速，6 个月以后血管瘤增长缓慢，甚至停止生长，并逐渐进入消退期。

（二）分类

1. 浅表型血管瘤　位于真皮浅层，即过去"草莓状血管瘤"，占所有血管瘤 50%~60%。

2. 深部血管瘤　位于真皮深层或皮下组织，外观呈蓝色或无色，占所有血管瘤 15%。

3. 混合型血管瘤　位于真皮浅层和真皮深层或皮下组织，占所有血管瘤 23%~35%。

（三）临床表现

1. 在出生后可以出现或不出现，早期可出现擦伤样皮肤或血管扩张样斑片，甚至表现为色素减退斑。

2. 浅表型血管瘤　婴幼儿血管瘤可发展为局限性、鲜红颜色隆起斑块或结节，有的呈穹窿状，触之柔软，按压后可使红颜色部分消退。

3. 深部血管瘤　表现为皮肤颜色或蓝色肿块，挤压后体积可部分缩小。

4. 混合型血管瘤　表现为深部质软肿块和中央部浅表血管瘤样皮损。

（四）辅助检查

1. 彩超　可以判断瘤体血供情况，有助于明确诊断。可以显示病变范围或病变及邻近结构的关系。

2. X线片检查 软组织肿块阴影或不规则条索状或斑片状阴影,密度、大小不一。

3. MRI 既能显示病变范围,又能了解出血液流变学的特征,有助于区别血管瘤和血管畸形。对血管瘤诊断有重要的价值,有助于判断病变大小、深度及周围组织关系。

4. 血管造影CT 确定血管性疾病空间关系,对肿瘤大小、范围、程度、血供、回流及分类具有重要意义,尤其对伴有动静脉血管异常更有价值。

(五)症状鉴别(表3-10)

表3-10 血管瘤主要与脉管畸形进行鉴别

项目	血管瘤	脉管畸形
发病时间	出生时或出生不久	多见于出生时
男:女	1:4	1:1
发展情况	增生期、静止期、消退期	与儿童生长发育成比例
病变颜色	鲜红色或透出蓝色	视畸形脉管种类而定
表面温度	正常或温度升高	正常或温度升高
自觉症状	不明显	不明显
排空试验	阴性	阳性
体位试验	阴性	阳性
组织病理	血管内皮细胞增生	血管内皮细胞正常,血管形态紊乱,管腔异常

(六)治疗

根据患儿瘤体部位、大小、增长速度、影像学检查等情况选择治疗方法。一般满月后尽早治疗,特殊情况出生后治疗。如暂未治疗,应定期复诊。常用治疗方法除口服普萘洛尔外根据情况还有如下治疗方式。

1. 激光治疗 适用于浅表型血管瘤。门诊治疗,每月1次,需要多次治疗,较少遗留瘢痕。治疗后冰敷,给予抗菌外用药。3d内患处禁止接触水,勿搔抓。避免阳光照射出现色素沉着。

2. 局部注射治疗 适用于深部血管瘤、混合型血管瘤。门诊治疗,2周1次,需要多次治疗,可能造成局部溃疡坏死,甚至形成瘢痕。常用药物为平阳霉素、复方倍他米松。注射于血管瘤底部,注射完毕用无菌棉球压迫止血。必要时遵医嘱给予抗菌外用药。3d内患处禁止接触水,保持清洁干燥。

3. 冷冻 适用于浅表型血管瘤。门诊治疗,需要多次治疗,可能留有轻度瘢痕或色素沉着。冷冻复温时有短暂疼痛。局部水肿,可能出现水疱或血疱。如水疱直径大于1cm,可穿刺抽液后包扎。患处禁止接触水;2~3周才能愈合,不用手强行剥落痂皮,痂皮脱落后复诊。

4. 介入治疗 适用于深部及内脏血管瘤。住院治疗,术中不切除组织,可能造成手术部位坏死。

5. 手术切除 适用于非颜面部瘤体形态规则的血管瘤。术后会遗留瘢痕。

三、肾结石

案例分析

典 型 案 例

患儿,男,3岁2个月,体重14.8kg。查体:T 36.8℃,P 106次/min,R 24次/min,BP 95/56mmHg,因"腹痛,呕吐,当地医院行'胃肠性感冒'治疗3d无效,检查发现右肾结石"遂转院就诊。B超:右肾结石(右肾轮廓清晰,大小100mm×29mm,边缘规则,内可见一大小约18mm×9mm的强光团,后伴声影)(图3-44),右肾轻度积水(右肾轮廓清晰(图3-45),大小98mm×32mm,边缘规则,肾盂分离前后径约14mm)。患儿起病以来,无尿频、尿急、尿痛等症状,偶见肉眼血尿、无排尿中断、尿量减少症状。

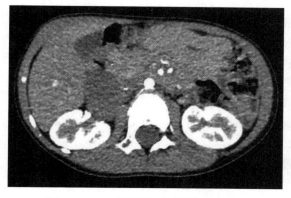

图3-44 CT增强横断面显像强光点

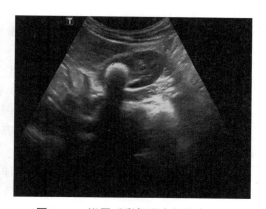

图3-45 泌尿系彩超强光团伴声影

（一）入院处置

1. 护理要点

（1）立即通知医生,评估患儿神志、精神状况、生命体征及腰腹部情况(疼痛部位、性质、程度、腹胀等),根据疼痛评估给予镇痛解痉处理。

（2）观察排尿情况,有无排尿不畅或膀胱刺激征,排尿不畅或已明确结石嵌顿于尿道造成尿路梗阻者留置导尿管。

（3）向医生汇报患儿情况,如发热,尿液混浊等,遵医嘱退热处理、抗感染治疗。

2. 关键点

（1）观察排尿:如尿路梗阻,置入导尿管失败出现少尿或无尿者,通知禁食禁饮,急诊行输尿管镜术前准备。

（2）超过24h无尿患儿,追查肾功能及电解质结果,警惕电解质紊乱和肾功能衰竭。

（3）观察疼痛部位:输尿管结石为腰腹部绞痛伴血尿;上段输尿管结石表现为上腹部剧痛,向同侧下腹部放射,可伴有恶心呕吐;中段输尿管结石疼痛部位位于中下腹部,右侧结石易与阑尾炎相混淆;下段输尿管结石疼痛部位位于下腹部并向同侧腹股沟、阴囊或大阴唇放射;输尿管膀胱交界处结石临床表现为耻骨上区绞痛伴膀胱刺激症状。

（4）疼痛护理:评估疼痛,遵医嘱给予解痉止痛处理。疼痛评分 4 分以下嘱家长安抚患儿,如听音乐、看电视、讲故事、玩游戏等,分散患儿注意力;疼痛评分 4 分以上及时报告医生处理,给予布洛芬口服、间苯三酚静脉滴注等,用药后观察效果再次评估并记录。

（5）如需急诊行输尿管镜手术,确保患儿禁食禁饮。

案例分析

治　疗

泌尿系结石治疗旨在解除患儿痛苦,排出结石,保护肾功能,预防复发等。治疗应根据患儿全身情况,肾功能,结石部位、形态、大小,有无感染、梗阻、积水等来制订治疗方案,必要时请肾内科或遗传代谢科会诊查明病因。结石体积小,梗阻轻者可先行保守治疗;结石体积大,伴有梗阻或保守治疗无效者行手术治疗。患儿出现少尿或无尿,能置入导尿管者,完善相关检查,抗炎解痉处理,行择期手术。排尿不畅留置导尿管失败者,尽快完善术前准备,行急诊手术。

（二）儿童泌尿系结石非手术治疗期护理

1. 护理要点

（1）控制感染:根据检查检验结果,遵医嘱选用敏感抗生素。

（2）解痉止痛:遵医嘱给予药物止痛,辅以局部热敷（热敷温度 <50℃,时间 <30min）、改变体位、音乐疗法等。

（3）观察排石情况:大量饮水,勤排尿,保证尿色清亮。疼痛间歇期适当运动,肾下盏结石可做倒立运动,用便器接尿,观察排石情况,并将结石送检结石成分分析。

（4）非手术治疗的指征

1）无泌尿道感染。

2）无疼痛。

3）无肾积水等相关合并症。

4）结石小于 3mm,保守治疗无效行手术治疗。

2. 关键点

（1）正确留取尿标本:一般留取晨尿,急诊输尿管镜手术除外。尿培养留取方法:

1）取新鲜晨尿。

2）使用抗生素治疗前。

3）用肥皂水彻底清洗会阴部,男患儿翻开包皮,女患儿分开大阴唇。

4）留取中段尿 10~20ml,注意无菌操作。

5）2h 内送检。

（2）指导完善超声检查、腹部 X 线等检查。

（三）急诊输尿管镜手术前护理

1. 护理要点

（1）禁食禁饮。

（2）完善术前检查，如血常规、血生化、电解质、肝肾功能、血型、乙肝全套、输血前全套、凝血全套、尿常规、尿培养、尿沉渣、泌尿系 B 超、胸部 X 线、腹部平片、泌尿系 CT 平扫、静脉肾盂造影等。

（3）备皮，更换手术服。

（4）遵医嘱皮试、静脉输液。

（5）安抚家长耐心等待、配合完成术前准备。

（6）发热患儿，遵医嘱给予退热处理，体温降至 37.5℃ 以下，结合患儿情况，与麻醉医生沟通后行急诊输尿管镜手术。

2. 关键点

（1）合理安排检查顺序，一般先采集血标本，再做其他检查，电话通知相关科室开放绿色通道，优先检查。以免延误手术。

（2）告知陪同人员保持电话通畅，检查完毕立刻返回病房，危重患儿检查由医务人员陪同或电话通知相关科室行床旁检查。

（3）静脉肾盂造影后注意观察有无皮疹、发热等现象，出现症状报告医生，遵医嘱处理；多饮水，促进造影剂排出体外。

（4）术后完善代谢评估检查：结石成分分析、24h 尿液分析、甲状旁腺激素检查、血气分析、氯化铵负荷实验、钙负荷实验、原发性高草酸尿症基因检测、胱氨酸结石行基因检测等。

案例分析

术 中 情 况

患儿入手术室，行输尿管硬镜或软镜碎石取石，清石效果满意，完全性和不完全性鹿角结石、大于 2cm 的非下盏肾结石，大于 1cm 的肾下盏结石，有症状的肾盏或者憩室内结石需行经皮肾镜碎石取石术（PCNL）。若输尿管狭窄、畸形，先行双 J 管留置术。术后回病房。

（四）术后护理

1. 护理要点

（1）体位：全身麻醉未清醒取去枕平卧 6h，头偏向一侧，保持呼吸道通畅，以防呕吐窒息。术后第二天起经皮肾镜术后需要绝对卧床休息 3~5d，其他手术方式患儿均可取半卧位或坐位。

（2）病情观察：监测生命体征、腹部情况、伤口情况、引流液、水电解质、出血及疼痛等。

（3）活动：鼓励早活动，根据耐受度循序渐进。无不适，再站立床边，然后离床活动。

（4）饮食：术后早期禁食。无腹胀、呕吐或肛门排气，先试饮水，无不适，少量进食流质，逐渐过渡到半流质、普食。

（5）皮肤护理：去除皮肤污垢，保持皮肤清洁干燥，经皮肾镜术后需绝对卧床休息，卧床时应保持皮肤及床单位干燥、清洁预防压疮发生。

（6）导尿管护理

1）妥善固定，保持引流通畅。

2）引流袋的放置位置应低于置管处，防止逆行感染。

3）每 2h 挤压引流管，防止小血块或小砂石堵塞。

4）生理盐水行尿道口护理 2 次 /d。

5）保持引流密闭性，抗反流引流袋更换 1 次 /7d，更换时注意无菌操作。

6）观察引流液的颜色、性质及引流量、有无残余碎石排出体外，根据尿量调整输液速度，确保尿量达到 2ml/（kg·h）。

7）一般术后 3d 尿液清亮后拔除。

8）术后第一天留取尿常规及尿培养。

（7）双 J 管护理

1）卧床休息。

2）留置期双 J 管期间禁止做腰部剧烈运动及突然下蹲，防止管道脱出、移位及出血。

3）减少引起腹压增高的任何因素，如预防便秘，保持大便通畅。

4）嘱多饮水，达到内冲洗目的，防止感染。

5）观察排尿情况，如有尿频、尿急、疼痛、血尿，及时报告医生。

6）妥善固定牵引线防止双 J 管滑脱。

7）一般 4~6 周门诊复查拔除，不适随诊。

（8）肾造瘘管护理

1）妥善固定，预防滑脱。

2）保持引流通畅，避免压迫及折叠。

3）引流管的位置不得高于造瘘口，防止逆行感染。

4）每 2h 挤压管道，防止血凝块堵塞。

5）观察引流液的颜色、性质及引流量并记录。

6）保持瘘口周围皮肤清洁干燥，观察伤口敷料渗血并记录，发现异常及时报告医师处理。

7）一般术后 5d 后患儿无发热、腰腹痛、排尿困难、方可夹闭肾造瘘管，7d 左右尿液转清、体温正常，拔除造瘘管。

8）拔管后取健侧卧位，手术侧朝上，防止敷料渗湿，促进瘘口愈合。

9）肾造瘘管引流不畅时，以生理盐水量 <10ml、压力 <10cmH_2O 缓慢冲洗，以免肾盂内压升高。

（9）宣教：告知家长心电监护仪、吸氧、引流液、静脉输液等注意事项。患儿常因饥饿感、伤口疼痛哭闹，需要家长耐心安抚。

2. 关键点

（1）术后有血性尿液引出，一般 2d 后逐渐转清，但经皮肾镜术后血尿持续 3~5d。24h 内每小时倾倒尿液，便于对比并记录，术后 2h 复查血常规、降钙素原、白介素 –6 等并追查结果，警惕休克和尿源性脓毒血症。如出现大量鲜红血尿或血尿转清后再次加重，立即报告医师。

（2）大量饮水可促进残余结石排出体外和预防泌尿系结石复发。24h 饮水量 1 岁以内 600~700ml，1~3 岁 800~900ml，3~5 岁 900~1 000ml，5~8 岁 1 000~1 500ml，8~14 岁 1 500~2 000ml。

案例分析

出　　院

患儿精神好,进食好,大小便好,无腹痛,尿液黄清,腹部平片显示双 J 管位置正常,康复出院。

（五）出院指导

1. 护理要点

（1）遵医嘱服用溶石、排石药物,教会患儿及家长观察并发症,不能私自停药。

（2）养成良好的生活习惯,按结石成分分析要求进食,大量饮水,勤排尿。

（3）活动适度,体内置双 J 管者,不做腰部运动、不下蹲、不剧烈运动,防双 J 管脱出。

（4）1 月门诊复查,视病情拔除双 J 管。如双 J 管不慎滑脱、出现大量血尿、发热等立即就诊。

（5）根据结石成分指导饮食。

1）含钙类结石:限食钠盐,1 岁以下少于 1g/d,1~6 岁少于 3g/d,6 岁以上少于 5g/d;忌食草酸,忌食或少食菠菜、苋菜、欧芹、芦笋、草莓、李子、浓茶、巧克力以及各种干果（核桃、栗子、花生等）。如无高钙尿症,不必忌牛奶和豆类等含钙食物,常食柑橘;适当运动,控制体重在正常范围。

2）尿酸类结石:可饮碱性饮料（如橙汁）碱化尿液;限食嘌呤类食物,如肉、鱼、虾等;少食豆制品、蘑菇,忌食动物内脏;将控制体重在正常范围。

3）胱氨酸类结石:大量饮用碱性饮料（如橙汁）碱化尿液;限制蛋白摄入,如肉、蛋、鱼、奶制品等,小于 0.8g/（kg·d）;主选低蛋白食品,如谷类、蔬菜、水果等;限食钠盐。

4）感染类结石:多饮酸性饮料酸化尿液,如青梅汁、苹果汁、蔓越莓果汁;控制感染,防止泌尿道感染。

5）草酸类结石:可饮碱性饮料（如橙汁）碱化尿液;限制草酸盐,如甜菜、大头菜、草莓、杨桃、番薯、可可、菠菜、辣椒、茶、坚果等。

2. 关键点

（1）评估家长是否掌握出院注意事项。

（2）胱氨酸类结石、尿酸类结石:口服枸橼酸氢钾钠等碱化尿液,有利于结石溶解及消失;感染类结石:选用敏感抗生素,控制感染,酸化尿液;草酸类结石:口服枸橼酸氢钾钠等碱化尿液;口服维生素 B6 可减少草酸盐排出。

（3）终生随访,一般每 3 个月复查 B 超、腹部平片（B 超显影结石）、尿常规。

案例分析

疾病相关知识点

（一）概述

泌尿系结石是多种病理因素相互作用引起的泌尿系统内任何部位的结石病。包括肾结石、输尿管结石、膀胱结石和尿道结石。但以肾与输尿管结石为常见。临床症状因结石所在部位不同而有异。肾与输尿管结石表现为肾绞痛与血尿,在结石引起绞痛发作以前,患儿没有任何感觉,由于某种诱因,如剧烈运动、劳动、长途乘车等,突然出现一侧腰部剧烈的绞痛,并向下腹及会阴部放射,伴有腹胀、恶心、呕吐、程度不同的血尿;膀胱结石主要表现是排尿困难和排尿疼痛。

（二）分类

1. 肾结石（renal calculus） 按其所在具体部位可进一步划分为肾盂结石和肾上、中、下盏结石。鹿角形结石是一种比较复杂的肾结石,因其充满肾盂和肾盏、形似鹿角,被称为鹿角形结石。临床上肾结石约占上尿路结石中的 35%,左右两侧的发生比率相似,双侧肾结石约占 10%。

2. 输尿管结石（ureteral calculus） 约占上尿路结石中的 65%。输尿管分为三段:上段起自输尿管肾盂连接处 UPJ,下至骶髂关节上缘;中段自骶髂关节上缘至其下缘;下段自骶髂关节下缘至膀胱。过去人们一直认为,输尿管内有三个结石易停留的狭窄部位,分别是输尿管肾盂连接处、输尿管跨越髂血管处和输尿管膀胱连接处。但实际上,结石最易停留或嵌顿的部位是上段输尿管平第三腰椎水平。

3. 膀胱结石 仅占尿路结石中的 5% 以下。其患病率有明显的地域、种族、年龄和性别差异。膀胱结石与肾结石在成因上有很大不同。

（1）原发性膀胱结石很少见,大都为男童发病,与低蛋白、低磷酸盐饮食有关;少数发生在成人,可能与机体脱水和钙代谢异常有关。

（2）继发性膀胱结石,比前者多见,其病因主要是尿道狭窄、前列腺增生、膀胱憩室、神经源性膀胱、膀胱内异物和感染。膀胱结石也可能是来自上尿路。一般而言,感染性结石成分主要是磷酸铵镁、碳酸磷灰石和尿酸铵;非感染性结石成分则以草酸钙和尿酸多见。

4. 尿道结石 尿道结石大部分来自膀胱,极少是因尿道狭窄、尿道憩室等在尿道内直接形成。

（三）临床表现

1. 肾结石 可单发或多发,可长期无明显症状,也可表现为肾绞痛,同时伴有肉眼或者镜下血尿。如继发感染,则有泌尿道感染症状。

2. 输尿管结石 是因结石在输尿管内移动所致,典型的临床表现是输尿管绞痛,偶有尿频、尿急、尿痛症状。90% 的患儿有血尿,其余的病例可因输尿管完全性梗阻而无血尿。肉眼血尿者仅占 10%,大多为镜下血尿。

3. 膀胱结石 多来自上尿路,主要症状表现为尿痛、排尿困难,仰卧时可能得到缓解,站立时排尿剧痛,儿童牵拉阴茎,尿流中断、滴沥。

4. 尿道结石 多见于后尿道,症状方面主要是排尿困难、尿痛、急性尿潴留。

5. 由外源性物质（三聚氰胺、头孢曲松钠等）导致的泌尿系统结石 相对易导致双侧上下尿路同时梗阻,出现腹痛、呕吐、尿闭、高血压、水电解质紊乱等急性肾脏损伤的相关症状。

（四）辅助检查

1. 血液筛查 血常规、血生化、肝功能、肾功能、输血四项、乙肝五项、血型鉴定、血钙、磷测定、骨碱性磷酸酶、降钙素原检测 – 荧光定量法、C 反应蛋白测定、白介素 –6（血清）、凝血全套。

2. 尿液筛查 尿常规 + 尿流式细胞分析、尿培养 + 菌落计数、24h 尿磷尿钙、对羟基苯丙氨酸尿液检测（等离子色谱法）。

3. B超　结石首选筛查手段。

4. X线检查　不透光：草酸钙、磷酸钙、磷酸镁铵结石(鸟粪石)、胱氨酸。透光：尿酸、黄嘌呤、多数药物性结石。

5. CT检查　发现阳性结石和阴性结石,是诊断泌尿系统结石的"金标准",但CT平扫时断层间距过大可能遗漏较小结石。

6. 静脉尿路造影(IVU)　是诊断尿路结石的重要手段,有助于确认结石是否位于尿路,了解分肾功能状态和肾积水的程度,以及其他各种潜在的泌尿系异常。

7. 结石成分分析　留取结石标本做结石成分分析检查。

(五)症状鉴别

1. 急性阑尾炎　右侧输尿管结石所引起的急性肾绞痛时可表现为右下腹疼痛,伴有恶心、呕吐等不适,临床表现类似于急性阑尾炎。

2. 急性肠梗阻　输尿管结石引起的急性肾绞痛时可表现为腹痛,肛门停止排气排便,伴恶心、呕吐等不适,其临床表现可类似急性肠梗阻。

3. 卵巢囊肿蒂扭转　女性尿路结石出现肾绞痛时应与卵巢囊肿蒂扭转相鉴别。

4. 泌尿系统结核　该病可有肾实质内钙化,但往往同时伴有肺部结核病史、尿频、尿急较为明显,尿常规显示脓尿。

(六)治疗

1. 双侧上尿路结石手术治疗选择

(1)双侧输尿管结石:如果肾功能正常或处于肾功能不全代偿期,血肌酐值<178.0μmol/L,先处理梗阻严重一侧的结石;如果总肾功能较差,处于氮质血症或尿毒症期,先治疗肾功能较好一侧的结石,若条件允许,可同时行双侧输尿管取石术。双侧输尿管结石客观情况相似,先处理主观症状较重或技术上容易处理的一侧结石。

(2)一侧肾结石,另一侧输尿管结石:先处理输尿管结石。

(3)双侧肾结石:应在尽可能保留肾脏的前提下,一般先处理容易取出且安全的一侧。若肾功能极差,梗阻严重,全身情况不良,应先行经皮肾穿刺造瘘术。待患儿情况改善后再处理结石。

(4)孤立肾或功能性孤立肾伴上尿路结石:只要患儿全身情况许可,应积极术前准备并及时实施碎石手术。若患儿全身状况不能耐受较长时间麻醉和手术,亦积极行输尿管逆行插管,通过结石后留置导管引流;不能通过结石时,则改行经皮肾穿刺造瘘术。待全身情况好转后再进一步处理结石。

2. 排石方式的选择

(1)体外冲击波碎石术(extracorporeal shock wave lithotripsy, ESW)

(2)经皮肾镜取石或碎石术(percutaneous nephroiithotomy, PCNL)

(3)输尿管镜取石或碎石术(ureteroscopic lithotripsy)

(4)开放性手术治疗

1)耻骨上膀胱切开取石

2)输尿管切开取石术

3)肾盂切开取石术

附3-7　儿童性发育监测

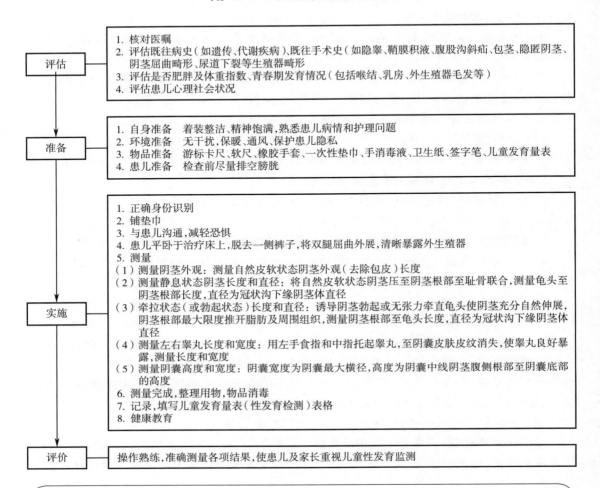

评估

1. 核对医嘱
2. 评估既往病史（如遗传、代谢疾病）、既往手术史（如隐睾、鞘膜积液、腹股沟斜疝、包茎、隐匿阴茎、阴茎屈曲畸形、尿道下裂等生殖器畸形
3. 评估是否肥胖及体重指数、青春期发育情况（包括喉结、乳房、外生殖器毛发等）
4. 评估患儿心理社会状况

准备

1. 自身准备　着装整洁、精神饱满，熟悉患儿病情和护理问题
2. 环境准备　无干扰，保暖、通风、保护患儿隐私
3. 物品准备　游标卡尺、软尺、橡胶手套、一次性垫巾、手消毒液、卫生纸、签字笔、儿童发育量表
4. 患儿准备　检查前尽量排空膀胱

实施

1. 正确身份识别
2. 铺垫巾
3. 与患儿沟通，减轻恐惧
4. 患儿平卧于治疗床上，脱去一侧裤子，将双腿屈曲外展，清晰暴露外生殖器
5. 测量
（1）测量阴茎外观：测量自然皮软状态阴茎外观（去除包皮）长度
（2）测量静息状态阴茎长度和直径：将自然皮软状态阴茎压至阴茎根部至耻骨联合，测量龟头至阴茎根部长度，直径为冠状沟下缘阴茎体直径
（3）牵拉状态（或勃起状态）长度和直径：诱导阴茎勃起或无张力牵直龟头使阴茎充分自然伸展，阴茎根部最大限度推开脂肪及周围组织，测量阴茎根部至龟头长度，直径为冠状沟下缘阴茎体直径
（4）测量左右睾丸长度和宽度：用左手食指和中指托起睾丸，至阴囊皮肤皮纹消失，使睾丸良好暴露，测量长度和宽度
（5）测量阴囊高度和宽度：阴囊宽度为阴囊最大横径，高度为阴囊中线阴茎腹侧根部至阴囊底部的高度
6. 测量完成，整理用物，物品消毒
7. 记录，填写儿童发育量表（性发育检测）表格
8. 健康教育

评价　操作熟练，准确测量各项结果，使患儿及家长重视儿童性发育监测

儿童发育量表（性发育监测）简介

　　阴茎、睾丸的发育是衡量男性性发育的重要指标，其发育状况可能影响性功能及生育水平。阴茎、睾丸大小不仅是患儿和家长担心的问题，也是临床医生作出准确判断的难题。因此要判断阴茎、睾丸大小是否正常，必须进行准确测量，然后再与该年龄段的参考标准进行比较，再进行后续儿童性发育不良系统治疗

1. 适应证　先天性阴茎、睾丸发育不全患儿
2. 优点　操作简便易评估、非侵入性等优点

注　意　事　项

1. 通过性发育评估，了解患儿性发育状况，动态监测，定期随访
2. 阴茎发育不良患儿常有自卑的心理，要鼓励患儿，提高患儿的自信心

（张桂芳　郑显兰　刘玉凤　唐远辉）

复 习 题

1. 预防性使用抗生素一般在切皮前

A. 0.5~1h 使用
B. 15~30min 使用

C. 1~2h 使用
D. 0.5~2h 使用

E. 2~2.5h 使用

2. 隐睾患儿实施睾丸下降固定术的适宜年龄是

A. 6 个月内
B. 1~2 岁

C. 2 岁内
D. 2 岁后

E. 学龄前期

3. 下列属于清洁切口的手术是

A. 胃大部分切除术
B. 阑尾切除术

C. 甲状腺切除术
D. 外伤清创缝合术

E. 胆总管囊肿切除、肝总管空肠 Roux-en-Y 吻合术

4. 先天性巨结肠病理改变无神经节细胞的部位在

A. 痉挛段
B. 移行段

C. 直肠远端
D. 扩张段

E. 肛门

5. 以下不是先天性巨结肠的临床表现的是

A. 便秘
B. 便血

C. 呕吐
D. 腹胀

E. 消瘦

6. 在为巨结肠患儿进行术前肠道准备时，不符合清洁灌肠的要求的是

A. 灌肠前评估患儿的腹部情况，并对家长进行解释取得配合

B. 选择 0.9% 氯化钠溶液作为灌肠溶液，溶液温度 37~40℃

C. 灌肠时可指导家长按摩患儿腹部，利于淤积在肠腔内的大便排出

D. 为了达到清洁肠道的目的，应尽可能多的灌入生理盐水，利于宿便软化排出

E. 清洁灌肠时排出大量气体、粪便，腹胀明显缓解，说明清洁灌肠有效

7. 护士在为新入院的一名巨结肠患儿家长进行入院及术前宣教。护士除了对病区环境、住院陪护制度等进行了介绍，还耐心地进行了术前指导。患儿需在第二天进行 X 线钡灌肠检查，检查后开始进行清洁灌肠，1 次 /d，直至手术当天早晨。家长不理解清洁灌肠的目的，护士进行解释的内容不包括

A. 清除滞留在肠道中的粪便

B. 术前将肠道彻底清洁，术后可以尽早进食

C. 减少术中污染，便于手术操作

D. 有效降低术后并发症的发生，如吻合口裂开、腹腔及手术切口感染

E. 保证肠道清洁

8. 一名患儿今日在全身麻醉下行了巨结肠切除术，现生命体征平稳。家长在病房中陪

伴患儿。护士到床边进行巡视,对患儿的神志意识状况、腹部情况、腹腔引流管、导尿管及肛管引流情况等进行了综合评估。患儿家长较为紧张,不知道如何照顾患儿,询问护士应注意的事项。护士进行术后健康宣教的正确内容是

A. 患儿术后需绝对卧床休息,避免搬动造成导管滑脱

B. 术后早期应禁食,通过静脉输注电解质溶液及肠外营养获取所需能量

C. 因肛管留置时会引起患儿不适或疼痛,应尽早拔除肛管

D. 患儿年龄小,要避免使用镇痛药物影响肠道功能恢复

E. 手术后有腹胀,是正常现象,无须做特殊处理

9. 肠套叠特有的 B 超影像为

A. 同心圆　　　　　　　　　　　B. 球形

C. 钳状阴影　　　　　　　　　　D. 方形影

E. 杯口影

10. 患儿,男,1 岁,体重 13kg,肠套叠手术复位,行肠切除肠吻合手术后 2d,禁食。患儿喜剧烈哭闹,不哭闹时腹软,肛门已排便。应警惕出现的并发症是

A. 伤口裂开　　　　　　　　　　B. 直肠脱垂

C. 阑尾炎　　　　　　　　　　　D. 尿潴留

E. 肠梗阻

11. 空气灌肠的禁忌证不包括

A. 肠套叠超过 48h 而全身情况显著不良者

B. 怀疑腹膜炎及肠坏死或肠穿孔

C. 小肠型肠套叠

D. 回回结型肠套叠

E. 继发性肠套叠

12. 急性肠套叠的典型症状不包括

A. 阵发性哭闹　　　　　　　　　B. 果酱样黏液血便

C. 发热　　　　　　　　　　　　D. 腹部包块

E. 腹痛

13. 患儿,男,10 个月,因"阵发性哭闹 48h"急诊抱送入院。家长诉:患儿 2d 前不明原因阵发性哭闹,排血便,给予药物治疗未见好转。急诊 B 超可见"同心圆"征。值班护士接待,发现患儿处于入睡状态,腹胀明显。患儿母亲诉患儿精神状态还好,刚才哭累了,才睡一会。此时医生正在接诊另外一名阑尾周围脓肿、精神状态尚好、不需急诊手术的急诊患儿。护士的处理正确的是

A. 通知医生来了一名肠套叠患儿,安排家长耐心等医生

B. 患儿肠套叠时间长,腹胀明显,虽然家长主诉患儿是睡着了,但要警惕嗜睡、休克的可能,迅速评估患儿后,立即通知医生查看

C. 家长主诉患儿只是睡着了,就让患儿安静的睡一会,等医生看完其他患儿后再通知医生

D. 通知医生按照急诊患儿先来后到的顺序接诊

E. 护士让家长和患儿先休息,等医生看完阑尾周围脓肿的患儿后就来看诊

14. 需要在出生后 1~2d 完成手术的先天性直肠肛门畸形的类型是

A. 肛门狭窄
B. 肛门直肠畸形无瘘

C. 直肠会阴瘘
D. 直肠尿道瘘

E. 泄殖腔畸形

15. 先天性直肠肛门畸形患儿需要急诊手术的情况是

A. 直肠会阴瘘
B. 肛门狭窄

C. 直肠尿道瘘
D. 直肠尿道瘘,X 线片显示气腹

E. 泄殖腔畸形

16. 异常的造口是

A. 肠管呈暗紫
B. 造口肠管红润

C. 造口呈圆形
D. 造口排黄糊便

E. 造口无脱垂

17. 肛门成形术后,为了防止肛门狭窄,最重要的一项措施是

A. 测肛温
B. 扩肛

C. 理疗
D. 肛周护理

E. 坐浴

18. 患儿,男,1 个月,无发热,咳嗽,拟明天在全身麻醉下行后矢状入路直肠肛门成形术。术前准备措施不包括

A. 术晨留置胃管
B. 术晨经瘘口远端结肠灌洗

C. 术前禁食 6h
D. 术前雾化吸入

E. 术前用药

19. 护士晚班,于 21:00 收治一名先天性直肠肛门畸形患儿。患儿,男,出生 3d,腹部高度膨隆,肛门正常位置无开口,未见明显体表瘘管,刺激足底反应差,肢端稍凉,有花斑纹。护士立即抱患儿入病房,建立静脉通道、胃肠减压、心电监护。床旁胸腹 X 线立位片回报膈下游离气体。护士应做的操作不正确的是

A. 遵医嘱补液
B. 血化验加急

C. 备氧气于床旁
D. 为防止患儿哭闹,喂少量糖水

E. 立即通知医生

20. 一无肛、乙状结肠造瘘术后 9d 患儿出院。护士进行造口指导错误的是

A. 有造口的患儿不可以洗澡
B. 触碰造口时有少量出血是正常的

C. 更换造口袋时婴儿可能有不适感
D. 如造口肠管有脱出,请到医院就诊

E. 造口的婴儿可以外出活动

21. 下列食管闭锁产前诊断 B 超结果中,不包括

A. 羊水过多
B. 胎儿胃泡影消失

C. 食管上端明显扩张
D. 方形影

E. B 超筛查中怀疑食管闭锁的病例,出生后接近 50% 被证明不是食管闭锁

22. 患儿出生后表现为唾液过多,饮奶出现呛咳,发绀,胃管不能插入或折返。确诊依靠 X 线,经导管注入 0.5~1ml 非离子型造影剂,胸部正侧位片即可发现食管近段盲端。考虑

诊断为

  A. 食管闭锁　　　　　　　　　　　B. 气胸

  C. 喉痉挛　　　　　　　　　　　　D. 十二指肠闭锁

  E. 先天性幽门肥厚

23. 出现胃食管反流,首选的诊断方法是

  A. B 超　　　　　　　　　　　　　B. X 线

  C. 钡灌肠　　　　　　　　　　　　D. 上消化道造影

  E. CT

24. 食管闭锁的症状不包括

  A. 口腔溢液

  B. 羊水过多

  C. 喂奶后呛咳,呕吐,同时有发绀及呼吸困难

  D. 腹部包块

  E. 有时发生咳嗽、气促和发绀

25. 患儿,男,3 岁,行胆总管囊肿切除手术。术后 6h,腹腔引流管引流液突然出现鲜红色,量约 100ml。应警惕出现的并发症是

  A. 伤口裂开　　　　　　　　　　　B. 出血

  C. 胆漏　　　　　　　　　　　　　D. 胰漏

  E. 肠梗阻

26. 患儿,女,2 岁,行胆总管囊肿切除手术后 3d,腹腔引流管引流液为深黄色或墨绿色,胆汁样引流液持续增加。应警惕出现的并发症是

  A. 伤口裂开　　　　　　　　　　　B. 出血

  C. 胆漏　　　　　　　　　　　　　D. 胰漏

  E. 肠梗阻

27. 女孩,5 岁,已被确诊为先天性胆总管囊肿,2 周来黄疸重,高热不退,凝血酶原时间延长。患儿腹部剧烈,疼痛后出现暂时的腹痛缓解。该患儿需急诊手术的情况是

  A. 囊肿穿孔　　　　　　　　　　　B. 黄疸

  C. 疼痛　　　　　　　　　　　　　D. 发热

  E. 呕吐

28. 单孔腹腔镜胆总管囊肿切除手术,术前备皮重点清洁

  A. 脐部　　　　　　　　　　　　　B. 胸部

  C. 面部　　　　　　　　　　　　　D. 四肢

  E. 腹部

29. (多选题)胆总管囊肿的主要临床表现是

  A. 腹痛　　　　　　　　　　　　　B. 腹部包块

  C. 黄疸　　　　　　　　　　　　　D. 腹泻

  E. 呕吐

30. (多选题)目前公认的引起先天性胆总管囊肿的原因有

  A. 肝内胆管闭锁　　　　　　　　　B. 先天性胰胆管合流异常

C. 胆总管远端狭窄梗阻   D. 先天性胆道发育不良

E. 胆囊结石

31. 神经母细胞瘤的肿瘤标志物是

A. APT   B. NSE

C. AFU   D. AFP

E. PAP

32. 应给予保护性隔离的肿瘤患儿的白细胞计数是

A. 低于 $5.0 \times 10^9/L$ B. 低于 $4.0 \times 10^9/L$

C. 低于 $3.0 \times 10^9/L$ D. 低于 $2.0 \times 10^9/L$

E. 低于 $1.0 \times 10^9/L$

33. 属于儿童恶性肿瘤的是

A. 纤维瘤   B. 神经母细胞瘤

C. 骨瘤   D. 乳头状瘤

E. 腺瘤

34. 患儿,女,2岁8个月,择期手术。夜班护士巡视病房时发现患儿面色苍白,烦躁,腹围较前增大。护士准备立即通知医生。患儿母亲却诉,患儿因白天休息欠佳,故烦躁,哄哄再看,让患儿暂且休息,如有异常再让医生查看,不愿打扰患儿夜间休息。此时,护士应做的正确处理是

A. 护士应立即通知医生,怀疑该患儿可能有肿瘤破裂大出血的危险,备好抢救物品随时配合医生进行检查及治疗

B. 顾及家长的态度,觉得如果没有听家长的话,可能会发生纠纷,所以算了,多一事不如少一事

C. 因家长所诉患儿哄哄后会好转,可以让患儿安静的睡一会,等会再通知医生

D. 夜班护士,觉得自己经验丰富,以目前情况来看,患儿意识状态还可以,没什么事情,不用通知医生,自己可以应对

E. 告诉家长警惕发生病情变化,患儿有特殊情况再喊护士

35. 带双 J 管者,不能做的运动是

A. 慢跑   B. 行走

C. 下蹲   D. 爬楼梯

E. 手臂外展

36. 患儿,男,4岁,左肾结石在输尿管软镜下行碎石取石术后,每天需要的饮水量是

A. 650ml   B. 400ml

C. 900ml   D. 300ml

E. 500ml

37. 胱氨酸结石患儿,下列属于可选择的食物是

A. 肉   B. 谷类

C. 奶制品   D. 蛋

E. 鱼

38. 常规留置双 J 管的时间是

A. 6 个月

B. 4 个月

C. 1 年

D. 1 个月

E. 3 个月

39. 患儿,男,3 岁,因"腹疼、呕吐 2d,血尿半天"急诊就诊。家长主诉:患儿 2d 前不明原因出现腹痛呕吐,当地医院给予胃肠性感冒治疗无效,半天前出现少量肉眼血尿。转院,急诊 B 超显示左肾强光团伴声影。该患儿的正确就诊科室是

A. 消化内科

B. 普外科

C. 肾内科

D. 泌尿外科

E. 普内科

40. DDH 治疗的黄金时段是

A. 出生~6 个月

B. 6~18 个月

C. 18 个月 ~8 岁

D. 8 岁以上

E. 3 岁以上

41. ≤6 个月的发育性髋关节发育不良的患儿,首选髋关节

A. X 线片

B. CT

C. B 超检查

D. MRI

E. 放射性核素检查

42. 患儿出生 2 个月,B 超检查诊断为发育性髋关节脱位,治疗应首选

A. 首选 Pavlik 吊带,维持髋关节屈曲 90° ~110°,外展 30° ~50°

B. 首选麻醉下闭合复位、蛙式位石膏管型固定

C. 姑息治疗

D. 联合手术

E. 切开复位、骨盆截骨、股骨近端截骨术

43. 患儿明天行髋关节切开复位术,护士应注意

A. 术前一天开始禁食

B. 术前做好药敏试验并备血

C. 手术当天备皮

D. 手术当天检查

E. 术前 1d 开始使用术前用药

44. 患儿 3 岁行右侧髋关节切开复位术后给予石膏固定,护理时不包括的措施是

A. 抬高患肢,促进静脉血液回流,减轻肿胀和疼痛

B. 密切观察肢端末梢血液循环,是否发凉、麻木、活动受限等

C. 检查石膏边缘及会阴部石膏,进行必要的修理,以免造成皮肤的损伤

D. 保持石膏干燥,不要着水,勿被大小便污染浸湿而变软,以免影响固定效果

E. 避免翻身以防石膏断裂,保持床单位整洁

45. 患儿 1 岁已行左侧髋关节闭合复位手术,今天护士给予出院指导。不属于出院指导内容的是

A. 出院后继续石膏固定,注意石膏护理,防止石膏松动、脱落及卡压,预防石膏压疮

B. 如石膏松动、腐臭异味、异常疼痛等,则需立即就医

C. 严格遵守医生对下肢负重时间的规定,竖抱、斜抱以患儿舒适为主

D. 如感觉石膏内皮肤瘙痒,禁止用棍、棒、毛衣编织针等尖锐物品伸入石膏内瘙痒

E. 注意观察患肢血运情况,预防石膏压疮

46. 骨折专有体征是

A. 疼痛
B. 功能障碍

C. 僵硬
D. 畸形、反常活动、骨擦音

E. 肿胀

47. 骨折患儿的治疗原则是

A. 复位、固定、功能锻炼
B. 复位

C. 固定
D. 功能锻炼

E. 姑息治疗

48. 患儿,2 岁,股骨干中 1/3,有移位。患儿的治疗最好采用

A. 手法复位,石膏固定
B. 手法复位,小夹板固定

C. 切开复位内固定
D. 外展位骨牵引

E. 垂直悬吊皮牵引

49. 伸直型肱骨髁上骨折常见的并发症是

A. 肱骨下段缺血坏死
B. 脂肪栓塞

C. 神经血管的损伤
D. 骨折局部感染

E. 肘后凸起

50. 骨折急救处理时首先要做好

A. 预防和抢救休克的措施
B. 就地取材固定伤肢

C. 迅速护送
D. 严密观察病情

E. 以上都不是

51. 肱骨髁上骨折紧急处理措施是

A. 止痛
B. 制动、止血

C. 给予患肢皮牵引固定
D. 注意牵引工具是否起到有效的牵引作用

E. 注意肢体血液循环

52. 股骨干骨折皮牵引期间应注意

A. 抬高床尾 30cm 以上

B. 牵引的重量不可随意加减

C. 牵引套固定肢体后松紧度以能够伸进 2~3 指为宜

D. 不必打开牵引套影响牵引效果

E. 禁止翻身

53. 骨折患儿发生关节僵硬的主要原因是

A. 关节面骨折
B. 合并神经损伤

C. 合并血管损伤
D. 缺乏功能锻炼

E. 合并肌腱损伤

54. 股骨干骨折切开复位外固定架固定术后 1 周,进行功能锻炼的指导原则是

A. 患肢可做股四头肌等长收缩活动
B. 此时患肢避免做任何主被动运动

C. 扶双拐下地行走　　　　　　　　　D. 应加大患肢膝关节活动,避免粘连

E. 患肢做外展活动

55. 骨筋膜内压力达到一定程度,可使供给肌肉的小动脉关闭,形成缺血—水肿—缺血的恶性循环。发生感觉异常或过敏的神经组织缺血的时间是

A. 30min　　　　　　　　　　　　　B. 1h

C. 2h　　　　　　　　　　　　　　　D. 6h

E. 8h

56. 儿童脑积水的病因是

A. 脑脊液产生过多　　　　　　　　　B. 脑脊液吸收障碍

C. 脑脊液循环通路梗阻　　　　　　　D. 脑室外梗阻

E. 以上都是

57. 婴儿期脑积水最明显的临床表现是

A. 头围增大　　　　　　　　　　　　B. 落日征

C. 哭闹不安　　　　　　　　　　　　D. 喷射性呕吐

E. 痉挛性瘫痪

58. 目前最理想诊断脑积水的方法是

A. 头颅 B 超检查　　　　　　　　　　B. MRI 检查

C. CT 检查　　　　　　　　　　　　　D. 脑电图检查

E. 脑脊液生化

59. 脑室 – 腹腔分流术后最常见并发症是

A. 分流管堵塞　　　　　　　　　　　B. 脑室裂隙综合征

C. 分流过度　　　　　　　　　　　　D. 消化道症状

E. 高血压

60. 患儿,女,3 个月,因"发现头围进行性增大 1 月余,呕吐 3 次、腹泻 2d"于某天 15:30 入院。患儿神志清楚,精神一般,头颅增大,头围 44cm,前囟隆起,张力稍高,囟门宽,约 2cm×4cm,双侧瞳孔等大等圆,直径约 3mm,对光反射灵敏。MRI:考虑脑积水。入院诊断:脑积水;急性胃肠炎。医嘱:给予告病重、抽血、静脉补液等处理。第二天 02:15 时家长呼叫护士,诉患儿半小时前出现哭吵不安,难以安抚,刚呕吐 1 次,量多,程度不明。护士的首要处理是

A. 安抚家长,嘱咐家长患儿呕吐时将头偏向一次,继续观察

B. 迅速查患儿的前囟张力、神志瞳孔情况,并告知医生查体结果及呕吐情况,嘱咐医生查看患儿

C. 嘱患儿暂禁食,并通知医生查看

D. 给予甘露醇静脉滴注,再通知医生查看

E. 给予静脉补液

61. 脊髓栓系松解术后,最合适的体位是

A. 端坐卧位　　　　　　　　　　　　B. 头低足高位

C. 半卧位　　　　　　　　　　　　　D. 俯卧位

E. 平卧位

62. 以下不是脊髓栓系综合征的典型症状的是

A. 腰骶皮肤异常   B. 大小便失禁

C. 腹部包块   D. 行走异常

E. 下肢乏力

63. 患儿,女,6 个月,3kg,脊髓栓系松解术后第四天出现发热,体温维持在 38.8~40.1℃,药物降温后体温退而复升。患儿肢端凉、花斑明显,食纳差。手术切口局部质地软,有波动感,敷料可见少量淡黄色渗液。家长诉手术切口敷料潮湿。该患儿可以排除的并发症是

A. 切口感染   B. 脑脊液漏

C. 脑膜炎   D. 大便失禁

E. 脂肪液化

64. 患儿,男,12 岁,巨大脊膜膨出修补术 + 脊髓栓系松解术后第二天。患儿诉头痛。疼痛脸谱评分 6 分,测体温、经皮氧饱和度正常,心率 55 次 /min,呼吸 20 次 /min,血压 155/95mmHg,伤口清洁干燥,神经系统体征阴性。患儿可能发生的是

A. 脑脊液漏   B. 颅低压

C. 颅内高压   D. 脑膜炎

E. 呼吸道感染

65. 患儿,女,1 岁,肛门成形术后 3 个月。腰骶部可见一窦道,无液体外流。双足无畸形,不能站立。

(1)为明确疾病诊断,首选的辅助检查是

A. CT   B. MRI

C. B 超   D. X 线脊柱正侧位片

E. DSA

(2)MRI 示骶管内终丝脂肪沉积,脊髓圆锥位置 L_1 水平,可能的疾病诊断是

A. 脊髓占位   B. 脊髓空洞症

C. 脊髓栓系综合征   D. 脊髓损伤

E. 脊髓休克

(3)该患儿术后第一天,家长诉切口敷料潮湿。护士评估患儿俯卧位,排除大小便污染。测生命体征平稳。该患儿可能发生的是

A. 脑脊液漏   B. 颅内高压

C. 颅内低压   D. 尿潴留

E. 尿失禁

66. 室间隔缺损心前区典型杂音是

A. 胸骨左缘第 2 肋间可闻及粗糙响亮的连续性机器样杂音

B. 胸骨左缘第 2~4 肋间响亮粗糙的全收缩期吹风样杂音

C. 胸骨左缘第 2~3 肋间可闻及Ⅱ~Ⅲ级吹风样收缩期杂音

D. 胸骨左缘第 2~4 肋间能扪及震颤,并闻及Ⅱ~Ⅳ级喷射性收缩期杂音

E. 胸骨左缘第 2~3 肋间收缩期隆隆样杂音

67. 室间隔缺损时不会出现的改变是

A. 左室增大   B. 右室增大

C. 右房增大   D. 左房增大

E. 左心室肥厚

68. 有关室间隔缺损的治疗,下列描述不恰当的是

A. 室间隔缺损的大小和位置是决定手术选择的重要性

B. 有的病例可选择介入

C. 一期解剖修复是所有室缺的唯一手术选择

D. 巨大缺损应早手术

E. 胸骨左缘第 2~3 肋间收缩期隆隆样杂音

69. 室间隔缺损形成肺动脉高压后,正确的是

A. 以左心房增大为主   B. 以右心室增大为主

C. 以左心室增大为主   D. 以右心房增大为主

E. 以左心房、左心室都增大为主

70. 左向右分流性先天性心脏病,出现的手术禁忌情况是

A. 发生动力性肺高压前   B. 发生动力性肺动脉高压时

C. 出现心力衰竭症状时   D. 发生梗阻性肺高压时

E. 发生梗阻性肺高压前

71. 关于漏斗胸的情况,正确的是

A. 无家族倾向   B. 均伴有先天性心脏病

C. 心电图常有逆钟向旋转   D. X 线片常有心脏向左移位

E. 早期不宜行手术治疗

72. 患儿,男,6 岁发现前胸凹陷 5 年余,渐加重,诊断为漏斗胸。Haller 指数为 4.2,男孩漏斗胸的分度是

A. 轻度漏斗胸   B. 中度漏斗胸

C. 重度漏斗胸   D. 极重度漏斗胸

E. 中重度漏斗胸

73. (多选题)下列是行漏斗胸矫正手术指征的是

A. 男孩,年龄 2 岁,胸前壁呈漏斗状

B. 女孩 12 岁,Haller 指数为 3.0

C. 男孩 5 岁,漏斗胸伴左心功能不全

D. 女孩 12 岁,Haller 指数为 3.6

E. 男孩 7 岁,胸前壁呈漏斗状,呼吸困难

74. 患儿,男,14 岁,行漏斗胸 NUSS 矫正手术后 6h。患儿主诉腰背酸痛,想要变化一下体位,正确的体位是

A. 把床头摇高 30°~40°,让患儿腰部弯曲活动一下

B. 帮助患儿翻身,向左侧卧位

C. 帮助患儿翻身,向右侧卧位

D. 帮助患儿双足下垂,床边坐起

E. 帮助患儿翻身,俯卧位

75. 患儿,男,16 岁,行漏斗胸 NUSS 矫正术后 3 个月,可以做的运动是

A. 仰卧起坐
B. 引体向上
C. 羽毛球
D. 游泳
E. 篮球

76. OSAHS 的治疗原则是

A. 早发现,慢慢治疗
B. 早发现,早治疗
C. 发现后回家姑息治疗
D. 发现后慢慢治疗
E. 无须特殊治疗

77. OSAHS 诊断的"金标准"是

A. 多导睡眠图
B. X 片
C. 增强 CT
D. 鼻内镜
E. 磁共振

78. OSAHS 术后最常见、最严重的并发症是

A. 术后营养不良
B. 术后窒息
C. 伤口疼痛
D. 术后出血
E. 术后感染

79. 扁桃体腺样体切除术后当天的饮食是

A. 无渣半流质
B. 冷流质
C. 普食
D. 流质
E. 要素饮食

80. 3 岁以下幼儿最常见的气管、支气管异物是

A. 化学制品:塑料笔帽
B. 金属类:针、钉、小钢球
C. 植物类:如花生、瓜子、豆类
D. 动物类:如鱼刺、骨片
E. 其他:洗衣粉、洗衣液等

81. 下列可确诊支气管异物的是

A. X 线检查
B. CT 扫描检查
C. 支气管镜检查
D. 磁共振检查
E. B 超检查

82. 关于气管异物的临床表现,除外

A. 剧烈呛咳、憋气
B. 颈部声门下拍击声
C. 哮鸣音
D. 吞咽困难
E. 小的金属异物停留在支气管内时可无症状

83. 不是呼吸道异物术后并发症的是

A. 喉水肿
B. 喘鸣
C. 纵隔气肿、气胸
D. 窒息
E. 呼吸困难

84. 患儿,男,1 岁。因"全身多处被开水烫伤 6h"入院。患儿入院前 2h 跌坐入洗澡盆内被烫伤双下肢、会阴部、臀部,烫伤后哭闹不止。入院查体:患儿神清、面色苍白、精神萎靡,偶有哭闹、哭时无泪,双手脚发凉、腹壁及双上肢皮肤可见紫色花斑。HR 180 次 /min,

R 50 次 /min,脉搏细弱、血压不能测出,烫伤后无尿。入院诊断:重度烧伤,Ⅱ度 28%;低血容量性休克。入院后积极给予抗休克治疗,第一个 24h 液体总量 1 820ml,前 8h 需要输入

A. 600ml 液体

B. 820ml 液体

C. 910ml 液体

D. 1 020ml 液体

E. 1 200ml 液体

85. 7 岁患儿双下肢(包括臀部)烧伤,使用小儿烧伤计算公式计算,其烧伤面积是

A. 41%

B. 39%

C. 46%

D. 51%

E. 60%

86. 烧伤急救时,需立即行气管切开的是

A. 烧伤伴有昏迷

B. 头面部烧伤

C. 大面积烧伤有呼吸困难

D. 严重休克

E. 胸腹部烧伤

87. 患儿,男,3 岁 11 月,因"头、面、颈部、右上肢热液烫伤 2h"入院。诊断是

A. 轻度烧伤,Ⅱ度 19%

B. 中度烧伤,Ⅱ度 19%

C. 重度烧伤,Ⅱ度 19%

D. 特重度烧伤,Ⅱ度 19%

E. 特重度烧伤,Ⅱ度 29%

88. 儿童烧伤休克期尿量应该保持在

A. 0.5ml/(kg·h)以上

B. 1ml/(kg·h)以上

C. 1.5ml/(kg·h)以上

D. 2ml/(kg·h)以上

E. 2.5ml/(kg·h)以上

89. 先天性上睑下垂患儿,适合行额肌腱膜悬吊术的提上睑肌肌力小于

A. 1mm

B. 2mm

C. 3mm

D. 5mm

E. 8mm

90. 不符合上睑下垂临床表现的是

A. 上睑上抬困难,外观异常,有晨轻暮重现象

B. 常为双侧,但两侧不一定对称,有时为单侧,不伴有眼球上转运动障碍

C. 双眼上视时,下垂侧眉毛高竖,以额肌皱缩来补偿提上睑肌功能的不足,患侧额部皮肤有明显横行皱纹

D. 严重者可影响视力发育,甚至引起形觉剥夺性弱视

E. 双侧下垂者常需仰头视物,可合并上直肌功能不全或麻痹

91. 睑裂高度为睁眼原位注视时,上下睑缘中点间的距离,正常成人睑裂高度是

A. 6~7mm

B. 7~8mm

C. 8~9mm

D. 9~10mm

E. 10~11mm

92. 睑裂长度是指内外眦之间的距离,正常成人睑裂长度是

A. 22~24mm

B. 24~26mm

C. 25~27mm

D. 26~28mm

E. 29~30mm

93. 儿童下睑缘一般位于角膜下缘上 2mm,随年龄增长,睑裂的暴露区域逐渐下移。上睑缘位于角膜上缘,成人较之低

A. 1~2mm
B. 1.5~2.5mm
C. 2~3mm
D. 2.5~3mm
E. 3~3.5mm

94. 患儿,男,3 岁 5 个月,因发现左眼上睑上抬困难 3 年余入院。家长诉:患儿出生后左眼睁眼困难,后发现左眼上睑上抬困难,否认眼外伤史,无眼痛、眼红等不适。随年龄增长,患儿症状无明显变化,无晨轻暮重现象,遂转院于门诊就诊,被诊断为"左眼先天性上睑下垂",住院手术。术后第一日拆除眼部敷料,护士观察的项目不包括

A. 眼部分泌物情况
B. 眼部红肿、流泪情况
C. 睑裂高度及形状
D. 疼痛情况及用药的局部反应
E. 患儿的营养状况

95. 口服普萘洛尔时,出现低血压、心动过缓,禁止使用的药物是

A. 盐酸肾上腺素
B. 地塞米松
C. 阿托品
D. 盐酸利多卡因
E. 万古霉素

96. 患儿,男,2 个月,体重 6kg,今天给予口服普萘洛尔治疗血管瘤。重点观察的不良反应是

A. 腹泻
B. 发热
C. 便秘
D. 心率下降
E. 腹痛

97. 口服普萘洛尔禁忌证,下列不包括

A. 支气管哮喘
B. 心源性休克
C. 卵圆孔未闭
D. 急性心力衰竭
E. 心动过缓

98. 护士收治一名溃疡性血管瘤患儿,女,1 个月,血管瘤位置为外阴。下列操作中,不正确的是

A. 消毒伤口
B. 红光照射,促进创面愈合
C. 患儿还小,操作时不需保护隐私
D. 外用银离子抗菌凝胶保护创面
E. 生理盐水清洗伤口

99. 一般国内口服普萘洛尔剂量是

A. 1~2mg/(kg·d)
B. 0.5~2mg/(kg·d)
C. 2~3mg/(kg·d)
D. 2~4mg/(kg·d)
E. 4~6mg/(kg·d)

参考答案

1. A　2. C　3. C　4. A　5. B　6. D　7. C　8. B　9. A　10. A　11. D　12. C

13．B 14．B 15．D 16．A 17．B 18．D 19．D 20．A 21．D 22．A 23．D
24．D 25．B 26．C 27．A 28．A 29．ABC 30．BCD 31．B 32．E 33．B 34．A
35．C 36．A 37．B 38．D 39．D 40．A 41．C 42．A 43．B 44．E 45．C
46．D 47．A 48．E 49．C 50．A 51．B 52．B 53．D 54．A 55．A 56．E
57．A 58．B 59．A 60．B 61．D 62．C 63．D 64．C 65．（1）B （2）C （3）A
66．D 67．C 68．C 69．B 70．D 71．D 72．C 73．ABCDE 74．D 75．D 76．B
77．A 78．D 79．B 80．C 81．C 82．D 83．B 84．C 85．A 86．C 87．C
88．B 89．C 90．A 91．C 92．D 93．A 94．E 95．A 96．D 97．C 98．C
99．A

主要参考文献

［1］吴宗耀．烧伤康复学［M］.北京：人民卫生出版社，2015.

［2］杨树源，张建宁．神经外科学［M］.2版．北京：人民卫生出版社，2015.

［3］谢鑑辉．高红梅．陈立华．儿科护理常规［M］.长沙：湖南科学技术出版社，2015.

［4］陈孝平，汪建平．外科学［M］.8版．北京：人民卫生出版社，2015.

［5］孙宁，郑珊．小儿外科学［M］.北京：人民卫生出版社，2015.

［6］张玉侠．实用新生儿护理学［M］.北京：人民卫生出版社，2015.

［7］赵斯君，罗仁忠．小儿耳鼻咽喉——头颈外科常见疾病诊疗常规［M］.广州：世界图书出版社，2016.

［8］韩东一，肖水芳．耳鼻咽喉头颈外科学［M］.北京：人民卫生出版社，2016.

［9］陈福光．实用儿童脑病学［M］.北京：人民卫生出版社，2016.

［10］王世平，辛文琼，向波．临床护理指南丛书［M］.小儿外科护理手册．北京：科学出版社，2017.

［11］朱建英，韩文军，钱火红，等．临床外科护理学［M］.2版．北京：科学出版社，2017.

［12］丁炎明．伤口护理学［M］.北京：人民卫生出版社，2017.

［13］林元珠，马琳．实用儿童皮肤病［M］学．北京：科学出版社，2017.

［14］朱丽辉，谢鑑辉．儿科疑难与危重护理案例［M］.北京：人民卫生出版社，2017.

［15］李乐之，路潜．外科护理学［M］.6版．北京：人民卫生出版社，2017.

［16］崔焱，仰曙芬．儿科护理学［M］.6版．北京：人民卫生出版社，2017.

［17］张琳琪，王天有．实用儿科护理学［M］.北京：人民卫生出版社，2018.

［18］郭莉．手术室护理实践指南［M］.北京：人民卫生出版社，2018.

［19］王泠，胡爱玲．伤口造口失禁专科护理［M］.北京：人民卫生出版社，2018.

［20］张金哲．儿童恶性肿瘤的四级诊治战略［J］.临床小儿外科杂志，2015,（6）：457–458.

第四章　危重症患儿的护理

第一节　危重症医学概述

儿童危重症医学是专门研究和救治出生后满4周到青春期儿童各年龄段器官功能障碍患儿的医学科学,既是儿科学的分支,也是重症医学的分支。我国自1982年建立儿童重症监护病房以来,儿童重症医学得到迅速发展。随着护理专业成为一级学科,护士从被动执行医嘱的角色转变为医生的合作伙伴,儿童危重症护理发展也日新月异。

一、危重症医学发展史

危重症医学是当今最年轻的临床学科之一,一般以1970年美国危重病医学会成立为标志,至今仅50年的历史,但其建立和发展经历了较漫长的准备阶段。

（一）萌芽阶段

1863年南丁格尔为术后患儿设置"小房间",这是重症监护室（intensive care unit, ICU）的雏形。第二次世界大战后,欧洲各地集中救治创伤和休克患儿,形成了早期外科ICU（SICU）的雏形。

（二）初始阶段

1948—1953年,美国、丹麦、瑞典等地脊髓灰质炎大规模流行,促成了呼吸治疗单元（respiratory care unit, RCU）建立,这是文献报道的第一个专科ICU。

（三）国外成型阶段

20世纪50年代末,各种新型轻便的呼吸机相继推出,同时一系列能够用于床旁心电监护和监护循环压力的设备被研制出。内科系统首先建立起具有现代危重病意识和拥有现代治疗监护手段的ICU。随后外科也在术后监护的基础上建立了专科或综合的SICU。

（四）国内成熟阶段

20世纪80年代,较完整的现代危重症医学理论被引进国内,在一些较大城市的医院里建立了一些现代模式的ICU,包括PICU和NICU。

二、重症监护

重症监护是对患儿进行连续的观察和处理。其基本目的是评估生命器官的功能和急性疾病过程变化,决定后续检查、后续治疗和后续观察重点等。常规监护包括:

（一）基本生命体征监护

主要监护项目包括呼吸、心率、血压、体温、疼痛。

（二）神经系统监护

主要监护神志和精神状态。

（三）呼吸系统监护

自主呼吸时的主要监护项目包括呼吸频率、节律和幅度；机械通气时主要监护项目包括实测分钟通气量、实测气道峰压、实测呼吸频率。

（四）循环系统监护

主要监护项目包括有创或无创动脉血压、心电图、中心静脉压、肺动脉及心功能相关参数，还包括毛细血管再充盈时间、胃肠道功能和尿量等以监测终末器官的灌注状态。

（五）皮肤护理

主要项目包括 ICU 中常见的皮肤损伤、影响危重症患儿皮肤的高危因素、危重症患儿皮肤损伤的好发部位以及皮肤问题的预防。

（六）实验室检查

主要项目包括血常规、尿常规、大便常规、各种血液、体液检查。

三、心理护理

ICU 患者病情危重，正常的生理功能受干扰，产生不良的心理状态，对疾病和预后的影响不容忽视。因此，心理护理已成为危重症护理不可缺少的内容。常见的心理护理包括正确对待和处理患者的不同心理状态，如负面情绪、否认行为、依赖行为等；提供咨询；优化环境；加强沟通与交流，为语言交流障碍的患者提供写字板或画有不同需求的图片，使其交流顺畅。家长探视和陪伴有利于减轻患儿的焦虑恐惧情绪，因此，儿童医疗机构应尽可能创造条件，鼓励家长陪伴患儿。

临终关怀是为临终患者提供全面的心理照护和支持，包括生活照顾、心理疏导、姑息治疗、疼痛控制、减轻或消除患者及其家长的心理负担和消极情绪，使临终患者的生命得到尊重，生活质量得到提高，家长的身心健康得到维护和增强，使患者临终时能够无痛苦、安宁、舒适地走完人生最后的旅程。因此，医疗机构和医务工作者应高度重视，创建有利于开展临终关怀的环境条件。

四、危重症医学的主要业务范围

1. 急性、可逆、已经危及生命的器官功能不全，经过 ICU 的严密监护和加强治疗短期内可能得到康复的患者。

2. 存在各种高危因素，具有潜在生命危险，经过 ICU 的严密监护和有效治疗可能减少死亡风险的患者。

3. 在慢性器官功能不全的基础上，出现急性加重且危及生命，经过 ICU 的严密监护和治疗可能恢复到原来状态的患者。

4. 慢性消耗性疾病的终末状态、不可逆性疾病和不能从 ICU 的监护治疗中获得益处的患者,一般不是 ICU 的收治范围。

五、危重症疾病诊疗、护理新进展

(一)体外膜肺

体外膜肺(ECMO)是一种呼吸循环支持技术,代表一个医院,甚至一个地区、一个国家的危重症急救水平。此项技术适用于常规治疗无效的急性严重心功能衰竭和 / 或严重肺功能衰竭。由于 ECMO 费用高、风险大,应严格掌握使用指征。

(二)持续性血液净化

持续性血液净化(CBP)是一种持续将患者血液引出体外并通过一种特殊装置除去其中的某些致病物质(毒素),达到净化血液,治疗疾病目的的技术。在 ICU 中 CBP 的治疗方式有很多种。连续性肾脏替代治疗(CRRT)比较常见。人工肝支持系统(ALSS)是近几年开展的一种新的治疗方式,主要功能是部分替代肝脏功能。ALSS 包括血液透析 / 滤过、血液灌流、血浆置换、体外生物治疗等。

(三)纤维支气管镜

纤维支气管镜(fiberbronchoscopy,FB)检查是将气管镜经鼻、口腔咽喉部插入气管、支气管,直接观察和治疗其中病变,是呼吸性疾病的诊断和治疗的一项重要的手段。虽然在危重症患儿中运用该技术风险较大,但随着操作水平和监护水平的提高,这项技术也逐渐开展起来。

(四)气管导管内壁清理

气管导管内壁清理是一种新型的人工气道管理技术,运用无菌气囊导尿管机械清理气管导管内壁,清除黏附在导管内壁的痰液和痰痂,可防止导管堵塞;同时还可以清除导管内壁黏附的细菌,减少了细菌生物膜的形成,能有效减少呼吸机相关性肺炎(VAP)的发生率。该技术被复旦大学循证护理中心推荐为减少 VAP 发生的措施(Level 1),具体的操作方法会在本书第四章第二节进行详细描述。

(五)无创心功能监测

无创心功能监测以非侵入性方式持续、动态地获得心脏监视波形,并以波形来决定心脏和心肺循环评估的重要参数,从而指导临床诊断和治疗。

(六)脑功能监测

脑功能监测包括颅内压监测、脑氧功能监测、床旁持续振幅整合脑电图监测、经颅脑超声多普勒等,这些监测有助于对患者颅脑损伤程度、治疗效果以及预后的评估。脑死亡判定是一种特殊的脑功能监测,参与判定的人员必须取得相关部门脑死亡判定资格证书。

(七)重症超声在 ICU 中的应用

重症超声在 ICU 监测中迅速发展,针对重症患者,实施以问题为导向的多目标整合的动态评估,为血流动力学治疗提供精细调整依据,从心、肺、血管逐渐发展为全身超声;还可以增加 ICU 多种侵入性操作的可实施性和安全性。如中心静脉穿刺置管、PICC 置管、动脉穿刺置管、安置胸腔引流管和腹腔引流管、安置鼻胃管和空肠置管,以及对胃残余量、深静脉血栓的观察等。

（八）儿童谵妄量表

儿童谵妄量表是一种快速、有效的儿童谵妄评估工具，能够广泛用于临床，早期识别谵妄，帮助 PICU 护士高效地管理儿童谵妄。中文版康纳尔儿童谵妄量表（CAPD）已通过临床验证并初步应用。

（王　祎　郑显兰）

第二节　急性呼吸衰竭

案例分析

典 型 案 例

患儿，男，9 个月，因"咳嗽 5d，加重伴气促 3d"于 3d 前入呼吸内科病房。今因病情加重经会诊后转入 ICU。入科查体：呼吸困难，面色发绀，可见明显吸气性三凹征，四肢冰凉，烦躁不安。T 36.8℃，P 163 次 /min，R 47 次 /min，BP 82/51mmHg。X 线胸片：双肺纹理增多、模糊、稍增粗；左肺中下野见大片状致密影；双肺渗出性病变，以阶段性实变为主，考虑炎症。

（一）入科处置

1. 护理要点

（1）将患儿妥善安置，同时通知医生，给予吸氧、心电监护、维持液体输注，评估患儿的神志、生命体征、SpO₂，有无疼痛，检查静脉通道、皮肤完整性，与转出科护士做好交接。

（2）对家长做好入科宣教：PICU 为无陪护病房，告知其探视制度及物品准备。

（3）向医生汇报患儿情况，如呼吸困难、SpO₂ 低、烦躁等，是否需要雾化、镇静、查血气分析、使用呼吸机等。

2. 关键点

（1）做好呼吸道管理，及时清理呼吸道分泌物。

（2）遵医嘱给予雾化。

（3）及时抽动脉血查血气分析和电解质的检测。

（4）若缺氧症状不能缓解，应考虑呼吸机辅助呼吸。

案例分析

病情和治疗

给予雾化、拍背、清理呼吸道分泌物，缺氧症状无法缓解。血气分析：PaO_2 55mmHg，$PaCO_2$ 65mmHg，SaO_2 86%。遵医嘱给予无创机械通气。12h 后复查血气分析：PaO_2 50mmHg，$PaCO_2$

70mmHg，SaO_2 83%。给予床旁气管插管，呼吸机辅助呼吸。

（二）无创呼吸机辅助通气患儿的护理

1. 护理要点

（1）严密观察病情变化，如生命体征、SpO_2、神志、面色、口唇颜色等。

（2）妥善固定鼻塞，鼻腔周边贴保护膜，以防压力性损伤。

（3）及时清理呼吸道分泌物。

（4）遵医嘱查血气分析，根据结果调节呼吸机参数。

（5）合理镇痛镇静。

2. 关键点

（1）及时评估患儿缺氧症状是否缓解，在低氧及高碳酸血症时，患儿常有意识障碍的改变，如少哭、少动、意识模糊与激惹交替等，应引起重视。

（2）选择合适的鼻塞，以防漏气或鼻腔内侧发生压力性损伤。

（3）及时评估患儿面罩或鼻塞的舒适度和对呼吸机的依从性，监测呼吸机参数是否合理。

（三）有创呼吸机辅助通气患儿的护理

1. 护理要点

（1）妥善固定导管，适当约束，合理镇痛镇静。

（2）监测呼吸机参数及生命体征，观察患儿胸廓起伏、面色和周围循环情况。

（3）抬高床头 30°~45°，或予以俯卧位交替。

（4）湿化气道：采用加温湿化器湿化呼吸道，必要时予以雾化吸入治疗。

（5）胸部物理治疗：包括体位引流、翻身、拍背、吸痰等。

（6）加强手卫生、口腔护理、皮肤护理。

（7）营养支持：见本章第六节。

2. 关键点

（1）预防呼吸机相关性肺炎

1）减少误吸：插管前清理呼吸道、抽出未消化的奶液，积水杯处于最低位，冷凝水及时倾倒，重力鼻饲法，规范化声门下滞留物清除。

2）插管及清理呼吸道时严格无菌操作。

3）采用气管导管内壁清理术。

（2）预防非计划性拔管

1）妥善固定气管导管，可用液体敷料涂抹面部及气管导管表面，以保护皮肤和固定导管。班班交接导管插入深度，并听诊双肺呼吸音是否对称，胸廓起伏是否一致。

2）适当镇痛镇静，遵医嘱静脉泵入镇痛镇静剂，评估药物疗效，防止镇静不足和镇静过深。

3）合理约束上肢。

（3）合理用氧：若单纯为肺外原因所致通气功能障碍，只要保证通气量，不一定需要额外提高氧浓度。有换气功能障碍的患儿，增加吸氧浓度有助提高动脉血氧分压（PaO_2），但一般以不超过 60% 为宜，实际给氧浓度应根据患儿肺部病变和给氧后临床表现决定。使用

60% 以上的氧浓度不能提高 PaO_2 的患儿,可采用呼气末正压通气(PEEP)治疗。若适当的 PEEP 仍不能提高 PaO_2,或病情不宜使用较高的 PEEP,也可应用 70% 或更高浓度的氧,但为防止氧中毒,最长不要超过 24h。

案例分析

病情和治疗

2d 后患儿病情加重。复查 X 线胸片:双肺纹理明显增多、模糊,双肺见广泛模糊影,双肺内中带局部密度增高,可见空气支气管征,与前胸片比较,双肺病变较前增多。血气分析: PaO_2 45mmHg,动脉血二氧化碳分压($PaCO_2$)70mmHg,动脉血氧饱和度(SaO_2)78%。呼吸机参数:吸入气氧浓度(FiO_2)60%,PEEP 8cmH$_2$O,氧合指数(PaO_2/FiO_2)75。患儿病情进展为儿童呼吸窘迫综合征(pediatric acute respiratory distress syndrome,PARDS)。遵医嘱上调 PEEP 至 12cmH$_2$O,FiO_2 调为 70%,做好液体管理。

(四)PARDS 的护理

1. 护理要点

(1)PARDS 的患儿及有患 PARDS 风险的患儿需接受最基本的临床监护,包括呼吸、心率、连续脉搏氧饱和度、无创或有创动脉血压。所有的监测数据应当根据患儿年龄、疾病严重程度和疾病的阶段,个性化设置警示值。

(2)PEEP 值增加时,应当密切监测给氧情况、呼吸道的顺应性和血流动力学。由于肺保护性通气策略严格限制潮气量和吸气平台压,从而可导致部分肺泡加速塌陷,加重低氧血症,因此应按需吸痰,采取密闭式吸痰管浅吸引。

(3)液体管理:PARDS 患儿的液体管理目标是维持血管内容积,以保证充足的终末组织和器官灌流,同时减少肺部血管外液体和肺水肿。在初次液体复苏和稳定后,应监测和维持足够的血管内容量,同时避免液体正平衡。

2. 护理关键点

(1)加强呼吸力学的监测。PARDS 潮气量监测应是呼出潮气量。在婴幼儿中,应该在气管插管末端监测呼气相潮气量,并对呼吸通路的顺应性进行适当补偿。吸气峰压力较高时,应警惕呼吸机相关性肺损伤的发生。在压力控制模式时以吸气峰压力值为监测重点。FiO_2、SpO_2、PaO_2、肺动脉楔压及 PEEP 的监测对于及时发现 PARDS、评估 PARDS 严重程度并指导纠正氧合障碍具有重要意义。

(2)2015 年版《儿童急性呼吸窘迫综合征:儿童急性肺损伤会议共识》推荐 PARDS 患儿应当接受最小剂量(并且有效、有针对性)的镇静剂以利于促进患儿对机械通气的耐受,最小剂量镇静剂量因患儿而异,影响因素包括病程、疾病的性质和伴随治疗的药物作用、患儿对治疗的反应等。如果单一的镇静剂不能满足有效的机械通气,可考虑使用最小剂量的神经肌肉阻断剂,以促进机械通气的顺畅、呼吸功能的恢复。

(3)由于缺乏儿科证据,新共识不推荐 PARDS 患儿常规使用俯卧位通气治疗。但是,对于预防发展为严重的 PARDS,俯卧位通气是一种选择手段。

案例分析

疾病相关知识

（一）概述

呼吸衰竭（respiratory failure）是指肺不能提供足够的氧气[低氧性呼吸衰竭（hypoxemic respiratory failure）]或排除二氧化碳[高碳酸血症性呼吸衰竭（hypercapnia respiratory failure）]以满足机体代谢需要，导致动脉血氧分压降低和／或动脉血二氧化碳分压增加。患儿有呼吸困难（窘迫）的表现，如呼吸音降低或消失、吸气时有辅助呼吸肌参与，出现吸气性凹陷以及意识状态的改变。儿童呼吸衰竭多为急性呼吸衰竭，是导致儿童心搏呼吸骤停的主要原因，具有较高的死亡率。

（二）病因

1. 呼吸道梗阻　通气障碍为主。

（1）上呼吸道梗阻：如异物吸入，咽喉壁脓肿，喉气管、支气管炎，扁桃体肥大，喉痉挛，喉水肿，颜面部发育畸形等。

（2）下呼吸道梗阻：如哮喘急性发作、溺水、支气管软化或狭窄等。

2. 肺实质病变　换气障碍为主。常见疾病有肺炎、毛细支气管炎、间质性肺疾病等。其他如肺水肿、肺出血、肺栓塞、新生儿呼吸窘迫综合征等。

3. 呼吸泵异常　引起通气不足，晚期可继发感染、肺不张等肺实质病变。其主要包括神经和肌肉病变（重症肌无力、吉兰－巴雷综合征、膈肌麻痹、肉毒中毒）、胸廓外伤或畸形（如肋骨骨折、严重脊柱侧弯、窒息性胸廓发育不良）、胸腔积液、气胸或液气胸、脑和脊髓病变（如癫痫持续状态、脑水肿、脊髓损伤、药物过量引起呼吸抑制、各种原因引起的低通气综合征）。

（三）临床表现

1. 原发病表现　根据原发病不同而异。

2. 呼吸系统表现

（1）中枢性呼吸衰竭：主要表现为呼吸节律改变，可呈呼吸浅慢，严重时出现周期性呼吸。常见潮式呼吸、抽泣样呼吸、叹息样呼吸、呼吸暂停和下颌式呼吸等。

（2）周围性呼吸衰竭：主要表现为不同程度的呼吸困难，呼吸做功增加，可见三四征、鼻翼扇动等。早期呼吸频率多增快，晚期呼吸减慢无力。呼吸频率如减至 8~10 次 /min，提示呼吸衰竭严重；如慢至 5~6 次 /min 提示呼吸随时可能停止。上呼吸道梗阻以吸气性呼吸困难为主，下呼吸道梗阻以呼气性呼吸困难为主。

（3）低氧血症表现：缺氧可出现发绀、烦躁、意识模糊甚至昏迷、惊厥，$PaO_2<50mmHg$ 或 $SaO_2<80\%$ 时，唇和甲床出现发绀，但贫血时发绀可不明显。循环系统缺氧初期心率增快、血压升高，严重时则血压下降、心率减慢、心音低钝、心律失常、右心功能不全。还可出现多脏器缺氧损害的表现。

（4）高碳酸血症表现：神经系统表现早期为头痛、淡漠或烦躁、谵妄、肌震颤，严重者出现抽搐、昏迷、颅内压增高甚至脑疝。循环系统除有与缺氧相类似的改变外，还可出现毛细血管扩张表现，多汗、皮肤潮红、唇红、球结膜充血及水肿等。

（5）水、电解质及酸碱失衡：血钾升高或降低、低钠血症、低氯血症、低钙血症、呼吸性或混合性酸中毒等。

（四）辅助检查

血气分析测定 PaO_2、$PaCO_2$、SaO_2、动脉血 pH、标准碳酸氢盐（SB）、碱剩余（BE）、缓冲碱（BB）等，以判断呼吸衰竭的类型、程度及酸碱平衡紊乱程度。

（五）治疗

呼吸衰竭治疗的目标是恢复正常的气体交换，同时使并发症减少到最小程度。

1. 一般治疗　包括将患儿置于舒适的体位。胸部物理治疗，如给予翻身、拍背、吸痰等，使气道保持通畅，减少呼吸道阻力和呼吸做功，是呼吸衰竭治疗的辅助措施。适当的营养支持、合理的液体平衡对原发病恢复、气道分泌物排出和保证呼吸肌正常做功有重要意义。

2. 原发疾病的治疗　应尽快治疗诱发呼吸衰竭的原发疾病。

3. 氧疗与呼吸支持

（1）无创性通气支持：低氧血症较高碳酸血症的危害更大，而用氧相对比较安全，故在呼吸衰竭早期应给予吸氧；并可在启动辅助机械通气前，尝试使用无创性通气支持方法。单纯供氧方式常用鼻导管、普通面罩和非再呼吸面罩吸氧；供氧和无创性气道内正压支持，新生儿和体重 <8kg 的患儿可采取经鼻持续气道内正压通气（鼻 CPAP），年长儿或体重 >8kg 的患儿可采取双水平气道内正压通气（BiPAP）。

（2）机械通气：严重的呼吸衰竭常常需要机械通气。目前，机械通气已成为治疗呼吸衰竭治疗的主要手段。其适应证为患儿有持续或进行性的气体交换障碍、呼吸暂停及呼吸衰竭严重影响其他脏器功能等。

4. 特殊的呼吸支持　对重症呼吸衰竭在常规呼吸支持无效的情况下，可给予特殊的呼吸或生命支持。

（1）ECMO：原理是通过插管将非氧合血引入体外，通过膜氧合器进行氧合，再进入患儿循环，起到人工肺的作用。ECMO 在新生儿和小婴儿常规机械通气无效、危及生命的难治性呼吸衰竭并预计短时间能够解决问题时使用。

（2）液体通气：全氟化碳液体对氧和二氧化碳高度溶解，对气流的阻力很低，能显著降低表面张力。以全氟化碳液体进行气体交换和部分液体通气能增加肺顺应性、改善氧合、降低 $PaCO_2$、增加 pH。

（3）高频通气：越来越多被用于急性呼吸衰竭。ARDS 应用高频通气时通常将平均气道压较常频呼吸机提高，可提高氧合且心排血量不受影响，气漏发生率也未增加。在某些情况下（如支气管胸膜瘘），高频通气效果明显优于常规呼吸机。

（4）吸入 NO：可选择性扩张肺血管，降低肺血管阻力，改善氧合。

（5）吸入氦气：有助于改善气道异常所致的呼吸衰竭，如急性喉炎。

（6）肺泡表面活性物质：经气管插管注入肺泡表面活性物质，有助于 ARDS 患儿改善氧合和提高生存率。

（郭松领　郑显兰）

附 4-1 气管导管内壁清理术

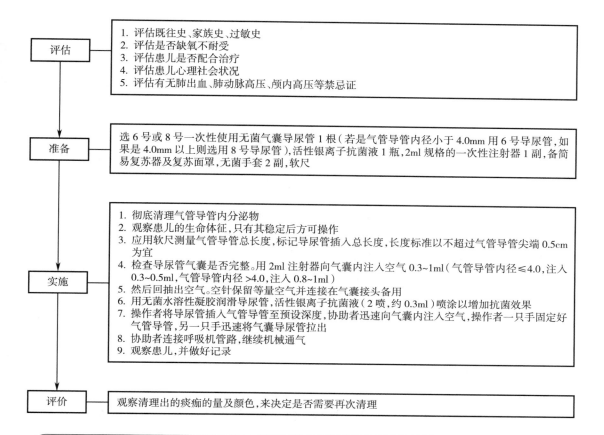

评估	1. 评估既往史、家族史、过敏史 2. 评估是否缺氧不耐受 3. 评估患儿是否配合治疗 4. 评估患儿心理社会状况 5. 评估有无肺出血、肺动脉高压、颅内高压等禁忌证

准备 — 选 6 号或 8 号一次性使用无菌气囊导尿管 1 根（若是气管导管内径小于 4.0mm 用 6 号导尿管，如果是 4.0mm 以上则选用 8 号导尿管），活性银离子抗菌液 1 瓶，2ml 规格的一次性注射器 1 副，备简易复苏器及复苏面罩，无菌手套 2 副，软尺

实施

1. 彻底清理气管导管内分泌物
2. 观察患儿的生命体征，只有其稳定后方可操作
3. 应用软尺测量气管导管总长度，标记导管插入总长度，长度标准以不超过气管导管尖端 0.5cm 为宜
4. 检查导尿管气囊是否完整。用 2ml 注射器向气囊内注入空气 0.3~1ml（气管导管内径≤4.0，注入 0.3~0.5ml，气管导管内径>4.0，注入 0.8~1ml）
5. 然后回抽出空气。空针保留等量空气并连接在气囊接头备用
6. 用无菌水溶性凝胶润滑导尿管，活性银离子抗菌液（2 喷，约 0.3ml）喷涂以增加抗菌效果
7. 操作者将导尿管插入气管导管至预设深度，协助者迅速向气囊内注入空气，操作者一只手固定好气管导管，另一只手迅速将气囊导尿管拉出
8. 协助者连接呼吸机管路，继续机械通气
9. 观察患儿，并做好记录

评价 — 观察清理出的痰痂的量及颜色，来决定是否需要再次清理

注 意 要 点

1. 气囊导尿管尖端禁止超过气管导管尖端 0.5cm 以上，防止气道黏膜损伤和导尿管无法拉出

2. 操作中导尿管内导丝禁止取出

3. 气囊导尿管拉出困难处理方法

（1）将气囊放气，拔出导尿管

（2）注入 0.5ml 生理盐水于导管内，拔出导尿管

（3）前两种方法无效，直接拔出气管导管，给予相应处理（鼻导管给氧或重插）

第三节 循 环 衰 竭

一、休克

案例分析

典 型 案 例

患儿,女,2个月,6kg,因"发热6d,气促4d,加重伴精神萎靡2d"急诊入重症医学科。家长诉:患儿发热气促为主要表现,初为低热,后发展为高热,予布洛芬混悬液口服后体温可降至正常,但易反复,伴精神萎靡、嗜睡、寒战,尿量减少。查体:嗜睡、反应差,前囟略凹陷,轻度脱水貌;T 38.7℃,肢端冷,全身大理石样花纹,CRT约5s;R 62次/min,呼吸浅快,可见鼻翼扇动和吸气三凹征,SpO₂ 85%;P 185次/min,上肢无创血压62/35mmHg,心音欠有力,心律齐;听诊双肺可闻及中量中粗湿啰音。门诊X线检查提示肺部炎症。家长焦虑、紧张。

（一）入院处置

1. 护理要点

（1）立即通知医生接诊;鼻导管给氧,连接心电监护,评估意识,监测生命体征。

（2）团队合作,指派人员与家长进行护患沟通,完成入院评估与宣教。

（3）向医生汇报患儿情况,如嗜睡、脱水貌、发热、全身大理石样花纹、毛细血管充盈时间（CRT）为5s、呼吸浅快、呼吸困难、SpO₂ 85%、HR 185次/min、BP 62/35mmHg等。

（4）建立2~3条静脉通道,有创动脉血压监测,留取血标本行细菌培养和血气分析;做好机械通气、床旁超声及无创心功能监测的准备。

2. 关键点

（1）患儿有呼吸衰竭表现,即行血气分析,了解体内酸碱平衡状态,利于及时抢救。

（2）有休克表现,快速建立多条静脉通路做好液体复苏准备。最好在B超引导下行中心静脉置管,利于血管活性药物的使用、快速补液以及中心静脉压（CVP）监测。当静脉通道难以建立时,可使用骨髓穿刺,建立骨髓通道,不可因建立静脉通道而延误液体复苏及抗生素使用。脓毒性休克患儿应在1h内给予首剂抗生素。有创动脉血压监测可以更加准确地指导液体复苏和使用血管活性药物,患儿休克状态时采用B超引导下穿刺可提高成功率,节省操作时间。同时,床旁超声和无创心功能监测仪可评估患儿肺部、大血管和心脏情况,评估容量反应性,辅助医生诊断和治疗。

（3）患儿肺部感染,脓毒性休克表现,在首剂抗生素使用前留取血培养和痰培养标本可提高检出率。

（4）不建议对脓毒性休克并发热的患儿常规降温处理，需要降温时选择药物降温，因为物理降温可加重患儿末梢循环障碍。

案例分析

病情和治疗

患儿床旁 B 超及无创心功能监测提示双肺实变，有效循环血容量不足，左心收缩功能正常。血气分析示失代偿性代谢性酸中毒合并呼吸性碱中毒，SpO_2 90%，PaO_2 80mmHg。综合评估病情，考虑诊断：脓毒性休克、呼吸衰竭。处理措施：面罩给氧；采血行血细菌培养、肝肾功能、血常规等实验室检查；万古霉素、美罗培南抗感染，生理盐水液体复苏；监测血糖。

（二）抗感染和液体复苏的护理

1. 护理要点

（1）面罩给氧，监测意识、呼吸、面色、SpO_2 变化。

（2）遵医嘱输入抗生素，行液体复苏，同时观察血管通路有无液体渗漏。

（3）评估患儿液体复苏过程中的容量反应性（扩容后心排血量及每搏输出量变化）和尿量。

（4）遵医嘱按时监测血糖变化。

2. 关键点

（1）休克复苏第一步为充分供氧，根据需求选择供氧方式，若鼻导管或面罩给氧无效则应给予无创或有创机械通气治疗。

（2）首剂抗生素应在 1h 内输入，万古霉素输注时有浓度和时间限制，为保证液体复苏的快速进行，应该选择多条静脉通路同时输注。

（3）脓毒性休克液体复苏首剂首选等张晶体液，对于无心肌抑制患儿常选 0.9% 氯化钠注射液，20ml/kg，5~10min 内静脉输注。有心肌抑制的脓毒症患儿应控制补液速度。首剂后评估反应，考虑是否减量减速复苏。使用输液泵严格控制输注速度，当未建立中心静脉通路时，尤其需警惕液体外渗。

（4）最好选择动脉血或静脉血进行血糖监测，避免末梢血糖可能存在的偏差。第一个小时液体复苏不用含糖液体，若发生低血糖，可遵医嘱用葡萄糖溶液纠正。如连续两次血糖大于 10mmol/L 提示应激性高血糖，可使用胰岛素泵入使血糖控制在 10mmol/L 以下。

（5）液体复苏过程中监测患儿容量反应性，监测有创血压、心率、CVP 的动态变化、CRT 变化、皮肤花纹、有无肺水肿或肝脏增大、监测尿量。持续无创心功能监测可以动态观察患儿心排血量及每搏输出量变化，CVP 升高不超过 2mmHg 提示容量反应性好，可继续补液。若出现容量过负荷，立即停止液体复苏并利尿处理。

案例分析

病情和治疗

液体复苏 1h，液体总量达 50ml/kg。复查血气分析仍为代谢性酸中毒，乳酸上升，动脉血氧分压较前降低。患儿气促，呼吸困难加重，血压上升不明显，皮肤大理石花纹，CRT 4s。处理措施：气管插管行机械通气；白蛋白静脉输注；加用血管活性药物：去甲肾上腺素。

（三）机械通气和血管活性药物使用的护理

1. 护理要点

（1）配合医生气管插管，有创呼吸机辅助通气护理见本书第四章第二节相关内容。

（2）遵医嘱准确配制、使用血管活性药物，观察患儿对药物的反应，及时向医生反馈信息。

（3）液体复苏过程中持续监测尿量和血糖。

2. 关键点

（1）行机械通气后，清理呼吸道分泌物时警惕血性痰、分泌物突然增多等液体负荷过多导致的肺水肿、左心衰竭表现。

（2）5% 碳酸氢钠注射液为碱性高渗液体，一般需稀释为 1.4% 等张溶液后输注，输注时应避免和酸性的血管活性药物经同一静脉通路输注。碳酸氢钠注射液和葡萄糖酸钙注射液及氯化钙注射液可发生反应，避免混合。

（3）血管活性药物输入时需微量泵入，避免和复苏液体同一通路输入，以免引起血管活性药物输入速度的较大波动。在代谢性酸中毒情况下，血管活性药物的作用会受到一定影响，需及时向医生反馈，及时调整。常用血管活性药物的配制及使用方法见表 4-1。如患儿体重 6kg，需要多巴胺剂量 15mg/kg×6kg=90mg；多巴胺 90mg 加入生理盐水 41ml 中，配制成 50ml 溶液，1ml/h → 5μg/（kg·min）。

表 4-1　常用血管活性药物配制使用方法

药物名称	规格	配制方法	常用剂量及对应液体滴速
肾上腺素	1mg/ml	0.03mg/kg 配制至 50ml	0.01~0.1μg/（kg·min）→ 1~10ml/h 最大 1μg/（kg·min）
去甲肾上腺素	2mg/ml	0.03mg/kg 配制至 50ml	0.01~0.1μg/（kg·min）→ 1~10ml/h 最大 2μg/（kg·min）
异丙肾上腺素	1mg/2ml	0.03mg/kg 配制至 50ml	0.01~0.1μg/（kg·min）→ 1~10ml/h
多巴胺	20mg/2ml	15mg/kg 配制至 50ml	5~10μg/（kg·min）→ 1~2ml/h 强心 >10μg/（kg·min）收缩血管升压
多巴酚丁胺	20mg/2ml	15mg/kg 配制至 50ml	5~10μg/（kg·min）→ 1~2ml/h
米力农	5mg/5ml	5~10ml 配制至 50ml	0.5~1μg/（kg·min）

（4）血管活性药物渗漏易造成局部组织坏死，在使用血管活性药物时尽量使用中心静脉输注，并避免与碳酸氢钠同时同通路给药。外周血管通路给药时，需警惕药物渗漏。若发

生渗漏,需立即停止使用此通路给药,应改用其他通路并及时处理。渗漏后可选择酚妥拉明环状封闭和湿敷处理。

(5)及时准确监测尿量,同时评估有无尿潴留,必要时可行 B 超检查。对尿潴留患儿可予以按摩、热敷并留置尿管。若患儿存在腹泻、水样便,为准确记录尿量,可予以集尿袋或留置尿管将尿量和经肠道丢失水分区分,以评估复苏效果并评价肾功能。

案例分析

病情和治疗

液体复苏、去甲肾上腺素、多巴胺、利尿药物使用后,复查血气分析示代谢性酸中毒、乳酸上升、血钾高,无尿。患儿机械通气气管导管内分泌物明显增多,血压上升不明显,皮肤大理石花纹,CRT 5s。

(四)血液净化的护理

1. 护理要点　见本书第四章第五节急性肾损伤。

2. 关键点　脓毒性休克患儿血液净化时机,《2020 拯救脓毒症运动国际指南：儿童脓毒性休克和脓毒症相关器官功能障碍管理》中指出"对于脓毒症急性肾损伤(AKI)的血液净化疗法,除严重代谢性酸中毒、高钾血症及液体过负荷等需要紧急情况外,不推荐早期实施血液净化。"其次,关于治疗模式,上述指南指出"建议对血流动力学不稳定的脓毒症患者使用 CRRT 管理液体以便实现液体平衡"。

案例分析

病情和治疗

经过治疗,患儿休克表现消失,内环境紊乱得到纠正。处理措施：继续抗感染,治疗原发病,撤离机械通气后可联系转科治疗。

案例分析

疾病相关知识

(一)概述

休克是各种原因引起的重要器官的微循环灌流量不足、组织细胞缺血缺氧、代谢紊乱和脏器功能障碍的临床综合征。其表现为：面色苍白、四肢发凉、皮肤苍白有花纹;心率、脉搏增快;尿量减少;神志不清或烦躁不安;CRT 延长;代谢性酸中毒等综合征象。休克可分为代偿性休克和低血压性休克。符合上述 3 项即可诊断为代偿性休克。当上述症状加重,出现血压下降,收缩压小于该年龄组第 5 个百分位或小于该年龄组正常值 2 个标准差时则进展为低血压性休克。儿童休克可由急性疾病、慢性病恶化或任何较重打击引起。

（二）临床分类

休克按血流动力学分类可分为分布性休克（包括脓毒性休克、过敏性休克、神经源性休克）、心源性休克、梗阻性休克和低血容量休克。其中脓毒性休克的临床分型可分为暖休克和冷休克。暖休克为高动力性休克早期，可见意识改变，尿量减少或代谢性酸中毒，但面色潮红，四肢暖，脉搏无明显减弱，毛细血管再充盈时间无明显延长，可很快转为冷休克。冷休克为低动力性休克，皮肤苍白、花纹，四肢凉，脉搏快、细弱，CRT延长。

（三）休克的识别（表4-2）

表4-2　休克的识别

	临床症状	低血容量性休克	分布性休克	心源性休克	梗阻性休克
A	开放性	气道开放，维持或不能维持	气道开放，维持或不能维持	气道开放，维持或不能维持	气道开放，维持或不能维持
B	呼吸频率	增加	增加	增加	增加
	呼吸情况	正常或增加	正常或增加	费力	费力
	呼吸音	正常	正常（可有湿啰音）	湿啰音，呻吟	湿啰音，呻吟
C	收缩压	代偿性休克→失代偿性休克			
	脉压	减小	不定	减小	减小
	心率	增加	增加	增加	增加
	外周脉搏	减弱	细速或减弱	减弱	减弱
	皮肤	苍白、凉	暖或凉	苍白、凉	苍白、凉
	CRT	延迟	不定	延迟	延迟
	尿量	减少	减少	减少	减少
D	意识水平	早期激惹，后期嗜睡	早期激惹，后期嗜睡	早期激惹，后期嗜睡	早期激惹，后期嗜睡
E	体温	不定	不定	不定	不定

（四）休克的病理生理特点及处理

引起休克的原因众多，病理生理机制复杂，包括有效循环血量减少、心排血量减少和微循环障碍3个基本病理生理环节。临床上不同休克的特点及处理见表4-3。

表4-3　不同休克的分类和处理

休克类型	低血容量性	分布性	心源性	梗阻性
病理生理特点	循环体液容量减少导致血管内容量、心排血量减少	微血管扩张，循环血液分布失衡，有效循环血量不足	心力衰竭	心排血量减少，低血压，脉压减小
临床特点	失液、失血	重度传染病、感染性疾病；药物、食物过敏；剧烈疼痛	心律失常、心肌炎、先天性心脏病、中毒	心包填塞、张力性气胸、肺栓塞、导管依赖（左室流出道梗阻）

续表

休克类型	低血容量性	分布性	心源性	梗阻性
处理重点	20ml/kg,生理盐水/乳酸林格液静脉推注(NS/LR);失血性尽早止血,必要时输血	消除感染灶、抗感染;抗过敏;去除疼痛诱因;快速液体复苏20ml/kg,生理盐水/乳酸林格液静脉推注	镇痛镇静;控制心力衰竭;抗心律失常;保护心肌药;谨慎液体复苏,5~10ml/kg,生理盐水/乳酸林格液静脉推注	心包填塞:心包穿刺,20ml/kg,生理盐水/乳酸林格液静脉推注;张力性气胸:针刺减压、胸腔置管;肺栓塞:20ml/kg,生理盐水/乳酸林格液静脉推注,溶栓、抗凝;导管依赖:前列腺素 E_1,手术解除

(五)脓毒性休克的治疗

1. 呼吸与循环支持 确保气道通畅,给予高流量鼻导管或面罩氧疗,若无效则予以无创正压通气或气管插管机械通气。通过液体复苏达到最佳的心脏容量负荷,应用正性肌力药物和血管活性药物达到适宜的心脏收缩力和压力负荷,最终达到改善循环和维持氧输送的目的。

2. 积极抗感染治疗 根据病原流行特点选择覆盖所有疑似病原微生物的经验性药物治疗,可降阶梯用药。在诊断脓毒性休克后1h内给予有效的抗菌药物治疗。

3. 调节水电解质和内环境稳定,通过监测血气分析、出入量、血糖等及时处理内环境紊乱,根据病情可能会选择血液净化治疗。

4. 对于难治性休克,可选择ECMO治疗。

附4-2 B超引导下桡动脉穿刺置管术

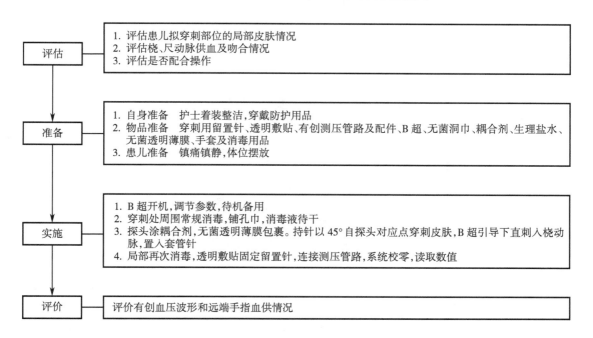

评估	1. 评估患儿拟穿刺部位的局部皮肤情况 2. 评估桡、尺动脉供血及吻合情况 3. 评估是否配合操作
准备	1. 自身准备 护士着装整洁,穿戴防护用品 2. 物品准备 穿刺用留置针、透明敷贴、有创测压管路及配件、B超、无菌洞巾、耦合剂、生理盐水、无菌透明薄膜、手套及消毒用品 3. 患儿准备 镇痛镇静,体位摆放
实施	1. B超开机,调节参数,待机备用 2. 穿刺处周围常规消毒,铺孔巾,消毒液待干 3. 探头涂耦合剂,无菌透明薄膜包裹。持针以45°自探头对应点穿刺皮肤,B超引导下直刺入桡动脉,置入套管针 4. 局部再次消毒,透明敷贴固定留置针,连接测压管路,系统校零,读取数值
评价	评价有创血压波形和远端手指血供情况

注 意 要 点

1. 术前需评估桡、尺动脉供血和吻合情况

2. 体位摆放将前臂外旋,手掌向上略向背侧弯曲,腕下垫软枕。请助手固定或使用胶带将手掌固定在床单上,更利于操作

3. B超探头选择线阵探头,在评估动脉情况时注意调节纵向深度和增益补偿,以获得满意的影像视野

4. 当不能明显辨别动、静脉时,可用加压观察血管形变和彩色多普勒的方法区分动、静脉。短轴显示时,穿刺点距探头距离与目标血管深度一致,45°进针可刚好观察到针尖刺入血管。长轴显示可观察到从进针到刺入血管的完整轨迹。显示方法操作者可根据习惯和熟练程度选择

二、心力衰竭

案例分析

典 型 案 例

患儿,男,11岁,因"心前区不适1d,突发呼吸困难4h"由急诊直接收入重症医学科。患儿诉:1d前开始出现心前区不适,未行特殊处理;4h前上课时突发呼吸困难,伴发恶心、呕吐,为胃内容物,非喷射性。查体:T 36.6℃,P 174次/min,R 44次/min,面色苍白,神志清醒,精神差,端坐呼吸,双肺布满湿啰音和哮鸣音。管床护士接待,患儿烦躁不安,家长非常焦急。

（一）入院处置

1. 护理要点

（1）立即报告医生,给患儿吸氧,行心电监护。

（2）观察患儿心率,是否有心律失常;观察患儿呼吸频率和呼吸节律,是否存在缺氧,并向医生汇报。

（3）建立2~3个静脉通道,行动脉穿刺置管术,持续监测患儿血压。

（4）每小时监测患儿尿量,必要时遵医嘱行导尿术。

（5）稳定患儿情绪,必要时遵医嘱给予镇静剂。

（6）抽取血液标本做血常规、心肌酶谱、肝肾功、电解质和凝血功能等检查,明确诊断。

（7）做好气管插管及机械辅助通气的相关准备。

（8）与家长沟通,完成入院评估及宣教,缓解家长紧张情绪。

2. 关键点

（1）护士接诊患儿后应立即对其循环和呼吸系统相关指标进行评估,协助医生尽早诊断和治疗,有助于预防器官损害。

（2）建立2~3个静脉通道,保证各种药物和液体能及时、有效地输入;行动脉穿刺置

管,能够持续观察患儿的血压变化,为医生调整使用强心药和血管活性药提供依据。这对持续监测和维持患儿血流动力学稳定很有必要。当动、静脉穿刺置管困难时,协助医生在B超引导下行中心静脉置管和动脉穿刺置管术。

（3）观察患儿在吸氧情况下能否维持有效呼吸,如果患儿存在呼吸衰竭表现应尽早行无创或有创机械辅助通气。

案例分析

病情和治疗

医生诊治:询问病史,患儿在发病前有上呼吸道感染史。心电图:Ⅱ、Ⅲ、AVF、V_1~V_3 及 V_7~V_9 导联 ST 抬高;床旁超声心动图:左室壁弥漫性运动减低,二尖瓣中度反流,左室射血分数（LVEF）20%;心肌酶谱:血清肌钙蛋白 T（TnI）9.14μg/L,血清肌酸激酶同工酶 MB（CK-MB）693.5U/L;X 线胸片考虑双肺感染或肺水肿。结合临床症状和体征,诊断"暴发性心肌炎,心力衰竭"。药物治疗:用米力农持续泵入强心,用大剂量维生素C、磷酸肌酸钠等改善心肌营养,用利尿剂减轻循环充血,用糖皮质激素减轻心肌水肿。支持治疗:给患儿行气管插管,机械辅助通气。

（二）在药物治疗有效情况下的护理

1. 护理要点

（1）观察病情变化,如心率、心律、血压、外周脉搏、四肢末梢循环情况、胃肠道症状等。

（2）遵医嘱及时准确地使用各类药物,观察患儿用药后的情况。

（3）做好患儿使用机械通气后的相关护理,遵医嘱使用镇痛镇静类药物,并根据效果随时调整剂量。

（4）观察患儿的尿量,准确记录 24h 出入量。

（5）抽取血液标本做血气和电解质检查,关注患儿氧合、血酸碱平衡及电解质情况。

（6）床旁准备除颤仪

2. 关键点

（1）此类患儿在起病 24~48h 内可能出现心律失常和心源性休克,应做好相关症状和体征的评估。心源性休克具体评估方法参见本书第四章第三节的休克内容。

（2）患儿使用镇痛镇静类药物后,要启用镇痛镇静量表进行评分,评估用药后的效果,并根据效果调整药物,保证患儿处于无痛合作的状态。

案例分析

病情和治疗

在治疗过程中患儿频繁发作室性心动过速,血压低。立即使用胺碘酮、利多卡因等抗心律失常药物及多次同步电复律。加大米力农泵入的剂量,加用多巴胺和肾上腺素,并行液体复苏。

（三）抗心律失常和心源性休克的护理

1. 护理要点

（1）遵医嘱给予抗心律失常药物，注意药物的给药途径、剂量、给药速度，观察用药效果及副作用，用药期间严密监测心电图、血压，及时发现因药物所致的心律失常。抗心律失常药物常见用法及剂量见表4-4。

表 4-4　抗心律失常药物常见用法及剂量

药物名称	用法及剂量
胺碘酮	5mg/（kg·次），静脉注射或骨髓穿刺，在20~60min内注射；可重复2次至每天总量15mg/kg，最大单次剂量300mg；有效后，7~15mg/（kg·d）维持
利多卡因	负荷剂量1mg/（kg·次）静脉注射；有效后，20~50μg/（kg·min）维持
腺苷	0.1~0.2mg/（kg·次）静脉快速推注（弹丸式推注）
普罗帕酮	1~2mg/（kg·次）静脉注射

（2）协助医生完成同步电复律，观察治疗后的效果，继续使用抗心律失常药物，随时做好心肺复苏术的准备。

（3）遵医嘱及时准确使用血管活性药物，根据用药效果及时调整剂量。

（4）行液体复苏治疗时，制订输液计划，安排好输入液体的先后顺序。液体复苏剂量全日量不超过50ml/kg，首次输液量5~10ml/kg，30min内输入。输注过程中观察复苏效果、肺部啰音和肝大变化情况。

2. 关键点

（1）在治疗过程中为了快速准确地调整血管活性药物剂量，可以根据药物规格制订统一配制方法。具体配制方法参看本书第四章第三节的休克内容。

（2）防止血管活性药物对患儿静脉及周围皮肤的损害。选择大静脉或中心静脉输注，输注中发现问题及时处理，及时更换静脉通道。发生损害后具体处理方法参看本书"休克"一节。

（3）胺碘酮使用后有导致静脉炎出现的风险，要注意预防和观察。

（4）心源性休克在行液体复苏时要警惕出现心力衰竭进一步加重。

案例分析

病情和治疗

经过药物抗心律失常及多次同步电复律治疗后，患儿心律失常仍难以纠正，血压仍难以维持，持续少尿，严重酸中毒。与家长充分沟通，取得家长知情同意后，在内科治疗基础上行ECMO辅助治疗。

（四）行 ECMO 辅助治疗准备

1. 护理要点

（1）准备好ECMO治疗所需用物，包括ECMO机器、ECMO管道、手术敷料包、手术器械、手术辅助设备（头灯、电刀等）、活化凝血时间（ACT）监测仪、变温水箱等。

（2）准备ECMO置管所需药物：镇静镇痛药物、抢救药物等。

（3）预充ECMO管路。

2. 关键点

（1）ECMO系统组成见图4-1。

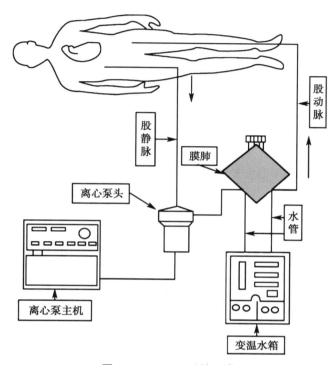

图4-1　ECMO系统组成

（2）ECMO治疗适应证包括急性、严重的可逆的心力衰竭和/或呼吸衰竭。ECMO通过体外设备较长时间全部或部分代替心肺功能，使心肺得到充分休息，为心肺疾病治愈及其功能恢复争取时间。因此，心肺不可逆损伤是ECMO治疗的禁忌证。

（3）恰当选择ECMO动脉插管（灌注管）和静脉插管（引流管）的型号。动脉插管应尽可能短，管壁尽可能薄，内径尽可能大（阻力与长度成正相关，与口径成负相关）；而静脉插管内径应尽可能大，长度最好能达到心房入口。ECMO插管常用型号见表4-5。

表4-5　ECMO插管常用型号

体重 /kg	管道	插管型号	
		动脉	静脉
<10	1/4	10F	10~16F
11~25	1/4	10~14F	16~18F
26~50	3/8	14~15F	18~19F
>50	3/8	15~17F	19~21F

（4）ECMO 管路一般采用生理盐水（NS）预充，序贯使用红细胞悬液、白蛋白，必要时加入钙剂及碳酸氢钠，肝素等药物。

（五）行 ECMO 辅助治疗的护理

1. 护理要点

（1）保证患儿舒适体位和休息，保持环境安静，减轻患儿疼痛和焦虑，防止躁动。必要时遵医嘱使用镇静镇痛药物。

（2）密切监测生命体征，维持静脉血氧饱和度（SvO$_2$）70%~80%。ECMO 运转期间，尤其是 ECMO 建立初期，动脉血压搏动曲线变弱，脉压差减小，只要外周灌注充分（尿量>1ml/（kg·h），乳酸 1~2mmol/L 或呈下降趋势），血压 50~60mmHg 即可。

（3）做好呼吸道管理，按需吸痰，观察痰液性质及量。吸痰时注意负压，以免造成气道及肺损伤，吸痰管尖端不超过气管导管末端。肺功能正常行静脉动脉插管 ECMO 治疗的患儿可早期拔除气管插管，减少 VAP 的发生。

（4）准确记录出入量。患儿接受 ECMO 治疗前常因病情严重造成肾功能损伤，ECMO 治疗后常因全身炎症反应和毛细血管渗漏扩容而水肿。因此，应量入为出，必要时行床旁 CRRT。

（5）加强营养，首选肠内营养，肠内营养不耐受的患儿行肠外营养，保证能量供给。监测胃液性质，肠蠕动、腹胀、排便情况。

（6）观察患儿凝血功能，血小板和血色素，动态监测 ACT 及凝血五项，维持 ACT 160~220s，活化部分凝血活酶时间（ACT）60~80s，根据监测结果遵医嘱调整抗凝剂用量。观察置管处及全身出血情况，发现异常出血及时汇报处理，当血小板<50×10^9/L 时可遵医嘱输注血小板，根据患儿情况必要时输注新鲜冰冻血浆，输注红细胞悬液维持足够的红细胞压积，以增加氧供。

（7）观察及记录 ECMO：治疗参数包括转速、流量、泵前压力、膜前压力、膜后压力。参数剧烈变化及时报告医生，查找原因并积极处理。

（8）保持 ECMO 管路固定，密切观察管路位置，管路出皮肤端缝扎固定，预留合适长度并固定于床单上，防止滑脱和移位。外露管路不可过长，避免牵拉。翻身及体位变动时需专人固定保护管路，确保管路安全。

（9）及时发现 ECMO 机器相关并发症及患儿相关并发症，并积极处理。

（10）注意 ECMO 患儿的皮肤护理：为维持足够的流量需要输入大量液体，易引起全身水肿，易发生压力性损伤。因此，应加强翻身，保护头部、足跟、骶尾部等重点部位，减轻局部受压，促进末梢循环。采取股动脉插管的患儿，应观察患儿该侧肢端颜色，皮肤温度及动脉搏动。若肢体血液灌注不良，必要时配合医生建立远端灌注管，防止远端缺血。

（11）感染预防：有条件情况下患儿置于单间隔离，减少无关人员探视。各类操作严格执行无菌技术，避免不必要操作。操作 ECMO 接口时必须洗手戴无菌手套。做好患儿基础护理。

（12）观察患儿瞳孔大小、对光反射及有无抽搐。病情允许情况下每天暂停镇静镇痛药物，评估患儿意识，了解患儿四肢活动情况。

（13）加强家长的情感支持，鼓励患儿家长提问，并使用通俗易懂的语言解释。团队成员向患儿家长提供的信息应一致。鼓励家长陪伴患儿,并与患儿交流。

2. 关键点

（1）ECMO 环路建立前建立静脉通路及有创血压监测通路,留置导尿,ECMO 建立循环后应避免不必要的穿刺,如穿刺采血及胸穿等,以避免大出血危及生命。

（2）ECMO 患儿输注血小板、新鲜冰冻血浆等促凝物质时,应从氧合器后输注,防止促凝物质直接进入氧合器,导致氧合器凝血。

（3）ECMO 机器相关并发症主要包括 ECMO 设备故障、血栓、空气栓塞、氧合器失效、管路破裂、插管意外脱出等。患儿相关并发症主要包括出血、溶血、神经系统损伤、急性肾功能损伤、末端肢体缺血坏死等。

（六）ECMO 治疗围撤离期的护理

1. 护理要点

（1）准备好 ECMO 撤离用物,如桥连管、手术器械、手术相关用物。

（2）配合医生完成 ECMO 撤机的评估和撤机试验:逐步减低 ECMO 流量,同时密切观察患儿生命体征及血气情况,评估患儿是否适合撤机。必要时上调血管活性药物剂量及呼吸机参数。

（3）撤机试验成功后拔除插管,合理处置用物。

案例分析

治疗及病情

经过 ECMO 治疗,患儿病情显著好转。治疗后第三天患儿全天未发生室上性心动过速,血压维持正常。心脏彩超示左室射血分数 40%。经过 ECMO 团队评估后准备停止 ECMO 治疗。

2. 关键点

（1）低体重患儿撤机时,常无须建立桥连,数小时内逐步降低流量,直到流量减至 100~200ml/min,观察 2~3h,查血气分析正常,即可直接夹闭动静脉,拔除 ECMO 插管。体重较大的患儿可与成人相同建立桥连管,降低流量后间断夹闭动静脉管路,每隔 15~20min 开放动静脉管路,起到冲洗管路作用,观察 2~3h,查血气分析正常。撤机试验时应静脉推注肝素 0.5~1mg,维持 ACT 250~300s。

（2）拔除 ECMO 插管时,若是经皮穿刺插管,直接拔除后压迫止血 1h;如果是切开插管应先拔除动脉,修复血管后再拔除静脉。低体重患儿经颈内静脉插管时可直接结扎。

（3）临界状态的患儿可以 ECMO 管路自循环 1~2h,以防再次上机,但应严密观察,防止血栓形成。做好患儿再次行 ECMO 治疗的用物准备。

（七）ECMO 治疗成功撤离后的护理

1. 护理要点

（1）观察 ECMO 患儿插管处皮肤情况,加强伤口处换药及观察。

（2）观察患儿神经系统体征,及时汇报并配合处理。

（3）做好 ECMO 患儿的随访,给予患儿及家长必要的指导。

2. 关键点

（1）若患儿经下肢插管行 ECMO 治疗,撤离后应加强插管侧肢体活动及功能锻炼。

（2）ECMO 治疗成功的患儿可能出现肺部疾病或神经系统损伤,或者等待接受移植,这些都需要护士进行相关知识宣教。

案例分析

转　科

经过在重症医学科 12d 的抢救和治疗后,该患儿的生命体征稳定,转入心内科行原发疾病治疗。

（八）转科指导

1. 护理要点

（1）转科前做好相关准备,包括患儿病情、药物和物品。

（2）给家长交代护理患儿的注意事项,包括观察患儿精神、面色、呼吸情况,重视患儿自述症状,限制患儿活动量等。

（3）与病房护士做好交班,介绍患儿的治疗护理过程,完善交接记录。

2. 关键点

（1）如果患儿治疗过程中发生过液体渗漏、压力性损伤等情况,在交班时要告知接班护士。

（2）在转运途中,要备好抢救物品及药品,警惕患儿再次出现病情变化。

案例分析

疾病相关知识

（一）概述

心力衰竭（heart failure）是指在适量静脉回流的情况下,由于心肌舒张和/或收缩功能障碍,心排血量不足以维持组织代谢需要而引起的以循环功能障碍为主的综合征。临床上以心排血量降低,组织血液灌流减少以及肺循环和/或体循环静脉淤血为特征,故又称充血性心力衰竭或心功能不全。

（二）病因

1. 心肌病变　原发性心肌病变,如心肌炎、心肌病等;心肌代谢障碍,如新生儿重度窒息、休克等。

2. 心室压力负荷过重　左心室压力负荷过重,如主动脉瓣狭窄、主动脉缩窄等;右心室压力负荷过重,如肺动脉瓣狭窄、肺动脉高压等。

3. 心室容量负荷过重　左心室容量负荷过重,如动脉导管未闭,室间隔缺损等;右心室容量负荷过重,如房间隔缺损、完全性肺静脉异位引流等。

此外,感染、心律失常、电解质紊乱、洋地黄类药物过量或停药过早等均可诱发心力衰竭。

（三）分类

临床上心力衰竭分类多样,按发病急缓,分为急性和慢性心力衰竭;按受累部位,分为左心衰竭、右心衰竭和全心衰竭;按心排血量,分为高排血量和低排血量心力衰竭;按心肌收缩或舒张功能损伤,分为收缩和舒张功能衰竭。根据左室射血分数将心力衰竭分为,射血分数显著降低的心力衰竭(heart failure with reduced ejection fraction, HFrEF),射血分数中间范围的心力衰竭(heart failure with midrange ejection fraction, HFmrEF),射血分数保留的心力衰竭(heart failure with preserved ejection fraction, HFpEF)。

（四）心功能分级

国内普遍使用的分级方法是改良 Ross 心力衰竭分级计分方法(表 4-6)。

表 4-6　改良 Ross 心力衰竭分级计分方法

症状和体征		计分		
		0 分	1 分	3 分
病史	出汗	仅在头部	头部及躯干部（活动时）	头部及躯干部（安静时）
	呼吸过快	偶尔	较多	常有
体格检查	呼吸	正常	吸气凹陷	呼吸困难
	呼吸频率 /（次·min⁻¹）0~1 岁	<50	50~60	>60
	1~6 岁	<35	35~45	>45
	7~10 岁	<25	25~35	>35
	11~14 岁	<18	18~28	>28
	心率 /（次·min⁻¹）0~1 岁	<160	160~170	>170
	1~6 岁	<105	105~115	>115
	7~10 岁	<90	90~100	>100
	11~14 岁	<80	80~90	>90
	肝大（肋缘下）/ cm	<2	2~3	>3

注:0~2 分为无心力衰竭;3~6 分为轻度心力衰竭;7~9 分为中度心力衰竭;10~12 分为重度心力衰竭。

（五）临床表现

1. 心肌功能障碍

（1）心脏扩大。

（2）心动过速:婴儿心率 >160 次 /min,学龄患儿 >100 次 /min。

（3）第一心音低钝,重症可闻及舒张期奔马律,提示严重心功能不良。

（4）外周灌注不良,脉压窄等,是急性体循环血量减少的征象。

2. 肺循环淤血 多发生在体循环淤血之前,可出现:

（1）呼吸急促,呼吸困难,婴幼儿以呼吸困难和喂养困难为主要表现,呼吸频率可达60~100 次/min,青春期以活动后气促和乏力为主要表现。

（2）肺部啰音。

（3）泡沫血痰,婴幼儿少见。

3. 体循环淤血

（1）肝大,是体循环淤血最早、最常见的体征。

（2）颈静脉怒张,婴儿可见头皮静脉怒张。

（3）水肿。

（六）辅助检查

1. 实验室检查 电解质、肝肾功、血常规等。

2. 影像学检查

（1）胸部 X 线检查:有助于确定心脏大小及肺部情况。

（2）心电图:对心律失常及心肌缺血引起的心力衰竭有诊断价值。

（3）超声心动图:对病因诊断及治疗前后心功能评估有重要意义。

（七）治疗

消除病因及诱因,改善血流动力学状况,保护心功能。

1. 病因治疗 对心力衰竭治疗很重要。

2. 对症治疗 镇静,给氧、呼吸支持,维持水电解质及酸碱平衡,限制入量。

3. 药物治疗

（1）正性肌力药

1）洋地黄类药物:增加心肌收缩力、减慢心率,增加心搏出量,有效改善心功能。

2）儿茶酚胺类药物:适用于对洋地黄制剂疗效不佳或有毒性反应及血压偏低者。

3）磷酸二酯酶抑制剂:对心脏病术后的心力衰竭患儿效果显著。

（2）利尿剂:能减轻肺水肿,降低血容量、回心血量及心室充盈压,减轻心室前负荷,常用呋塞米静注 1~2mg/（kg·次）,6~12h 一次。

附 4-3　心脏电复律及除颤技术

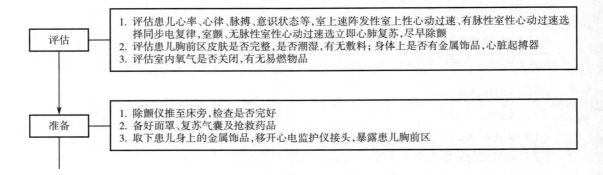

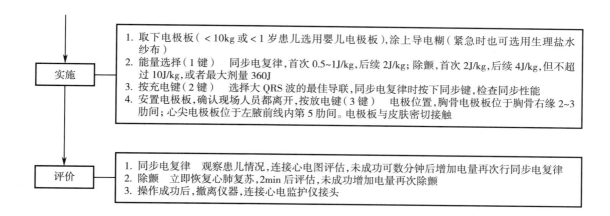

| 实施 | 1. 取下电极板（<10kg 或<1 岁患儿选用婴儿电极板），涂上导电糊（紧急时也可选用生理盐水纱布）
2. 能量选择（1 键） 同步电复律，首次 0.5~1J/kg，后续 2J/kg；除颤，首次 2J/kg，后续 4J/kg，但不超过 10J/kg，或者最大剂量 360J
3. 按充电键（2 键） 选择大 QRS 波的最佳导联，同步电复律时按下同步键，检查同步性能
4. 安置电极板，确认现场人员都离开，按放电键（3 键） 电极位置，胸骨电极板位于胸骨右缘 2~3 肋间；心尖电极板位于左腋前线内第 5 肋间。电极板与皮肤密切接触 |

| 评价 | 1. 同步电复律 观察患儿情况，连接心电图评估，未成功可数分钟后增加电量再次行同步电复律
2. 除颤 立即恢复心肺复苏，2min 后评估，未成功增加电量再次除颤
3. 操作成功后，撤离仪器，连接心电监护仪接头 |

注 意 要 点

1. 电极板均匀涂满导电糊，紧贴皮肤，以减少胸部阻抗；涂导电糊时应掌握合适的量，太少会导致胸壁烧伤，太多则可使电流分散而导致除颤无效。两块电极板的距离不能小于 10cm

2. 如患儿有植入性起搏器，应该避开起搏器部位至少 10cm

3. 除颤完毕应将电极板上的导电糊擦净，防止其干涸后电极板表面不平造成皮肤烧伤

4. 利用机器自检功能每天定时检查故障，有故障按提示排除并做好记录

（王 祎 刘 鹏 郑显兰）

第四节 脑水肿颅内高压综合征

案例分析

典 型 案 例

患儿，男，10 岁，学生，因"阵发性头痛、头昏 10 余天"来院就诊。患儿 1 周前无明显诱因出现头痛、头昏，服感冒药后好转。昨天上午出现剧烈全头痛，恶心呕吐数次，继而意识不清，无上腹部不适，进食少，二便正常。既往无胃病和结核病史，无药物过敏史。查体：浅昏迷状态，旋颈试验（＋），双侧巴宾斯基征阴性；T 37.1℃，P 100 次 /min，R 23 次 /min，BP 120/80mmHg。

（一）入院处置

1. 护理要点

（1）立即通知医生，评估患儿神志及精神状况、生命体征、瞳孔、肌张力、旋颈试验、巴宾斯基征等。

（2）保持气道通畅：呕吐时保持患儿侧卧位，防止胃内容物反流引起的窒息，同时观察呕吐是否为喷射性。呼吸衰竭和频繁惊厥者应进行气管插管，行机械通气。

（3）采取合适体位：安静时可保持上半身抬高 20°~30°，以利于头部静脉回流，减轻脑水肿。但对休克未纠正患儿宜采用仰卧中凹位，以防脑灌注压降低，加重脑水肿。

（4）营养支持：昏迷患儿留置胃管，重力鼻饲营养液。

2. 关键点

（1）摆放侧卧位体位时，移动头部需要与躯干协同移动，避免脑疝的发生。

（2）避免用力排便及剧烈咳嗽而致颅内压突然增高。

（3）严密监测体温，体温控制在 35~37℃，遵医嘱使用药物或物理降温，必要时可使用控温毯，可防止患儿出现高热惊厥从而导致颅内高压。

案例分析

病情和治疗

遵医嘱立即予甘露醇降颅压、保护脑功能、促醒治疗等处理，同时完善腰椎穿刺、脑电图、CT 等检查。诊断：昏迷原因待查。入院 2h 后出现四肢抽动，不能缓解。

（二）惊厥发作的护理

1. 护理要点

（1）立即将患儿侧卧位，以免异物吸入。给予氧气吸入，改善低氧血症。清理呼吸道分泌物，保持患儿的呼吸道通畅，必要时气管插管。

（2）通知医生，应用牙垫置于两臼齿间以防舌咬伤，惊厥时应防止坠床或自伤。

（3）观察患儿生命体征、呼吸节律及瞳孔，了解有无脑疝的发生。

（4）检查静脉通道，遵医嘱使用止惊药物。常用药物见表4-7。

表4-7 小儿惊厥和惊厥持续状态处理的常用药物

药名	首剂量	维持量
咪达唑仑	0.1~0.3mg/（kg·次）	1~20μg/（kg·min）
苯巴比妥	10mg/（kg·次），最大 400mg/次	5mg/（kg·d），1 次 /12h
丙戊酸钠	10~15mg/（kg·次）	0.6~1mg/（kg·h）
异丙酚	1mg/（kg·次）	0.3~4mg/（kg·h）（镇静），9~15mg/（kg·h）（麻醉）（年龄 <3 岁不建议使用）
利多卡因	1~2mg/（kg·次）	2~4mg/（kg·h）

续表

药名	首剂量	维持量
维库溴铵	0.1mg/（kg·次）	0.5~1μg/（kg·min），必须在机械通气下使用
氯丙嗪＋异丙嗪	各 1mg/（kg·次）	—
水合氯醛	40~60mg/（kg·次），口服	—
左乙拉西坦片	10mg/（kg·次），2 次 /d，口服	—
托吡酯	3~6mg/（kg·d），2 次 /d，口服	—

2. 关键点

（1）未进行机械通气患儿，静脉推注咪达唑仑止惊时，药液应稀释（1mg/ml），缓慢推注，每分钟 1mg/（ml·min），以免引起呼吸抑制。

（2）维库溴铵仅在机械通气患儿持续惊厥发作造成人机对抗时使用。未进行机械通气患儿，严禁推注维库溴铵。

案例分析

病情和治疗

经上述处理后患儿抽搐停止，遵医嘱予咪达唑仑持续泵入。夜班护士翻身排痰后患儿出现喷射性呕吐，HR 80 次 /min，R 20 次 /min，且呼吸节律不规则，BP 160/90 mmHg，检查瞳孔发现左侧 5mm，右侧 4mm，对光反射消失。

（三）颅内高压综合征的护理

1. 护理要点

（1）立即检查静脉通道，遵医嘱使用抗脑水肿与降低颅内高压药物。具体药物特性见表 4-8。

表 4-8　常用抗脑水肿与颅内高压药物特性

药物名称	剂量与用法	降压机制及特征	副作用和注意事项
甘露醇	2.5~5ml/（kg·次），于 30min 内静脉注射，1 次 /4h，48~72h 后需和其他降颅内压交替使用	作用快，降压效果强，可形成渗透压梯度，减少脑脊液形成，使血管扩张，降低血液黏滞度，此外具有清除自由基作用，为降低颅内压的首选药物	长时间用药可致肾功能衰竭，突然大量尿液排出，可使血容量下降，引起低血压，长期使用可致电解质紊乱，有颅内出血禁用，3~6h 可有反跳现象
甘油果糖	5~8ml/（kg·次），于 60~120min 内静脉注射，1 次 /12h	作用缓慢，甘油大部分在肝转化为葡萄糖，可提供能量	较少电解质紊乱，仅有 10%~20% 从尿排出，较少致肾功能衰竭及反跳

续表

药物名称	剂量与用法	降压机制及特征	副作用和注意事项
呋塞米	1~2mg/（kg·次），肌内或静脉注射	通过全身脱水而改善脑水肿，特别适用于脑水肿并发心力衰竭，肺水肿，肾衰者，亦可减少脑脊液形成，与甘露醇有协同作用	容易引起循环不稳定，与白蛋白合用可避免发生；易导致低钾，注意补钾
白蛋白		提高胶体渗透压，脱水作用缓慢而持久；和呋塞米合用，保证血容量情况下脱水	
3% 高渗盐水	6.5~10ml/（kg·次），0.1~1ml/（kg·h）	保证血钠正常值范围	

（2）头位抬高 20°~30°，保证静脉回流，避免颈部扭曲。

（3）监测血糖，控制血糖 140~180mg/dl。

（4）监测血钠，避免低钠血症，颅内高压患儿血钠可维持在 150mmol/L。

（5）维持轻度脱水状态，采用"边补边脱、脱补结合"的原则，维持水、电解质平衡，避免低血容量和高血容量。

（6）避免缺氧和二氧化碳潴留，必要时气管插管，可轻度过度通气。

（7）翻身动作轻柔，避免暴力操作。合理镇静，避免血压波动，减少应激反应，降低脑代谢。

2. 关键点

（1）应防止发生高血糖导致的高渗性昏迷，高糖同时存在厌氧代谢状态下所致严重细胞内乳酸酸中毒，加重脑水肿；同时应防止发生低血糖，造成因缺糖导致更严重而持久的脑损伤。

（2）补钠时，应避免血钠上升过快，24h 上升不超过 10mmol/L，每小时上升不超过 2mmol/L。

（3）由于甘露醇、甘油果糖属于高渗药物，输注的静脉通道尽量选择大血管，必要时选择中心静脉置管。输注前检查是否有回血，输注过程中严密观察局部皮肤有无发红及肿胀。一旦发生渗漏应立即停止输液，拔除静脉通路，并抬高患肢，渗漏处皮肤局部硫酸镁湿敷，并密切观察局部组织肿胀和缺血程度。渗漏严重时可保留静脉通路，从静脉通路处回抽外渗药液，回抽后拔除静脉通路，间断挤压穿刺处，促进外渗药液流出，肿胀明显时予穿刺减压。渗漏处理后应加强局部皮肤观察，做好班班交接及家长沟通工作。

（4）过度通气治疗 一般 $PaCO_2$ 降至 25~30mmHg，维持 1~2h，但 $PaCO_2$ 不能小于 20mmHg，最好在脑氧饱和度监测下使用。

案例分析

病情和治疗

经上述处理后患儿瞳孔仍不等大，立即行急诊 CT 检查。CT：左侧小脑半球血肿，四脑室受压变形,幕上脑室扩张。立即联系脑外科,积极准备外科手术治疗。

（四）内科保守治疗失败,需急诊手术前护理

1. 护理要点

（1）病情观察还需注意有无水电解质紊乱,遵医嘱静脉补液、用药。

（2）禁食,禁饮,必要时从留置胃管抽出胃内容物。

（3）完善术前检查,如血液检查、心电图、胸片等。

（4）安抚家长耐心等待、配合完成术前皮肤准备,做好手术标记。

（5）向医生汇报术前检查、准备完成的情况,确认手术时间。

2. 关键点

（1）合理安排检查、治疗顺序,以免延误急诊手术。了解急诊检查出具结果的时间。一般先采集血标本,再做其他检查。血标本要紧急送检并追查结果。

（2）告知陪同外出检查的家长外出检查的重要性及风险性,取得家长同意。准备外出检查用物,做好路途中抢救准备,检查完成立即回病房。

案例分析

术 中 情 况

患儿完善术前准备后送入手术室,急诊行左小脑半球血肿清除术,脑室外引流术、颅内压监测术。术中发现左侧小脑内血肿,血肿量约 15ml,血肿内质软,紫红色病变,术中将病变切除,送病理检测。术毕返回监护室。

（五）颅内血肿清除,颅内压监测术后护理

1. 护理要点

（1）体位：全身麻醉未清醒取去枕平卧位,保持呼吸道通畅,以防呕吐窒息。患儿神志恢复、血压平稳后改为半卧位。

（2）病情观察：密切观察患儿生命体征,意识,瞳孔及肢体活动的变化。

（3）活动：对躁动患儿适当加以约束或给予镇静药,防止非计划性拔管,保证安全。

（4）饮食：术后早期进食。无腹胀、呕吐或有肛门排气、排便后即可开始进食,保证营养供给。

（5）伤口护理：保持伤口敷料干燥,出现渗血、渗液及时更换。更换敷料应严格遵守无菌操作,同时观察伤口性质,有无红肿及脓液。

（6）脑室外引流的相关护理

（7）确保监测仪正常监测：正确连接监测装置,监测前检查检测仪性能,排除机器故障。妥善固定好脑室引流管和压力传感器,适当限制患儿头部活动,勿使引流管弯曲、折叠、受压或传感器探头脱出,勤巡视,保证颅内压监护装置运行正常、安全可靠。

（8）确保监测准确性：每次监测前均要校准,美国神经学护士协会建议至少每 12h 校准一次。当使用外部充液换能系统时应设定零参考点,零参考点应以患儿的脑室间孔为准,

体外解剖标志为外耳道、耳尖、眼睛外眦水平,建议同一医院使用同一的解剖标志作为零参考点。

(9)及时处理异常情况:出现颅内压 >20mmHg 并持续 2min 以上;如有脑脊液引流时,引流量出现异常(没有引流,或者 >30ml/h,或者急剧下降),脑脊液的颜色、特征发生改变或脑脊液外漏;颅内压监测的导管梗塞、导管移位、与管道断开等情况时,立即报告医生。若监测颅内压同时行脑室引流,应该保持脑室引流管通畅,严密观察并准确记录引流液量、颜色及性质,引流管最高处应高于侧脑室 15~20cm 水平,以维持正常颅内压。也可以使用带有激光定位的设备,能快速帮助护士定位引流高度。

(10)保持监护系统引流装置的密闭性,避免漏液并且严格执行无菌技术操作,各管路接头要用无菌纱布包裹,患儿头下铺垫无菌巾,保持清洁。

(11)颅内压监测一般 5~7d,如有颅内感染应立即拔除。

(12)做好患儿家长的心理护理,向他们讲解颅内压监护的目的、意义,消除恐惧心理。

2. 关键点

(1)当患儿体位改变或床头的角度有变化时,应随时调节记录仪与传感器的零点。由于各种操作包括翻身、吸痰、躁动、尿潴留等均可影响颅内压监测,因此建议安静休息后测量颅内压并记录,同时减少刺激,及时发现并排除影响颅内压监测的干扰因素。当出现颅内血肿、严重脑水肿、伤口疼痛、缺氧等,可出现烦躁不安,应及时查找原因,对症处理,必要时遵医嘱使用镇痛镇静剂。

(2)临床进行颅内压监测的主要目的是评估病情、维持大脑血液灌注、指导降颅压治疗、评判疗效及预防脑疝。颅内压和血压监测便于脑灌注压(cerebral perfusion pressure,CPP)的计算。CPP 定义为平均动脉压与平均颅内压之差值。第 3 版《儿童重症创伤性脑损伤的处理指南》(*Guidelines for the Management of Pediatric Severe Traumatic Brain Injury, Third Edition*)推荐患儿 CPP 阈值为 40~50mmHg,婴幼儿阈值为此范围低限,而青少年阈值为此范围高限。因此临床上当患儿颅内压增高继发引起血压增高时不能只强调降低血压而不降低颅内压,否则会导致脑灌注压不足从而造成永久性脑损伤。

(3)颅内压正常值随年龄增长而变化,在第 8 版《诸福棠实用儿科学》中提到新生儿为 0.75~1.47mmHg(1mmHg≈0.133kPa),婴儿 2.21~5.88mmHg,幼儿 2.94~11.03mmHg,年长儿 4.41~13.2mmHg。尽管已经开展了许多研究,但是目前尚无循证医学 I 级证据支持一个特定的颅内压目标阈值适用于临床实践。基于现有的循证医学研究证据,儿科指南也推荐儿童重度颅内高压治疗阈值为 20mmHg。

(4)近年来还有其他较多的技术方法可用于颅内压监测,包括临床表现、大脑影像学检查和无创颅内压监测仪。目前认为在应用有创颅内压监测时,可以结合使用其他技术方法,以求获得最佳的监测结果。无创方法如视神经鞘直径或经颅多普勒超声(transcranial Doppler,TCD)等都是有前途的技术,但尚未通过广泛地验证应用于常规临床工作中。但是,这些无创技术可以优先应用于部分特定的患儿,如凝血功能障碍的患儿。

案例分析

转　　科

术后病理结果提示海绵状血管畸形。诊断:脑海绵状血管畸形。患儿于术后第七天拔除颅内压监测装置。患儿现呈浅昏迷状态,鼻饲管进食流质,未见惊厥发作,生命体征平稳。经神经外科会诊后转入神经外科继续治疗。

（六）出科指导

1. 护理要点

（1）避免诱发颅内压增高的一切因素:如躁动、剧烈咳嗽和用力排便、缺氧和二氧化碳潴留、高热惊厥等。

（2）饮食:饮食以鼻饲流质为主,评估吞咽功能后逐步过渡到正常饮食。

（3）转运前病情评估:转运前应仔细评估是否适合转运,以免出现转运过程病情恶化。如突然出现不明原因的呕吐、血压增高,心率减慢,需立即报告医务人员。

（4）做好转运前准备工作:准备转运用物及设备,尤其备齐抢救用物。脑室引流未拔除者转运前,应夹闭脑室引流管。

（5）做好转运交接工作。

2. 关键点

（1）评估家长是否掌握转科注意事项,如是否掌握重力鼻饲技术。

（2）转科前应请康复科等专业人员教会家长床上被动活动操作方法,以利于患儿早日康复。

（3）交代家长定期复查。

案例分析

疾病相关知识

（一）概述

颅内高压（intracranial hypertension）综合征是由多种原因造成颅内容物的总容积增加,或由先天性畸形造成颅腔容积狭小,颅内压力增高并超出其代偿范围继而出现的一种常见的神经系统综合征。

（二）病因

颅内高压综合征分为急性和慢性,引起小儿急性颅内高压的病因主要是脑水肿。

1. **急性感染**　包括颅内感染如各种病原引起的脑炎、脑膜炎等,颅外感染如中毒性痢疾、重症肺炎、脓毒症等。

2. **脑缺氧**　包括颅脑损伤、心搏骤停、窒息、溺水等。

3. **颅内出血**　颅内血管畸形或动脉瘤破裂、婴儿维生素 K_1 缺乏症、血友病等均可致颅内出血。

4. 中毒　一氧化碳或氰化物中毒,食物、农药中毒等。

5. 水电解质平衡紊乱　急性低钠血症、水中毒、酸中毒等。

6. 颅内占位性病变　脑肿瘤、颅内血肿、颅内寄生虫病等。

7. 其他　如瑞氏综合征及各种代谢性疾病等。

慢性颅内高压可见于脑积水、颅内肿瘤、慢性硬脑膜下血肿、颅腔狭小等。

（三）临床表现

1. **典型表现**　成人颅内高压主要表现有头痛、呕吐与视神经乳头水肿三大症状。婴儿常不能自诉头痛,呕吐可无特异性,视神经乳头水肿发生较晚。前囟未闭患儿可因前囟未闭,或头部骨缝裂开,颅内高压可部分代偿,但因骨缝裂开可出现烦躁不安,尖声哭叫,不能安抚。

2. **生命体征改变**　机体代偿性出现血压升高,脉压增大,脉搏慢而有力,呼吸深而慢（二慢一高）,这种典型的生命体征改变称为库欣反应。

3. **意识障碍**　急性颅内压增高,常有进行性意识障碍甚至昏迷;慢性颅内压增高,表现为神志淡漠,反应迟钝和呆滞,症状时轻时重。

4. **其他症状与体征**　婴幼儿颅内压增高可见囟门饱满、颅缝增宽、头颅增大、头皮静脉怒张、张力增高和骨缝分离。

（四）临床诊断

具备以下主要指标一项,以及次要指标两项即可诊断。

1. **主要指标**

（1）呼吸节律不齐:如呼吸暂停,潮式呼吸等表明脑功能衰竭。

（2）瞳孔大小变化:如一侧瞳孔散大或双侧瞳孔散大,对光反射消失。

（3）视神经乳头水肿:急性发生相对较少,而眼球突出、球结膜充血、水肿常提示颅内高压。

（4）前囟隆起或紧张、颅缝增宽、头围增大。

（5）高血压:血压 >[年龄 ×0.027+13.3kPa（1kPa≈7.5mmHg）],为延髓血管运动中枢的代偿性加压反应,脉压增宽。

2. **次要指标**

（1）昏睡或昏迷。

（2）惊厥和 / 或四肢肌张力明显增高。

（3）呕吐:晨起明显,呈喷射性呕吐。

（4）头痛:婴幼儿表现为尖叫,烦躁。

（5）静脉注射甘露醇 1g/kg 后,4h 内血压明显下降,症状体征改善。

（五）治疗

1. **病因治疗**　就针对引起颅内压增高的病因进行合理的治疗。对于颅内占位或颅内血肿患儿等应采取手术治疗;有脑积水者可行脑脊液分流术;针对颅内感染或寄生虫患儿给予抗感染或抗寄生虫治疗等。同时注意保持呼吸道通畅,改善脑缺氧及脑代谢障碍,给氧及纠正水、电解质及酸碱平衡紊乱,以打断引起脑水肿的恶性循环。

2. **降低颅内压和抗脑水肿**　常用药物见表 4-8。若药物治疗无效或颅内压增高症状不断恶化,可行脑室穿刺引流术,或施行颞肌下减压术、大骨瓣减压术等。

3. 制订个体化治疗方案　保持患儿轻度脱水状态,即眼眶轻度凹陷,口唇黏膜稍干燥,而皮肤弹性与血压维持在正常范围。根据患儿的具体方案,制订个体化液体方案。对脑水肿合并休克或严重脱水患儿或应用脱水利尿剂后尿量大增者应"快补慢脱";脑水肿合并脑疝或呼吸衰竭者应"快脱慢补";脑疝合并休克者应"快补快脱";脑水肿合并心力衰竭和肾功能衰竭者或小婴儿脑水肿应先利尿,再"慢补慢脱";轻症或恢复期脑水肿应"稳补稳脱",最终目的是保证脑灌注。

4. 监护病情变化　严密观察患儿的主诉、意识状态、瞳孔大小及生命体征的变化,有条件者可进行持续颅内压监护。

5. 其他　如目标温度管理,可通过降低脑组织的代谢活动,减少耗氧量,防止脑水肿的发生与发展,起到降低颅内压的作用,特别适用于颅内高压伴高热患儿。

（刘　鹏　郑显兰）

第五节　急性肾损伤

案例分析

典 型 案 例

患儿,女,3岁,因"发热5d,无尿、全身进行性浮肿2d"由急诊直接收入重症医学科,患儿家长诉:5d前患儿开始出现发热,最高体温39.5℃,当地医院给予输液治疗。但患儿发热未见好转,精神渐萎,2d前尿量减少,未行特殊处理。今天患儿无尿,全身浮肿,当地医院查血肌酐（Scr）为126.5μmol/L,建议转院。查体:T 38.6℃,P 177次/min,R 38次/min,面色苍白,神清、精神差,全身浮肿。管床护士接待,患儿烦躁不安,家长非常焦急。

（一）入院处置

1. 护理要点

（1）立即报告医生,给患儿吸氧,行心电监护。

（2）观察患儿心率,监测患儿血压,是否有高血压表现;观察患儿呼吸频率、节律,以及观察是否存在缺氧,并及时向医生汇报。

（3）建立多个静脉通道,遵医嘱给予利尿剂和血管活性药。尽早行动脉穿刺置管术,持续监测患儿有创血压。

（4）每小时监测患儿尿量,必要时遵医嘱行导尿术。

（5）配合医生完成中心静脉置管,遵医嘱监测患儿中心静脉压。

（6）抽取血液标本做相关检查,协助诊断。

（7）做好气管插管,行机械通气的相关准备。

（8）完成入院评估、压力性损伤、跌落评分及宣教,与家长沟通,缓解家长紧张情绪。

2. 关键点

（1）改善全球肾病预后组织（Kidney Disease Improving Global Outcomes, KDIGO）指南定义的急性肾损伤（AKI）标准: 48h 内 Scr 增高≥26.5μmol/L; 或者 Scr 增高至≥基础值的 1.5 倍,且明确或经推断其发生在之前 7d 之内; 或者持续 6h 尿量 <0.5ml/（kg·h）。

KDIGO 指南是在 RIFLE［风险（Risk）、损伤（Injury）、衰竭（Failure）、肾功能丧失（Loss of kidney function）和终末期肾功能衰竭（End-stage renal failure）］和急性肾损伤网络（AKIN）标准的基础上提出的,仍采用 Scr 和尿量作为主要标准。因此护士在接诊患儿后应立即对尿量进行评估,并遵医嘱抽取血标本,监测 Scr。

（2）建立多个有效静脉通道和行动脉穿刺置管,这对持续监测和维持患儿血流动力学很有必要,这些操作相对于儿童而言有一定难度,可以协助医生在 B 超引导下行中心静脉穿刺和动脉穿刺置管术,可以有效提高穿刺成功率。

（3）监测尿量,危重患儿需留置导尿以达到有效精准监测,建议记 24h 出入水量,重点交接,但需注意预防导尿管相关性感染的发生。

案例分析

病情和治疗

医生诊治: 询问病史,患儿在发病前有上呼吸道感染史。行相关检查,血肌酐 301μmol/L,尿素氮 35mmol/L; 血常规: C 反应蛋白 135mg/L,降钙素原（PCT）5μg/L,血钾 6.2mmol/L。结合临床症状和体征,被诊断为脓毒血症、急性肾功能损伤。药物治疗: 使用呋塞米持续泵入利尿,多巴胺扩张肾动脉,钙剂拮抗高钾对心脏的毒副作用,碳酸氢钠、胰岛素 1U+4g 葡萄糖降血钾,抗生素抗感染治疗,镇静镇痛治疗。对症治疗: 备气管插管,呼吸机,必要时机械通气。

（二）在药物治疗有效情况下的护理

1. 护理要点

（1）观察病情变化,如心率、心律、血压、外周脉搏、四肢末梢循环情况。

（2）遵医嘱及时准确地使用各类药物,观察患儿用药后的情况。

（3）严密观察患儿呼吸情况,气管插管用物备在床边,遵医嘱使用镇痛镇静类药物,并根据效果随时调整剂量及速度。

（4）观察患儿的尿量,准确记录 24h 出入量。

（5）抽取血液标本做相关检查,关注患儿内环境及电解质情况。

2. 关键点

（1）此类患儿需严格控制液体出入量,当出现脓毒性休克时,肾脏灌注不足,会加重肾损伤。应做好相关症状和体征的评估。

（2）患儿在用镇痛镇静类药物后要观察其瞳孔变化,做好意识评估,警惕出现颅内并发症。

案例分析

病情和治疗

在治疗过程中患儿出现脓毒性休克表现,立即给予液体复苏,患儿出现肺水肿,血氧不能维持,给予气管插管机械通气,血流动力学不稳定,加用肾上腺素。患儿持续无尿,全身浮肿较前明显。查血电解质提示血钾 7.0mmol/L,立即穿刺置血液透析管,遵医嘱在患儿血压相对稳定后进行 CRRT。

(三)抗脓毒性休克的护理

1. 护理要点

(1)遵医嘱给予液体复苏,注意保持静脉管路通畅,保证快速有效液体输入。

(2)遵医嘱给予血管活性药物,给予此类药物单独一路静脉通路,与扩容药物分开,以免使扩容药物速度影响血管活性药物持续匀速泵入,避免输液外渗。

(3)及时准确使用血管活性药物,根据用药后效果及时调整剂量。

(4)行液体复苏治疗时,制订输液计划,安排好输入液体的先后顺序。

2. 关键点

(1)由于血管活性药物需持续微量泵入,在治疗过程中要根据效果调整剂量,需要将药物泵入速度和泵入浓度相互换算,因此根据药物规格制订统一配制方法,既能精确控制药物输注剂量,又能快速地调整,增加了日常工作的便捷性,又减少了不良事件的发生。具体配制方法参见第四章第三节的休克内容。

(2)由于血管活性药物刺激性强,长期使用易损伤患儿静脉及周围皮肤,因此在输注前要做好防护措施,确保血管通路是通畅的,发现问题及时处理,及时更换静脉通道,最好选择大静脉或中心静脉输注此类药物。

(3)使用去甲肾上腺素有导致静脉炎发生的风险,因此要注意预防和观察。

(4)脓毒性休克在行液体复苏时速度要快,保证复苏效果,必要时使用输液加压装置。

案例分析

病情和治疗

经过液体复苏和血管活性药物使用后,血压暂时平稳,但患儿出入量极度不平衡,无尿,血钾高,遵医嘱给予 CRRT,进行辅助治疗。

(四)行 CRRT 辅助治疗的护理

1. 护理要点

(1)体外循环的护理监测:遵医嘱设置 CRRT 模式及各类参数,根据病情需要调节参数设置,同时准确记录于 CRRT 护理单上。每小时详细记录各压力数据及各种液体量的入量及超滤量,同时观察各参数之间的关系及变化,警惕失衡综合征和过滤器凝血情况发生。设备专人管理,定期检查、检测,及时预测、判断、处理报警,保证体外循环持续运转。

（2）血液净化中的一般护理:严密观察病情,心电监护下观察治疗初期的生命体征变化,常规应留置有创血压监测及中心静脉压监测,以便在治疗初期观察血压的波动及容量是否充足。除此之外,我们还要严密监测心率,呼吸及血氧饱和度等指标的变化。

CRRT患儿在治疗时可能会出现体温低的现象,所以保暖也是相当关键的环节。使用CRRT机器自带的血液加温仪在回血端进行加温以维持患儿正常体温,对于危重患儿或末梢循环差的患儿还可使用控温毯保暖,新生儿和小婴儿可用暖箱或远红外床以帮助维持体温,改善循环。护理操作尽量集中且避免过多暴露。根据医嘱设置超滤量,量入而出,同时注意患儿有无心率,血压,血氧饱和度波动。观察记录各参数及肝素的用量。血液净化机参数的监测及记录,每30min~1h记录一次,做好ACT的监测,根据患儿实际情况及ACT数值调整肝素的用量。

（3）液体的管理:开始转流时速度宜慢,尤其低体重、血压不稳定者。注意血压波动情况,及时进行干预。休克病例采用零超滤,液体潴留、肺水肿等正超滤转流时预充液应采用胶体,如万汶（羟乙基淀粉130/0.4氯化钠注射液）,并静脉备用胶体（白蛋白、血制品等）。准确评估患者液体出入量,制订液体平衡目标,准确记录及计算单位时间内的液体出入量,准确设置透析液、置换液及超滤液速度,及时纠正偏差。每4h结算出入量以便及时调整,同时注意血压变化。

（4）管路的护理:穿刺术中严格无菌操作,留置导管后,常规每7d用安尔碘局部消毒并更换无菌敷料,当敷贴出现潮湿、卷曲、滑脱、污染或穿刺处渗血渗液时应立即更换。留置导管使用前,必须在导管下方铺无菌治疗巾,用酒精棉片（消毒时间不少于15s）消毒导管口,用5ml注射器分别吸出动、静脉管腔内上次封管的肝素及血凝块,再用20ml注射器抽取生理盐水反复冲洗管腔,确认管腔通畅、无凝血块后,连接血液净化管路。如出现管路堵塞时可用50ml注射器回抽,加压回抽后一般均能将血凝块抽出,从而保持留置管的再通。置管部位皮肤用3M敷料覆盖,每次换药时用碘消毒2遍,再用酒精脱碘,待局部皮肤干燥后无张力粘贴敷料并塑型。血液透析管留置期间禁止使用血液透析管输液、采血、输血及监测中心静脉压。颈内血液透析管留置时注意妥善固定,注意保持颈部皮肤干燥,防止汗液、口水等分泌物污染血液透析管。腹股沟血液透析管留置时应注意穿刺侧肢体有效固定,防止受压、扭曲及脱管,同时观察穿刺肢体的末梢循环情况。治疗时根据患儿情况适当使用镇静剂。

（5）治疗结束后封管方法:先用生理盐水冲净导管内血液,再用肝素（10U/ml）正压脉冲式冲封管,如果置管针是双腔,应同时用肝素（10U/ml）正压脉冲式冲封管,连接肝素帽。

（6）滤器的管理:治疗前先用肝素生理盐水预充滤器,浸泡15~30min。再用血浆或羟乙基淀粉130/0.4氯化钠注射液预冲滤器,排出大剂量肝素。

治疗时及早发现凝血征兆:超滤率逐渐下降、跨膜压进行性上升及滤器纤维色变深、管路内有血液分层。

滤器内血色变暗、变黑是凝血的两个重要标志。定时测定ACT,及时调整肝素剂量,

ACT 宜控制在 180~220s，根据病情需要可适当调整，警惕患儿出血倾向。

意外堵膜处理：跨膜压进行性上升、滤器内压上升、滤器纤维颜色变深、管路内有血液分层，可以使用生理盐水或置换液冲洗，定时测定 ACT，及时调整肝素剂量，一旦发生堵膜应及时夹闭血流管路，生理盐水冲洗患儿端管路，并给予 2ml 肝素钠 +8ml 生理盐水的肝素钠溶液封管。通知医生急查血常规，根据需要输血处理。

（7）抗凝药物的管理：肝素抗凝计算首剂前先测定 ACT（正常 90~110s），肝素钠 50~100U/kg 于转流前 30min 推注。转流前再测定一次 ACT，若 ACT 大于 110s，则按肝素钠 10~20U/kg 延长 20~30s 计算，加推肝素将 ACT 控制在 170~220s（APTT 100~140s）。全身肝素化抗凝时，肝素维持量为 5~15U/（kg·h），根据 ACT 随时调整，每 1~2h 监测一次 ACT。凝血正常者目标 ACT 为 140~180s；高凝状态患者目标 ACT 为 180~220s；无肝素化治疗用于活动出血或高危出血者，但需适当加大流速。

另一种抗凝为枸橼酸抗凝，在使用枸橼酸抗凝时，体外血液中 Ca^{2+} 浓度降低，是枸橼酸钠抗凝的作用机制，所以需要在体外血回输至患儿的同时给予钙。患儿血液透析管的红色端（动脉）为枸橼酸钠抗凝剂输入端，蓝色端（静脉）为补钙输入端。需定时抽取体外循环中的血气及患儿端的血气来监测血钙值，为调整枸橼酸速度提供依据。

2. 关键点

（1）CRRT 转流前，尽可能保证患儿血压平稳，刚开始引血流速度要慢，确保患儿血压平稳，待血压稳定后再上调血流速度。

（2）肝素抗凝的患儿，每小时监测 ACT，及时调整肝素用量，并观察各参数是否短时间内升高，特别是跨膜压和滤器压力，尽早识别患儿堵膜风险。

（3）长时间 CRRT 会出现患儿低体温，注意患儿保暖，使用液体加温装置，必要时给予患儿控温毯。

（4）患儿血液透析管在未使用时，需要妥善封管，并防止血流相关性感染，按中心静脉护理常规。

案例分析

转　　科

经过在重症医学科 9d 的抢救和治疗后，该患儿的生命体征稳定，转入肾内科治疗。

（五）转科指导

1. 护理要点

（1）转科前做好相关准备，包括患儿病情、药物和物品。

（2）给家长交代护理患儿的注意事项，包括观察患儿精神、面色、呼吸情况，限制患儿活动量等。

（3）与病房护士做好交班，告知其患儿治疗护理过程，完善交接记录。

2. 关键点

（1）如果患儿治疗过程中发生过液体渗漏、压力性损伤等情况，在交班时要告知接班护士。

（2）在转运途中,要备好抢救物品及药品,警惕患儿再次出现病情变化。

案例分析

疾病相关知识

（一）概述

KDIGO 指南定义的 AKI 标准:48h 内 Scr 增高≥26.5μmol/L;或者 Scr 增高至≥基础值的 1.5 倍,且明确或经推断其发生在之前 7d 之内;或者持续 6h 尿量 <0.5ml/（kg·h）。

（二）病因

1. 肾前性　任何原因引起有效血容量明显减小,导致肾血流灌注不足,如休克、心搏骤停、严重腹泻、呕吐、大出血、大面积烧伤、严重感染等。

2. 肾性　由肾实质损伤、病变所致,如急性肾小球肾炎,溶血尿毒症性综合征,缺血再灌注损伤,重金属、三氯甲烷等有毒化学物质或肾毒性药物所致的急性肾小管坏死,血红蛋白尿或肌红蛋白尿引起的严重肾小球阻塞,肾移植排斥,肾肿瘤等。

3. 肾后性　尿路梗阻为常见原因,大多为慢性经过,少数呈急性过程,如先天性肾脏畸形、尿路狭窄、肿瘤、炎症、血肿、结石等。

严重患儿中 AKI 发生的原因常常是复杂多样和多因素的。在 PICU 中约半数的 AKI 患儿病因是脓毒症,其次是肾毒性药物中毒。

（三）临床表现

AKI 时,肾脏调节水、电解质、酸碱平衡的能力受损,GFR 减少导致少尿或无尿,出现高钾血症、代谢性酸中毒、低钙血症 / 高钾血症、严重高血压,还可因水钠潴留、循环超负荷引起的心力衰竭和肺水肿,需及早干预及治疗。

1. 高钾血症　是 AKI 最危险的电解质紊乱。

2. 高血压　水钠潴留、血容量增加以及肾血流量减少,肾素血管紧张素分泌增多所致。严重者可出现高血压脑病,头痛、头晕、恶心、呕吐、烦躁不安、甚至惊厥和意识障碍。

3. 心力衰竭及肺水肿　血容量急剧增多可导致急性肺水肿、充血性心力衰竭,表现为呼吸急促、口周发绀、双肺底细湿啰音、心动过速甚至奔马律、下肢水肿。

4. 严重代谢性酸中毒　肾小管分泌 H^+ 及合成碳酸氢盐障碍引起酸中毒,组织灌注减少,无氧代谢产生大量乳酸以及机体高代谢状态有机酸产生增加加重酸中毒。患儿出现精神萎靡、乏力、呼吸深快、面色苍白或发灰、口唇樱桃红等表现。

5. 低钠血症　主要是由于水潴留造成的稀释性低血钠。当血钠≤130mmol/L 时可出现恶心、呕吐、乏力等症状,血钠≤120mmol/L 时可出现头痛 / 嗜睡甚至惊厥。

6. 低钙血症 / 高磷血症　肾损害及组织坏死使得体内磷蓄积,血磷升高。钙在肠道内与磷结合从肠道排出引起低血钙,但因常有酸中毒,游离钙不低,很少发生低钙抽搐。

7. 感染　AKI 患儿大多合并感染,以呼吸道及泌尿道感染最为常见。

（四）AKI 的分期（表 4-9）

表 4-9 AKI 的分期

分期	血肌酐	尿量
1 期	基线值的 1.5~1.9 倍或增加 ≥26.5μmol/L	<0.5ml/（kg·h），持续 6~12h
2 期	基线值的 2.0~2.9 倍	<0.5ml/（kg·h），≥12h
3 期	基线值的 3.0 倍；或血肌酐值增至 ≥353.6μmol/L；或者开始肾脏替代治疗；或者估算肾小球滤过率（eGFR）下降至 <35ml/（min·1.73m^2）	<0.3ml/（kg·h），≥24h；或者无尿 ≥12h

（五）辅助检查

1. 实验室检查　电解质、肝肾功能、血常规、尿常规等。

2. 影像学检查

（1）心电图：对高钾血症有诊断价值。

（2）超声心动图：对前后心功能评估有意义。

（3）X 线检查：对是否出现肺水肿有重要意义。

（六）治疗

消除病因及诱因，改善血流动力学状况，保护心功能。

1. 病因治疗　对急性肾功能损伤治疗很重要。

2. 对症治疗　镇静，给氧、呼吸支持，维持水电解质及酸碱平衡，限制液体，严格量出为入，控制水、钠摄入。

3. 药物治疗

（1）血钾 >6.5mmol/L 为危险界限，需积极处理。

1）5% 碳酸氢钠：2ml/kg 静脉推注，15min 可重复一次，可促进钾由细胞外转移至细胞内，作用迅速，但维持时间短，仅 30~90min。

2）10% 葡萄糖酸钙：0.5ml/kg 静脉滴注，拮抗高钾对心肌的毒性，5min 后开始起效，持续 1~2h，每天可用 2~3 次。

3）高渗葡萄糖和胰岛素：促进钾进入细胞，按每 3~4g 葡萄糖配 1U 胰岛素，1.5g/kg 葡萄糖可暂时使血钾降低 1~2mmol/L，15min 后起作用，可持续 12h 以上。

以上三种方法可单独或联合作用，但由于并未将多余的钾离子从体内清除，其效果都是暂时的，因此在上述治疗的同时应准备肾脏替代治疗。

（2）利尿剂：AKI 患儿或高危患儿常接受利尿剂治疗。呋塞米是儿科常见的利尿剂，但最近流行病学资料显示使用利尿剂可能会增加重症患儿和 AKI 患儿的死亡率，且没有证据表明利尿剂能够降低 AKI 发病率或严重程度，因此不推荐使用利尿剂来预防 AKI 的发生。并且除容量超负荷外，不建议使用利尿剂治疗 AKI。

4. CRRT　由于药物治疗效果有限，肾脏替代治疗是 AKI 主要治疗措施，通过 CRRT 维持水电解质酸碱平衡及内环境的稳定，促进肾功能恢复。

（胡　静　顾　莺）

第六节　危重患儿的营养评估和管理

典型案例

患儿,女,10个月,体重8kg,因"复杂先心、重症肺炎、呼吸衰竭"收入重症医学科,入院时即予气管插管,机械通气。家长诉:入院前3d患儿因发热、咳嗽、肺炎于门诊补液治疗,2d前出现拒奶,喂奶吃吃停停,奶量从每顿100ml减至60~70ml,偶有吐奶,喂奶时明显呼吸费力,面色青紫、精神萎靡。门诊查血常规:Hb 90g/L,WBC 9.09×10^9/L,N 35.8%,CRP 20mg/L,L 47.8%,白蛋白 ALB 32.5g/L。

（一）入院处置

1. 护理要点

（1）进行危重患儿营养高风险的筛查,判断患儿是否存在不利于临床结局的营养风险,并判断其营养不良风险的程度。

（2）完成营养相关体格检查,判断患儿是否已经存在营养不良及其严重程度。

（3）对存在有营养不良高风险、或已经存在营养不良的患儿,告知医生,并请营养科会诊,共同制订进一步的营养支持计划。

2. 关键点

（1）营养风险筛查时,任何会影响儿童咀嚼、吞咽、摄入或消化吸收的情况都应该被仔细询问并记录。

（2）内容涉及临床疾病诊断、营养摄入情况以及人体测量3个部分。每个部分均有评分标准。如果患儿总体评分≥4(STAMP),则认为有营养风险存在,需进行进一步详细的评估和制订营养支持计划。

（3）营养相关体格检查:参照WHO 2006推荐的营养不良评价指标,注意必须做到以下几点:

1）选择适宜的体格生长指标:最重要和常用的形态指标为身高（长）和体重,<2岁儿童应常规测量头围,其他常用的形态指标有坐高（顶臀长）、胸围、上臂围、皮褶厚度等。

2）采用准确的测量工具及规范的测量方法。

3）选择恰当的参考人群值。

（二）肠内营养支持的护理

1. 护理要点

（1）评估患儿是否需要启动肠内营养,计算患儿所需要的每天目标能量值。

（2）选择合适的肠内营养途径,评估患儿是否存在任何误吸的风险。包括以前发生过误吸,小肠运动改变,胃排空推迟,目击患儿误吸或反流。存在明显的胃食管反流,意识状态改变伴呕吐反射减弱,持续呕吐（>2 次 /d）,严重支气管痉挛,无创或有创通气治疗中。

（3）保证肠内营养液的输注安全,使用肠内营养泵输注时,控制输注的速度和温度。

2. 关键点

（1）重症患儿早期肠内营养的定义为入院 24h 内启动肠内营养,以小剂量、低速度开始喂养,在 3d 左右逐渐达到目标能量。

（2）定时观察患儿有无肠内喂养不耐受的情况发生,尽量减少不必要的喂养中断。

（3）保证床头抬高,减少反流和误吸的风险;对于存在误吸风险的患儿建议进行幽门后的空肠喂养。

（4）每天计算患儿摄入的能量值,而不是喂养量。

（5）明确肠内营养的禁忌证:存在严重的血液动力学不稳定,怀疑或已确认发生坏死性小肠炎,机械性肠梗阻,明显消化道出血,小肠局部缺血,已知的食管功能障碍。

案例分析

病情和治疗

患儿入 PICU 第三天,目前接受经鼻胃管的肠内营养支持中。给予患儿短肽配方 80ml,1 次 /3h,间歇喂养,每次持续 2h,停 1h。患儿于第三天晨开始出现持续的胃潴留,呕吐 2 次,腹胀明显,测腹围 6h 内增加了 2cm,无排便。遵医嘱暂停肠内营养 1h,开塞露灌肠 1 次,1h 后重新评估。

（三）喂养不耐受的护理

1. 护理要点

（1）每 3h 评估患儿的喂养状况,判断患儿是否出现喂养不耐受,并告知医生。

（2）如果出现喂养不耐受,停止喂养 1h 后重新进行评估。若持续存在喂养不耐受的症状,则请营养科会诊。若有所改善,则从上一次的喂养速率重新开始肠内喂养。对于严重腹泻的患儿应予以更换特殊肠内营养制剂。

（3）若患儿始终无法达到目标喂养量,应与医生和营养师共同考虑是否需要启动肠外营养。

2. 关键点

（1）胃潴留及肠鸣音的消失不是喂养不耐受的主要指标,除非已出现以下三种情况:

1）呕吐:24h 内有两次或以上的呕吐发生。

2）腹胀:每 3h 测腹围,24h 内连续两次测得腹围增加超过 10%,或者极低体重患儿腹围一次增长了 2cm。

3）腹泻:24h 内发生 3 次或以上的稀便。

（2）喂食开始 48h 后,患儿是否排便,若没有,需评估患儿是否发生喂养不耐受,或者是否需要使用促排便药物。

（3）尽量减少不必要的肠内营养中断，如果因为喂养不耐受以外的原因停止 EN，喂养应该在之前最后一个喂养速率重新开始。

案例分析

病情和治疗

患儿 1h 后评估，仍然存在腹胀，测腹围较前减少 1cm，排便少许，测动脉血气，血钾 2.9mmol/L，遵医嘱重新启动肠内营养，以 10ml/h 启动，维持 2h 停 1h，口服补钾，开塞露 1 支灌肠，1 次 /12h。1 次 /3h 测腹围。

（四）再喂养综合征的护理

1. 护理要点

（1）再喂养综合征是当有严重营养不良，或者既往有长时间禁食的患者重新启动肠内营养时产生的一系列电解质紊乱（如低钾血症、低磷血症、低镁血症）及液体和代谢失调。

（2）判断患儿是否存在发生再喂养综合征的风险，如患儿是否是急性或慢性营养不良的患者、近期有体重大量减轻或持续性营养消耗的患者（如癌症、肠道功能异常等）。

（3）对于存在再喂养综合征风险的患儿，应与临床医生和营养师共同讨论肠内营养的具体方案后再执行。

2. 关键点

（1）患儿最初的喂养能量等级和估计的目标喂养能量应个别进行考虑，并制订相应的喂养计划。

（2）肠内营养支持之前必须纠正电解质紊乱。

（3）肠内营养应该在较低的速率：0.5ml/kg/h 开始，逐渐增加，通常需要 5~7d 达到患儿需要的能量目标。

（4）密切监测以下指标

1）患儿的血液动力学状态和神经、意识状态。

2）电解质（钾、磷、镁）和血糖指标。

3）每天测体重。

4）严格监测每天患儿的出入量。

案例分析

病情和治疗

患儿肠内营养支持第五天仍然未达到目标能量，同时患儿存在经鼻胃管喂养不耐受（存在胃潴留）的情况，因此考虑给予患儿幽门后空肠喂养，以缓解喂养不耐受，增加喂养量。

（五）空肠管置管护理

1. 护理要点

（1）置管前评估患儿的年龄、营养、意识、病情、合作程度等。根据患儿年龄或体重选择合适的空肠管的型号。

（2）将置管的目的和步骤解释给家长，使他们理解和配合。

（3）使患儿处于半卧位。

（4）检查管芯/导管，确保导管安全，用10ml生理盐水冲洗导管，确保埋置后能轻松去除导芯。

（5）导管置入后，用一只手在鼻子处握住喂养管，用另一只手慢慢地将管芯从导管中取出；将导管用透明敷料和胶带固定于患儿面部；并用"空肠管"标签标记导管；通过X射线确认埋置位置在空肠后方可使用喂养管。

2. 关键点

（1）置管前需测量导管上的某些距离，使用记号笔标记出空肠管上的3个标记点，来确定患儿需要插入的鼻空肠管长度。

1）以患儿发际到剑突的长度，或鼻尖至耳垂再到剑突的长度标记到胃的距离为第一标记点。

2）再通过测量剑突到腋中线的距离来确认第二标记点。

3）十二指肠标记处应在第二标记点的基础上增加相应的长度并标记为第三标记点。如新生儿~1岁：5cm；1~8岁：7cm；>8岁：10cm。

（2）如果插入部分导管后出现阻力或以下情况，暂停并且评估呼吸状况后再继续进行。

1）咳嗽（长期或持续）。

2）躁动（长期或持续）。

3）不明原因的烦躁不安或严重不适。

4）声音嘶哑或异常声音。

5）检查患儿血氧饱和度并告知医生。

（3）如果患儿临床状态在置管过程中受到损伤或出现以下状况，立即拔出导管。

1）急性呼吸窘迫的迹象。

2）患儿面色、声音发生任何变化。

3）患儿出现呕吐（需立即将患儿移至侧卧位并且清理呼吸道）。

4）明显阻力（吞咽或重新定位没有解决）。

（4）如果导管外露处标记被移除，或怀疑导管可能滑出，需要通过X线重新确认导管的埋置位置，在此之前勿直接回纳导管。

案例分析

出　院

经空肠内肠内营养能达到目标能量，完成度好，患儿1周后顺利撤除呼吸机，2d后患儿能够经口喂养，每3h 80~100ml深度水解配方奶，完成度好，未出现不耐受的症状，准备出院。

（六）出院指导

1. 护理要点

（1）指导家长学会计算患儿的摄入能量的量,指导家长监测患儿体重变化。

（2）指导家长学会判断喂养不耐受的症状,合理增加喂养量。

（3）如持续存在喂养不耐受,需及时来院就诊。

2. 关键点　评估家长是否掌握患儿营养支持的相关知识。

案例分析

疾病相关知识

（一）概述

儿童的营养状况是影响疾病治疗过程和预后的重要因素,住院患儿具有较高的营养风险和营养不良的发生率,建议在诊断原发疾病的同时,也必须对每一位住院患儿进行营养状况的评估。儿童营养状况的评估是从营养风险筛查开始的,其概念与营养不良不同。

营养风险:特指儿童现存的或潜在的与营养方面因素相关(摄入和代谢状况)所导致儿童出现不利于临床结局的风险。其概念的重要特征是与"临床结局"密切相关。

营养(状况)不良(malnutrition):是一个广义的概念,不是单纯指儿童"现存的营养状况受损",也不是单一的疾病,而是指机体因为摄入或吸收障碍导致营养物质缺乏或摄入过剩(或失衡)导致代谢紊乱,产生可对人体的形态(体型、体格大小和人体组成)、功能和/或精神状态、以及对疾病的临床结局发生可以观察到的不良影响,不能维持正常的生长发育的一种异常的状态。

儿童营养不良可分为不同程度的营养过剩(over nutrition)或营养不足(under nutrition)。其中,营养不足包括蛋白质–热量不足型营养不良,也包括其他微量营养素(如维生素)失衡型的营养不良。国际上把儿童微量营养素缺乏称为潜在饥饿(hidden hunger)。

（二）儿童营养状况的评估

儿童营养状况的评估:评估和判断儿童是否存在营养风险、营养不良的程度、是否需要进行营养支持以及对患儿预后的影响,可帮助医护人员作出准确的诊断,提供适当的前瞻性指导和适当的营养支持。

全面的营养状况评估分为三个阶段,即儿童营养不良的三级诊断。

一级诊断:营养筛查(nutritional screening)。

二级诊断:营养状况评估(nutritional assessment)。

三级诊断:综合测定(comprehensive measurement)。

（三）一级诊断:营养筛查

1. 评估要求

（1）评估对象:所有住院患儿。

（2）评估时机:入院 24h 内。

（3）实施人员:护士。

2. 评估内容

（1）营养风险筛查：营养相关病史，任何会影响儿童咀嚼、吞咽、摄入或消化吸收的情况都应该被仔细询问并记录。

1）基本资料

①入院诊断及疾病种类：急性或慢性疾病。

②过敏史：过敏的食物、种类。

③社会环境：儿童成长的环境评估，包括居住环境、经济文化水平、宗教信仰等。

2）健康管理

①个人史：围生期母亲的营养状况、胎儿期及新生儿期生长发育情况，分娩时是否发生过窒息或急救。

②家族史：是否有肥胖、糖尿病、高血压、高脂血症、心脏病、过敏、脑卒中。

③疾病史：是否早产、先天性疾病、染色体异常、曾经有过超重或生长发育迟缓、曾经被诊断为急、慢性疾病并存在影响儿童目前营养状况的情况。

④用药史：询问儿童服用的处方药、是否有过量服用的药物或草药，包括剂量和说明书，如导致体重变化的药物（化疗药、皮质类固醇等）。

3）是否存在以下问题

①饮食/喂养障碍：喂养困难、饮食失调症、进食障碍、禁忌饮食等。

②消化系统疾病。

③其他系统疾病：如先天性心脏病、癌症、贫血、先天性肌无力、大脑性瘫痪等。

4）感知状况

①意识：包括嗜睡、易激惹、烦躁、昏迷等。

②精神神经症状：药物上瘾（戒断综合征）、情绪不稳定、易怒、屏气发作、行为失调、焦虑、抑郁等。

③舒适度：发生疼痛、乏力、恶心等。

5）认知状况：对营养相关知识的认知，包括家长对喂养的认知。

①照顾者对儿童相应年龄段生长发育、活动、营养需求量的知识知晓情况，如辅食添加的知识、与年龄相适应的儿童饮食结构等。

②了解儿童对食物的态度、进食时的表现等。

（2）营养风险筛查工具：儿科营养不良风险评估筛查工具（screening tool for the assessment of malnutrition in pediatrics, STAMP），内容涉及临床疾病诊断、营养摄入情况及人体测量3个部分。每个部分均有评分标准，如果患儿总体评分≥4，则认为有营养不良风险存在，需进行进一步详细的评估和制订营养支持计划，见表4-10。

表4-10 儿科营养不良风险评估筛查工具

评估项目		得分	总分
营养不良	0= 不存在，详见"附表：营养不良指征"		
	2= 可能存在，详见"附表：营养不良指征"		
	3= 肯定存在，详见"附表：营养不良指征"		

续表

评估项目		得分	总分
营养摄入	0= 饮食无变化,且饮食摄入良好		
	2= 最近摄入减少一半以上		
	3= 无营养摄入		
生长曲线	0=Z 值:−2~2		
	1=Z 值:−3~−2 或 2~3		
	3=Z 值:小于 3 或大于 3		

注:1. STAMP 量表总分为 0~9 分,<4 分定义为无或低营养风险,≥4 分定义为有营养风险。

2. "营养不良"的评估参见"附表:营养不良指征"。

3. "生长曲线"的评估中,Z 值指"BMI for age",BMI= 身高 / 体重^2。

附表:营养不良指征

不存在	可能存在	肯定存在
(1)门诊手术	(1)饮食行为问题	(1)肠衰竭
(2)营养调查	(2)心脏病	(2)烧伤及严重创伤
	(3)大脑性瘫痪	(3)克罗恩病
	(4)唇裂和腭裂	(4)囊性纤维化
	(5)腹腔疾患	(5)吞咽困难
	(6)糖尿病	(6)肝脏疾病
	(7)胃食管返流	(7)大手术
	(8)小手术	(8)多种食物过敏或不耐受
	(9)神经肌肉病	(9)积极治疗中的肿瘤
	(10)精神病	(10)肾病 / 肾衰竭
	(11)呼吸道合胞病毒感染	
	(12)单一食物过敏或不耐受	

3. 一级诊断的目的

(1)营养风险筛查:发现不利于临床结局的风险。

(2)营养不良风险筛查:发现发生营养不良的风险,并对其进行分级。

4. 一级诊断的结果

(1)营养风险筛查:任何会影响儿童咀嚼、吞咽、摄入或消化吸收的情况都被视为目前存在或潜在的营养风险。

(2)营养不良风险筛查:高、中、低或无营养不良风险。

5. 阳性患儿后续处理

(1)若仅存在营养风险的患儿需定期随访评估。

（2）同时存在营养风险和营养不良风险的患儿需实施二级评估，并制订营养计划。

（四）二级诊断：营养状况评估

1. 评估要求

（1）评估对象：存在营养或代谢问题、需要特殊喂养技术或制订营养支持计划的患儿。

（2）评估时机：入院48h内。

（3）实施人员：营养专科护士、营养师。

2. 评估内容 营养不良及其严重程度的评估。

（1）营养相关病史：同一级诊断内容。

（2）营养相关体格检查

1）生长情况评价：分级标准见表4-11。

①个体生长水平（横断面资料）：建议参照WHO儿童生长标准（2006年版），将某一年龄时点所获得的某单项体格生长测量值（如体重）与参照人群值比较，得到该儿童在同年龄、同性别人群中所处的位置，即为此儿童该项体格生长指标在此年龄的生长水平，包含以下三项。

年龄别体重：是反映儿童生长与近期营养状况的敏感指标，判断儿童是否存在体重低下（under weight）或体重过重（over weight）。测得值若低于同年龄、同性别参照人群均数值2个标准差或低于第3百分位数则提示儿童存在能量和营养素供给不足。若测得值高于第97百分位数提示儿童超重。

年龄别身高（长）：身高或身长增长缓慢或停滞反映了儿童有较长时间的营养亏空存在，判断儿童是否存在生长迟缓（stunting）。测得值若低于同年龄、同性别参照人群均值减2个标准差或低于第3百分位数则提示儿童存在生长迟缓和慢性营养不良。

身高别体重：身高的标准体重，其评价优点是不依赖于年龄，此指标主要反映儿童是近期的营养状况，判断儿童是否存在消瘦（wasting）或肥胖（obesity）。测得值若低于同性别、同身高参照人群均值减2个标准差或低于第3百分位数则提示儿童可能是急性饥饿或长期摄入不足造成"消瘦"。若测得值大于同性别、同身高参照人群均值加2个标准差提示儿童超重。若测得值大于同性别、同身高参照人群均值加3个标准差，则提示儿童为肥胖。

表4-11 三种评价指标的营养不良分级标准（中位数百分比）

单位：%

分级	年龄别体重	年龄别身高	身高别体重
正常	90~110	>95	>90
轻度营养不良	75~89	90~94	80~90
中度营养不良	60~74	85~89	70~79
重度营养不良	<60	<85	<70

②个体生长速度（纵向资料）：对儿童某一单项体格生长指标定期连续测量，所获得的该项指标在一定时间内的增长值即为该儿童此项体格生长指标的速率，即个体生长趋势。建议将儿童先前的生长数据与入院后数据进行比较，可确定患儿在入院后生长情况是否改变。无论是身高还是体重的增长出现变化，都需要对其原因进行检查。

③个体匀称度评价：包含以下两项。

身高别体重：提供相对于目前身高的体重信息，间接反映身体的密度与充实度。W/H优点是不依赖于年龄。是判断2岁内儿童营养不良和超重肥胖常用的指标之一。

年龄别体质指数（body mass index，BMI/年龄）：BMI = 体重（kg）/身高（m）^{2}，其实际含义是单位面积中所含的体重数，表示一定身高的相应体重增长范围，间接反映体型和身材的匀称度。BMI是另一种利用身高、体重评价营养的方法，与身体脂肪存在高度的相关性，对≥2岁儿童超重肥胖的判断优于身高别体重。儿童的BMI随年龄而变化，需要采用根据不同年龄及性别制订的BMI参照标准。

2）其他营养状况评价参数

①WHO儿童六大运动成长里程碑（WHO six gross motor development milestone），是在2006年WHO营养评估标准中用于评估和监测儿童的粗大运动成长，以儿童达到相应里程碑的时间作为评估标准。表4-12为WHO儿童运动成长标准工具，包括坐直、站立（有支撑）、爬行（用手和膝盖）、行走（有支撑）、站立、行走六个粗大运动成长里程碑。表格中左右边界代表里程碑的标准时间范围，包含了从第1百分位到第99百分位的范围值。时间值中（3.7，3.9）格式部分是指95%置信区间值。

表4-12 六个粗大运动成长里程碑的时间窗口

运动成长里程碑项目	左边界/月	右边界/月
坐直（无支撑）	3.8（3.7，3.9）	9.2（8.9，9.4）
站立（有支撑）	4.8（4.7，5.0）	11.4（11.2，11.7）
爬行（用手和膝盖）	5.2（5.0，5.3）	13.5（13.1，13.9）
行走（有支撑）	6.0（5.8，6.1）	13.7（13.4，14.1）
站立	6.9（6.8，7.1）	16.9（16.4，17.4）
行走	8.2（8.0，8.4）	17.6（17.1，18.0）

②年龄别头围：头围测量是年龄小于36个月的婴儿的关键监测指标；反映了大脑的大小，可以识别脑积水或狭颅症，异常时需要进一步的神经学评估。这些人体测量指标的序列数据对于评估特殊病症儿童的生长和发育特别有帮助。

小于参考人群平均数-2倍标准差：怀疑脑发育不良。

小于参考人群平均数-3倍标准差：有智力低下可能。

大于参考人群平均数+3倍标准差：可能有脑积水。

③肌肉、脂肪含量评估：除体重外，儿童的中上臂围和肱三头肌皮褶厚度结合起来可间接反映骨骼肌的容量。近1个月或3个月生长速度是否偏离正常的生长趋势，可判断儿童既往营养状况的稳定性。

年龄别三头肌皮褶厚度：用于估计儿童体内脂肪含量。

年龄别上臂肌围：反映儿童骨骼肌蛋白质含量。

年龄别中臂臂围：反映儿童肌肉、骨骼、脂肪组织等成分含量。

3. 二级诊断的目的 明确有无营养不良，以及严重程度。

4. 二级诊断的结果 营养状况良好、或营养不良（轻度、中度、重度营养不良），包括营养不足和营养过剩。

5. 阳性患者后续处理 所有阳性患儿均需制订并实施营养干预计划,并进行综合情况测定。

（五）三级诊断:综合评估测定

1. 评估要求:

（1）评估对象:二级诊断评估为阳性的患儿。

（2）评估时机:入院 72h 内。

（3）实施人员:不同学科专科人员。

2. 评估内容:营养相关的多参数、多维度综合评估,采用 ABCDE 法。

（1）人体测量（anthropometric measurement）,包括与营养代谢相关的一般情况检查和体格检查,参考一级、二级评估内容。

（2）实验室、生化检查（biochemical or laboratory tests）

①血浆蛋白测定:反映人体内脏蛋白质的亏损,包含以下三项。

血清蛋白（albumin）:血清浓度与病死率相关。

前白蛋白（prealbumin）:反应内脏蛋白储存情况。

转铁蛋白（transferrin）:与慢性疾病有关。

②肌酐 – 身高指数:（creatinine–height index, CHI）是衡量机体蛋白质水平,测定肌肉蛋白质消耗的灵敏生化指标。肌酐是肌酸的代谢产物,其排出量与肌肉总量、体表面积和体重密切相关,不受输液与体液潴留的影响。某些疾病如肾功能衰竭则不适用。

$$CHI= \frac{被试者 24h 尿肌酐排出量（mg）}{同身高健康人 24h 尿肌酐排出量（mg）} \times 100\%$$

CHI 大于 90% 为正常。

80%~90% 为轻度营养不良。

60%~80% 为中度营养不良。

低于 60% 为重度营养不良。

③免疫功能测定:通常采用总淋巴细胞计数反应来评价细胞免疫功能。

④微量营养素测定:包含以下三类。

维生素:包括水溶性和脂溶性维生素。

矿物质:一些常量元素,包括 Ca、P、Mg、Na、Cl、K 等。

微量元素:体内含量少,需通过食物提供并具有一定生理功能的元素,如 Fe、I、Cu、Zn、F、Cr、Se 等。

⑤胆固醇和甘油三酸酯:超重和肥胖的儿童需要进行血脂异常筛查。升高的血脂水平应与体重状况,心血管疾病或糖尿病家族史以及膳食因素相结合以综合考虑,以尽量减少儿童过早患慢性疾病风险。

⑥血糖:与儿童血脂筛选的建议类似,根据儿童的超重状况,对患有糖尿病风险的儿童进行血糖筛查。如果发现儿童有空腹血糖水平为 100mg/dl 以上,需进一步评估。

⑦骨骼摄片:包括骨龄和骨密度的测试。已经依赖肠外营养的婴儿和儿童已被证明具有较低的骨矿物质含量和骨密度,需长期监测。

（3）临床表现（clinical indicators）:是否出现与营养代谢相关因素导致的临床表现,比如癌症恶病质。

（4）膳食分析（dietary assessment）：参考一级评估内容。

（5）生长环境（environment）：参考一级评估内容。

（6）家庭（family）：包括照顾者能力、经济、文化、宗教信仰等信息评估，参考一级评估内容。

3. 三级诊断的目的　确定营养不良的类型及原因，并了解患儿营养不良的状况对机体的影响。营养不良的类型包含两种：

（1）热量－蛋白型营养不良（PEM）

1）干瘦或单纯饥饿型营养不良

2）低蛋白血症型、急性内脏蛋白消耗型营养不良

3）混合型营养不良

（2）微量营养素缺乏型营养不良

4. 三级诊断的结果：营养不良的类型、有无器官功能障碍。

5. 阳性患者后续处理　所有阳性患儿均需接受综合治疗、护理。

（六）评估注意事项

1. 喂养方式　人乳喂养婴儿在初期生长可能会略低于配方奶喂养婴儿，因此评价纯人乳喂养婴儿的生长时应考虑喂养方式的影响，避免不必要的检查、过度使用配方奶补充、过早引进固体食物等。

2. 生长异常　当儿童生长水平或体型匀称度 $<P_3$ 或 $>P_{97}$，或者系列测量过程中出现生长曲线偏离原稳定的生长轨道超过 2 条主百分位线者称为生长异常，应及时寻找可能的原因，及时转诊至上一级相关专科进一步诊治

（七）特殊儿童营养状况评估要点

1. 早产儿、低体重儿的生长评价　目前国际上对早产儿体格生长的评价按照胎龄 40 周前和 40 周后采用不同的方法。

（1）胎龄 40 周前：采用 2013 年修订后的 Fenton 早产儿生长曲线图。

（2）胎龄 40 周后：与群体的横向比较采用 2006 年世界卫生组织儿童生长标准。

（3）校正胎龄至 40 周后，按照正常婴幼儿的生长标准评估。一般早产儿身长矫正至 40 月龄，头围至 18 月龄，体重至 24 月龄。

2. 特殊疾病状态下儿童的生长评价　建议转相应专科，重点是评价其生长速度。

（八）治疗——营养支持

1. 肠内营养支持

（1）适应证：为了追赶生长而需要高能量、或口服摄入不足的患儿。

（2）禁忌证：严重消化道出血、严重腹胀或腹泻。

（3）肠内营养途径：首先口服，其次根据患儿实际情况选择鼻饲、经空肠喂养（图 4-2）。

（4）肠内营养治疗的监测与反馈（图 4-3）

1）完成次数和数量。

2）有无呕吐、潴留，腹胀、腹泻、便秘和消化道出血。

3）实验室检查肝肾功能、电解质、血常规等变化。

4）体重、上臂围变化，新生儿还需监测头围变化。

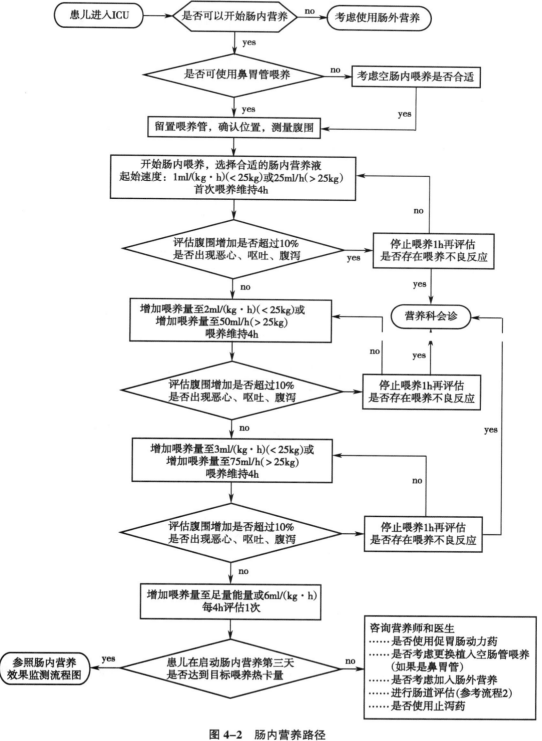

图 4-2 肠内营养路径

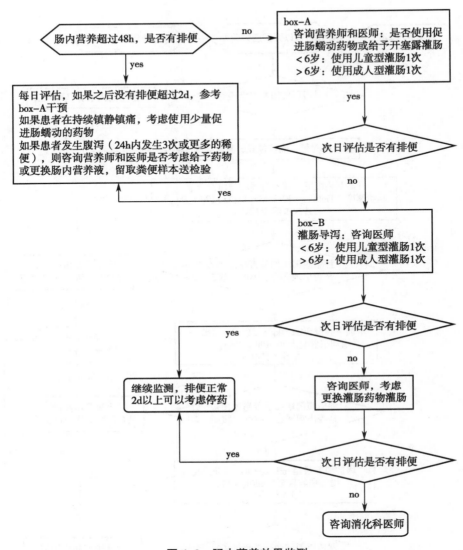

图 4-3 肠内营养效果监测

保持头高位,用肠内营养泵控制输注营养液的速度和温度。

严重的腹胀腹泻:选用特殊配方肠内营养制剂,稀释配方浓度,减慢输注速度。必要时停止肠内营养,给予肠外营养。

便秘:选用含膳食纤维的配方,适度增加水分摄入,促进肠蠕动。

2. 肠内营养支持的并发症

(1)呕吐:24h 内有两次或以上的呕吐发生。

(2)腹胀:每 3h 测腹围,24h 内连续两次测得腹围增加超过 10%,或极低体重患儿腹围一次增长了 2cm。

(3)腹泻:24h 内发生 3 次或以上的稀便。注意:胃潴留及肠鸣音的消失不是喂养不耐受的主要指示,除非已出现上述不耐受的症状。

3. 肠外营养支持

（1）适应证：肠内喂养无法提供充足营养的患儿；在一段时间内（3~5d）无法使用肠内喂养的患儿。

（2）禁忌证：重度肝肾功能衰竭、DIC、休克、严重水电解质酸碱平衡紊乱。

（3）肠外营养途径：短期肠外营养支持可选用经周围静脉支持，预计2周以上的可考虑CVC或PICC支持。

（4）肠外营养治疗的监测与反馈

1）PN输注情况。

2）实验室检查：肝肾功能、电解质、血常规、血糖等变化，必要时监测凝血功能、血脂变化等。

3）体重、上臂围变化，新生儿还需监测头围变化

4. 肠外营养治疗的并发症与处理

（1）导管感染：拔除导管；对导管、外周静脉血取样做血培养；抗感染治疗；避免从PN导管中抽取惯常的血液样本，和从该导管中输注药物和血制品。

（2）代谢性并发症：

1）低血糖症：避免突然中断输注。

2）高血糖症：易发生于早产儿、败血症患儿、糖不耐受者中。可减少葡萄糖溶液浓度或者减缓输注速度得以改善。

3）脂肪肝：通常与碳水化合物输注过多有关。通过补充葡萄糖和脂肪乳剂，可以缓解该症状。

4）酸中毒：早产儿中发生相对频繁。选用小儿专用氨基酸，监测血气变化。

5）高甘油三酯血症：甘油三酯超过300mg/dl，需要终止输注脂肪乳剂，4~6h后复测TG。如果复测结果<300mg/dl，则重新开始输注原先一半剂量，并在24h内再进行检查。

6）胆汁淤积：降低PN能量，尽早恢复肠内营养，必要时停用PN。控制感染，保护肝功能。

（张雯澜　陆　红）

第七节　危重患儿的转运

急危重症患儿转运是急诊、重症监护单元的重要护理工作内容之一，可分为院内转运及院前转运。院内转运是指在同一医疗单位不同医疗区域之间的转运。院前转运是指患儿因各种需要，在不同医疗单位之间或急救现场进行的必要转运过程。

一、院前转运

典型案例

"120"总台电话通知,患儿,男,5岁,在轻轨站2号出口持续抽搐3min,无意识,需要"120"现场救护。联系电话:151×××××××6。

（一）出诊评估

1. 护理要点

（1）"120"总台告知患儿所在地、年龄以及有效联系电话并做好记录。

（2）立即与现场联系了解患儿病情和重要生命体征如意识、呼吸、体温等情况。评估是否需要出诊救治。

（3）通知相关医生和司机出诊。

2. 关键点

（1）若"120"现场患儿情况紧急,我们在短时间内不能及时到达的情况下,应告知家长立即前往附近医院、诊所就诊。我们应在几分钟后,与家长取得联系以确保患儿到达医院进行救治,如病情需要再出诊转运。

（2）若患儿为院际转运应询问患儿所在医院和科室、年龄、诊断、病情、体征、转诊原因以及转出科室联系电话并做好记录。初步评估转运可行性、协调转运时间、转运方式,根据患儿年龄通知相应专科医生:出生 <28d 的婴儿由新生儿病房医生出诊;孕周 >37 周,出生 >28d 的患儿由儿童组医生出诊;特殊专科患儿与专科病房总住院医生联系出诊。

病情与治疗

电话询问家长患儿表现为四肢和面部肌肉抽动,伴有两侧眼球上翻、凝视、神志不清、无发热,抽搐持续时间 3min。初步判断患儿为惊厥。立即做好相关准备工作并出诊。

（二）转运前准备

1. 护理要点

（1）出诊前准备

1）人员准备:"120"转运医生、转运护士、救护车驾驶员。

2）随行装备准备:仪器设备、急救箱（包括药品、物品）、救护车。

3）提前通知相关科室准备接收患儿。因目前不清楚患儿具体病情,所以需要通知 PICU 和神经内科两个科室。

（2）到达目的地后准备工作

1）充分评估、积极处置使患儿达到最佳转运条件：由转运医生负责、转运护士协作对患儿病情进行评估并处置（包括生命体征、意识、呼吸支持、循环支持、主要临床问题五方面）。医生填写"院前急救 SBAR 转运记录单"。S——situation（现状），包括姓名、床号、患儿问题等；B——background（背景），包括主诉、治疗经过等；A——assessment（评估），包括患儿异常反应、异常报告、观察要点等；R——recommendation（建议），包括已采取的措施、处理建议。

2）患者准备：转运前再次评估患儿病情，包括意识、心率、脉搏、呼吸、瞳孔、肌张力及循环等。患儿需建立静脉通道，保持呼吸道通畅必要时建立人工气道。

3）接收方准备：告知接收科室患儿的病情和生命体征、用药情况及到达时间，告知提前需准备的设备使其做好充分接收患儿的准备。

4）沟通解释：转运医生根据患儿病情进行有效沟通，沟通内容包括以下三点。

①与患儿家长的沟通，告知其转运风险并签署转运同意书，获取家长的知情同意及配合。

②团队内部沟通，明确职责，相互配合。

③与接收科室沟通，详细告知患儿病情及预计转运时间，通知做好相应准备工作。

2. 关键点

（1）危重患儿转运应建立两条以上静脉通道。

（2）转运人员应接受基本生命支持、高级生命支持、人工气道建立、气道管理、机械通气、开放静脉通路、心律失常的判读和处理等专业培训，能熟练操作转运设备。

（3）所有转运设备能够通过转运途中电梯、门廊等通道，确保所有设备正常运行，电子设备应有蓄电驱动能力并且电量充足。重点查看医用气体是否充足，驾驶员临行前进行车辆安全检查，油量检查（转运前保证油量充足，应尽量避免转运途中加油，以免耽误转运时间）。

（4）院际转运的转运方式根据患者病情紧急程度、天气条件、持续性生命支持所需的医疗措施，以及可利用的人力、物力资源等综合因素决定转运方式（海、陆、空运），然后提请转运部门进行可行性认证，协调转运时间。确认后通报接收科室并及时反馈转出医院。长途和夜间转运可以适当增加医护人员和司机。

（5）转运设备见表 4-13。

表 4-13　转运设备

气道管理/通气氧供设备（必备）	气道管理/通气氧供设备（选备）	循环管理设备（必备）	循环管理设备（选备）
鼻导管	环甲膜切开包	ECG 监护、心电监护仪及电极	动脉穿刺针
氧气管	各种型号的储氧面罩	袖带式血压计及各种型号的袖带	中心静脉导管包
鼻咽通气管/口咽通气管	多功能转运呼吸机	除颤器仪、除颤电极板和耦合剂	压力延长管
便携式吸引器及各种型号吸痰管	呼气末二氧化碳分压监测器	各种型号的注射器/针	压力传感器

续表

气道管理/通气氧供设备（必备）	气道管理/通气氧供设备（选备）	循环管理设备（必备）	循环管理设备（选备）
非重复呼吸面罩	球囊外接可调 PEEP 阀	各种型号的静脉留置针	有创压力监测仪
便携式人工呼吸器或简易呼吸器	呼吸机螺旋接头	静脉穿刺用止血带	加压输液器
喉镜、手柄及备用电池	呼吸过滤器	静脉输液器	输液加热器装置
各种型号的气管插管	湿热交换器	输血器	经皮起搏器
开口器	胸腔闭式引流设备	输液泵及微量泵	
管芯	便携式血气分析仪	三通开关	
牙垫	气管切开套管	皮肤消毒液	
舌钳	气管切开用手术刀和刀片	无菌敷料	
氧气袋或便携式氧气瓶及匹配的减压阀、流量表、扳手	环甲膜穿刺针	胶带	
便携式呼吸机	药物雾化器		
润滑剂			
连接人工呼吸器和气管套管的软接管			
专用固定气管导管胶带			
脉搏氧饱和度监测仪			

（6）转运药物见表4-14。

表 4-14　转运药物

推荐药品	选备药品	推荐药品	选备药品
静脉输注液体：生理盐水，乳酸林格液，胶体	异丙肾上腺	西地兰	神经肌肉阻滞剂
肾上腺素	腺苷	呋塞米	纳洛酮
去甲肾上腺素	沙丁胺醇喷雾剂	硝酸甘油	
阿托品	甲泼尼龙琥珀酸钠	硝普钠	
多巴胺	肝素	氨茶碱	
胺碘酮	甘露醇	地塞米松	
利多卡因	苯巴比妥	氯化钾	
葡萄糖酸钙	麻醉性镇痛剂	碳酸氢钠	
硫酸镁	镇静剂	咪达唑仑	

案例分析

病情与治疗

接诊 6min 后,转运团队抵达目的地,了解病情患儿 30min 内已发生两次抽搐,每次持续时间约 3min。现查体:HR 102 次/min,SpO$_2$ 90%,BP 92/50mmHg,T 36.8℃,体重 20kg,昏睡状态,可闻及痰鸣音,四肢肌张力正常。诊断:无热惊厥,癫痫?现给予吸痰清理呼吸道,鼻导管给氧 2L/min,鲁米那 100mg 肌内注射,建立静脉通道,生理盐水 100ml 维持。给予以心电监护、血氧饱和度监测。预计转运时间 15min,由转运医生和 1 名转运护士负责转运。转运前再次通知神经内科准备接收患儿。

(三)转运中监护和生命支持

1. 护理要点

(1)为确保患儿在转运途中的安全,医护人员必须随时观察患儿面色情况,并持续监测生命体征(心率、呼吸、血氧饱和度、血压)

(2)移动患儿时要注意各种管道连接的有效性,避免牵拉松脱。

(3)保持气道通畅:固定患儿头部,保持气道开放,对于口鼻腔分泌物多的患儿应积极清理呼吸道,持续监测血氧饱和度。

(4)保暖:注意车厢温度,保持患儿转运途中体温稳定。

2. 关键点

(1)患儿取侧卧位且面对医护人员,既有利于医护人员观察患儿面色又有助于防止窒息。

(2)转运途中若正在输液治疗,转运护士需观察患儿输液部位皮肤、输液速度等情况。

(3)如患儿转运途中遇突发病情加重应立即抢救,必要时为确保平稳可以停车抢救。

(4)如长途转运危重患儿应每 2h 翻身。转运途中需要防止压力性损伤的发生。

案例分析

病　情

转运途中,患儿呕吐后面色发绀,SpO$_2$ 降至 85%,HR 98 次/min。

(四)转运途中病情变化及处理

1. 护理要点

(1)患儿头偏向一侧,清理呼吸道。

(2)转运中密切注意监护仪报警并积极处理。

(3)患儿病情变化应立即抢救,然后再次评估转运风险。

2. 关键点

（1）转运过程中要保证各项监测的连续性。

（2）转运过程中患儿的病情变化及医疗行为需全程记录。

案例分析

病情与治疗

患儿呕吐过后发绀，立即予以吸痰护理，清理口鼻腔呕吐物，打开气道持续鼻导管吸氧。面色转红润，SpO_2 上升至 97%。病情平稳后，再次评估可以继续转运。12min 后安全转入神经内科病房。

（五）患儿交接及总结评价

1. 护理要点

（1）到达接收科室后，院前急救医护人员再次评估患儿病情及生命体征。

（2）院前急救医护人员与接收科室进行交接病情和转运记录。

（3）完成"院前急救 SBAR 转运记录单"。

（4）院前急救护士检查、清理转运装备。

（5）院前急救医护人员与患儿家长再次进行沟通，交代患儿目前的病情、诊疗措施、诊治医生和注意事项，做好心理护理。

（6）指导患儿家长通过绿色通道办理入院。

（7）转运完成后对整体转运工作进行综合评价。

2. 关键点

（1）交接工作包括患儿病情、转运记录单、用物等内容，双方共同评估患者情况，检查各类管道是否通畅，交代患儿已用药物及治疗等情况。保证患儿治疗的连续性。

（2）转运后再次评价患儿转运的收益与风险，评估病情是否稳定，并对转运人员组成的合理性、计划措施的针对性和预见性、沟通的有效性进行评价，为后续完善转运方案及患儿治疗决策提供依据。

（3）患儿安全送入神经内科病房后应通知 PICU 取消床位。

（4）转运工作完成后应清点并补齐转运物品备用。

（5）制订转运质控标准，以保证转运质量。

案例分析

总　　结

医护人员完成交接，回科后，院前急救医护人员进行总结评价，本次转运人员安排合理，仪器设备齐全，转运过程中，积极正确处理患儿病情变化，患儿惊厥得到初步控制，入院及时，需要进行下一步专科治疗。转运团队内部配合默契、与接收科室衔接密切，与家长沟通有效。

二、院内转运

典型案例

患儿,男,6个月,因"发现意识丧失、发绀 0.5h"由母亲抱入急诊科分诊处。患儿母亲诉:30min前发现患儿没有反应,面色青紫,呼之不应,于是立刻送入急诊抢救室。查体:患儿无意识,无脉搏,无呼吸,面色青紫,抢救室护士接待,家长非常焦急。

（一）入院处置

1. 护理要点

（1）分诊护士立刻将患儿送入抢救室并查看患儿,评估意识、脉搏、呼吸等。

（2）立即呼救,通知当班医生参与抢救。

（3）心搏骤停,立即实施心肺复苏。

2. 关键点

（1）护士需立即评估是否需实施抢救,如为心搏骤停患儿,需同时评估呼吸和脉搏,评估时间 5~10s。

（2）注意实施高质量心肺复苏:胸外心脏按压频率为 100~120 次/min、深度至少为胸廓前后径 1/3,确保胸廓充分回弹,每次按压中断应小于 10s,同时避免过度通气。

（3）支援医护人员到场后,立即展开高级生命支持,尽早心电监护并评估心律类型,建立静脉通道,准备和给予相关急救药物,必要时建立人工气道。

（4）一旦出现室颤,立即给予电除颤,注意与心肺复苏相结合。

治 疗

抢救室护士立即呼救并行单人心肺复苏,支援人员到位后,开始团队心肺复苏,给予心脏按压和球囊面罩通气,心电监护,建立静脉通道,静脉推注肾上腺素 2 次,给予气管插管简易呼吸器人工通气,抢救 10min 后,患儿恢复自主心率,呼吸仍微弱,医嘱转入 PICU 继续治疗。

（二）转运前准备

1. 护理要点

（1）充分评估、优化分级:由抢救室医生负责进行评估分级,从患者病情（包括生命体征、意识、呼吸支持、循环支持、主要临床问题）和预计转运时间进行评估,确定转运分级,由于该患儿入院前出现了心跳、呼吸停止,目前该患儿的转运级别为 I 级,护士完善病例资料,填写"危重患儿 SBAR 交接记录单"。

（2）沟通解释：抢救室医生根据转运分级进行有效沟通，沟通内容包括以下三点：

1）与患者家长的沟通，告知其转运风险，获取家长的知情同意及配合。

2）与团队内部沟通，明确职责，相互配合。

3）与接收部门 PICU 沟通，详细告知患者病情及预计转运时间，做好相应准备工作。

（3）充分准备：

1）转运人员准备，本次转运由 1 名医生和 1 名护士完成，转运前需明确医护职责，合理分工。

2）转运装备准备，转运前检查各类装备，并对设备进行调试并试运行。

3）患者准备：确认患儿身份，出发前再次充分评估患儿病情（包括生命体征、意识、呼吸及循环等），适当约束或镇静，检查静脉通道及各类管道并固定稳妥，确保通畅，同时尽量在患儿情况稳定的情况下进行转运，积极处理原发疾病。

4）接收方准备：告知对患儿的病情和生命体征、所有设备、用药情况及到达时间，使其做好充分接收患儿的准备。

5）转运路线的确定：本次转运路线起点为急诊抢救室，终点为 PICU，途径 2 部电梯及院内急救天桥，出发前电话通知 2 部电梯做好准备。

2. 关键点

（1）转运分级标准，见表 4-15。

表 4-15　转运分级标准

评估项目	I级	II级	III级
生命体征情况	在生命支持条件下，生命体征不平稳	在生命支持条件下，生命体征相对稳定	无须生命支持条件下，生命体征尚平稳
意识状态（GCS评分）	昏迷，GCS 评分 <9 分	轻度昏迷，GCS 评分 9~12 分	GCS 评分 >12 分
呼吸支持情况	人工气道，呼吸支持条件高，PEEP≥8cmH$_2$O，FiO$_2$≥60%	人工气道，呼吸支持条件不高，PEEP<8cmH$_2$O，FiO$_2$<60%	无人工气道，可自主咳痰
循环支持情况	泵入 2 种及以上血管活性药物	泵入 1 种及以上血管活性药物	无须血管活性药物
临床主要问题	心搏骤停心肺复苏后、失代偿性休克、严重心律失常、严重心力衰竭心功能IV级，严重呼吸困难或呼吸减慢、反复抽搐、致命创伤和中毒等	中度心力衰竭心功能II~III级、心律失常伴循环稳定、代偿性休克、高血压危象、外科急腹症、剧烈头痛、严重骨折、持续高热等	慢性病症
转运时间	≥20min	10min≤转运时间 <20min	<10min

（2）转运分级标准按照转运风险由高到低分为I、II、III级，按照所有评估项目对应的最高风险等级确定分级，如患儿生命体征I级，意识状态II级，呼吸支持III级，最终该患儿转运分级确定为I级。

（3）转运团队至少有 1 名具备相应资质的护士，病情不稳定者必须由 1 名医生参与转运,所有参与重症患儿转运的医务人员都应该接收急危重症患儿转运相关知识的临床培训,如基础生命支持、高级生命支持、人工气道建立、机械通气、休克救治、心律失常识别与处理等专业培训,能熟练操作各类转运仪器与设备。

（4）转运装备配备标准,见表4-16。

表4-16 转运装备配备标准

装备	I级	II级	III级
仪器设备	氧气2瓶、转运监护仪、转运呼吸机或PEEP简易呼吸器、口咽气道、微量泵2个,AED或手动除颤仪、便携式吸痰器、插管用物、穿刺用物	氧气1瓶、转运监护仪、简易呼吸器、微量泵1个,自动体外除颤仪（AED）或手动除颤仪（必要时）、穿刺用物	氧气1瓶、便携式脉氧仪、简易呼吸器（必要时）、穿刺用物
药品	肾上腺素、多巴胺、胺碘酮、咪达唑仑、利多卡因、阿托品、生理盐水	肾上腺素、咪达唑仑、生理盐水	生理盐水

注:以上为推荐标准,可根据自身实际情况按推荐原则进行调整。

（5）为了缩短转运前准备时间,保证转运物资齐全,急诊室内应准备标准化转运箱,常备转运物资,使用一次性锁上锁保存管理。

案例分析

病情与治疗

目前,患儿HR 130次/min,气管插管下简易呼吸器外控R 30次/min,SpO_2 96%,T 38.1℃,深昏迷,被诊断为心搏骤停、呼吸衰竭。预计转运时间10min,确认转运分级为I级,由1名主治医生和1名N3护士负责转运,转运装备包括氧气2瓶、转运监护仪、PEEP简易呼吸器、除颤仪、便携式吸痰器、插管用物、穿刺用物、肾上腺素、多巴胺、胺碘酮、咪达唑仑、生理盐水。

（三）转运中监护和生命支持

1. 护理要点

（1）为确保患儿在转运途中的安全,医护人员必须持续观察患儿面色并使用转运监护仪严密、持续、动态、谨慎的监测患儿生命体征,转运途中注意暴露患儿面部。

（2）移动患儿时要注意各种管道连接的有效性,避免牵拉松脱。机械通气患儿特别注意气管插管的位置,防止气管插管脱出,需记录气道插管深度。

（3）保证监测仪器设备正常运行。

（4）减少在路途中的耽误时间,力求在最短的时间内完成转运工作。

（5）同时为确保医护人员安全,转运仪器需规范放置,避免被仪器砸伤,注意行人,避免不必要的意外事件。

（6）转运路上注意保护患儿隐私,注意保暖。

（7）转运途中若患儿正在输液治疗,转运护士需观察患儿输液部位、输液速度等情况。

2. 关键点

（1）确保院内转运绿色通道的畅通,缩短转运时间。

（2）转运医护人员需对转运过程中的突发事件进行应对与控制,发生病情变化等意外,需及时处理。

案例分析

病　情

从急诊科出发4min后,医护患一行人行走在通往住院部的天桥上,护士突然发现患儿突然面色青灰,转运检测仪上显示患儿HR下降至58次/min,SpO$_2$降至75%。

（四）途中病情变化的处理

1. 护理要点

（1）再次评估患儿病情,排除转运监护仪故障。

（2）发现患儿病情变化后,立即按流程处理。

（3）处理结束后,再次评估,确认患儿是否适合继续转运。

2. 关键点

（1）患儿加重或病情变化,根据不同的转运级别,按照以下原则处理:转运分级为Ⅰ级的患儿就地抢救;转运分级为Ⅱ级的患儿进行初步处理后如病情稳定可继续转运或尽快转运至就近的科室进行抢救;转运级别为Ⅲ级的患儿需尽快返回病室处理。

（2）若该患儿转运的目的是外出检查,而未能按时检查患儿,一般处理原则如下:转运分级为Ⅰ级的患儿允许等待时间不超过5min,转运分级为Ⅱ级的患儿允许等待时间不超过10min,转运级别为Ⅲ级的患儿允许等待时间不超过20min。

案例分析

病情与治疗

该患儿转运级别为Ⅰ级,医护人员立即暂停转运,就地展开抢救,立即开始胸外心脏按压,同时评估除外滑管、堵管、气胸和仪器故障后继续给予简易呼吸器人工通气,遵医嘱用药。经过就地抢救5min后,患儿自主心跳恢复,面色转红润,各类仪器运行正常,适合继续转运,主治医生指示继续转运,医护人员将患儿转运至PICU,共耗时14min。

（五）关键流程,患儿交接及总结评价

1. 护理要点

（1）到达接收科室后,急诊医护人员再次评估儿病情及生命体征。

（2）急诊医护人员与接收科室进行交接。

（3）完成"危重患儿 SBAR 交接记录单"。

（4）急诊护士检查、整理转运装备。

（5）急诊医护人员与患儿家长再次进行沟通，交代患儿目前的病情、诊疗措施、诊治医生及注意事项，做好心理护理。

（6）转运完成后对整体转运工作进行综合评价。

2. 关键点

（1）交接工作包括患儿、病情、病历等内容，两方共同评估患儿情况，检查各类管理通畅性，交代患儿已用药物及治疗等情况。

（2）转运后再次评价患儿转运的收益与风险，评估病情是否稳定，并对转运人员组成的合理性、计划措施的针对性和预见性、沟通的有效性进行评价，为后续完善转运方案及患儿治疗决策提供依据。

案例分析

总　　结

双方医护人员完成交接，回科后，急诊科医护人员进行总结评价，本次转运人员安排合理，仪器设备齐全，转运过程中，患儿病情较稳定，未再发生心搏骤停的情况，与家长、接收科室、转运团队的沟通充分及有效。

三、危重患儿的转运相关知识

（一）院前急救

《中国重症患者转运指南（2010）》（草案）指出院前转运是指患儿因各种需要，在各个医院科室之间或急救现场进行的必要转运过程，转运的患儿大多数是危重症患儿。经过转运的患儿比未转运患儿的疾病评分严重度、机械通气的使用率、在重症监护病房（ICU）和普通病房的住院日及死亡率都明显增高；院前转运特别是长途转运增加了患儿发生并发症的风险。因此，规范转运非常重要。

1. 转运前要求

（1）转运前患儿评估：转运前评估患儿状态，包括患儿的病史、当前生命体征、意识、静脉通道、引流管情况。一般情况下，院际转运前需使患儿的通气和血流动力学情况保持稳定。转运前应重新评估患儿状态，尤其是在配置好转运设备后。同时不能忽视患儿的基础护理。

（2）转运决策：每次转运要权衡利弊，院际间转运由转运方和接收方主管医师共同决定并对患儿负责，需特别关注转运的风险，如将要进行的检查和治疗与预后无密切关系，否则为此而进行转运是没有意义的。转运前应将转运的必要性和潜在风险告知患儿及其家长，获得其知情同意并签字。

（3）转运人员：成立一支专业的转运团队能够降低临床重大不良事件的发生率。至少由两名以上熟悉转运设备，有丰富急救经验的专业人员进行护送。其中护士，要具备重症护理资格,并经过基础培训和专项训练。转运人员的配置需根据患儿病情进行调整,低风险的患儿只需由一名护士护送;中度风险的患儿需要由一名护士和一名当前负责患儿的医生护送;高风险的患儿则需要一名护士和一名有重症治疗背景的医生护送。

（4）转运设备及药品:需携带一定的专用转运设备。转运途中生命体征的监护水平应等同于 ICU 监护水平。要有适用于所有患儿的基础生命体征监护设备,包括持续心率、呼吸、血压、氧饱和度监护。更高级的监护包括有创血压监护、肺动脉楔压监护、颅内压监护和二氧化碳浓度监护。最好使用有记忆功能的监护仪,以便回顾和记录转运途中患儿的病情变化,报警设置应合理。同时,各个仪器还应有电池驱动能力。通气设备包括便携的呼吸机、简易呼吸器等,氧气应能满足转运途中所需并有余。还需携带尺寸合适的气道管理设备、吸引设备、除颤仪等。必须携带肾上腺素和抗心律失常药物等急救药品,可根据病情携带其他药品,如镇痛药、镇静药、肌肉松弛药等。需携带足够的液体和静脉输注药物。

（5）转运前沟通:指南都强调了与患儿家长、接收患儿科室、转运团队内部协调与沟通的重要性。应协调好出发和到达时间,接收科室要保证可以立即对患儿进行治疗或检查,保障患儿治疗的连续性。

2. 转运途中的病情监测　护送人员记录转运途中患儿的一般情况、生命体征、监测指标、治疗、突发事件及处理措施,保证监测及治疗的连续性。

3. 转运后交接　到达接收科室后,转运人员应与接收科室负责接收的医务人员进行口头和书面交接,交接的内容包括患儿病史、重要体征、实验室检查、治疗经过,以及转运中有意义的临床事件,交接后应书面签字确认。

4. 质量控制　制订转运的质量控制标准,以保证重症患儿的转运质量。转运过程中参考各国指南,结合自身特点,制订合理的转运计划。

（二）院内转运

2017 年的《急诊危重症患者院内转运共识——标准化分级转运方案》指出急诊是急危重症患者诊疗的重要平台,在院内诊疗过程中常常需要对急危重症患者进行转运,成功转运对降低急诊危重症患者病死率有积极意义。鉴于急危重症患者具有病情危重、病情变化快、且常常依赖生命支持手段及转运难度大等特点,因此亟须规范并优化院内转运流程,以保证急危重症患者院内转运安全。

1. 基本概念

（1）危重症患者:在原有（或没有）基础病的前提下,由于某一或某些原因造成危及患者生命,器官功能短暂或较长期发生紧急病理生理障碍,需要进行紧急和持续有效的气道管理,呼吸、循环等生命支持手段的患者。

（2）院内转运:在同一医疗单位不同医疗区域之间的转运称为院内转运,安全转运是为了达到或完成更好的诊疗措施,以期改善预后。

（3）分级转运:根据患者的病情特征及临床实践等情况,从患者的生命体征、意识状态、呼吸支持、循环支持、主要临床问题及转运时间六个方面进行评估,确定转运的分级及所需配备的人员和装备,以实现资源优化、安全转运。

2. 急诊危重症患者院内转运特点　急诊危重症患者院内安全转运是抢救危重症患者的重要环节和基本保障,具有一定的难度及独特性。

（1）病情危急、变化快,具有一定的不确定性和不可预见性。

（2）病情危重，需要多种生命支持手段。

（3）病情紧急，评估时间有限，需要在短时间内采取有效的救治措施。

（4）转运工作繁杂且风险大，意外事件及并发症增多。

3. 急诊危重症患者标准化院内分级转运方案

（1）降阶梯预案：关注患者转运过程中的主要临床问题，依据患者病情可能出现的最高风险，按相应分级进行转运人员和装备的准备，并选用充分有效的应对手段，以保证患者转运安全。

（2）充分评估：转运评估是转运过程中的重要举措，充分评估有利于准确了解转运风险，确定可行转运方案，合理选择风险应对措施。院内转运评估包括患者、转运人员、仪器、药品及转运环境和时间，并告知转运风险，管理者应对所有转运人员进行岗前培训；医护人员要充分评估转运路途是否顺畅及转运所需时间。

（3）优化分级：急诊危重症患者转运数量和病情危重程度的不确定性，决定了急诊资源配置的难度及资源优化的重要性，而分级转运将动态环境下的急诊资源进行了快捷、优效的配置。依据患者生命体征、呼吸循环支持等内容进行综合分级（Ⅰ级、Ⅱ级、Ⅲ级），并依据分级标准配备相应转运人员及装备。

Ⅰ级患者具有随时危及生命的临床问题，采取相应医疗支持后生命体征仍不平稳，GCS评分 <9 分，需要人工气道支持（$PEEP \geqslant 8cmH_2O$、$FiO_2 \geqslant 60\%$），应用 2 种及以上血管活性药物治疗。

Ⅱ级患者具有可能危及生命的临床问题，采取相应医疗支持后生命体征相对平稳，GCS评分 9~12 分，需要人工气道支持（$PEEP<8cmH_2O$、$FiO_2<60\%$）及血管活性药物治疗；

Ⅲ级患者呈慢性病程，生命体征尚平稳，GCS 评分 >12 分，无人工气道支持及血管活性药物治疗。转运时间在分级评估中作为次要指标，转运时间的延长会导致转运风险的增加。转运人员包括医生和护士，依据急诊工作时间、岗位胜任能力配置相应的转运级别；转运装备包括转运药品和仪器设备。分级转运既保证了患者的转运安全，又进行了急诊资源的优化分配。

（4）最佳路径：急诊危重症患者院内转运路径是在循证医学最佳证据的基础上，经多学科专业人员共同参与，实施过程中充分评估、实时监测、积极应对，而最终形成的标准化转运流程。转运前，充分评估患者、有效沟通、按分级标准安排相应的人、材、物；转运中，实时评估与监测，并做好应对突发事件的准备，为保证转运路径顺畅可以设置转运专梯及一卡通等设备；转运后，医务人员再次评估患者的病情及医疗措施，并进行评价，确保医疗护理的连续性及持续质量改进。

（5）动态评估：急诊危重症患者病情危急、变化快，具有一定的不确定性和不可预见性，应将动态评估贯穿整个转运过程，将转运方案形成闭合回路，将"结果导向"转变为"过程导向"，注重转运流程每个阶段的持续评估。急诊危重症患者在转运过程中由于短暂缺乏的治疗资源及外周环境的突然改变，其往往存在难以预知的病情变化和较大的转运风险。因此，在院内转运中转运人员要对转运流程进行多环节、多方面、无缝隙的动态评估，力求将转运风险降至最低。如转运前重新评估患者的病情，尤其在配置好转运装备后；转运中保证监测、治疗措施的连续性；转运后对转运过程和转运效果再次评估。

（周殿豪　陶 怡　程晓红）

第八节　儿童心肺复苏

典 型 案 例

患儿,男,2个月,因"发热2d,吼喘1d"来院就诊。门诊以"肺炎"收入病房。患儿既往无胃病和结核病史,无药物过敏史。与转运护士交接时,发现患儿不哭吵,面色发绀,立即组织抢救。

(一)基础心肺复苏

1. 护理要点

(1)立即弹足底评估患儿意识,无反应时立即同时评估患儿脉搏及呼吸,5~10s内未扪及脉搏且无呼吸或仅有喘息样呼吸应立即启动急救系统,通知医生取得抢救设备及药物后,将患儿至于坚实平面,开始胸外心脏按压。

(2)单人胸外心脏按压30次后应立即打开患儿气道,保持气道通畅。可见异物时小心清除异物,在无延迟情况下采用口对口鼻或口对面罩人工通气2次。

(3)人工通气后继续胸外心脏按压,重复按压通气的循环直至2min或10个循环。之后再次评估患儿意识、呼吸、脉搏,了解心肺复苏效果,决定是否继续心肺复苏支持。

2. 关键点

(1)意识评估手法:<1岁婴儿评估意识采用弹足底手法,≥1岁儿童评估意识采用拍双肩手法。

(2)脉搏评估部位:<1岁婴儿评估脉搏部位为施救者同侧肱动脉,≥1岁儿童评估脉搏部位为施救者同侧颈动脉或股动脉。

(3)胸外心脏按压部位:胸外心脏按压部位位于胸部中央,胸骨下半部。

(4)胸外心脏按压手法:<1岁婴儿单人胸外心脏按压可使用双指法或单掌法,双人胸外心脏按压可使用环抱法。≥1岁儿童胸外心脏按压可以使用单掌或者双掌法。

(5)开放气道手法:一般情况下可使用仰头提颏法开放气道,若怀疑颈椎损伤可使用双手推举下颌法开放气道。<1岁婴儿肩部可垫软枕,保持颈部呈正中位,外耳道与婴儿肩部上方位于一个水平线(鼻嗅位)。

(6)球囊面罩通气手法:双人心肺复苏时使用球囊面罩通气,球囊连接的氧气流量至少10L/min。使用前应检查球囊装置完好性及储气囊是否可以充气。同时选择合适大小的面罩,以能覆盖患儿口鼻,上至鼻翼,下不超过下颌为宜。球囊面罩通气使用"EC"手法,中指、无名指、小指呈E字形抓住下颌骨,拇指和示指呈C字形将面罩紧紧扣在面部。

（7）高质量心肺复苏：包括胸外按压频率保持 100~120 次 /min，单人心肺复苏胸外心脏按压 30 次保持 15~18s。双人心肺复苏胸外心脏按压 15 次保持 7~9s；足够按压深度，深度为至少胸廓前后径 1/3，≥1 岁儿童约 5cm，<1 岁婴儿约 4cm；尽量减少按压中断，控制中断时间在 10s 内，每 2min 进行再评估后可进行角色轮换，轮换时间小于 5s；按压过程要保持充分的胸廓回弹，避免双手倚靠在胸壁上；避免过度通气，通气过程中观察胸廓起伏，每次通气时间 1s，以可见的胸廓隆起即可。

（8）患儿无气管插管情况下，胸外心脏按压与人工通气比例为单人 30：2，双人 15：2。

案例分析

病情和治疗

医生抵达现场后，立即行气管插管，球囊通气并建立静脉通路，静脉推注 1：10 000 肾上腺素。按照团队心肺复苏进行高级生命支持。

（二）团队高级心肺复苏

1. 护理要点

（1）协助医生确立气管插管是否置入气道及深度是否合适。可采用听诊双肺呼吸音、呼吸末 PCO_2 监测来确定。

（2）建立静脉通路后遵医嘱使用药物，并做到口头医嘱双人复核，闭环式交流。对指令不清晰的口头医嘱，应复核后再执行。

（3）做好心电监护，保证除颤仪工作正常，遵医嘱正确使用除颤仪。除颤仪的使用详见本书第四章第三节。

（4）做好抢救过程中的记录工作。及时提醒团队成员每 2min 对患儿进行评估和角色轮换。

2. 关键点

（1）美国心脏协会 2020 心肺复苏及心血管急救指南，建议对儿科患者进行气管插管时，选择有套囊的气管插管，可减少换管和重新插管的需要，以及降低误吸风险。使用时，应注意气管导管的尺寸，位置和套囊充气压力（通常 <20~25cmH$_2$O）。

（2）患儿有气管插管情况下，胸外心脏按压与通气不设置比例。胸外心脏按压以 100~120 次 /min 的频率不间断按压，人工通气以 20~30 次 /min（2~3s 1 次）的频率不间断通气。

（3）美国心脏协会 2020 心肺复苏及心血管急救指南，建议儿科患者心肺复苏开始胸外按压 5min 内给予初始剂量的肾上腺素（1：10 000 溶液 0.1ml/kg），且每 3~5min 重复给药一次直至自主循环恢复。对于难治性室颤和无脉性室性心动过速，可使用胺碘酮或者利多卡因。儿科心肺复苏时不常规推荐使用碳酸氢钠和钙剂。

（4）儿科患者心肺复苏可除颤情况下应尽早使用除颤仪。首选手动除颤仪，其次可选择带有儿科衰减剂量的自动体外除颤仪，若两者都没有情况下可选择普通自动体外除颤仪。

（5）美国心脏协会 2020 心肺复苏及心血管急救指南,指出对于在心搏骤停时进行连续有创动脉血压监测的患儿,实施人员可使用舒张压评估 CPR 质量。<1 岁婴儿的舒张压至少为 25mmHg,≥1 岁儿童的舒张压至少为 30mmHg,这样会提升神经系统预后良好的生存率。

案例分析

病情和治疗

经团队心肺复苏 2min 后患儿出现规律心跳,经医生确认后患儿恢复自主循环。HR 160 次 /min,R 20 次 /min,机械通气中,BP 90/51 mmHg,检查瞳孔发现左侧 3mm,右侧 3mm,对光反射迟钝。

（三）心肺复苏自主循环恢复后护理

1. 护理要点

（1）调节吸入氧浓度,避免缺氧和高氧造成的损伤,维持 SPO_2 94%~99%,调整呼吸机参数,维持 $PaCO_2$ 正常范围。

（2）监测血液动力学,以了解患儿循环状态。有条件可使用无创心功能监测仪,必要时遵医嘱使用血管活性药物。监测患儿血乳酸,中心静脉氧饱和度,以了解患儿氧供和氧耗状态。监测血糖及电解质以了解患儿心肺复苏的潜在病因。

（3）持续监测患儿核心温度,避免和及时处理自主循环恢复后的发热。

（4）监测患儿瞳孔大小,反射情况,四肢活动及肌张力等神经系统体征。根据病情需要增减镇静镇痛药物剂量。尤其是自主循环恢复初期应在充分评估患儿意识状态情况下遵医嘱使用镇静镇痛药物。

（5）做好家长安抚及解释工作,消除家长疑虑,给予必要的支持。

2. 关键点

（1）美国心脏协会 2020 心肺复苏及心血管急救指南,在儿科生存链中纳入"康复"环节,建议对儿科心搏骤停存活者进行康复服务评估。存活者在初次住院后需经过较长康复期,心搏骤停后数月到数年内可能需要持续的医疗、康复、护士和社区支持。

（2）美国心脏协会 2020 心肺复苏及心血管急救指南,建议对于所有年龄段院内或院外心搏骤停后仍处于昏迷状态的儿科患者,推荐采取两种方案维持目标温度,即维持 48h 目标温度 32~34℃,之后维持 3d 目标温度 36~37℃;或者维持 5d 目标温度 36~37℃。

（3）美国心脏协会 2020 心肺复苏及心血管急救指南,建议为了了解心肺复苏术后患儿预后,自主循环恢复 1 周内应持续监测患儿脑电图,及时发现有无惊厥发作,以便调整治疗方案和了解预后。

案例分析

疾病相关知识

（一）概述

心肺复苏（cardiopulmonary resuscitation，CPR）是指采用急救手段恢复已经中断的呼吸及循环功能，包括胸外按压形成暂时性人工循环，人工通气纠正缺氧，电击除颤转复心室颤动等，是危重症急救技术中最重要而关键的措施。

（二）病因

1. 呼吸系统疾病　如严重哮喘、重症肺炎、肺透明膜病，婴儿猝死综合征等，进行性呼吸衰竭为儿童心搏、呼吸骤停最主要原因。

2. 心血管系统疾病　如大量失血、严重心律失常、心肌炎、心肌病、心力衰竭等，是青春期及成人心搏、呼吸骤停的主要原因。

3. 神经系统疾病　如中枢神经系统损伤，炎症，肿瘤，水肿甚至脑疝导致的呼吸驱动不足，无法保证正常的通气。

4. 某些临床诊疗操作　气道吸引导致的迷走神经张力增高，不适当的胸部物理治疗，患儿气管插管发生堵塞或脱开，镇静剂的应用，各种操作如腰椎穿刺、心包穿刺、心血管介入治疗操作等。

5. 意外伤害　如窒息，外伤，车祸，溺水，触电，雷击，烧伤，误服药品或毒品，异物吸入，甚至自杀等。

（三）临床表现

临床表现为突然昏迷，呼吸停止或喘息样呼吸，面色发绀，瞳孔散大和对光反射消失，大动脉（颈、股、肱动脉）搏动消失。若听诊心音可发现心音消失，心电图监护可见等电位线，心电机械分离或心室颤动等。

（四）临床诊断

心搏、呼吸骤停的诊断并不困难，一般患儿突然意识丧失及大动脉搏动消失和呼吸停止即可诊断。对不能确定脉搏的患儿，不可因反复触摸大动脉搏动或听诊心音而延误抢救治疗。

（刘　鹏　郑显兰）

复习题

1. 小儿呼吸衰竭气道管理不当的是

A. 温湿化呼吸道　　　　　　　　　　B. 定时拍背吸痰

C. 遵医嘱给予雾化吸入　　　　　　　D. 观察咳嗽、咳痰情况

E. 吸痰时间不超过 15s

2.（多选题）对重症呼吸衰竭在常规呼吸支持无效的情况下，可给予特殊的呼吸或生命支持的是

A. ECMO　　　　　　　　　　　　　　B. 高频通气

C. 吸入 NO
D. 吸入氦气

E. 肺泡表面活性物质

3. 患儿，男，3 个月，因"咳嗽 3d、拒乳 1d"就诊。查体：T 36.6℃，HR 130 次 /min，R10 次 /min，浅昏迷状，面色、躯体皮肤发绀，呼吸浅，不规则，双肺布满湿啰音，心音正常，四肢肌张力正常。诊断：重症肺炎、呼吸衰竭。给予气管插管、抗感染及对症治疗。该患儿首要的护理问题是

A. 清理呼吸道无效
B. 心排血量减少

C. 气体交换受损
D. 有体液不足的危险

E. 活动无耐力

4. 诊断呼吸衰竭最常用的重要方法是

A. 血气分析
B. X 线胸片

C. 呼出气 CO_2 监测
D. 肺动脉压监测

E. 临床表现

5. 对该患儿护理不当的是

A. 抬高床头 30°
B. 根据吸痰指征适时吸痰

C. 维持 PaO_2 在 8.67~11.33kPa
D. 加温湿化呼吸道

E. 吸痰前无须充分给氧

6. 儿童脓毒性休克首剂液体复苏的剂量是

A. 10ml/kg
B. 20ml/kg

C. 30ml/kg
D. 50ml/kg

E. 60ml/kg

7. 患儿出现暖休克，首选的血管活性药物是

A. 多巴胺
B. 肾上腺素

C. 去甲肾上腺素
D. 米力农

E. 多巴酚丁胺

8. 患儿，1 岁，10kg，因"咳嗽、发热 10d，加重伴气促 2d"入院。1 周前某院诊断为上呼吸道感染，家中自服"感冒药"。入院诊断为脓毒性休克。查体结果中不太可能出现的是

A. 患儿表情淡漠，萎靡不振
B. 心率 74 次 /min，律齐，脉搏有力

C. 皮肤花纹，毛细血管再充盈时间 5s
D. 四肢暖，上肢无创血压为 72/43mmHg

E. 尿量少

9. 体循环淤血最早、最常见的体征是

A. 水肿
B. 颈静脉怒张

C. 头皮静脉怒张
D. 肝大

E. 口唇发绀

10. 以下关于充血性心力衰竭叙述不正确的是

A. 左心衰竭主要是体循环淤血的表现

B. 婴幼儿患者水肿和肺部啰音等体征不明显

C. 年长儿的表现与成人相似

D. 左右心同时衰竭可出现体循环、肺循环衰竭的表现

E. 肺循环淤血患儿咳粉红色泡沫痰

11. 患儿,男,7 个月。患儿生病后呼吸频率一直比较快,60~70 次 /min;有吸气性三凹征,心率增快,170~180 次 /min;哭吵时全身出汗,肝脏肋下 3.5cm。该患儿心力衰竭分级计分为

A. 9 分

B. 10 分

C. 11 分

D. 12 分

E. 13 分

12. 患儿,女,3 岁,因"面色苍白,精神欠佳 1d,突发呼吸困难 4h"入院。查体:患儿呼吸困难,皮肤、黏膜发白,心率增快且不规则。护士接诊后暂不需紧急评估的指标是

A. 心率

B. 心律

C. 呼吸情况

D. 饮食情况

E. 血氧饱和度

13. 鼻导管吸氧患儿发生抽搐,严禁使用的药物是

A. 咪达唑仑

B. 水合氯醛

C. 维库溴铵

D. 地西泮

E. 苯巴比妥

14. 脑灌注压的定义是

A. 平均动脉压与颅内压之差

B. 收缩压与舒张压之差

C. 收缩压与颅内压之差

D. 舒张压与颅内压之差

E. 收缩压与平均动脉压之差

15. 颅内压增高患儿床头抬高 15°~30° 的主要目的是

A. 有利于改善心脏功能

B. 有利于改善呼吸功能

C. 有利于颅内静脉回流

D. 有利于鼻饲

E. 有利于护理操作

16. 急诊收入患儿,5 岁,车祸伤,颅底骨折,合并脑脊液鼻漏。其错误的治疗方法是

A. 肾上腺素纱布填塞鼻腔

B. 抗生素治疗

C. 安静卧床

D. 防止便秘及上呼吸道感染

E. 建立静脉通道

17. 患儿,女,12 岁,因肿瘤、颅内压增高,行脑室引流术后 3h,引流管无脑脊液流出,处理方法不可取的是

A. 将引流袋降低

B. 报告医师

C. 将引流管轻轻旋转

D. 检查引流管是否扭曲、折叠

E. 检查引流管是否滑出

18. 可引起急性肾损伤在 ICU 危重患儿中最相关的病因是

A. 脓毒血症

B. 药物毒性反应

C. 呼吸道感染

D. 结石

E. 泌尿道感染

19. AKI 中,最危险的电解质紊乱是

A. 低钾血症   B. 高钾血症

C. 低钠血症   D. 高钠血症

E. 高钙血症

20. 血钾高时,以下处理中,不正确的是

A. 5% 碳酸氢钠,2ml/kg,稀释成 1.4% 浓度静脉滴注

B. 10% 葡萄糖酸钙:0.5ml/kg 静脉滴注

C. CRRT

D. 低渗葡萄糖维持

E. 腹膜透析

21. 进行营养状况评估时,下列错误的是

A. 单一项目的评估均不能代表机体功能的测定

B. 评估儿童营养状况时,应综合临床表现、实验室检查、饮食特点等结果综合判断

C. 避免仅以个人身体形态的大小来评价个体的营养状况

D. 儿童营养状况评估时,收集的主观资料能够很好地反映儿童的营养问题

E. 还应考虑各种影响因素,如宗教信仰、经济、家族遗传等

22. 体重低下指的是

A. 体重低于同年龄、同性别参照人群值的均数 2 个标准差及以上

B. 体重低于同性别、同身高参照人群值的均数 2 个标准差及以上

C. 体重低于同年龄、同性别参照人群值的均数 3 个标准差及以上

D. 体重低于同年龄、同性别参照人群值的均数 1 个标准差及以上

E. 体重低于同年龄、同身高参照人群值的均数 2 个标准差及以上

23. 关于空肠管置入长度的标记,下列描述正确的是

A. 第一标记点是以患儿发际到胃部的长度

B. 第二标记点是在第一标记点的基础上再通过测量剑突到脐中线的距离来确认

C. 第二标记点是在第一标记点的基础上再通过测量剑突到脐前线的距离来确认

D. 第三标记点是在第二标记点的基础上增加 5cm

E. 第三标记点是在第二标记点的基础上增加 10cm

24. 儿童脂肪消失的顺序是

A. 颜面部→躯干、臀部、四肢→腹部   B. 颜面部→躯干、臀部、腹部→四肢

C. 腹部→臀部、躯干、四肢→颜面部   D. 腹部→躯干、臀部、四肢→颜面部

E. 腹部→躯干、颜面部、四肢→臀部

25. 关于喂养不耐受,下列说法正确的是

A. 反复出现胃潴留

B. 呕吐了 1 次

C. 24h 内连续两次测得腹围增加超过 10%

D. 24h 内连续两次测得腹围增加超过 20%

E. 24h 内发生 2 次或以上的稀便

26. 患儿,女,1 岁,体重 11kg,诊断为阵发性室上性心动过速,经急诊抢救室医护人员

急救处理后心率恢复窦性心律,医生评估生命体征平稳,准备转入心血管内科继续治疗,此患儿的转运分级是

A. Ⅰ级   B. Ⅱ级

C. Ⅲ级   D. Ⅳ级

E. Ⅴ级

27.（多选题）急诊患儿就诊时,分诊护士需要重点评估内容是

A. 意识   B. 皮肤

C. 脉搏   D. 呼吸

E. 体温

28.（多选题）在危重患儿院内转运前,应做的准备是

A. 人员准备   B. 患儿准备

C. 设备准备   D. 药物准备

E. 转运通道的准备

29.（多选题）转运团队中转运人员应接受专业培训包括

A. 高级生命支持   B. 气道管理

C. 机械通气   D. 开放静脉通路

E. 心律失常的判断和处理

30. 儿科患者单人心肺复苏时胸外心脏按压30次需要维持在

A. <10s   B. 10~14s

C. 15~18s   D. 19~20s

E. >20s

31. 儿童患者（新生儿除外）双人心肺复苏使用球囊面罩通气时,为了达到100%吸入氧气浓度,需要调节连接球囊的氧气流量是

A. 2L/min   B. 4L/min

C. 6L/min   D. 8L/min

E. ≥10L/min

32. 儿童（新生儿除外）心肺复苏时,在有气管插管情况下进行人工通气的通气频率是

A. 10 次/min   B. 11~12 次/min

C. 13~19 次/min   D. 20~30 次/min

E. >30 次/min

33. 患儿,1岁,10kg。被发现没有反应,没有呼吸及大动脉搏动。已开始实施CPR,建立静脉通路。准备静脉推注肾上腺素,下列对肾上腺素用法正确的是

A. 1:1 000 肾上腺素 0.1ml 静脉推注   B. 1:1 000 肾上腺素 1ml 静脉推注

C. 1:10 000 肾上腺素 0.1ml 静脉推注   D. 1:10 000 肾上腺素 1ml 静脉推注

E. 以上均不对

34.（多选题）高质量心肺复苏的要素包括

A. 按压频率 100~120 次/min

B. 足够按压深度,深度为至少胸廓前后径 1/3

C. 尽量减少按压中断,控制中断时间在 10s 内

D. 按压过程要保持充分的胸廓回弹

E. 避免过度通气

参 考 答 案

1. B　2. ABCDE　3. C　4. A　5. E　6. B　7. C　8. B　9. D　10. A　11. C　12. D
13. C　14. A　15. C　16. A　17. A　18. A　19. B　20. D　21. D　22. A　23. B
24. D　25. C　26. B　27. ABCDE　28. ABCDE　29. ABCDE　30. C　31. E　32. D
33. D　34. ABCDE

主要参考文献

［1］江载芳,申坤玲,沈颖.诸福棠实用儿科学［M］.8 版.北京.人民卫生出版社,2015.

［2］郑显兰.儿科危重症护理学［M］.北京：人民卫生出版社,2015.

［3］许峰.实用儿科危重病抢救常规和流程手册［M］.北京：人民卫生出版社,2016.

［4］张波,桂莉.急危重症护理学［M］.4 版.北京：人民卫生出版社,2017.

［5］崔焱.儿科护理学［M］.6 版.北京：人民卫生出版社,2017.

［6］王卫平,孙锟,常立文.儿科学［M］.9 版.北京：人民卫生出版社,2018.

［7］石汉平,赵青川,王昆华等.营养不良的三级诊断［J］.中国癌症防治杂志,2015,7（5）：313–319.

［8］祝益民,钱素云.重症儿童院际三级转诊专家建议［J］.中华儿科杂志,2015,8（53）：573–575

［9］许峰,王荃,钱素云.2015 年版"儿童急性呼吸窘迫综合征：儿童急性肺损伤会议共识推荐"指南解读［J］.中华儿科杂志,2016,54（5）：323–326.

［10］李小荣,李新立.强调多学科合作以优化药物和器械管理——2016 年欧洲心脏病学会急慢性心力衰竭诊断治疗指南解读［J］.中国循环杂志,2016,31（11）：129–133.

［11］安欣,章志丹,马晓春.2016 国际脓毒症和感染性休克管理指南与日本脓毒症诊疗指南之异同［J］.中华危重病急救医学,2017,29（4）：289–293.

［12］洪莉.危重症药理营养素研究进展［J］.中国小儿急救医学,2017,24（1）：23–27.

［13］高健,刘晓颖,史冬雷.《急诊危重症患者院内转运共识》解读——标准化分级转运方案的实施［J］.中国急救医学,2017,6（37）：485–487.

［14］ROSS P A, NEWTH C J L, LEUNG D, et al. Obesity and mortality risk in critically ill children［J］. Pediatrics, 2016, 137（3）: e20152035.

［15］KOCHANEK P M, TASKER R C, CARNEY N, et al. Guidelines for the Management of Pediatric Severe Traumatic Brain Injury, Third Edition: Update of the Brain Trauma Foundation Guidelines ［J］. Pediatric Critical Care Medicine, 2019, 20（3S Suppl 1）: S1–S82.

［16］TOPJIAN A A, RAYMOND T T, ATKINS D, et al. Part 4: Pediatric Basic and Advanced Life Support: 2020 American Heart Association Guidelines for Cardiopulmonary Resuscitation and Emergency Cardiovascular Care［J］. Circulation, 2020, 142（16_suppl_2）.

第五章　新生儿专科护理

第一节　新生儿病房的护理管理

一、病房设计及环境要求

新生儿病房建筑应布局合理、分区明确、人物分流、标识清晰，最大限度减少各种干扰和交叉感染，同时满足医护人员随时接触和观察患儿的要求。

1. 新生儿病房的形式及分级　根据2009年卫生部《新生儿病室建设与管理指南（试行）》及2013年《中国新生儿病房分级建设与管理指南（建议案）》，新生儿病房形式可以根据医院实际需要及区域卫生规划，设置为新生儿病室、新生儿病区及新生儿科。

新生儿病室是儿科或其他科室病区中与其他专业共用护理站的新生儿住院单元。新生儿病区是设有独立护理站的新生儿住院区域。新生儿科是由医疗机构直接领导的设有专门病区的独立临床科室。

依据新生儿病情复杂程度、危险程度对诊疗护理水平的需求，以及与之相适应的资源配置、组织管理、诊疗技术等方面的条件和能力水平，可将新生儿病房分为三级，Ⅰ级为新生儿观察病房、Ⅱ级为新生儿普通病房、Ⅲ级为新生儿重症监护病房（neonatal intensive care unit，NICU）。原则上，凡是设有产科的医疗机构都应设置新生儿病房，县（市、旗）区域内至少应有一家医疗机构设有不低于Ⅱ级b等的新生儿病房，地（市、州、盟）区域内至少应有一家医疗机构设有不低于Ⅲ级a等的新生儿病房，省（市、自治区）区域内至少应有一家医疗机构设有不低于Ⅲ级b等的新生儿病房，国家级各区域中心城市至少应有一家医疗机构设有Ⅲ级c等的新生儿病房。

2. 床位设计　新生儿病房应按照服务对象和服务区域设置适宜床位数量。所在医疗机构每年每出生1 000个新生儿，Ⅰ级新生儿病房至少配置新生儿床位2~4张，Ⅱ级新生儿病房至少配置床位4~7张，Ⅲ级新生儿病房至少配置床位5~8张。新生儿病房每个管理单元以≤50张床位为宜，床位使用率若超过110%，则表明新生儿病房床位数不能满足临床需要，应增加新生儿病房单元数。

3. 空间布局　新生儿病房应有独立的出入通道和可控制的环境空间，接近产房、产科病房、手术室、血库、检验科、影像科等，抢救时可快速建立绿色通道。无法实现横向"接近"时应考虑楼上楼下纵向"接近"。病房的空间布局各区域应相对独立，以减少干扰并利于感染控制，可分为：

（1）医疗区：监护病室、恢复期病室、隔离病室、医生工作站、护士站、治疗室、配奶室等。

（2）医疗辅助区：家长接待室、哺乳室、医疗设备存储室、总务库房等，有条件者可建立临终关怀室。

（3）污物处理区：清洗消毒间、器械处置室、弃物处置室等。

（4）工作人员生活区：办公室、更衣室、图书室、会议室、休息/值班室、盥洗间、卫生间及疏散通道等。

4. 环境要求

（1）建筑装饰：遵循不产尘、不积尘、耐腐蚀、防潮防霉、防静电、易清洁并符合防火要求。

（2）光线：新生儿病房应通风、采光良好，医疗用电与生活照明用电线路分开，采用双路供电或备用的不间断电力系统，可随时调节光线强弱或使用遮光布遮挡光线。

（3）声音：有条件的病房可采用高吸音建筑材料，除患儿监护仪器报警声外，电话铃声、打印机等仪器发出的声音应降至最低水平。原则上，白天噪声不超过45dB，傍晚不超过40dB，夜间不超过20dB。

（4）温度：有条件者可装配气流方向从上到下的空气净化系统，能独立控制室内温度和湿度，且每个单间可独立控制。足月新生儿病室温度22~24℃，相对湿度50%~60%；早产儿病室温度24~26℃，相对湿度55%~65%。

二、设施设备

1. 信息系统　建立完善的通信、监控、网络与临床信息管理系统。可设中央监护设施和计算机数据系统，查阅检查结果、医疗费用情况、药房备药情况、仪器档案、物资储备等。

2. 气源、电源设施　有患儿的地方其墙壁或功能设备吊塔（"生命岛"）均应有适量的电源插座、氧源、压缩空气源、负压吸引源等。如无中心供气设施者，可用氧气瓶、空气压缩机及电动负压吸引器替代。医疗用电和生活照明用电线路分开。

3. 清洁和消毒设施　每个房间内至少设置1套洗手设施、干手设施或干手物品，洗手设施应当为非手触式，洗手槽设计应保证洗手时不溅水、不积水。

4. 突发事件应急设施　如过滤式自救呼吸器、应急灯、转运襁褓等，备有应急供电设备应对停电等突发事件。

5. 监护及急救设备　配备负压吸引装置、心电监护仪、吸氧装置、暖箱或辐射式抢救台、蓝光治疗仪、输液泵、静脉推注泵、微量血糖仪、耳声发射仪、新生儿专用简易呼吸器与面罩、喉镜和气管导管、床旁心电图机、脑电图机、氧浓度监护仪、空气–氧气混合仪、多功能呼吸机、床旁血气分析仪、床旁超声机、床旁X光机、转运暖箱等。

三、人员配置及要求

1. 人员配置　各级新生儿病房应当根据其功能任务，配备资历、能力和数量适宜的医护人员。有条件者可以配备适当数量的呼吸治疗师、心理咨询师、临床药师、临床营养师和辅助诊断技师、设备维修工程师等人员。参照原国家卫生计生委办公厅《三级妇幼保健院评审标准实施细则（2016年版）》的要求，新生儿病房医师人数与实际开放床位数之比应不低于0.3:1，护士人数与实际开放床位数之比应大于0.6:1，NICU护士与床位之比不低于1.5:1。

2. 人员要求　《三级妇幼保健院评审标准实施细则（2016年版）》要求，NICU护士应具有大专或以上学历,2008 年后上岗的 NICU 护士取得 ICU 专科护士培训资格证≥70%。护理梯队合理、技术职称比例应满足 NICU 护理服务要求。根据《中国新生儿病房分级建设与管理指南(建议案)》,Ⅱ级和Ⅲ级新生儿病房的护士长应具有中级以上专业技术职务任职资格,在新生儿专业工作 5 年以上,并具备一定管理能力。新生儿病房护士相对固定,经过新生儿专业培训并考核合格,掌握新生儿常见疾病的护理技能、新生儿急救操作技术和新生儿病房医院感染控制技术。

四、护理文件书写

护理文件是护士为患者提供护理服务的重要证据,是护士执行医嘱、观察病情及对患者实施护理措施的客观资料。护理文件也是医生观察诊疗效果,调整治疗方案的依据,具有重要的法律效力,是医疗事故鉴定的重要依据。

1. 新生儿专科护理文件 护理文书包括体温单、医嘱单、长期医嘱执行单、入院评估单、护理计划单、护理记录单、健康教育单等。护理记录书写应以整体护理为思维模式,内容主要包括患儿的客观病情、处理措施及效果评价。可根据科室规模及实际工作,设计表格式护理记录单,采用选择式填空记录和时点法记录以突出专科特点。表格式护理记录单主要包括:

(1)新生儿专科护理病历,如新生儿入院知情同意书、入院评估及处置记录单、护理记录单、护理风险评估及防范记录单、出院查对及健康教育记录单。

(2)特殊记录单,如输血护理记录单、换血记录单、抢救记录单、PICC 穿刺知情同意书、PICC 穿刺及维护记录单、疼痛评估单、亚低温治疗记录单、危重新生儿转运同意书及记录单等。

2. 文件书写应遵循的原则
(1)符合"病历书写的基本规则和要求"。
(2)客观、真实、准确、及时、规范。
(3)应与其他病历资料有机结合,相互统一。
(4)均可采用表格式。
(5)可按规范要求使用电子病历。

五、护理质量与安全

护理质量是指护士在护理工作中为患者提供护理技术和生活服务的过程及效果,以满足服务对象需要的程度。护理质量管理是指按照护理质量形成过程和规律,对构成护理质量的各个要素进行计划、组织、协调和控制,以保证护理服务达到规定标准和满足服务对象需要的活动过程。

(一)护理质量评价指标体系的构成

1. 要素质量(结构质量) 是构成护理工作的基本要素,包括组织机构和人员、知识及技术、环境、物资和设备、管理制度等。常用指标有床护比、护士本科及以上学历构成比、专科护士比例、患者危重度、急救物品完好率、物品器械消毒灭菌合格率、护士年终考核合格率等。

2. 环节质量（过程质量）　注重在护理工作过程中实施控制，将偏差控制在萌芽状态。常用指标主要包括患者护理质量指标、护理环境和人员管理指标两类，如手卫生合格率、疼痛评估符合率、基础护理合格率、护理文件书写合格率、健康教育执行率、血管通路护理合格率等。

3. 终末质量（结果质量）　是对患者最终的护理效果的评价，是从患者角度进行评价。常用指标包括患者满意度、患者投诉率、压疮发生率、给药错误发生率、非计划拔管发生率、坠床发生率、医源性皮肤损伤发生率、导管相关性血流感染发生率、呼吸机相关性肺炎发生率等。

（二）护理质量管理工具

1. 品管圈（quality control circle，QCC）　是由相同、相近或互补的工作场所的人们自动自发组成数人一圈的团体（又称 QC 小组，一般 6~10 人），全体合作、集思广益，按照一定的活动程序来解决工作现场、管理、文化等方面所发生的问题及课题，目的在于提高产品质量和工作效率。

2. PDCA 循环　又称"戴明环"，将解决问题的过程分为计划（plan）、执行（do）、检查（check）、处理（action）4 个阶段，共 8 个步骤。

（1）P 阶段（4 个步骤）

1）选择课题，分析现状，找出存在的质量问题。

2）设定目标，分析产生质量问题的各种原因或影响因素。

3）提出各种方案，区分主因和次因，找出影响质量的主要因素。

4）针对影响质量的主要因素拟订对策、计划和措施。

（2）D 阶段（1 个步骤）：设计出具体的行动方法、方案，进行布局，采取有效的行动。

（3）C 阶段（1 个步骤）：效果检查，检查验证、评估效果。

（4）A 阶段（2 个步骤）

1）总结成功经验，制订相应标准。

2）把未解决或新出现的问题转入下一个 PDCA 循环。

3. 失效模式与效应分析（failure mode and effect analysis，FMEA）　是一种专为医疗保健机构研发的前瞻性危机分析系统，用于持续质量改进，降低医疗风险以保证患儿安全。FMEA 作为一种前瞻性分析方法，能够帮助护士系统评估和识别程序中的高危因素并进行改进，从而降低风险，预防不良事件的发生，保障患儿安全。

4. 根本原因分析（root cause analysis，RCA）　是从追溯寻找问题的根本原因开始，确定解决方法，使问题得到有效解决并提出预防措施，而不仅仅是关注问题的表面，是一种结构化的问题处理方法。

（三）护理安全问题

患者安全（医疗安全）是指医院在实施医疗保健过程中，患者不发生法律法规容许范围以外的心理、机体结构及功能损害、障碍、缺陷和死亡，其核心是医疗质量。常见新生儿护理安全问题如下：

1. 用药错误。

2. 医源性皮肤损伤　包括粘贴伤、药物渗漏、压伤/压疮、摩擦伤、烫伤、剃刀伤、尿布皮炎等。

3. **身份识别错误** 常发生在入院登记、出院办理、给药及外出检查等关键环节。采用至少两种方法识别身份,如姓名+住院号,但不包括患儿的床号和房间号,不得采用条码扫描等信息识别技术作为唯一识别方法。

4. **非计划性拔管**(unplanned extubation,UEX) 指拔管时机尚未成熟时,患者自行拔管或其他原因(包括医护人员操作不当)造成的导管滑脱。

5. **医院感染** 如导管相关性血流感染、呼吸机相关性肺炎,传播途径以接触传播为主,洗手是控制医院感染最简单、最有效的方法。

6. 坠床。

7. 奶源污染。

8. 呛奶、误吸致窒息。

9. **氧中毒** 用氧不当可引起早产儿视网膜病变、氧中毒、支气管肺发育不良等。新生儿用氧时理想目标是维持患儿的氧分压(PaO_2)在 50~80mmHg(早产儿 50~70 mmHg)。

①建议早产儿在生后早期(4周以内)目标经皮血氧饱和度(SpO_2)维持在 90%~95%,后期(4周后)维持在 93%~95%,同时应避免缺氧和高氧的频繁发生。

②支气管肺发育不良(BPD)患儿建议在校正胎龄 32 周前的目标 SpO_2 以 90%~94% 为宜,BPD(校正胎龄 36 周或出院时 $FiO_2 \geq 0.30$ 或需要正压通气及机械通气的患儿)建议目标 SpO_2 维持在 92%~95%。

10. 仪器故障。

(黄 希 彭文涛)

第二节 新生儿健康评估与专科护理

一、新生儿健康评估

案例分析

典 型 案 例

患儿,男,6h,因"孕33周,气促6h"急诊抱送入院。家长诉:患儿胎龄33周,G_1P_1,顺产,母亲胎膜早破12h,出生体重1 800g。查体:T 38.2℃,P 168 次/min,R 70 次/min,反应萎靡,面色欠红润,四肢肌张力低下,前囟平软,双瞳孔等大等圆,对光反射灵敏,克尼格征、巴氏征阴性,无抽搐,SpO_2 90%,肢端偏凉,无寒战。当班护士接待,家长非常焦急。

(一)入院健康评估

1. **生命体征** 温度由腋窝测量确定,体温38.2℃,安静时心率为168 次/min,呼吸频率在 60~70 次 /min,呼吸不规则,听诊时呼吸音清。血压值:收缩压为 68mmHg,舒张压为 30mmHg,平均压 40mmHg;经皮血氧饱和度在 80%~90%。

2. **心血管**　听诊无心脏杂音,毛细血管再充盈时间不到 3s。

3. **皮肤**　评估皮肤的成熟度、颜色。早产儿缺乏皮下脂肪,皮肤比足月儿薄,在胸部和腹部有可见的血管。

4. **头**　头围是经眉弓上方突出部,绕经枕后结节一周的长度,头围与脑的发育密切相关。足月新生儿的头围平均值是 35cm,正常范围是 31~38cm。触摸头部以评估骨骼的坚固性和囟门、颅缝的大小,并检测有无肿胀、肿块或骨缺损。前囟门大小为 2.5cm×2.5cm,触摸会有轻微搏动,柔软,且较其他部分略凹陷。评估头发的颜色、长度、连续性、质地,头发轮廓和头发的数量。

5. **面部和颈部**　检查面部的形状、对称性,以及淤伤或变形特征的存在。评估整体面部特征是否比例对称,异常面部特征可能是畸形综合征的家族性或特征性的体现。新生儿的颈部相对较短,观察其对称性,皮肤外观。

6. **耳朵**　对耳朵进行评估并比较形状,检查耳郭是否异常,耳道是否存在和通畅。

7. **眼睛**　眼睛是否清晰,虹膜颜色是否均匀,双眼色素沉着应相似,瞳孔应呈圆形且直径相等。评估直接对光反射与间接对光反射是否正常。

8. **鼻子**　评估鼻子的形状和对称性,鼻孔是否通畅,皮肤黏膜有无损伤或创伤迹象。

9. **口腔**　检查口腔的大小、形状、颜色,是否存在结构异常,舌头是否光滑。

10. **胸部**　评估胸部的大小、对称性、肌肉结构、骨结构,乳头的数量和位置,与呼吸是否协调。乳头是否正常,乳头间距宽与各种先天性综合征相关。新生儿乳房组织可能因孕母激素的影响而肥大。

11. **腹部**　检查腹部轮廓和大小、对称性、皮肤特征、脐带位置。触诊肌肉和腹壁张力,内脏位置和大小,是否有压痛。肝脏的边缘可以在右锁骨中线肋缘下 1~2cm 触及,小部分新生儿的左肋缘可以扣及脾脏。肠道需要听诊,相比于足月儿,早产儿的肠鸣音较少。

12. **肛门生殖器区**　肛门生殖器区域应在婴儿仰卧位进行检查。生殖器应该很容易即可识别为男性或女性。男性阴茎的正常长度为 3.5cm(±0.7cm)。女性阴唇、阴蒂应位于阴道口上方。评估肛门的位置、大小和通畅性,通畅性以是否可插入软橡胶导管来判断。胎粪的通过并不能证实肛门的正常,因为胎粪可能会通过瘘道排出。

13. **背部**　协助婴儿取俯卧位,同时检查背部的弯曲度和结构是否异常。脊椎应直且柔韧,应没有明显的缺陷,如凹坑、毛簇或酒窝。

14. **四肢和臀部**　观察四肢对称性、屈曲度,检查有无骨折和畸形的存在。

15. **神经系统**　在评估身体各部位的同时,可评估患儿活动的对称性、姿势、有无抽搐等异常活动,哭闹的程度和声调,有无过度激惹。检查肌力、肌张力和特殊神经反射,包括觅食、吸吮、拥抱、握持和交叉伸腿反射等。

16. **产伤**　通过仔细检查,确定有无产伤,及时对症处理。产伤是指分娩过程中因机械因素对胎儿或新生儿造成的损伤。巨大儿、母亲肥胖、胎先露部位的异常、分娩方式(器械辅助经阴道分娩、剖宫产)、母亲体型小、骨盆异常等均会增加产伤的风险。产伤可造成患儿损伤的常见类型有软组织损伤、头颅损伤、骨骼损伤、神经损伤、内脏损伤。

案例分析

病情和治疗

患儿 T 38.2℃，P 168 次 /min，R 70 次 /min，反应萎靡，面色欠红润，四肢肌张力低下，SpO_2 90%。给予鼻导管吸氧，氨苄西林钠和头孢噻肟静脉泵注，葡萄糖营养液静脉泵注。

（二）早发败血症的健康评估

1. 评估内容　呼吸、心率、体温、血氧饱和度、尿量、肌张力、精神反应、血气分析如代谢性酸中毒（BE<-10mmol/L）、是否存在喂养困难或喂养不耐受、有无休克表现、有无不明原因的大量出血、血小板减少或凝血异常、有无血糖不稳定（低血糖或高血糖）、有无 24h 内出现黄疸、有无呼吸暂停等。

2. 败血症的临床诊断　发热（体温≥38℃），或者低体温（体温 <36℃），可伴有寒战，并合并下列情况之一：有入侵门户或迁徙病灶、有全身中毒症状而无明显感染灶、有皮疹或出血点、肝大、脾大、血液中性粒细胞增多伴核左移且无其他原因可以解释、收缩压低于 90mmHg 或者较原收缩压下降超过 40mmHg。

病原学诊断是在临床诊断基础上，符合下述两条之一即可诊断：血液培养分离出病原微生物或血液中检测到病原体的抗原物质。

3. 实验室检查　包括血常规如白细胞计数、血红蛋白、血小板计数、CRP、PCT，血培养，尿培养，腰椎穿刺，痰培养，大便轮状病毒及诺如病毒筛查，血气分析，凝血功能，胸腹 X 片等。

案例分析

出　　院

入院后第十天，患儿反应好，前囟平，四肢肌张力适中，无抽搐，吃奶好，无呕吐，体温、心率、呼吸正常，复查血常规和血气正常，脑脊液和血培养阴性，遵医嘱予出院。

（三）出院评估

1. 新生儿出院计划的识别与评估　新生儿医护人员及心理健康专家在患儿进入 NICU 时即筛查其父母压力、抑郁等情绪状况，在提供临床咨询服务的同时，对其个人家庭角色、经济状况、社会心理方面的风险进行评估。延续性护理对 NICU 患儿出院后的重要性已得到医护人员的肯定，出院计划的评估是延续性护理的一部分。

2. 出院前评估　出院前评估患儿喂养状况及哺乳支持情况、患儿进食状况是否良好、体重是否达标。开展优质护理服务活动，注重袋鼠式护理，鼓励母婴情感交流，营造温馨、舒适、和谐的护理氛围和健康的心理成长环境。向患儿家长强调随访和院外功能训练的重要性。

3. 追踪评估　医疗追踪其生长、智力的发展。出生后 42d 需进行神经行为发育的测评,以监测神经行为发育,防止神经系统后遗症的发生,随诊1年至1年半。疾病的追踪包括是否有听力障碍、视力障碍、先天性代谢异常等。护理追踪包括父母或主要照顾者的照护执行情况。出院计划是一种团队工作,它结合家长、医疗专业人员及社会资源,希望能给予高危新生儿完善的照护及追踪,使他们的身心获得更好的发展。

案例分析

相 关 知 识

护理评估是护理程序的第一步,也是其中最基本的一步。在整个新生儿的日常护理过程中,评估是一个持续的过程,定期进行正式、全面的新生儿评估能够帮助临床确定治疗和护理的效果,及时判别患儿的具体问题,同时综合的身体评估结果也可以作为诊断和治疗的临床判断依据。新生儿健康护理评估内容主要包括家庭评估、身体健康评估、胎龄评估、营养评估、出院计划评估等。

（一）评估时注意事项

1. 接诊后通过视诊先作出快速的预判,病情危重时先给予紧急处理,然后再做具体评估。

2. 评估应在安静、温馨的环境中进行,光线充足但不宜对患儿眼睛造成刺激,时间控制在 5~10min 内完成。

3. 严格执行新生儿消毒隔离制度,将患儿置于新生儿辐射保暖台上,做好保暖。

4. 体检宜在患儿安静时进行,哭闹时可给予非营养性吸吮,动作轻柔、敏捷、全面仔细。冬天检查前护士的双手和听诊器等应先温暖,尽量减少对患儿的不良刺激。评估中确定优先事项,如发现呼吸系统症状时的快速应变和处置。

5. 观察患儿的外貌、姿势、面色、营养、发育、神志、反应、活动、呼吸、肤色变化、惊厥动作以及体表可见的各种畸形、外伤等。

6. 评估时遵循合理的顺序,对易受哭闹干扰的项目先检查,如心率、呼吸;受哭闹影响不大或会引起不舒适的检查项目后检查,如腹部触诊、肛门外生殖器检查等。一般情况下自上而下对各器官系统进行逐一检查评估。触诊放在最后,由浅入深,检查时应使用指腹而不是指尖。

（二）新生儿家庭评估

家庭评估对于新生儿护理来说尤其重要,个体化的家庭评估是以家庭为中心的护理模式的基础,要求临床护理工作者能够评估每个家庭及家庭内部各个成员的特定需要,能够识别一个家庭结构上、功能上和发展上的需要,更确切地说是能够识别其生理、心理、情感以及社会等各种需要。临床护理工作者在做评估时面对的家庭各不相同,应该在一般的基本原则指导下根据具体的临床情境作出判断,通过评估了解家庭内部的支持系统并给予有效的帮助,帮助家庭正确面对自己所面临的困难,积极地寻找新的信息和资源,并有效地利用各种外界支持系统。

（三）新生儿身体健康评估

身体健康评估就是要对入院危重新生儿进行全面的新生儿检查,包括各个系统的评估。

学习这些技能需要耐心和实践,新生儿不像成人,无法提供口头提示,这也为新生儿的身体评估增加了难度。临床护理工作者需要经过大量观察完成新生儿个体化的评估,然后通过评估数据形成临床判断和护理计划。

新生儿健康评估的检查方法:用于身体评估的技术包括视诊、听诊、触诊、叩诊。

1. 视诊 是指以视觉来观察患儿全身或局部状态的检查方法。视诊可观察患儿的一般状态和许多全身性的体征,如行为状态、发育、营养、体型或意识、体位等。局部视诊可了解患儿身体各部分的改变,如皮肤、黏膜、眼、耳、鼻、口、舌、头颈、胸廓、腹形、肌肉、骨骼、关节外形等。特殊部位的视诊需借助于某些仪器如耳镜、鼻镜、检眼镜等帮助检查。不同部位的视诊内容和方法不同,但它简单易行,适用范围广,常能提供重要的诊断资料和线索,有时仅用视诊就可明确诊断一些疾病。但视诊又是一种常被忽略的诊断方法。只有在丰富医学知识和临床经验的基础上才能减少和避免漏诊;只有反复临床实践,才能深入、细致、敏锐的观察;只有将视诊与其他检查方法紧密结合起来,将局部征象与全身表现结合起来,才能发现并确定具有重要诊断意义的临床征象。

2. 听诊 是指以听觉听取发自身体各部的声音,并判断其正常与否的检查方法。听诊常用听诊器进行,检查器官运动时发出的声响,如呼吸音、心音、肠鸣音等。听诊时有低音调声音(如心血管声音)和高音调的声音(如肠鸣音)。听诊时听诊器应轻轻放置并贴近被评估的身体部位的皮肤。应该选择在新生儿平静状态且在安静环境进行听诊。在准确识别异常声音之前需要练习识别正常的身体声音。

3. 触诊 是指检查者通过手与被检查者体表局部接触后的感觉或被检查者的反应,发现其身体某部位有无异常的检查方法,包括质地、张力、振动,以及深层结构的大小、形状和位置。触诊时必须手法温柔,用指腹的平面而不是指尖进行触诊。为了收集最准确的信息,新生儿腹部检查开始时检查人员应该保持平静的心态。在触诊敏感器官(如肝、脾和皮肤)时必须强调手法温和,同时双手温暖,以免增加新生儿,特别是早产儿或肝大的早产儿受伤和出血的风险。在新生儿触诊过程中,使用安抚奶嘴以及从浅表到深部触诊的顺序有助于改善新生儿的舒适度。

4. 叩诊 是指用手叩击身体某表表部位,使之振动而产生声音,根据振动和声音的音调的特点来判断被检查部位的脏器状态有无异常的诊断方法。叩诊可以是直接或间接的。对于直接叩诊,检查者用右手中指的尖端直接击打身体部位进行评估。对于间接叩诊,检查者将左手中指第二指节紧贴于叩诊部位,右手指自然弯曲,用中指指端叩击左手中指末端指关节处或第二节指骨的远端,叩击方向应与叩诊部位的体表垂直。叩诊时应以腕关节与掌指关节的活动为主,避免肘关节和肩关节参与运动。叩击动作要灵活、短促、富有弹性。叩诊很少用于新生儿评估,更多是用来检查年龄较大的婴儿或儿童。

(四)胎龄评估

胎龄是指胎儿在宫内的日龄或周龄,胎龄评估是每个新生儿身体检查的一部分。按出生时胎龄可分为足月儿、早产儿和过期产儿。足月儿是指出生时胎龄满 37 周至不满 42 周者(259~293d);早产儿为胎龄不满 37 周者(<259d 者),其中胎龄小于 28 周者称为极早早产儿或超未成熟儿;过期产儿是指胎龄满 42 周以上者(≥294d)。新生儿的胎龄通常是按孕母的末次月经计算。通过对胎龄的评估可以准确预估该新生儿的发病率、死亡率,是风险度评估的重要依据之一。新生儿期生长发育迅速,日龄过大会影响评估结果的准确性,因此

评估的时间一般是在出生后 48h 内,最好不超过 24h,特别是早产儿。由于胎儿在母亲子宫内体格发育和神经系统的成熟是按一定的时间和顺序进行的,因此出生后胎龄的评估主要以其体表特征和神经成熟度为依据。评估方法包括 20 世纪 70—80 年代国际上广泛应用的 Dubowitz 胎龄评分法,目前新修订的 Ballard 法新生儿成熟度分级和 Finnstrom 胎龄评分法,以及国内普遍使用的简易胎龄评估法。

（五）营养评估

对于大多数新生儿,体重、身长和头围能够一定程度上代表新生儿的营养状况,将这些测量结果与标准生长曲线进行比较能够得出营养评估的结果。如果新生儿有身体成分大小的任何异常或婴儿表现出不成比例的增长,应该重新进行衡量并与既定规范进行比较。体重应该使用体重秤对新生儿进行称重,测量时要求去除衣服和被褥,仰卧于体重秤上并保持安静。使用皮尺测量身长,新生儿仰卧并双腿伸展,护士把皮尺从新生儿头部量到脚跟处,然后测量这两点之间的距离。

（六）出院计划评估

在讨论高危新生儿的出院计划内容之前,首先列出患儿可以出院的身体健康条件:

1. 至少 1 周没有出现呼吸暂停或心率减慢的情形,患儿呼吸平稳等。
2. 矫正胎龄达 34 周,体重达 1 500g 以上者。
3. 适当及稳定的体重增长,每天大约 25g。
4. 能经口或鼻胃管喂食,获得适当的营养及能量。
5. 没有需积极处置的内科或外科问题。

二、发育支持与家庭参与式照护

案例分析

典 型 案 例

患儿,女,G_1P_1,出生体重 1 690g,孕 32^{+5} 周,因"双胎之大、选择性生长受限、羊水过少"剖宫娩出,出生后即予暖箱、箱式吸氧。患儿血氧饱和度基本稳定,为进一步治疗转诊。入院经过医生的评估,给予每 2h 早产儿奶 2ml 喂养,逐步增加。联系患儿父母进入病房,在专科护士指导下进行家庭参与式照护。

（一）入院处置

1. 护理要点

（1）立即报告医生,预热暖箱温度 34℃、湿度 60%,心电监护仪监测生命体征。评估患儿全身皮肤、肌张力情况,尤其注意体温及呼吸状况。

（2）建立静脉通路,遵医嘱用药治疗。

（3）协助医生完善各项检验和检查。

2. 关键点

（1）体位支持:应用"鸟巢"使早产儿四肢靠近躯干呈蜷曲体位,与胎儿宫内姿势相似,患儿能感觉到"子宫"的存在,有安全感;利于维持屈曲姿势,提高自我调节的能力。使用改良水枕,可减少头颅和耳郭变形。适当(在奶后或者其他操作后)更换体位,提倡早产儿多种睡眠姿势(包括仰卧、俯卧、侧卧)。

（2）监测体温:早产儿体温调节中枢发育不成熟,环境温度对于患儿体温影响很大,应及时调节暖箱温度,保证早产儿的中性温度。

（3）呼吸管理:早产儿的肺发育未成熟,容易发生呼吸窘迫综合征(respiratory distress syndrome, RDS)、呼吸暂停、肺损伤等情况。注意观察呼吸频率、节律,并根据情况做好呼吸支持设备的准备。

（4）操作集中,动作轻柔。尽量在患儿清醒时集中完成各种操作,避免过度刺激,除必要的诊疗操作外,减少医务人员对患儿的触摸。进行有创操作时动作轻柔、准确,避免频繁穿刺,给予有效的动静脉置管。操作前轻声唤醒或触摸患儿,做到有"告知性"操作和护理,使其有准备。及时消除监护仪、微量泵的报警声,不要用力碰撞暖箱门,避免敲击暖箱等。

（二）住院期间的护理

1. 护理要点

（1）发育支持护理:提供合适的光线周期和相对安静的环境,"鸟巢"式体位支持及多种睡眠姿势。

①暖箱罩遮盖暖箱,促进早产儿稳定睡眠和休息,通过模拟昼夜光线周期来调节暖箱的灯光强度,严禁灯光直接照射,避免强光对眼睛的损伤。

②控制室内声音强度小于50dB,调低各种仪器设备声音,避免强声刺激,医护人员低声交谈。

③实施袋鼠式护理及新生儿抚触。

（2）减少不良刺激:尽量在患儿清醒时集中完成各种操作,避免过度刺激,除必要的诊疗操作外,减少医务人员对患儿的触摸。进行有创操作时,动作轻柔、准确,避免频繁穿刺,可给予安慰奶嘴或糖水吸吮以减少疼痛刺激。操作前轻声唤醒或触摸患儿,做到有"告知性"操作和护理。及时消除监护仪、微量泵报警声,不要用力碰撞暖箱门,避免敲击暖箱等。操作过程中增加与患儿情感的交流。

（3）口腔运动功能训练:评估口腔运动功能,给予微量喂养并逐渐加奶。必要时进行口腔运动训练,如非营养性吸吮及口腔按摩。

（4）家庭参与式护理:做好父母的心理评估,指导内容包括早产儿的基础护理(眼部、口腔、脐部、臀部护理方法),更换尿布,穿衣,沐浴,测量体温;学习观察病情变化(如面色、经皮氧饱和度、呼吸、心率、二便、哭声、胸腹部等);喂养指导(如奶瓶喂养、母乳喂养、母乳强化方法);用药护理(口服药准备和喂药);皮肤护理(袋鼠式护理、婴儿抚触);窒息复苏、意外的处理。邀请父母参加医师查房,参与和决策照护计划(含出院准备计划)的制订。

2. 关键点

（1）避光避声:为早产儿提供一个相对安静的环境。

（2）体位:提倡多种睡眠姿势(包括仰卧、俯卧、侧卧)。

（3）镇痛:要重视早产儿的疼痛管理,评估操作引起的疼痛,减少疼痛刺激。

（4）非营养性吸吮:不能接受经口喂养的新生儿,在采用胃管喂养时,给其非营养性吸吮。

（5）袋鼠式护理：尽可能地安排家长进病房陪伴，告知袋鼠式护理对早产儿的重要性，坚持至少2次/d，每次至少1h的袋鼠式护理，实施的时间段一般安排在上午和下午各一次。

（6）家庭参与式照护：采用新生儿重症监护病房父母紧张焦虑评分量表（parental stress scale：neonatal intensive care unit，PSS：NICU）来评估父母的情绪。评估患儿主要照顾者的健康教育需求，内容涉及十个方面（袋鼠式护理、喂养、日常护理、病情观察、特殊照护、"鸟巢"护理、用药护理、急救复苏、特殊设备的使用、参与家庭护理决策）。

案例分析

相 关 知 识

（一）概述

研究已证实，早产儿出生后神经发育异常也是导致后期发生各种神经系统不良预后和心理行为问题的重要原因。如何在NICU医疗和护理过程中减少这些并发症的发生，同时促进早产儿脑发育，以改善远期预后是目前引起高度关注的问题。因此现代NICU医护理念已从单纯救治患儿转向同时关注早期抢救与改善远期预后的新型模式。新生儿发育支持护理（neonatal development supporting care）是指为减少NICU新生儿应激、促进疾病康复及生长发育而实施的干预策略。国外研究已表明，其可改善患儿近期预后，如促进生长、有助于喂养、减少住院天数及机械通气时间、减少生理应激、促进亲子关系的建立等。因此，新生儿发育支持护理的干预策略正在引起NICU医护人员的极大关注。随着研究的进展，目前认为应更理性的认识其在临床上的应用价值。

（二）发育支持护理

1. 环境

（1）灯光：新生儿睡眠时给予黑暗幽静的环境，警觉期和/或新生儿被抱时提供适当的、柔和的、非直接的光线，根据新生儿的个体发育程序提供精确的调整，使其能够增加其发育，促进健康以及自我调整能力的发育。

（2）声音：环境中声音保持低分贝，墙壁和地板的材质能够减轻声音或吸收噪声。

2. 直接新生儿照护时发育支持护理的应用

（1）靠近新生儿时：当照顾者靠近新生儿的床旁时，需要调整位置以便于能看清新生儿的脸。新生儿的面部表情能够帮助照顾者意识到或理解新生儿的感受，能看出新生儿是否安定、舒服，是否处于休息的状态。

（2）喂养：鼓励父母母乳喂养自己的新生儿。如果新生儿还没有足够的肌张力，可以趴在母亲胸前进行母乳喂养，也可以将母乳泵出进行喂养。管饲喂养时应使新生儿保持在舒服的体位，正确控制奶流量，同时提供小手指或安慰奶嘴给新生儿吸吮，有条件的话可以将新生儿放置于父母的前胸，做皮肤接触。

（3）打饱嗝：根据新生儿的暗示，可以将新生儿轻轻地靠近照顾者的肩膀或靠着前胸，照护者的身体缓慢地上下移动，促使新生儿打饱嗝，打完饱嗝后持续以竖立位抱着新生儿，直至缓慢将新生儿放置于喂奶或休息体位。

（4）更换尿布和皮肤护理：更换尿布和做皮肤护理前要准备各种物品，确保房间温暖，注意新生儿的状态和体位；当新生儿舒服地屈曲侧卧位时开始进行；轻柔地包绕和支持新生儿；用柔软、舒服和合适尺寸、质地、形状的材料,清洁新生儿臀部。

（5）沐浴：确保新生儿处于平静状态,有足够的体力进行沐浴。

3. 体位　无论新生儿是仰卧位、俯卧位或侧卧位,都应持续支持和促进新生儿的生理体位。不同操作之间,如新生儿躺在父母怀里,或在暖箱里,或在小床上,注意新生儿的体位,并进行专业化地调整。

4. 选择各种降低早产儿疼痛的措施　口服葡萄糖是NICU常用的非药物镇痛方法,最新的Meta分析结果表明其可减少患儿哭闹、降低疼痛评分、减慢心率,是一种安全有效的镇痛方法。采用外周穿刺留置中心静脉导管的方法来减少外周留置套管针反复穿刺所导致的疼痛；采用经脐动脉或外周动脉置管的方法来抽取血标本,以此减少外周反复抽血对早产儿带来的疼痛。在实施各种有创操作时应尽量对患儿做好安抚工作。

5. 非营养性吸吮　可明显减少住院天数,有助于从管饲到经口喂养,及进入全胃肠内喂养的过渡。此外可促进患儿行为反应,如可减少胃管喂养时的防御反应,进食后容易进入睡眠状态等。

6. 抚触　早产儿对抚触敏感性高。早产儿的中枢神经系统正处于迅速生长和发育阶段,很容易受环境因素影响,因此,对其进行抚触时需仔细观察其反应,并做相应的调整。

7. "袋鼠式"护理（kangaroo care,KC）　或称皮肤接触,指在新生儿出生后不久将其裸体放在母亲或父亲裸露的前胸进行持续性的皮肤接触,新生儿仅仅用一块尿布、戴一顶帽子,用母亲的衣服或毯子,将新生儿一起包裹着,就像其在子宫里一样与母亲亲密接触。新生儿在KC时完全放松而表现出发声、反应和躯体运动,这种皮肤接触类似有袋动物比如袋鼠照顾他们刚出生的新生儿。母亲在接触的同时凝视新生儿,抚摸他们,与他们交谈、给他们唱歌等。

8. 集中照护　建立24h的照顾计划,根据患儿的活动规律、睡眠周期、医疗需要和喂养需要制订一天的照顾计划,使照顾有时间规律,尽量提供完整的睡眠时间,不突然惊醒患儿；发现患儿疲惫时,给予休息时间；经常观察患儿是否有异常行为,及时抚慰。

（三）家庭参与式照护

家庭参与式护理（family-integrated care,FIC）是基于爱莎塔利亚的人文新生儿护理模式发展而来,是指在新生儿专科护士对家长进行教育和指导的前提下,允许家长进入NICU参与早产儿住院期间的非医学性常规生活护理的一种照护模式。

1. 做好评估

（1）做好父母的社会心理评估：采用PSS:NICU来评估父母的情绪。

（2）做好父母的健康教育需求评估：主要内容涉及10个方面,包括袋鼠式护理、喂养、日常护理、病情观察、特殊照护、体位护理、用药护理、急救复苏、特殊设备的使用、参与家庭护理决策。

（3）做好准备工作（时间、空间、人员、用物的准备）：以母亲为主固定陪护人员1~2名,家长按约定的时间来院,每周至少3次,每次4h以上,可选半天或整天。家庭参与式护理小组成员负责制订好具体的护理计划和实施方案,包括家长护理知识、护理技能的宣教、培训、随访等内容。

（4）对家长的针对性指导内容：包含理论课堂培训和床边家长参与照护两种形式。指导内容包括早产儿的基础护理（眼部、口腔、脐部、臀部护理方法），更换尿布、穿衣、沐浴、测量体温；学习观察症状表现（如面色、经皮氧饱和度、呼吸、大便、哭声、腹部）；喂养指导：如奶瓶喂养、母乳喂养、母乳强化方法；用药护理（口服药准备和喂药）；皮肤护理：袋鼠式护理、婴儿抚触；窒息复苏、意外的处理。邀请父母参加医师查房，参与和决策照护计划（含出院准备计划）的制订。

2. 具体实施方法

（1）提供信息支持是早产儿父母亲首要的护理需求。我们应尽早评估父母亲的心理压力，给予针对性的专业指导和心理支持。早产儿的诞生会给家长带来压力，包括提供照顾、重新建立家庭关系及巨大的经济负担。目前国内的新生儿科基本都是封闭管理，家长仅有短暂的探视时间，这种母婴分离使他们不能顺利地进入父母的角色，失去了照顾孩子的权利，从而感到沮丧和内疚；家长与孩子间有效互动的缺乏，也会使家长产生不良情绪，表现为焦虑和不安。适当的信息支持，对患儿父母成功克服压力具有积极的意义。

（2）理论课堂培训：至少每周安排一次培训，对早产儿的特点与护理、早产儿相关疾病、新生儿护理常见问题及处理等课程进行PPT授课讲解，引导家长积极参与到治疗、护理中，正确认识到家长在早产儿护理的重要性。应用模拟娃娃、新生儿用具，现场指导，教会家长新生儿沐浴、母乳和人工喂养、测体温、换尿布等方法，对家长提出的问题现场给予解答，与家长共同分析遇到问题的原因，共同寻找解决的方法。在此基础上，进行一对一指导，纠正错误的行为，并仔细观察家长操作的掌握情况。可邀请成功有早产儿入住病房经历的父母来院给新手父母现身讲解，同伴现身交流，提供心理和精神的支持，培养照护的自信心。

（3）床边家长参与照护：指导家长学会以下家庭护理，清楚家庭参与式护理的父母和护士的职责（表5-1）。

表5-1 家庭参与式护理的父母和护士的职责

任务	父母职责	护士职责
提供家庭参与式服务	参与婴儿护理，执行感染控制预防措施，熟悉该单元的布局，学习如何使用基本护理设备（温度计、尿布秤、体重秤、血氧饱和度探头和监护仪）	提供婴儿护理，传授感染控制预防措施，展示该单元的布局，教会家长如何使用基本护理设备（温度计、尿布秤、体重秤、心电监护仪、血氧饱和度监护仪）
管饲	和护士双人检查奶液标识，父母可以参与喂奶，在父母照护记录单中记录喂养情况	和家长一起双人核对奶液标识，双重检查喂奶的液量，检查鼻胃管或口胃管的位置，手法喂养，在护理单中记录喂养情况
经口喂养	和护士双人检查奶液标识，父母可以参与喂奶，在父母照护记录单中记录喂养情况，家长喂奶	和家长一起双人核对奶液标识，双重检查喂奶的液量，手法喂养，在护理单中记录喂养情况，当家长没掌握由护士喂养
药物	确定常用药物治疗的目的，在护士监督下给婴儿喂口服药物	讲解常用药物适应证，对于医嘱开出的口服药物，检查口服药名称、剂量、患者、时间和途径，监督药物管理，在口服药物发放单上记录，需要独立复查的药物，根据药物管理政策和相应的图表与另一位护士进行复查

续表

任务	父母职责	护士职责
肌肤接触	在医院尽可能多做	协助家长做好准备并适当辅助,根据需要调整氧气和记录
沐浴	洗澡周围的安全措施,父母照护记录单中记录沐浴情况	教学或辅导家长,在护理记录单中记录
穿衣	安全前提下实践	辅助家长
病情变化征兆	识别病情变化征兆,给予皮肤刺激寻求帮助	及时应对监护仪警报和家长的呼叫,评估情况并为婴儿提供适当的照护,护理文书记录
监护	基本了解生命体征和报警范围,重新放置血氧饱和度探头和电极片位置,不私自改动报警限值,不要关闭警报	每小时记录生命体征,确保导线和血氧饱和度探头的位置正确,检查监护仪性能正常
氧气	学会调整脸部低流量氧气管的夹子位置,不操作氧气装置	调节氧气浓度,在护理文书中记录
体重	称重步骤正确,如果与以往测量不一致,超过 10%,请与护士再次检查,家长照护记录单记录	当需要在护理文书中记录,在旁予以监督并协助家长称重

三、新生儿营养管理

案例分析

典 型 案 例

患儿,男,孕 29^{+3} 周,母胎膜早破 4 周,患儿出生体重 1 400g,Apgar 评分 1min 7 分,5min 9 分;生后产院予以简易呼吸器加压给氧后呼吸情况好转,家长为进一步治疗即转院。转院后,患儿以"提前出生近 8 周,出生后呼吸困难约 2h"为主诉收治入院。入院时未吸氧下监测 SpO_2 95%,安置于暖床,测末梢血糖 3.1mmol/L,予以静脉开放补液维持,肌内注射维生素 K_1,出生后未开奶,胎粪未排。查体:T 36.1℃,P 142 次 /min,R 52 次 /min,BP 49/22mmHg。入院后评估神志清,精神反应一般,发育极不成熟,面色正常,营养中等。心律齐,心音有力,未闻及明显杂音。双侧肺呼吸音稍粗。腹部稍隆,未见明显肠型,全腹软,未及包块,肠鸣音 4 次 /min。拥抱反射阴性,觅食反射不完全,握持反射不完全,肌张力降低。值班护士接待,家长非常焦急。

（一）入院处置
1. 护理要点
（1）立即通知医生,并评估患儿,包括生命体征、精神状况、营养状况及呼吸、循环状况,特别是呼吸频率形态、有无三凹症、血氧饱和度、肤色、肢体温度及末梢循环。

（2）将患儿安置于暖床中，调节空气温度 32~34℃，湿度 60%~70%。

（3）立即建立静脉通路，遵医嘱予以补液维持，防止新生儿低血糖。

（4）密切观察患儿病情变化，如患儿出现呻吟、呼吸困难、青紫等及时汇报医生，并决定是否需要氧疗或呼吸机辅助通气。

（5）协助医生尽早、合理安排各项检查和检验，重点关注血气、电解质及胸片。

（6）安抚家长情绪，并告知患儿入院注意事项及安全风险。

2. 关键点

（1）重点关注患儿反应、氧合情况，必要时简易呼吸器加压给氧，警惕患儿呼吸暂停，做好抢救准备。

（2）患儿生后呼吸困难，易并发颅内出血，需注意评估患儿神志、瞳孔等，协助医生尽早完善颅内彩超，必要时完善 MRI。

（3）患儿体重小于 1 500g 为极低出生体重儿，又因母胎膜早破，宫内感染，需密切评估各脏器功能，警惕新生儿坏死性小肠结肠炎（necrotizing enterocolitis of newborn，NEC）、败血症等严重并发症发生。

（4）血气及各检验标本按要求采取，并及时送检，关注返回结果。

案例分析

病情和治疗

入院后患儿置暖箱，未吸氧下 SpO_2 94%，给予补液维持血糖及内环境稳定，予以抗生素抗感染治疗。患儿胃肠道发育不成熟，腹软不胀，肠鸣音弱，3~4 次 /min，给予禁食，留置胃管，回抽无咖啡样液体；留置 PICC，予以全肠外营养（total parenteral nutrition，TPN）支持。

（二）肠外营养的护理

1. 护理要点

（1）PICC 置管护理

1）置入时：根据患儿体重选择 1.9F 导管，由外周静脉置入，全程严格无菌操作，并记录置入刻度，拍摄胸片确定导管末端位置，根据胸片结果调整位置，并固定稳妥。

2）使用期间：酒精棉片包裹端口消毒大于 15s；用药前后，用 10ml 注射器予生理盐水或≤10U 肝素冲封管；每周更换敷贴，若有渗血、卷边等及时更换。每班测量患儿左右手臂围，注意对比变化。

3）禁止经 PICC 输注血制品，防止堵管。

（2）TPN 方案制订：使用儿科营养不良筛查工具（screening tool for the assessment of malnutrition in pediatrics，STAMP）进行营养风险筛查，筛查结果为营养不良高风险，遂请营养科会诊，根据患儿病情，个性化配置 TPN。

（3）严格控制补液输注速度：根据 TPN 总液量，遵医嘱计算每小时入量，使用微量输液泵静脉泵入。

（4）病情观察：每天称重并记录体重、24h肠外营养入量、能量摄入及二便情况，及时反馈给医生及营养师，方便调整输入药物及营养液配方。

2. 关键点

TPN属于高渗液，一旦外渗对血管损伤大，严重可致周围组织坏死。责任护士应尽早安排患儿进行PICC置管，使得TPN等高渗液经由PICC输注；输注过程中每15~30min巡视输注部位，以防静脉输液外渗。

（1）PICC置入深度深，留置时间长，使用过程中应注意观察导管口有无渗液、红斑、硬结和触痛，警惕中心静脉导管相关血行性感染发生。

（2）早产儿代谢调节功能低下，使用TPN易发生高血糖及胆汁淤积等不良反应，应严密监测患儿TPN后血糖，每周协助医生监测肝肾功能。

案例分析

病情和治疗

入院后第三天：患儿生命体征平稳，无发热，腹稍隆，质软，肠鸣音3次/min，胃管回抽无咖啡样液体，予液态奶0.5ml，每3h一次，继续静脉营养支持治疗。观察患儿喂养情况，期间无胃潴留，无腹胀，无吐奶发生，每天逐量加奶。

入院十二天后：患儿出现吐奶一次，无胃潴留。腹部：腹稍隆，可见肠型；肠鸣音3次/min。给予开塞露通便一次；改液态奶21ml，每3h一次喂养。患儿奶间出现氧饱和度下降，严重时面色青紫，拍背可恢复。告知医生，考虑胃食管反流可能。

（三）肠内营养的护理

1. 护理要点

（1）喂养途径选择：根据患儿情况选择鼻饲管喂养，选择适合型号的胃管，置入后回抽胃液确保胃管位置正确，固定胃管并做好标记。

（2）喂养方式：根据患儿情况采用重力注奶的方式，注奶前用手肘内侧测试奶温，奶温在38~40℃，让奶液由重力作用缓慢注入胃内。

（3）喂养耐受性评估：喂奶期间，观察患儿有无胃潴留，有无腹胀、呕吐发生，必要时听诊肠鸣音，若有异常，停止喂养并查找原因。

（4）胃潴留的处理：不必常规检查胃潴留；当胃潴留量<5ml时可不处理；当5ml<潴留量<50%喂养量，可打回潴留，连同本次奶量达预期喂养量；若潴留>50%喂养量，禁奶一顿，予以密切观察。

1）胃食管反流处理：喂奶后左侧卧位30min，换为仰卧位，头部抬高30°，延长本顿喂奶时间，症状改善后尽快缩短喂奶时间。

2）营养状况的监测：每天测量患儿体重、每天记录24h肠内营养入量及热卡摄入；每周测量头围等；遵医嘱监测血气、电解质、血常规等代谢指标。

2. 关键点

（1）应尽早建立肠内营养，促进肠道结构和功能的恢复及肠道正常菌群的繁殖等。

（2）由于母乳喂养可以减少早产儿NEC发生率，应尽可能鼓励患儿家长住院期间运送母乳，并保证母乳采集过程中的质量；对于非母乳喂养的患儿，护士应警惕NEC的发生。

（3）早产儿胃肠道发育不成熟，鼻饲时需注意观察患儿面色及呼吸情况，警惕吸吮－呼吸－吞咽功能不协调或奶液反流引起呼吸暂停。

（4）经管路喂养的奶液营养成分会随喂养时间延长成不同比例的丢失，这是因为奶液中的脂肪成分会黏附在输注管道的内壁从而导致脂肪丢失。故应尽可能使用最短的管路喂养，并在患儿胃肠道耐受的情况下尽量采用最短的喂奶时间喂养。

案例分析

病情和治疗

入院2周后：患儿置暖箱，空氧头罩吸氧下氧饱和度维持可，无呼吸暂停，无发热，液态早产儿奶30ml，每3h一次，白天出现吐奶一次，自解大便1次，出入量尚平衡。夜间胃管抽出30ml奶液，腹胀明显，腹壁肌张力高。全腹软，未及包块，无压痛；叩诊呈鼓音，无移动性浊音；肠鸣音1次/min。急查，降钙素原0.62ng/ml↑，CRP<1mg/L，淋巴细胞25.8%↓，中性粒细胞62.8%↑，血红蛋白99.0g/L。腹腔穿刺未见粪渣及血性液体。X线腹部平片示回肠部分肠壁囊样积气。立即予以禁食、胃肠减压、美罗培南抗感染、开塞露通便，输血治疗。请普外科会诊，被诊断为NEC，必要时需手术治疗。

（四）NEC术前护理

1. 护理要点

（1）减轻腹胀：立即禁食，行胃肠减压及开塞露通便等，观察腹胀消退情况、引流液色、质、量。

（2）控制感染：遵医嘱予以抗生素治疗，监测患儿体温，若有发热及时处理。

（3）补充液体，维持营养：禁食期间以静脉维持能量及水电解质平衡。并准确记录24h出入量。

1）密切观察病情：监测生命体征；仔细观察记录大便次数、性质、颜色及量，了解大便变化过程。及时、正确留取大便标本送检。

2）向医生汇报术前准备完成情况，了解手术时间。

3）协助医生完善各项术前检查：腹部平片、血液检查等。并关注检查结果。

4）与家长沟通解释患儿病情，安抚焦虑情绪，使家长积极配合治疗。

2. 关键点

（1）关注全身及消化道症状，结合影像学检查，评估患儿分期，观察动态变化，警惕肠穿孔。若病情突然加重，胀气加重，腹片示气腹征，需立即报告医生安排手术。

（2）患儿呕吐时，应将头偏向一侧，及时清除呕吐物，防止患儿窒息。

（3）若患儿出现脉搏细速、血压下降、末梢循环衰竭时，提示患儿中毒性休克，应立即通知医生组织抢救。

案例分析

术 中 情 况

患儿入手术室,行剖腹探查术。术中见暗褐色混浊腹水,探查全肠道,约 40cm 回肠肠管壁广泛变性坏死,可见脓苔附着,部分肠壁可见空泡样改变,肠壁有两处穿孔。行回肠切除术,切除坏死回肠;回肠造口术,于右下腹脱出做造瘘;腹腔引流术;术中经鼻放置空肠管。术后返回病房。

（五）术后营养的管理

1. 护理要点

（1）经空肠管营养输注:术后经 X 线确定空肠管正确位置,做好标记并固定稳妥;遵医嘱严格控制肠内营养液剂量及注入速度;根据患儿情况逐步过渡到经口喂养。

（2）试喂养:密切观察患儿腹胀、呕吐等胃肠道耐受情况,必要时听诊肠鸣音,遵医嘱进行试喂养,尽早建立肠内经口喂养。

（3）肠外营养输注:保证静脉通路通畅,遵医嘱予以 TPN 等肠外营养液以维持患儿所需能量。

1）造瘘口护理:密切观察造瘘口肠端颜色;每天予以生理盐水清洗造瘘口,保持造瘘口及周围皮肤清洁、干燥,必要时更换造瘘袋;记录造瘘口处排出粪便的色、质、量。

2）营养状况的监测:每天测量患儿体重、每天记录 24h 肠内、肠外营养入量及热卡摄入、每天记录 24h 出量及二便形状;每周测量头围等;遵医嘱监测血气、电解质、肝肾功能等代谢指标。

2. 关键点

（1）早期空肠喂养时,小肠吸收功能较弱,故长期空肠喂养易造成营养素缺失,应注意协助医生检测患儿微量营养素,并予以静脉营养输注补充。

（2）空肠管长而细,比胃管更易堵塞,遵医嘱使用间歇或持续泵注,并按时冲管检查通畅性。

（3）长期 TPN 使用对患儿肝功能影响较大,如胆汁淤积、肝损伤、高胆红素血症,需加强患儿肝功能检测。

（4）术中切除坏死肠段较长,术后应密切观察患儿的消化道症状,警惕短肠综合征。

案例分析

出 院

患儿生命体征平稳,深度水解配方奶粉经口喂养耐受,无潴留,无腹胀,24h 出入量平衡,造瘘口通畅,予以出院。

（六）出院指导

1. 护理要点

（1）建议母乳喂养，由深度水解蛋白配方奶逐渐向母乳过渡，少量多次喂养。

（2）指导家长喂养时注意观察患儿面色、呼吸，指导家长患儿呛奶窒息的急救措施。

（3）教会家长造瘘口日常护理，嘱咐注意观察袋中粪便色、质、量，并及时清理，保持造瘘口及周围皮肤清洁干燥；每周一次来院造口门诊随访。

（4）指导家长监测患儿体重、身长变化，教会家长使用生长曲线图评估患儿营养情况。

（5）定期门诊随访患儿生长发育情况，按时完善听力及眼底检查。

2. 关键点

（1）评估家长是否掌握出院注意事项，尤其告知家长患儿出现青紫、呛咳、拒奶、发热、腹泻及时到医院就诊。

（2）指导家长当发现患儿造口肿大、渗血、回缩等应及时到医院就诊。

案例分析

相 关 知 识

（一）概述

营养是指人体从外界摄取各种营养素，用于维持机体新陈代谢以及各种功能活动的过程。营养不良定义为能量、蛋白质或其他营养物质缺少或过剩（或不平衡）并引起组织、体形（形状、大小或组成）、功能或者临床转归发生不良变化的一种营养状态。营养不良分为广义和狭义两种。广义营养不良不仅包括营养不足，而且包括营养过剩；狭义的营养不良仅指营养不足。营养不足即蛋白质－能量营养不良，指的是机体从外界摄入的食物蛋白质和能量无法满足其生理需求，从而导致相关营养缺乏性疾病。

新生儿生长发育快，营养需要量高，但一些器官功能尚不成熟，消化吸收和代谢功能相对有限，故住院期间易发生营养不良。住院期营养不良不仅使得病情迁延不愈，住院时间延长，还会增加营养不良相关并发症的发生；患儿的营养状态是影响疾病的治疗过程和预后的重要因素，因此正确、及时地进行营养风险评估，并尽早提供新生儿期营养支持十分重要。

（二）营养风险筛查

营养风险筛查是判断个体是否已有营养不良或存在营养不良的风险，以决定是否进行详细的营养评估，是营养支持的第一步。早期对新生儿进行营养风险筛查，可以及早发现存在营养风险及有恶化可能的新生儿，提供营养干预的依据，有助于减少疾病及其并发症的发生，改善疾病的不良预后，提高新生儿的生活质量。护士应选择适当的营养风险筛查工具，对住院患儿进行精准评估；当患儿营养状况筛查结果为阳性时，及时报告医生，必要时请专业营养师治疗。

目前临床适用最广泛的营养风险筛查工具主要有营养风险及发育不良筛查工具、儿科营养不良筛查工具。而这两种工具也是中国危重症儿童营养评估及支持治疗指南（2018，中国）推荐的危重患儿营养风险筛查工具。

1. 营养风险及发育不良筛查工具（STRONGkids） 是由 Hulst 等人于 2010 年设计,营养中高风险时诊断营养不良灵敏度为 64%（95%CI 57%~71%）,I^2=92.9%;特异度为 46%（95%CI 43%~46%）。STRONGkids 由四个部分组成:

（1）主观临床评价:通过患儿的皮下脂肪、肌肉的情况、面部颜色以及脸部形状等来判断患儿是否存在营养不良的表现,如果存在营养不良症状,评分为 1 分,反之,为 0 分。

（2）高风险疾病:判断患儿有没有存在可能引起营养不良的疾病,或者需不需要进行大手术。如果是高风险疾病或需要进行大手术评分为 2 分,反之,为 0 分。

（3）膳食情况:判断患儿有没有出现几种症状。如在近期有没有 ≥5 次 /d 的腹泻症状和 / 或 ≥3 次 /d 的呕吐症状;在入院前饮食摄入的量是不是主动减少;在入院前有没有接受营养干预;有没有因为疼痛而拒绝正常进食。如果存在任何一个或多个症状,评分为 1 分,反之为 0 分。

（4）体质量丢失和增长困难:最近几周或几个月有没有出现体重减轻或者 1 岁以内的婴儿有没有出现生长发育迟缓的现象,如果近期有体质量减轻或不增评分为 1 分,反之为 0 分。根据上述 4 项计算总分,当总分为 0 分时评为低风险,总分为 1~3 分时评为中风险,总分为 4~5 分时评为高风险。

2. 儿科营养不良筛查工具（STAMP） 是由 McCarthy 等人于 2008 年提出的一项住院患儿的营养风险筛查工具。营养中高风险时诊断营养不良灵敏度为 69%（95%CI 60%~77%）,I^2=97.0%;特异度为 39%（95%CI 36%~41%）,I^2=97.4%。STAMP 由三个部分组成:

（1）疾病风险:根据患儿的疾病诊断来评估患儿是否存在营养风险,不是有营养不良风险疾病的患儿评为 0 分,可能有营养不良风险疾病的患儿评为 2 分,肯定有营养不良风险疾病的患儿评为 3 分。

（2）患儿饮食摄入变化情况:在入院前饮食没有变化而且饮食摄入正常的患儿评为 0 分,如果患儿饮食摄入比以前减少 1/2 以上评为 2 分,如果患儿没有饮食摄入则评为 3 分。

（3）生长发育指标:测量患儿入院时的体重和身高（长）,采用 2 个年龄段的固定标准,即 5 岁以下患儿的生长发育评分参照 2007 年 WHO 提出的年龄别体重 Z 值（Z score of weight for age, WAZ）、年龄别身高 Z 值（Z score of height for age, HAZ）和身高别体重 Z 值（Z score of weight for height, WHZ）;5 岁以上患儿参照 WHO 提出的年龄别 BMI Z 值（Z score of BMI for age, BAZ）。即当 $-2<WAZ/BAZ<2$ 时评分为 0 分,$-3<WAZ/BAZ\leq-2$、$2\leq WAZ/BAZ<3$ 时评分为 1 分,$WAZ/BAZ\leq-3$、$WAZ/BAZ\geq3$ 时评分为 3 分。根据上述 3 项的计算总分,当总分为 0~1 分时评为低风险,总分为 2~3 分时评为中风险,总分 ≥4 分时评为高风险。

护士在临床的应用过程中,需根据实际情况选择筛查工具,并制订统一的操作流程和标准。两个工具的一些条目需要回顾患儿病史资料如饮食摄入情况,评估时要综合考虑患儿疾病种类和可操作性,收集准确的相关信息尤为重要。

（三）营养管理

1. 肠内营养 即通过胃肠道提供营养,通过口服或管饲给予营养液,用于补充机体所需的部分或全部营养。肠内营养有助于维持小肠黏膜的完整性及肠屏障功能等,同时还能抑制各种前炎症介质的释放,增加内脏器官血流,使代谢更符合生理需要,并可减少肝、胆等并发症发生。其营养支持效果、费用、安全性及可行性等均明显优于肠外营养。在为新生儿制订营养支持方案时应在肠道适宜的状况下首先考虑肠内营养。

（1）肠内营养指征

1）无先天性消化道畸形及严重疾患、血流动力学相对稳定者提倡尽早开奶,出生体重>1 000g者可于出生后12h内开始喂养;

2）超低出生体重儿、围产期严重窒息（Apgar评分5min<4分）、脐动脉插管者可适当延迟至24~48h开奶;

3）消化道梗阻、怀疑或诊断NEC、血流动力学不稳定、多器官功能障碍者在病情缓解之前应暂缓喂养。

（2）肠内营养的种类:目前临床上应用的新生儿肠内营养制剂种类多样,主要分为母乳及配方奶。其中,根据新生儿的不同特点及需求,配方奶又分为标准婴儿配方奶、早产儿配方奶、早产儿出院后配方奶、深度水解蛋白配方奶和游离氨基酸配方奶、无（低）乳糖配方奶及特殊配方奶。

1）首选母乳:母乳含有高乳清蛋白、必需脂肪酸,具有促进肠组织成熟的生长因子、支持体内化学反应的酶类,有预防过敏和抗菌作用的抗蛋白酶,因此,母乳是最适合新生儿喂养的食物。建议母乳喂养至少持续至生后6个月,WHO提倡母乳喂养可至生后2岁。对于体重<2kg的早产儿推荐使用母乳强化剂（human milk fortification, HMF）,以保证达到满意的追赶生长。初始时半量强化,根据耐受情况增加至全量强化。出院时仍生长迟缓的早产儿应使用经强化的母乳喂养至少持续到矫正胎龄40周,或根据生长情况持续到胎龄52周。

2）标准婴儿配方奶:适用于胃肠道功能发育正常的足月新生儿或胎龄34周、体重>2kg的早产儿。

3）早产儿配方奶:适用于胎龄在34周以内或体重<2kg早产儿。早产儿配方乳是针对早产儿的生理特点设计的产品,它可提供充足的优质蛋白质,以满足必需氨基酸的供给为基础,不增加额外的氮负荷,并以母乳模式设计配方,提高乳清蛋白比例,更有利于早产儿消化吸收。较高的能量密度配方,不但可以满足早产儿早期的能量需要,还更适合早产儿有限的胃容量。

4）早产儿出院后配方奶:适用于早产儿出院后持续喂养。多数早产儿出院时仍伴有营养素储存少、骨质钙化和血色素低下等症状。该配方奶具有营养素丰富、能量密度较高的特点,使用早产儿出院后配方奶可预防宫外发育迟缓（extrauterine growth restriction, EUGR）。出院时仍有生长迟缓的早产儿,建议定期监测生长指标以作出个体化喂养方案选择,生长指标达到生长曲线图的25~50百分位左右,可以转换成普通配方奶。

5）水解蛋白配方和游离氨基酸配方奶:出生时有高度过敏风险的新生儿首选适度水解蛋白配方奶;出生后已经发生牛奶蛋白过敏的新生儿,推荐使用深度水解蛋白配方奶或游离氨基酸配方奶。游离氨基酸配方奶由于其渗透压高,不适用于早产儿。不耐受整蛋白配方奶喂养的肠道功能不全（如短肠、小肠造瘘等）者,可选择不同蛋白水解程度配方奶。虽然水解蛋白配方奶营养成分不适合早产儿喂养,但当发生喂养不耐受或内外科并发症时可以考虑短期应用。

6）无（低）乳糖配方奶:适用于原发性或继发性乳糖不耐受的新生儿,及肠道功能不全（如短肠和小肠造瘘）患儿。

7）特殊配方奶:适用于代谢性疾病患儿（如苯丙酮尿症、枫糖尿病者）。

（3）肠内营养途径:肠内营养途径主要包括经口喂养和管饲喂养。经口喂养适用于胎龄≥34周以上,吸吮、吞咽和呼吸功能协调的新生儿。管饲喂养适用于胎龄<34周;吸吮

和吞咽功能不全、不能经口喂养者；因疾病本身或治疗的因素不能经口喂养者；作为经口喂养不足的补充。其中，管饲喂养又包括口/鼻胃管喂养、胃造瘘术/经皮内镜下胃造瘘术（percutaneous endoscopic gastrostomy，PEG）、经幽门/幽门后喂养。

1）管饲途径

①口/鼻胃管喂养，管饲营养的首选方法。喂养管应选用内径小而柔软的硅胶或聚亚胺酯导管。

②胃造瘘术/经皮内镜下胃造瘘术，适用于长期管饲、气管食管瘘和食管闭锁等先天性畸形、食管损伤和生长迟缓。

③经幽门/幽门后喂养，包括鼻及十二指肠、鼻空肠、胃空肠和空肠造瘘/经皮空肠造瘘，适用于上消化道畸形、胃动力不足、吸入高风险、严重胃食管反流者。

2）管饲方式

①推注法，适合于较成熟、胃肠道耐受性好、经口/鼻胃管喂养的新生儿，但不宜用于胃食管反流和胃排空延迟者，需注意推注速度。

②间歇输注法，适用于胃食管反流、胃排空延迟和有肺部吸入高危因素的患儿。每次输注时间应持续30min~2h（建议应用输液泵），根据患儿肠道耐受情况间隔1~4h输注。

③持续输注法，此方法仅建议用于上述两种管饲方法均不能耐受的新生儿。连续20~24h用输液泵输注喂养，输液泵中的配方应每3h进行更换。

（4）并发症的预防与监测：肠内营养最常见的也是最容易发生的并发症是喂养不耐受。以中国医师协会新生儿科医师分会循证专业委员会发布的《早产儿喂养不耐受临床诊疗指南（2020版）》为标准，即包括任意一项以下因素：严重的腹部膨胀或变色；肠穿孔征象；明显血便；胃潴留量≥间隔喂养2~3次总量的25%~50%；胆汁反流或呕吐；严重的呼吸暂停或心动过缓；严重的心肺功能不全。以此判断喂养是否耐受。

肠内喂养期间，若出现胃潴留量<50%喂养量，可将潴留液注回胃内，再将奶量补至预期喂养量；若潴留>50%喂养量，需禁奶一顿。对于胃食管反流患儿，建议喂奶后右侧卧位30min，换为俯卧位，头部抬高30°，延长顿次喂奶时间，症状改善后尽快缩短喂奶时间。

2. 肠外营养　是当新生儿不能或不能完全耐受肠内喂养时，部分或完全由静脉供给热量、水、蛋白质、碳水化合物、脂肪、维生素和矿物质等来满足机体代谢及生长发育需要的营养支持方式。

（1）肠外营养适应证

1）先天性消化道畸形：食管闭锁、肠闭锁等。

2）获得性消化道疾病：坏死性小肠结肠炎等。

3）早产儿。

（2）肠外营养种类

1）全合一（all-in-one）：目前临床最常用的肠外营养配方。全合一是将脂肪乳剂、氨基酸、葡萄糖、维生素、电解质和微量元素等各种营养素在无菌条件下混合于一个容器中经静脉途径输注。对符合适应证的新生儿，全合一营养液可作为安全、有效、低风险的静脉营养液。优点是易管理，减少相关并发症，有利于各种营养素的利用，并节省费用。缺点是混合后不能临时改变配方。配制时需注意营养液应根据当天医嘱在层流室或配置室超净台内，严格按无菌操作技术进行配制。

2）多瓶输液：氨基酸、葡萄糖电解质溶液和脂肪乳剂，采用输液瓶串联或并联的方式输注。适用于不具备无菌配制条件的单位。优点是灵活，对病情变化快的患儿（如 NICU 的患儿）易于调整配方。缺点是工作量相对大，易出现血糖、电解质紊乱，且不利于营养素充分利用，故临床较少使用。

（3）肠外营养支持途径：肠外营养支持由静脉提供，包括周围静脉供给及中心静脉供给。其途径的选择主要取决于新生儿的营养需求量以及预期的持续时间，还应考虑新生儿的个体状况（血管条件、凝血功能等）。

1）周围静脉：适用于短期（<2 周）应用，并且液体渗透压不超过 600mOsm/L。主要并发症为静脉炎。使用时应注意无菌操作以及尽可能选择最小规格的输液管。

2）中心静脉：适用于液体渗透压高或使用时间长的情况，包括 PICC、CVC、脐静脉导管（仅适用于初生婴儿）。使用时应注意：由接受过专业培训的医务人员严格按照标准操作，进行置管和护理。

（4）并发症的预防与监测：肠外营养相关并发症主要为中心静脉导管相关血行性感染、代谢紊乱、肝脏并发症。

1）代谢紊乱：如高血糖、低血糖、高三酰甘油血症、代谢性骨病。尤其应注意早产儿和长期应用者发生骨质减少。

2）肝脏并发症：如胆汁淤积、肝损害。与肠外营养持续时间、坏死性小肠结肠炎和败血症有关，而与静脉高剂量蛋白质无关。尽早建立肠内营养，以降低胆汁淤积发生率和严重程度。

3）中心静脉导管相关血行性感染：长期应用肠外营养比短期者更易发病。PICC 置入深度深，留置时间长，应注意观察导管口有无渗液、红斑、硬结和触痛，警惕中心静脉导管相关血行性感染发生。

肠外营养期间必须认真细致的监测，对于保证合理营养供给、避免肠外营养相关并发症至关重要。建议使用固定的肠外营养监测表格，记录每天热量 / 蛋白质摄入量、液体出入量、临床体征、实验室检查、生长参数和输液导管情况。

3. 肠内联合肠外营养支持　生后第一天如无禁忌证即可开始肠内喂养，不足部分由肠外营养补充。肠外营养补充热量计算公式为：PN=（1−EN/110）×80，其中 PN、EN 单位均为 kcal/（kg·d），其中 110kcal/（kg·d）为完全经肠内喂养时推荐达到的热量摄入值，80kcal/（kg·d）为完全经肠外营养支持时推荐达到的热量摄入值。需要注意的是此公式仅为足月 / 近足月新生儿平均所需热量，对于小早产儿仍应进一步补充更高的热量和相应的营养素。kcal 与 kJ 换算公式如下：1kcal=4.186kJ。

四、新生儿疼痛护理

案例分析

典 型 案 例

患儿，女，G₃P₂，孕 34⁺² 周，因"母胎盘早剥、胎儿宫内窘迫"剖宫产娩出。出生时，患儿羊水清、脐带、胎盘无异常，出生体重 1 930g；出生后 Apgar 评分：1min 1 分；5min 7 分（呼吸、肌张力、反应各减 1 分）。出生时，患儿哭声弱，四肢软。给予清理呼吸道，吸出口咽黏液，面罩加压给氧 30s（氧浓度 40%），气管插管内滴入肺泡表面活性物质，后持续加压给氧，SpO_2 维持在 90%~95%，HR 150~160 次/min，血糖 3.2mmol/L，建立静脉通路，考虑新生儿呼吸窘迫综合征。由医院新生儿重症监护室专业转运团队转诊，途中患儿高频模式机械通气下生命体征稳定，安全转入新生儿重症监护室。

（一）疼痛护理评估

1. 护理要点

（1）给予患儿入院相应的评估，并进行针对疾病的评估和处理。

（2）给予安静舒适的环境，适宜的温湿度。

（3）启动新生儿疼痛评估，入院时及入院后每 6h 进行疼痛评估一次，操作后也需及时评估，并给予相应处理。

2. 关键点

（1）入院后护理及医疗操作相对较多，对患儿频繁的刺激，可能会引起疼痛的发生。在进行各项操作前，需先预见可能发生的疼痛，减少疼痛性操作的次数。

（2）有效的评估是做好疼痛管理的前提。早产儿疼痛评估量表（preterm infant pain profile，PIPP）中，如大于 6 分则应镇痛治疗，7~12 分为中度疼痛，大于 12 分为重度疼痛。此疼痛评估工具中，行为指标包括皱眉、挤眼、鼻唇沟、觉醒程度、面部运动等，由医务工作者观察评价；生理指标包括心率、经皮氧饱和度等，用多功能监护仪进行监测。

（3）如有操作应及时评估，如评分持续上升大于 12 分需立即通知医生，必要时予药物止痛，1h 后再次评估。

案例分析

护理观察及疼痛评分

患儿入院后高频机械通气下，P 155 次/min，SpO_2 88%~92%，双眼闭合，无面部活动，常规留置胃管，足跟采血及查体听诊后，患儿偶可出现皱眉、挤眼、鼻沟加深等表情，心率可达 175 次/min，SpO_2 85%~87%，此时根据 PIPP，评分为 9 分，为中度疼痛。

（二）轻中度疼痛的护理

1. 护理要点

（1）体位治疗：侧卧屈曲体位，双上肢屈曲置口旁，下肢屈曲接近腹部，如襁褓、搂抱、"鸟巢"样体位等。

（2）非营养性吸吮：指婴儿口中仅放置安慰奶头以增加吸吮，并无母乳或配方乳吸入，通过刺激口腔触觉受体提高疼痛阈值，促进 5- 羟色胺的释放而产生镇痛作用。

（3）减少不良刺激，特别是侵入性操作。避免将冰冷的听诊器直接放置于患儿身上，减少因计划不当而产生的疼痛刺激。加强巡视，及时解除一些渐进性疼痛或钝性疼痛，如液体渗漏、肢体受压或体位扭曲等。

（4）非甾体类抗炎药适用于轻度至中度的疼痛治疗,副作用小,规律给药效果好,常用药物有对乙酰氨基酚、布洛芬等。

（5）还有一些药物其本身没有镇痛作用,但具有较好的镇静和催眠作用,常作为镇痛辅助药物,如苯二氮䓬类,其镇静效应会抑制疼痛的行为反应,可对疼痛评估造成一定干扰,但在密切监护心率、呼吸、SpO_2 的情况下使用还是安全有效的。

2. 关键点

（1）新生儿重症监护期间应避免慢性疼痛 / 应激。实施"集中式照护（clustered care）",减少床旁刺激和操作的次数。

（2）有计划地进行血液检查,尽可能采用采血量少的检测方法。对于可能需要频繁采血的患儿可放置外周动脉导管,实施操作时应适当镇痛。

（3）尽量采用无创监测及治疗方法。

（4）操作前、中、后及时采取适当的干预措施减轻新生儿疼痛。

（5）操作动作轻柔、技术熟练,最大限度地减少医源性疼痛。

案例分析

护理观察及疼痛评分

患儿入院十四天后,营养方面:部分母乳鼻饲管喂养,部分肠外营养液维持。高频改为常频模式机械通气 8h 后出现 SpO_2 下降至 75%~85%,听诊右肺呼吸音减弱,急诊胸腹部正侧位 X 线摄片示右侧气胸。外科会诊后给予利多卡因局麻后,床旁放置右侧胸腔闭式引流管,术中顺利,闭式引流瓶内有气泡引流出,SpO_2 上升至 93%~95%。但患儿术后心率上升至 180 次 /min,频繁皱眉、挤眼、鼻沟加深。此时根据 PIPP,评分为 13 分,为重度疼痛。遵医嘱给予芬太尼静脉维持。

（三）中重度疼痛的护理

1. 护理要点

（1）口服蔗糖或葡萄糖:疼痛性操作前 2min 通过安抚奶嘴给予 24% 的蔗糖溶液,根据疼痛缓解的情况可重复给予。对于一些轻微的疼痛性操作,如足跟采血、静脉穿刺、静脉置管、放置鼻胃管、动脉穿刺、插导尿管、肌内注射或皮下注射、针对早产儿视网膜病（retinitis of premature, ROP）评估的眼科检查、换敷料或去除胶带,通常可采用蔗糖。患儿术后疼痛明显时,可先取小剂量蔗糖水或母乳蘸安慰奶嘴表面进行吸吮。口服蔗糖水每天不宜超过 8 次,禁食患儿需根据病情决定。

（2）药物镇痛:阿片类药物镇痛效果好,吗啡（morphine）和芬太尼（fentanyl）是 NICU 中最常使用的阿片类镇痛药物,给药方式为口服、静脉等。芬太尼常用于经外周或中心静脉置管给药。非甾体类药效力虽不及阿片,但能增加麻醉止痛剂疗效,与阿片药合用可以使阿片的用量减少,从而减少其副作用。因此,对于需要长期止痛治疗,有可能产生成瘾性,需减少阿片剂量的一种替代治疗非常有价值。常用药物有对乙酰氨基酚、布洛芬等。注射用利多卡因一般用于胸腔穿刺前的镇痛。早产儿因其皮肤系统发育不成熟,存在全身药物吸收的危险,因此只适用胎龄 >37 周以上的足月儿,用于胎龄 <37 周的早产儿必须要在出生 2 周以后。

(3)观察药物的疗效及副作用:芬太尼起效快,作用时间短,但如给药过快可致胸壁硬化,降低肺顺应性,使用过量可引起严重的呼吸抑制甚至需要机械通气。成瘾形成主要是因为非医学指征的滥用行为。芬太尼使用超过 5~7d 就能导致药物耐受和戒断症状。阿片类药物使用每 1~3d 减量不应超过 10%~20%,应参照新生儿对减量的反应调整给药时间。早产儿使用吗啡镇痛可能发生明显的副作用,包括低血压和喂养延迟,且不会改变远期结局。因此,不推荐机械通气的早产儿常规输注吗啡。芬太尼可用于新生儿是因为该药物能快速镇痛,而且对血流动力学的影响极小。根据美国儿科学会(American Academy of Pediatrics,AAP)/加拿大儿科学会(Canadian Paediatric Society, CPS)2013 年发布的新生儿疼痛管理的指南,对于机械通气的早产儿,不常规持续输注芬太尼。与吗啡相比,芬太尼镇痛、镇静或降压效应更小,对胃肠动力或尿潴留的影响更小,但其阿片类耐受和戒断反应更大。

(4)给予以上疼痛护理措施后 1h 再次进行疼痛评估,以明确其有效性,如疼痛评分有降低,小于 12 分,可按轻中度疼痛护理内容进行护理,如评分升高,则需告知医生,寻找原因做进一步处理。

2. 关键点 新生儿由于器官发育尚未成熟,如肝、肾功能不完善,在药物吸收、分布、代谢等方面有异于成人,因此新生儿使用止痛药物的种类、剂量及方式与成人不同。

案例分析

护理观察及疼痛评分

患儿入院 3 周后,成功拔除气管插管,撤离机械通气,纠正胎龄,现 37^{+2} 周,体重 2 600g,全量母乳口服喂养,右侧胸腔闭式引流无气泡引出,夹管 24h 后,X 线胸片显示右侧气胸已吸收。外科会诊后予以拔除胸腔闭式引流管,穿刺点现无菌纱布及透明敷料覆盖,HR 180 次 /min,SpO$_2$ 平稳,偶有皱眉、挤眼睛动作。此时根据 PIPP,评分为 6 分,为轻度疼痛。此时患儿母亲来探视,护士给予母亲缓解患儿不适的指导后,患儿安静入睡。

(四)轻度疼痛的护理

1. 护理要点

(1)襁褓包裹法。包括维持特殊体位(定义为使新生儿的手臂和双腿保持屈曲位),用毯子包裹婴儿或人为地使其保持特定体位(将婴儿四肢屈曲并贴近躯干)来完成。襁褓包裹法对早产儿和足月儿的疼痛反应、疼痛相关调节均有效。但值得注意的是,襁褓包裹法与髋关节发育不良的风险增加有关。

(2)感觉饱和刺激。采用抚摸、按摩、声音、气味和味道等刺激减轻疼痛,该方法比较耗费人力,但特别适合在有父母陪护的环境内进行。

(3)肌肤接触(袋鼠式护理)。袋鼠式护理(婴儿趴在母亲乳房之间)等肌肤接触法能刺激婴儿的腹侧触觉和本体感受系统,并减少新生儿的疼痛反应。一项系统评价对这一点进行了最佳阐述,这项系统评价所纳入的文献报道发现,肌肤接触法在减轻新生儿因足跟采血或静脉穿刺所致操作性疼痛方面是安全有效的。

（4）母乳喂养：母乳喂养或口服母乳似乎与口服蔗糖的镇痛效果相似。

（5）音乐疗法具有缓解疼痛和紧张的作用，是一种心身护理均有效的治疗方法。给予舒适的听觉刺激（如母亲的声音、低柔的音乐）等都可减轻疼痛反应。轻松的音乐可以使新生儿交感神经系统活动减少，副交感神经活动增强，并通过影响内啡肽等物质的释放达到镇静、催眠、缓解疼痛的目的。

2. 关键点

（1）与药物治疗相比，非药物治疗具有简单、易行等特点，非药物治疗在控制新生儿疼痛方面发挥着重要作用。

（2）新生儿疼痛是可以评估的。如果采取适当的措施进行疼痛管理，新生儿的疼痛也是可以控制的。但是在新生儿疼痛研究领域仍存在一些有待解决的问题，尚需研究者进一步讨论和完善。

案例分析

出 院

患儿现痊愈出院。出院宣教时护士发现，患儿祖母表示早产儿应该不会感觉到疼痛，经过护士对患儿家长进行早产儿疼痛知识的讲解及告知早产儿疼痛可能产生的影响，家长表示理解并赞同，开心地出院了。

（五）出院指导

评估家长是否认识到新生儿可感知疼痛。

案例分析

疾病相关知识

（一）对新生儿疼痛的认识

新生儿中枢神经的发育成熟程度已经足够感觉到疼痛，开始针对预期疼痛进行反应并能够记忆疼痛。疼痛的影响如下：

1. 疼痛对新生儿的短期影响 疼痛刺激短期可导致新生儿心率增加、血压升高，产生恐惧和焦虑情绪等。也有报道指出，心率的增加和血氧饱和度的下降与脑室出血及颅脑损伤有直接关系，从而引起神经系统发育不良，尤其对早产儿影响严重。急性手术引起的疼痛则会导致血液中儿茶酚胺和胰高血糖素的分泌增加，胰岛素分泌减少。儿茶酚胺增加会导致心率加快、心肌耗氧量增加，肾素－血管紧张素－醛固酮系统激活，从而引起全身血管收缩，水、钠潴留，增加心血管系统的负担。胰高血糖素的分泌增加和胰岛素分泌的减少还会引起代谢紊乱，如高血糖、乳酸中毒等，从而增加手术后的复发率和病死率。有研究者认为多次疼痛刺激也会促进新生儿神经系统结构和功能的重组，如发现新生儿在多次静脉穿刺后会出现痛觉过敏，即外周感受器更加敏感；即使是无痛的体格检查，都会成为其疼痛刺激。

2. 疼痛对新生儿的长期影响　疼痛刺激可引起痛觉改变，并可能导致其成长后注意力不集中、学习困难等行为功能障碍。近来对足月儿疼痛刺激的长期随访研究显示，痛觉过敏可以持续数月乃至数年，从而导致患儿日后出现慢性疼痛综合征、躯体不适、社交困难、发育迟缓、儿童期注意力不集中、自我调节能力差、学习困难等功能障碍。疼痛刺激的远期影响比较复杂，疼痛敏感性因疼痛类型、持续时间以及疼痛程度的不同而存在差异，但总的来说新生儿如果多次接受各种疼痛刺激，将来其疼痛敏感性会增强，医护人员应该理解疼痛对新生儿的远期影响并给予充分的重视。

（二）新生儿疼痛的机制

新生儿感受疼痛刺激的神经末梢广泛分布于身体的各个部位，大量集中于皮肤的浅层、内部组织（如骨膜，动脉壁、关节表面等）。各种机械的、化学的或温热刺激可以兴奋痛觉感受器，并通过两类神经纤维（快传导的有髓鞘 Aδ 纤维和慢传导的无髓鞘 C 纤维）将电脉冲传导至脊髓的背角，再由脊丘束通路传导至下丘脑和大脑皮层等部位而产生痛觉。此过程由多种神经递质参与调节，对疼痛性质的感受位于大脑基底区。

在宫内早期（受精20周后），产生痛觉的各种解剖、生理及生化前提条件就已经具备。因此，即使是早产儿也能感知痛觉。此外，新生儿具有发育良好的内分泌系统，在受到疼痛刺激时可以释放皮质醇和儿茶酚胺类物质，从而产生各种生理生化改变。但是，新生儿痛觉的神经生理学有许多基本的不同。由于新生儿痛觉主要通过无髓鞘纤维传递，抑制性神经递质相对匮乏，具有更大的感受野和较高浓度的 P 物质受体，故痛觉兴奋和敏化阈值较低，痛觉刺激可以导致更多中枢效应。所有这些因素导致新生儿感知疼痛比成人更敏感。

（三）新生儿疼痛的表现（表5-2）

表5-2　新生儿疼痛的表现

项目		表现
生理反应	增加	心率、血压、颅内压/脑血流量、呼吸频率、平均气道压力、肌张力、二氧化碳分压、肺动脉压、耗氧量
	降低	呼吸的深度（变得表浅）、氧分压
	其他	脸色苍白或脸红、出汗、瞳孔扩大
行为反应	听觉	持续性大声尖叫、啼哭；轻声呜咽或呻吟
	面部表情	皱眉、鼻唇沟加深、下颌颤动、挤眼、鼻翼扇动、舌头的卷曲、面部的抽搐
	身体运动	四肢的过度屈伸，手指张开；肢体的快速回抽
	肌张力	肌张力过高，僵硬，拳头紧握；肌张力过低，没力气
	状态	觉醒睡眠周期扰乱、嗜睡或烦躁，喂养困难，难以安抚
激素水平的变化	增加	血浆肾素活性，儿茶酚胺水平，皮质醇水平，蛋白质代谢水平，糖原以及生长激素的释放，血清中糖、乳酸盐、酮类水平
	降低	胰岛素分泌、催乳素

（四）新生儿疼痛评估工具

NICU 中评估急性疼痛最常用的工具包括：

1. 早产儿疼痛评估量表（premature infant pain profile, PIPP）。

2. 新生儿疼痛 / 激惹与镇静量表（neonatal pain, agitation and sedation scale, N-PASS）。

3. 新生儿疼痛量表（neonatal infant pain scale, NIPS）。

4. CRIES 评分（crying, requires O_2 saturation, increased vital signs, expression, sleeplessness）通过哭泣、呼吸、循环、表情和睡眠等进行评估。

5. 新生儿面部编码系统（neonatal facial coding system, NFCS）。

6. 新生儿急性疼痛量表（douleur aigue nouveau-ne scale, DAN）。

这些量表被用于评估急性疼痛和某些术后疼痛，但不可评估慢性疼痛。尚未开发或完全验证用于新生儿持续或长期疼痛（由于大手术、骨髓炎或坏死性小肠结肠炎、超低出生体重早产儿）或接受机械通气及肌松药物治疗者的疼痛的评估工具。

PIPP 是由加拿大 Toronto 和 McGill 大学制订，用于评估足月儿和早产儿的急性疼痛评分，国外临床应用发现有效、可靠且实用。该表内容由 3 个行为指标（皱眉、挤眼、鼻沟），2 个生理指标（心率和 SaO_2），2 个相关指标（觉醒程度、面部运动），共 7 个指标组成，评分值为 0~3。早产儿总分 21 分，足月儿总分 18 分。大于 6 分则应镇痛治疗，7~12 分为中度疼痛，大于 12 分为重度疼痛。此实验中行为指标包括皱眉、挤眼、鼻唇沟、觉醒程度、面部运动等，由医务工作者观察评价；生理指标包括心率、经皮动脉血氧饱和度等用多功能监护仪进行监测（表 5-3）。

表 5-3　早产儿疼痛评分量表

项目	0分	1分	2分	3分
胎龄	>36 周	32~35 周	28~31 周	<28 周
行为状态	活动 / 觉醒，双眼睁开，有面部活动	安静 / 觉醒，双眼睁开，无面部活动	活动 / 睡眠，双眼闭合，有面部活动	安静 / 睡眠，双眼闭合，无面部活动
心率最大值	增加 0~4 次 /min	增加 5~14 次 /min	增加 15~24 次 /min	增加 >25 次 /min
血氧饱和度最低值	下降 0%~2.4%	下降 2.5%~4.9%	下降 5.0%~7.4%	下降 7.5%
皱眉动作	无（< 观察时间的 9%）	最小值（观察时间的 10%~39%）	中值（观察时间的 40%~69%）	最大值（> 观察时间的 70%）
挤眼动作	无（< 观察时间的 9%）	最小值（观察时间的 10%~39%）	中值（观察时间的 40%~69%）	最大值（> 观察时间的 70%）
鼻沟加深	无（< 观察时间的 9%）	最小值（观察时间的 10%~39%）	中值（观察时间的 40%~69%）	最大值（> 观察时间的 70%）

（五）新生儿疼痛的来源（表 5-4）

1. **侵入性操作**　疼痛存在于所有的侵入性操作中。国外有研究发现 54 名新生儿住院期间接受的侵入性操作为 3 283 次，其中最常见的是足跟采血（56%），其次是气管内吸痰（26%）和静脉置管（8%）。胎龄越小，经历的疼痛性操作越多，有记录显示早产儿经历最多的侵入性操作是 488 次。同时还有研究发现新生儿 NICU 住院期间的前 2 周接受的侵入性操作平均次数为 196 次，平均每天 14 次。

表 5-4 新生儿疼痛的来源

侵入性操作	手术性操作	其他
静脉插管	中心静脉置管	锁骨、肋骨骨折
静脉穿刺	动脉导管未闭（patent ductus arteriosus，PDA）结扎	四肢骨折
足跟采血	腹裂修补术	胸痛
肌内注射	脐膨出修补术	肌肉痉挛
动脉血气分析	膈疝修补术	短肠综合征或肠道手术导致的腹痛
胸腔闭式引流插管或拔除	心脏手术	NEC
骨髓穿刺	其他手术	肠道梗阻
腰椎穿刺		体位的改变
气管插管以及拔管		胃管插管
机械通气		冲管
NCPAP		更换敷贴
支气管镜检		ROP 眼部检查
		静脉通路给药
		不合适的声音、光线

2. **手术性操作** 对于成人来说，手术以及一些创伤性的损伤能够引起应激反应，引起肾上腺素、去甲肾上腺素等激素的分泌，这些激素的分泌能够帮助机体对抗疼痛。但是新生儿对于应激的反应不如成人，因此合适的手术麻醉十分必要。

3. **其他** 锁骨、肋骨及四肢的骨折对于新生儿来说并不常见，但是当新生儿出现持续的哭闹或者不能够活动患侧肢体时应考虑是否有骨折发生。支气管肺发育不良（bronchopulmonary dysplasia，BPD）在早产儿中比较常见，而且可能会导致胸痛。神经系统障碍可能会导致持续的疼痛。

（六）总结

1. 新生儿感受疼痛的方式与年龄较大的儿童和成人相似。疼痛是在 NICU 中接受治疗的婴儿最常见且最强烈的感受。

2. 每个新生儿医疗保健机构都应建立新生儿疼痛控制计划。

3. 所有疼痛性操作前均应预先给予镇痛治疗。非药物方法（如口服蔗糖、母乳喂养、非营养性吮吸、襁褓包裹或保持体位，以及肌肤接触）和药物治疗（利多卡因和阿片类药物）都可用于控制新生儿疼痛。

4. 根据目前发表的数据和我们的临床经验，我们结合临床情况采用分级治疗方法来控制新生儿疼痛。

（七）推荐

1. 建议在可行的情况下,采用保持体位法或肌肤接触法来改善针对所有疼痛性操作的镇痛效果。

2. 对于接受短暂针刺操作(如足跟采血和静脉穿刺)的新生儿,我们推荐口服蔗糖。其他备选方案包括母乳喂养、口服(补充性)母乳或葡萄糖。在这种情况下,不推荐对乙酰氨基酚。

3. 对于接受更长时间或疼痛的皮肤穿刺操作(如动脉穿刺、动脉或静脉置管或者腰椎穿刺)的新生儿,除口服蔗糖外,还建议使用表面麻醉剂乳膏(如利丙双卡因乳膏)。

4. 对于接受新生儿包皮环切术的男婴,除口服蔗糖外,我们还建议进行环状阻滞麻醉或阴茎背侧神经阻滞麻醉,而不是使用表面麻醉剂乳膏。

5. 对于接受侵入性更大的操作(如中心静脉置管)的新生儿,建议联用非药物方法与局部麻醉或全身镇痛,以提供足够的镇痛效果。

6. 推荐新生儿接受术后镇痛。通常通过联用非药物方法、对乙酰氨基酚和阿片类药物治疗来完成。

7. 对于机械通气的新生儿,不推荐使用吗啡来进行常规镇静。这些患儿的镇痛治疗方案应建立在评估个体镇痛需求的基础上。

（汤晓丽　范　玲　王玥珏　胡晓静）

第三节　危重新生儿转运

案例分析

典 型 案 例

患儿,女,G_1P_1,孕28周,因母"胎膜早破6h",郊区中心医院急诊入科顺产,出生体重1 100g,出生后面色红润,SpO_2为100%,于远红外辐射抢救台上保暖。生后2h,患儿出现不明原因的气促、呻吟、吸气三凹征,SpO_2 85%~90%,予以吸痰,少量黏液,遵医嘱头罩给氧,SpO_2上升至95%,呼吸困难未缓解,查体:T 34.0℃,血糖1.5mmol/L,BP 23/14mmHg,全身皮肤散在花纹。产科医生遂联系儿科医院,希望儿科新生儿专业转运团队前来将患儿安全转运至儿科专科医院。

（一）启动转运

1. 准备要点

（1）符合转运指征者,产院需与新生儿转运中心联系,提出转运需求。

（2）产院与转运中心保持电话联系。

（3）告知患儿家长转运的必要性,转运途中可能发生的危险,征得家长同意后签订转运

知情同意书;

（4）向家长宣教转运时需要准备的相关材料及物品。

（5）转运队伍到达前对患儿进行初步复苏急救,稳定病情。

（6）转运团队检查转运设备,物品,药品和相关文书、记录单（暖箱、呼吸机、喉镜、静脉穿刺物品等）,与产院实时保持联系,了解患儿情况,给予恰当的治疗建议。

2.关键点

（1）产院应与转运团队实时有效沟通,跟进了解患儿情况。

（2）转运团队应做好充分准备应付各种情况的发生。

（二）转运前评估

1.准备要点

（1）转运团队抵达产院后,与产科医生交接患儿母亲病史、患儿诊疗情况等信息,评估患儿情况;

（2）使用快速血糖仪监测患儿血糖,复测患儿血糖情况。

（3）使用体温计测量患儿体温。

（4）观察患儿呼吸情况、听诊呼吸音、监护仪氧合数值。

（5）测量患儿血压。

（6）检查患儿相关辅助检查报告（如血气、胸片、血常规等）。

2.关键点

（1）早产儿的病情进展与母亲产前、产时、产后诊疗情况密切相关,转运团队必须评估整体情况。

（2）大部分早产儿存在病情进行性加重的情况,须按照 STABLE 转运护理措施对患儿进行评估,预防转运途中出现病情变化。

案例分析

病情和治疗

产院护士遵医嘱给予患儿口服糖水 1ml,转运团队复测血糖 1.4mmol/L,遵医嘱予以静脉推注葡萄糖,补液持续静脉泵入。

（三）血糖管理

1.护理要点

（1）迅速建立外周静脉通道,遵医嘱静脉推注 10% 葡萄糖注射液 2ml/kg。

（2）10% 葡萄糖溶液 80ml/（kg·d）注射泵匀速泵入。

（3）推注 15~30min 后复测血糖值。

2.关键点

（1）转运团队建立外周静脉时应考虑患儿后期治疗护理措施,避免深静脉穿刺,保护好血管。常用静脉首选手背静脉、大隐静脉、小隐静脉等。

（2）对于外周静脉穿刺困难的患儿,可选择脐静脉用药。

案例分析

病情和治疗

产院护士增加辐射级别,转运团队复测体温34.1℃,加强患儿保暖。

(四)体温管理
1. 护理要点
(1)患儿头部戴帽子。
(2)塑料薄膜包裹患儿身体。
(3)治疗、护理操作时注意保暖。
(4)辐射台模式切换为"肤温控制"。
2. 关键点
(1)治疗、护理操作完毕尽快将患儿放入转运暖箱。
(2)及时复测体温,监测复温情况。

案例分析

病情和治疗

母亲产前未用激素,胸片提示"白肺",患儿气促、呻吟、吸气三四征明显,转运团队予以充分吸痰,气管插管滴入肺泡表面活性物质,呼吸机辅助通气。

(五)气道管理
1. 护理要点
(1)充分吸痰,清理呼吸道。
(2)辅助医生插管,固定气管导管,记录管径大小和插管深度。
(3)气管插管注入肺泡表面活性物质,简易呼吸器加压给氧。
2. 关键点
(1)肺泡表面活性物质应用后禁止吸痰6h,故应用肺泡表面活性物质前需充分清理呼吸道。
(2)吸痰及辅助气管插管时尽量避免引起呼吸道损伤,避免呼吸机相关性肺炎的发生。
(3)气管插管深度应根据患儿体重及听诊肺两侧呼吸音是否对称而判断,有条件者可以选择拍片定位。
(4)应用肺泡表面活性物质后的机械通气建议增加"容量保证(VG)"模式或使用"压力调节容量控制通气(PRVC)"模式,以促进肺保护,避免肺损伤。

案例分析

病情和治疗

患儿全身散在花纹,产院予以生理盐水扩容后,转运团队复测血糖及BP 23/14mmHg。

(六)血压管理

1. 护理要点

(1)评估患儿的毛细血管充盈时间。

(2)检查患儿血常规情况,遵医嘱予以生理盐水扩容。

(3)遵医嘱使用多巴胺升高血压。

2. 关键点

(1)多巴胺应在扩容后使用,5~20μg/(kg·min)。一般从5μg/(kg·min)开始,逐渐增量。

(2)外周泵入多巴胺时应单独选择一条静脉,定时观察静脉情况,防止渗出。及时复测血压情况。

案例分析

病情和治疗

患儿呼吸困难缓解,复查血气、血糖、体温均在正常范围内,通过"120"转运至儿科专科医院。途中患儿出现心率、脉搏减低,给予刺激后恢复正常生命体征。

(七)转运时护理

1. 护理要点

(1)途中观察患儿生命体征,确保转运途中设备正常工作,治疗药物持续泵入。

(2)转运暖箱妥善固定于"120"急救车上,减少路程颠簸对患儿的影响。

(3)确保所有转运设备接入"120"车载电源,正常工作。

(4)用安全带妥善固定暖箱中患儿,减少颠簸对患儿的影响。

(5)使用气管插管机械通气的患儿,应备好简易呼吸器或T组合抢救设备。

(6)实时观察呼吸机参数与波形图,患儿情况好转时及时下调参数,避免参数过高引发肺损伤。

(7)长途转运时途中应按需复测体温、血糖及血压,观察静脉输液情况。

(8)及时与儿科专科医院NICU保持联系,沟通跟进情况,让NICU医生和护士提前了解情况,做好转接准备。

(9)按时记录患儿路途中生命体征数值,详细记录病情变化、突发事件、医嘱等。

2. 关键点

(1)转运前完善STABLE护理措施,减少转运中可能出现的病情变化,如果转运中依然出现病情变化需根据情况及时处理,必要时要求"120"急救车停车进行抢救。

（2）转运时需按时完成辅助检查及相应治疗（如血糖、血气监测等）。

（3）如果患儿在途中病情加重,除根据临床表现改变治疗护理措施外,还需通知NICU更换更高级别生命支持设备。

案例分析

病情和治疗

转运团队将患儿安全转运回儿科专科医院NICU,与责任护士交接班。

（八）转运后护理

1. 护理要点

（1）从专用绿色通道将患儿转运至NICU。

（2）转运护士与责任护士交接班,包括患儿在产院的所有情况、母亲的病史及转运途中的情况。

（3）转运完成后重新检查和准备转运设备、物品、药品等。

2. 关键点

（1）转运设备电量、氧气有限,应及时将患儿送至NICU,使用NICU设备进行生命支持。

（2）转运任务紧急、危重,应提前准备妥当相关物品、设备和药品。

案例分析

相 关 知 识

（一）概述

危重新生儿转运指将危重新生儿从基层医院转往三级医院NICU内做进一步监护、诊断及治疗的过程。转运工作主要分3个环节:转运前期准备工作;转运中期监护措施;转运后期病区接收危重新生儿及对转运工作的评价。

转运中使用STABLE救护模式,系统地应用各项操作及监测技术来维持患儿转运途中的生理稳定,为转运成功及患儿今后的康复提供有力保障。

（二）转运准备阶段

1. 转运联络 转运团队接到基层医院转运需求时,首先了解对方医院的名称、患儿年龄、性别和原发病、病情严重程度及家长态度,获取转诊医师的姓名和电话号码,了解转诊是否被家长接受,讲解转运流程及今后治疗的费用,并记录询问的情况和联系方式,在确认患儿需转运时,转运团队10~15min内携相应设备出诊。

2. 转运前准备 需要转运的患儿多为病情危重者,争取时间是抢救患儿生命的关键,而做好转运前准备工作是争取时间的关键。

（1）人员准备：新生儿转运团队成员应为经过专门培训的新生儿科和NICU中高年资医师、工作3年以上的专职护士及驾驶员各1名组成，具有熟练的专业和操作技术水平，急诊意识强，能够随时组织、实施抢救工作，准确判断病情和协助当地医院进行急救处理任务，每天安排转运值班。

（2）转运设备：救护车、可调台架的转运暖箱、手动式负压吸引器、呼吸机、便携式氧气筒、多功能监护仪、微量输液泵、血气分析仪、微量血糖仪、急救箱（内有各种型号的气管插管、喉镜、面罩、简易呼吸器、静脉留置针、一次性注射器、新生儿胃管、常用急救药品）等。每次转运出发前检查各种仪器设备完好并处于备用状态。另外根据需要另行准备其他物品（如头罩、需隔离患儿的隔离衣及手套等，或多胎转运的其他物资等）。

（3）转运指征：基层医院的新生儿在达到相应转运指征的情况下，可申请转运至上级儿科专科医院。目前我国正在建立与完善区域性新生儿转运网络（regional neonatal transport network，RNTN），各地各级RNTN以《中国新生儿病房分级建设和管理指南（建议案）》为依据，按照初级、高级和特级NT中心的救治能力分别制订相应转运指征逐级转运。

（三）STABLE转运

转运小组到达基层医院后，应详细询问患儿病史、全面体检，应用新生儿危重评分法评估患儿状况，同时采取STABLE救护模式使患儿病情达到稳定。

1. S（sugar）　维持转运患儿血糖的稳定和安全护理。到达当地医院后，运用微量血糖仪监测患儿足跟血糖，建立外周静脉补液80ml/（kg·d），注射泵匀速泵注补液，确保患儿的血糖维持2.6~7.0mmol/L，必要时静脉推注葡萄糖溶液2ml/kg，15~30min后复测血糖情况。

2. T（temperature）　密切监测体温，确保患儿体温在36.5~37.5℃，进行各项操作及抢救时注意保暖，如患儿体温不升，可予患儿戴绒布帽、包裹聚乙烯塑料薄膜放置在远红外辐射台上，根据患儿胎龄、日龄及体重设置转运暖箱温度，提前预热。

3. A（airway）　保持患儿呼吸道通畅，及时清除呼吸道分泌物。视病情需要给氧、气管插管或机械通气。转运前暂禁食或留置胃管，吸出胃内未排空的奶汁。

4. B（blood pressure）　维持循环及血压稳定，连接心电监护仪监测血压、心率及血氧饱和度，必要时给予外周动脉置管行持续血压监测，血压偏低时应用多巴胺和多巴酚丁胺静脉维持。

5. L（labworks）　确保患儿各项实验室指标处于正常范围，应用便携式血气分析仪监测患儿的各项指标，确保水、电解质及酸碱平衡，根据结果予纠正酸中毒或静脉补液等相应处理。

6. E（emotional support）　情感支持。转运人员尽可能提供支持和援助帮助家庭应对危机。转运人员在转运前应进行风险评估，由医师向患儿的法定监护人讲明目前患儿的病情及转运过程中可能发生的各种意外情况，获得其理解和支持。稳定家长情绪，使其主动配合，争取抢救时间。

（四）转运途中的护理

1. 保障患儿安全　转运过程中声音和震动会影响患儿的心率，可以给患儿戴上耳罩，以减少声音的刺激。患儿置转运暖箱后，以安全带缚好患儿身体，松紧适宜，身下垫水垫，身体四周与暖箱侧壁之间用棉褥子填充，以增加安全感并减少震动。将转运暖箱与救护车的纵轴方向相同，锁定箱轮，以减少途中颠簸对患儿脑部血流的影响，颅内出血患儿车速应平稳。

2. 保持呼吸道通畅　患儿颈部垫软枕，头偏向一侧或侧卧位，防止呕吐。转运途中对部分患儿(如食管闭锁、先天性喉软骨发育不良等)有必要再次甚至多次清理呼吸道。

3. 保暖　转运途中尽量减少开箱门的次数,暖箱侧门安装袖套,一切操作尽量从侧门内进行。转运中将暖箱温度控制在32~35℃。在冬季,对于出生体重<2 500g,尤其体重<1 000g的早产儿应给予棉布或塑料薄膜包裹,头戴小棉帽再放入暖箱中。其他患儿可根据体温、体重、胎龄和日龄调节暖箱温度。

4. 保持静脉通路通畅　选择外周静脉留置针建立静脉通道,接上三通管并采用微量输液泵输入。由于路途颠簸、车速较快可能会出现针头移位或其他输液故障,要求转运医护人员密切观察并保持转运途中静脉通道的畅通。

（五）转运后的处理

1. 绿色通道转运　危重症患儿转运至目的地后通过绿色通道直接收入NICU。转运途中随时用移动电话与NICU保持联系,以便做好接诊的充分准备。

2. 严格交接班　到达NICU后,转运小组向主管医师汇报用药情况等,填写转运记录,小结转运工作,补充急救药品及物品,擦拭消毒转运暖箱并充电,使之处于备用状态。主管医师和护士应用STABLE模式评价患儿病情,为以后的治疗和护理提供依据,并与患儿法定监护人谈话,使其积极配合后续的治疗与护理。

（六）转运工作的评估与质控

RNTN系统必须以循证医学为基础,收集新生儿转运的资料,建立数据库,实施连续的转运培训和健全的风险报告机制,对转运质量定期进行评估。

危重新生儿及时、有效的转运是保证其生命及预后的关键。在STABLE救护模式的应用下,危重新生儿的转运是一种有预见性的、积极的转运,是一连续的监护治疗过程。在了解患儿的生命体征,给予生命支持的同时,还考虑到患儿今后可能出现的后遗症,并在转运开始积极采取措施来预防后遗症的发生。

（郑如意　胡晓静）

第四节　新生儿常见疾病的护理

一、新生儿常见疾病概述

新生儿(neonates,newborns)是指从脐带结扎到生后满28d的婴儿,这一时期称为新生儿期。围生期(perinatal period)是指从妊娠28周至生后7d,在此期间的胎儿及新生儿称为围产儿。

（一）新生儿分类

1. 根据出生胎龄分类

（1）足月儿(term infant):出生时胎龄37~41^{+6}周(259~293d)。

（2）早产儿(preterm infant):出生时胎龄<37周(<259d)。

1）极早产儿（very preterm infant）：出生时胎龄 28~31^{+6} 周（196~223d）。

2）超早产儿（extremely preterm infant）：出生时胎龄 <28 周（<196d）。

（3）过期产儿（post-term infant）：出生时胎龄 ≥42 周（≥294d）的新生儿。

2. **根据出生体重分类**　出生体重（birth weight，BW）是指出生 1h 内的体重。

（1）正常出生体重儿（normal birth weight）：出生体重 2 500~3 999g。

（2）巨大儿（macrosomia）：出生体重 ≥4 000g。

（3）低出生体重儿（low birth weight，LBW）：出生体重 <2 500g。

1）极低出生体重儿（very low birth weight，VLBW）：出生体重为 1 000~1 499g。

2）超低出生体重儿（extremely low birth weight，ELBW）：出生体重 <1 000g。

3. **根据出生体重与胎龄关系分类**

（1）适于胎龄儿（appropriate for gestational age，AGA）：出生体重在同胎龄儿平均体重的第 10~90 百分位。

（2）大于胎龄儿（large for gestational age，LGA）：出生体重在同胎龄儿平均体重的第 90 百分位以上。

（3）小于胎龄儿（small for gestational age，SGA）：出生体重在同胎龄儿平均体重的第 10 百分位以下。常见于足月小样儿，即胎龄 ≥37 周，出生体重 <2 500g 的新生儿。

4. **根据出生后周龄分类**

（1）早期新生儿（early newborn）：出生 1 周内的新生儿，也属于围生儿，其发病率和死亡率在整个新生儿期最高，需加强监护和护理。

（2）晚期新生儿（late newborn）：出生后 7~28d 的新生儿。

5. **高危新生儿（high risk infant）**　是指已发生或有可能发生危重情况的新生儿，需要密切观察及监护。常见高危因素包括：

（1）孕母因素

1）母亲疾病史

①合并糖尿病、肾脏疾病、心脏疾病、肺部疾病、高血压、贫血、血小板减少症、出血等急、慢性疾病。

②吸烟、吸毒、性传播疾病或酗酒史等。

2）孕产史

①母亲年龄 >40 岁或 <16 岁。

②孕期羊水过多或过少、阴道流血、高血压、先兆子痫、子痫、胎膜早破和感染、胎盘早剥、前置胎盘等。

③过去有死胎或死产史，孕母为 Rh 阴性血型等。

（2）分娩过程中因素

①早产或过期产。

②难产、手术产、急产或滞产、胎儿胎位不正、臀位产、羊水胎粪污染、脐带过长或过短、脐带过长（>70cm）或过短（<30cm）或被压迫等。

③分娩过程中使用镇静和止痛药物等。

（3）胎儿及新生儿因素

①早产儿、小于胎龄儿、巨大儿、多胞胎等。

②宫内窘迫、窒息、宫内感染、严重先天畸形等。

③心率或心律异常、面色苍白或青紫、呼吸异常、低血压、出血等。

（二）正常足月儿的特点

正常足月儿（normal term infant）是指出生时胎龄37~41^{+6}周（259~293d），出生体重2 500~3 999g，无任何疾病和畸形的活产婴儿。

1. 外观特点　正常足月儿与早产儿在外观上各具特点（表5-5）。

表 5-5　正常足月儿与早产儿外观特点比较

外观	正常足月儿	早产儿
体重	≥2 500g	大多数体重 <2 500g
身长	≥47cm	<47cm
哭声	响亮	轻 / 微弱
四肢肌张力	四肢屈曲	低下
皮肤	红润、毳毛少、胎脂多少有个体差异、皮下脂肪丰满	绛红、毳毛多、胎脂丰富、皮下脂肪少
头部	头大（占 1/4），头发分条清楚	头更大（占 1/3），头发细而乱
耳壳	软骨发育良好，耳舟成形、直挺	软、缺乏软骨、耳舟不清楚
乳腺	乳晕清楚、乳头突起、乳腺结节 >4mm	乳晕不清、无乳腺结节或结节 <4mm
指（趾）甲	达到或超过指（趾）端	未达指（趾）端
足底纹	遍布足底	足底纹少
外生殖器	男婴阴囊皱褶多、睾丸已降	男婴阴囊皱褶少、睾丸未降或未全降
	女婴大阴唇完全遮盖小阴唇	女婴大阴唇不能遮盖小阴唇

2. 生理特点

（1）体温调节：体温调节中枢发育不完善，体表面积相对较大，易散热。环境温度过高易引起"脱水热"，环境温度过低可发生寒冷损伤综合征。中性温度（neutral temperature）又叫适中温度，指能维持新生儿正常体温时最适宜的环境温度，在此温度下机体的耗氧量最少，蒸发散热量最少，新陈代谢最低，与胎龄、日龄和出生体重有关（表5-6）。

表 5-6　不同出生体重新生儿的中性温度

出生体重 /g	中性温度			
	35℃	34℃	33℃	32℃
1 000	出生 10d 内	10d 后	3 周以后	5 周后
1 500	—	出生 10d 内	10d 以后	4 周后
2 000	—	出生 2d 内	2d 以后	3 周后
>2 500	—	—	出生 2d 内	2d 后

（2）呼吸系统：呼吸中枢发育不成熟，呼吸节律常不规则，频率35~45次/min。肋间肌薄弱，呼吸主要依靠膈肌的升降，以腹式呼吸为主。

（3）循环系统：胎儿循环终止，肺开始呼吸，血液循环发生一系列的变化。

1）脐带结扎，胎盘－脐血液循环终止。

2）肺循环阻力降低，肺血流增加。

3）卵圆孔关闭形成卵圆窝。

4）动脉导管闭锁成为动脉韧带。

正常足月新生儿心率搏动一般是规律的，为120~160次/min，偶有一过性心率波动，血压波动在50/30~80/50mmHg。

（4）消化系统：胃呈水平位，食管下括约肌较松弛，幽门括约肌发达，易发生溢乳和呕吐。生后12h内排出墨绿色胎便，3~4d内转为过渡性大便，若超过24h还未排便应检查是否有消化道畸形，如肛门闭锁或巨结肠等。

（5）泌尿系统：生后24h内开始排尿，平均尿量为40~60ml/（kg·d），若生后48h还未排尿，应查明原因。

（6）血液系统：血容量的多少与断脐的早晚有关，平均为80ml/kg；由于凝血功能不完善，出生后需常规注射维生素K_1。

（7）神经系统：新生儿睡眠时间较长，味觉、触觉、视觉、听觉、温度觉发育良好，但嗅觉（除对母乳外）、痛觉相对较差。足月儿出生时已具备多种原始反射，即吸吮反射、觅食反射、拥抱反射、握持反射和交叉伸腿反射，数月后自然消失。

（8）免疫系统：有从母体获得的大量IgG，出生时已达成人水平，减少了感染机会。IgM和IgA不能通过胎盘，易患消化道、呼吸道感染及金黄色葡萄球菌败血症。

（9）几种特殊生理状态

1）生理性体重下降：生后数天因摄入量少、水分丢失、排出大小便而体重下降，一般不超过出生体重的10%，7~10d左右恢复至出生体重。

2）生理性黄疸：多于出生后2~3d出现，4~5d达高峰，足月儿黄疸7~10d消退；早产儿黄疸持续时间长，程度较重，可延长至2~4周消退。

3）"马牙"和"螳螂嘴"：新生儿上颚中线和齿龈部位有由黏液腺分泌物积留或上皮细胞堆积形成的黄白色小颗粒，俗称"板牙"或"马牙"，于数周后自然消退。新生儿两侧面颊部各有一脂肪垫，俗称"螳螂嘴"，对吸吮乳汁有利，"马牙"和"螳螂嘴"均不可擦拭、挑割，以免发生感染。

4）乳腺肿大：男、女新生儿在生后4~7d常见有乳腺肿大，如蚕豆或核桃大小，2~3周可消退，切忌挤压，以免发生感染。

5）粟粒疹：新生儿生后3周内，鼻尖、鼻翼、面颊部可出现小米粒大小黄白色皮疹，几天后自行消失，不必处理。

6）假月经：部分女婴生后5~7d阴道流出血性分泌物或灰白色黏液分泌物，可持续2周，是由于来自母体雌激素突然中断而形成类似月经的出血，量少不必处理，量大可按出血症处理。

（三）早产儿的特点及护理

1. 病因

（1）感染：50%~80%的早产与绒毛膜炎症有关，其病原体可为大肠埃希氏菌、B组溶血性链球菌、李斯特菌、解脲脲原体、人型支原体等。

（2）产科干预：如羊水穿刺操作不当等，也是造成早产的原因之一。

（3）母亲因素

1）孕妇年龄 <16 岁或 >40 岁。

2）母亲疾病：如感染、贫血、高血压、子痫前期 / 子痫、心血管和肺部疾病、糖尿病等。

3）母亲生活方式：如体力劳动，孕期吸烟、酗酒、滥用药物等，饮食因素，体重和压力较大。

4）宫颈、子宫和胎盘因素：如宫颈短、宫颈手术、宫颈功能不全、子宫畸形、阴道异常出血、前置胎盘或胎盘早剥等。

5）多胎妊娠。

6）胎儿因素：如先天异常、生长受限、胎儿感染和胎儿窘迫等。

7）其他：母亲孕期营养不良、精神紧张、过度疲劳、外伤、孕期性生活过多等。

2. 生理特点

（1）呼吸系统：早产儿呼吸中枢及呼吸器官发育不成熟，呼吸浅快不规则，常出现呼吸暂停；缺乏肺泡表面活性物质，易发生呼吸窘迫综合征。

（2）循环系统：心率快，血压较足月儿低，胎龄为 26~32 周时，平均动脉压在数值上近似等于胎龄；动脉导管关闭常延迟，易导致充血性心力衰竭和新生儿坏死性小肠结肠炎（NEC）。

（3）消化系统：胎龄越小，吸吮力越差，消化能力弱，易发生呛奶、胃食管反流、腹胀、腹泻；胎便排出常延迟；NEC 发病率较高。

（4）血液系统：体重越低，红细胞及血红蛋白降低越早，贫血出现早且重；维生素 D、维生素 K 及铁贮存少，易发生贫血、出血和佝偻病等。

（5）泌尿系统：生后 48h 内排尿，肾脏发育不成熟、抗利尿激素缺乏、酸碱调节功能差，易发生低钠血症、代谢性酸中毒、高血糖等。

（6）神经系统：胎龄越小，各种反射越差，如吞咽、吸吮、觅食、对光、眨眼反射等均不敏感，觉醒程度低，嗜睡，拥抱反射不完全，肌张力低；室管膜下胚胎生发层基质对脑血流的波动、缺氧、高碳酸血症及酸中毒极为敏感，容易发生脑室周围 – 脑室内出血。

（7）免疫系统：体液免疫及细胞免疫功能均不完善，缺乏来自母体的抗体，IgG 及补体水平较足月儿低，对感染的抵抗力弱，容易引起败血症；皮肤薄嫩，屏障功能差，频繁的医护操作增加了各种感染的机会。

（8）体温调节：体温调节中枢发育不成熟，体表面积大，皮下脂肪少，易散热，体温调节功能更差，体温易随环境温度的变化而发生变化，常因寒冷导致硬肿症的发生。

（9）酶代谢：肝脏不成熟，生理性黄疸持续时间长且较重，常引起高胆红素血症甚至发生核黄疸。

（10）早产儿视网膜病：由于生理和解剖结构上的发育不成熟，氧疗时间过长或浓度过高常可严重影响视网膜的血管形成，从而引起早产儿视网膜病变（ROP）。

（四）新生儿疾病诊治及护理新进展

1.“黄金小时”管理　新生儿出生后的第一个小时为“黄金小时”。它是指早产儿出生后从产房开始，一直延续到入住 NICU 的 1h。“黄金小时”管理是以团队为导向、以任务为驱动的方案,关注复苏、体温调控、对可疑感染早期应用抗生素、早期静脉营养、低血糖管理等,强调基于循证的跨学科(产科和新生儿)合作,有效地沟通以及团队的发展。基于循证的"黄金小时"集束化管理(golden hour bundle)可以有效改善早产儿的近期及远期预后,集束化管理主要包括体温调控、低血糖处理、呼吸支持,以及改善远期结局如颅内出血、慢性肺疾病及视网膜病变的发生等。"黄金小时"是降低早产儿发病率及死亡率极为关键的时期。

2. **家庭参与式护理**(family integrated care,FIC)　即在患儿情况稳定后,经过初步培训的患儿父母进入 NICU,承担包括袋鼠护理、喂奶、沐浴/擦浴、更换尿不湿、抚触、按摩等在内的全部非医疗性护理操作,旨在支持父母成为 NICU 团队成员,为婴儿提供积极的照护。FIC 改变了常规的 NICU 全封闭式管理模式,让父母成为早产儿的主要照护者,而护士则更多地承担着教育者的角色。通过参与临床护理,父母将获得更多有益于早产儿的护理决策权,不仅有利于促进早产儿的早期生长发育,还能有效降低父母的紧张焦虑水平,提高照护技能和信心,且不会增加 NICU 医院感染率,从而改善早产儿的预后及出院后的生活质量。

3. **发育支持护理**(development supporting care,DSC)　是为了减少 NICU 新生儿刺激、促进疾病康复及生长发育而实施的一系列干预策略。1982 年,美国哈佛大学 Heidelise Als 创建发育支持护理系统 – 新生儿个性化发展性护理和评估程序(newborn individualized developmental care and assessment program,NIDCAP)。NIDCAP 以早产儿行为分析(assessment of preterm infant's behavior, APIB)为基础,观察和评估早产儿的生理反应及系列行为,把有害刺激最小化,提供个性化护理和有益刺激,同时指导父母参与婴儿照护。DSC 要求照护人员能预先估计早产儿生长发育的应激压力(环境 + 暗示行为),给予支持性措施,缓解压力,促进发育。DSC 主要包括七项核心措施,即环境设计、体位支持、睡眠保护、压力和疼痛控制、保护皮肤、优化营养及家庭参与式护理。DSC 短期内可促进患儿的生长、减少呼吸支持、减轻中/重度慢性肺部疾病的发生率、减少住院时间、降低住院费用,还可改善矫正胎龄 24 月龄时患儿的神经发育结局。

4. **新生儿安宁疗护**(neonatal palliative care)　是为预后不确定的生命受限或病情复杂的新生儿所提供的一种独特的多学科照护方式。其根本作用不再是以治愈疾病、盲目地延长生命为目的,而是追求生命的广度和深度,使其尽可能地保持舒适和有意义。新生儿安宁疗护为新生儿及其家庭提供生理、心理、社会、情感、精神等全方位的人文关怀。主要包括以下四个方面:

(1)多学科协同合作,包括安宁疗护新生儿专业医生及护士、新生儿科医生及护士、新生儿营养治疗师及康复理疗师、社会工作者、哀伤心理辅导员、教牧关怀及义工等。

(2)患儿家长参与探讨疾病及照护需求。

(3)安宁疗护措施可与治疗性措施同时进行,也可单独实施。

(4)患儿与其家庭一起平静地、有尊严地渡过患病、临终、死亡及死亡后的过程。安宁疗护不同于临终关怀,强调在疾病确诊初期即应该有多学科团队介入提供以家庭为中心的服务,并贯穿于整个疾病的发展过程。

5. **营养支持**　近年来喂养模式已从医生主导喂养方式(practitioner driven feeding, PDF)逐步转向了婴儿主导喂养方式(infant driven feeding,IDF),经口喂养评估工具及经口喂养支持技术得到了快速发展,非营养性吸吮、口腔按摩、体位支持、下颌及面颊支持等技术在临床已推广应用。母乳加母乳强化剂喂养已成为早产儿营养的最佳选择，早产儿出院后营养管理受到重视，如强化营养、固体食物、饮食行为及其他营养素的补充等。自 20 世纪 90 年代世界各国开始建立母乳库，我国于 2013 年开始建立母乳库，尚处于摸索阶段，缺乏规范的建立标准和运行指南。近年来已逐步推出《中国新生儿营养支持临床应用指南》（2013 年更新版）、《极低出生体重儿喂养指南》（2015 年加拿大版）、《早产、低出生体重儿出院后喂养建议》（2016 年）、《新生儿重症监护病房推行早产儿母乳喂养的建议》（2016 年）等指南性文件。

6. 心肺支持　体外膜氧合（extracorporeal membrane oxygenation, ECMO）是一种特殊的心肺支持技术，也被称为体外生命支持。指通过动静脉插管将血液从静脉引出，在泵的推动下经过氧合器（人工肺）进行气体交换，再经泵将氧合后的血回流到静脉（V–V 通路），主要用于体外呼吸支持；交换后的血也可回到动脉（V–A 通路），即可用于体外呼吸支持，也可用于心脏支持。用以维持机体各器官的供血和供氧，对严重心肺功能衰竭患者进行较长时间呼吸心脏支持，使患者心肺得以充分的休息，为进一步治疗和促进心肺功能的恢复赢得宝贵时间。对常规呼吸支持技术无效的新生儿，ECMO 是一种有效的救治手段。

一氧化氮吸入（inhaled nitric oxide, iNO）是 20 世纪 90 年代新生儿医学呼吸技术理论的重要突破，1992 年国外开始应用于临床，我国于 21 世纪初开展此项技术，该技术主要适用于肺血管痉挛导致的呼吸衰竭和肺动脉高压性肺血管病变的诊断和治疗。临床常规适应证为新生儿低氧性呼吸衰竭和持续肺动脉高压，潜在适应证为儿童复杂先天性心脏病合并肺动脉高压，儿童和成人持续低氧性呼吸衰竭及急性呼吸窘迫综合征时的通气 – 灌流失调。

7. 早期干预　医学进步使早产儿存活率得以明显提高，存活高危儿的神经系统后遗症发生率也相应增加。通过早期干预来改善这个日益增大的特殊群体的发育水平，引起了许多学者的热切关注。早期干预形成较为完善的系统，主要包括：早期诊断、筛查和评估系统；同步服务设施；专业的医学诊断和评价系统；家庭训练指导、咨询和家庭随访；专业指导；语言和听觉发育康复；物理和作业治疗；心理咨询；健康评估；社会工作者的参与及机构建立；听觉干预；助行器和其他辅助康复设施；患者的转运、翻译设施以及其他帮助家庭接受治疗的设施等。

二、新生儿窒息

案例分析

典　型　案　例

患儿，男，出生后 1min，因"生后呼吸困难、全身青紫、呻吟、吐沫 1min"入院。患儿系孕 34^{+2} 周，因其母无规律宫缩 6h，胎心监护中发现胎儿持续心率降低，行剖宫产娩出，羊水混浊，呈黄绿色，脐带绕颈 2 周，胎盘未见异常。查体：早产儿貌，周身皮肤青紫，弹足底无反应，四肢略屈曲，呼吸慢、不规则，HR 94 次 /min，未吸氧下 SpO_2 70%，前囟平坦，张力不高，大小约 1.5cm×1.5cm，出生后 Apgar 评分 1min 3 分。

（一）入院处置

1. 护理要点

（1）立即通知医生，将患儿置于新生儿远红外或其他方法预热的保暖台上，备好抢救器械，准备抢救。

（2）温热干毛巾擦干患儿头部及全身，肩部以布卷垫高 2~2.5cm，使头部轻微伸仰（鼻吸气位）。

（3）立即吸净口、咽、鼻分泌物，先口咽、后鼻腔，吸引时间不超过 10s，吸引器压力控制在 13.3kPa 以内，过度用力可导致喉痉挛和迷走神经性心动过缓，并使自主呼吸出现延迟。

（4）评估患儿体温、心率、呼吸状况、皮肤颜色、肌张力及对刺激的反应。以上四个步骤要求在出生后 20s 内完成。

2. 关键点

（1）早期预测估计胎儿娩出后有窒息危险时，应充分做好准备工作，包括人员、仪器、物品等，使新生儿复苏抢救有效、迅速。

（2）分娩时处理为新生儿窒息复苏的初步。新生儿头娩出后，即刻清理口、咽喉、鼻内的黏液，然后再娩肩。新生儿出生后，立即擦干皮肤，置于保暖台上，摆好体位，继续吸净口、咽、鼻部黏液，若患儿仍无呼吸，可轻弹足底或摩擦患儿背部以刺激触觉。

案例分析

病情和治疗

患儿有宫内窘迫史，出生后 1min，Apgar 评分 3 分，被诊断为新生儿重度窒息，立即予以新生儿复苏术。

（二）新生儿复苏护理

1. 护理要点

（1）遵医嘱立即进行新生儿窒息的复苏处理。

1）按照 ABCDE 国际通用的复苏方案正确进行复苏，顺序不能颠倒。复苏过程中予以心电血氧饱和度监护。

①A（airway）清理呼吸道（必要时）。

新生儿娩出后即置于远红外辐射抢救台或其他方法预热的保暖台上。

温热干毛巾擦干患儿头部及全身，减少散热。

摆好体位，肩部以布卷垫高 2~2.5cm，使颈部轻微伸仰（鼻吸气位）（图 5-1）。

立即吸净口、咽、鼻黏液，吸引时间不超过 10s，先吸口腔，再吸鼻腔黏液。

②B（breathing）建立呼吸，增加通气。

触觉刺激：轻弹足底或摩擦患儿背部以促使呼吸出现。患儿经触觉刺激后，如出现正常呼吸，心率 >100 次 /min，肤色红润或仅手足青紫者，可予以观察；患儿出现正常呼吸，心率 >100 次 /min，但青紫明显，应清理呼吸道，予以血氧饱和度监护，必要时予以氧气吸入，继续观察。

正压通气：触觉刺激后，如无自主呼吸建立或心率 <100 次 /min，监测心电血氧饱和度，可常压给氧或给予持续气道正压通气；面罩应密闭遮盖下巴尖端及口鼻，但不盖住眼睛（图 5-2）；通气频率为 40~60 次 /min，吸呼比为 1∶2，压力以可见胸壁有起伏和听诊呼吸音正常为宜。30s 后再评估，如心率 >100 次 /min，出现自主呼吸可予以观察；如心率 <100 次 /min，有增快趋势者宜继续复苏囊加压给氧；如心率不增快或 <60 次 /min，须进行气管插管正压通气。

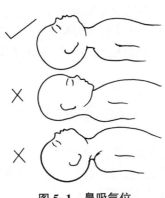

图 5-1　鼻吸气位

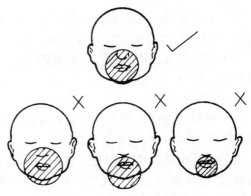

图 5-2　面罩正压通气

③C（circulation）维持正常循环，保证足够心搏出量。

有效的正压通气 30s 后，心率 <60 次 /min，应同时进行胸外按压。可采用双拇指法：操作者双拇指并排或重叠于患儿胸骨体下 1/3 处，其他手指围绕胸廓托在后背（图 5-3）；中示指法：操作者一手的中示指按压胸骨体下 1/3 处，另一只手或硬垫支撑患儿背部（图 5-4）。按压频率为 120 次 /min（每按压 3 次，正压通气 1 次，每个动作周期包括 3 次按压和 1 次人工呼吸，双人配合，耗时约 2s），按压深度为胸廓前后径的 1/3（大约 4cm），按压放松过程中，手指不离开胸壁；按压有效时可摸到股动脉搏动。胸外按压 45~60s 后评估心率恢复情况。

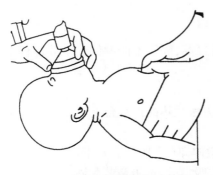

图 5-3　复苏气囊面罩正压通气，
双拇指胸外心脏按压

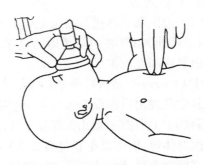

图 5-4　复苏气囊面罩正压通气，
示指、中指胸外心脏按压

④D（drug）药物治疗：建立有效的静脉通路。

经气管插管正压通气并胸外按压 45~60s 后，心率仍 <60 次 /min，给 1∶10 000 肾上腺素 0.1~0.3ml/kg，首选脐静脉导管内注入，如脐静脉插管操作过程尚未完成，可首先气管内注入

浓度为 1 : 10 000 的肾上腺素 0.5~1ml/kg。若需重复给药,则应选择静脉途径,每 5min 重复 1 次,至心率≥60 次 /min。

患儿心率正常但脉搏弱或给氧后面色仍苍白,复苏效果不明显,应考虑血容量不足,推荐生理盐水。方法:首次剂量为 10ml/kg,经脐静脉或外周静脉 5~10min 缓慢推入。在进一步的临床评估和反应观察后可重复扩容 1 次。给窒息新生儿和早产儿不恰当的扩容会导致血容量超负荷或发生并发症,如颅内出血。

新生儿复苏时一般不推荐使用碳酸氢钠。

⑤E(evaluation and environment)评价和环境(保温):评价和保温贯穿于整个复苏过程。可将患儿置于新生儿远红外辐射抢救台上,病情稳定后置暖箱中保暖或其他设备保暖,维持患儿体温在 36.5~37.5℃。

2)呼吸、心率、血氧饱和度是窒息复苏评估的三大指标,并遵循评估→决策→措施,如此循环往复,直到完成复苏。

（2）协助医生完成各项检验和监测,如动脉血气、心电血氧监测、血糖、血电解质、血尿素氮及肌酐等生化指标。

2. 关键点

（1）新生儿复苏是治疗新生儿窒息的关键,应该由产科医师、有经验的新生儿科医师和护士共同合作进行。每次分娩时至少配备一名能够执行新生儿复苏和启动正压通气的人员。

（2）在整个复苏过程中,ABC 三步最为重要,其中,A 是根本,B 是关键,评价和保温贯穿于整个复苏过程。在接受复苏的新生儿中,若所有复苏步骤都有效完成,且 20min 后仍没有心跳反应,则应与救治人员及家长讨论停止复苏。

（3）目前我国新生儿窒息的诊断多根据 Apgar 评分系统。但国内外多数学者认为,单独 Apgar 评分不应作为评估低氧、产时窒息以及神经系统预后的唯一指标,尤其是早产儿、存在其他严重疾病或母亲应用镇静剂时。同时指出,对新生儿窒息患儿,出生后应立即进行复苏及评估,而不应延迟至 1min Apgar 评分后进行。

案例分析

病情和治疗

患儿心率和呼吸恢复正常,生命体征平稳,予患儿置于新生儿暖箱中密切观察及监护。

（三）新生儿窒息复苏后的护理

1. 护理要点

（1）维持有效呼吸

1)保持呼吸道通畅,患儿仰卧位时在肩下放置一软枕,避免颈部弯曲,呼吸道梗阻。

2)患儿出现缺氧症状,立即通知医生,查明原因,同时予以吸氧,氧浓度以维持动脉血氧分压 50~80mmHg（6.7~10.7kPa）或 SpO_2 在 90%~95% 为宜,一旦缺氧症状改善,立即降低氧流量或停止用氧,预防氧疗并发症。

3)密切观察患儿的呼吸及心率,患儿出现呼吸暂停,立即给予拍打足底、托背、刺激皮肤等处理,条件允许放置水囊床垫,利用水振动减少呼吸暂停的发生,反复发作者可遵医嘱给予氨茶碱静脉输注,也可予以枸橼酸咖啡因注射液口服或静脉输注。

（2）维持体温稳定：根据患儿的体重、成熟度及病情,给予不同的保暖措施,加强体温监测。

1）一般体重小于 2 000g 者,应尽早置于新生儿暖箱保暖；体重大于 2 000g 在箱外保暖者,应给予戴帽保暖,以降低氧耗量和散热量。

2）暴露操作应在远红外辐射抢救台保暖下进行,没有条件者,因地制宜,加强保暖,尽量缩短操作时间。

3）维持室温在 24~26℃、相对湿度在 55%~65%。

4）体温不升者（体温 <35℃）应将患儿置于新生儿暖箱或新生儿远红外辐射抢救台上,每 0.5~1h 监测体温,保持箱温或台温高于患儿体温 0.5℃,直至患儿体温恢复正常。同时密切观察患儿呼吸、心率、面色、肤色、精神反应、哭声和肌张力的变化,如合并中、重度缺氧缺血性脑病,有条件的单位可给予亚低温治疗。

（3）用药护理：根据患儿的检查结果用药。

1）如患儿出现酸中毒,给予 5% 碳酸氢钠,每次 2~3ml/kg 以纠正酸中毒。

2）如患儿出现脑水肿,注意限制入液量,给予呋塞米或 20% 甘露醇等脱水剂。

3）定期监测血糖,低血糖者静脉给予葡萄糖。

（4）合理喂养

1）一般重度窒息的患儿常规禁食 8~12h 后开奶。

2）遵医嘱进行喂养时,协助患儿取头高足低位,喂完后取右侧卧位或立位,轻拍背部以减轻漾奶和呛咳。

3）病情稳定者可予以母乳喂养,不能直接喂养者,可以选择鼻饲法。

（5）环境与休息

1）保持病房安静、减少噪声,一切必要的治疗、护理操作集中进行,动作要轻、稳、准,尽量减少对患儿的移动和刺激。

2）静脉穿刺尽量选择静脉留置针,需长期肠外营养或其他治疗需求的,必要时可予以留置 PICC,减少反复穿刺给患儿带来的痛苦。

（6）预防感染：严格遵守无菌操作原则,每次接触患儿前后要洗手,保持病房内环境干净整齐。

（7）心理护理：做好对家长的解释和知情同意工作,取得患儿家长的理解与信任。耐心解答患儿家长关于患儿病情的疑问,减轻家长的恐惧和焦虑。告知患儿家长,尤其是母亲,在患儿住院期间保证乳汁分泌的方法。

2. 关键点

（1）因为窒息可累及心、脑、肾等器官,并造成消化、代谢等多系统损害,过早喂养可加重胃肠道损害,诱发消化道溃疡和出血。因此,喂养时密切关注患儿是否有呕吐、残留、便血等症状,一旦发生,立即通知医生予以处理。

（2）应用脱水剂会导致患儿水、电解质紊乱,尤其是大剂量或长期应用脱水剂时,易出现体位性低血压、休克、低钾血症、低氯血症、低氯性碱中毒、低钠血症、低钙血症及心律失常等。应定时监测血生化值,注意患儿尿量,记录 24h 出入液量,监测体重,与医生做好沟通。

（3）新生儿吸氧应在血氧饱和度仪的监护下进行,条件允许可选择空氧混合仪进行给氧,根据血氧饱和度调整给氧浓度,使血氧饱和度维持在最佳水平。

（4）密切观察病情变化及生命体征,观察患儿皮肤颜色、肌张力、对刺激的反应、窒息所导致的神经系统症状等,并做好相关记录。

案例分析

出　院

患儿精神好,生命体征平稳,体重稳定增长,喂养可耐受,康复出院。

（四）出院指导

1. 护理要点

（1）维持患儿正常的体温在 36~37.2℃,夏季可将空调温度设定在 28℃,冬季注意保暖,尽量使室内湿度到达 50%~60%。每天测量体温 1~2 次,勿在患儿吃奶后及哭闹后测量体温,以减少误差。

（2）脐带未脱落的患儿,指导家长每天用酒精棉签环形擦拭消毒脐带根部,待干,保持脐部清洁干燥,直至脐带脱落。

（3）保护患儿皮肤避免长期受压或液体浸渍,每天给予患儿沐浴,室温为 26~28℃,水温为 39~41℃,沐浴前将患儿的双耳反折,以防止水进入双耳引起中耳炎。

（4）指导家长给予患儿喂养的正确方法,避免出现呛咳或喂养不耐受。

（5）新生儿由于身体功能尚未发育完善,因此,出院后应随时观察患儿的精神反应、面色、呼吸,注意患儿大小便和睡眠情况,减少人员探望,避免交叉感染。如有异常及时就诊。

（6）指导家长进行早期干预,做好视觉和听觉训练,每天抚触两次,按照 0~12 月龄训练计划进行训练,定期到新生儿专科门诊随访。对随访中发现的因窒息造成的脑损伤应尽早到专业的机构进行脑康复治疗。

2. 关键点

（1）评估家长是否掌握出院注意事项。

（2）新生儿窒息其本质为缺氧,可引起一系列病理生理变化。缺氧可导致细胞代谢、功能障碍和结构异常,甚至死亡,是细胞损伤从可逆到不可逆的演变过程,且不同细胞对缺氧的敏感性各异,以脑细胞最敏感,其次是心肌、肝和肾上腺细胞,且缺氧时间越长、缺氧程度越重,损害越大。因此,一旦发生新生儿窒息,出院后应按时复诊,医务人员也要做好积极随访工作。

案例分析

疾病相关知识

（一）概述

新生儿窒息（asphyxia of newborn）是胎儿因缺氧发生宫内窘迫或娩出过程中引起的呼

吸、循环障碍,以致生后1min内无自主呼吸或未能建立规律性呼吸,而导致低氧血症和混合性酸中毒。本病是新生儿伤残和死亡的重要原因之一。

（二）病因

窒息的本质是缺氧。凡能造成胎儿或新生儿缺氧的因素均可引起窒息。其主要病因为:

1. 孕母因素 孕母患有全身性疾病如糖尿病、心脏病、高血压、严重贫血及肺部疾患等;妊娠期并发症:妊娠期高血压疾病、前置胎盘等;孕母吸毒、吸烟,年龄大于35岁或小于16岁、多胎妊娠等。

2. 胎盘和脐带因素 前置胎盘、胎盘早剥、胎盘老化等;脐带受压、脱垂、绕颈、打结、过短等。

3. 分娩因素 难产、急产、滞产、高位产钳、胎头吸引不顺利、臀位产等;产程中麻醉药、镇痛药及催产药使用不当等。

4. 胎儿因素 早产儿、小于胎龄儿、巨大儿;先天畸形如呼吸道畸形、先天性心脏病等;羊水或胎粪吸入气道;胎儿宫内感染所致神经系统受损等。

（三）病理生理

1. 窒息时胎儿向新生儿呼吸、循环转变受阻 正常胎儿向新生儿呼吸、循环系统转变的特征:胎儿肺液从肺中清除→表面活性物质分泌→肺泡功能残气量建立→肺循环阻力下降,体循环阻力增加→动脉导管和卵圆孔功能性关闭。窒息时新生儿未能建立正常的呼吸,致使肺泡不能扩张,肺液不能清除;缺氧、酸中毒引起肺表面活性物质产生减少、活性降低,以及肺血管阻力增加,胎儿循环重新开放,持续性肺动脉高压,进一步加重组织严重缺氧、缺血、酸中毒,最后导致不可逆器官损伤。

2. 窒息时各器官缺血缺氧改变 窒息开始时,低氧血症和酸中毒引起体内血液重新分布,肺、肠、肾、肌肉和皮肤等非生命器官血管收缩,血流量减少,以保证脑、心和肾上腺等生命器官的血流量。同时血浆中促肾上腺皮质激素、糖皮质激素、儿茶酚胺、精氨酸加压素、肾素、心钠素等分泌增加,使心肌收缩力增强、心率增快、心排血量增加,以及外周血压轻度上升,心、脑血流灌注得以维持。如低氧血症持续存在,无氧代谢进一步加重了代谢性酸中毒,体内储存的糖原耗尽,最终导致脑、心和肾上腺的血流量减少,心肌功能受损,心率和动脉血压下降,生命器官供血减少,发生脑损伤。非生命器官血流量则进一步减少,导致各脏器受损。

3. 呼吸改变

（1）原发性呼吸暂停（primary apnea）:胎儿或新生儿缺氧初期,呼吸代偿性加深加快,如缺氧未及时纠正,随即转为呼吸抑制和反射性心率减慢,此为原发性呼吸暂停。此时患儿肌张力存在,血管轻微收缩,血压升高,循环尚好,但有发绀。此阶段若病因解除,经清理呼吸道、及时给氧或物理刺激即可恢复自主呼吸。

（2）继发性呼吸暂停（secondary apnea）:若缺氧持续存在,则出现几次深度喘息样呼吸后,继而出现呼吸停止,即继发性呼吸暂停。此时肌张力消失、面色苍白、呼吸运动减弱、心率和血压持续下降,此阶段需正压通气方可恢复自主呼吸,否则将死亡。

临床上有时难以区分原发性和继发性呼吸暂停,为不延误抢救,应按继发性呼吸暂停处理。

4. 血液生化和代谢改变

（1）PaO_2↓、pH↓及混合性酸中毒：为缺氧后无氧代谢、气道阻塞所致。

（2）糖代谢紊乱：窒息早期，儿茶酚胺及胰高血糖素释放增加，使早期血糖正常或升高；当缺氧情况持续，糖原消耗增加、贮存空虚，遂出现低血糖。

（3）高胆红素血症：酸中毒抑制胆红素代谢及胆红素与白蛋白结合，降低肝内酶的活力，使非结合胆红素增加。

（4）低钠血症和低钙血症：由于心钠素和抗利尿激素分泌异常，发生稀释性低钠血症；钙通道开放、钙泵失灵、钙内流引起低钙血症。

（四）临床表现

1. 胎儿缺氧（宫内窒息）　早期有胎动增加，胎儿心率增快，大于 160 次 /min；晚期胎动减少甚至消失，胎心率变慢或不规则，小于 100 次 /min，羊水被胎粪污染，呈黄绿或墨绿色。胎儿娩出后，面部与全身皮肤青紫色或皮肤苍白，口唇暗紫。呼吸浅表、不规律，无呼吸或仅有喘息样微弱呼吸。心跳规则，心率 80~120 次 /min，或心跳不规则，心率 <80 次 /min 且弱。对外界刺激有反应，肌张力好，或对外界刺激无反应，肌张力松弛。喉反射存在或消失。

2. Apgar 评分（表 5-7）　是一种简易的临床上评价新生儿窒息程度的方法。内容包括心率、呼吸、对刺激的反应、肌张力和皮肤颜色五项，每项 0~2 分，总共 10 分，8~10 分为正常，4~7 分为轻度窒息，0~3 分为重度窒息。生后 1min 评分可区别窒息程度，5min 及 10min 评分有助于判断复苏效果和预后。

表 5-7　新生儿 Apgar 评分法

体征	评分标准			1min	5min	10min
	0	1	2			
皮肤颜色	青紫或苍白	躯干红、四肢青紫	全身红			
心率（次 /min）	无	<100	>100			
弹足底或插鼻管反应	无反应	有些动作，如皱眉	哭、喷嚏			
肌张力	松弛	四肢略屈曲	四肢能活动			
呼吸	无	慢、不规则	正常，哭声响			

3. 各器官受损表现　窒息、缺氧、缺血造成多器官性损伤，但发生的频率和程度则常有差异。

（1）心血管系统：轻症时有传导系统和心肌受损；严重者出现心源性休克和心力衰竭。

（2）呼吸系统：易发生羊水或胎粪吸入综合征，肺出血和持续肺动脉高压，低体重儿常见肺透明膜病、呼吸暂停等。

（3）泌尿系统：急性肾衰时有尿少、蛋白尿、血尿素氮及肌酐增高，肾静脉栓塞时可见肉眼血尿。

（4）中枢神经系统：主要是缺氧缺血性脑病和颅内出血。

（5）代谢方面：常见低血糖，电解质紊乱如低钠血症和低钙血症等。

（6）消化系统：有应激性溃疡和新生儿坏死性小肠结肠炎等。缺氧还导致肝葡萄糖醛酸转移酶活力降低,酸中毒更可抑制胆红素与白蛋白结合而使黄疸加重。

（五）辅助检查

1. 实验室检查

（1）血气分析:血气分析可显示呼吸性酸中毒或代谢性酸中毒,为最主要的实验室检查。患儿呼吸治疗时,必须测定动脉血氧分压（PaO_2）、二氧化碳分压（$PaCO_2$）和 pH。发病早期,$PaO_2<50mmHg$,$PaCO_2>60mmHg$,$pH<7.20$,$BE<-5.0mmol/L$,应考虑低氧血症、高碳酸血症、代谢性酸中毒,经吸氧或辅助通气治疗无改善,可转为气管插管和呼吸机治疗,避免发生严重呼吸衰竭。出生后应多次监测 pH、$PaCO_2$ 和 PaO_2,作为应用碱性溶液和供氧的依据。

（2）血清电解质测定:检测动脉血气、血糖、电解质、血尿素氮和肌酐等生化指标。根据病情需要还可选择性测血糖、血钠、血钾、血钙等。早期血糖正常或增高,当缺氧持续时,出现血糖下降、血游离脂肪酸增加、低钙血症、间接胆红素增高、血钠降低。

（3）测定气道吸出液或出生后早期胃液:对肺不成熟的胎儿,如果羊水卵磷脂/鞘磷脂比值（L/S）、血清胃蛋白酶原（PG）、血清结合珠蛋白 A（SP-A）均很低,发生呼吸窘迫综合征（RDS）的危险性非常高。测定气道吸出液或出生后早期胃液等指标,也可以辅助判断 RDS 治疗效果及转归。

2. 影像学检查

（1）X 线检查:胸部 X 线可表现为边缘不清,大小不等的斑状阴影,有时可见部分或全部肺不张,灶性肺气肿,类似肺炎改变及胸腔可见积液等。

（2）心电图检查:P-R 间期延长,QRS 波增宽,波幅降低,T 波升高,ST 段下降。

（3）头颅 B 超或 CT:能发现颅内出血的部位和范围。

（4）羊膜镜检:对宫内缺氧胎儿,可通过羊膜镜了解胎粪污染羊水的程度,或在胎头露出宫口时取胎儿头皮血进行血气分析,以估计宫内缺氧程度。

（六）诊断标准

新生儿窒息的诊断包括胎儿宫内窘迫史（表现胎动强、胎心率快,进而减弱、减慢直至完全消失,羊水混有胎便）及异常分娩史。窒息严重程度主要依据 Apgar 评分。Apgar 评分满分为 10 分,4~7 分为轻度窒息,0~3 分为重度窒息。

1. 轻度窒息

（1）新生儿面部与全身皮肤青紫。

（2）呼吸浅表或不规律。

（3）心跳规则,强而有力,心率 80~120 次/min。

（4）对外界刺激有反应,肌肉张力好。

（5）喉反射存在。

（6）具备以上表现为轻度窒息,Apgar 评分 4~7 分。

2. 重度窒息

（1）皮肤苍白,口唇暗紫。

（2）无呼吸或仅有喘息样微弱呼吸。

（3）心跳不规则,心率 <80 次/min 且弱。

（4）对外界刺激无反应,肌肉张力松弛。

（5）喉反射消失。

（6）具备以上表现为重度窒息,Apgar 评分 0~3 分。

（七）治疗

1. 预防及积极治疗孕母疾病。

2. 早期预测估计胎儿娩出后有窒息危险时,应充分做好准备工作,包括人员、仪器、物品等。

3. 立即进行新生儿窒息的复苏,由产科、儿科医生及护士共同协作进行。出生后应立即评价呼吸、心率、肤色来确定复苏措施。及时复苏,按 ABCDE 复苏方案:

A(airway): 清理呼吸道;

B(breathing): 建立呼吸,增加通气;

C(circulation): 维持正常循环,保证足够心搏出量;

D(drug): 药物治疗;

E(evaluation and environment): 评价和环境(保温)。

其中 ABC 三步最为重要,A 是根本,B 是关键,评价和保温贯穿于整个复苏过程。窒息复苏需争分夺秒,窒息的致残率及病死率与窒息复苏的时间呈正相关。

4. 复苏后处理评估和监测呼吸、心率、血压、尿量、肤色、氧饱和度及窒息所致的神经系统症状等,注意维持内环境稳定,控制惊厥,治疗脑水肿。

三、新生儿缺氧缺血性脑病

案例分析

典 型 案 例

患儿,男,24h,以“复苏后嗜睡 24h,抽搐 2 次”为主诉入院。患儿 G_1P_1,胎龄 42^{+1} 周,剖宫产娩出,其母孕期身体健康,24h 前在当地医院因胎心减慢,胎动减少,紧急剖宫产娩出,胎儿脐带绕颈 2 周,胎盘部分钙化,羊水Ⅲ度污染,有宫内窘迫史。出生后 Apgar 评分 1min 2 分,5min 5 分,出生体重 3 200g。患儿窒息复苏后嗜睡、反应差,给予“头罩低流量吸氧、呋塞米利尿、纳洛酮催醒、神经节苷脂营养脑神经、头孢曲松抗感染”等治疗,效果欠佳,于出生后 12h、20h 各抽搐一次,均表现为多灶性阵挛型,持续 1~3min 缓解,遂转入院继续接受治疗。查体:BP 70/50mmHg,嗜睡、反应差,无明显贫血征;前囟 1.5cm×1.5cm,稍饱满;双瞳孔等大等圆,约 2mm,对光反射稍迟钝;头面部略青紫,呼吸较促,两肺听诊呼吸音粗,未闻及湿啰音;心脏未见异常;腹部柔软,肝脾未见肿大;肌张力减低;拥抱反射、吸吮反射减弱。

（一）入院处置

1. 护理要点

（1）立即通知医生,评估患儿生命体征是否平稳,有无意识障碍、抽搐或肌张力减弱,原始反射是否能引出。评估患儿出生后是否有惊厥、自主呼吸异常、颅内压增高及瞳孔对光反射异常等情况。

（2）给予患儿松开包被，保持气道通畅，注意保暖，立好床挡，避免意外损伤。

（3）了解患儿的出生史及复苏过程，了解患儿B超及CT检查结果，评估出生后有无心、肺、脑等严重疾病。

（4）向医生汇报患儿情况，协助医生尽早、合理安排各项检验和检查，立即建立静脉通路，予以心电监护及吸氧等支持治疗。

（5）评估家长的心理与社会支持系统及对疾病的认知程度，根据患儿的具体情况进行相应的指导和告知，并提供相应的心理支持。

2. 关键点

（1）前囟检查时患儿应取半坐卧位，大小应测量菱形囟门的对边中点的连线，确保对前囟评估的准确性。检查时勿用手指按压前囟，应用小鱼际从前额到头顶轻轻抚摸，感知前囟压力。

（2）小婴儿体检时，如出现举颈啼哭，应考虑颈抵抗阳性。

（二）一般护理

1. 护理要点

（1）及时清除呼吸道分泌物，保持呼吸道通畅，必要时吸痰。根据缺氧及呼吸困难程度选择适宜的给氧方式，新生儿可选用鼻导管、面罩、头罩给氧，保持 $PaO_2>60\sim80mmHg$、$PaCO_2$ 和 pH 在正常范围；如自主呼吸不稳定，缺氧严重，可考虑机械通气、NO 吸入等。

（2）维持良好的通气、换气功能，以纠正呼吸性酸中毒，在此基础上使用碳酸氢钠纠正代谢性酸中毒。

（3）保持和恢复脑血流的灌注，维持良好的循环功能，使心率和血压保持在正常范围，患儿低血压时可用多巴胺 $2\sim5\mu g/(kg\cdot min)$，也可同时加用等剂量的多巴酚丁胺；维持血糖的平衡，以提供神经细胞代谢所需能量。

（4）合理喂养，保证营养摄入。病情允许可选用小孔奶嘴少量试喂，若无青紫，逐渐增加奶量，锻炼吞咽功能，逐渐恢复到正常奶量。如果不能吸吮，可采用鼻饲管喂养，以保证充足的热量供给。危重患儿暂不喂奶，遵医嘱给予静脉营养，24h 匀速滴入，严格记录出入量。

（5）严密监测患儿的呼吸、心率、血压、血氧饱和度等，注意观察患儿的神志、瞳孔、前囟张力、肌张力及抽搐等症状，一旦发现颅内高压和其他器官受损的表现时，应通知医生并遵医嘱给予镇静、吸氧、止痉、降颅压、抢救呼吸衰竭等治疗。

2. 关键点

（1）脑组织对缺氧极为敏感，尽早合理的给氧是提高血氧浓度，减轻脑损伤的关键。新生儿吸氧应在血氧饱和度仪的监护下进行，条件允许可选择空氧混合仪进行给氧，根据血氧饱和度调节氧浓度及氧流量，使血氧饱和度维持在最佳水平，避免长时间高浓度给氧造成早产儿视网膜病变（retinopathy of prematurity，ROP）和支气管肺发育不良（bronchopulmonory dysplasia，BPD）。

（2）为保证新生儿缺氧缺血性脑病患儿周身和各脏器有足够的血液灌流，需适当扩容，因此，应慎用多巴胺或多巴酚丁胺。

（3）一般建议维持血糖在正常高值［$4.16\sim5.55mmol/L$（$75\sim100mg/dl$）］，以提供神经细胞代谢所需能量。但应注意防止高血糖，因为缺氧，脑组织血糖过高所造成的组织酸中毒的危害比低血糖更为严重。

案例分析

病情和治疗

患儿无明显诱因出现抽搐,表现为口唇发绀,双上肢持续抽动,大约2min后缓解,予以苯巴比妥静脉输液。

(三)惊厥护理

1. 护理要点

(1)立即给予平卧位、头偏向一侧,及时清除口腔分泌物,保持呼吸道通畅,避免误吸;迅速移开周围危险物品,保护患儿安全;不宜用力按压患儿肢体,以免发生骨折。

(2)遵医嘱予以苯巴比妥静脉缓慢注射或侧管滴入,负荷量为20mg/kg,1h后可加用10mg/kg,12~24h后予以维持量5mg/(kg·d)静脉输液或肌内注射。若不能控制惊厥,肝功能不良者改用苯妥英钠,剂量同苯巴比妥。地西泮的作用时间短,疗效快,在上述药物疗效不明显时可加用,剂量为0.1~0.3mg/(kg·次),静脉滴注,或加用水合氯醛50mg/kg灌肠,两药合用时应注意抑制呼吸的可能性。

(3)密切观察患儿病情,记录患儿抽搐发作表现、持续时间、伴随症状,评估患儿生命体征、意识状态等。如出现烦躁不安、尖叫、呻吟或抽搐,立即报告医生,遵医嘱给予镇静剂、脱水剂。

(4)专人看护,移开患儿周围可能导致受伤的物品,避免抽搐时碰撞造成皮肤或肢体破损;立好床挡,床挡四周用织物覆盖,防止受伤或坠床。

(5)保持周围环境安静,各项护理操作集中进行,动作轻柔,技术娴熟,减少对患儿的刺激。严格遵守消毒隔离制度和无菌操作规程,认真执行手卫生规范,预防交叉感染。

(6)安抚家长情绪,及时完善脑电图等其他检查。

2. 关键点

(1)HIE惊厥常在12h内发生,首选苯巴比妥,顽固性抽搐时可选择地西泮或水合氯醛,但不建议预防性使用苯巴比妥等。因为地西泮和水合氯醛起效快、排泄快,不易蓄积中毒,而苯巴比妥半衰期长,排泄慢,达到负荷量后如再加大剂量,易引起蓄积中毒。

(2)小婴儿惊厥表现常不典型,仅见面部、肢体局灶性抽动、肌阵挛、眨眼等各种不显性发作,巡视时应注意观察。

(3)维持患儿水、电解质的平衡,避免因低钙血症、低钠血症、高钠血症等引起惊厥。严重的低血糖症也会出现反应差、自发活动少、出汗直至震颤、惊厥的表现,应注意密切监测血糖变化。

案例分析

病情和治疗

患儿前囟饱满,伴哭闹不止,举颈啼哭征阳性。行头颅CT检查:弥漫性占位效应和两半球弥漫性低密度区。医嘱:给予20%甘露醇及呋塞米静脉注射。

（四）颅内高压护理

1. 护理要点

（1）保持病房安静整洁，协助患儿取侧卧位或抬高头肩部 30°，治疗护理工作尽量集中进行，操作轻柔，技术娴熟，尽量减少对患儿的移动和刺激。

（2）立即开通静脉通路，遵医嘱予以 20% 甘露醇 0.25~0.5g/kg 静脉注射，4~6h 一次，连用 3~5d，甘露醇半小时后，予以呋塞米 0.5~1mg/kg 静脉注射，降低颅内压。

（3）生后 3d 内静脉输液量限制在 60~80mL/（kg·d），每天总入液量匀速输入，避免输液过量。

（4）密切观察病情变化，颅内高压常表现为头痛、喷射性呕吐、血压增高、心动过缓等；婴儿可出现前囟隆起、头围增大、骨缝分离、肌张力增高等；严重者可出现呼吸节律不规则、瞳孔不等大等脑疝体征。

2. 关键点

（1）密切观察是否有库欣三联征（颅内高压危象）：意识障碍、瞳孔扩大、血压增高伴脉缓，以帮助早期识别脑疝。

（2）婴幼儿表现为躁动、用手打头或摇头时，应警惕颅内高压。

（3）颅内高压引发的呕吐与进食无关，不伴恶心，与头痛剧烈程度相关，需与其他原因引发的呕吐相鉴别。

（4）如怀疑有颅内出血者应慎用甘露醇，因为甘露醇为强脱水剂，用药后颅内压力下降明显，容易导致血管破裂，加重颅内出血，可用降压效果较温和的甘油果糖代替。出血早期应禁止直接哺乳，以防吸奶用力或呕吐而加重出血。可用奶瓶喂养，当患儿出现恶心、呕吐则提示颅内压增高。

（5）控制液体入量是预防和治疗脑水肿的基础。HIE 颅内压增高最早在生后 4h 出现，一般在 24h 左右最明显。国外相关指南强调：恰当的液量限制［40~60ml/（kg·d），并维持尿量 1ml/（kg·h）］，比积极地脱水治疗更加有效。

案例分析

病情和治疗

患儿有明确的宫内窘迫史、新生儿窒息史，出生不久即出现抽搐、前囟张力增高等神经系统症状，且无合并其他疾病，诊断为新生儿缺氧缺血性脑病，予以亚低温治疗。

（五）亚低温治疗护理

1. 护理要点

（1）降温阶段，采用循环水冷却法进行选择性头部降温，起始水温保持 10~15℃，直至体温降至 35.5℃时开启体部保暖，头部采用覆盖铝箔的塑料板反射热量。脑温下降至 34℃的时间应控制在 30~90min，以确保效果。

（2）维持头颅温度在 34~35℃，由于头部的降温，体温亦会相应的下降，易引起新生儿硬肿症等并发症，因此，在亚低温治疗的同时必须注意保暖，可给予远红外或保暖。远红外保暖时,肤温控制设定在 35~35.5℃,肤温探头放置于腹部。在保暖的同时要保证亚低温的温度要求。给予患儿持续的肛温监测,以了解患儿体温波动情况,维持肛温在 35.5℃ 左右。

（3）在进行亚低温治疗的过程中,给予持续的心电监护、血氧饱和度监护、肛温监测及每小时测量血压,同时观察患儿的面色、反应、末梢循环情况,总结 24h 的出入液量,并作好详细记录。在护理过程中应注意心率的变化,如出现心率过缓或心律失常,及时与医生联系是否停止亚低温的治疗。

（4）亚低温治疗结束后,予以缓慢复温,时间 5h 以上,并确保体温上升速度不高于 0.5℃/h,避免快速复温引起的低血压。复温的过程中仍须肛温监测。体温恢复正常后,须每 4h 测体温 1 次。

2. 关键点

（1）亚低温治疗是采用人工诱导方法将体温下降 2~4℃,通过降低脑细胞代谢、脑细胞耗能和无氧酵解,减少脑细胞 ATP 损耗和乳酸堆积,阻断或延迟继发性能量衰竭的发生,从而进一步降低细胞毒素,起到神经保护作用,同时还可保护血脑屏障,减轻脑水肿,与其他治疗措施起协同作用。目前国内外多个大型的临床随机对照多中心研究均将"亚低温治疗窗"定在出生后 6h 内,亚低温必须在缺氧缺血后 6h 内开始实施,并持续 48~72h 才具有持久的脑保护作用;若亚低温治疗延迟至缺氧缺血 6h 后或惊厥出现之后才开始实施,脑保护作用则显著降低。但仅适用于足月儿,对早产儿尚不宜采用。

（2）传统降低脑温的方法主要有 3 种:单纯的头部降温、全身降温和头部降温联合轻度全身降温,另外,还有结合介入技术的血管内降温方式、亚低温结合氙气吸入的降低脑温等新疗法。目前最常用的是头部降温联合轻度全身降温。既能迅速、稳定地将脑部温度降到预期目标,发挥脑保护作用,又能避免出现新生儿硬肿症。

（3）目前国内外学者普遍认同轻度亚低温定义为 33~35℃,并且研究证实该温度范围低温治疗均可对神经系统产生保护作用。

（4）尽管亚低温治疗是一项可靠的神经保护措施,但还有很多问题尚需解决。另外,许多因素都有可能影响缺氧缺血事件的性质和严重性,因此,通过单一的亚低温干预措施来改善所有的脑病患儿预后是不切实际的。

案例分析

出　院

经过治疗与护理,患儿精神反应好,生命体征平稳,喂养可耐受,体重稳定增长,遵医嘱予以出院。

（六）出院指导

1. 护理要点

（1）维持患儿正常的体温在 36~37.2℃,夏季可将空调温度设定在 28℃,冬季注意保暖,尽量使室内湿度到达 50%~60%。每天测量体温 1~2 次,勿在患儿吃奶后及哭闹后测量体温,以减少误差。

（2）脐带未脱落的患儿，指导家长每天用酒精棉签环形擦拭消毒脐带根部，待干，保持脐部清洁干燥，直至脐带脱落。

（3）保护患儿皮肤避免长期受压或液体浸渍，每天可给患儿沐浴，室温为26~28℃，水温为39~41℃，沐浴前将患儿的双耳反折，以防水进入双耳引起中耳炎。

（4）指导家长给予患儿喂养正确方法，避免出现呛咳。

（5）新生儿由于身体功能尚未发育完善，因此，出院后应随时观察患儿的精神反应、面色、呼吸，注意患儿大小便和睡眠情况，减少人员探望，避免交叉感染。如有异常及时就诊。

（6）向家长耐心讲解新生儿缺氧缺血性脑病的病因、治疗效果及预后；详细的解答病情，告知可能出现的后遗症，让家长做好心理准备，以取得理解，并坚持定期随访。

（7）如患儿有功能障碍时，可将其肢体固定于功能位，进行早期康复干预。指导家长对有后遗症的患儿，病情稳定后应尽早行动作训练、感知刺激的干预及其他康复训练，有利于促进脑功能恢复，减少后遗症。

2. 关键点

（1）评估家长是否掌握出院注意事项，交代家长患儿出院后定期随访的重要性。足月儿日龄12~14d，早产儿矫正胎龄42周可行新生儿行为神经测定（neonatal behavioral neurological assessment，NBNA），总分为40分，小于35分的患儿评估其预后不良的敏感度为96.3%。新生儿期以外可行儿童发育商（DQ）测定，85分为及格，分值没有上限，6个月内每月随访一次，6个月~1岁期间每2个月随访一次，1岁以后每3个月随访一次。

（2）婴幼儿神经系统发育是一个连续的过程，因此坚持康复治疗尤为重要，且治疗时间越早，效果越好。主要干预方法包括智力发育和动作发育的早期干预。

1）智力发育早期干预

①视觉刺激法：用颜色鲜艳的红球挂在婴儿床头，每天多次逗引婴儿注意，或让婴儿看人脸。

②听觉刺激法：每天听音调悠扬的优美乐曲，每天3次，每次15min。

③触觉刺激：被动屈曲婴儿肢体，抚摸和按摩婴儿，以及变换婴儿姿势等。

④前庭运动刺激：给予婴儿适度的摇晃和震荡。以上干预的选择因人而异，需在专业人员的指引下进行。

2）动作发育早期干预的方法：主要为按摩、婴儿体操和主动运动训练。家长可以在医护人员的指导下进行，以便出院后可在家自行对婴儿进行干预，每天2~3次，于婴儿两餐之间，清醒时进行为宜。

此外，根据患儿情况，在医生的指导下辅以使用高压氧和营养神经药物等相关治疗，以更大程度促进患儿脑神经细胞的修复。

案例分析

疾病相关知识

（一）概述

新生儿缺氧缺血性脑病（hypoxic-ischemic encephalopathy，HIE）是由于各种围生期因素引起的部分或完全缺氧、脑血流减少或暂停而导致胎儿或新生儿的脑损伤,是新生儿窒息后的严重并发症,病情重,病死率高,存活者中 20%~30% 可能遗留不同程度的神经系统后遗症。因此 HIE 是引起新生儿急性死亡和慢性神经系统损伤的主要原因之一。

(二)病因

1. 缺氧　围生期窒息;反复呼吸暂停;严重的呼吸系统疾病;右向左分流型先天性心脏病等。缺氧是 HIE 发病的核心,其中围生期窒息是最主要的病因。

2. 缺血　心跳停止或严重的心动过缓;重度心力衰竭或周围循环衰竭;严重失血或贫血。

(三)发病机制

缺氧缺血性脑病的发病机制与下列因素有关:

1. 脑血流改变　当缺氧缺血为不完全性时,体内血液出现重新分配,以保证心、脑的血液供应。随着缺氧时间延长,这种代偿机制丧失,脑血流最终因心功能受损、全身血压下降而锐减,遂出现第 2 次血流重新分配,即大脑半球血流减少,以保证代谢最旺盛部位,如基底神经节脑干、丘脑及小脑的血供,此时大脑皮质矢状旁区及其下面的白质(大脑前、中、后动脉的边缘带)则易受损。如窒息为急性完全性,则上述代偿机制不会发生,脑损伤可发生在基底神经节等代谢最旺盛的部位,而大脑皮质不受影响,甚至其他器官也不会发生缺血损伤。这种由于脑组织内在特性的不同而具有对损害特有的高危性称选择性易损区(selective vulnerability),足月儿的易损区在大脑矢状旁区的脑组织;早产儿的易损区则位于脑室周围的白质区。

2. 脑血管自主调节功能障碍　脑血管具有自主调节功能,但新生儿的自主调节功能较差,尤其是早产儿。缺氧缺血和高碳酸血症时可导致脑血管自主调节功能障碍,形成"压力被动性脑血流",即脑血流灌注随全身血压的变化而波动。当血压升高时,脑血流过度灌注可致颅内血管破裂出血;当血压下降、脑血流减少时,则引起缺血性脑损伤。

3. 脑组织生化代谢改变　脑所需的能量来源于葡萄糖的氧化过程,缺氧时,脑组织无氧酵解增加,乳酸堆积、导致低血糖和代谢性酸中毒;ATP 产生减少,细胞膜钠泵、钙泵功能不足,使钠钙离子进入细胞内,激活某些受其调节的酶,从而进一步破坏脑细胞膜的完整性,并导致脑细胞不可逆的损害。

(四)临床表现

根据意识、肌张力、原始反射改变、有无惊厥病程及预后等,临床上分为轻、中、重三度。

1. 轻度　主要表现为兴奋、激惹,肢体及下颌可出现颤动,吸吮反射正常,拥抱反射活跃,肌张力正常,呼吸平稳,前囟平,一般不出现惊厥。上述症状一般在生后 24h 内明显,3d 内逐渐消失。预后良好。

2. 中度　表现为嗜睡、反应迟钝,肌张力减低,肢体自发动作减少,可出现惊厥。前囟张力正常或稍高,拥抱反射和吸吮反射减弱,瞳孔缩小,对光反应迟钝。足月儿上肢肌张力减退较下肢重,表明病变累及矢状窦旁区;早产儿表现为下肢肌张力减退比上肢重,则是因脑室周围白质软化所致。症状在生后 72h 内明显,病情恶化者嗜睡程度加深甚至昏迷,反复抽搐,可留有后遗症。脑电图检查可见癫痫样波或电压改变,诊断常发现异常。

3. 重度　意识不清,常处于昏迷状态,肌张力低下,肢体自发动作消失,惊厥频繁,反复呼吸暂停,前囟张力高,拥抱反射、吸吮反射消失,瞳孔不等大或瞳孔放大,对光反应差,心率减慢。脑电图及影像学诊断明显异常。脑干诱发电位也异常。重度患儿死亡率高,存活者多数留有后遗症(表5-8)。

表5-8　HIE临床分度

分度	轻度	中度	重度
意识	激惹	嗜睡	昏迷
肌张力	正常	减低	松软
拥抱反射	活跃	减弱	消失
吸吮反射	正常	减弱	消失
惊厥	可有肌阵挛	常有	有,可呈持续状态
中枢性呼吸衰竭	无	有	明显
瞳孔改变	扩大	缩小正常	不等大,对光反射迟钝
脑电图	正常	低电压,可有痫样放电	爆发抑制,等电位
病程及预后	症状在72h内消失,预后好	症状在14d内消失,可能有后遗症	数天至数周死亡,症状可持续数周,病死率高,存活者多有后遗症

(五)辅助检查

1. 血生化检查

(1)血气分析:出生时取脐血行血气分析,了解患儿宫内缺氧状况。

(2)血清磷酸肌酸激酶同工酶(creatine kinase,CPK-BB):脑组织受损时血和脑脊液均可升高。

(3)神经元特异性烯醇化酶(neuron-specific enolase,NSE):神经元受损时血浆中此酶活性升高。

2. 脑影像学检查

(1)B超:有助于了解脑水肿、基底核和丘脑、脑室内及其周围出血等病变,但对矢状旁区损伤不敏感。可在HIE病程早期(72h内)进行,并动态监测。

(2)CT:有助于了解颅内出血的范围和类型,对于脑水肿、基底核和丘脑损伤、脑梗死等有一定的参考作用。最适检查时间为生后4~7d。

(3)MRI:对判断足月儿和早产儿脑损伤的类型、范围、严重程度及评估预后提供了重要的影像学信息。

3. 脑电生理检查

(1)脑电图:应在生后1周内检查,可客观反映脑损害的严重程度、判断预后,以及有助于惊厥的诊断。

(2)振幅整合脑电图(aEEG):是常规脑电图的一种简化形式,具有简便、可床边连续监测危重新生儿的脑功能,评估HIE程度及预测预后。

（六）诊断

1. 有明确的可导致胎儿宫内窘迫的异常产科病史，以及严重的胎儿宫内窘迫表现：胎心 <100 次/min，持续 5min 以上和/或羊水Ⅲ度污染，或者在分娩过程中有明显窒息史。

2. 出生时有重度窒息，即 Apgar 评分 1min≤3 分，并延续至 5min 时仍≤5 分和/或出生时脐动脉血气 pH≤7.00。

3. 出生后不久出现神经系统症状，并持续至 24h 以上，如意识改变（过度兴奋、嗜睡、昏迷），肌张力改变（增高或减弱），原始反射异常（吸吮、拥抱反射减弱或消失），病重时可有惊厥、脑干症状（呼吸节律改变、瞳孔改变、对光反射迟钝或消失）和前囟张力增高。

4. 排除电解质紊乱、颅内出血和产伤等原因引起的抽搐，以及宫内感染、遗传代谢性疾病和其他先天性疾病所引起的脑损伤。

同时具备以上 4 条者可确诊，第 4 条暂时不能确定者可作为拟诊病例。目前尚无早产儿 HIE 诊断标准。

（七）治疗

1. 支持方法

（1）供氧：根据血气给予不同方式的氧疗，严重者可选用机械通气、NO 吸入，但应避免 PaO_2 过高或 $PaCO_2$ 过低，保持 PaO_2>60~80mmHg、$PaCO_2$ 和 pH 在正常范围。

（2）纠正酸中毒：应改善通气以纠正呼吸性酸中毒，在此基础上使用碳酸氢钠纠正代谢性酸中毒。

（3）维持血压：保证各脏器的血液灌注，低血压可用多巴胺 2~5μg/（kg·min），也可同时加用等剂量的多巴酚丁胺。

（4）维持血糖在正常高值［4.16~5.55mmol/L（75~100mg/dl）］，以提供神经细胞代谢所需能源。但应注意防止高血糖，因为缺氧脑组织血糖过高所造成的组织酸中毒的危害甚至比低血糖更为严重。

2. 控制惊厥　首选苯巴比妥，负荷量为 20mg/kg，15~30min 静脉滴入，若不能控制惊厥，1h 后可加用 10mg/kg，12~24h 后给维持量，每天 3~5mg/kg。肝功能不良者改用苯妥英钠，剂量同苯巴比妥。地西泮的作用时间短，疗效快，在上述药物疗效不明显时可加用，剂量为 0.1~0.3mg/kg，静脉滴注，或加用水合氯醛 50mg/（kg·次）灌肠，两药合用时应注意抑制呼吸的可能性。

3. 治疗脑水肿　避免输液过量是预防和治疗脑水肿的基础，每天液体总量不超过 60~80ml/kg。出现颅内高压症状可先用呋塞米 0.5~1mg/kg，静脉注射；也可用 20% 甘露醇，首剂 0.25~0.5g/kg 静脉注射，每 6~12h 一次，连用 3~5d。一般不主张使用糖皮质激素。

4. 亚低温治疗　采用人工诱导方法将体温下降 2~4℃，减少脑组织的基础代谢，保护神经细胞。降温的方式可以采用全身性或选择性头部降温，前者能迅速、稳定地将脑部温度降到预期的温度，但易出现新生儿硬肿症，而后者能避免其缺点，又能发挥脑保护作用。目前亚低温治疗新生儿缺氧缺血性脑病，应于发病 6h 内治疗，持续 48~72h，但仅适用于足月儿，对早产儿尚不宜采用。

5. 新生儿期后治疗病情稳定后尽早行智能和体能的康复训练，有利于促进脑功能恢复，减少后遗症。

四、新生儿黄疸

典 型 案 例

患儿,女,出生后32h,以"皮肤黄染1d"为主诉收治入院。患儿系 G_1P_1,孕 39^{+2} 周,经阴道娩出,出生体重3 250g,无宫内窘迫史及窒息抢救史,Apgar评分1min 10分、5min 10分,出生后2h开奶,予以人工喂养,吃奶好,二便已排,已接种乙肝疫苗、卡介苗。家长诉:患儿生后第一天无明显诱因出现皮肤及巩膜发黄,逐渐加重,无发热,吃奶较好。查体:足月儿貌,精神反应较差,生命体征平稳,面部及躯干皮肤呈金黄色,四肢皮肤呈浅黄色,巩膜黄染,双侧瞳孔等圆等大,对光反射灵敏,无气促、呼吸困难及青紫,心音有力、心律齐,肝脾肋下未及,腹平软、无呕吐,肠鸣音1~3次/min,四肢肌张力较弱,原始反射可引出,无抽搐、易激惹等表现。

（一）入院处置

1. 护理要点

（1）立即通知医生,并评估患儿神志及精神状况、生命体征、吸吮力、肌张力、皮肤黄染的部位和范围等情况,注意有无感染灶,有无抽搐等。

（2）予患儿松开包被,保持气道通畅,注意保暖。

（3）向医生汇报患儿情况,如精神反应、皮肤巩膜黄染程度等,立即建立静脉通路、遵医嘱补液。

（4）协助医生尽早、合理安排各项检验和检查,怀疑有胆红素脑病时,宜先行头部MRI扫描。

（5）了解患儿家长对患儿疾病拟采取的治疗方法、对治疗及可能导致并发症的认知程度、家庭经济承受能力,以提供相应的心理支持。

2. 关键点

（1）测量经皮胆红素时,为减少误差,宜多次测量取平均值;为减少不同仪器之间的误差,监测黄疸时应尽量使用同一个经皮胆红素测量仪,不要混用。

（2）黄疸的监测及评估需每4~6h检测血清胆红素,判断其发展速度。

（3）注意观察患儿是否有神经系统的表现,如患儿出现拒食、嗜睡、肌张力减退等胆红素脑病的早期表现,立即通知医生,做好抢救准备。

病情和治疗

患儿精神反应较差,面部及躯干皮肤呈金黄色,四肢皮肤呈浅黄色,巩膜黄染,经皮胆红素252μmol/L,予光照疗法。

（二）光照疗法护理

1. 护理要点

（1）评估患儿的生命体征、状态反应、皮肤黄染程度、胆红素检查结果等情况，保持适宜的环境温度（26~28℃），保持病房安静整洁。准备好遮光眼罩、光疗箱、光疗灯或光疗毯，光疗灯管和反射板清洁无灰尘，光疗箱预热至适中温度。

（2）将患儿全身裸露，清洁皮肤后平卧于光疗箱中，以增加照射皮肤面积。用尿布遮盖会阴、肛门部，男婴注意保护阴囊；佩戴遮光眼罩，避免光线损伤患儿的视网膜；予患儿双足外踝处用透明薄膜保护性粘贴，防止摩擦，引起皮肤损伤。

（3）遵医嘱予患儿采用单面或双面照射、连续或间歇照射的方法，间隔时间视病情而定，记录开始照射时间。光疗中要密切观察体温变化，使体温保持在36.5~37.2℃，并根据体温调节光疗箱温度；如体温高于37.8℃或者低于35℃，应暂时停止光疗，待体温恢复正常后再继续治疗。

（4）注意补充水分，遵医嘱喂奶、喂水，保证营养及水分供给，必要时遵医嘱静脉补液。

（5）加强皮肤护理，剪短手脚指甲，避免抓挠，必要时戴手套及脚套保护手足，避免皮肤损伤。

（6）加强巡视，密切观察患儿生命体征、黄疸程度及进展情况，观察患儿有无抽搐，评估光疗效果；光疗过程中注意观察患儿有无呼吸暂停、烦躁、嗜睡、腹胀、腹泻、呕吐、拒奶、脱水、皮疹、高热、青铜症等，发现异常及时通知医生进行处理；及时清理患儿呕吐物、汗水及排泄物，患儿哭闹时及时予以安抚。

（7）光疗停止后，出暖箱时为患儿穿好衣服，观察黄疸消退情况及皮肤完整性，继续观察是否有皮肤黄疸反跳现象；消毒擦拭光疗箱，备用。

2. 关键点

（1）对于高危新生儿，如早产、新生儿窒息、低蛋白血症、感染性酸中毒等患儿，可放宽光疗指征，特别是极低和超低出生体重儿，可进行预防性光疗。

（2）患儿入光疗箱前须进行皮肤清洁，禁忌在皮肤上涂抹粉剂和油类，以免影响光疗效果。光疗主要作用于皮肤浅层组织，光疗后皮肤黄疸消退并不表明血清未结合胆红素已正常。因此，光疗期间需密切监测血清胆红素浓度，一般12~24h测1次，对溶血病及血清胆红素浓度接近换血指征者，应每4~6h测定血清胆红素和血细胞比容。采集血标本时应注意避光，并立即送检，以免影响检查结果。光疗结束后，连续监测2d，以观察有无反跳现象。当光疗后胆红素值复升达干预标准时可再进行光疗，直至胆红素水平下降并稳定在安全水平。

（3）正常情况下胆红素下降到123.1μmol/L（7.2mg/dl）以下即可停止光疗。Rh溶血病或黄疸较重的ABO溶血病，多需48~72h，一般高胆红素血症，24~48h即可获得满意疗效，但连续光照时间不宜超过4d。

（4）光疗可出现发热、腹泻和皮疹等副作用，但多不严重，可继续治疗；如出现大面积的光疗皮疹或青铜症，应通知医生是否考虑暂停光疗；光疗分解物经肠道排出时刺激肠壁引起肠道蠕动增加，因此光疗患儿大便次数会增加，应做好臀部皮肤护理，预防臀炎的发生。

（5）蓝光可分解体内核黄素,光疗超过24h可引起核黄素减少,进而降低红细胞谷胱甘肽还原酶活性而加重溶血,故光疗时应补充核黄素。光疗时每天3次,每次5mg;光疗后1次/d,连服3d。血清结合胆红素增高的患儿,光疗可使皮肤呈青铜色,即青铜症,停止光疗后,青铜症可自行消退。因此,对伴有结合胆红素增高的高胆红素血症患儿,虽并非光疗的禁忌证,但由于胆汁淤积,会影响光疗效果。

（6）光疗时应保持灯管及反射板的清洁,每天擦拭,防止灰尘影响光照强度。灯管与患儿的距离需遵照设备说明调节,使用时间达到设备规定时限时必须更换。

案例分析

病情和治疗

光疗6h后,患儿精神反应较差,吸吮力较弱,肌张力较低,面部及躯干皮肤颜色变浅,血胆红素280μmol/L,予以静脉输注白蛋白和酶诱导剂。

（三）药物治疗护理

1. 护理要点

（1）肝酶诱导剂:通过诱导肝细胞内脲苷二磷酸葡萄糖醛酸基转移酶（UDPGT）酶活性,增加肝脏处理胆红素的能力。常用苯巴比妥,剂量为5mg/（kg·d）,分2~3次口服,连服4~5d。

（2）补充白蛋白:每天静脉输注血浆10~20ml/kg或白蛋白1g/kg,同时纠正酸中毒,以增加白蛋白与未结合胆红素的联结,预防胆红素脑病的发生。

（3）静脉用免疫球蛋白（IVIG）:可阻断单核-吞噬细胞系统Fc受体,抑制吞噬细胞破坏已被抗体致敏的红细胞,多采用一次大剂量疗法1g/kg,于6~8h内静脉滴入,早期应用临床效果较好。

（4）密切监测生命体征、神志、哭声大小、吸吮力、肌张力的变化,观察黄疸程度、进展速度,患儿有无抽搐及发作时间、形式,一旦发现病情变化及时通知医生,做好抢救准备。

2. 关键点

（1）选择合适的静脉通路,保证输液通畅,特别是输注血制品或成分血时,密切观察患儿是否有过敏或输液反应。

（2）合理安排输液计划,根据不同药物的性质调节相应的速度,切忌快速输入高渗性药物,以免血脑屏障暂时开放,使已与白蛋白联结的胆红素进入脑组织。

（3）白蛋白对心力衰竭者禁用,贫血者慎用,使用过程中注意观察患儿有无寒战、发热、恶心、弥散性荨麻疹等不良反应;苯巴比妥不适用于急重症患儿,对确诊及高度怀疑溶血者应尽早使用免疫球蛋白。

（4）用药后注意患儿有无腹泻、恶心、呕吐、呼吸困难、皮疹等不良反应;有报道口服肠道益生菌,可改变肠道内环境,减少肝肠循环,对减轻黄疸有一定的辅助治疗作用;肾上腺皮质激素对抑制抗原抗体反应有一定作用,但鉴于其副作用,目前已不主张使用。

案例分析

病情和治疗

入院治疗 12h 后,患儿嗜睡、反应低下、吮吸无力、肌张力减低等,偶有呕吐,面部及躯干皮肤呈浅黄色,血清总胆红素上升超过 $8.6\mu mol/(L \cdot h)$ $[0.5mg/(d \cdot h)]$,予换血治疗。患儿血型为 Rh(+)A 型血,其母为 Rh(+)O 型血。

(四)换血疗法护理

1. 护理要点

(1)在手术室或经消毒处理的环境中进行,预热辐射抢救台,室温保持在 26~28℃。

(2)准备好 5% 葡萄糖溶液、0.9% 氯化钠溶液、10% 葡萄糖酸钙、肝素、20% 鱼精蛋白、苯巴比妥、地西泮等,并按需要准备急救药物及监护设备。遵医嘱准备 O 型红细胞加 AB 型血浆。

(3)患儿换血前停止喂养 1 次,或于换血前抽出胃内容物,以防止换血过程中出现呕吐和误吸。必要时可于术前半小时肌内注射苯巴比妥 10mg/kg 镇静。协助患儿取仰卧位,固定四肢。可选择脐静脉插管换血或其他较大静脉进行换血,也可选脐动、静脉或外周动、静脉同步换血。

(4)换血开始前监测生命体征,抽取动脉血测血糖、血气分析、血清胆红素、肝肾功能、电解质、凝血全套、血常规,记录抽血量。

(5)血袋于室内复温后,双人再次核对血袋及床头卡、腕带,确认无误后连接输血器。有条件者建议使用血液加温器和输血泵,保证输血管路的通畅。

(6)连接抽血通路,用三通管连接动脉留置针及 20ml 注射器,有条件者也可使用输血器连接输液泵进行抽血,保证出血管路的通畅。

(7)准确调节输血与出血的速度,并在输血泵及输液泵上设置好换血总量,保证输入量和输出量的一致。

(8)换血过程中密切监测患儿体温、血氧饱和度、呼吸及心率,每隔 5min 监测一次无创血压,注意观察患儿有无抽搐、呼吸暂停、呼吸急促等表现。

(9)保持抽血通路通畅,每抽出 50ml 血用 1U/ml 淡肝素 0.5ml 间断正压冲洗动脉留置针,观察血袋、输血器及红色三通内有无凝血,遵医嘱调节肝素浓度。

(10)监测血糖,每换 100ml 血测一次血糖,维持血糖正常。

(11)换血至总量的 1/2 时复查血气、血常规、电解质及血清胆红素,记录抽血量。

(12)换血结束后,抽血复查血气、血常规、电解质、血糖、凝血全套及血清胆红素,监测血压、心率、呼吸、血氧饱和度及体温,记录换血总量。必要时协助医生拔管、结扎、缝合及消毒。

(13)监测并记录生命体征、血糖和局部伤口情况,观察心功能情况和低血糖征象。

2. 关键点

(1)严格按照新生儿换血指征进行换血治疗。术前核对换血知情同意书,并由家长签字。

(2)血源选择:Rh 血型不合应采用 Rh 血型与母亲相同,ABO 血型与患儿相同,或抗 A

效价不高的 O 型供血者；ABO 血型不合者可用 O 型的红细胞加 AB 型血浆或用抗 A、抗 B 双高的 O 型血；有明显贫血和心力衰竭者，可用血浆减半的浓缩血。根据换血目的决定换血量，新生儿换血量为 150~180ml/kg，约为患儿全身血量的两倍，应尽量选用新鲜血，库存血不应超过 3d。

（3）脐静脉换血可测定静脉压以决定换血速度，换血速度开始每次 10ml，逐渐增加到每次 20ml，以 2~4ml/（kg·min）速度匀速进行。如果采用外周动静脉同步换血，可用输液泵控制速度。

（4）注意保暖，输入的血液要置于室温下预温，保持在 27~37℃，过低的库存血温度可能会导致心律失常，温度过高则会导致溶血。

（5）密切监测心率、呼吸、血压、血氧饱和度、胆红素、血气及血糖变化，换血过程中患儿如有激惹、心电图改变等低钙症状时，应给予 10% 葡萄糖酸钙 1~2ml/kg 缓慢静推。

（6）单管换血过程中抽注速度应均匀，注射器内不能有空气。

（7）换血后应继续光疗。

（8）脐静脉换血伤口未拆线前不宜沐浴，防止切口感染。

（9）如情况稳定，换血 6h 后可试喂糖水，如无呕吐，可进行正常喂养。

案例分析

病情和治疗

换血后，患儿生命体征平稳，嗜睡、反应低下、肌张力较前无明显改变，6h 后试喂糖水后无呛咳。

（五）换血治疗后护理

1. 护理要点

（1）保持病房安静整洁，一切必要的治疗、护理操作集中进行，动作要轻、稳、准，尽量减少对患儿的移动和刺激。注意保暖，维持体温在 36~37℃，避免低体温时游离脂酸过高，与未结合胆红素竞争和白蛋白的结合。

（2）评估患儿的营养状况，保证充足的营养供给，按需调整喂养方式，少量多餐，耐心喂养患儿，保证水分及热量的摄入。

（3）密切观察病情变化，注意皮肤黏膜、巩膜的色泽，评价进展情况。检查患儿有无贫血，水肿，肝、脾大；评估患儿精神、反应及心功能情况，早期发现心力衰竭或神经系统的症状和体征。

（4）及时纠正缺氧、酸中毒，预防和控制感染，避免使用引起新生儿溶血或抑制肝酶活性的药物，如维生素 K、磺胺等。

2. 关键点

（1）黄疸期间常表现为吸吮无力、食欲缺乏，应耐心喂养，按需调整喂养方式，如少量多次、间歇喂养等，保证奶量摄入，通过刺激肠蠕动促进胎粪的排出，同时有利于肠道正常菌群的建立，减少胆红素的肝肠循环。

（2）观察大小便次数、量及性质，如存在胎粪延迟排出，应予灌肠处理，促进粪便及胆红素排出。

案例分析

出　　院

经过治疗与护理，患儿精神反应好，哭声响亮，肌张力正常，生命体征平稳，皮肤巩膜颜色恢复正常，血清胆红素降至正常值范围内并保持稳定，患儿吸吮有力，喂养可耐受，体重稳定增长，遵医嘱予以出院。

（六）出院指导

1. 护理要点

（1）评估家长的心理与社会支持系统及对疾病的认知程度，根据患儿的具体情况进行相应的指导和告知。

（2）向家长介绍患儿的病情，取得家长合作。若为母乳性黄疸，嘱可继续母乳喂养，如吃母乳后仍出现黄疸，可改为隔次母乳喂养逐步过渡到正常母乳喂养。若黄疸严重，患儿一般情况差，可考虑暂停母乳喂养，黄疸消退后再恢复母乳喂养。若为葡萄糖 –6– 磷酸脱氢酶缺乏症（G6PD）患者，需忌食蚕豆及其制品，患儿衣物保管时勿放樟脑丸，并注意药物的选用，以免诱发溶血，母乳喂养者母亲忌食开口莲、黄连等可诱发溶血的食物和药物。

（3）向家长讲明新生儿黄疸的病因、治疗、护理及患儿的病情，让家长能根据患儿的实际情况，出院后给予正确的护理。

（4）向家长宣传育儿保健常识，介绍合理喂养（母乳喂养和辅食添加）、保暖、预防感染的重要性和相应的措施，以及预防接种等方面的知识。

（5）如有胆红素脑损伤的患儿，应尽早进行早期康复和专科门诊随访。

2. 关键点

（1）对可能留有后遗症者，建议家长按时复查，出现病情变化及时就医。

（2）发生胆红素脑病者，注意后遗症的出现，及时进行康复治疗和护理，并每月到医院随访，了解神经行为的发育情况，及时予以康复及干预，防止或减轻后遗症的发生。

案例分析

疾病相关知识

（一）概述

新生儿黄疸（neonatal jaundice）是胆红素（大部分为未结合胆红素）在体内积聚而引起，其原因很多，有生理性和病理性之分；重者可致中枢神经系统受损，产生胆红素脑病，引起死亡或严重后遗症，故应加强对新生儿黄疸的临床观察，尽快找出原因，及时治疗，加强护理。

（二）病因

新生儿期胆红素的代谢不同于成人，主要如下几个方面：

1. 胆红素生成较多　新生儿每天生成胆红素约 8.8mg/kg，而成人仅为 3.8mg/kg，明显高于成人。其原因：

（1）红细胞数量过多：胎儿期血氧分压偏低，红细胞数量代偿性增加，出生后血氧分压升高，红细胞相对过多、破坏亦多。

（2）红细胞寿命相对较短：胎儿血红蛋白半衰期短，新生儿红细胞寿命比成人短20~40d，一般早产儿低于 70d，足月儿约 80d，成人为 120d，且血红蛋白的分解速度是成人的 2 倍。

（3）旁路和其他组织来源的胆红素增加：如来自肝脏等器官的血红素蛋白和骨髓中无效造血的胆红素前体较多，有报道此部分胆红素占血胆红素的比例，早产儿为 30%，足月儿为 20%~25%，成人为 15%。

2. 运转胆红素的能力不足　刚娩出的新生儿常有不同程度的酸中毒，影响血中胆红素与白蛋白的结合，早产儿白蛋白的数量较足月儿为低，均使其运送胆红素的能力不足。

3. 肝功能发育未完善

（1）新生儿肝细胞内摄取胆红素必需的 Y、Z 蛋白含量低，仅为成人的 0%~20%，5~10d后才达到成人水平。

（2）形成结合胆红素的功能差，即肝细胞内脲苷二磷酸葡萄糖醛酸基转移酶（UDPGT）的含量低（仅为成人的 1%~2%），且活性差（仅为正常的 0~30%），不能有效地将脂溶性未结合胆红素（间接胆红素）与葡萄糖醛酸结合成水溶性结合胆红素（直接胆红素）；此酶活性在 1 周后逐渐正常。

（3）新生儿肝细胞排泄胆红素的能力不足，早产儿更为明显，可出现暂时性肝内胆汁淤积。

4. 肠肝循环的特性　新生儿肠蠕动性差，肠道菌群尚未完全建立，不能将肠道内的胆红素还原成粪胆原、尿胆原；同时，肠腔内 β- 葡萄糖醛酸酐酶活性相对较高，可将结合胆红素转变成未结合胆红素，增加了肠肝循环，导致血未结合胆红素水平增高。此外，胎粪含胆红素较多，如排泄延迟，可使胆红素重吸收增加。

由于上述特点，新生儿摄取、结合、排泄胆红素的能力仅为成人的 1%~2%，因此极易出现黄疸，尤其当新生儿处于饥饿、缺氧、胎粪排出延迟、脱水、酸中毒、头颅血肿或颅内出血等状态时，更易出现黄疸或使原有黄疸加重。

（三）新生儿黄疸的分类

通常分为生理性黄疸和病理性黄疸，约有 85% 的足月儿及绝大多数早产儿在新生儿期均会出现暂时性总胆红素增高。但大多数为生理性的，在所有足月儿中，约有 6.1% 的血清胆红素水平超过 221μmol/L（12.9mg/dl），仅 3% 血清胆红素水平超过 256μmol/L（15mg/dl）。

1. 生理性黄疸（physiological jaundice）　其特点：

（1）一般情况良好。

（2）足月儿生后 2~3d 出现黄疸，4~5d 达高峰，5~7d 消退，最迟不超过 2 周，早产儿黄疸多于出生后 3~5d 出现，5~7d 达高峰，7~9d 消退，最长可延迟到 3~4 周。

（3）每天血清胆红素升高 <85μmol/L（5mg/dl）或每小时 <8.5μmol/L（0.5mg/dl）。

生理性黄疸始终是排除性诊断,判定其是"生理"还是"病理"的血清胆红素最高界值,由于受个体差异、种族、地区、遗传及喂养方式等影响,迄今尚不存在统一标准。通常认为,足月儿 <221μmol/L(12.9mg/dl),早产儿 <256μmol/L(15mg/dl)是生理性的,但临床发现,即使早产儿的血清胆红素水平低于此值,也可发生胆红素脑病。因此,采用日龄或小时龄胆红素值进行评估,目前已被多数学者所接受,同时也根据不同胎龄和出生后小时龄,以及是否存在高危因素来评估和判断。影响新生儿黄疸的高危因素包括溶血、窒息、缺氧、酸中毒、脓毒血症、高热、低体温、低蛋白血症、低血糖等。

2. 病理性黄疸(pathologic jaundice)　其特点:

(1)生后 24h 内出现黄疸。

(2)黄疸程度重,血清胆红素 >205.2~256.5μmol/L(12~15mg/dl),或者每天上升超过 85μmol/L(5mg/dl)。

(3)黄疸持续时间长,足月儿 >2 周,早产儿 >4 周。

(4)黄疸退而复现。

(5)血清结合胆红素 >34μmol/L(2mg/dl)。具备其中任何一项者,即可诊断为病理性黄疸。

对病理性黄疸应积极查找病因。引起病理性黄疸的主要原因有:

1)感染性

①新生儿肝炎:大多为胎儿在宫内由病毒感染所致,以巨细胞病毒最常见,其次为乙型肝炎、风疹、单纯疱疹、梅毒螺旋体、弓形体等。感染可经胎盘传给胎儿或在通过产道分娩时被感染。常在生后 1~3 周或更晚出现黄疸,病重时粪便色浅或灰白,尿色深黄,患儿可有厌食、呕吐、肝轻至中度增大。

②新生儿败血症及其他感染:由于细菌毒素的侵入加快红细胞破坏、损坏干细胞所致。

2)非感染性

①新生儿溶血症。

②胆道闭锁:目前已证实本症多数是由于宫内病毒感染所导致的生后进行性胆管炎、胆管纤维化和胆管闭锁。多在出生后 2 周开始出现黄疸并呈进行性加重;粪便颜色由浅黄转为白色,肝进行性增大,质硬而光滑;肝功改变以结合胆红素增高为主。3 个月后可逐渐发展为肝硬化。

③母乳喂养:大约 1% 母乳喂养的婴儿可发生母乳性黄疸,其特点是非溶血性未结合胆红素增高,常与生理性黄疸重叠且持续不退,血清胆红素可高达 342μmol/L(20mg/dl),患儿一般状态良好,黄疸于 4~12 周后下降,无引起黄疸的其他病因可发现。停止母乳喂养后 3d,如黄疸下降即可确定诊断。目前认为是因为此种母乳内 β- 葡萄糖醛酸酐酶活性过高,使胆红素在肠道内重吸收增加而引起黄疸;也有学者认为是此种母乳喂养患儿肠道内能使胆红素转变为尿、粪胆原的细菌过少所造成。

④遗传性疾病:G6PD 在我国南方多见,核黄疸发生率较高;其他如红细胞丙酮酸激酶缺陷病、球形红细胞增多症、半乳糖血症、α1- 抗胰蛋白酶缺乏症、囊性纤维病等。

⑤药物:某些药物,如磺胺、水杨酸盐、维生素 K_3、吲哚美辛、毛花苷丙等,可与胆红素竞争 Y、Z 蛋白的结合位点,噻唑类利尿剂能使胆红素与白蛋白分离,增加血胆红素水平。

（四）临床表现

1. 生理性黄疸

（1）黄疸色泽：血清胆红素以未结合型为主，轻者呈浅黄色，重者颜色较深，但皮肤红润，黄里透红。

（2）黄疸部位：轻者多局限于面颈部黄染，或波及躯干，巩膜亦可黄染，一般不过肘膝关节；重者黄疸同样先头后足，可遍及全身，呕吐物及脑脊液等也能黄染。大多患儿排泄物呈黄色，尿中无胆红素。

（3）伴随表现：足月儿一般情况好，无贫血，肝脾无肿大，肝功能正常，不发生核黄疸；早产儿生理性黄疸较足月儿多见，可略延迟1~2d出现，黄疸程度较重，消退也较迟，可延至2~4周。

（4）全身症状：一般无全身症状。

2. 病理性黄疸

（1）黄疸程度：除面部、躯干外，还可累及四肢及手、足心。黄疸程度重，进展快，持续时间长，或退而复现。

（2）黄疸颜色：未结合胆红素升高为主时，呈橘黄或金黄色；结合胆红素升高为主时，呈暗绿色或阴黄色。

（3）伴随表现：溶血性黄疸多伴有贫血、肝大、脾大、出血点、水肿、心力衰竭。感染性黄疸多伴发热、感染中毒症状及体征。梗阻性黄疸多伴肝大，大便颜色发白，尿呈黄色。

（4）全身症状：重症黄疸时可伴随全身症状，表现为反应差、精神萎靡、食欲缺乏、肌张力低；继而易激惹、高声尖叫、呼吸困难、惊厥或角弓反张、肌张力增高等。

（五）并发症

胆红素脑病（bilirubin encephalopathy）是新生儿高胆红素血症最严重的并发症，多发生于出生后1周内，最早可于出生后1~2d出现神经系统症状。当未结合胆红素水平过高，透过血脑屏障，可造成中枢神经系统功能障碍，如不经治疗干预，可造成永久性损害。胆红素常造成基底神经节、海马、下丘脑神经核和小脑神经元坏死；尸体解剖可见相应的神经核黄染，故又称为核黄疸（kernicterus）。通常将胆红素脑病分为4期：警告期、痉挛期、恢复期和后遗症期，现多将前3期称为"急性胆红素脑病"，第4期称为"慢性胆红素脑病"：

第1期（警告期）：表现为嗜睡、反应低下、吸吮无力、拥抱反射减弱、肌张力减低等，偶有尖叫和呕吐。持续12~24h。

第2期（痉挛期）：出现抽搐、角弓反张和发热（多与抽搐同时发生）。轻者仅有双眼凝视，重者出现肌张力增高、呼吸暂停、双手紧握、双臂伸直内旋，可出现角弓反张。此期持续12~48h。

第3期（恢复期）：吃奶及反应好转，抽搐次数减少，角弓反张逐渐消失，肌张力逐渐恢复。此期约持续2周。

第4期（后遗症期）：出现典型的核黄疸后遗症。

1. 手足徐动，经常出现不自主、无目的和不协调的动作，早则生后18个月出现，也可晚至8~9岁出现。

2. 眼球运动障碍，眼球向上转动障碍，形成落日眼。

3. 听觉障碍，是胆红素神经毒性的最典型表现，耳聋，对高频音失听。

4. 牙釉质发育不良,牙呈绿色或深褐色。此外,也可留有脑性瘫痪、智能落后、抽搐、抬头无力和流涎等后遗症。

此外,与足月儿相比,早产儿更易发生胆红素脑病。当存在早产、窒息、呼吸困难或缺氧、严重感染、低白蛋白血症、低血糖、低体温、酸中毒、体重低于 1 500g 等高危因素时,血清胆红素低于临界值亦可发生胆红素脑病。一般可于重度黄疸高峰后 12~48h 出现症状。

(六)辅助检查

1. 胆红素检测　是新生儿黄疸诊断的重要指标,可采取静脉血或微量血方法测定血清总胆红素(total serum bilirubin, TSB)。经皮测胆红素仪为无创的检测方法,操作便捷,经皮胆红素(transcutaneous bilirubin, TcB)与微量血胆红素值相关性良好,由于此法受测定部位皮肤厚薄与肤色的影响,有一定误差,可作为筛查用,一旦达到一定的界限值,需检测血清血胆红素。

2. 红细胞、血红蛋白、网织红细胞、有核红细胞　在新生儿黄疸时必须常规检查,有助于新生儿溶血病的筛查。有溶血病时红细胞计数和血红蛋白减低,网织红细胞及有核红细胞增多。

3. 血型　包括父母及新生儿的血型(ABO 和 Rh 系统),特别是可疑新生儿溶血病时,非常重要。必要时进一步作血清特异型抗体检查以助确诊(即三项实验:改良直接抗人球蛋白试验,即改良 Coombs test;患儿红细胞抗体释放试验;患儿血清中游离抗体试验)。

4. 红细胞脆性试验　怀疑黄疸由于溶血引起,但又排除血型不合溶血病,可做本试验。若脆性增高,考虑遗传性球形红细胞增多症,自身免疫性溶血症等。若脆性降低,可见于地中海贫血等血红蛋白病。

5. 高铁血红蛋白还原率　正常 >75%,G6PD 患者此值减低,须进一步查 G6PD 活性测定,以明确诊断。

6. 血、尿、脑脊液培养,血清特异性抗体,CRP 及血沉检查　疑为感染所致黄疸,应做血、尿、脑脊液培养,血清特异性抗体,CRP 及血沉检查。

7. 肝功能检查　检测血总胆红素和结合胆红素,谷丙转氨酶是反映肝细胞损害较为敏感的方法,碱性磷酸酶在肝内胆道梗阻或有炎症时均可升高。

8. 超声　腹部 B 超为无损伤性诊断技术,特别适用于新生儿。胆道系统疾病时,如胆管囊肿、胆管扩张、胆结石、胆道闭锁,胆囊缺如等都可显示病变情况。

9. 听、视功能电生理检查　包括脑干听觉诱发电位(brainstem auditory evoked potential, BAEP)可用于评价听觉传导神经通道功能状态,用于早期预测胆红素脑病所致脑损伤,有助于暂时性或亚临床胆红素神经性中毒症的诊断。

10. 头部 MRI 扫描　对胆红素脑病的早期诊断有重要价值,双侧苍白球的对称性 T1 加权高信号是急性期胆红素脑病的特异性改变。

(七)诊断

根据临床表现、胆红素检测及相关实验室检查等可进行诊断,重点在于识别新生儿病理性黄疸,寻找致病原因,并早期识别发生胆红素脑病的危险。

(八)治疗

治疗包括光照疗法、药物治疗、换血疗法及对症治疗(可输血浆、白蛋白,纠正酸中毒,加强保暖,避免快速输入高渗性药物等)。

1. **光照疗法（photo therapy）**　又称光疗,是降低血清未结合胆红素的简单而有效的方法。

（1）指征:各种原因导致的足月儿血清总胆红素水平 >205μmol/L（12mg/dl）,均可给予光疗。临床可根据患儿胎龄、是否存在高危因素及生后日龄来评估和判断（图5-5）。

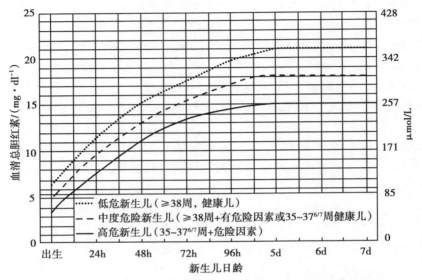

图5-5　>35周新生儿不同胎龄及不同高危因素的生后小时龄光疗标准

（2）原理:在光作用下,未结合胆红素转变成水溶性异构体,包括4Z、15E异构体和结构异构体,即光红素,上述异构体可不经肝脏处理,直接经胆汁和尿液排出,是光疗降低血清总胆红素的主要原因。波长425~475mm的蓝光和波长510~530mm的绿光效果最佳,日光灯或太阳光也有较好疗效。

（3）设备:目前国内最常用的是蓝光照射。主要有光疗箱、光疗灯和光疗毯等。光疗箱以单面光160W、双面光320W为宜,双面光优于单面光;上、下灯管距床面的距离分别为40cm和20cm。光照强度直接影响光疗效果,通常以光照对象表面所受到的辐照度计算,标准光疗为 8~10μW/（cm²·nm）,强光疗 >30μW/（cm²·nm）。光照时,将新生儿卧于光疗箱中,双眼用黑色眼罩保护,以免损伤视网膜,会阴、肛门部用尿布遮盖,其余均裸露。

（4）副作用:可出现发热、腹泻、皮疹、青铜症等,但多不严重,可继续光疗。

2. **药物治疗**　是指应用药物减少胆红素的产生,加速胆红素的清除或抑制胆红素的肠肝循环。包括肝酶诱导剂、补充白蛋白、静脉用免疫球蛋白（IVIG）、口服肠道益生菌等。

3. **换血疗法（exchange transfusion1）**　是通过大量输入正常的血液,同时换去患儿原有的部分或大部分血液,来医治某些疾病的一种治疗方法。

（1）作用:①换出血中大量胆红素,防止发生胆红素脑病。②换出部分血中游离抗体和致敏红细胞,减轻溶血。③纠正贫血,改善携氧,防止心力衰竭。

（2）指征:符合下列条件之一者即应换血。

1）产前已明确诊断,出生时脐血总胆红素 >68μmol/L（4mg/d）,血红蛋白低于120g/L,伴水肿、肝大、脾大和心力衰竭者。

2）生后 12h 内胆红素每小时上升 >12μmol/L（0.7mg/dl）者。

3）光疗失败,指高胆红素血症经光疗 4~6h 后血清总胆红素仍上升超过 8.6μmol/（L·h）[0.5mg/（d·h）]。

4）已有胆红素脑病早期表现者。

（3）方法:一般为患儿血量的 2 倍（150~180ml/kg）,大约可换出 85% 的致敏红细胞和 60% 的胆红素及抗体。近年来,经外周的动、静脉同步换血简单易操作,已广泛应用于临床,也可选用脐动、静脉进行同步换血。

4. 支持治疗　主要是积极预防和纠正缺氧、贫血、低血糖、电解质紊乱和心力衰竭等,治疗水肿、高碳酸血症、寒冷损伤、饥饿、感染以及高渗药物输注等,防止血脑屏障暂时性开放,预防胆红素脑病的发生。

五、新生儿感染性疾病

案例分析

典 型 案 例

患儿,女,出生后 9d,以"脐带根部脓性分泌物 3d,发热 2d"为主诉入院,患儿系 G_2P_1,孕 37^{+5} 周,出生体重 2 600g,出生时 Apgar 评分 1min 10 分,5min 10 分,胎盘完整,羊水无异常,脐部结扎完好。出生后 5d 发现脐带根部红肿、脐窝湿润,家长予以护脐带覆盖,出生后 7d 发现脐窝有浆液脓性分泌物,带臭味,第二天患儿低热、吃奶差、呕吐,为进一步治疗,遂来院就诊。查体:T 38.0℃,P 166 次 /min,R 50 次 /min,体重 2 550g,患儿反应差,双肺听诊呼吸音粗,未闻及湿啰音,心律齐,腹较软,脐部潮湿,脐带未脱落,脐周可见血性脓性分泌物,吸吮反应弱,周身皮肤略黄染、无出血点,四肢肌张力弱,前囟略凹陷,1.5cm×1.5cm,双侧瞳孔等大等圆,对光反射存在。

（一）入院处置

1. 护理要点

（1）立即通知医生,并评估患儿神志及精神状况、生命体征、面色、吸吮力、肌张力、大小便及营养状况等情况,注意有无其他感染灶。

（2）遵医嘱对患儿予以松开包被,并注意肢端保暖,保持气道通畅。

（3）向医生汇报患儿情况,如精神反应、面色、皮肤、局部感染症状等,立即建立静脉通路、遵医嘱进行液体治疗。

（4）协助医生尽早、合理安排各项检验和检查,怀疑有新生儿败血症时,在使用抗生素之前进行血培养标本的留取,采血时严格执行无菌操作制度。

（5）了解患儿家长对患儿疾病拟采取的治疗方法、对治疗及可能导致并发症的认知程度、家庭经济承受能力,以提供相应的心理支持。

2. 关键点

（1）血培养标本采集宜在应用抗生素之前,阳性率高,对抗生素选用有指导意义。采集时注意无菌操作,以免血液样本污染。

(2)进行心电、血氧饱和度监护,同时密切观察患儿反应、面色、四肢肌张力、哭声大小、生命体征等情况的变化。如发现患儿惊厥、嗜睡、面色发青、呼吸不规则、黄疸、腹胀、突然尖叫、两眼无神、眼球上翻或向下呈落日状等,及时通知医生。

(二)脐部护理

1. 护理要点

(1)去除患儿脐部覆盖物,用无菌棉签轻轻擦拭脐部,去除表面分泌物,保持局部的清洁。配合医生取脐分泌物做细菌培养及药敏试验。

(2)一手轻轻提起脐带末端,另一手用蘸有 75% 酒精的无菌棉签从脐带的根部由内向外环形彻底消毒,消毒后待干,每天 3 次。脐部渗出液较多时可遵医嘱予以烤灯照射,促进脐部干燥。切勿暴力拉扯脐带。

(3)予患儿穿戴纸尿裤时注意切勿用纸尿裤覆盖患儿脐部,可将腹部纸尿裤上缘由里向外翻折,充分暴露脐部,利于局部保持干燥。避免大小便污染脐部周围皮肤,最好使用吸水、透气性能好的消毒尿布。

(4)严格执行无菌操作及消毒隔离制度,防止交叉感染。接触患儿前后要洗手,处理感染灶时应戴手套。

(5)保持病室内环境安静、清洁、舒适、光线柔和。凡能够开窗通风的环境应在保暖的前提下,每天定时通风,保持室内空气新鲜;有条件的医院可采用层流洁净技术。病室内定期进行空气消毒。

(6)向家长提供家庭护理知识,指导家长正确的脐部护理方法。

2. 关键点

(1)密切观察脐部有无潮湿、渗液或脓性分泌物,如有应及时通知医生予以处理。同时观察是否有其他局部感染灶,如鹅口疮、脓疱疮、皮肤破损等,如有及时予以处理,防止感染继续蔓延扩散。

(2)脐带残端脱落后,注意观察脐窝内有无樱红色的肉芽组织增生,应及早处理;若脐带残端长时间不脱落,应观察是否断脐时结扎不牢,应考虑重新结扎。

(3)新生儿抵抗力低下,因此加强医护人员消毒隔离意识,避免交叉感染尤为重要。手卫生是防止交叉感染的关键环节,工作人员应严格执行。

案例分析

病情和治疗

患儿反应较差,体温 38.3℃,给予患儿松开包被,进行物理降温。

(三)发热护理

1. 护理要点

(1)患儿体温过高时,予以松开包被,躯干部位不宜覆盖过多,也可适当降低环境温度,或以温水擦洗患儿大血管走行处,进行物理降温,0.5~1h 后复测体温。

（2）监测体温变化,观察热型及伴随症状。降温过程中注意观察患儿面色,出汗量的变化,如出现面色苍白、大量出汗应立即通知医生,增加入液量,必要时予以静脉补液,防止脱水。

2. 关键点

（1）新生儿体温易波动,除感染因素外,还易受环境因素影响。体温过高时,可降低环境温度或使用物理方法降温,如减少衣物、温水沐浴、湿毛巾擦拭大血管走行处等,不宜使用退热剂或酒精擦浴等方式降温,一般也不予药物降温。当体温低或体温不升时,及时予保暖措施,应特别注意肢体末端保暖,可予以戴帽子、手套或袜子,必要时应入暖箱保暖,病情较重患儿可置于远红外辐射抢救台上,以便监护和抢救。

（2）让发热的患儿"舒服"是指南强调的目标,不再以38.5℃为退热的界限,当患儿出现不舒适感时,建议积极采取退热措施。

案例分析

病情和治疗

实验室检查结果回报患儿血常规白细胞$29 \times 10^9/L$, CRP $6\mu g/ml$,血清降钙素原及白细胞介素 -6 均升高,肝功能、肾功能及心肌酶谱回报正常,血糖4.0mmol/L。患儿予抗生素静脉输液,抗感染治疗。

（四）用药护理

1. 护理要点

（1）遵医嘱使用抗生素,现用现配,严格遵守无菌操作原则,按时按量输注,注意观察有无药物不良反应。

（2）保持静脉输液通畅,由于疗程较长,新生儿静脉穿刺难度大,要注意保护血管,有计划地使用。

（3）密切监测患儿的生命体征,勤巡视,观察患儿病情变化,必要时专人守护。如有下述临床表现立即报告医生:

1）巩膜、皮肤黄染加重,尿布着深黄色,大便色白。

2）腹胀有无肠型,大便次数减少或无。

3）眼神凝视、烦躁不安或精神差、呕吐加重、肌张力高、抽搐等。

4）其他部位新的感染灶,如局部红肿、耳流脓、机体活动受限等。

5）突然呼吸困难加重、烦躁、发绀。

2. 关键点

（1）抗生素治疗用药原则

1）早用药:对于临床上怀疑败血症的新生儿,不必等待血培养结果即应使用抗生素。

2）静脉、联合给药:病原菌未明确前,可结合当地菌种流行病学特点和耐药菌株情况选择针对革兰氏阳性菌和革兰氏阴性菌的两种抗生素联合使用;病原菌明确后可根据药物敏感试验结果选择用药;药物敏感试验不敏感但临床有效者可暂不换药。

3）疗程足：血培养阴性，但经抗生素治疗后病情好转时，应继续治疗 5~7d；血培养阳性，疗程至少需 10~14d；有并发症者应治疗 3 周以上。

4）注意药物的毒副作用：1 周以内的新生儿，尤其是早产儿，肝肾功能不成熟，给药次数宜相应减少。氨基糖苷类抗生素因可能产生耳毒性，应禁用。

（2）密切观察病情，加强巡视，如患儿出现面色青灰、呕吐、脑性尖叫、前囟饱满、两眼凝视提示有脑膜炎的可能；如患儿面色青灰、皮肤发花、四肢厥冷、脉搏细弱、皮肤有出血点等应考虑感染性休克或 DIC，应立即与医生联系，积极处理。

案例分析

病情和治疗

患儿精神反应差，吃奶差，体重不增，24h 呕吐两次，均为胃内容物，给予清理呕吐物，更换衣物及床单，遵医嘱予以静脉补液。

（五）喂养护理

1. 护理要点

（1）合理喂养：根据医嘱减量喂养，观察吸吮吞咽协调性。选用小孔奶嘴喂奶，喂奶时头偏向一侧，右侧卧位，避免呛奶；少量多餐，细心喂养，喂奶时防止窒息。喂奶后需抬高床头或右侧卧位，注意观察有无溢奶、呕吐及青紫的发生，喂奶后记录入量。

（2）供给足够的能量及水分：患儿经口喂养不耐受时，应根据病情遵医嘱选择适当的喂养方法，可以鼻饲或由静脉补充营养物质及液体。

（3）做好患儿的口腔护理：必要时可予以 AD 油制剂涂抹口腔。患儿呕吐后及时予以清理，更换衣物，保持皮肤的清洁。

（4）每天测体重 1 次，观察体重变化，若体重无增加应及时查找原因。

2. 关键点

（1）患儿感染，消化吸收能力弱，加之消耗大，易发生蛋白质代谢紊乱。应根据患儿吸吮、吞咽、消化、吸收功能，选择直接喂哺母乳、奶瓶喂养、管饲或静脉等不同的补充营养方式。

（2）患儿唾液未能吞咽而外溢、病情需要处于禁食或鼻饲管喂养期、肌肉痉挛产热增加致体温升高、这些因素都可能使患儿口唇干裂易破，应及时清除分泌物，做好口腔清洁，涂液状石蜡等保护口唇。

案例分析

出 院

经过治疗和护理，患儿反应好，生命体征平稳，吃奶好，听诊呼吸音清，腹软，大小便正常,脐带顺利脱落,残端愈合良好,无渗出及肉芽组织生长。实验室检查血常规、CRP、白介素-6、血清降钙素原均恢复正常,遵医嘱予患儿出院。

(六)出院护理

1. 护理要点

(1)评估家长的心理与社会支持系统及对疾病的认知程度,根据患儿的具体情况进行相应的指导和告知。

(2)向家长讲明新生儿败血症病因、治疗、护理及患儿的病情,让家长能根据患儿的实际情况,出院后给予正确的护理。

(3)向家长宣传育儿保健常识,介绍喂养的知识(讲解母乳喂养的好处和添加辅食的重要性)、保暖、预防感染的重要性及相应的措施、预防接种等方面的知识,便于家庭护理。

(4)对家长进行心理疏导,树立父母亲照顾患儿的信心。

(5)患儿出院后及时进行终末消毒。

2. 关键点

(1)指导家长发现患儿发生精神反应差、吃奶不耐受、发热或抽搐等异常情况时应立即就诊。

(2)告知家长患儿出院后要定期随访,指导家长遵医嘱予患儿按时服药,必要时定期复查。

(3)指导新生儿发生感染的常见途径和预防措施。

案例分析

疾病相关知识

新生儿感染性疾病是指新生儿期由于致病微生物引起的炎症性疾病,临床上以发热或体温不升、反应差及局部炎性症状为特征,是引起我国新生儿死亡和致残的重要因素。细菌和病毒是最常见的病原体,其次为真菌、原虫、螺旋体等。

(一)新生儿脐炎相关知识

1. **概述**　新生儿脐炎主要是因为断脐时或出生后处理不当,脐带残端被细菌定值、繁殖所引起的急性炎症,也可由于脐血管置管保留导管或换血时被细菌污染而导致感染。

2. **病因**　新生儿脐炎可由任何化脓菌引起,但最常见的是金黄色葡萄球菌,其次为大肠埃希氏菌、铜绿假单胞菌、溶血性链球菌等。由于目前普遍对脐部的护理、消毒较为重视,脐炎的发生率已有明显的下降。

3. **临床表现**　轻者脐轮与脐周皮肤轻度红肿,可伴少量浆液分泌物,重者脐部及脐周明显红肿发硬,脓性分泌物较多,常有臭味。慢性脐炎常形成脐肉芽肿,表现为一小的樱红色肿物,表面可有脓性溢液,可经久不愈。病情危重者可形成败血症,并有全身中毒症状。可伴发热,吃奶差,精神反应差,烦躁不安等。

4. **诊断检查**　胎儿出生后,残端很快就有细菌定植,但由于正常新生儿脐部也会存在多种细菌,不能仅仅依靠培养处定植菌而诊断为脐炎,必须要有脐部的炎症表现。

5. 治疗

（1）断脐应严格无菌,保持脐部清洁。

（2）轻者脐周无扩散,局部用2%碘酒及75%医用酒精清洗,每天2~3次。

（3）有明显脓液、脐周有扩散或全身症状者,除局部消毒处理外,还需进行抗生素治疗。

（4）慢性脐肉芽肿可用硝酸银棒或10%的硝酸银溶液涂擦,大肉芽肿可用电灼、激光治疗或手术切除。

（二）新生儿败血症相关知识

1. 概述　新生儿败血症（neonatal septicemia）是指病原体侵入新生儿血液循环,并在其中生长、繁殖、产生毒素而造成的全身性炎症反应。常见的病原体为细菌,也可为真菌、病毒或原虫等。

2. 病因与发病机制

（1）病原菌:因不同地区和发病时间而异。我国仍以葡萄球菌、大肠埃希氏菌等为主,近年由于极低/超低出生体重儿出生率显著提高,长期的住院时间及血管导管、气管插管和广谱抗生素的广泛应用,已经使凝固酶阴性的葡萄球菌（coagulase-negative staphylococci, CONS）成为新生儿血培养的首位菌,其次为大肠埃希氏菌、克雷伯菌、铜绿假单胞菌等条件致病菌。

（2）自身因素

1）皮肤黏膜屏障功能差。

2）淋巴系统发育不全。

3）补体途径的部分成分（C3、C5、调理素等）含量低。

4）中性粒细胞产生及储备均少,单核细胞产生粒细胞－集落刺激因子（GCSF）、白细胞介素8（IL-8）等细胞因子的能力低下。

5）T细胞对特异抗原反应差。

3. 临床表现

（1）根据发病时间分早发型和晚发型

1）早发型:生后3d内起病。感染发生在出生前或出生时,与围生因素有关,常由母亲垂直传播引起,病原菌以大肠埃希氏菌等革兰氏阴性杆菌为主。常伴有肺炎,并呈暴发性起病、多器官受累,死亡率高达5%~20%。

2）晚发型:出生3d后起病。感染发生在出生时或出生后,由水平传播引起,如环境因素或医源性感染等,病原菌以葡萄球菌、条件致病菌为主。常有脐炎、肺炎或脑膜炎等局灶性感染,死亡率较早发型低。

（2）早期症状、体征常不典型,无特异性,尤其是早产儿。一般表现为反应差、嗜睡、发热或体温不升、食欲不佳、哭声弱、体重不增或增长缓慢等症状。转而发展为精神萎靡、嗜睡、不吃、不哭、不动,面色欠佳和出现病理性黄疸、呼吸异常。少数严重者很快发展为循环衰竭、呼吸衰竭、中毒性肠麻痹、酸碱平衡紊乱和胆红素脑病,常并发化脓性脑膜炎。

出现以下表现时应高度怀疑败血症:

黄疸:有时是败血症的唯一表现,表现为生理性黄疸迅速加重或退而复现,严重时可发展为胆红素脑病。

肝、脾大：出现较晚，一般为轻至中度肿大。

出血倾向：皮肤黏膜瘀点、瘀斑、针眼处渗血不止、消化道出血、肺出血、严重时发生DIC等。

休克：面色苍灰，皮肤呈大理石样花纹，血压下降，尿少或无尿，硬肿症出现常提示预后不良。

其他：呕吐、腹胀、中毒性肠麻痹、呼吸窘迫、表浅或暂停、青紫。

可合并肺炎、脑膜炎、坏死性小肠结肠炎、化脓性关节炎和骨髓炎等。

4. 辅助检查

外周血常规，CRP，血清降钙素原，白细胞介素 -6，血培养，直接涂片找细菌，病原菌抗原及 DNA 检测，急相蛋白和血沉检查等有助于明确诊断。

5. 诊断

（1）确诊败血症，具有临床表现并符合下列任意一条：

1）血培养或无菌体腔内培养出致病菌。

2）如果血培养培养出条件致病菌，则必须于另份（次）血、无菌体腔内或导管头培养出同种细菌。

（2）临床诊断败血症，具有临床表现且具备以下任意一条：

1）非特异性检查≥2 条。

2）血标本病原菌抗原或 DNA 检测阳性。

3）脑脊液检查异常。

6. 治疗

（1）选用合适的抗菌药物：早期、联合、足量、静脉应用抗生素，疗程要足，一般应用10~14d，同时要注意药物的毒副作用。病原菌已明确者可按药敏试验用药（表5-9）；病原菌尚未明确前，结合当地菌种流行病学特点和耐菌株情况选择两种抗生素联合使用。

表 5-9　新生儿抗菌药物选择和使用方法

抗菌药物	每次剂量 / （mg·kg⁻¹）	每天次数 / 次		主要病原菌
		<7d	>7d	
青霉素	5万~10万U	2	3	肺炎球菌、链球菌、对青霉素敏感的葡萄球菌、革兰氏阴性球菌
氨苄西林	50	2	3	流感嗜血杆菌、革兰氏阴性杆菌、革兰氏阳性球菌
苯唑西林	25~50	2	3~4	耐青霉素葡萄球菌
羧苄西林	100	2	3~4	铜绿假单胞菌、变形杆菌、多数大肠埃希氏菌、沙门菌
哌拉西林	50	2	3	铜绿假单胞菌、变形杆菌、大肠埃希氏菌、肺炎球菌
头孢拉定	50~100	2	3	金黄色葡萄球菌、链球菌、大肠埃希氏菌
头孢呋辛酯	50	2	3	革兰氏阴性杆菌、革兰氏阳性球菌
头孢噻肟	50	2	3	革兰氏阴性菌、革兰氏阳性菌、需氧菌厌氧菌

续表

抗菌药物	每次剂量 / （mg·kg⁻¹）	每天次数 / 次		主要病原菌
		<7d	>7d	
头孢曲松	50~100	1	1	革兰氏阴性菌、耐青霉素葡萄球菌
头孢他啶	50	2	3	铜绿假单胞菌、脑膜炎双球菌、革兰氏阴性杆菌、革兰氏阳性厌氧球菌
红霉素	10~15	2	3	革兰氏阳性菌、衣原体、支原体、螺旋体、立克次体
万古霉素	10~15	2	3	金黄色葡萄球菌、链球菌
美罗培南	20	2	2	对绝大多数革兰氏阴性、革兰氏阳性需氧和厌氧菌有强大的杀菌作用
甲硝唑	7.5	2	2	厌氧菌

（2）对症、支持治疗

1）清除感染灶。

2）纠正酸中毒和低氧血症。

3）减轻脑水肿。

4）保暖，供给足够热量和液体，维持血糖和血电解质稳定。

5）必要时输注新鲜血、粒细胞、血小板等，早产儿可静注免疫球蛋白。

（三）新生儿感染性肺炎相关知识

1. 概述　新生儿感染性肺炎（neonatal infectious pneumonia）是新生儿常见疾病，也是新生儿死亡的重要原因之一。病原体的侵入可发生在出生前、出生时及出生后。

2. 病因　新生儿感染性肺炎可发生在宫内、分娩过程中或生后，由细菌、病毒、原虫及真菌等不同的病原体引起。

（1）出生前感染：宫内感染性肺炎（又称先天性肺炎）主要的病原体为病毒，如风疹病毒、巨细胞病毒、单纯疱疹病毒等。常由母亲妊娠期间原发感染或潜伏感染复燃、病原体经血行通过胎盘屏障感染胎儿。

（2）出生时感染：因分娩过程中吸入污染的产道分泌物或断脐消毒不严发生血行感染。常见病原体为大肠埃希氏菌、肺炎球菌、克雷伯菌等，也可能是病毒、支原体。早产、滞产、产道检查过多更易诱发感染。

（3）出生后感染：由上呼吸道下行感染肺部或病原体通过血液循环直接引起肺部感染。

3. 临床表现

（1）出生前感染的新生儿多在12~24h之内发病，出生时常有窒息史，复苏后可出现气促、呻吟、发绀、呼吸困难、体温不稳定、反应差等表现。肺部听诊呼吸音可为粗糙、减低或闻及湿啰音。严重者可出现呼吸衰竭、心力衰竭、DIC、休克或持续肺动脉高压。

（2）出生时感染的患儿发病时间因不同病原体而异，一般在出生数天至数周后发病。细菌性感染在生后3~5h发病，Ⅱ型疱疹病毒感染多在生后5~10d出现症状，而衣原体感染潜伏期则长达3~12周。

（3）出生后感染性肺炎发病与传播途径相关，表现为发热或体温不升，反应差等全身症状。呼吸系统表现为气促、鼻翼扇动、发绀、吐沫、三凹征等。肺部体征早期常不明显,病程中可出现双肺细湿啰音。呼吸道合胞病毒肺炎可表现为喘息,肺部听诊可闻及哮鸣音。沙眼衣原体肺炎出生后常有眼结膜炎病史。金黄色葡萄球菌肺炎易合并气胸、脓胸、脓气胸,病情常较严重。

4. 诊断检查

（1）血液检查:细菌感染者白细胞总数升高;病毒感染者、体弱儿及早产儿白细胞总数多降低。

（2）X线检查:胸片可显示肺纹理增粗,有点状、片状阴影,有的融合成片;可有肺不张、肺气肿。

（3）病原学检查:取血液、脓液、气管分泌物做细菌培养、病毒分离和荧光抗体检测;免疫学的方法监测细菌抗原、血清检测病毒抗体及衣原体特异性的IgM等有助诊断。

5. 治疗

（1）控制感染:细菌性肺炎可参照败血症章节选用抗生素;衣原体肺炎首选红霉素;单纯疱疹病毒性肺炎可用阿昔洛韦;巨细胞病毒性肺炎可用更昔洛韦。

（2）保持呼吸道通畅:雾化吸入,体位引流,定期翻身、拍背,及时吸净口鼻分泌物,保持呼吸道通畅。

（3）供氧:有低氧血症或高碳酸血症时可根据病情和血气分析结果选用鼻导管、面罩、鼻塞给氧或机械通气治疗,使血气维持在正常范围。

（4）支持治疗

1）注意保暖。

2）纠正循环障碍和水、电解质及酸碱平衡紊乱,每天输液总量60~100ml/kg,输液速度应慢,以免发生心力衰竭及肺水肿。

3）合理喂养,保证充足的能量和营养供给,酌情静脉输注血浆、白蛋白和免疫球蛋白,以提高机体的免疫功能。

（四）新生儿破伤风相关知识

1. 概述　新生儿破伤风(neonatal tetanus)是指破伤风梭状杆菌侵入脐部,并产生痉挛毒素而引起以牙关紧闭和全身肌肉强直性痉挛为特征的急性感染性疾病。随着我国城乡新法接生技术的应用和推广,本病发病率已明显降低。

2. 病因和发病机制　破伤风梭状杆菌为革兰氏阳性厌氧菌,广泛存在于土壤、尘埃和粪便中。其芽孢抵抗力极强,普通消毒剂无效,需高压消毒、碘酒或双氧乙烷才能将其杀灭。当用该菌污染的器械断脐或包扎时,破伤风杆菌即进入脐部,并且包扎引起的缺氧环境更有利于破伤风杆菌的繁殖。其产生的痉挛毒素沿神经干、淋巴液等传至脊髓和脑干,与中枢神经组织中神经节苷脂结合,使后者不能释放抑制性神经介质(甘氨酸、氨基丁酸),引起全身肌肉强烈持续痉挛,活动频繁的咀嚼肌首先受累,使牙关紧闭而呈苦笑面容;腹背肌肉痉挛,因背肌较强呈角弓反张状。此外,毒素可兴奋交感神经,导致心动过速、高血压、出汗等。

3. 临床表现　潜伏期3~14d,多为4~7d,发病越早,发作期越短,病情越重,死亡率也越高。早期症状为哭闹、口张不大、吸吮困难。如用压舌板压舌时,用力越大,张口越困难,称"压舌板试验"阳性,有助于早期诊断。随后发展为牙关紧闭、面部肌肉紧张、口角上牵、呈"苦笑"面容,伴有阵发性双拳紧握,上肢过度屈曲,下肢伸直,呈角弓反张状。呼吸肌和喉肌痉挛可引起呼吸困难、青紫、窒息。膀胱、直肠括约肌痉挛导致尿潴留和便秘。痉挛发作时患儿神志清楚为本病的特点,任何轻微刺激即可诱发痉挛发作。经合理治疗 1~4 周后痉挛逐渐减轻,发作间隔时间延长,能吮乳,完全恢复需 2~3 个月。病程中常并发肺炎和败血症。

4. 治疗

(1)一般处理:将患儿置于安静、避光的环境,尽量减少刺激以减少痉挛发作。痉挛期应暂禁食,禁食期间可通过静脉供给营养,症状减轻后试用胃管喂养。脐部用 3% 过氧化氢清洗,涂抹碘酒、酒精。

(2)中和毒素:破伤风抗毒素只能中和游离破伤风毒素,对已与神经节苷脂结合的毒素无效,因此越早用越好。破伤风抗毒素(TAT)1 万 ~2 万 U 肌内注射或静脉滴注,3 000U 脐周注射,用前须做皮肤过敏试验;破伤风免疫球蛋白(TIG)500U 肌内注射,TIG 血浓度高,半衰期长达 30d,且不会发生过敏反应,但该药不易获得。

(3)止痉药:控制痉挛是治疗成功的关键。

1)首选地西泮,每次 0.1~0.3mg/kg,缓慢静脉注射,5min 内即可达有效浓度,但半衰期短,不适合维持治疗,每 4~8h1 次。

2)苯巴比妥首次负荷量为 15~20mg/kg,缓慢静脉注射;维持量为每天 5mg/kg,每 4~8h 一次静脉注射,可与地西泮交替使用。

3)10% 水合氯醛每次 0.5ml/kg,胃管注入或灌肠,常作为发作时临时用药。

(4)抗生素

1)青霉素每天 10 万 ~20 万 U/kg,每天 2 次。

2)甲硝唑,首剂 15mg/kg,以后 7.5mg/kg,每 12h1 次,静脉滴注,7~10d,可杀灭破伤风杆菌。

(5)保证营养:根据病情予静脉营养和鼻饲喂养。

(6)对症治疗:处理脐部、给氧等。

(五)新生儿巨细胞病毒感染相关知识

1. 概述　新生儿巨细胞病毒感染是指人巨细胞病毒(human cytomegalovirus, HCMV)引起的胎儿及新生儿全身多个器官损害并出现临床症状,是人类先天性病毒感染中最常见的病原体。人是人巨细胞病毒的唯一感染源和宿主。

2. 病因及病理生理　CMV 普遍存在于自然界,一旦侵入人体,将长期或终身存在于机体内,主要存在于宿主咽部、唾液腺、子宫颈、阴道分泌物、尿液、精液、乳液及血液中。当机体免疫力正常时呈潜伏感染状态。感染的发生与地区、环境、居住条件、经济状况、性别、年龄等有关。我国是 CMV 感染的高发地区,孕妇 CMV-IgG 抗体阳性率高达 95% 左右。孕妇感染人巨细胞病毒后,该病毒潜伏于胎盘绒毛膜组织中,引起胎盘形态学改变,使胎儿生长发育的环境和条件恶化,造成胎儿反复感染。同时,由于母乳中 CMV 排毒为 58%~69%,因此,摄入带病毒的母乳是生后感染的重要途径。

3. 临床表现　本病的临床表现依患儿的感染方式、年龄、免疫状态以及并发症不同而各异。

(1)先天性感染:受感染的胎儿除流产、死产外,活婴中约有 5% 表现为典型的全身多系统、多脏器受累,其特征是单核 - 巨噬细胞系统和中枢神经系统受侵犯。其常见的临床症状有黄疸、肝、脾大、肝功能损害,呼吸窘迫、间质性肺炎、心肌炎、皮肤瘀斑、血小板减少、贫血、脑膜脑炎、小头畸形、脑室周围钙化、脑室扩大、胚胎生发层基质囊肿、视网膜脉络膜炎、脐疝等;常见的后遗症有感觉性神经性耳聋,智力、运动发育障碍,甚至脑性瘫痪、癫痫、视力障碍、牙釉质钙化不全、慢性肺疾病等。另有5%表现为非典型的临床表现,其余90%均呈亚临床型。新生儿出生后2~3周内病毒学检查阳性。

（2）围生期感染:出生时多无感染症状,2~4个月后发病,多为亚临床型,新生儿期主要表现为肝炎和间质性肺炎,足月儿常呈自限性经过,预后一般良好。早产儿还可表现为单核细胞增多症、血液系统损害、心肌炎等,死亡率高达20%。

4. 诊断检查

（1）病毒分离:此法最可靠,特异性最强。尿标本中病毒量高,且排病毒持续时间可长达数月至数年,但排病毒为间歇性,多次尿培养分离可提高阳性率;此外,脑脊液、唾液等也可行病毒分离。

（2）CMV标志物检测:在各种组织或脱落细胞中可检测出典型的包涵体、病毒抗原、颗粒或基因等CMV标志物。此法特异性高,但阳性率低,有时需多次采样才能获得阳性结果。

（3）检测血清中CMV-IgG、IgM、IgA抗体。

5. 治疗

目前本病并没有特效治疗,以对症处理、支持治疗为主。

（1）更昔洛韦（丙氧鸟苷,ganciclovir）　是治疗症状性先天性CMV感染的首选药物。报道的剂量为每天6mg/kg,分2次给药,静脉滴注,疗程6周。更昔洛韦的应用指征:①有中枢神经系统累及的先天性CMV感染。②有明显活动期症状的CMV感染,如肺炎、肝炎、脑炎或视网膜脉络膜炎等。无症状性CMV感染,或轻症,尤其是生后感染,可暂不应用该药。

（2）治疗并发症　有听力障碍者应早期干预,必要时可应用人工耳蜗。

（六）新生儿梅毒相关知识

1. 概述　新生儿梅毒（neonatal syphilis）又称先天性梅毒（congenital syphilis）,是指梅毒螺旋体由母体经胎盘进入胎儿血液循环所致的感染。近年来,我国先天性梅毒发病率已有明显上升趋势。约50%的受累胎儿发生流产、早产、死胎或在新生儿期死亡。存活者在出生后不同的年龄出现临床症状,其中2岁以内发病者为早期梅毒,主要是感染和炎症的直接结果;2岁后为晚期梅毒,主要为早期感染遗留的畸形或慢性损害。

2. 临床表现　大多数患儿出生时无症状,于2~3周后逐渐出现症状。如母亲在妊娠早期感染梅毒又未及时治疗,则新生儿发病时间早且病情重。早期先天性梅毒的常见症状有:

（1）一般症状:多为早产儿、低出生体重儿或小于胎龄儿,发育差、营养差、皮肤萎缩貌似老人、低热、黄疸、贫血、低血糖、哭声嘶哑、易激惹等。

（2）皮肤黏膜损害:发生率为15%~60%,皮疹常于出生后2~3周出现,初为粉红、红色多形性斑丘疹,以后变为棕褐色,并有细小脱屑,掌、跖部还可见梅毒性天疱疮。最常见于口周、鼻翼和肛周,皮损数月后呈放射状裂痕。梅毒性鼻炎于出生后1周出现,可持续3个月之久,表现为鼻塞、分泌物早期清,继之呈脓性、血性,含大量病原体,极具传染性,当鼻黏膜溃疡累及鼻软骨时形成"鞍鼻"，累及喉部引起声嘶。

（3）骨损害：占80%~90%，但多数无临床体征，少数可因剧痛而致"假瘫"。主要为长骨多发性、对称性损害，X线表现为骨、软骨骨膜炎改变。

（4）肝大、脾肿大、全身淋巴结肿大：大部分患儿有肝大，其中1/3伴有梅毒性肝炎，可出现黄疸、肝功能受损，可持续数月至半年之久。淋巴结肿大见于20%的患儿，无触痛，滑车上淋巴结肿大有诊断价值。

（5）血液系统：表现为贫血、白细胞减少或增多、血小板减少及Coombs试验阴性的溶血性贫血。

（6）中枢神经系统症状：新生儿罕见，多在生后3~6个月时出现急性梅毒性脑膜炎样症状。脑脊液中淋巴细胞数增高，蛋白呈中度增高，糖正常。

（7）其他尚可见视网膜脉络膜炎、胰腺炎、肺炎、心肌炎、肾小球病变等。

晚期先天性梅毒症状出现在2岁后，主要包括楔状齿、马鞍鼻、间质性角膜炎、神经性耳聋、智力发育迟缓等。

3. 诊断检查　诊断主要根据母亲病史、临床表现及实验室检查。确诊可根据：①取胎盘、羊水、皮损等易感部位标本，在暗视野显微镜下找梅毒螺旋体，但阳性率低。②性病研究实验室试验（venereal disease research laboratories，VDRL）可作为筛查试验。③快速血浆反应素（rapid plasma regain，RPR）试验广泛用于梅毒的筛查、诊断及判断疗效。④荧光螺旋体抗体吸附（fluorescent treponema antibody-absorption，FTA-ABS）试验特异性强、敏感性高，常用于确诊。⑤梅毒螺旋体颗粒凝集试验（treponema pallidum particle agglutination test，TPPA）可用于确诊，但不会转阴，不能作为评估疗效的指标。

4. 治疗

（1）强调早期诊断、及时治疗、防止发展至晚期。

（2）抗梅毒治疗首选青霉素，每次5万U/kg，每12h 1次，静脉滴注，7d后改为每8h 1次，共10~14d，或用普鲁卡因青霉素，每天5万U/kg，肌内注射，共10~14d。神经梅毒者，5万U/kg·每8h 1次，静脉滴注，治疗3周。先天性梅毒常规采用水剂青霉素治疗，青霉素治疗浓度为0.03U/ml，才能确保血液和脑脊液中的螺旋体被杀灭。青霉素过敏者可用红霉素，每天15mg/kg，连用12~15d，口服或注射。疗程结束后应在2个月、4个月、6个月、9个月、12个月时追踪监测VDRL试验，直至其滴度持续下降或阴性。及时、正规治疗孕妇梅毒是减少先天性梅毒发生率的最有效的措施。

六、新生儿大疱表皮松解症

案例分析

典型案例

患儿，女，出生后6h。因周身出现水疱6h入院。患儿出生后即发现四肢末端出现大小不等的红斑及水疱，水疱内充满液体，自行破溃后遗留鲜红色糜烂面。查体：体重3 120g，T 36.5℃，P 122次/min，R 40次/min，神志清楚，反应好，哭声有力。双肺呼吸音清，心音有力,律齐,无杂音。腹软,肝脾不大,肢端温暖,肌张力正常。全身皮肤苍白、薄嫩。周身散在大小不一水疱,臀部及四肢较多,双下肢皮肤脱落,暴露出鲜红色创面,并有少量渗液。家长自述有大疱表皮松解症家族史,拟诊断新生儿大疱表皮松解症,入院治疗。患儿家长紧张焦虑,十分自责。

(一)入院处置

1. 护理要点

(1)立即通知医生,并评估患儿皮肤、水疱及皮肤破损情况。

(2)将患儿置于温箱,将身体完全暴露,动作一定要轻柔,避免与皮肤发生摩擦。用无菌棉垫将患儿双腿隔开并垫高,尽量保持双足悬空,避免摩擦导致水疱进一步加重。

(3)患儿四肢均有水疱,静脉穿刺应选择较粗直的静脉,避开有破损及水疱的部位。尽量避免反复穿刺,以免加重皮肤损伤。

(4)向患儿家长讲解疾病相关知识,安抚家长及产妇的情绪。

(5)将患儿情况及时汇报给医生。

2. 关键点

(1)由于压力、摩擦和热力等因素均易引发水疱、血疱,所以医务人员进行诊疗护理操作时动作一定要轻柔,避免造成皮肤进一步损伤。

(2)注意观察患儿生命体征、反应、面色、哭声、皮肤颜色、四肢活动度等情况并记录。

(3)进行各项诊疗护理操作时应严格执行无菌操作,各种治疗护理措施应集中进行。

(4)患儿家庭有家族史,容易产生自责、焦虑的负面情绪,医护人员应向家长仔细讲解本病相关知识,积极沟通,取得家长的信任与配合。

案例分析

病情和治疗

患儿入院后,发现患儿全身多处进行性出现大小不一的水疱,易破裂,皮肤触之即起皱、呈烫伤样脱落,遵医嘱给予水疱及皮肤破损处相应的对症处理。

(二)皮肤护理

1. 护理要点

(1)遵医嘱对患儿周身的水疱及创面进行处理,严格遵守无菌原则,创面可先用无菌生理盐水进行冲洗,尽量将坏死组织冲洗干净。

(2)积极处理水疱,用注射器针头以"十字对穿"的方式让水疱内液体自然流出,保留无感染的水疱皮,选择合适的敷料裁剪后贴于创面。破损处结痂松脱后要及时用无菌剪刀清除,防止皮肤翻卷处撕裂,加重皮肤破损情况。

(3)注意观察患儿口腔内的水疱分布情况,患儿口腔黏膜及舌头上有水疱,若不能正常吸吮,可遵医嘱给予患儿留置胃管,鼻饲喂养,固定胃管的胶布可粘贴在水胶体敷料上,以保护颜面部皮肤。

（4）做好患儿的口腔护理、脐部护理及臀部护理,注意保持患儿皮肤清洁,防止感染。患儿大便需及时清洗臀部,皮肤破损应给予消毒处理,保持臀部的干燥。

2. 关键点

（1）温箱内保持适宜温度及湿度,任何操作处置均要动作轻柔,尽量避免与皮肤摩擦,注意观察是否有新水疱和皮肤破损出现。留意患儿蹬腿、抓挠等动作,避免一侧肢体长时间受压,定时为患儿更换体位,翻身时,应动作轻柔,不能生拉硬拽。

（2）为促进患儿创面愈合,减少愈合时期发生的再损伤,应结合患儿情况选择具有保护创面、吸收渗液和预防感染功能的敷料覆盖创面。除传统纱布敷料外,也可考虑使用湿性敷料,如软聚硅酮敷料、银离子敷料等。

（3）口腔内的水疱好转后可逐步让患儿恢复吸吮,锻炼吸吮、吞咽功能。

（4）减少换药频次,可以减少患儿疼痛,促进休息,建议每天换药 1~2 次。

（三）保护性隔离

1. 护理要点

（1）保持病室及温箱内温、湿度适宜,室内每天需紫外线消毒。患儿所在温箱和床单位需彻底消毒,每天用消毒湿巾擦拭温箱,每周更换温箱进行彻底终末消毒。

（2）保证皮肤清洁,创面可涂抹抗生素软膏,必要时可遵医嘱使用提高免疫力药物。将水疱疱液及创面分泌物留取标本做细菌培养,并根据药敏结果选用合适的抗生素。定期监测感染指标（如血常规、CRP 等）。

（3）为患儿检查所用的听诊器、体温表等物品应专人专用,定期消毒。医务人员需严格执行消毒隔离措施,防止继发性感染的发生。

2. 关键点

（1）患儿所用物品需消毒后使用,床单、尿布湿、奶巾等物品,如有污染立即更换。

（2）接触患儿需穿隔离衣、戴口罩并洗手,进行诊疗护理操作时需带无菌手套,严格执行无菌操作。

（3）减少对患儿不必要的刺激,尽量集中完成诊疗护理操作。

（四）疼痛的护理

1. 护理要点

（1）保持病室安静,尽量减少噪声;室内光线宜暗,避免灯光直射患儿眼睛。

（2）尽量选择患儿清醒时为患儿进行换药、静脉穿刺等产生疼痛的操作。如患儿正在安睡,应先将其唤醒后再进行操作。

（3）若患儿由于换药引起剧痛,可根据患儿情况,遵医嘱给予止痛药或镇痛剂,使患儿尽量保持安静状态。

2. 关键点

（1）患儿可经口喂养时应使用柔软的奶嘴,避免减轻吸吮造成的疼痛。可结合口服糖水的方法减轻患儿疼痛。

（2）若病情允许,患儿在暖箱内可采用"鸟巢"护理,用柔软的绒布或棉垫围制成鸟巢状的椭圆形给予患儿安全感。

（3）使用镇静镇痛药时,需严密观察患儿生命体征,出现呼吸抑制等不良反应需及时处理。

案例分析

出 院

患儿经过一系列对症及支持治疗,逐渐好转,全身散在皮损处的肉芽组织逐渐长出,没有新的水疱形成。入院第二十一天,患儿一般状况较好,皮肤破损基本痊愈,遵医嘱予患儿出院。

（五）出院指导

1. 护理要点

（1）指导患儿家长进行创面的处理、选择合适的敷料、减少外力对皮肤的伤害等皮肤护理措施,以及喂养方法、预防感染等知识。

（2）留存患儿家长信息以便出院后电话随访,指导家长出院后定期带患儿至皮肤科及儿科进行门诊复查。

2. 关键点

（1）进行出院指导时,护士应先进行讲解演示,再由家长模仿练习,使其能掌握正确的操作,为出院后的家庭护理做好准备。

（2）帮助患儿家长树立信心,如需再次生育,可通过产前诊断技术帮助优生优育。

案例分析

疾病相关知识

（一）概述

大疱表皮松解症(epidermolysis bullosa, EB)是一组少见的多基因遗传性水疱样皮肤疾病。根据皮肤分离的显微结构一般分为3种类型:单纯型、营养不良型和交界型。主要特征为皮肤受压或摩擦后即可引起水疱,临床表现变异性大,内脏器官可受累,伤口修复后可遗留皮肤损害和结痂。

（二）病因及发病机制

位于真皮–表皮交界区内编码蛋白的不同基因发生突变是EB发病的遗传学基础,单纯型主要为常染色体显性遗传;营养不良型可表现为常染色体显性或隐性遗传;交界型为常染色体隐性遗传。

（三）病理生理

1. 单纯型 可见基底细胞空泡变性形成的水疱,基底膜完整,弹力纤维正常。电镜检查示核周有水肿,线粒体变性,张力原纤维溶解,细胞器破坏,胞浆分解。一般为常染色体显性遗传。

2. 营养不良型 水疱位于表皮下,其上表皮正常,基底膜分界不清。电镜检查示水疱位于致密板下带,锚状纤维数量减少乃至缺如。一般表现为常染色体显性或隐性遗传。

3. 交界型 表皮下水疱，偶见基底层坏死的细胞，真皮内炎症细胞很少或无。电镜检查示水疱位于表皮基底膜透明板，伴桥粒的数目明显减少。一般是为常染色体隐性遗传。

（四）临床表现

1. 单纯型 本型较常见。根据临床疾病严重程度可分为 11 种不同亚型，3 种最常见的亚型均为常染色体隐性遗传，包括泛发性大疱性表皮松解症、局限性大疱性表皮松解症和疱疹样大疱性表皮松解症。泛发性大疱性表皮松解症常在出生后不久即发病，全身泛发水疱，手部明显，可有指甲损害、粟丘疹或瘢痕，但瘢痕浅表且局限。除某些患儿早期会在口腔内出水疱外，无皮肤外病变。局限性大疱性表皮松解症和疱疹样大疱性表皮松解症是较常见的亚型，在新生儿期或婴儿期发病，少数可延迟至青春期发病。具有季节性，夏重冬轻，长时间机械摩擦及行走会加重病情。疱疹样大疱性表皮松解症出生时即发病，症状较重，水疱广泛分布于全身，可累及口腔黏膜，躯干和四肢近端可出现疱疹样水疱。

2. 营养不良型 临床表现因遗传方式不同而有差异，患儿一般有明确的家族史。

（1）显性营养不良型：多在出生时发病，皮损为松弛大疱，常不累及毛发、牙齿，少数患儿有黏膜受累。患儿愈后留有萎缩性瘢痕、白斑和棕色斑，常伴有粟粒疹。

（2）隐性营养不良型：除松弛大疱外，黏膜也易受累。根据侵犯部位不同，可有失音、吞咽困难、唇龈沟消失等表现。患儿生长发育不良，毛发稀少，指甲和牙齿有畸形。

3. 交界型 最常见的类型为 Herlitz 型、mitis 型和泛发性良性营养不良型。Herlitz 型又称致死型，是最严重的大疱表皮松解症，出生时即发病，常累及多器官脏器，会造成呼吸道、胃肠道和泌尿生殖道损害，常合并气道水疱、狭窄引起呼吸道梗阻。

（五）诊断

主要根据发病时间、受压部位出现水疱等临床表现，结合病史、体征及家族史进行初步诊断，可结合电镜、免疫及荧光法以及基因检测等方法明确诊断。

（六）治疗

新生儿大疱表皮松解症无特效治疗，目前主要是以对症治疗、支持治疗、预防感染为主。

1. 一般治疗 单纯型和营养不良型 EB 使用大剂量维生素 E 可减轻症状。

2. 局部治疗 注意保护皮肤，减少摩擦及受压，防止水疱产生。已有的水疱给予积极处理，用无菌注射器穿刺放疱液，防止水疱进一步增大。保持创面清洁，换药时严格无菌操作，选择合适的敷料促进创口处愈合。

3. 外科治疗 少数 Herlitz 型的 EB 患儿由于并发呼吸道、胃肠道和泌尿生殖道损害，可进行狭窄扩张术、尿道松弛术等外科治疗。

七、新生儿坏死性小肠结肠炎

案例分析

典 型 案 例

患儿，男，1 月龄，因"无诱因腹胀 1 周，呕吐 1d"急诊抱送入院，家长诉：患儿出生时胎龄 32 周，出生体重 1 750g，出生后因早产于新生儿病房住院治疗，状况好转后出院。患儿

1周前无明显诱因出现腹胀,大便稀,腹部热敷后腹胀稍可缓解,但反复出现。查体:全腹膨隆,呈一致性,可见腹壁静脉曲张,未见胃肠型及蠕动波,腹式呼吸不受限,腹壁黏膜无水肿,肠鸣音弱。腹平片示:腹腔可见多发扩张肠气影,未见确切气液平面。值班护士接待,家长十分焦急。

(一)入院处置

1. 护理要点

(1)立即通知医生,并评估患儿神志及精神状况、生命体征、腹部情况(腹痛、腹胀)、呕吐、排便等。

(2)患儿需立即禁食水,遵医嘱进行胃肠减压,记录引流液的颜色、性质及量,严格记录出入液量,观察腹胀消退的情况。

(3)保持病室环境安静,温度湿度适宜;禁食患儿注意口腔护理,每天2次。遵医嘱给予皮肤护理、脐部护理,防止感染。

(4)治疗护理尽量集中操作,减少患儿的移动,避免刺激引起哭闹。

(5)及时向医生汇报患儿情况,如腹胀明显、排便、呕吐等,遵医嘱给予静脉补液、抗生素治疗等。

2. 关键点

(1)如患儿精神萎靡、明显腹胀、腹壁紧张、腹膜刺激征、脱水、休克等,提示可能发生肠穿孔或肠破裂,需做好手术及抢救准备。

(2)警惕腹胀患儿发生呕吐物误吸,呕吐时应保持患儿头偏一侧,及时清除呕吐物。

(3)确保患儿绝对禁食水及胃肠减压,避免进食加重胃肠道负担。腹胀消失、大便潜血转阴后逐渐恢复饮食,严禁过快过多,避免病情反复及加重。在调整饮食期间继续观察患儿腹胀及排便情况,如有异常立即通知医生。

(4)禁食期间通过静脉营养保证能量及水电解质平衡,记录出入液量。建立静脉通路,根据患儿的年龄、病情及药物的性质调节滴数,定期巡视,如有异常及时处理。

(5)注意监测体温,根据患儿体温情况给予相应的物理降温或药物降温。

案例分析

病情和治疗

患儿住院治疗期间,病情仍不见好转,腹胀加重,血便增多,出现腹壁红斑,腹部 X 线平片提示肠壁积气和门静脉充气征,怀疑出现肠穿孔及肠坏死,需要尽快进行手术治疗。

(二)手术前的护理

1. 护理要点

(1)注意观察患儿有无肠穿孔、腹膜炎的体征。遵医嘱静脉补液、用药。

(2)禁食,胃肠减压。保持胃肠减压通畅及良好的固定,观察引流液的颜色、性质和量。4~6h 无引流液体时应警惕是否发生堵管,出现鲜红色血性引流物时应考虑是否有出血或者引流压力过大。

（3）完善术前检查，如血液检查、心电图、腹部 X 线等。

（4）向患儿家长做好病情解释，安抚家长耐心等待、配合完成术前准备。

（5）向医生汇报术前检查、准备完成的情况，了解手术时间。

2. 关键点

（1）合理安排检查、治疗顺序，以免延误手术时机。了解急诊检查出具结果的时间。一般先采集血标本，再做其他检查。血标本要急送并追查结果。

（2）若病情较严重，可申请床旁检查或由医务人员陪同外出检查。

案例分析

术 中 情 况

患儿入手术室，若患儿整体状况良好，病变肠管呈局限性或单纯穿孔，腹腔污染不重，可行肠切除肠吻合术或仅行肠穿孔修补、腹腔冲洗引流术；若肠管多处穿孔、污染较重，患儿病情差，则可行肠外置或切除坏死肠管后作肠造瘘，过后行关瘘术。术后患儿返回病房。

（三）术后护理

1. 护理要点

（1）患儿体位：患儿返回病房时，使其去枕平卧，头偏向一侧，防止口鼻内分泌物误吸导致窒息，保持呼吸道通畅。

（2）严密观察病情：注意观察患儿神志、意识、生命体征的变化。查看监护仪是否正常运行，患儿各种引流管及静脉通路是否通畅。注意观察腹部及手术切口处情况。

（3）饮食护理：术后早期还需禁食水、胃肠减压，其间需应用静脉营养，应严格记录出入液量，注意预防应用肠外营养引起的高血糖、高氨血症等并发症。好转后逐渐恢复饮食，恢复喂养先从水开始，2~3 次无异常后可喂乳汁，首选母乳喂养，每次严格遵守医嘱计量喂养，避免奶量增加的过快过多，每次喂奶前后观察潴留、呕吐、腹胀等情况，如有异常及时告知医生。

（4）并发症观察：

1）感染：是新生儿坏死性小肠结肠炎常见的并发症，术前术后均可发生，严重时会导致腹膜炎、新生儿败血症、肺炎、呼吸衰竭、弥散性血管内凝血（DIC）及多器官功能衰竭（MOF），术后应在病房内严密观察生命体征，及时进行化验检查。遵医嘱给予患儿抗生素治疗，必要时使用呼吸机辅助呼吸，及时清除咽喉及口腔内分泌物，以防误吸及感染。加强基础护理，防止尿、便、腹腔引流液及肠瘘液污染切口造成感染。

2）水、电解质紊乱及酸碱平衡失调：由于禁食水、胃肠减压、手术创伤、组织缺氧、术后腹腔引流以及肠造瘘等因素导致。一般代谢性酸中毒较多见，肠外营养期间需严格记录出入液量。

3）切口裂开：术后腹胀、营养不良、剧烈哭闹以及腹压突然增大均可导致切口裂开。在术后检查切口或拆线时，可使用安抚奶嘴安抚，尽量保持患儿安静，防止剧烈哭闹引起切口裂开，必要时遵医嘱给予镇静。

4）肠穿孔：肠切除术后吻合口瘘、肠穿孔修补术后肠瘘以及术后病变继续进展均可导致肠穿孔肠瘘，应根据病因采取预防措施。若患儿病情稳定，瘘孔较小，病变局限，远端肠管无梗阻时，可采用肠道外营养支持疗法，给予引流、持续负压吸引等措施，可能使瘘口自行愈合。

（5）健康教育：帮助家长掌握患儿术后监护、吸氧、胃肠减压、静脉输液以及饮食控制等注意事项，并使家长了解病情，取得其理解和配合。

2. 关键点

（1）如患儿术后切口有淡红色液体渗出，触诊时有切口线变软或空虚感，为切口裂开的先兆，需及时报告医生。

（2）严格执行消毒隔离制度，护理患儿前后洗手，治疗器具使用后需按要求消毒处理。

（3）向患儿家长做好病情解释与沟通，允许家长表达其感受和需要，理解其焦虑心情，取得家长的理解与配合。

案例分析

出　院

患儿精神状态好，生命体征平稳，喂养恢复正常，伤口愈合好，肛门排气排便逐渐恢复，腹部平软，康复出院。

（四）出院指导

1. 护理要点

（1）严密观察：加强对高危儿的监护和观察，预防肠道感染。注意患儿腹部情况，及时发现胃潴留、腹胀等症状。

（2）饮食指导：患儿术后有营养不良的可能，需指导家长调整患儿饮食规律，喂养需少量多次，合理配制奶的浓度，鼓励母乳喂养，保持维持水电解质平衡，随着时间的延长，营养不断改善，保证患儿健康成长。

（3）出院随访：留存信息以便出院后电话随访，指导家长出院后定期带患儿进行门诊复查。

2. 关键点

（1）评估家长是否掌握出院注意事项。

（2）患儿手术后肠道功能需要逐渐恢复，应严格遵照循序渐进的原则进行喂养，严禁进食过快过多，避免病情反复及加重。

案例分析

疾病相关知识

（一）概述

新生儿坏死性小肠结肠炎（neonatal necrotizing enterocolitis，NEC）是围生期的多种致病因素导致的肠道疾病，多在出生后2周内发病，是新生儿最严重的消化道急症。近年来随着早产儿存活时间延长,NEC 的发病率呈增高趋势,尤其是极低及超低出生体重儿。临床上以腹胀、呕吐、腹泻、便血为主要表现,腹部 X 线平片以肠道充气、肠囊壁样积气为主要特征。

（二）病因及发病机制

新生儿坏死性小肠结肠炎的发病原因尚未明了,多数认为是多种因素共同作用所致。

1. 早产 早产和早产儿的一系列并发症是 NEC 发生的主要危险因素,早产儿消化系统结构和功能尚未完全发育成熟、胃酸分泌少、肠蠕动弱、消化酶活力低、消化道黏膜通透性高、肠道 SIgA 低下,细菌易于进入肠黏膜繁殖引起肠黏膜损伤的发生。

2. 肠道缺血缺氧 新生儿尤其是早产儿存在缺血缺氧性疾病及因素,如发生新生儿窒息、呼吸暂停、呼吸窘迫、低体温、严重感染、严重心肺疾病、休克等时,体内血液重新分布,机体为保证心、脑等重要器官的供血,使胃肠道、肾脏等器官供血减少,导致肠道缺血缺氧、肠黏膜损伤而发生 NEC。

3. 喂养因素 常见于人工喂养的早产儿。当摄入渗透压过高的配方奶及药物或奶量增加过多时,大量液体由血液循环进入肠腔,影响血容量和肠系膜血液灌注,导致肠黏膜损伤。此外,人工喂养儿由于缺乏母乳中的免疫球蛋白（IgA）,肠道环境也利于细菌的生长和繁殖。

4. 感染因素 多为细菌感染,常见病原菌为肺炎克雷伯菌、大肠埃希氏菌、沙门菌、链球菌、金黄色葡萄球菌等。当患儿出现感染如肠炎、败血症等时,病原微生物产生的毒素可直接损伤肠黏膜;肠道内细菌繁殖产生大量气体造成肠管胀气也可引起肠黏膜损伤。

5. 其他因素 与 NEC 相关的其他高危因素还有肠道内菌群失衡、输血、某些药物（大剂量输注丙种球蛋白）等。

（三）病理

新生儿坏死性小肠结肠炎病变常发生在近端升结肠及回肠末端,患儿病情轻重差异较大,轻者病变只有几厘米,病情严重者可累及整个肠道。主要病理变化是肠腔充气,黏膜及黏膜下层有出血或坏死。严重时整个肠壁全层均坏死,常伴肠穿孔及腹膜炎。

（四）临床表现

本病多见于早产儿,发生时间与胎龄有关,胎龄越小,发病时间越晚。一般生后 4~10d 发病,极低出生体重儿可延迟至 2 个月。典型临床表现为腹胀、呕吐、便血。早期可有拒食、胃潴留等,中度腹胀,可无呕吐,大便次数增多,呈稀薄样。随着病情的加重,腹胀逐渐明显,可见肠型,出现血便。如果病情继续恶化,患儿可出现面色苍白、四肢发凉、体温不升、呼吸暂停等症状,最后可出现腹膜炎、肠穿孔、休克、DIC 等。

（五）辅助检查

1. 实验室检查 白细胞增高或降低,核左移,可见血小板减少;CRP 及降钙素原可能升高;血糖异常、凝血功能异常、离子紊乱及酸碱平衡失调等;某些患儿血培养可为阳性。

2. 腹部 X 线平片 可见肠道充气、气液平面,出现特征性的肠壁积气、门静脉充气征。可见多个线状气体或小气泡沿肠管排列。肠穿孔时可见因膈下游离气体而造成的气腹。

3. 腹部超声 由于近年来技术发展,可用超声动态观察肠内积气、肠壁厚度及肠道血运等情况。

（六）诊断

目前临床多采用修正后的 Bell-NEC 分级标准,主要是根据全身症状、胃肠道体征和影像学检查来进行分期,见表 5-10。

表 5-10　Bell-NEC 分级标准修改版

分期		全身症状	胃肠道症状	影像学检查	治疗
Ⅰ疑似	ⅠA	体温不稳定，呼吸暂停，心率下降	胃潴留增加，轻度腹胀，大便潜血阳性	正常或轻度肠梗阻	禁食，抗生素治疗 3d
	ⅠB	同ⅠA	同ⅠA，肉眼血便	同ⅠA	同ⅠA
Ⅱ确诊	ⅡA（轻度病变）	同ⅠA	同ⅠA，肠鸣音消失，和/或腹部触痛	肠梗阻，肠壁积气	禁食，抗生素治疗 7~10d
	ⅡB（中度病变）	同ⅠA，轻度代酸、轻度血小板减少	同ⅠA，肠鸣音异常，明确腹胀，蜂窝织炎，右下腹肿块	同ⅡA，及门静脉积气，和/或腹水	禁食，抗生素治疗 14d
Ⅲ晚期	ⅢA（严重病变，肠道无穿孔）	同ⅡB，低血压	同Ⅰ和Ⅱ，及腹膜炎症状明显的腹胀、腹壁紧张	同ⅡB，及明确的腹水	禁食，抗生素治疗 14d，补液，机械通气，腹腔穿刺术
	ⅢB（严重病变，肠道穿孔）	同ⅢA	同ⅢA	同ⅡB，及气腹	同ⅡA，及手术

（七）治疗

1. 禁食及胃肠减压　Ⅰ期疑似患儿需禁食 3d，Ⅱ期确诊患儿需禁食 10~14d，Ⅲ期晚期患儿需禁食 14d 或更久。待患儿有所好转，如腹胀消失，大便潜血阴性后可逐渐恢复喂养，但一定要循序渐进。

2. 抗感染治疗　一般选用氨苄西林、哌拉西林或第三代头孢菌素，若为厌氧菌感染，则首选甲硝唑。若血培养检查阳性，可根据药敏试验结果选择敏感抗生素。抗生素疗程一般与病情相关，一般需 7~10d，重症患儿需 14d 或更长。

3. 支持疗法　患儿禁食水期间应给予肠外营养治疗，以保证能量需求，维持水、电解质平衡。恢复进食可从水开始，无腹胀或呕吐后再喂乳汁，提倡母乳喂养，确保循序渐进；合并休克、DIC 等情况时应给予相应治疗。

4. 外科手术　内科治疗无效，或发生肠穿孔、腹膜炎以及临床症状持续恶化的患儿需及时手术治疗。具体手术方式主要根据术中肠管坏死程度及范围决定。若患儿整体状况良好，病变肠管呈局限性或单纯穿孔，腹腔污染不重，可行肠切除肠吻合术，或仅行肠穿孔修补、腹腔冲洗引流术；若肠管多处穿孔、污染较重，患儿病情差，则可行肠外置或切除坏死肠管后作肠造瘘，过后行关瘘术。

（黄　希　彭文涛　易先丽　范　玲）

复 习 题

1. 新生儿病房形式中由医疗机构直接领导的设有专门病区的独立临床科室是

A. 新生儿病室

B. 新生儿病区

C. 新生儿科

D. 新生儿病房

E. 新生儿监护病房

2. 根据《新生儿病室建设与管理指南（试行）》规定，新生儿病房内噪声夜间不能超过

A. 45dB

B. 60dB

C. 25dB

D. 20dB

E. 70dB

3. 根据卫生行政部门《三级儿童医院评审标准》（2011 年版）要求，新生儿 NICU 患儿人数与护士人数不应低于

A. 1 : 0.6

B. 1 : 1

C. 1 : 1.5

D. 1 : （1.5~1.8）

E. 1 : 2

4. 一种基于团队的、前瞻性的危害分析方法，通过风险评估对不良事件进行前瞻性预防及控制，其本质是持续质量改进的质量管理工具是指

A. QCC

B. PDCA 循环

C. HFMEA

D. RCA

E. 以上都不是

5. 新生儿常用身份识别方法是指

A. 床号 + 姓名

B. 床号 + 住院号

C. 姓名 + 住院号

D. 姓名 + 性别

E. 床号 + 姓名 + 住院号

6. 患儿，男，2d，入院被诊断为早产儿。下列不属于健康评估内容的是

A. 生命体征

B. 皮肤

C. 进行随访

D. 神经系统

E. 循环系统

7. 患儿，男，2d，被诊断为新生儿败血症。下列临床表现不正确的是

A. 体温可高可低

B. 呼吸困难

C. 心律绝对规则

D. 拒乳呕吐

E. 精神萎靡

8. 患儿，男，25d，入院 14d，准备近期出院。下列条件不符合的是

A. 一周没有出现呼吸暂停

B. 矫正胎龄达 34 周

C. 适当及稳定的体重增长，体重达 2 000g 以上

D. 拒乳呕吐

E. 体温平稳

9. 患儿入院的健康评估内容表述不正确的是

A. 检查呼吸　　　　　　　　B. 检查眼睛

C. 检查囟门　　　　　　　　D. 不需要检查口腔

E. 检查肛门

10. 胎龄 32 周的早产儿,血压不正常的是

A. 平均压 40mmHg　　　　　B. 平均压 45mmHg

C. 平均压 35mmHg　　　　　D. 平均压 25mmHg

E. 平均压 30mmHg

11. 关于早产儿生长发育的环境,下列不适合的是

A. 中性温度　　　　　　　　B. 明亮的环境

C. 避免打扰　　　　　　　　D. 无菌

E. 安静的环境

12. 早产儿体位支持,不可选择的是

A. 仰卧位　　　　　　　　　B. 无边界的"鸟巢"

C. 侧卧位　　　　　　　　　D. 俯卧位

E. 平卧位

13. 早产儿居住环境要求,不推荐的是

A. 安静　　　　　　　　　　B. 声音强度 60dB

C. 模拟昼夜光线　　　　　　D. 使用暖箱罩的暖箱

E. 以上都是

14. 家庭参与式照护中,家长未参与的操作是

A. 洗手　　　　　　　　　　B. 喂奶

C. 换静脉补液　　　　　　　D. 测体温

E. 更换衣服

15. 袋鼠式护理的注意事项中,除外

A. 婴儿与家长皮肤接触　　　B. 可喂奶

C. 婴儿穿好衣服　　　　　　D. 注意观察面色

E. 持续心电监护

16. NEC 的高危因素不包括

A. 早产　　　　　　　　　　B. 感染

C. 母乳喂养　　　　　　　　D. 高渗性喂养

E. 围生期窒息

17. NEC 的 X 线腹部平片特征是

A. 见一大液平面　　　　　　B. 上腹部双泡征

C. 上腹部三泡征　　　　　　D. 肠壁串珠状透亮区

E. 见腹腔空白伴双泡征

18. 患儿,男,孕 31 周,剖宫产,出院后予以母乳喂养。患儿每次喂奶时发生面色青紫,家长立即停止喂养予以拍背后缓解,该患儿最有可能发生了

A. 胃胀气　　　　　　　　　B. 胃食管反流

C. 肠梗阻　　　　　　　　　　　　　　D. 肠套叠

E. 吸吮、吞咽、呼吸功能不协调

19. 患儿,男,孕 29 周,剖宫产,出生后 14d 出现腹胀、呕吐,腹部平片可见多个小气泡沿肠管排列,随访腹片示气腹征,急诊手术剖腹探查,被确诊为 NEC,行回肠切除术。关于术后营养管理,以下说法错误的是

A. 在病情允许的情况下尽早肠内喂养,术后先喂水,再予以母乳 0.5ml,每 3h 一次试喂养

B. 患儿术后须做好静脉通路管理,避免 TPN 外渗

C. 术后当天予以禁食,以 TPN 维持患儿所需能量

D. 当患儿腹胀时,须回抽胃管检查是否有胃潴留,当潴留 >50% 喂养量,应立即禁食并报告医生

E. 该患儿生长缓慢,无须每天测量体重,每周测一次即可

20. 患儿,男,1 个月,结肠术后 2 周,患儿生命体征平稳,鼻饲喂养中,无潴留,无腹胀,肠鸣音 4 次 /min,今日予以出院,建议带鼻饲管回家中继续喂养。出院时,护士正在指导家长鼻饲法,以下正确的是

A. 鼻饲前需确认胃管在胃中,若发现胃管滑出一小段,可按原标记刻度送至胃中,不必再回抽胃液

B. 鼻饲时,婴儿哭闹、咳嗽,口角有奶液流出,可继续注奶

C. 回到家中应尽早锻炼患儿自己吃奶,妈妈可亲自哺乳,哺乳时注意观察婴儿面色

D. 药物都可以碾碎加入奶中一同鼻饲

E. 鼻饲后,如果担心婴儿奶量过多,则无须用温水冲洗管壁

21. 早产儿临床常用疼痛评估工具是

A. PIPP　　　　　　　　　　　　　　　B. CHIPPS

C. NFCS　　　　　　　　　　　　　　　D. DAN

E. NIPS

22. PIPP 疼痛评分 8 分,疼痛类型属于

A. 轻度　　　　　　　　　　　　　　　B. 中度

C. 重度　　　　　　　　　　　　　　　D. 极重度

E. 无疼痛

23. 患儿女,G_3P_2,出生体重 3 000g,35^{+5} 周,剖宫产娩出,被诊断"食管闭锁",静脉穿刺置管后,护理疼痛评分 6 分。预防或减轻疼痛的恰当措施是

A. 襁褓包裹和音乐疗法　　　　　　　　B. 口服蔗糖水

C. 芬太尼　　　　　　　　　　　　　　D. 无须处理

E. 口服母乳

24. 该患儿食管闭锁修补术后疼痛评分 13 分,恰当的镇痛药物是

A. 苯巴比妥　　　　　　　　　　　　　B. 布洛芬

C. 咪唑安定　　　　　　　　　　　　　D. 芬太尼

E. 对乙酰氨基酚缓释片

25. 转运中护理 STABLE 原则中,B 指的是

A. 血糖

B. 体温

C. 血压

D. 辅助呼吸

E. 实验室检查

26. 转运新生儿需要确保患儿的血糖维持在

A. 2.0~7.0mmol/L

B. 2.6~7.0mmol/L

C. 2.0~6.0mmol/L

D. 2.5~6.0mmol/L

E. 2.8~7.8mmol/L

27. 转运新生儿需要确保患儿的体温维持在

A. 36.0~37.0℃

B. 36.5~37.5℃

C. 36.5~37.0℃

D. 36.0~37.5℃

E. 35.5~37.5℃

28. 某足月儿,窒息复苏后1h,予气管插管呼吸机辅助通气,全身散在花纹、纠酸、扩容治疗后,血气检查好转,但测量血压仍偏低,可以使用的升压药物是

A. 碳酸氢钠

B. 苯巴比妥

C. 多巴胺和多巴酚丁胺

D. 咪唑

E. 肾上腺素

29. 患儿,男,G1P1,孕28周,因母"胎膜早破6h",郊区中心医院急诊入科顺产,出生体重1 100g,由于缺乏早产儿治疗条件。现需新生儿转运团队转运至儿科专科医院。

(1)转运中,适宜的环境温度及保暖措施十分重要,以下不正确的是

A. 使用热水袋保暖

B. 减少暖箱开箱门次数

C. 根据患儿孕周、体重、出生时间和实测体温设置合适箱温

D. 使用塑料薄膜包裹患儿

E. 长途转运时需定时监测患儿体温情况

(2)护士在转运中对该患儿进行了以下护理措施,其中不正确的是

A. 给患儿戴上耳罩

B. 使用束缚带固定患儿

C. 转运途中为避免打扰患儿尽可能减少观察患儿的次数

D. 患儿身下垫水垫

E. 长途转运时需定时监测患儿体温情况

(3)转运前保证患儿病情稳定可大大地降低转运病死率,以下描述正确的是

A. 患儿情况不稳定时,可直接上"120"进行转运

B. 患儿血糖测量为4.3mmol/L,无须进行静脉穿刺、维持补液

C. 患儿生命体征平稳,不需要呼吸机辅助通气,可以不使用STABLE护理模式转运

D. 可以在患儿肩下垫软枕,帮助开放气道

E. 以上都不是

30. 某男婴,出生6d,足月顺产,体重3 500g,体温、吃奶、睡眠、大小便均正常,出生后第四天出现双乳腺肿大,检查如蚕豆大小,局部不红,以下措施处理妥当的是

A. 乳腺肿大,静注抗生素

B. 乳腺脓肿,切开引流

C. 乳汁滞留,挤压排出乳汁　　　　　D. 乳腺肿大,等待自然消退

E. 以上都不是

31. 某新生儿,胎龄 34 周,出生体重 2 600g,身长 47cm,皮肤红嫩,胎毛多,头发细软,足底前 1/3 有足纹,该新生儿属于

A. 足月小样儿　　　　　　　　　　B. 过渡足月儿

C. 早产儿　　　　　　　　　　　　D. 低出生体重儿

E. 适于胎龄儿

32. 关于足月儿消化系统描述错误的是

A. 足月儿吞咽功能已经完善

B. 胃呈水平状

C. 食管下端括约肌发达,幽门括约肌松弛,易发生溢乳和呕吐

D. 新生儿消化面积相对较大,有利于吸收

E. 以上都是

33. 某早产儿,出生体重为 2 200g,皮肤红嫩,体温 35℃。以下措施中不妥的是

A. 立即置于暖箱中保温　　　　　　B. 及早使用抗生素控制感染

C. 母乳缺乏时可用早产儿配方奶喂养　　D. 施行保护性隔离

E. 给予袋鼠式护理

34. 极低出生体重儿是指

A. 出生体重不足 1 000g　　　　　　B. 出生体重不足 1 250g

C. 出生体重不足 1 500g　　　　　　D. 出生体重不足 2 500g

E. 出生体重不足 3 000g

35. 关于新生儿窒息的原因,不正确的是

A. 孕母妊娠期高血压　　　　　　　B. 胎盘老化

C. 产程中麻醉药使用不当　　　　　D. 阴道分娩

E. 早产儿

36. 关于新生儿窒息的临床表现描述正确的是

A. 胎儿缺氧早期为胎心减慢,胎动减少

B. 窒息分轻、中、重三度

C. Apgar 评分为 4~7 分的窒息为中度窒息

D. Apgar 评分 5min 评分仍低于 6 分者,神经系统受损较大

E. 大多数窒息都会引起严重的并发症

37. 关于新生儿窒息复苏描述不正确的是

A. 应用简易呼吸器进行通气时,频率是 40~60 次 /min

B. 胸外按压与通气比为 30∶2

C. 胸外按压一般采用双拇指或中、示指法按压

D. 胸外按压深度为胸廓前后径的 1/3

E. 胸外按压不能恢复正常循环时,可给予药物肾上腺素

38. 复苏时建立呼吸的方法,不正确的是

A. 拍打或弹足底　　　　　　　　　B. 摩擦患儿背部

C. 应用简易呼吸器加压通气　　　　　D. 气管插管正压通气

E. 使用面罩时应密闭患儿的口部

39. 患儿男,系难产高危产钳助产娩出,出生后无呼吸、HR<100 次 /min、周身苍白、四肢瘫软、刺激无反应,考虑为

A. 呼吸衰竭　　　　　　　　　　　　B. 循环衰竭

C. 新生儿缺氧缺血性脑病　　　　　　D. 新生儿窒息

E. 呼吸、心搏骤停

40. 新生儿缺氧缺血性脑病的原因不包括

A. 围生期窒息　　　　　　　　　　　B. 反复呼吸暂停

C. 严重心动过缓　　　　　　　　　　D. 重度心力衰竭

E. 剖宫产

41. 新生儿缺氧缺血性脑病的护理措施正确的是

A. 患儿取仰卧位　　　　　　　　　　B. 常规给予氧疗

C. 加强监护　　　　　　　　　　　　D. 常规鼻饲喂养

E. 每 4h 吸痰一次

42. 新生儿缺氧缺血性脑病惊厥发作时,首选的药物是

A. 地西泮　　　　　　　　　　　　　B. 苯巴比妥

C. 咪达唑仑　　　　　　　　　　　　D. 水合氯醛

E. 冬眠合剂

43. 新生儿缺氧缺血性脑病惊厥发作时,下列哪项护理措施不可取

A. 就地平卧位、头偏向一侧

B. 及时清除口腔分泌物,避免误吸

C. 用力固定患儿肢体,避免磕碰或其他意外发生

D. 遵医嘱给予镇静剂,脱水剂

E. 专人看护,移开患儿周围可能导致受伤的物品

44. 新生儿胆红素代谢特点不正确的是

A. 胆红素生成较多　　　　　　　　　B. 结合运送胆红素能力弱

C. 肠肝循环的特性　　　　　　　　　D. 肝脏摄取胆红素能力强

E. 肝脏酶系统功能不完善

45. 下列关于生理性黄疸特点的叙述正确的是

A. 出生后 24h 内出现黄疸

B. 足月儿血清胆红素不超过 $221\mu mol/L$(12.9mg/dl)

C. 早产儿黄疸持续时间超过 4 周

D. 黄疸退而复现

E. 患儿食欲差

46. 新生儿黄疸的护理措施正确的是

A. 尽早喂养,以刺激肠道蠕动

B. 胎粪延迟排出时,不需特殊处理

C. 光照时要全身裸露,以增加照射面积

D. 母乳性黄疸的患儿立即予以人工喂养

E. 新生儿据食嗜睡属正常反应

47. 患儿女,出生后第 3d 出现周身黄染,精神反应好,吸吮有力,二便正常,黄疸持续 2 周消退,考虑为

A. 新生儿肝炎   B. 新生儿溶血

C. 病理性黄疸   D. 生理性黄疸

E. 胆道闭锁

48. 患儿,男,早产儿,以"生后 12h 出现周身黄染,进行性加重 8h"为主诉入院。患儿精神反应差,拒食,呕吐胃内容物,四肢肌张力低。入院查体时患儿出现角弓反张、抽搐,考虑为

A. 新生儿低血糖   B. 高胆红素血症

C. 胆红素脑病   D. 新生儿脑病

E. 新生儿低钙血症

49. 患儿男,足月,出生后 8h 即出现周身明显黄染,吸吮力弱,四肢肌张力低,血清胆红素为 22mg/dl。患儿首先考虑为

A. 病理性黄疸   B. 生理性黄疸

C. 新生儿肝炎   D. 胆道闭锁

E. 胆红素脑病

50. 新生儿败血症的护理措施不正确的是

A. 维持体温稳定   B. 避免交叉感染

C. 可采用酒精擦浴的降温方法   D. 降温后,0.5h 复测体温一次

E. 清除局部感染灶,防止感染继续蔓延扩散

51. 新生儿败血症常见的病原体是

A. 葡萄球菌   B. 大肠埃希氏菌

C. 肺炎杆菌   D. 绿脓杆菌

E. 真菌

52. 关于新生儿败血症说法正确的是

A. 产前、产时感染一般发生在出生后 2d 内

B. 产后感染发生在出生后 2d 以上

C. 表现特点无特征性

D. 早期精神萎靡、拒乳、不动

E. 多数很快发展到循环衰竭、DIC

53. 患儿女,系家中分娩,出生后 5d 出现牙关紧闭、面部肌肉抽搐、口唇皱缩、口角上牵、苦笑面容,考虑为

A. 新生儿破伤风   B. 新生儿低血糖

C. 新生儿低血钙   D. 新生儿化脓性脑膜炎

E. 新生儿颅内出血

54. 新生儿感染性肺炎的病因描述不正确的是

A. 细菌、病毒、衣原体等都可以引起新生儿感染性肺炎

B. 宫内感染以病毒为主

C. 出生时感染主要是血行感染

D. 医源性感染以铜绿假单胞菌多见

E. 出生后感染以革兰氏阴性球菌为主

55. 关于新生儿败血症的叙述正确的是

A. 怀疑败血症的新生儿,不必等血培养结果即应使用抗生素

B. 有中毒颗粒和核左移,血小板计数大于$100×10^9/L$有诊断价值

C. 血细菌培养阴性即可排除败血症

D. 血培养阳性需抗生素治疗三周以上

E. 血培养阴性后即可停止抗生素治疗

56. 患儿,男,脐部红肿,出生后5d出现抽搐,表现为牙关紧闭、面部肌肉抽搐、上肢屈曲、下肢伸直、角弓反张,对该患儿的护理措施正确的是

A. 注射破伤风抗毒素前不用做皮试

B. 镇静药不可混合使用

C. 保持呼吸道通畅,持续用氧

D. 脐部用5%过氧化氢溶液清洗消毒后,脐周注射破伤风抗毒素

E. 保证营养及热量供给

57. 下列关于新生儿大疱表皮松解症患儿的护理,不正确的是

A. 将患儿置于温箱,暴露身体,任何动作与操作均应动作轻柔

B. 为防止摩擦造成患儿水疱加重,不予患儿口腔、脐部和臀部护理

C. 注意观察患儿创面及辅料情况,操作要严格遵守无菌原则

D. 治疗护理进行集中进行

E. 患儿的水疱需积极处理,可穿刺放出疱液

58. 下列关于新生儿大疱表皮松解症的临床表现,不正确的是

A. 主要特征为皮肤受压或摩擦后即可引起水疱

B. 临床表现变异性大

C. 内脏器官可受累

D. 伤口修复后不留瘢痕

E. 某些分型可造成患儿死亡

59. 下列关于新生儿坏死性小肠结肠炎的临床表现,正确的是

A. 胎龄越大,发病时间越晚

B. 多见于足月儿

C. 起初一般是胃潴留增加、腹胀和呕吐等症状

D. 大便为蛋花汤样

E. 发病时间与胎龄无关

60. 新生儿坏死性小肠结肠炎的病变范围一般是

A. 幽门　　　　　　　　　　B. 空肠

C. 十二指肠　　　　　　　　D. 直肠

E. 结肠

61. 新生儿坏死性小肠结肠炎手术治疗的绝对指征是

A. 高热
B. 腹胀

C. 肠穿孔
D. 血便

E. 呕吐

62. 下列关于新生儿坏死性小肠结肠炎患儿的护理措施,不正确的是

A. 发热的患儿应监测体温并给予相应的降温措施

B. 遵医嘱给予抗炎补液治疗

C. 患儿入院后应立即禁食水,并给予胃肠减压

D. 恢复喂养时从喂母乳开始

E. 密切观察患儿病情,有异常及时通知医生

63. 某患儿诊断为新生儿坏死性小肠结肠炎ⅠB期,护士应告知严格禁食时间是

A. 3d
B. 5~7d

C. 7~10d
D. 10~14d

E. 14d 以上

参 考 答 案

1. C　2. D　3. D　4. C　5. C　6. C　7. C　8. D　9. D　10. D　11. B　12. B　13. B　14. C　15. C　16. C　17. D　18. E　19. E　20. C　21. A　22. B　23. A　24. D　25. C　26. B　27. B　28. C　29.（1）A　（2）C　（3）D　30. D　31. C　32. C　33. B　34. C　35. C　36. D　37. D　38. D　39. D　40. E　41. C　42. D　43. C　44. D　45. B　46. A　47. D　48. C　49. C　50. C　51. A　52. C　53. A　54. E　55. A　56. E　57. B　58. C　59. C　60. C　61. C　62. D　63. A

主要参考文献

[1] 江载芳,申坤玲.诸福棠实用儿科学[M].8版.北京:人民卫生出版社,2015.

[2] 张玉侠,胡晓静,陈建军,等.实用新生儿护理学[M].北京:人民卫生出版社,2015.

[3] 郑显兰.儿科危重症护理学[M].北京:人民卫生出版社,2015.

[4] 杨辉,张文光.临床疾病系统化全责整体护理[M].北京:人民卫生出版社,2016.

[5] 北京儿童医院.护理诊疗常规[M].北京:人民卫生出版社,2016.

[6] 崔焱.儿科护理学[M].6版.北京:人民卫生出版社,2017.

[7] 祝益民.儿科危重症监护与护理[M].2版.北京:人民卫生出版社,2017.

[8] 张大华,蒙景雯.北京大学第一医院儿科护理工作指南[M].北京:人民卫生出版社,2017.

[9] 王卫平,孙锟,常立文.儿科学[M].9版.北京:人民卫生出版社,2018.

[10] 《中华儿科杂志》编辑委员会,中华医学会儿科学分会新生儿学组.早产儿管理指南[J].中华儿科杂志,2006,44(3):188-191.

[11] 《中华儿科杂志》编辑委员会,中华医学会儿科学分会儿童保健学组,中华医学会儿科学分会新生儿学组.早产、低出生体重儿出院后喂养建议[J].中华儿科杂志,2016,54(1):6-12.

［12］任平,陈劼,张玉侠.先天性大疱表皮松解症患儿的创面护理管理［J］.护理研究, 2016, 30（13）: 1541-1545.

［13］朱凤,牛英群,陈潇,等.出院计划在新生儿重症监护室中的应用现状［J］.解放军护理 杂志, 2016, 33（19）: 35-38.

［14］王勉,刘建珍,潘亮等.家长参与式护理模式在早产儿生长发育中的应用研究［J］.护 士进修杂志, 2016, 31（18）: 1665-1667.

［15］江利冰,李瑞杰,刘丽丽,等.欧洲重症监护医学会危重症患者早期肠内营养临床实践 指南［J］.中华急诊医学杂志, 2017, 26（3）: 270-271.

［16］中国医师协会新生儿科医师分会《中华儿科杂志》编辑委员会.新生儿呼吸衰竭体外 膜肺氧合支持专家共识［J］.中华儿科杂志, 2018, 56（5）: 327-331.

［17］钱葛平,陆春梅.早产后母婴分离状态下父母首次家庭参与式护理前后的心理体验 ［J］.中国实用护理杂志, 2017, 33（35）: 2745-2748.

［18］熊晓菊,陈锦秀,叶天惠.家庭参与式照护模式在加拿大 NICU 应用现状及对我国早产 儿护理的启示［J］.护理研究, 2017, 31（6）: 653-655.

［19］CHISAKO MOR Ⅱ.Prevention strategies for unplanned extubation in NICU［J］. A literature review Journal of Neonatal Nursing, 2016, 22: 91-102.

［20］MOODY C, CALLAHAN T J, ALDRICH H, et al.Early initiation of newborn individualized developmental care and assessment program（NIDCAP）reduces length of stay: A quality improvement project［J］. Journal of pediatric nursing, 2017, 32: 59-63.

第六章 儿科常用量表

第一节 疼 痛 评 估

一、脸、腿、活动、哭闹、安抚评估量表

脸、腿、活动、哭闹、安抚评估量表（face，legs，activity，cry，consolability，FLACC）用于评估 2 个月 ~3 岁患儿的术后疼痛情况。它包括 5 项内容，分别是面部、腿部、活动度、哭闹、可安慰的程度，根据具体情况每项给予 0~2 分，以各项分数之和来评估疼痛情况，总分为 10 分，得分越高疼痛越严重（表 6-1）。

表 6-1　脸、腿、活动、哭闹、安抚评估量表

条目	分值		
	0	1	2
面部	表情自然或微笑	偶尔皱眉、面部扭歪、表情淡漠	经常下颌颤抖或紧咬
腿部	自然体位、放松	不自然、紧张、不安静	踢腿或腿部僵直不懂
活动度	静卧或活动自如	局促不安、来回动	身体屈曲、僵直或急扭
哭闹	无	呻吟、呜咽、偶诉	持续哭、哭声大、经常抱怨
可安慰的程度	无须安慰	轻拍可安慰	很难安慰

二、Wong-Baker 面部表情量表

Wong-Baker 面部表情量表（Wong-Baker faces pain rating scale）用 6 种面部表情，从微笑，悲伤到哭泣来表达疼痛程度，分别赋予 0~10 的分值。0 分：非常愉快、无疼痛；2 分：有一点疼痛；4 分：轻微疼痛；6 分：疼痛较明显；8 分：疼痛较严重；10 分：剧烈疼痛，但不一定哭泣。评估时只需患儿从中选出一个代表疼痛程度的表情即可。该量表的推荐适用人群为 3~7 岁儿童（图 6-1）。

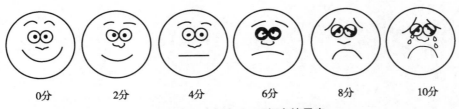

| 0分 | 2分 | 4分 | 6分 | 8分 | 10分 |

图 6-1　Wong-Baker 面部表情量表

三、视觉模拟评分法

视觉模拟评分法（visual analogue scale，VAS）又称视觉模拟量表、视觉类比表。VAS 的最简单做法是在白纸上画一条 10cm 的粗直线，一端为无痛，另一端为剧烈疼痛，患儿根据自己的感受程度，在直线上用某一点表达出来，然后再用直尺测量从起点到感受点的距离，用测量到的数字表示疼痛的程度。临床常用 VAS 尺，其正面为"0"端和"10"端之间有一游动标，背面有"0~10"的刻度。VAS 推荐适用人群为 7 岁以上，要求受试者必须具备一定抽象概念的理解能力（图 6-2）。

四、东安大略儿童医院疼痛量表

东安大略儿童医院疼痛量表（Children's Hospital of Eastern Ontario pain scale，CHEOPS）主要用于评估 1~12 岁儿童术后疼痛，包括 6 个方面，分别是哭（1~3 分）、面部表情（0~2 分）、言语表达（0~2 分）、躯干姿势（1~2 分）、用手触碰伤口（1~2 分）和腿部活动（1~2 分）（表 6-2）。分值相同的评估项目得分不累加，如"呻吟""哭""尖叫"，有任何一项、两项或三项，均评 2 分。总分为 4 分（不痛）~13 分（极其严重的疼痛）。

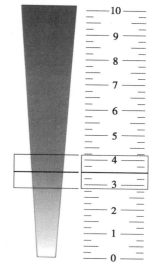

图 6-2 视觉模拟评分法

表 6-2 东安大略儿童医院疼痛量表

项目	行为	分值	定义
哭	不哭	1	孩子没有哭
	呻吟	2	孩子在呻吟或静静地诉说着无声的哭
	哭	2	孩子在哭，但哭声小或低声呜咽
	尖叫	2	孩子放声大哭，啜泣，伴有或不伴有抱怨
面部表情	微笑的表情	0	仅当出现积极的面部表情方可评分
	镇静的表情	1	中性的面部表情
	痛苦的表情	2	仅当出现消极的面部表情方可评分
言语表达	积极的表现	0	孩子说开心的事情或单纯地谈论事情而不存在抱怨
	无	1	孩子不说话
	其他的抱怨	1	孩子在抱怨，但是内容和疼痛无关，如"我想见妈妈""我渴了"
	抱怨疼痛	2	孩子抱怨疼痛
	二者都抱怨	2	孩子抱怨疼痛以及其他的事情，如"好痛，我想见妈妈"
躯干姿势	中性的	1	身体（不是四肢）静止，躯干没有活动
	动来动去的	2	身体动来动去或像蛇样蜷曲
	紧张的	2	身体弯成弓形或身体僵直

续表

项目	行为	分值	定义
躯干姿势	战栗的	2	身体发抖或不由自主地摇晃
	笔直的	2	孩子处于垂直或直立的姿势
	被约束的	2	身体被约束处于某种姿势
用手触碰伤口	不触碰	1	孩子不去触碰或抓挠伤口
	伸手拿	2	孩子伸手拿东西但不是触碰伤口
	触碰	2	孩子轻轻地触碰伤口或伤口周围
	抓	2	孩子用力抓挠伤口
	被约束	2	孩子的胳膊被约束以防碰触伤口
腿部活动	中性的	1	腿部放松,处于任意位置,包括游泳状或开合运动状
	扭曲 / 踢	2	双腿确定在不安地或不停地运动和 / 或双脚或单脚踢打
	蜷曲或紧张	2	双腿紧张和 / 或双腿屈曲紧靠身体
	站立	2	站立,蹲伏或跪位
	被约束	2	孩子的双腿被压住

五、新生儿急性疼痛评估量表

新生儿急性疼痛评估量表(neonatal infant acute pain assessment scale,NIAPAS)用于评估 NICU 患儿疼痛情况(表 6-3)。评估内容包括 8 个疼痛指标,分别为 5 个行为指标(警觉性、面部表情、哭闹、肌张力、对操作的反应)、3 个生理指标(呼吸、心率、氧饱和度)及 1 个相关因素(胎龄)。总量表 Cronbach's α(统计量,是指量表所有可能的项目划分方法的得到的折半信度系数的平均值,是最常用的信度测量方法)为 0.868。各维度 Cronbach's α 分别为 0.869、0.667。总量表(除胎龄外)的内容效度指数(S-CVI)为 0.94。各条目内容效度指数(I-CVI)为 0.88~1.00。量表总分为 0~18 分,分数越高表示疼痛越严重。根据评分结果推荐的干预方法:0~5 分,没有疼痛 / 轻度疼痛,进行非药物干预;6~10 分,中度疼痛,进行非药物干预并考虑药物干预的必要性;>10 分,重度疼痛,联合使用非药物和药物干预。

表 6-3 中文修订版新生儿急性疼痛评估量表

条目	含义	
胎龄 (监测时)	0 分 =≥37 周	
	1 分 =32 周 ~(36 周 +6d)	
	2 分 =28 周 ~(31 周 +6d)	
	3 分 =<28 周	
警觉性	0 分 = 平静或安静	平静,安静,熟睡或平静觉醒状态
	1 分 = 不安的	不安的,很少或偶尔躯体活动,安抚后可以平静下来
	2 分 = 非常不安	非常不安,躯体活动较多,间歇的睡眠

条目		含义
面部表情	0 分 = 放松	面部放松,表情自然
	1 分 = 不满	皱眉或不满意的表情,蹙额,咧嘴
	2 分 = 痛苦表情	面部肌肉紧绷,眉毛,面颊和下巴紧张,痛苦表情
哭闹	0 分 = 不哭闹	安静,不哭闹
	1 分 = 不适的声音	哭声微弱,自动不哭或经任何安慰均可不哭
	2 分 = 呻吟或柔和的哭声	哭声正常,但哭闹停止困难,需抱起摇动或吸吮乳头才不哭
	3 分 = 强有力的哭声	过多或高调的哭声,任何安慰均不能停止(使用呼吸机的患儿也要评估哭泣,即使没有听到声音)
肌张力	0 分 = 没有改变	自然屈曲或伸直状态,四肢微小运动
	1 分 = 改变	触摸肢体出现僵硬或弛缓,被动运动关节阻力增加或消失
呼吸	0 分 = 容易	正常安静时下的呼吸状态
	1 分 = 呼吸变化	与安静状态比,呼吸加快、不规则,呼吸受限 / 屏气
使用呼吸机或正压通气	0 分 = 适应	小儿平静
	1 分 = 不适应	呼吸不均匀,间歇性呼吸或调整间喘息或出现气促、发绀等
对操作的反应	0 分 = 对操作不敏感	耐受操作或喜欢被触摸
	1 分 = 疼痛或对操作敏感	易怒的,对操作敏感,规避动作,因操作感到不安
	2 分 = 极度烦躁或无反应	极度易怒的并且对操作敏感,不耐受操作或无反应的
心率	0 分 = 正常	与基线相比,心率减少或增加 0~5 次
	1 分 = 轻微改变	与基线相比,心率减少或增加 6~20 次 /min,或者心率 170~189 次 /min
	2 分 = 明显改变	与基线相比,心率减少或增加 >20 次 /min,或者心率 190 次 /min
SaO_2	0 分 = 正常	不需额外增加氧气或提前增加 5% 的氧浓度
	1 分 = 轻微改变	需增加 6%~10% 的氧浓度,使饱和度水平维持在设定范围内
	2 分 = 明显改变	尽管额外增加氧浓度,饱和度水平仍 <80%

六、新生儿疼痛、躁动及镇静评估量表

新生儿疼痛、躁动及镇静评估量表（neonatal pain, agitation and sedation scale, N-PASS）对孕龄 23 周以后的新生儿进行持续性疼痛、镇静水平和急性操作性疼痛的评估，能很好地反应新生儿使用镇静镇痛类药物的效果（表 6-4）。N-PASS 分为镇静和疼痛或躁动 2 个亚量表，每个亚量表均有 5 项指标，包括哭泣或易怒、行为状态、面部表情、肢体活动肌张力、生命体征（心率、呼吸频率、血压、氧饱和度）。

镇静亚量表的每个指标评分为 -2~0 分，总分 -10~0 分。疼痛或燥动亚量表每个条目评分为 0~2 分。由于早产儿对于疼痛的行为表现或生理表现的能力有限，所以在早产儿的疼痛评分中加入附加分，以近似于足月儿的正常反应。<30 周加 1 分，总分 0~11 分。疼痛亚量表评分在 0~3 分表示正常；镇静亚量表评分在 -1~0 分表示正常，-5~-2 分表示轻度镇静，-10~-6 分表示深度镇静。

表 6-4　中文版新生儿疼痛、躁动及镇静评估量表（N-PASS）

评估指标	镇静			疼痛或躁动		
	-2 分	-1 分	0	0	1 分	2 分
哭泣或易怒	疼痛刺激后无哭吵	疼痛刺激后有轻微呻吟或哭吵	无镇静	无疼痛体征	间歇性激惹或哭吵；可安慰	刺耳的哭声或持续的无声哭泣；不可安慰
行为状态	任何刺激后均不觉醒；无自主活动	轻微刺激后就可觉醒；少许自主活动	无镇静	无疼痛体征	烦躁，扭动；频繁觉醒	身体呈弓形，踢腿；一直惊醒或（非镇静状态下）轻微刺激后觉醒或无动作
面部表情	口唇放松无特殊面部表情	刺激后有轻微面部表情	无镇静	无疼痛体征	间歇的疼痛表情	持续有疼痛表现
肢体活动肌张力	无握持反射；肌肉无力	微弱的握持反射；肌张力下降	无镇静	无疼痛体征	手指或脚趾间歇性收紧或张开；躯体放松	手指或脚趾不断持续收紧或张开；躯体紧张
生命体征（心率，呼吸频率，血压，SpO_2）	刺激后无改变；低通气或呼吸暂停	刺激后生命体征变化小于基线值的 10%	无镇静	无疼痛体征	生命体征的变化较基线值增加 10%~20%；刺激后 $SpO_2$76~85%，然后快速恢复正常	生命体征的变化较基线值增加 20%；刺激后 $SpO_2 \leqslant 75\%$，然后缓慢恢复；呼吸不规则/人机对抗
胎龄	—	—	—	—	<30 周	—

七、早产儿疼痛评分

早产儿疼痛评分（premature infant pain profile, PIPP）用于早产儿的疼痛评估，包括 3 项行为指标（面部动作：皱眉、挤眼和鼻唇沟深浅）、2 个生理指标（心率、血氧饱和度）和背景内容（胎龄、行为状态），共 7 个项目，各项目分数为 0~3 分，最高分为 21 分，得分越高，不适和疼痛越明显（表 6-5）。三项行为指标的评估："无"为出现该动作时间≤评估时间的 9%，"轻度""中度""重度"表示该动作持续时间分别为评估时间的 10%~39%、40%~69%、≥70%。

表 6-5　早产儿疼痛评分

评估项目	评分			
	0分	1分	2分	3分
胎龄 / 周	≥36	32~35	28~31	<28
行为状态	活动或觉醒、睁眼有面部表情	活动或觉醒、睁眼无面部表情	活动或睡眠、闭眼有面部表情	活动或睡眠、闭眼无面部表情
心率增加 /（次·min^{-1}）	0~4	5~14	15~24	>24
血氧饱和度下降	0%~2.4%	2.5%~4.9%	5.0%~7.4%	≥7.5%
皱眉	无	轻度	中度	重度
挤眼	无	轻度	中度	重度
鼻唇沟加深	无	轻度	中度	重度

八、CRIES 评分法

CRIES 评分法用于新生儿和婴儿术后疼痛评估。量表的命名由与新生儿疼痛有关行为和生理指标的 5 个首字母缩写而成，包括哭声（cring）、经皮动脉血氧饱和度 >95% 时所需的氧浓度（requires O_2 for oxygen saturation>95%）、生命体征变化（increased vital signs）、面部表情（expression）和不能入睡（sleeplessness）（表 6-6）。每项得分 0~2 分，其中 1~3 分为轻度疼痛，4~6 分为中度疼痛，7~10 分为重度疼痛，>3 分应进行镇痛治疗。

表 6-6　CRIES 评分法

评估项目	评分		
	0分	1分	2分
啼哭	无	高声	不可安抚
SpO_2>95% 时对 FiO_2 的要求	无	<30%	>30%
生命体征变化（与术前比较）	心率、血压无变化	心率、血压上升 <20%	心率、血压上升 >20%
面部表情	无	做鬼脸, 面部扭曲	咕哝
不能入睡	无	间断性苏醒	经常苏醒

九、新生儿面部编码系统

新生儿面部编码系统（neonatal facial coding system，NFCS）用于早产儿和新生儿的疼痛评估，内容包括皱眉、双目紧闭、鼻唇沟加深、双唇张开、纵向咧嘴、横向咧嘴、舌双侧向内卷起、面颊颤动、缩唇、伸舌（指早产儿，在足月儿中为"无痛"的体现）等（表6-7）。各项表现"无"为0分，"有"为1分，得分越高表示疼痛越明显。

表6-7 新生儿面部编码系统

评估项目	评分		评估项目	评分	
	0分	1分		0分	1分
皱眉	无	有	横向咧嘴	无	有
双目紧闭	无	有	舌双侧向内卷起	无	有
鼻唇沟加深	无	有	面颊颤动	无	有
双唇张开	无	有	缩唇	无	有
纵向咧嘴	无	有	伸舌	无	有

（顾莺 王颖雯 康琼芳 吕天婵）

第二节 跌倒坠床量表

一、住院患儿跌倒评估量表

住院儿童跌倒风险评估量表用于评估患儿瞬时的跌倒风险，包括年龄、性别、诊断、认知受损、环境因素、对手术/镇静剂/麻醉剂反应、药物使用7个维度的评估表6-8。量表共23个条目，总分最低分7分，最高分23分。总分在7~11分表明该患儿跌倒的风险为低危，12分以上表明患儿跌倒的风险为高危。

表6-8 住院患儿跌倒评估量表

	评估项目		评分
年龄	<3岁		4分
	3岁~		3分
	7岁~		2分
	≥13岁		1分

续表

评估项目		评分
性别	男性	2分
	女性	1分
诊断	神经系统诊断	4分
	氧合功能改变（呼吸系统诊断、脱水、贫血、厌食、晕厥、头晕）	3分
	心理或行为疾病	2分
	其他诊断	1分
认知受损	因认知受损，完全不知道不可做易致跌倒的活动	3分
	知道不可做易致跌倒的活动，但有时会忘记	2分
	认知能力与年龄相符	1分
环境因素	有跌倒史或者婴幼儿放置在成人床上	4分
	患儿使用辅助装置（助步器、拐杖）；患儿（<3岁）睡在有护栏的婴儿床内；房间里有家具或落地的照明设施	3分
	患儿（≥3岁）卧床	2分
	患儿在门诊区域	1分
对手术/镇静剂/麻醉剂反应	在24h内	3分
	在48h内	2分
	超过48h或没有	1分
药物使用	使用多种药物（ICU的镇静或麻痹患儿除外）：镇静剂、安眠药、巴比妥酸盐、吩噻嗪类、抗抑郁药、泻药、利尿剂、麻醉剂	3分
	以上所列药物中的1种	2分
	其他药物/没有	1分

二、CHAMPS 住院儿童跌倒风险评估量表

CHAMPS 住院儿童跌倒风险评估量表（CHAMPS pediatric fall risk assessment tool）用于预测住院患儿跌倒的发生。该量表包括四个维度：精神状态改变（change in mental status，C），跌倒史（history of falls，H），年龄小于3岁（age of less than 3 years，A），移动度改变（altered Mobility，M）。此外，此量表还包含父母参与（Parental involvement，P）和安全措施（Safety interventions，S）这两部分的内容"，共同组成 CHAMPS 量表。当各危险因素回答为"是"时得1分，"否"不得分，得分≥1分提示患儿存在跌倒高风险（表6-9）。

表 6-9 CHAMPS 住院儿童跌倒风险评估量表

危险因素	是	否	注释
精神状态改变			精神状态改变,眩晕,术后麻醉复苏,用药(大剂量麻醉剂,镇静剂快速戒断)或疾病 新生儿或婴儿指征:烦躁易激惹,不可慰藉,对听觉、视觉或触觉刺激无反应
跌倒史			患儿最近有 1 次意外跌倒
年龄小于 3 岁			是:按年龄或生长发育计算,小于 36 月龄
移动度改变			移动度包括上、下床或婴儿床的能力,以及在没有帮助的情况下使用浴室的能力 是:患儿需要家具或墙壁的帮助行走 是:患儿需要拐杖、步行器或其他辅助装置走 是:患儿需要 1~2 人的帮助才能行走 是:患儿不到 1 岁
父母参与			父母参与,共同预防跌倒,父母教育 超过 80% 的住院患儿跌倒发生在照顾者在场时,这是因为医院是个新的或不熟悉的地方,大多数的跌倒发生在下床或去洗手间的时候 可以使用浴室的呼叫铃或在他人协助下下床
安全措施			实施措施 教育孩子,在他下床时应寻求帮助 离开孩子时,应拉上床栏 再次评估家长是否会使用床栏 房间内要使用夜灯 根据孩子的生长发育特征选择适合的床 呼叫铃应在照顾者或孩子伸手可及的范围内 适当地使用床栏来预防跌倒 保持房间整洁有序 将没有家长看护的孩子和跌倒高风险的孩子放置在离护士站近的区域

三、Schmidy 住院儿童跌倒评估量表

Schmidy 住院儿童跌倒评估量表(little Schmidy pediatric fall risk assessment index scoring, LS4)用于预测住院患儿跌倒的发生,包含活动度、排泄情况、疾病相关的跌倒史、现阶段用药情况。4 个维度的分值累加后即为跌倒风险得分。评分≥1 分时,为跌倒高风险。评估时机:每次入院时,每个班次和任何病情变化使跌倒风险发生改变时(表 6-10)。

表 6-10 Schmidy 住院儿童跌倒评估量表

项目	对应选项	得分
活动度	行走无障碍,步态协调	0 分
	行走时步态不稳,但无须辅助设备	1 分
	行走或移动要辅助设备的帮助	1 分
	无法行走或移动	0 分

续表

项目	对应选项	得分
排泄情况	能自己去厕所	0分
	能自己去厕所,但伴随大便次数增多或腹泻	1分
	需要帮助才能去厕所	1分
	使用尿布	0分
疾病相关的跌倒史	没有疾病相关的跌落史	0分
	有,发生在本次住院前	1分
	有,发生在本次住院时	1分
现阶段用药情况	在服用抗惊厥药物,阿片类药物或苯二氮䓬类药物	
	否	0分
	是	1分

（顾 莺 胡 静 孔梅婧 艾丽丽）

第三节 营养及喂养量表

一、营养状况和生长风险筛查工具

营养状况和生长风险筛查工具（screening tool for risk on nutritional status and growth, STRONGkids）用于住院患儿的营养风险筛查,包括主观临床评估、疾病风险度、营养摄入情况及体重丢失4个方面的评估。评分0分为低风险,1~3分为中度风险,4~5分为高风险（表6-11）。其中,"主观临床评估"项目建议由有经验的儿科医生进行评价,"体重丢失或体重增长不良"项目评估时需要了解患儿以往体重情况,"营养摄入情况"评估内容中存在任何一种情况均评为"有（1分）"。

二、儿科营养不良评估筛查工具

儿科营养不良评估筛查工具（screening tool for the assessment of malnutrition in pediatrics, STAMP）用于2~17岁患儿的营养筛查,涉及疾病评分、营养摄入和生长发育三个部分（表6-12）。评分0~1分为低风险,2~3分为中度风险,≥4分为高风险。其中生长发育的评估采用生长发育评估部分采用2个年龄段的标准,<5岁患儿参照世界卫生组（WHO）（2007）0~5岁儿童生长标准,计算方法为同性别年龄的体重Z值（WAZ）;≥5岁的儿童参照WHO（2007）5~18岁儿童青少年生长标准,Z值的计算按照同性别年龄的体质指数（BMI）Z评分（BAZ）分值确定。

表 6-11　营养状况和生长风险筛查工具

序号	评估内容	分值	得分值
1	高风险疾病	有（2分） 无（0分）	
2	主观判断患儿有无营养不良的临床表现	有（1分） 无（0分）	
3	最近 3d 大便≥5 次 /d，或者呕吐 >3 次 /d 入院前 3d 主动摄食减少 入院前已有进行营养干预的建议 因为疼痛缺乏足够的摄入	但凡满足任何一个条件都得 1 分 有（1分） 无（0分）	
4	在近 1 个月内是否存在体重减轻或 1 岁内儿童存在体重增长过缓	有（1分） 无（0分）	

注：高风险疾病种类：支气管肺发育不良（≤2 岁）、烧伤、神经性厌食、乳糜泻、囊性纤维化、慢性肝脏疾病、慢性肾脏疾病、慢性腹泻（>2 个月）、慢性心脏疾病、获得性免疫缺陷综合征、炎症性肠病、择期大手术（重要脏器）、吞咽困难、胰腺炎、短肠综合征、肌肉疾病、代谢性疾病、外伤（不包括皮肤损伤）、多种食物过敏或不耐受、消化道畸形、未成熟儿或早产儿、纠正胎龄 <6 月龄。

表 6-12　儿科营养不良评估筛查工具

	评估项目	分值	得分值
疾病评分	不存在 [a]	0	
	可能存在 [b]	2	
	肯定存在 [c]	3	
营养摄入	饮食无变化且营养摄入良好	0	
	近期饮食摄入减少一半以上	2	
	无营养摄入	3	
生长发育	Z 值：-2~2	0	
	Z 值：-3~-2 或 2~3	1	
	Z 值：<-3 或 >3	3	

注：营养不良指征：a 为门诊手术、营养调查；b 为饮食行为问题、心脏病、大脑性瘫痪、唇腭裂、腹腔疾患、糖尿病、胃食管反流、小手术、神经肌肉病、精神疾病、呼吸道合胞病毒感染、单一食物过敏或不耐受；c 为肠衰竭、烧伤或严重创伤、克罗恩病、囊性纤维化、吞咽困难、肝病、大手术、多种食物过敏或不耐受、积极治疗中的肿瘤、肾病或肾衰竭。

三、约克郡儿科营养不良筛查工具

约克郡儿科营养不良筛查工具（pediatric Yorkhill malnutrition score，PYMS）用于 1~16 岁住院儿童营养筛查，涉及 BMI、近 3 个月内体重变化、1 周内膳食摄入情况、疾病严重程度 4 个方面的评估内容。评分 0 分为低风险，1 分为中度风险，≥2 分为高风险（表 6-13 和表 6-14）。2 名护士使用 PYMS 评价结果的一致性 Kappa 系数为 0.827，各条目得分与总分的 Pearson 相关系数在 0.438~0.756。

表 6-13 约克郡儿科营养不良筛查工具

	评估项目	评估内容	得分
1	BMI 是否低于表格中的值	不是	0 分
		是	2 分
2	近期体重是否下降（3 个月内）	不是	0 分
		是：无意减肥、衣服宽松、体重增加缓慢（如果 <2 岁）	1 分
3	1 周内膳食摄入是否减少	不是：正常摄入	0 分
		是：至少在过去 1 周内摄入减少	1 分
		是：至少 1 周内没有摄入（或只随便吃几口）	2 分
4	营养状况是否受到入院时或未来 1 周疾病的影响	不是	0 分
		是：至少 1 周内摄入减少，需求增加，丢失增加	1 分
		是：至少下周内没有摄入（或只是随便吃几口）	2 分

表 6-14 体质指数参考值（参照 WHO 标准）

年龄	男	女	年龄	男	女
1 岁	14.8	14.2	9 岁	13.9	13.6
2 岁	14.2	13.7	10 岁	14.1	13.9
3 岁	13.7	13.5	11 岁	14.5	14.4
4 岁	13.4	13.2	12 岁	14.9	14.9
5 岁	13.3	13.1	13 岁	15.4	15.5
6 岁	13.4	13.1	14 岁	16	16
7 岁	13.5	13.1	15 岁	16.5	16.5
8 岁	13.7	13.3	16 岁	17.1	16.8

四、儿科营养筛查评分

儿科营养筛查评分（pediatric nutritional screening score，PNSS）用于出生后 1 个月~17 岁住院患儿的营养筛查，涉及疾病对营养状况的影响、饮食摄入情况、人体测量 3 个方面的评估，每项指标 0~2 分，总分 0~6 分（表 6-15）。评分 0~1 分无或低风险，每周定期筛查；≥2 分存在营养不良或营养不良的风险，需进一步营养干预。"体格测量评分"中，年龄≤5 岁参照年龄别体重 Z 值（WFA-Z），年龄 >5 岁参照年龄别体重指数（BMI-Z），评价标准采用 WHO 生长曲线标准。对于该工具，营养师间评估的一致性水平中等（Kappa=0.596），灵敏度 82%，特异度 71%。

表 6-15 儿科营养筛查评分

序号	评估内容	分值		得分
1	疾病风险评分（表 6-16）	轻或无		0 分
		中度		1 分
		重度		2 分
2	过去 1 周饮食情况	正常		0 分
		减少≤50% 平时量		1 分
		减少 >50% 平时量		2 分
3	体格测量评分	WFA–Z 或 BMI–Z>–1SD		0 分
		–2SD<WFA–Z 或 BMI–Z≤–1SD		1 分
		WFA–Z 或 BMI–Z≤–2SD		2 分

表 6-16 疾病风险评分

疾病风险	疾病种类
轻或无（0 分）	日间手术 诊断性操作或活检中手术：急性阑尾炎、肾造瘘、关造瘘术、腹腔囊性占位、肝脏良性肿瘤
中度（1 分）	消化系统：婴儿肝炎综合征、胃食管反流病、急性腹泻、慢性肝病、胆汁淤积 呼吸系统：肺炎、支气管哮喘 循环系统：心肌炎、房间隔缺损、室间隔缺损、动脉导管未闭 泌尿生殖系统：急慢性肾炎、肾病综合征 造血系统：贫血 免疫相关疾病：过敏性紫癜、血小板减少性紫癜、川崎病、类风湿关节炎、免疫缺陷病 神经系统：癫痫 恶性肿瘤缓解期：急性白血病、实体瘤 其他：轻度食物过敏或不耐受、铅中毒
重度（2 分）	腹部大手术：食管闭锁或食管严重狭窄、食管裂孔疝、膈疝或膈膨升、坏死性肠炎、消化道穿孔、中高位无肛、胆道闭锁、腹裂或脐膨出、肠狭窄或肠梗阻或肠造瘘、先天性巨结肠、胆总管囊肿、畸胎瘤 消化系统：炎症性肠病、慢性腹泻、急性胰腺炎、消化道出血、摄食困难、乳糜胸或乳糜腹、消化道瘘、短肠综合征、假性肠梗阻 呼吸系统：呼吸衰竭、重症肺炎 循环系统：法洛四联症及复杂先天性心脏病、慢性心肌病、慢性心功能不全 神经系统：中枢感染 泌尿生殖系统：肾功能衰竭 遗传代谢性疾病 恶性肿瘤积极治疗期：急性白血病、实体瘤 其他：严重食物过敏或不耐受、烧伤、创伤或多发伤

五、婴幼儿先天性心脏病喂养和营养筛查清单

婴幼儿先天性心脏病喂养和营养筛查清单（infant feeding & nutrition checklist for congenital heart disease，IFNC：CHD）用于先天性心脏病患儿喂养和营养风险筛查，包括快速核查项目、营养评估项目、喂养评估项目 3 个方面的评估（表 6–17）。每个条目设有"是""不确定""否" 3 个答案，有 1 个条目回答为"是"，即提示先天性心脏病患儿存在喂养和营养风险，回答"是"的比例越高提示喂养和营养风险越大。量表的 Cronbach's α 系数为 0.804，内容效度指数为 0.90。

表 6–17　婴幼儿先天性心脏病喂养和营养筛查清单

类别	核查项目	是	不确定	否
快速核查项目	心脏诊断 □主动脉弓离断　□左心发育不良　□主动脉缩窄　□动脉单干			
	已知或怀疑的染色体或其他异常 □迪格奥尔格综合征　□ 18 三体综合征或 13 三体综合征 □ CHARGE 联合畸形　□ VACTERL 联合畸形			
	脑损伤			
	声带麻痹			
营养评估项目	体重（以下任意一项） □ < 第 3 百分位数　□出生后体重减少 >2 个百分位			
	饮食 □强化母乳　□高能量配方奶			
	管饲			
	胃肠耐受：呕吐			
喂养评估项目	生理状态 □呼吸 >65 次 /min　□呼吸做功增加　□心动过速　□ SpO$_2$ 下降			
	声带 □喘鸣音　□嘶哑的声音　□气喘哭泣			
	喂养期间 □咳嗽、憋气、恶心　□鼻塞或闻及上呼吸道通气音 □吮吸不良　□不能经口完全进食			

六、6~24 月龄婴幼儿喂养指数评分标准

6~24 月龄婴幼儿喂养指数评分标准（infant and child feeding index，ICFI）用于全面评估婴幼儿喂养状况，主要涉及母乳喂养、有无奶瓶使用、进食种类、食物使用频率、喂养频率 5 个变量（表 6–18）。评分原则：存在潜在危害为 0 分，积极喂养方式为 1 分，在特定年龄非常重要的喂养行为为 2 分。喂养指数得分越高代表喂养行为越好，分值较低时表明婴幼儿喂养存在不理想现象。

表 6-18　6~24 月龄婴幼儿喂养指数评分标准

变量	6~8 月龄	9~11 月龄	12~24 月龄
母乳喂养	否 =0 分；是 =2 分	否 =0 分；是 =2 分	否 =0 分；是 =1 分
有无奶瓶使用	否 =1 分；是 =0 分	否 =1 分；是 =0 分	否 =1 分；是 =0 分
24h 辅食添加种类	0 种 =0 分 （1~2）种 =1 分 ≥3 种 =2 分	（0~1）种 =0 分 （2~3）种 =1 分 ≥4 种 =2 分	（0~2）种 =0 分 （3~4）种 =1 分 ≥5 种 =2 分
每周蔬菜添加天数	（0~1）d/ 周 =0 分 （2~3）d/ 周 =1 分 ≥4d/ 周 =2 分	0~2）d/ 周 =0 分 （3~4）d/ 周 =1 分 ≥5d/ 周 =2 分	（0~3）d/ 周 =0 分 （4~5）d/ 周 =1 分 ≥6d/ 周 =2 分
每周水果添加天数	（0~1）d/ 周 =0 分 （2~3）d/ 周 =1 分 ≥4d/ 周 =2 分	（0~2）d/ 周 =0 分 （3~4）d/ 周 =1 分 ≥5d/ 周 =2 分	（0~3）d/ 周 =0 分 （4~5）d/ 周 =1 分 ≥6d/ 周 =2 分
每周蛋类添加天数	0d/ 周 =0 分 （1~2）d/ 周 =1 分 ≥3d/ 周 =2 分	0d/ 周 =0 分 （1~3）d/ 周 =1 分 ≥4d/ 周 =2 分	（0~2）d/ 周 =0 分 （3~4）d/ 周 =1 分 ≥5d/ 周 =2 分
每周禽畜肉、鱼虾类 添加天数	0d/ 周 =0 分 （1~2）d/ 周 =1 分 ≥3d/ 周 =2 分	0d/ 周 =0 分 （1~3）d/ 周 =1 分 ≥4d/ 周 =2 分	（0~2）d/ 周 =0 分 （3~4）d/ 周 =1 分 ≥5d/ 周 =2 分
每周豆类及制品添加 天数	0d/ 周 =0 分 1d/ 周 =1 分 ≥2d/ 周 =2 分	0d/ 周 =0 分 1d/ 周 =1 分 ≥2d/ 周 =2 分	0d/ 周 =0 分 1d/ 周 =1 分 ≥2d/ 周 =2 分
每周奶类及奶制品添 加天数	（0~3）d/ 周 =0 分 ≥4d/ 周 =1 分	（0~4）d/ 周 =0 分 ≥5d/ 周 =1 分	（0~5）d/ 周 =0 分 ≥6d/ 周 =1 分
每周谷薯类添加天数	（0~4）d/ 周 =0 分 ≥5d/ 周 =1 分	（0~4）d/ 周 =0 分 ≥5d/ 周 =1 分	（0~5）d/ 周 =0 分 ≥6d/ 周 =1 分
辅食添加时间	早于 4 月龄 =0 分 （4~5）月龄 =1 分 （6~8）月龄 =2 分 ≥9 月龄 =0 分		
配方奶时间	早于 4 月龄 =0 分 （4~6）月龄 =1 分 （6~8）月龄 =2 分 ≥9 月龄 =0 分		
24h 辅食添加次数	0 餐 /d=0 分 1 餐 /d=1 分 ≥2 餐 /d=2 分	（0~1）餐 /d=0 分 2 餐 /d=1 分 ≥3 餐 /d=2 分	（0~2）餐 /d=0 分 3 餐 /d=1 分 ≥4 餐 /d=2 分
合计	23 分	23 分	23 分

七、婴幼儿喂养困难评分量表

中文版婴幼儿喂养困难评分量表（The Montreal Children's Hospital Feeding Scale，MCH-Feeding Scale）用于婴幼儿喂养困难筛查和评价，由 14 个条目构成，采用 1~7 级记分法（表 6-19）。量表得分是未经标化的原始分数（粗分），量表总得分为 14~98 分，随后按 logit 变换法将原始分数转化为标准化得分。若条目的回答有缺失值（未回答），则该患儿该条目得分也为缺失值（未计算得分）。相应总得分计分方法：[条目得分之和 ×14（总条目数）]/实际回答的条目数。标准化得分≤50 为无喂养困难，51~60 为喂养困难轻度障碍，61~70 为喂养困难中度障碍，>70 为喂养困难重度障碍。

表 6-19　婴幼儿喂养困难评分量表

条目	内容及分值	得分值
1	你觉得你在喂养孩子过程中有困难吗 1　2　3　4　5　6　7 非常困难　　　　　　　　　容易	
2	你对孩子的喂养及进食感到担心吗 1　2　3　4　5　6　7 不担心　　　　　　　　　非常担心	
3	你的孩子的食欲如何 1　2　3　4　5　6　7 非常差　　　　　　　　　好	
4	你的孩子每餐从什么时候开始拒绝进食 1　2　3　4　5　6　7 进餐一开始　　　　　　　进餐结束	
5	你的孩子每餐进食需要多少分钟 1　2　3　4　5　6　7 1~10　11~20　21~30　31~40　41~50　51~60　>60	
6	你的孩子进餐时表现如何（哭闹、玩玩具、看电视、乱跑等） 1　2　3　4　5　6　7 无上述表现　　　　　　　非常明显	
7	你的孩子是否对进食某类食物有恶心、呕吐的现象 1　2　3　4　5　6　7 从来没有　　　　　　　大多数时候	
8	你的孩子是否有嘴中含着食物但不吞咽的现象 1　2　3　4　5　6　7 大多数时候　　　　　　从来没有	
9	你的孩子在进食时是否需要逗引或追着喂 1　2　3　4　5　6　7 从来没有　　　　　　　大多数时候	
10	你强迫孩子进食吗 1　2　3　4　5　6　7 大多数时候　　　　　　从来没有	

续表

条目	内容及分值	得分值
11	你的孩子的咀嚼（或吮吸）能力如何 1　　2　　3　　4　　5　　6　　7 良好　　　　　　　　　　　　　非常差	
12	你的孩子的生长状况如何 1　　2　　3　　4　　5　　6　　7 非常差　　　　　　　　　　　　良好	
13	孩子的进食情况对你和孩子之间关系的影响如何 1　　2　　3　　4　　5　　6　　7 非常消极　　　　　　　　　　　无影响	
14	孩子的进食情况对家庭成员之间关系的影响如何 1　　2　　3　　4　　5　　6　　7 无影响　　　　　　　　　　　　非常消极	

八、新生儿口腔运动评定量表

新生儿口腔运动评定量表（neonatal oral motor assessment scale，NOMAS）用于评估新生儿口腔运动功能（表 6-20）。量表共 28 个条目，分别对下颌开闭速率、节律、一致性（14 个条目），以及舌运动方向、范围和速率（14 个条目）6 个方面进行评估，并将吮吸型态划分为正常、失调和障碍 3 种。

正常吮吸模式采用 3 级评分法。针对每个条目，无正常吮吸脉冲出现为 0 分，正常吮吸脉冲数 < 总吮吸脉冲数 50% 为 1 分，正常吮吸脉冲数 ≥ 总吮吸脉冲数 50% 为 2 分。正常吮吸评分在 1~20 分，分数越高表明吮吸功能越好。

表 6-20　新生儿口腔运动评定量表

部位	正常	失调	障碍
下颌	1. 吮吸时下颌上下运动的幅度一致 2. 每个吮吸脉冲有相同的吮吸次数，3~5 次 / 脉冲，停顿时间和脉冲时间相等，停顿期间进行呼吸和 / 或吞咽） 3. 当奶嘴合适的放进去的时候，婴儿有吮吸动作产生） 4. 下巴运动节律为非营养型吮吸为 2 次 /s，营养型吮吸为 1 次 /s 5. 舌头和下巴能恰当的含住奶嘴进行吮吸 正常型态得分_____	1. 吮吸时下颌上下运动的幅度不一致 2. 每个吮吸脉冲的吮吸次数不同 3. 开始喂养困难，有以下 3 种情况 （1）不能含住奶嘴 （2）开始时观察到微小的震动 （3）较大刺激才能使其对奶嘴有反应 4. 和胎龄不合适的吮吸模式 失调型态得分_____	1. 下颌运动范围过大不能含住奶嘴，能看见舌头与奶嘴之间的空隙；下颌运动过小；下颌运动受限 2. 下颌运动不对称 3. 没有吮吸 4. 非营养性吮吸（non-nutritive sucking，NNS）和吮吸（nutritive sucking，NS）节律无变化 障碍型态得分_____

部位	正常	失调	障碍
舌头	1. 吸吮时舌头保持卷曲状 2. 舌头运动为前后方向,顺序为向前 – 上抬 – 回缩 3. 舌头运动有节律 4. 舌头运动节律为非营养型吸吮为 2/s,营养型吸吮为 1/s 5. 能将奶吸入到咽部进行吞咽 正常型态得分	1. 舌头伸出嘴唇外,但是不影响吸吮的节律 2. 每个吸吮脉冲的吸吮次数不同 3. 由于以下原因不能保持同样的吸吮模式 2min （1）对刺激习惯以至于没有反应 （2）不能协调呼吸 （3）疲劳 4. 鼻翼扇动、头部扭转或者与喂养不相关的运动,提示吸吮吞咽呼吸不协调 失调型态得分	1. 舌头是平的,不会形成凹槽 2. 舌头回缩,抵住上颚 3. 舌头运动不对称 4. 奶嘴放进之前或之后舌头伸出嘴唇外 5. 舌头没有运动 障碍型态得分

吸吮紊乱和障碍模式采用 2 级评分法。针对每个条目,不出现此异常吸吮特征为 0 分,出现此异常吸吮特征为 1 分。吸吮紊乱评分在 1~8 分,吸吮障碍评分在 1~10 分,分数越低表明吸吮功能越好。

九、早产儿准备经口喂养评估量表

早产儿准备经口喂养评估量表(preterm infant oral feeding readiness assessment scale, PIOFRA scale)用于判断早产儿是否可以进行经口喂养,由纠正胎龄、行为状态、口型、口腔反射、非营养吸吮 1min 共 5 个维度 18 个条目构成,每个条目计分范围为 0~2 分,各条目得分相加为总分,最高分为 36 分,评估结果为可以经口奶瓶喂养或不能经口奶瓶喂养 2 种(表 6–21)。

表 6–21　早产儿准备经口喂养评估量表

项目		2 分	1 分	0 分
纠正胎龄		34 周	32~34 周	≤32 周
行为状态	行为状态	清醒	半清醒	睡眠
	全身姿势	屈曲	部分屈曲	伸展
	肌张力	正常	部分正常	亢进
				减弱
口型	唇型	紧闭	半张	全张
	舌型	平	—	舌尖抬高
				凸起
				缩回

续表

项目		2分	1分	0分
口腔反射	觅食反射	正常	较弱	无反应
	吸吮反射	正常	较弱	无反应
	咬合反射	存在	强化	无咬合
	咽反射	存在	前区存在或敏感	无反应
非营养性吸吮1min	舌运动	正常	异常	无运动
	舌包裹	正常	异常	无运动
	下颌运动	正常	异常	无运动
	吸吮力	强	弱	无反应
	吸吮暂停	5~8次	>8次	<5次
	吸吮节律性	有节律	无节律	无吸吮
	吸吮过程中清醒状态的维持	一直清醒	部分时间清醒	不清醒
	评估过程中的压力体征（右侧括号是对左边评估过程中的压力体征的选择）	唾液积聚（　）姿势改变（　）屏气（　）鼻翼扇动（　）舌头或下颌颤动（　）肌张力变化（　）肤色改变（　）打嗝（　）哭闹（　）		

十、BARF 面部表情评定量表

BARF 面部表情评定量表（Baxter Retching Faces scale）用于评估 7~18 岁患儿恶心的严重程度（图 6-3）。该量表为症状自评量表，将面部表情（6 张脸谱）与评分（0~10 分）相结合，通过指认脸谱来评定恶心的严重程度。6 张脸谱从左到右分别表示完全没有恶心直至感觉异常恶心，引导患儿指认最符合目前阶段自我感受的 1 张脸谱。

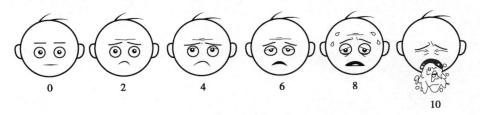

图 6-3　BARF 面部表情评定量表

（顾莺　杨玉霞　吕天婵　傅唯佳）

第四节　血管通路量表

一、静脉评估工具

静脉评估工具（vain assessment tool，VAT）为评估儿童静脉穿刺难易度的工具，包括穿刺部位的可选择性、患儿年龄、静脉通路的预计留置时间、患儿的合作性、患儿家长的合作性、患儿病史 6 个方面的评估（表 6-22）。评分 6~10 分为轻度穿刺困难，11~12 分为中度穿刺困难，>12 分为重度穿刺困难。VAT 中 N_1，N_2，N_3 指护士的能级。

表 6-22　静脉评估工具

项目	内容
评估内容	I 穿刺部位的可选择性 □（0~1）处 =3 分 □（1~2）处 =2 分 □ >2 处 =1 分 II 患儿年龄 □新生儿 <1 500g=4 分 □（0~1）岁 =3 分 □（1~2）岁 =2 分 □ >2 岁 =1 分 III 静脉通路的预计留置时间 □ 7d=3 分 □（3~7）d=2 分 □ <3d=1 分 IV 患儿的合作性 □非新生儿 □不合作 / 很难约束 =3 分 □不合作 / 容易约束 =2 分 □合作 =1 分 □新生儿 □对照顾耐受性差或者在操作中极度激惹 =5 分 □需要麻醉药直通或者需氧量高于基线 30%=3 分 □在操作中氧饱和度下降或心动过缓或者需氧量高于基线 10%=2 分 V 患儿家长的合作性 □极度焦虑（如要求 1 次成功）=5 分 □表示关注 =2 分 □能够有效配合或者无所谓 =1 分

续表

项目	内容
评估内容	VI患儿病史 □静脉选择困难:之前使用过 PICC/ 中心静脉导管（CVC）=5 分 □静脉寻找困难:(肥胖、痉挛、先天性畸形）=4 分 □脱水 =3 分 □之前有静脉穿刺困难病史 =2 分 □没有任何静脉穿刺问题病史 =1 分
分级	I 级（6~10 分）: 轻度困难。N_1 或 N_2 护士尝试 2 次以及 N_3 护士尝试 2 次,总数不超过 4 次 II 级（11~12 分）: 中度困难。N1 或 N2 护士尝试 1 次,如不成功,必须要通知 N3 护士 II 级（>12 分）: 非常困难。仅接受 4 次穿刺尝试,而且必须由 N3 护士执行

二、INS 静脉炎量表

静脉输液协会（Infusion Nurses Society, INS）静脉炎量表（INS phlebitis scale）用于评估静脉炎情况,当前版本为从 0 分（无症状）到 4 分（所有症状）,包括疼痛、红斑、水肿、条索状花纹和条索状静脉,是使用最为广泛的静脉炎评估量表（表 6-23）。级别≥1,则被认为发生静脉炎。每个级别所对应的临床标准可同时发生,也可个别发生。

表 6-23 INS 静脉炎量表

级别	临床标准
0	没有症状
1	输液部位发红伴有或不伴有疼痛
2	输液部位疼痛伴有发红和 / 或水肿
3	输液部位疼痛伴有发红和 / 或水肿,条索状花纹,可触摸到条索状的静脉
4	输液部位疼痛伴有发红和 / 或水肿,条索状物花纹,可触及的静脉条索状物长度大于 2.5cm,有脓液流出

三、VIP 量表

VIP 量表（visual infusion phlebitis scale）用于评估患儿静脉炎情况,涉及 6 种症状,分别为疼痛、红斑、肿胀、硬结、触及条索状静脉和皮温高（表 6-24）。根据症状的数量,评分依次为 0~5 分。评分≥1 分,被认为发生静脉炎,分值越高,静脉炎越显著,症状涉及的范围越广。

表 6-24 VIP 量表

评分	观察项	评分	观察项
0 分	静脉注射部位正常	4 分	以下所有症状异常明显 沿静脉导管走向感觉疼痛 红斑 硬结 可触及条索状静脉
1 分	静脉注射部位感觉明显异常:静脉注射部位周围有轻微疼痛或发红		
2 分	静脉注射部位感觉明显异常(至少包括以下 2 项) 疼痛 红斑 肿胀	5 分	以下所有症状异常明显 沿静脉导管走向感觉疼痛 红斑 硬化 可触及条索状静脉 皮温高
3 分	以下所有症状异常明显 沿静脉导管走向感觉疼痛 红斑 硬结		

四、外渗评估量表

外渗评估量表(infiltration scale)根据外渗是否存在和外渗的严重程度,将外渗分为 0~5 等级,等级越高,受累范围越广,症状越显著(表 6-25)。量表内容中对外渗等级的评定是递进式的,每个条目的评估内容中存在所描述的任何一种情况则应评估为符合该等级。该评估量表中水肿范围的等级划分不适用于小年龄患儿和新生儿患者。

表 6-25 外渗评估量表

外渗等级	临床标准			
	皮肤颜色及温度	水肿	疼痛	其他
0	无症状			
1	皮肤发白,触之冷	水肿 <2.5cm	有或没有疼痛	—
2	皮肤发白,触之冷	水肿 2.5~15cm	有或没有疼痛	—
3	皮肤发白,透亮,触之冷	水肿 >15cm	轻到中度疼痛	—
4	皮肤发白,透亮,变色,肿胀,起疱	水肿 >15cm,深部凹陷性水肿	中到重度疼痛循环障碍	任何血液制品,刺激性药物和发疱剂外渗

五、穿刺静脉选择标准

穿刺静脉选择标准(criteria for vein selection)从护士的角度去评估穿刺静脉和置管位置是否为令人满意,将静脉分为理想的静脉、满意的静脉和不满意的静脉(表 6-26)。不同条件的静脉的穿刺位置再区分为最佳位置、次选位置和不满意的位置。当选择置管静脉时,同时应考虑该静脉在本次穿刺置管前 24h 未被使用过,当一次穿刺置管失败后,下一次穿刺部位应高于本次置管的部位。

表 6-26　穿刺静脉选择标准

满意度	穿刺静脉选择标准
满意	理想静脉和最佳位置：大、粗、柔软、有弹性的前臂静脉
	理想静脉和次选位置：大、粗、柔软、有弹性的手背静脉或肘窝静脉
	满意的静脉和最佳位置：小、细的前臂静脉
	满意的静脉和不满意的位置：小、细的手背静脉，不可见的前臂静脉
不满意	不满意的静脉和不满意的位置：小、脆性大的前臂和手背静脉，肉眼无法看见血管的前臂或手背静脉

六、中心静脉导管堵管预测评分法则

中心静脉导管堵管预测评分法则（scoring algorithm for predication of central venous catheter occlusion）用于预测中心静脉导管血栓性堵管发生（表 6-27）。该工具分两部分计分。第一部分为导管堵塞的危险因素评估，内容包括中心静脉导管的种类、导管头端位置和血栓家族史；第二部分的评估分值基于第一部分各条目累加所得的原始分，再换算为最终分值，分值越高，风险越高。该评价标准更适用于接受化疗的肿瘤患儿。

表 6-27　中心静脉导管堵管预测评分法则

部分	条目	得分
第一部分	中心静脉导管的种类	
	Hickman 导管	2分
	静脉输液港（port）	1分
	经外周穿刺的中心静脉导管	0分
	导管头端位置	
	上腔静脉（上段）	1分
	右心房以及上腔静脉与右心房交界处	0分
	血栓家族史	
	有	1分
	无	0分
第二部分	基于第一部分累加分值	
	3~4	2分
	1~2	1分
	0	0分

（顾　莺　王颖雯　康琼芳　陆春梅）

第五节 危重症评估

一、改良 Aldrete 评分

改良 Aldrete 评分又称为麻醉恢复评分（post-anesthetic recovery，PAR），用于转出麻醉苏醒室的评估，内容包括活动、呼吸、循环、意识、血氧饱和度（表6-28）。每部分内容0~2分，一般评分达到9分以上者符合转出麻醉苏醒室标准。

表6-28　改良 Aldrete 评分

标准	特征	评分
活动	四肢均能按指令随意移动	2分
	两个肢体能按指令随意移动	1分
	肢体不能移动或不能按照指令移动	0分
呼吸	能深呼吸和有效咳嗽	2分
	呼吸困难或受限	1分
	呼吸暂停	0分
循环	血压波动于麻醉前 ±20% 以内	2分
	血压波动于麻醉前 -49%~-20% 和 20%~49%	1分
	血压波动于麻醉前 ±50% 以上	0分
意识	完全清醒	2分
	可唤醒	1分
	无反应	0分
血氧饱和度	呼吸空气下维持血氧饱和度 >92%	2分
	需要吸氧以维持血氧饱和度 >90%	1分
	吸氧下氧饱和度 <92%	0分

二、高肌张力评估工具

高肌张力评估工具（hypertonia assessment tool，HAT）用于鉴别4~18岁患儿的高肌张力类型，如痉挛型、肌张力障碍型、强直型。包括7个项目（表6-29）。其中，2个项目（项目3、4）检测痉挛，3个项目（项目1、2、6）检测肌张力障碍，2个项目（项目5、7）检测强直。评估者利用一系列的牵伸动作，或者引导儿童进行特定的主动随意活动，通过活动一个肢体时所受到的阻力以及判别观察到的肢体运动，从而确定儿童肢体高肌张力的类型。各高肌张力的类型项目中至少一个项目得分为1分，判断为该类型的高肌张力；若同时存在1个以上类型的项目得分为1分，提示存在混合高肌张力。

表 6-29　高肌张力评估工具

HAT 项目	评分指引 （0 分 = 阴性，1 分 = 阳性）		LLE	RLE	LUE	RUE	高肌张力类型
1. 通过触觉刺激其他躯体部位，被测肢体的不随意运动或异常姿势	0 分：没有观察到不随意运动或姿势						肌张力障碍
	1 分：观察到不随意运动或姿势						
2. 身体远端进行有目的性的活动时出现不随意运动或姿势	0 分：没有观察到不随意运动或姿势						肌张力障碍
	1 分：观察到不随意运动或姿势						
3. 牵伸引起的速度依赖性阻力：（快牵）肩收、肘屈、前臂旋前、腕屈；髋收、膝伸、膝屈、踝跖	0 分：和慢速牵伸相比，快速牵伸时阻力没有增高						痉挛
	1 分：和慢速牵伸相比，快速牵伸时阻力有所增高						
4. 痉挛性捕获的出现	0 分：无痉挛性捕获						痉挛
	1 分：有痉挛性捕获						
5. 被动牵伸引起关节双向运动，阻力相等	0 分：随意运动后肌张力无增加						强直
	1 分：随意运动后肌张力增加						
6. 活动躯体其他部位肌张力增高	0 分：随意运动后肌张力无增加						肌张力障碍
	1 分：随意运动后肌张力增加						
7. 被动运动后肢体位置保持不变	0 分：肢体恢复（部分或者完全）到起始位置						强直
	1 分：肢体保持于牵伸终末位置						

注：LLE 为左下肢肌力；RLE 为右下肢肌力；LUE 为左上肢肌力；RUE 为右上肢肌力。

三、Brussels 镇静评分表

Brussels 镇静评分表主要用于评估机械通气患儿镇静水平，每 4h 测评一次（表 6-30）。1 分或 2 分为镇静过度；3 分或 4 分为镇静适当；5 分为镇静不足。

表 6-30　Brussels 镇静评分表

状态	评分	评价
无法唤醒	1 分	镇静过度
对疼痛有反应但对声音无反应	2 分	镇静过度
对声音无反应	3 分	镇静适当
清醒，安静	4 分	镇静适当
激动	5 分	镇静不足

四、Lovett6 级分级法及 Kendall 百分数分级法

Lovett6 级分级法将肌力检查分为 6 级（0~5 级）。Kendall 百分数分级法是按照抗重力

运动幅度和抗阻力运动幅度为依据,将肌力从 0%~100% 加以分级,同时在评定中还加入了受试者疲劳因素。测试选择适当时机(疲劳、运动、饱餐后不宜进行),左右两侧比较,先查健侧后查患侧,先抗重力后抗阻力(抗阻力必须使用同一强度,阻力应加在被测关节远端)(表 6–31)。

禁忌证:关节不稳定、骨折未愈合而未作内固定、急性渗出性滑膜炎、严重疼痛、关节活动范围极度受限、急性扭伤、关节肿瘤等。

表 6–31　Lovett6 级分级法及 Kendall 百分数分级法

分级 / 级	标准	正常肌力 /%
0(Zero, Z)	无可见或可触及的肌肉收缩	0
1(Trace, T)	可触及或见到肌肉收缩,但无关节活动	10
2(Poor, P)	关节不抗重力全范围活动	25
3(Fair, F)	关节抗重力全范围活动,但不能抗阻力	50
4(Good, G)	关节抗重力及轻度阻力,完成全关节活动范围的运动	75
5(Normal, N)	关节抗重力及最大阻力,完成全关节活动范围的运动	100

五、MRC 肌力分级法

英国医学研究委员会六级肌力评定法(the UK medical research council, MRC)在 Lovett 分级法的基础上运动幅度的程度和施加压阻力的程度进一步细分,若被测肌力某级稍强时,可在此级右上角加"+",稍差则在右上角加"–",以弥补 Lovett 分级法评定标准的不足(表 6–32)。

表 6–32　MRC 肌力分级法

分级 / 级	标准
5	能对抗最大阻力,完成全关节活动范围的运动
5^-	能对抗与 5 级相同的阻力,活动范围在 50%~100%
4^+	活动初、中期对抗 4 级阻力,未能对抗 5 级阻力
4	能对抗部分阻力,完成全关节活动范围运动
4^-	能对抗与 4 级相同的阻力,活动范围在 50%~100%
3^+	与 3 级相似,运动末期能对抗一定阻力
3	能抗重力,完成全关节范围活动,不能抗阻
3^-	能抗重力,活动范围在 50%~100%
2^+	能抗重力,活动范围在 50% 以下
2	去除重力,能完成全关节范围活动
2^-	去除重力,活动范围在 50%~100%
1	触诊有肌肉收缩,但不能引起关节活动
0	无肌肉收缩

六、纽约心脏病学会心力衰竭分级

依据纽约心脏病学会（NYHA）提出的心脏病患儿心功能分级方案评价心力衰竭程度（表 6-33 和表 6-34）。

表 6-33　纽约心脏病学会心力衰竭分级

分级	心力衰竭程度
0 级	无心力衰竭表现
I 级	轻度心力衰竭：每次哺乳量 <105ml，或哺乳时间需 30min 以上，呼吸困难，心率 >150 次/min；可有奔马律，肝大达肋下 2cm
II 级	中度心力衰竭：每次哺乳量 <90ml，或哺乳时间需 40min 以上，呼吸 >60 次/min，呼吸形式异常；心率 >160 次/min；有奔马律，肝大达肋下 2~3cm
III 级	重度呼吸衰竭：每次哺乳量 <75ml，或哺乳时间需 40min 以上，呼吸 >60 次/min，呼吸形式异常；心率 >170 次/min；有奔马律，肝大达肋下 3cm 以上，并有末梢灌注不良

表 6-34　心脏病患儿心功能分级

分级	心力衰竭程度
I 级	体力活动不受限制；学龄期儿童能参加体育课，且能和同龄儿童一样活动
II 级	体力活动轻度受限；休息时无任何不适，但一般活动可引起疲乏、心悸或呼吸困难；学龄期儿童能参加体育活动，但活动量比同龄儿童小；可能存在继发性生长障碍
III 级	体力活动明显受限；少于平时一般活动即可出现症状，如步行 15min 就可感到疲乏、心悸、呼吸困难；学龄期儿童不能参加体育活动，存在继发性生长障碍
IV 级	不能从事任何体力活动，休息时亦有心力衰竭症状，并在活动后加剧；存在继发性生长障碍

七、Ramsay 镇静量表

Ramsay 镇静量表（RSS）用来评定 ICU 内患儿的镇静、反应性及嗜睡程度的主观评分系统（表 6-35）。该量表分为 6 级，分别代表 3 个层次的清醒状态和 3 个层次的睡眠状态。镇静程度：0 分，无镇静；1~3 分，浅镇静；4 分，深镇静；5 分，过度镇静。大多危重患儿以 2~4 分为理想的临床镇静终点，表现为患儿自觉舒适且表现合作，对指令有反应；人工通气患儿要达 3~5 分的更深镇静程度。

表 6-35　Ramsay 镇静量表

状态	临床状态	评分	得分
清醒	焦虑和易激惹或烦躁不安，或二者均有	1 分	
清醒	合作，能接受机械通气，定向感好，平静镇定	2 分	
清醒	镇静，只能对指令应答	3 分	
睡眠	对光照、眉间轻叩或高声听觉刺激反应轻快敏捷	4 分	
睡眠	对光照、眉间轻叩或高声听觉刺激反应迟缓	5 分	
睡眠	对眉间轻叩或高声听觉刺激无反应	6 分	

八、儿童改良格拉斯哥昏迷量表

儿童改良格拉斯哥昏迷量表（GCS）用于评定患儿神经功能状态，包括睁眼、语言反应及运动反应，三者相加表示意识障碍程度（表 6-36 和表 6-37）。正常状态 15 分；5~8 分预后较好；<5 分预后差。

表 6-36　儿童改良格拉斯哥昏迷量表（1）

功能鉴定	<1 岁	>1 岁	评分
睁眼	自发	自发	4 分
	声音刺激时	语言刺激时	3 分
	疼痛刺激时	疼痛刺激时	2 分
	刺激后无反应	刺激后无反应	1 分
运动反应	自发	服从命令运动	6 分
	因局部疼痛而动	因局部疼痛而动	5 分
	因疼痛而屈曲回缩	因疼痛而屈曲回缩	4 分
	因疼痛而呈屈曲反应（似去皮质强直）	因疼痛而呈屈曲反应（似去皮质强直）	3 分
	因疼痛而呈伸展反应（似去大脑强直）	因疼痛而呈伸展反应（似去大脑强直）	2 分
	无运动反应	无运动反应	1 分

表 6-37　儿童改良格拉斯哥昏迷量表（2）

功能测定	0~23 个月	2~5 岁	>5 岁	评分
语言反应	微笑、发声	适当的单词、短语	能定向说话	5 分
	哭闹、可安慰	词语不当	不能定向	4 分
	持续哭闹、尖叫	持续哭闹、尖叫	言语不当	3 分
	呻吟、不安	呻吟	言语难以理解	2 分
	无反应	无反应	无说话反应	1 分

九、舒适度 - 行为量表

舒适度 - 行为量表（comfort-behavior scale）包括 6 个行为变量：警觉性、平静或躁动、接受机械通气儿童的呼吸反应或未接受机械通气儿童的哭吵声、肢体运动、肌张力、面部肌肉张力（表 6-38）。该量表采用 Likert5 级评分，每个变量 1~5 分，总分为 6~30 分。镇静程度：≤10 分为镇静过深；11~22 分为镇静适度；≥23 分为镇静不足；作为疼痛评分临界值为≥13 分给予干预。

表 6-38　舒适度 - 行为量表

项目	评分				
	1分	2分	3分	4分	5分
神志	深睡眠	浅睡眠	嗜睡	觉醒	警觉
精神状态	平静	轻度焦虑	焦虑	非常焦虑	恐惧 / 恐慌
呼吸	无咳嗽 / 无自主呼吸	自主呼吸，对通气无或轻度反应	偶尔咳嗽或对抗通气	自主呼吸活跃或规律性咳嗽	对抗通气，咳嗽或呛咳 / 窒息
肢体活动	无活动	偶轻度活动	频繁轻度活动	仅肢体有力活动	全身有力活动（包括头及躯干）
肌张力	无肌张力	肌张力减低	正常肌张力	肌张力升高，手指、足趾弯曲	肌肉强直，手指、足趾弯曲
面部肌肉张力	完全放松	面部肌肉张力正常，无面部肌肉紧张表现	部分面部肌肉出现肌肉紧张	全部面部肌肉出现肌肉紧张	面部表情扭曲，痛苦面容

十、婴儿心力衰竭分级

婴儿心力衰竭分级用于评价婴儿心功能情况（表 6-39）。0~2 分提示无心力衰竭；3~6 分提示轻度心力衰竭；7~9 分提示中度心力衰竭；10~12 分提示重度心力衰竭。

表 6-39　婴儿心力衰竭分级

项目	评分		
	0分	1分	2分
喂养情况			
每次奶量 /ml	>100	60~100	<60
每次时间 /min	<40	>40	
体格检查			
呼吸频率 /（次·min^{-1}）	<50	50~60	>60
心率 /（次·min^{-1}）	<160	160~170	>170
呼吸型态	正常	异常	
外周灌注	正常	减少	
第三心音或舒张期隆隆样杂音	无	存在	
肝肋下缘 /cm	<2	2~3	>3

十一、儿童早期预警评分系统

儿童早期预警评分系统（pediatric early warning system，PEWS）用于识别潜在的危重患儿，以尽早、有效进行合理治疗干预（表 6-40）。PEWS 以意识行为、心血管系统和呼吸系统 3 项生理指标作为评价参数，每项为 0~3 分，正常为 0 分，异常为 1~3 分，根据所测生理指标参数评分,最高总分9分,评分越高危重度越高。干预措施:0~1分,无须处理,继续观察;2分,通知主班护士,考虑是否存在疼痛、发热、计算液体平衡、尿量;3分,在2分基础上动态评估、观察患儿,通知专科护士;4分或得分增加超过2分,通知住院医师,必须15min内到场;5分及以上或出现3分栏中的任何情况,通知住院医师及重症监护室总住院医师。

表6-40 儿童早期预警评分系统

指标	0分	1分	2分	3分
意识	正常	嗜睡	激惹/烦躁	昏睡/昏迷 对疼痛反应下降
心血管系统	肤色粉红 CRT 1~2s	肤色苍白 CRT 3s	肤色发灰 CRT 4s 心率较正常升高20次/min	肤色灰,皮肤湿冷 CRT≥5s 心率较正常升高30次/min 或心动过缓
呼吸系统	正常范围 无吸气性凹陷	呼吸频率较正常升高10次/min FiO_2 0.3或吸入氧流量4L/min	呼吸频率较正常升高20次/min 有吸气性凹陷 FiO_2 0.4或吸入氧流量6L/min	呼吸频率较正常减少5次/min 伴胸骨吸气性凹陷 呻吟 FiO_2 0.5或吸入氧流量8L/min

注:CRT为毛细血管充盈测试,是指对患儿甲床进行施压,直到甲床变白,松开后计算需要多长时间指甲恢复到粉红色。

十二、先天性心脏病患儿早期预警评估工具

先天性心脏病患儿早期预警评估工具(cardiac children's hospital early warning score, C-CHEWS)为判断心血管疾病患儿病情恶化的评估工具,包括行为或神经系统(4个条目)、心血管系统(4个条目)、呼吸系统(4个条目)3个维度(表6-41)。每个条目对应相应分值,从0分至3分;另加医务人员与家长对患儿的关注度,共14个条目,总分越高,提示患儿存在风险越大。干预措施:0~2分(绿色),无须处理,继续观察;3~4分(黄色),通知主管护士及医生,增加评估频率;≥5分(红色),主管护士立即通知医生,评估后决定转心脏重症监护室(cardiac intensive care unit, CICU)。

表6-41 先天性心脏病患儿早期预警评估工具

维度	0分	1分	2分	3分
行为或神经系统	正常玩耍或安睡意识正常	不被打扰时没精打采,昏昏欲睡	激惹,难以安慰 癫痫发作次数增加	昏睡,萎靡 对反应迟钝 癫痫发作持续时间延长或频繁发作 瞳孔不对称或对光反射迟钝
心血管系统	肤色红润 毛细血管充盈时间≤2s	肤色苍白 毛细血管充盈时间3~4s 心动过速(≥10%) 间歇性异位心律或心律失常(非新发)	肤色灰白 毛细血管充盈时间4~5s 中度心动过速(婴儿≥15%,幼儿≥25%)	肤色灰白且有瘀斑 毛细血管充盈时间>5s 严重心动过速(婴儿≥25%,幼儿≥50%) 新发心动过缓 新发异位心律或频发异位心律,心律失常或传导阻滞

维度	0分	1分	2分	3分
呼吸系统	正常值内无吸凹	轻度呼吸急促或呼吸功增加(鼻翼扇动,吸凹) 需吸氧,所需氧浓度达40% 需吸入1~2L氧气,以满足基线需氧量 氧饱和度轻度低于患儿基线水平 间歇性呼吸暂停,可自行缓解	中度呼吸急促或呼吸功增加(鼻翼扇动,吸凹,喘息,使用辅助呼吸肌) 通过面罩吸氧,所需氧浓度达到40%~60% 需吸入1~2L氧气,以满足基线需氧量 每1~2h雾化治疗1次 氧饱和度中度低于患儿基线水平 呼吸暂停,需要不断改变体位或刺激患儿	重度呼吸急促 呼吸频率低于该年龄段正常儿童值 呼吸功极度增加(点头呼吸,反常呼吸) 通过面罩吸氧,所需氧浓度 >60% 需吸入 >2L氧气,以满足基线需氧量 每30min~2h雾化治疗1次 氧饱和度严重低于患儿基线水平 呼吸暂停:需要干预,而不是依靠不断改变体位或刺激患儿

十三、新生儿早期预警评分

新生儿早期预警评分(newborn early warning score,NEWS)能识别出潜在危重新生儿,以尽早、有效进行合理治疗干预,包括体温、呼吸、心率、呼吸频率及呼吸窘迫、意识状态五项评分内容,如记录有餐前血糖时也应纳入评分内容(表6-42)。每个参数指标最小值为0分,最大值达2~3分,评分0~15分,分值越大,病情越重。处理措施:0分,继续观察;1分,提高监测频率,必要时告知医生;≥2分,立即通知医生,并建议转入NICU;任一单项达3分,立即通知医生进行抢救,提高监测频率。NEWS内容效度指数为0.893,Cronbach's α系数为0.865,敏感度87.6%,特异度97.2%。

表6-42 新生儿早期预警评分

指标	0分	1分	2分	3分
体温	36.0~37.4	37.5~38.0	<36.0 或 >38.0	—
心率 /(次·min^{-1})	100~159	160~179 或 80~99	180~219	<80 或 >220
呼吸频率 /(次·min^{-1})	31~50	20~30 或 51~70	>70	<20
呼吸窘迫	无	—	有	—
意识状态	清醒或睡眠	激惹或昏睡	—	无反应
餐前血糖 /(mmol·L^{-1})（可选）	2.9~5.9	1.1~1.9 或 >6.0	<1.0	无反应

注:若体温为36.0~36.4℃,需加强保暖措施,1h后复测体温。

十四、医务人员版复苏陪伴利弊评估量表

医务人员版复苏陪伴利弊评估量表(the family presence risk-benefit scale,FPR-BS)用于评估医务人员对复苏陪伴的态度及意向,由22个条目组成(表6-43)。量表的内容效度

指数为 1.0，Cronbach's α 系数为 0.890。FPR-BS 采用 5 分制计分，1 分代表非常不同意，5 分代表非常同意。

表 6-43　医务人员版复苏陪伴利弊评估量表（FPR-BS）

条目	评分				
	1	2	3	4	5
患儿在复苏抢救时，应该提供给他们的家人选择是否愿意在复苏现场					
如果让患儿家人目睹复苏治疗的过程，他们会感到恐慌					
家人目睹亲人接受复苏治疗会受到情感冲击，并长期难以恢复					
如果我的亲人正在被抢救，我会愿意亲临现场					
如果我的亲人正在被抢救，患儿不希望亲人在场					
如果复苏治疗不成功，而家人在现场看到整个过程的话，悲伤情绪会更易调整一些					
如果家人看到复苏过程，他们会干扰医务人员					
亲临复苏现场的家人会更有可能起诉					
在我工作的地方，家人希望能目睹复苏的过程					
复苏过程中有家人在场对患儿有益					
复苏过程中家人在场对家庭有益					
复苏过程中家人在场对护士有益					
复苏过程中家人在场对医师有益					
复苏过程中家人在场应作为家庭护理的一部分					
如果复苏过程中家人在场，有利于患儿对医院诊疗及护理的满意度					
如果复苏过程中家人在场，有利于家长对医院诊疗及护理的满意度					
如果复苏过程中家人在场，有利于护士对自己为患儿和家人的护理工作的满意度					
如果复苏过程中家人在场，有利于医生对自己为患儿的诊疗工作的满意度					
复苏过程中家人在场是所有患儿都应享有的权利					
复苏过程中家人在场是所有家长都应享有的权利					
复苏团队更易与在现场看到患儿复苏治疗过程的家人建立紧密的关系					
如果复苏过程中有家人在场不利于复苏团队正常运行					

（顾莺　胡静　胡菲　徐昱璐）

第六节　皮肤黏膜评估

一、Braden 压力性损伤风险评估量表

Braden 压力性损伤风险评估量表从病因学的角度对压疮发病风险予以评估，有利于对院内压力性损伤的早发现、早诊断、早干预（表 6-44）。该量表适用于成人，在大年龄患儿中同

样适用。主要评估项目涉及感觉、皮肤潮湿、活动能力、营养状况、移动、摩擦力和剪切力。前5项分量表的评分范围是1~4分,最后1项的评分范围是1~3分,分数低提示患儿在该项目存在显著异常,总分23分,15~18分为低危;13~14分为中危;10~12分为高危;≤9分为极高危。

表6-44 Braden压力性损伤风险评估量表

项目	评分			
感觉 机体对压力所引起不适感的反应能力	1分=完全受限 对疼痛刺激没有反应(没有呻吟、退缩或紧握);或者绝大部分机体对疼痛的感觉受限	2分=大部分受限 只对疼痛刺激有反应,能通过呻吟、烦躁的方式表达机体不适;或者机体一半以上的部位对疼痛或不适感觉障碍	3分=轻度受限 对其讲话有反应,但不适所有时间都能用语言表达不适感;或者机体的一、两个肢体对疼痛或不适感感觉障碍	4分=没有改变 对其讲话有反应,机体没有对疼痛或不适的感觉缺失
皮肤潮湿 皮肤处于潮湿状态的程度	1分=持久潮湿 由于出汗、尿液等原因皮肤一直处于潮湿状态,每当移动患儿或给儿童翻身时就可发现患儿皮肤是湿的	2分=经常潮湿 皮肤经常但不总是处于潮湿状态,床单每天至少换一次	3分=偶尔潮湿 每天大概需要额外换一次床单	4分=很少潮湿 皮肤通常是干的,只需按常规换床单即可
活动能力 躯体活动的能力	1分=卧床不起 限制在床上	2分=局限于轮椅活动 行动能力严重受限或没有行走能力	3分=可偶尔步行 白天在帮助或无须帮助的情况下偶尔可以走一段路。每天大部分时间在床上或椅子上度过	4分=经常步行 每天至少2次室外行走,白天醒着的时候至少每2h行走一次
移动 改变/控制躯体位置的能力	1分=完全受限 没有帮助的情况下不能完成轻微的躯体或四肢的位置变动	2分=严重受限 偶尔能轻微地移动躯体或四肢,但不能独立完成经常地或显著地躯体位置变动	3分=轻度受限 能经常独立地改变躯体或四肢的位置,但变动幅度不大	4分=不受限 独立完成经常性的大幅度体位改变
营养状况 平常的食物摄入模式	1分=重度营养摄入不足 从来不能吃完一餐饭,很少能摄入所给食物量的1/3;每天能摄入2份或以下的蛋白量(肉或者乳制品),很少摄入液体,没有摄入流质饮食;或者禁食和/或清流摄入或静脉输入大于5d	2分=营养摄入不足 很少吃完一餐饭,通常只能摄入所给食物量的1/2,每天蛋白摄入量是3份肉或乳制品;偶尔能摄入规定食物量;或者可摄入略低于理想量的流质或者管饲	3分=营养摄入适当 可摄入供给量的一半以上;每天4份蛋白量(肉或乳制品),偶尔拒绝肉类,如果供给食物通常会吃掉;或者管饲或TPN能达到绝大部分的营养所需	4分=营养摄入良好 每餐能摄入绝大部分食物,从来不拒绝食物,通常吃4份或更多的肉和乳制品,两餐间偶尔进食;不需其他补充食物
摩擦和剪切力	1分=有此问题 移动时需要中到大量的帮助,不可能做到完全抬空而不碰到床单,在床上或椅子上时经常滑落;需要大力帮助下重新摆体位;痉挛、挛缩或躁动不安通常导致摩擦	2分=有潜在问题 躯体移动乏力,或者需要一些帮助,在移动过程中,皮肤在一定程度上会碰到床单、椅子、约束带或其他设施;在床上或椅子上可保持相对好的位置,偶尔会滑落下来	3分=无明显问题 能独立在床上或椅子上移动,并且有足够的肌肉力量在移动时完全抬空躯体;在床上和椅子上总是保持良好的位置	

二、Braden Q 儿童压力性损伤风险评估量表

Braden Q 儿童压力性损伤风险评估量表是适用于 2~8 岁儿童的压疮评估量表,共有 7 个条目,包括移动、活动能力、感觉、皮肤潮湿、摩擦力和剪切力、营养状况、组织灌注与氧合(表 6-45)。评分为 16~23 分为低危;13~15 分为中危;10~12 分为高危;≤9 分为极高危。

表 6-45　Braden Q 儿童压力性损伤风险评估量表

项目	评分			
移动 改变/控制躯体位置的能力	1 分 = 完全受限 没有帮助的情况下不能完成轻微的躯体或四肢的位置变动	2 分 = 严重受限 偶尔能轻微地移动躯体或四肢,但不能独立完成经常地或显著地躯体位置变动	3 分 = 轻度受限 能经常独立地改变躯体或四肢的位置,但变动幅度不大	4 分 = 不受限 独立完成经常性的大幅度体位改变
活动能力 躯体活动的能力	1 分 = 卧床不起 限制在床上	2 分 = 局限于轮椅活动 行动能力严重受限或没有行走能力	3 分 = 可偶尔步行 白天在帮助或无须帮助的情况下偶尔可以走一段路;每天大部分时间在床上或椅子上度过	4 分 = 经常步行 每天至少 2 次室外行走,白天醒着的时候至少每 2h 行走一次
感觉 机体对压力所引起不适感的反应能力	1 分 = 完全受限 对疼痛刺激没有反应(没有呻吟、退缩或紧握),或者绝大部分机体对疼痛的感觉受限	2 分 = 严重受限 只对疼痛刺激有反应,能通过呻吟、烦躁的方式表达机体不适;或者机体一半以上的部位对疼痛或不适感感觉障碍	3 分 = 轻度受限 对其讲话有反应,但不是所有时间都能用语言表达不适感;或者机体的一两个肢体对疼痛或不适感感觉障碍	4 分 = 没有改变 对其讲话有反应,机体没有对疼痛或不适的感觉缺失
皮肤潮湿 皮肤处于潮湿状态的程度	1 分 = 持久潮湿 由于出汗、排尿等原因皮肤一直处于潮湿状态,每当移动患儿或给患儿翻身时就可发现患儿皮肤是湿的	2 分 = 经常潮湿 皮肤经常但不总是处于潮湿状态,床单每天至少每 8h 换一次	3 分 = 偶尔潮湿 皮肤偶尔处于潮湿状态,每天大概需要 12h 换一次床单	4 分 = 很少潮湿 皮肤通常是干的,只需正常换尿布即可,床单仅需要每 24h 更换一次
摩擦力和剪切力	1 分 = 有重要问题 痉挛、挛缩、瘙痒或躁动不安通常导致持续的扭动和摩擦	2 分 = 有此问题 移动时需要中到大量的帮助,不可能做到完全抬空而不碰到床单,在床上或椅子上时经常滑落;需要大力帮助下重新摆体位;痉挛、挛缩或躁动不安通常导致摩擦	3 分 = 有潜在问题 躯体移动乏力,或者需要一些帮助,在移动过程中,皮肤在一定程度上会碰到床单、椅子、约束带或其他设施;在床上或椅子上可保持相对好的位置,偶尔会滑落下来	4 分 = 无明显问题 变换体位时能完全抬起身体;能独立在床上或椅子上移动,并且有足够的肌肉力量在移动时完全抬空躯体;在床上和椅子上总是保持良好的位置

项目	评分			
营养状况 平常的食物 摄入模式	1分 = 重度营养摄入不足 禁食和/或清流摄入或蛋白 <25mg/L 或静脉输液大于5d	2分 = 营养摄入不足 流质或导管喂养；通过胃肠外营养不能完全获得成长所需营养物质或蛋白 <30mg/L	3分 = 营养摄入适当 管饲或 TPN 能获得足量的成长所需营养物质	4分 = 营养摄入良好 日常饮食可获得成长所需营养物质，不需补充其他食物
组织灌注与氧合	1分 = 极度缺乏 低血压（平均动脉压（mean arterial pressure，MAP）<50mmHg；新生儿 MAP<40mmHg）；氧饱和度 <95% 或血红蛋白水平 <100mg/L 或毛细血管充盈时间 >2s；血清 pH<7.40	2分 = 缺乏 血压正常；氧饱和度 <95% 或血红蛋白水平 <100mg/L 或毛细血管充盈时间 >2s；血清 pH<7.40	3分 = 充足 血压正常；氧饱和度 <95% 或血红蛋白水平 <100mg/L；或者毛细血管充盈时间 >2s；血清 pH 正常	4分 = 非常好 血压正常；氧饱和度 >95%；血红蛋白水平正常；毛细血管充盈时间 <2s

三、压力性损伤愈合评估表

压力性损伤愈合评估表用于压力性损伤的观察和测量，分别观察和测量压力性损伤的创面、渗出和伤口床组织类型等，并进行评分，3 个项目相加得到的总分用于评估患儿压力性损伤愈合过程中是否好转或恶化（表 6-46）。

表 6-46　压力性损伤愈合评估表

项目	评分					得分
压力性损伤面积 （长 × 宽 /cm²）	0分 0	1分 <0.3	2分 0.3~0.6	3分 0.7~1.0	4分 1.1~2.0	5分 2.1~2.0
	6分 3.1~4.0	7分 4.1~8.0	8分 8.1~12.0	9分 12.1~24.0	10分 >24.0	
渗液量	0分 无渗液	1分 少量渗液	2分 中量渗液	3分 大量渗液		
创面 组织类型	0分 闭合或新生组织	1分 上皮组织	2分 肉芽组织	3分 腐肉	4分 坏死组织	

压力性损伤面积（长 × 宽）：以患儿身体的头至脚为纵轴，与纵轴垂直为横轴，以纵轴最长值表示伤口的长度，横轴最长值表示宽度，计算长 × 宽以估计伤口的面积。

渗液量：揭除敷料，并在清洗或擦拭之前评估渗液量，分为无渗液、少量渗液、中量渗液和大量渗液。

创面组织类型：

（1）坏死组织：黑色、棕色、棕褐色组织牢固附着在伤口床或伤口边缘，与伤口周围皮肤附着牢固或者松软。

（2）腐肉：黄色或白色组织以条索状或者浓厚结块黏附在伤口床，也可能是黏液蛋白。

（3）肉芽组织：粉色或牛肉色组织，有光泽，湿润的颗粒状表面。

（4）上皮组织：浅表性溃疡，有新鲜的粉色或有光泽组织生长在伤口边缘，或如数个小岛分散在溃疡表面；

（5）闭合或新生组织：伤口完全被上皮组织或重新生长的皮肤覆盖。

四、婴幼儿尿布性皮炎严重程度评估工具

婴幼儿尿布相关性皮炎评估工具（napkin-associated dermatits，NAD）用于评估尿布相关性皮炎的程度（图6-4）。评估时除了物理评估外，需要有相应的病史。如现存皮疹的存在时间，症状（如疼痛和瘙痒），清理过程，尿布类型，是否暴露于潜在刺激物，皮肤创伤及抗生素使用情况等。

分级	无	轻度	中度	重度	真菌
皮肤情况	—	皮肤红疹 无破损	皮肤红疹 部分皮肤破损	皮肤红疹 大面积皮肤破损/溃疡（非压力性）	点状红疹伴脓疱呈卫星分布，可延伸至腹股沟与皱褶皮肤
皮肤图片	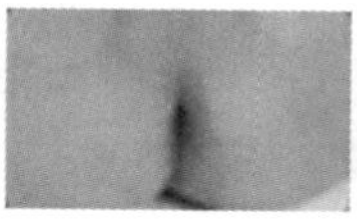	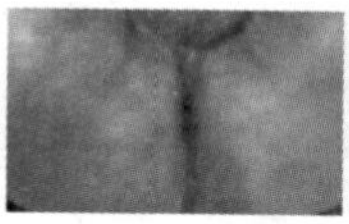	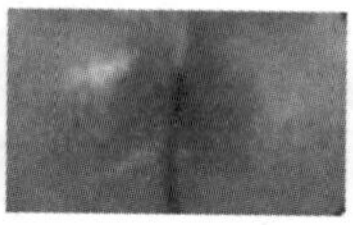	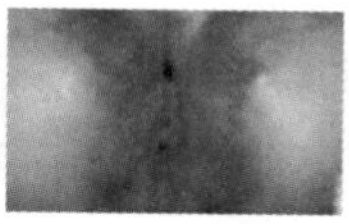	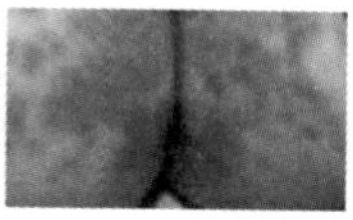

图6-4　尿布相关性皮炎评估工具

五、口腔评估指引

口腔评估指引（oral assessment guide，OAG）用于评估癌症患儿由于化疗引起的口腔并发症。OAG评估分为8个类别，包括声音、吞咽、嘴唇、舌头、唾液、口腔黏膜、牙龈和牙齿（表6-47）。每个类别的描述内容对应从1到3的数字等级。"正常的"评为1分；"轻度变化，没有系统功能或上皮完整性受损"评为2分；"系统功能或黏膜完整性受损"评为3分。OAG的总分是8个类别评分所得分值的总和，最高分24分，最低分8分，分数越高，口腔黏膜炎越严重。

表 6-47 口腔评估指引（OAG）

类别	评估工具	测评的方法	评估标准		
			1分	2分	3分
声音	听	与患儿交谈	正常	低沉	说话困难
吞咽	观察	嘱患儿吞咽,将压舌板放在舌根处轻压	正常	吞咽时有些疼痛	无法吞咽
嘴唇	看,触诊	观察,感受	光滑,粉红切且湿润	干燥或龟裂	溃疡或出血
舌头	看,触诊	观察,感受	粉红,湿润且表面有乳头突起	舌乳头表面突起消失,有或无舌面发红	起水疱或龟裂
唾液	压舌板	用压舌板触碰舌头的中央以及上颚	水样	黏稠	无
口腔黏膜	看	观察组织的外观	粉红且湿润	发红或发白但无溃疡	溃疡,有或无出血
牙龈	看,压舌板	用压舌板的头端轻压	粉红	水肿,有或无发红	自发性出血或按压时出血
牙齿	看	观察牙齿的外观	干净且无食物残渣	部分牙齿间残留食物残渣,有牙菌斑	所有牙齿间残留食物残渣,牙菌斑

（顾莺 胡静 康琼芳 孔梅婧）

第七节 排泄评估

一、症状问卷

Knowles-Eccersley-Scott 症状问卷（knowles-eccersley-scott symptom questionnaire）用于评估慢性便秘的严重程度（表 6-48）。该问卷包含 11 个条目,包括便秘持续时间、泻药的使用、大便次数、尝试排便未成功、感觉排便不尽、腹痛、胀气、灌肠、排便时间、排便困难程度和粪便性状。每个条目有 4 个或 5 个可能的答案,相应评分为 0（无症状）~3/4（症状严重）,最高分 39 分,得分越高,症状越严重。

表 6-48　Knowles-Eccersley-Scott 症状问卷

条目	评估标准				
	0分	1分	2分	3分	4分
便秘持续时间	0~18 个月	18 个月 ~5 年	5~10 年	10~20 年	>20 年（或一生）
泻药的使用	无	必要时使用或短时间使用	经常使用或长期使用	长期使用且无效	—
大便次数	1~2 次 /（1~2d）	≤2 次 / 周	≤1 次 / 周	≤1 次 /2 周	—
尝试排便未成功	从不 / 罕见	有时	经常	一直	—
感觉排便不尽	从不	罕见	有时	经常	一直
腹痛	从不	罕见	有时	经常	一直
胀气	从不	仅患儿觉得	他人可见	引起饱胀或恶心	严重, 伴有呕吐
灌肠	无	偶尔使用栓剂纳肛通便	常规使用栓剂纳肛通便	偶尔人工灌肠	一直人工灌肠
排便时间（排便或尝试排便花费的时间）	<5min	5~10min	10~30min	>30min	—
排便困难程度（引起排便疼痛的尝试）	从不	罕见	有时	经常	一直
粪便性状（不使用泻药）	松软或正常	有时硬	一直硬	一直硬, 通常是颗粒状	—

二、患儿便秘状况评估量表

便秘患者生存质量自评量表（Patient Assessment of Constipation Quality of Life, PAC-QOL）用于全面测定便秘患者的生存质量。（表 6-49~ 表 6-53）。量表涉及 4 个维度（28 个条目）: 躯体不适（条目 1~4）, 心理社会不适（条目 5~12）, 担心和焦虑（条目 13~23）, 满意度（条目 24~28）。调查患儿近 2 周的生活质量, 采用 5 级评分, 各种不适按程度从 "完全没有" 到 "非常严重" 分别赋予 0~4 分。其中条目 18、25~28 为反向条目, 各维度得分为该维度所有条目的平均分, 总分为所有条目的平均分, 得分越高代表的生活质量越低。

表 6-49　患儿便秘状况评估量表

下列问题与便秘的症状有关。在过去的 2 周中,下面症状的严重程度或强度	一点也不	有一点	一般	比较严重	非常严重
	0 分	1 分	2 分	3 分	4 分
1. 感到腹胀	☐	☐	☐	☐	☐
2. 感到体重增加	☐	☐	☐	☐	☐
下列问题关于便秘与日常生活。过去的 2 周里有多少时间	没有时间	偶尔	有时	多数时间	总是
	0 分	1 分	2 分	3 分	4 分
3. 感到身体不舒服	☐	☐	☐	☐	☐
4. 有便意但排便困难	☐	☐	☐	☐	☐
5. 与他人在一起感到不自在	☐	☐	☐	☐	☐
6. 因为便秘吃的越来越少吗	☐	☐	☐	☐	☐
下列问题关于便秘与日常生活。过去的 2 周里,下面问题的严重程度和强度	一点也不	有一点	一般	比较严重	非常严重
	0 分	1 分	2 分	3 分	4 分
7. 必须关心吃什么	☐	☐	☐	☐	☐
8. 食欲下降	☐	☐	☐	☐	☐
9. 担心不能随意选择食物(如在朋友家)	☐	☐	☐	☐	☐
10. 出门在外,因在卫生间时间太长而感到不自在	☐	☐	☐	☐	☐
11. 出门在外,因频繁去卫生间感到不自在	☐	☐	☐	☐	☐
12. 总是担心改变生活习惯(如旅行、外出门等)	☐	☐	☐	☐	☐
下面问题与便秘的感觉有关。过去 2 周内,下列症状出现的时间频率	没有时间	偶尔	有时	多数时间	总是
	0 分	1 分	2 分	3 分	4 分
13. 感到烦躁易怒	☐	☐	☐	☐	☐
14. 感到不安	☐	☐	☐	☐	☐
15. 总是困扰	☐	☐	☐	☐	☐
16. 感到紧张	☐	☐	☐	☐	☐
17. 感到缺乏自信	☐	☐	☐	☐	☐
18. 感到生活失去控制	☐	☐	☐	☐	☐
下面问题与便秘的感觉有关。过去 2 周内下面问题的严重程度和强度	一点也不	有一点	一般	比较严重	非常严重
	0 分	1 分	2 分	3 分	4 分
19. 为不知何时排便而担心	☐	☐	☐	☐	☐
20. 担心不能够排便	☐	☐	☐	☐	☐
21. 因不排便而影响生活	☐	☐	☐	☐	☐

续表

下列问题关于便秘与日常生活。过去2周中，下面症状出现的时间	没有时间	偶尔	有时	多数时间	总是
	0分	1分	2分	3分	4分
22. 担心情况越来越糟	☐	☐	☐	☐	☐
23. 感到身体不能工作	☐	☐	☐	☐	☐
24. 大便次数比想象的要少	☐	☐	☐	☐	☐

下面问题关于满意度。在过去的2周内下面问题的严重程度和强度	很满意	比较满意	一般	有点不满意	很不满
	0分	1分	2分	3分	4分
25. 对大便次数满意吗	☐	☐	☐	☐	☐
26. 对大便规律满意吗	☐	☐	☐	☐	☐
27. 对食物经过肠道的时间满意吗	☐	☐	☐	☐	☐
28. 对以往治疗满意吗	☐	☐	☐	☐	☐

三、Bristol 粪便性状评分

Bristol 粪便性状评分（Bristol stool form scale，BSFS）是根据粪便性状依次评分。1分：单个、坚硬的粪块，像坚果（排出困难）；2分：香肠状，成块；3分：香肠状，表面有裂缝；4分：香肠状，光滑柔软；5分：软团块，边界分明（排出容易）；6分：松软烂糊便；7分：水样，无固状物（图6-5）。不同的粪便性状可以反应不同的肠道传输时间，得分越低，肠道传输时间越长；得分越高，传输时间越短。每种粪便类型对应一个得分，得分不可累加。BSFS 评分和肠

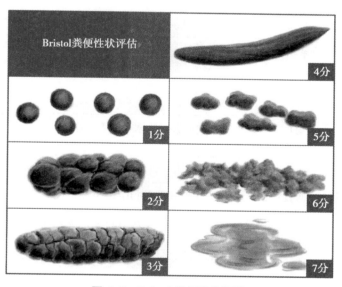

图 6-5　Bristol 粪便性状评估

道排泄功能改变有关,BSFS<3 分提示全肠道排泄延迟(敏感度 85%,特异度 82%)及结肠排泄延迟(敏感度 82%,特异度 83%)。

(顾 莺　余卓文　康琼芳　任 平)

第八节　社会心理及家庭功能评估

一、Achenbach 儿童行为量表

Achenbach 儿童行为量表又称儿童行为清单(child behavior checklist, CBCL),用于评价儿童的社交能力和行为问题(表 6-50)。家长版 CBCL 用于家长对 4~16 岁子女行为问题的评估。第一部分的项目不记分。第二部分的项目除个别条目外,均需记分,内容归纳为 3 个因子,即活动情况(第Ⅰ、Ⅱ、Ⅳ条)、社交情况(第Ⅲ、Ⅴ、Ⅵ条)及学校情况(第Ⅶ条)。社会能力的分数越高越好,低于 30 分被认为可疑异常。第三部分每一条行为问题都有一个分数(0、1 和 2 分)称为粗分,把 113 条的粗分相加称为总粗分,分数越高,行为问题越大。4~5、6~11、12~16 岁男孩的总粗分上限分别为 42、40~42 和 38,同龄女孩的上限分别为 42~45、37~41 和 37,超过这个上限分数,则应做进一步检查。

表 6-50　Achenbach 儿童行为量表

第一部分　一般项目

儿童姓名_____	性别　□男　□女	年龄_____
年级_____	种族_____	出生日期_____年___月___日

父母职业(请填具体,例如车工、鞋店售货员、主妇等)_____

父亲职业_____	母亲职业:

填表者　□父亲　□母亲　□其他人:_____	填表日期_____年___月___日

第二部分　社会能力

Ⅰ(1)请列出你孩子最爱好的体育运动项目(如游泳,棒球等)　□无爱好　□爱好　a. ____　b. ____
c. ____

(2)与同龄儿童相比,他(她)在这些项目上花去时间多少　□不知道　□较少　□一般　□较多

(3)与同龄儿童相比,他(她)的运动水平如何　□不知道　□较低　□一般　□较高

Ⅱ(1)请列出你孩子在体育运动以外的爱好(如集邮、看书、弹琴等,不包括看电视)□无爱好　□爱好
a. ____　b. ____　c. ____

(2)与同龄儿童相比,他(她)花在这些爱好上的时间多少　□不知道　□较少　□一般　□较多

(3)与同龄儿童相比,他(她)的爱好水平如何　□不知道　□较低　□一般　□较高

续表

第二部分　社会能力

Ⅲ（1）请列出你孩子参加的组织、俱乐部、团队或小组的名称　□未参加　□参加　a. ＿＿＿　b. ＿＿＿
　　c. ＿＿＿

（2）与同龄的参加者相比，他（她）在这些组织中的活跃程度如何　□不知道　□较差　□一般
　　□较高

Ⅳ（1）请列出你孩子有无干活或打零工的情况（例如送报，帮人照顾小孩，帮人搞卫生等）　□没有　□有
　　a. ＿＿＿　b. ＿＿＿　c. ＿＿＿

（2）与同龄儿童相比，他（她）工作质量如何　□不知道　□较差　□　一般　□较好

Ⅴ（1）你孩子有几个要好的朋友　□无　□1个　□2~3个　□4个及以上

（2）你孩子与这些朋友每星期大概在一起几次　□不到一次　□1~2次　□3次及以上

Ⅵ 与同龄儿童相比，你孩子在下列方面表现如何

	较差	差不多	较好
a. 与兄弟姐妹相处	□	□	□
b. 与其他儿童相处	□	□	□
c. 对父母的行为	□	□	□
d. 自己工作和游戏	□	□	□

Ⅶ（1）当前学习成绩（对六岁以上儿童而言）　□未上学

	不及格	中等以下	中等	中等以上
a. 阅读课	□	□	□	□
b. 写作课	□	□	□	□
c. 算术课	□	□	□	□
d. 拼音课	□	□	□	□

其他课（如历史、地理、常识、外语等）

e.	□	□	□	□（评价者自填其他课程）
f.	□	□	□	□（评价者自填其他课程）
g.	□	□	□	□（评价者自填其他课程）

（2）你孩子是否在特殊班级　□不是　□是,什么性质＿＿＿＿＿＿＿

（3）你孩子是否留级　□没有　□留过,几年级留级＿＿＿＿＿＿＿；留级理由＿＿＿＿＿＿＿

（4）你孩子在学校里有无学习或其他问题（不包括上面三个问题）□没有　□有问题,问题内
　　容＿＿＿＿；问题何时开始＿＿＿＿；问题是否已解决　□未解决　□已解决　何时解决＿＿＿＿＿

第三部分　行为问题

Ⅷ 以下是描述你孩子的项目,只根据最近半年内的情况描述。每一项目后面都有3个数字（0,1,2）。
如你孩子明显有或经常有此项表现,圈2;如无此项表现,圈0。

题号	行为表现	分值			题号	行为表现	分值		
1	行为幼稚与其年龄不符	0	1	2	5	举动异象性	0	1	2
2	过敏性症状（填写具体表现）	0	1	2	6	随地大便	0	1	2
3	喜欢争论	0	1	2	7	喜欢吹牛或自夸	0	1	2
4	哮喘病	0	1	2	8	精神不集中,注意力不能持久	0	1	2

续表

题号	行为表现	分值			题号	行为表现	分值		
9	老是想某些事情不能摆脱,强迫观念	0	1	2	30	怕上学	0	1	2
10	坐立不安活动过多	0	1	2	31	怕自己想坏念头或做坏事	0	1	2
11	喜欢缠着大人或过分依赖	0	1	2	32	觉得自己十全十美	0	1	2
12	常说感到寂寞	0	1	2	33	觉得或抱怨没有人喜欢自己	0	1	2
13	糊里糊涂,如在云里雾中	0	1	2	34	觉得别人存心捉弄自己	0	1	2
14	常常哭叫	0	1	2	35	觉得自己无用或有自卑感	0	1	2
15	虐待动物	0	1	2	36	身体经常弄伤,容易出事故	0	1	2
16	虐待、欺侮别人或吝啬	0	1	2	37	经常打架	0	1	2
17	好做白日梦或呆想	0	1	2	38	常被人戏弄	0	1	2
18	故意伤害自己或企图自杀	0	1	2	39	爱和出麻烦的儿童在一起	0	1	2
19	需要别人经常注意自己	0	1	2	40	听到某些实际上没有的声音	0	1	2
20	破坏自己的东西	0	1	2	41	冲动或行为粗鲁	0	1	2
21	破坏家里或其他儿童的东西	0	1	2	42	喜欢孤独	0	1	2
22	在家不听话	0	1	2	43	撒谎或欺骗	0	1	2
23	在校不听话	0	1	2	44	咬指甲	0	1	2
24	不肯好好吃饭	0	1	2	45	神经过敏,容易激动或紧张	0	1	2
25	不与其他儿童好好相处	0	1	2	46	动作紧张或带有抽动性	0	1	2
26	有不良行为后不感到内疚	0	1	2	47	做噩梦	0	1	2
27	易嫉妒	0	1	2	48	不被其他儿童喜欢	0	1	2
28	吃喝不能作为食物的东西	0	1	2	49	便秘	0	1	2
29	除怕上学外,还害怕某些动物、处境或地方	0	1	2	50	过度恐惧或担心	0	1	2

续表

题号	行为表现	分值			题号	行为表现	分值		
51	感到头昏	0	1	2	64	喜欢和年龄较小的儿童在一起	0	1	2
52	过分内疚	0	1	2	65	不肯说话	0	1	2
53	吃得过多	0	1	2	66	不断重复某些动作，强迫行为	0	1	2
54	过分疲劳	0	1	2	67	离家出走	0	1	2
55	身体过重	0	1	2	68	经常尖叫	0	1	2
56a	找不出原因的躯体症状：头痛	0	1	2	69	守口如瓶，有事不出来说	0	1	2
56b	找不出原因的躯体症状：疼痛	0	1	2	70	看到某些实际上没有的东西	0	1	2
56c	找不出原因的躯体症状：恶心想吐	0	1	2	71	感到不自然或容易发窘	0	1	2
56d	找不出原因的躯体症状：眼睛有问题（不包括近视、器质性眼病）	0	1	2	72	玩火（包括玩火柴或打火机等）	0	1	2
56e	找不出原因的躯体症状：发疹或其他皮肤病	0	1	2	73	性方面存在问题	0	1	2
56f	找不出原因的躯体症状：腹部疼痛或绞痛	0	1	2	74	夸耀自己或胡闹	0	1	2
56g	找不出原因的躯体症状：呕吐	0	1	2	75	害羞或胆小	0	1	2
56h	找不出原因的躯体症状：其他疾病	0	1	2	76	比大多数孩子睡得少	0	1	2
57	对别人身体进行攻击	0	1	2	77	比大多数孩子睡得多（不包括赖床）	0	1	2
58	挖鼻孔、皮肤或身体其他部分	0	1	2	78	玩弄粪便	0	1	2
59	公开玩弄自己的生殖器	0	1	2	79	言语问题（如口齿不清等）	0	1	2
60	过多地玩弄自己的生殖器	0	1	2	80	茫然凝视	0	1	2
61	功课差	0	1	2	81	在家偷东西	0	1	2
62	动作不灵活	0	1	2	82	在外偷东西	0	1	2
63	喜欢和年龄较大的儿童在一起	0	1	2	83	收藏自己不需要的东西（不包括集邮等爱好）	0	1	2

续表

题号	行为表现	分值			题号	行为表现	分值		
84	怪异行为(不包括其他条提到的)	0	1	2	99	过分要求整齐清洁	0	1	2
85	怪异想法(不包括其他条已提的)	0	1	2	100	睡眠不好	0	1	2
86	固执、绷着脸或容易激怒	0	1	2	101	逃学	0	1	2
87	情绪突然变化	0	1	2	102	不够活跃,动作迟钝或精力不足	0	1	2
88	常常生气	0	1	2	103	闷闷不乐,悲伤或抑郁	0	1	2
89	多疑	0	1	2	104	说话声音特别大	0	1	2
90	咒骂或讲粗话	0	1	2	105	喝醉或使用成瘾药	0	1	2
91	声言要自杀	0	1	2	106	损坏公物	0	1	2
92	说梦话或有梦游	0	1	2	107	白天遗尿	0	1	2
93	话太多	0	1	2	108	夜间遗尿	0	1	2
94	常戏弄别人	0	1	2	109	爱哭诉	0	1	2
95	乱发脾气或脾气暴躁	0	1	2	110	希望成为异性	0	1	2
96	对性的问题想得太多	0	1	2	111	孤独、不合群	0	1	2
97	威胁他人	0	1	2	112	忧虑重重	0	1	2
98	吮吸大拇指	0	1	2	113	你的孩子还存在上面未提及其他问题	0	1	2

二、加州大学洛杉矶分校创伤后应激障碍评估指数(儿童修订版)

加州大学洛杉矶分校创伤后应激障碍评估指数(儿童修订版)(The University of California at Los Angeles Post-traumatic Stress Disorder Reaction Index for DSM-IV, Revision 1, Children version, UCLA PTSD—RI)用于评估儿童创伤后应激障碍(PTSD)症状水平,共33个条目,分为两个部分。

第1部分13个条目,采用"是"(计1分)和"否"(计0分)计分,用于测查个体是否存在创伤暴露。

第2部分20个条目,测查个体的PTSD症状,包括B(闯入)、C(回避)和D(高警觉)3个维度,采用0~4计分(0=从来没有、1=很少、2=有时、3=很多、4=总是)。计算量表总分时,不计条目14和20;条目10和11均为情感受限,计分时选择二者中的高分。计算维度分时,条目10和11均为情感受限,计分时选择二者中的高分;条目4和20均为易激惹/生气,计分时选择二者中的高分。得分越高创伤后应激症状越严重(表6-51)。

表 6-51　加州大学洛杉矶分校创伤后应激障碍反应指数（儿童修订版）

题目	得分
1. 我总是警惕那些我担心的事情发生	
2. 当有什么让我想起曾经发生的事情时,我会变得很紧张不安、害怕,或者悲伤	
3. 即使我不情愿,那些关于发生的事情的令人不安的想法、图像或声音也会出现在我脑海里	
4. 我觉得不高兴,气愤或者愤怒	
5. 我做过有关发生的事情的梦或者其他噩梦	
6. 我觉得我好像又回到事情发生的时候,重新经历那件事	
7. 我觉得只有自己一个,而不是和朋友们一起	
8. 我觉得内心孤独,不能与人亲近	
9. 我试着不谈、不想或者不去感受发生的事情	
10. 我很难有高兴或喜爱的感觉	
11. 我很难感到悲伤或生气	
12. 我很容易受到惊吓或者大惊小怪,如当我听到很大的声响或有什么让我吃惊	
13. 我入睡有困难或者晚上经常醒来	
14. 我觉得发生那样的事情我有部分责任	
15. 我记不起有些发生的事情	
16. 我很难专心或者集中注意力	
17. 我尽量避开那些让我想到发生的事情的人、地点和事情	
18. 当有什么让我想起发生的事情时,我身体会有很强的反应,如心跳加速、心疼或胃疼	
19. 因为那件事情,我的寿命可能会缩短	
20. 我担心坏事还会发生	

三、美国儿童生存质量测定量表

美国儿童生存质量测定量表（the pediatric quality of life inventory measurement models，PedsQL4.0）由测量儿童生存质量共性部分的普适性核心量表（generic core scales）和测量不同疾病儿童生存质量的特异性疾病模块（disease special modules）构成。

PedsQL4.0 儿童生存质量普适性核心量表包括儿童自评和家长报告两种量表。儿童自评量表主要根据小儿各年龄段的认识发展水平和理解能力,对同一测评内容采取不同的方式提问,用第一人称表述。包括 5~7 岁、8~12 岁、13~18 岁 3 个量表；家长报告量表则与该年龄段儿童自评量表内容相对应,用第三人称表述。包括 2~4 岁、5~7 岁、8~12 岁、13~18 岁 4 个量表。各个量表所测评的内容基本相同,即每个量表有 4 个方面的内容,共 23 个条目。这 4 个方面是生理功能（8 个条目）、情感功能（5 个条目）、社会功能（5 个条目）、角色功能（5 个条目）。测量生理功能的 8 个条目构成生理领域,测量情感功能、社会功能、角色功能的 15 个条目构成心理领域。该生存质量普适性核心量表适合用于对儿童人群的生存质量测定（表 6-52）。

PedsQL 4.0 的每个条目都是询问最近 1 个月内某一事情发生的频率。每个条目的回答为,计分时相应转化为 100~0 分。各方面的分数为该方面各条目分数的总和除以所含条目数。总表的分数为各条目分数的总和除以全量表条目数。总分和各方面的分数在 0~100 分,分值越高,说明生存质量越好。

表 6-52　美国儿童生存质量测定量表（普适性核心量表）

	条目	从不	几乎不	有时候	经常	一直
生理功能	步行 200m 以上有困难	0 分	1 分	2 分	4 分	4 分
	跑步有困难	0 分	1 分	2 分	4 分	4 分
	参加体育运动或锻炼有困难	0 分	1 分	2 分	4 分	4 分
	举大件物品有困难	0 分	1 分	2 分	4 分	4 分
	自己洗澡或淋浴有困难	0 分	1 分	2 分	4 分	4 分
	做家务有困难（如收拾他 / 她的玩具）	0 分	1 分	2 分	4 分	4 分
	受伤或疼痛	0 分	1 分	2 分	4 分	4 分
	体力不佳	0 分	1 分	2 分	4 分	4 分
情感功能	受伤或疼痛	0 分	1 分	2 分	4 分	4 分
	感到悲伤或沮丧	0 分	1 分	2 分	4 分	4 分
	感到气愤	0 分	1 分	2 分	4 分	4 分
	睡眠不好	0 分	1 分	2 分	4 分	4 分
	担心有什么事会发生在他 / 她身上	0 分	1 分	2 分	4 分	4 分
社会功能	与其他孩子相处有困难	0 分	1 分	2 分	4 分	4 分
	其他孩子不愿意和他 / 她做朋友	0 分	1 分	2 分	4 分	4 分
	被其他孩子戏弄	0 分	1 分	2 分	4 分	4 分
	不能完成同龄儿童胜任的事	0 分	1 分	2 分	4 分	4 分
	游戏时跟不上其他孩子	0 分	1 分	2 分	4 分	4 分
角色（学校表现）功能	上课时注意力不集中	0 分	1 分	2 分	4 分	4 分
	丢三落四	0 分	1 分	2 分	4 分	4 分
	学校活动中跟不上其他同龄人	0 分	1 分	2 分	4 分	4 分
	因身体不适而缺课	0 分	1 分	2 分	4 分	4 分
	因必须去看病或住院而缺课	0 分	1 分	2 分	4 分	4 分

四、Feetham 家庭功能量表

Feetham 家庭功能量表（Feetham family functioning survey, FFFS）是以一般系统论为基础、以家庭为单位来评估慢性疾病儿童的家庭内外各种关系的工具（表 6-53）。量表分为

3个维度：家庭与社会单元（社区、学校和单位等）的关系、家庭与家庭内子系统（家务等）的关系、家庭与个体（父母之间，家长与孩子之间）的关系。量表共25个条目，每条目包括1个主干评估内容和3个问题。3个问题分别为现在是什么状况（a），应当是什么状况（b），对您来说有多重要。量表采用Likert等级评分法，从几乎没有到极多划分为7个等级，并分别赋予1~7分。量表采用Porter记分法，计算现在是什么状况（a）与应当是什么状况（b）之间的差异，产生1个差异分（d）。差异分（d）的范围为0~6分，以绝对值计入总分。25个条目差异分总分的范围为0~150分。差异分分值越大说明现实状况与期望状况之间的差距越大，对家庭功能越不满意。重要分和差异分都很高的条目是护理首要干预的方面。

表6-53　Feetham家庭功能量表

序号	评估内容	评估标准		
		现在是什么状况 几乎没有 ~ 极多 （1分~7分）	应当是什么状况 几乎没有 ~ 极多 （1分~7分）	对您来说有多重要 几乎没有 ~ 极多 （1分~7分）
1	与朋友谈论关注的事情			
2	与亲戚谈论关注的事情			
3	与配偶相处			
4	与配偶讨论关心的事情			
5	与邻居相处			
6	休闲娱乐			
7	配偶对家庭活动协助			
8	亲戚对家庭活动协助			
9	与医务人员相处			
10	朋友对家庭活动协助			
11	孩子具有的问题			
12	与孩子相处			
13	孩子不能上学			
14	与配偶意见分歧			
15	感到身体不适			
16	做家务			
17	不能工作			
18	配偶不能工作			
19	朋友给予情感支持			
20	亲戚给予情感支持			
21	配偶给予情感支持			
22	日常工作被打断			
23	配偶日常工作被打断			
24	婚姻满意度			
25	性生活满意度			

五、慢性病儿童应对方式量表

慢性病儿童应对方式量表（coping with a disease，CODI）是一个自评应对方式量表，适用于 8~18 岁的慢性病儿童（表 6-54）。此量表共 28 个条目，其中 27 个条目分 6 个分量表，即逃避（3 个条目）、幻想（3 个条目）、自我安慰（5 个条目）、远离（4 个条目）、接受（6 个条目）、负性情绪反应（6 个条目）。问卷采用 Likert 5 分级评分法，即从不（1 分）、很少（2 分）、有时（3 分）、经常（4 分）、总是（5 分）。

表 6-54　慢性病儿童应对方式量表

分量表	评估内容	分值				
		从不（1 分）	很少（2 分）	有时（3 分）	经常（4 分）	总是（5 分）
逃避	我尝试忘掉自己的疾病					
	我假装一切都好					
	我试着对疾病视而不见					
幻想	我相信老天爷（上帝 / 神灵 / 佛）会保佑我					
	我祈祷疾病快点消失					
	我尽可能多地了解自己的疾病					
自我安慰	我对自己说就算是名人也会生病					
	我安慰自己"还有比生病更糟的事情"					
	我生气					
	我哭泣					
	我感到受挫					
远离	生病了我觉得很丢脸					
	生病了我觉得不公平					
	我夜里醒来，想到一些可怕的事情					
	我接受我的病					
接受	对自己的病我已经习惯了					
	我能够管理好自己					
	我能很好地应对自己的疾病					
	我乐观地面对自己的处境					
	我从容面对自己的疾病					
	我希望我的病能够消失					
负性情绪反应	我希望从病痛中解脱出来					
	我希望自己是健康的					
	我想我的疾病没那么严重					
	我不在乎自己的疾病					
	我想我的疾病没什么大不了的					
	我忘了自己有疾病					
	总的来说，我认为自己应对疾病的状况是	很不好 1 分	不好 2 分	一般 3 分	好 4 分	非常好 5 分

六、家属版复苏陪伴利弊评估量表

家属版复苏陪伴利弊评估量表（family presence during resuscitation benefits risks scale，FPDR-BRS）是由 23 个条目构成的量表，分为 4 个维度，包括医务人员风险（7 个条目）、个人风险（3 个条目）、内心建设的益处（7 个条目）、关联建立的益处（6 个条目）（表 6-55）。FPDR-BRS 采用 5 分制计分，1 分代表非常不同意，5 分代表非常同意。量表 Cronbach's α 系数为 0.784。量表为患儿家长自评量表，可用于三代以内家属对复苏陪伴的看法与态度的测量，如父母、兄弟姐妹、祖父母，待完成对患儿的初步紧急救治后，患儿病情平稳期间让患儿家属完成该量表填写。

表 6-55　家长版复苏陪伴利弊评估量表

条目	评分				
	1 强烈不同意	2 不同意	3 不确定	4 同意	5 强烈同意
我可以知道医疗团队对患儿采取的治疗措施					
我会感到心里踏实，不会担心患儿受到任何伤害					
我能更好地了解患儿的情况					
我能对医疗人员采取的措施更加了解					
我能对复苏进程有更好的了解					
我能更好地应对当时的情况					
更有利于我表达内心的悲痛					
我会避免长期的精神创伤					
我能更好地对家庭成员表示支持					
我能更好地表达我的信念和祈祷					
我能对医务人员更信任及对他们更有信心					
我能与护士和医生进行更好的交流					
我会与医务人员密切地合作，配合工作顺利进行					
让我目睹在我的亲人身上进行复苏治疗，我会感到恐慌					
亲临复苏现场会给我带来情感冲击，长期很难从中恢复过来					
亲临复苏现场会给我带来心灵创伤					
会对医护人员带来更大的压力和焦虑					
医护人员可能害怕我就他们采取的措施进行投诉					
医护人员会分心或者不能集中精力					
可能会侵犯患儿隐私					
复苏小组可能无法很好地运作					
可能会干扰医护人员的工作					
医疗小组会很难决定何时停止抢救					

七、儿童重症监护室父母满意度测评量表

儿童重症监护室父母满意度测评量表（empowerment of parents in the intensive care, EMPATIC-30）用于测评 PICU 患儿父母满意度，5 个因子包括治疗照护（8 个条目）、专业态度（6 个条目）、父母参与（6 个条目）、组织（5 个条目）、信息（5 个条目）。该量表采用 Likert 6 级评分法，1 分为非常不满意，6 分为非常满意，得分越高，满意程度越高（表 6-56）。此外，每个条目还有 1 个"不适用"的选项。多中心研究同样表明 EMPATIC.30 具较好的信效度，总量表的 Cronbach'S d 系数为 0.959。该量表 2015 年由我国学者完成汉化，中文版量表为 4 个公因子，原量表"组织"因子中各条目转移到了其他公因子中。4 个公因子分别命名为医疗照护（11 个条目）、专业态度（9 个条目）、父母参与（7 个条目）、信息（3 个条目）。中文版该量表的 Cronbach'S d 系数为 0.959，适用于向家长开放床旁探视的 PICU。

表 6-56　儿童重症监护室患儿父母满意度测评量表

第一部分　您的概况

您孩子的姓名 ＿＿＿＿	住院号 ＿＿＿＿　您孩子的性别　□男　□女

这份问卷由谁来完成　□母亲　□父亲　□父母一起　□其他 ＿＿＿＿

您的孩子多大　＿＿＿＿ 天 ＿＿＿＿ 月 ＿＿＿＿ 岁

您的孩子在重症监护室待了多久　＿＿＿＿ 天 ＿＿＿＿ 星期

孩子入住监护室是　□计划外的，没有预料　□计划内的

孩子入住监护室是　□手术后　□不是手术后

您的孩子接受机械通气吗　□是的，时间 ＿＿＿＿　□不是

您来自哪个省份 ＿＿＿＿＿＿

第二部分　您的感受

评价条目	非常不同意				非常同意		不需要
1. 入住监护室时能有人很好地接待我们	1	2	3	4	5	6	□
2. 医生很清楚地告诉我们孩子的治疗结果	1	2	3	4	5	6	□
3. 我们可以非常清楚地接收到关于孩子检查和试验的信息	1	2	3	4	5	6	□
4. 我们可以通俗易懂地接收到关于药物疗效的信息	1	2	3	4	5	6	□
5. 医生和护士能紧密合作	1	2	3	4	5	6	□
6. 医护人员对我们孩子的疼痛的预防和治疗很警觉	1	2	3	4	5	6	□
7. 我们能够主动参与我们孩子医疗照护方案的决定	1	2	3	4	5	6	□
8. 医护人员鼓励我们和我们的孩子近距离相处	1	2	3	4	5	6	□
9. 即使在操作时我们也能和我们的孩子在一起	1	2	3	4	5	6	□
10. 医护人员工作时注重卫生	1	2	3	4	5	6	□
11. 医护人员尊重我们和孩子的隐私	1	2	3	4	5	6	□

续表

评价条目	非常不同意				非常同意		不需要
12. 重症监护病房很干净	1	2	3	4	5	6	☐
13. 我们可以很容易电话联系到重症监护病房	1	2	3	4	5	6	☐
14. 重症监护病房的噪声尽可能低	1	2	3	4	5	6	☐
15. 我们孩子的床边有足够的空间	1	2	3	4	5	6	☐
16. 医疗护理团队能高效工作	1	2	3	4	5	6	☐
17. 医护人员尊重孩子和我们	1	2	3	4	5	6	☐
18. 在重症监护期间,工作人员定期询问我们的感受	1	2	3	4	5	6	☐
19. 我们每天和 _____ 讨论我们孩子医疗照护的问题							
医生	1	2	3	4	5	6	☐
护士	1	2	3	4	5	6	☐
20. _____ 很重视我们孩子的舒适程度							
医生	1	2	3	4	5	6	☐
护士	1	2	3	4	5	6	☐
21. 通过 _____,我们每天可以知道谁负责我们的孩子							
医生	1	2	3	4	5	6	☐
护士	1	2	3	4	5	6	☐
22. 我们对 _____ 有信心							
医生	1	2	3	4	5	6	☐
护士	1	2	3	4	5	6	☐
23. 我们从 _____ 处可获得同情							
医生	1	2	3	4	5	6	☐
护士	1	2	3	4	5	6	☐
24. _____ 很好地为我们准备出监护室事宜							
医生	1	2	3	4	5	6	☐
护士	1	2	3	4	5	6	☐

第三部分　总体感受

	非常不同意				非常同意		不需要
我们会向那些和我们有相似情形的人推荐此儿科重症监护室	1	2	3	4	5	6	☐
如果再次面临相同的情形,我们还愿意来此儿科重症监护室	1	2	3	4	5	6	☐

总体上您对我们的评价	非常糟						非常好			
医生	1	2	3	4	5	6	7	8	9	10
护士	1	2	3	4	5	6	7	8	9	10

八、以家庭为中心的护理满意度量表

以家庭为中心的护理满意度量表（family-centered care core metric）包含 18 项"以家庭为中心护理"措施，包括护士的信息提供、家庭参与照护、情感支持等（表 6-57）。每条护理措施分别调查家长对护理措施重要性以及对护士提供某项护理措施连续性的评价。各条目按 5 级评分，分值越高表示重要性或连续性评价越高。量表 Cronbach's α 系数为 0.76。

表 6-57　以家庭为中心的护理满意度量表

住院期间，是否有照顾您孩子的较为固定的护士	□是　□否　□不了解
入院时，护士是否向您解释病房内环境、设施的作用	□是　□否　□不适用
护士是否向您解释她们所提供的护理工作	□是　　□否
住院期间，护士是否让您感到您的孩子受到很好的照顾	□是　　□否
护士是否让您感到您在病房是受欢迎的	□是　□否
护士的帮助是否让您感到自己在照顾孩子的过程中很重要	□是　□否
护士是否让您感到您的孩子受到很好的照顾	□是　□否
护士在制订孩子的照顾计划时，是否把您当作很重要的一员	□是　□否
护士是否让您感到可以放心地将孩子交给她照顾	□是　□否
护士是否告诉您哪些是孩子可能预期的情况改变	□是　□否
护士是否帮助您感到照顾孩子很有自信	□是　□否
护士是否能采用您的建议照顾孩子	□是　□否
护士是否帮助您找出对孩子最有帮助的照顾方法	□是　□否
护士是否向您解释有家长参与是对孩子最好的照顾	□是　□否
护士是否鼓励您表达内心的焦虑和担心	□是　□否
护士是否告诉您如何应对孩子因为生病和住院引起的行为和情感反应	□是　□否
护士是否询问过您想如何参与照顾您的孩子	□是　□否
护士是否询问过您如何应对孩子因为生病和住院引起的行为和情感反应	□是　□否

九、以患儿和家庭为中心满意度调查表

以患儿和家庭为中心满意度量表由患儿的情感支持、减少焦虑、专业照护和指导、信息支持、信任和被信任 5 个维度 40 个条目组成（表 6-58）。总量表的内部一致性 Cronbach's α 系数为 0.966，5 个因子的相关系数为 0.766~0.966，各因子与量表总分的相关系数为 0.841~0.956。评分标准：4= 满意，3= 较满意，2= 一般，1= 不太满意，0= 不满意。

表 6-58 以患儿和家庭为中心满意度调查表

患儿情况

年龄 _____

性别 □男 □女

是否独生子女 □是 □否：兄弟姐妹 _____ 人

已住院天数 _____

过去住院次数 _____

长期居住地 □城市 □农村或乡镇

您的情况

年龄 _____

性别 □男 □女

是否为患儿居家主要照顾者 □是 □否

是否为患儿住院期间主要照顾者 □是 □否

学历 □小学及以下 □初中 □中专 □高中 □大专 □本科 □硕士及以上

宗教信仰 □有 □无

序号	条目	评分值				
1	护士可以采用我的建议照顾我的孩子	4	3	2	1	0
2	我有机会对治疗和护理提出意见	4	3	2	1	0
3	需要我做决定时,医护人员能够站在我的立场上帮助我	4	3	2	1	0
4	医护人员可以如实和我讨论我孩子的病情	4	3	2	1	0
5	我感到孩子受到了很好的治疗和护理	4	3	2	1	0
6	护士告诉我疾病对我孩子的将来有什么影响	4	3	2	1	0
7	护士指导我适合我孩子的育儿方法	4	3	2	1	0
8	大部分时间是几个固定的护士负责照顾我的孩子	4	3	2	1	0
9	护士帮助我有信心照顾好我的孩子	4	3	2	1	0
10	护士询问我是否及如何参与照顾我的孩子	4	3	2	1	0
11	护士和我讨论如何科学地照顾孩子	4	3	2	1	0
12	护士鼓励我并让我能够放心地离开医院片刻	4	3	2	1	0
13	护士事先告诉我和我孩子检查和操作中可能会发生什么事	4	3	2	1	0
14	护士视我的孩子的健康和舒适为首位	4	3	2	1	0
15	护士帮助我了解我的孩子需要什么	4	3	2	1	0
16	护士鼓励我的孩子提问和说出感受	4	3	2	1	0
17	护士鼓励我说出内心感受,并表示理解	4	3	2	1	0
18	病房有地方可以让我独处以发泄不良情绪	4	3	2	1	0
19	医护人员告诉我孩子的预后	4	3	2	1	0
20	医护人员对我孩子的病情变化能够立即反应	4	3	2	1	0
21	护士在我没陪着孩子时能让我知道孩子的情况	4	3	2	1	0
22	每天我都能知道我孩子的病情进展	4	3	2	1	0
23	护士告诉我孩子可能发生的病情变化	4	3	2	1	0

续表

序号	条目	评分值				
24	护士告诉我孩子的行为和情绪会有什么改变	4	3	2	1	0
25	医护人员告诉我孩子的诊断、治疗方案、不良反应、检查结果和治疗结果	4	3	2	1	0
26	医护人员每天告诉我孩子的护理要点和治疗方案	4	3	2	1	0
27	护士可以耐心解答我提出的疑问	4	3	2	1	0
28	不同的医护人员告诉我的信息是一致的	4	3	2	1	0
29	护士提供孩子能理解的书面或影像资料	4	3	2	1	0
30	我的孩子可以理解护士的解释和宣教	4	3	2	1	0
31	护士在恰当的时候给我宣教	4	3	2	1	0
32	护士告诉我,我了解的知识哪些是准确地	4	3	2	1	0
33	我能感受到医护人员对我孩子的关心和喜爱	4	3	2	1	0
34	护士鼓励我在操作和检查的时候陪伴孩子	4	3	2	1	0
35	护士如朋友般地对待我并且帮助我	4	3	2	1	0
36	需要我做决定的时候,护士可以充分向我解释各种选择的利弊	4	3	2	1	0
37	护士帮助我和其他有相同经历的家长见面沟通	4	3	2	1	0
38	护士鼓励我陪着孩子	4	3	2	1	0
39	护士告诉我如何应对我孩子的行为情绪改变	4	3	2	1	0
40	我可以亲自照顾我的孩子	4	3	2	1	0

（顾莺 余卓文 胡菲 咸少丹）

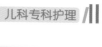

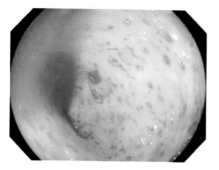

图 2-11　溃疡性结肠炎镜下图（1）

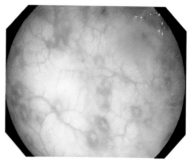

图 2-12　溃疡性结肠炎镜下图（2）

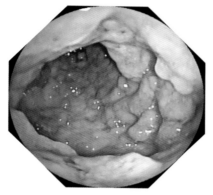

图 2-13　克罗恩病镜下图（1）

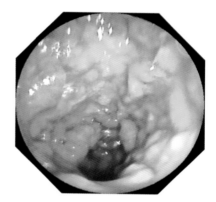

图 2-14　克罗恩病镜下图（2）

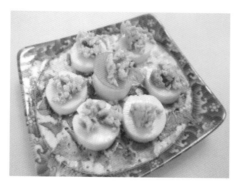

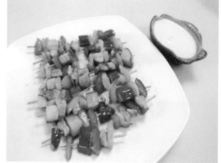

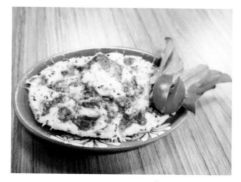

图 2-15　生酮配餐

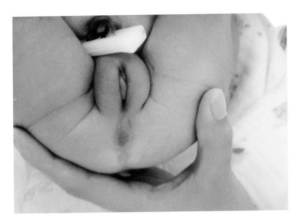

图 3-5　肛门正常位置无开口

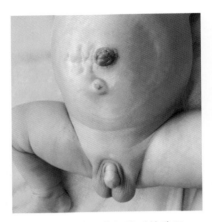

图 3-7　第二次入院时的造口

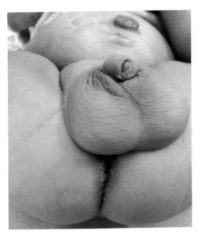

图 3-9　第三次入院时的造口和肛门

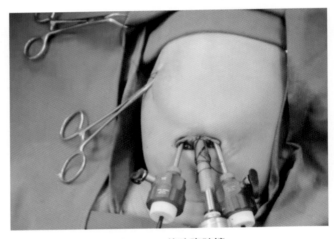

图 3-14　单孔腹腔镜

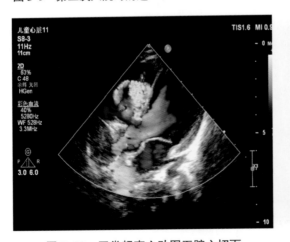

图 3-20　正常超声心动图五腔心切面

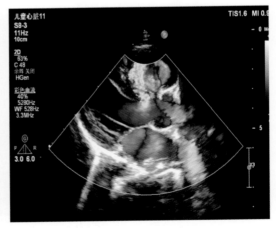

图 3-21　正常超声心动图左心室长轴切面

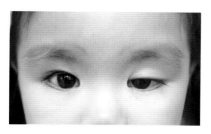

图 3-37　先天性上睑下垂（左眼）

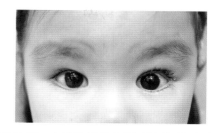

图 3-38　左眼先天性上睑下垂术后（左眼）

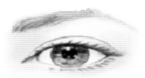

正常

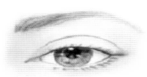

轻度下垂

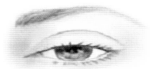

中度下垂

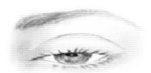

重度下垂

图 3-39　先天性上睑下垂分度

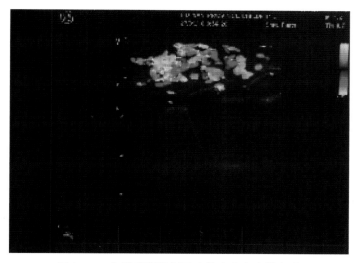

图 3-43　血管瘤彩超显示瘤体内有丰富的血流

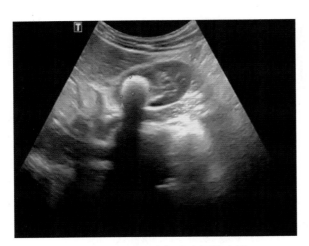

图 3-45　泌尿系彩超强光团伴声影

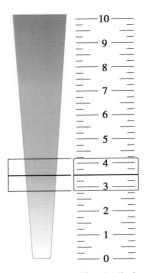

图 6-2　视觉模拟评分法

分级	无	轻度	中度	重度	真菌
皮肤情况	—	皮肤红疹无破损	皮肤红疹部分皮肤破损	皮肤红疹大面积皮肤破损/溃疡（非压力性）	点状红疹伴脓疱呈卫星分布,可延伸至腹股沟与皱褶皮肤
皮肤图片					

图 6-4　尿布相关性皮炎评估工具

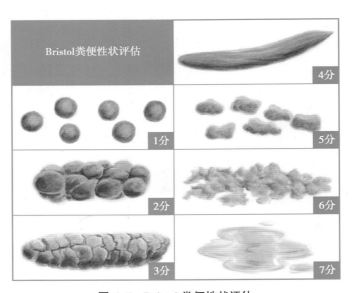

图 6-5　Bristol 粪便性状评估